보건의약관계법규

이 봉 문

연세대학교 생물학 이학사
연세대학교 법무대학원 법학석사
인하대학교 법과대학원 법학박사

국회의원 연구단체 평가위원(교육 · 과학 · 기술 · 환경)
교육부 Bridge 사업기획 · 평가위원
과학기술정보통신부 기술사업화 기획 · 성과관리 평가위원장
가톨릭관동대학교 미래전략본부장, 산학협력단장, 연구처장 역임
現) 가톨릭관동대학교 의과대학 의학과 교수
    국가과학기술자문회의 전문위원

수 상
지식경제부장관 "기술금융사업화 유공자"(2011)
한국발명진흥회장 표창장(2004)

논 문
의료행위와 특허보호체제에 관한 연구(2019) 외 다수

보건의약관계법규

초판 인쇄 2019년 10월 8일
초판 발행 2019년 10월 15일

편저자 이봉문
발행인 이방원
발행처 세창출판사
    신고번호 제300-1990-63호
    주소 03735 서울시 서대문구 경기대로 88 냉천빌딩 4층
    전화 02-723-8660 팩스 02-720-4579
    이메일 edit@sechangpub.co.kr 홈페이지 www.sechangpub.co.kr

ISBN 978-89-8411-908-6 93510

이 도서의 국립중앙도서관 출판예정도서목록(CIP)은 서지정보유통지원시스템 홈페이지(http://seoji.nl.go.kr)와 국가자료종합목록 구축 시스템(http://kolis-net.nl.go.kr)에서 이용하실 수 있습니다.(CIP제어번호: CIP2019039553)

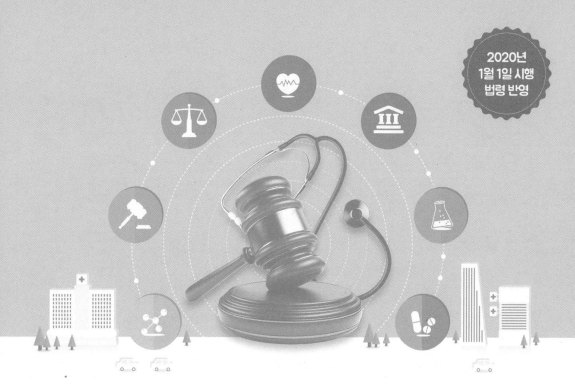

The Related Laws
and Regulations of Health
and Medical Sciences

의사·치과의사·한의사·간호사를 위한

보건의약관계법규

이봉문 편저

세창출판사

『보건의약관계법규』는 의사, 치과의사, 한의사, 간호사 등의 국가시험의 필수 과목으로서 학습량이 너무 방대하고, 대부분의 수험생이 비법학과 출신으로 해당 법령, 시행령, 시행규칙을 체계적으로 이해하고 공부하기는 쉽지 않은 상황이다. 이에 필자는 의대에서 의료관련법 등을 강의하면서 학생들이 어떻게 하면 보다 쉽게 접근할 수 있을까 고민해 왔다. 이러한 고민의 결과물이 이 책이다. 아무쪼록 이 책이 예비 의료인들이 국가시험을 준비하는 데 큰 보탬이 되길 바라며 본서의 장점을 잘 취하여 학습에 도움이 되었으면 한다.

이 책의 특징은 다음과 같다.

첫째, 보건의약관계법규 시험과목에 포함된 해당 최근 **법률, 시행령, 시행규칙을 보다 이해하기 쉽게 기본서 형태로 정리하였다.** 즉 2020년 1월 1일 시행되는 법률, 시행령, 시행규칙의 내용을 반영하여 책의 내용 및 문제를 구성하였다. 따라서 본 교재로 공부하는 학생들은 해당 법률, 시행령, 시행규칙을 따로 찾지 않고 순서대로 공부할 수 있도록 구성하였다.

둘째, 내용 중 '고딕체' 부분은 기출문제에 나왔던 부분이거나 반드시 알아야 할 부분을 강조하였다. 이러한 내용을 바탕으로 반드시 알아야 할 내용과 관련된 문제를 출제하고, 해당 법에서 반드시 알아야 할 문제들로만 예상문제를 구성하였다.

셋째, **해당 문제마다 관련 법률 내용을 상세하게 기술함으로써, 다시 한 번 중요한 내용을 체크할 수 있도록 구성하였다.** 해당문제를 풀면서 관련 법률 내지는 본문으로 다시 돌아가지 않도록 해당 문제 및 해설만으로도 공부할 수 있도록 구성하였다.

넷째, 의사, 치과의사, 한의사, 간호사 등 보건의약관계법규를 시험 보는 대상자는 누구나 볼 수 있게 만들었다.

끝으로 이러한 필자의 노력에도 불구하고 미흡한 점이 있으리라 생각하고 부족한 점은 좀 더 연구·보완해서 독자 여러분의 요구를 반영하도록 노력하겠다. 또한 이 책이 나오기까지 큰 힘이 되어 주신 세창출판사의 관계자 여러분에게 진심으로 감사드린다.

가을에 들어가는
2019년 9월 20일
이 봉 문

참고문헌

국가법령정보센터(http://www.law.go.kr)

김선욱 외 8인, 의료와 법, 도서출판 씽크스마트, 2013.

대한의사협회, 의료법 주요 조문 해설, 2017.6.

박강원 외 6인, (이해하기 쉬운) 보건의료관계법규: 판례 및 해설, 지구문화사, 2000.8.

보건복지가족부, 의료법령 민원질의·회신사례집, 2008.12.

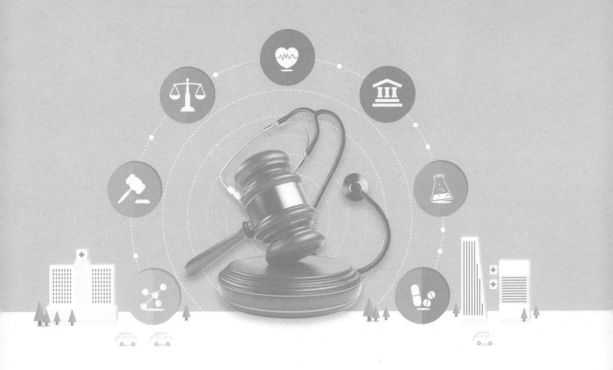

제 1 편

보건관계의료법규 개론

제1절 법 원

1. 의 의

법원(法源)은 법의 존재형식을 말한다. 법원(法源)이라 함은 글자 그대로 법의 연원(source of law)을 말하는 것이지만 여러 가지 의미로 쓰이기도 한다. 즉 존재의 형식이란 법을 경험적으로 인식할 수 있는 자료를 의미한다. 그중 주요한 것을 들면, ① 법을 제정하는 힘, ② 입법자의 의지, ③ 법에 관한 지식과 법을 판단하는 자료, ④ 직접 재판의 기준이 되는 법의 성립형식 등이 있다. 법률에 의한 행정의 원리가 지배하기 때문에 성문법이 주된 법원이 되고, 불문법은 성문법이 정비되어 있지 않은 분야에 있어서 보충적·제2차적인 법원으로서의 지위를 가진다.

2. 성문법

성문법이라 함은 필요에 의하여 어느 한 시점에 문서의 형식으로 제정된 법을 말한다. 다시 말해서 그 제정주체가 의회이든 또는 행정부이든 간에 인위적으로 일정한 목적을 가지고 일정한 형식과 절차에 따라 제정된 법을 의미한다. 따라서 목적과 내용이 다르다고 하더라도 성문법은 그 형식에 있어서는 모두가 같은 형태(조문형식으로 기술)로 되어 있다는 것이 특징이다. 성문법은 문서로서 일정한 형식과 절차를 거쳐 공포된 법으로 헌법, 법률, 규칙, 명령, 자치법규, 조약이 이에 포함된다.

(1) 헌 법

헌법은 국민의 기본적인 권리와 의무를 규정하고 국가의 기본조직과 작용의 일환으로 행정조직과 통치 작용에 관한 기본원칙을 정하고 있는 가장 기초적인 법원이 된다. 헌법은 그 내용상의 이유뿐만 아니라 국민에 의해 제정되고 개정되기 때문에 성문법 중 최고의 지위를 차지하는 법이다.

(2) 법률

법률은 광의로는 법과 동일한 의미로 사용되며 성문법, 불문법 모두를 일컫는 경우가 있지만, 여기서 말하는 법률이라 함은 국회의 의결절차를 거쳐 공포된 성문법을 말한다. 헌법에서 국민의 권리와 의무 및 중요사항에 대해서는 법률로 정하도록 하고 있는 바, 이러한 사항을 입법사항이라고 한다. 이는 국회입법의 원칙(헌법 제40조)과 법률에 의한 행정원리의 당연한 결과이다. 예) 의료법: 헌법에 어긋나지 않게 주로 국회에서 제정한다.

(3) 명 령

명령이라 함은 국가의 행정권에 의하여 정립되는 법령을 총칭한 것으로, 법률에 대응되는 말이다. 명령에는 국민과 국가를 다 같이 구속하는 일반적 규범인 법규명령과, 국민을 구속하는 것이 아니고 행정조직 내부 혹은 특별권력 관계에 관하여 규율하는 행정규칙의 두 가지가 있다. 명령은 일반적으로 그 제정권자를 기준으로 하여 대통령령, 총리령, 부령으로 나뉜다. 이러한 명령은 국회의 의결을 거치지 않고 행정기관에 의해 제정되는 성문법으로, 명령의 형식적 효력은 법률보다 하위이며, 따라서 명령이 법률이나 헌법에 위배할 수 없을 뿐 아니라 그것을 개폐할 수도 없다. 다만 예외로 대통령의 긴급처분 명령권은 법률을 개폐하거나 새로운 입법사항을 정할 수 있다. 대통령령은 총리령·부령보다는 상위의 법이고 총리령과 부령은 동등한 효력을 갖는다. 예) 의료법 시행령: 의료법의 내용을 세부적으로 보충한 것이다.

(4) 규 칙

규칙에는 국회규칙, 대법원규칙, 헌법재판소 규칙, 중앙선거관리위원회 규칙 등이 있다. 헌법 제64조 1항에 의하여 국회는 법률에 저촉되지 아니하는 범위 안에서 의사와 내부규율에 관한 규칙을 제정할 수 있는데, 이른바 의사규칙과 내부규칙은 국회 안에서만 효력을 가지고 공포되지는 않으나 그 효력은 국회의원에게만 미치는 것이 아니라 국회 안에 오는 모든 사람에게 적용됨으로써 당연히 법규로서의 성질을 갖는다. 예) 의료법 시행규칙: 의료법 시행령을 더 세부적으로 보충한 것이다.

(5) 자치법규

자치법규는 지방자치단체가 법령의 범위 내에서 제정하는 자치에 관한 법규로서, 그 제정의 주체가 지방의회일 경우에는 조례라 하고 지방자치단체의 장일 경우에는 규칙이라고 한다.

(6) 조 약

조약은 국가 간에 국제법상의 관계를 설명하기 위하여 이루어지는 명시적 합의(계약)인 관계로 당연히 국가 전체를 구속한다. 따라서 국민의 권리 의무에 영향을 미치기 때문에 국내법으로서 역할을 갖는 것이고, 이는 협약·헌장·협정·결정서·의정서·각서 등 여러 가지 명칭으로 불리어진다. 우리나라는 헌법에 의하여 체결·공포된 조약과 일반적으로 승인된 국제법규는 국내법과 동일한 효력을 갖는다(헌법 제6조 1항)라고 규정하고 있다. ※ 보건의료관계법규는 주로 개별 법률과 시행령, 시행규칙을 주된 범위로 하지만, 종종 헌법을 참조하거나 자치법규를 살펴보기도 한다.

3. 불문법

불문법은 문자나 문장의 형식으로 되어 있지 않고 적법한 입법기관에 의해 일정한 절차를 거쳐 제정되지 아니한 법을 말한다. 우리나라를 비롯하여 오늘날 널리 성문법 주의가 지배되고 있다, 하지만 현대행정의 복잡성과 가변성으로 인하여 모든 부분에 성문법을 정비하는 것은 사실상 불가능하다. 따라서 성문법이 결여된 경우에는 불문법으로서 관습법, 판례법, 조리 등이 적용된다.

(1) 관습법

관습법이란 인간의 사회적 행동이 반복·누적되어 이것이 관습으로 되면서 사회 생활 규범화된 것이지만, 성문화되지 않고 법원으로서 승인된 것을 말한다.

(2) 판례법

한편 우리나라의 법제상으로는 대법원의 심판에서 판시한 법령의 해석을 당해 사건에 대하여 하급심을 기속할 뿐이고(법원조직법 제8조), 게다가 모든 법관은 독립적으로 심판할 수 있기 때문에(헌법 제103조), 판례의 법적 구속력이 제도적으로 보장되어 있지는 않다.

(3) 조리

조리란 사람의 건전한 상식으로 판단할 수 있는 사물이나 자연의 이치 내지 본질적 법칙 또는 도리를 말하는 것으로, 인간의 이성에 따른 규범이다. 이는 경험법칙, 사회통념, 공서양속, 정의형평, 신의성실, 사회적 타당성, 사회질서·법의 일반원칙 등으로 표현되기도 한다. 법관은 적용할 법이 없음을 이유로 재판을 거부할 수 없을 뿐만 아니라 성문법이나 관습법 또는 판례법 모두가 없을 때에는 조리에 의하여 재판을 하지 않을 수 없기 때문에 결국 조리를 하나의 법규범으로 인정하지 않을 수 없다는 것이다.

제2절 법의 적용과 해석

1. 법령의 개념

법령의 개념은 광의와 협의의 두 가지가 있는바, 광의의 법령은 성문법원과 불문법원을 모두 포함하는 의미로 사용되고 있고, 협의의 법령은 성문법원만을 가리키는 의미로 사용되고 있다. 성문법원에는 중앙정부(국가)에서 제정하는 헌법·법률·대통령령·부령 등과 지방자치단체에서 제정하는 자치법규가 포함되고 있다. 법규의 개념은 원칙적으로 국회가 제정하는 법률 형식의 존재만을 의미한다. 따라서 법령과 법규는 엄밀한 의미에서 위와 같이 구분되는 개념으로 사용되는 용어이지만, 실제적으로는 서로 혼용되고 있는 실정이다. 일반적으로 '법령'이라고 하면 사회생활의 규범으로서 강제성을 지닌 국내법만을 의미하는 것이 보통이다. 조약과 같이 국제법에 속하는 것과 관습법과 같이 불문법에 속하는 것은 제외하는 것으로 이해되고 있다. 물론 법령 중에서 헌법이 최고의 위치에 있다. 헌법보다 하위 법형식으로 어떤 것이 인정되고 있는가는 기본적으로 헌법의 규정에 의하여 정하여진다.

2. 법령의 적용

법의 형식은 다양하고, 현행 법령의 수가 많다. 법령 상호간의 규정 내용상에 상충이 생기는 경우에는 어느 한 법령의 내용이 옳고 이에 상충되는 법령은 효력이 없는 것으로 정리하여야 할 필요가 있다. 이러한 법령 간의 모순과 상충의 문제는 일반적으로 상위법이 하위법에 우선한다는 법령의 위계체계에 따른 원칙, 그리고 특별법이 일반법에 우선하며, 신법이 구법에 우선한다는 법 논리에 따라 해결된다.

(1) 상위법 우선의 원칙

정부에서 일반적으로 접하게 되는 법령의 위계체계는 헌법, 법률, 대통령령, 총리령, 부령(총리령과 부령은 같은 지위에 있는 것으로 일반적으로 이해되고 있음), 조례 및 지방자치단체의 규칙의 순서가 된다. 이 순서에 따라 상위법과 하위법이 정해지며, 하위법의 내용이 상위법과 상충되는 경우에는 하위법은 효력이 없는 것으로 취급되고, 상위법이 적용된다는 원칙에 의하여 각종의 법형식인 법령은 관념적으로 통일된 체계를 형성하게 된다. 법규범으로서 존재 근거를 어디에서부터 받았는가에 따라 법령은 상호 간에 위계체계를 형성하고 있다.

(2) 특별법 우선의 원칙

특별법은 일반법에 우선한다. 일반법은 어떤 사항에 대하여 일반적으로 규정하고 있는 법령을 말하고, 특별법은 일반법에 규정된 사항에 관하여 특정한 경우, 특정한 지역 또는 특정한 사람 등에 한하여 일반법과 다른 내용을 규정하는 법령을 말한다. 일반법과 특별법의 관계는 각 법령에 고유한 절대적인 구별은 아니며, 법령 상호 간의 관계에 있어서 각각의 법령의 상대적 관계에 따라 판단되는 것이다. 예를 들면, 상법은 민법과의 관계에서는 특별법이지만, 은행법과의 관계에 있어서는 상법이 일반법이 되고, 은행법이 특별법이 된다. 따라서 상법의 규정이 민법의 규정과 상충되는 경우에는 상법의 규정이 우선하게 되지만, 상법의 규정이 은행법의 규정과 상충되는 경우에는 은행법의 규정이 우선하게 된다.

(3) 신법 우선의 원칙

상하 관계에 있지 않은 같은 종류의 법령 간에 상충이 생긴 경우에는 나중에 만들어진 법령(新法)이 먼저 만들어진 법령(舊法)에 우선한다. 나중에 만들어진 법령은 논리적으로 이미 존재하고 있는 법령을 염두에 두고 만들어진 것이므로, 서로 상충되는 경우에는 나중에 만들어진 법령을 먼저 만들어진 법령에 우선하여 적용하겠다는 입법자의 의도를 당연히 포함하고 있다고 할 것이기 때문이다. 舊法과 新法의 판단기준은 원칙적으로 그 법령의 성립시기의 선후에 의한다. 법률을 예로 들면, 국회에서 의결된 날짜와 시간의 선후에 의하며, 공포일이나 시행일을 기준으로 하지 않는다. 왜냐하면, 입법자의 의도는 국회의 의결 시에 더 이상 변경될 수 없는 것으로 확정되는 반면, 법률의 공포나 시행은 그때의 사정에 따라 그 시점이 달라질 수 있는 가변적인 것이기 때문이다. 법령집에는 법률의 공포일과 시행일만이 표시되어 있기 때문에 공포일이 상당한 시간적 간격을 두고 있는 경우에는 어느 법률이 먼저 성립하였는지가 일견 분명하다고 하겠지만, 두 법률의 공포일이 인접해 있는 경우에는 반드시 국회에서 의결된 날짜를 찾아보도록 하여야 한다는 점을 유의해야 한다.

3. 법의 해석

법을 해석하는 방법 역시 다양하게 구분할 수 있겠으나, 크게 학리해석(學理解釋)과 유권해석(有權解釋)으로 나누어 볼 수 있다. 학리해석은 법 자체가 가지는 언어학적 또는 논리적 방법에 의한 해석으로서 법령의 문장, 문구를 기초로 하는 해석(문리 해석)과 입법 취지를 고려한 확장 축소 반대 유추 해석(논리 해석)이 가능하다. 학리해석 결과는 공적 구속력을 가지는 유권해석의 바탕이 된다는 점에서 중요하다. 유권해석은 권한 있는 국가 기관이 내리는 법에 대한 해석으로서 공적 구속력을 가지는 해석이다. 유권해석은 해석 주체에 따라 입법해석, 행정해석, 사법해석으로 다시 구분할 수 있는데, 이 가운데 사법부 판결의 형식으로 내려지는 법의 해석은 별도로 '최종적 유권해석'으로 구분된다.

4. 법령의 효력 발생

법률은 그 법률 부칙에서 정하고 있는 시행일에 효력을 발생한다. 그러나 법률에 특별한 규정이 없는 한 공포한 날부터 20일을 경과함으로써 효력을 발생한다(헌법 제53조⑦).

제3절 보건의료관련 법령의 현황

1. 헌법상 보건의료관련 기본권

우리나라 헌법은 제36조 제3항에 "모든 국민은 보건에 관하여 국가의 보호를 받는다."라고 하여 국민보건에 관한 국가의 보호를 규정하고 있다. 보건권은 국민이 자신과 가족의 건강을 유지하는데 필요한 국가적 급부와 배려를 요구할 수 있는 권리를 말한다. 우리나라의 보건의료와 관련법에 대한 헌법적 근거 규정인 것이다. 이외에도 헌법상의 여러 규정, 사생활의 비밀과 자유(헌법 제17조) 규정이 의료법 제19조 비밀 누설의 금지 규정에 영향을 주고 있고, 자기결정권과 알권리(헌법 제10조, 제21조) 규정이 의료법 제18조 진단서 교부의무 등으로 하위 법률의 개별규정에 반영되고 있다. 또한 헌법 제10조의 인격권, 행복추구권, 자기결정권은 개별법 규정뿐 아니라 의료사고 민사판결에서 설명의무의 근거나 존엄사와 관련한 판례에서 보호 이익으로 판단되고 있다. 이처럼 총괄적이고 명시적으로 헌법에 규정된 국가의 국민보건 보호 의무는 다른 기본권 조항들과 어우러져서 전체 보건의료관련 법규의 근거를 제공하고 많은 보건의료관련 법규들로 제도화되고 있다.

2. 보건의료관련 법령의 현황[1]

대한민국은 법치주의 국가이다. 법치주의 아래에서 법령은 정책을 담는 그릇이며, 국민의 자유와 권리를 제한하거나 의무를 부과하는 사항에 대하여는 반드시 법령에 근거하여야 한다(헌법 제37조 제2항). 정책의 제도화를 위한 과정이 법제화 과정이고, 정책의 일관성과 적법성, 투명성 확보를 통한 정책의 제도화를 위해서 법제화과정은 반드시 필요하다.

(1) 보건의료분야 법령체계

현행 법령은 법제화를 통하여 정책의 집행력을 보장받게 되며, 국민에게 직접적 영향을 미치게 된다. 한국의료법학회가 분류한 보건의료법 체계에 관한 분류에 따르면 우리나라 보건의료법규의 체계는 헌법의 규정을 받아 이에 필요한 국가의 역할에 관한 보건의료와 관련한 규정은 상당히 광범위하며 국가보건의료체계의 구성요소로 보건의료자원, 조직 그리고 의료서비스에 영향을 미치는 체계로서 이러한 국가보건의료체계를 구성하고 있는 개별 법률 간 연계성과 체계성을 위하여 여러 보건의료관계 법령의 모법으로서의 기능을 수행할 수 있도록 보건의료기본법[2]이 제정되어 상위규범을 이루고, 의료체계의 관리, 국가의 공공보건의료행정, 특정인구집단의 건강관리, 관리대상의 질병관리, 보건의료의 재원조달이라는 법제도의 목적 및 기능에 따라 보건의료법규 들을 분류하고

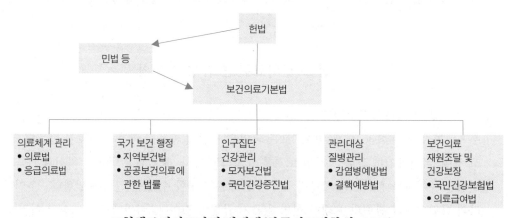

※현행보건의료관련 법체계(한국의료법학회, 2003)

---

1 보건의료 관련 법령의 현황은 법제처 국가법령 정보센터(http://www.law.go.kr/LSW/main.html)에서 검색이 가능하다.
2 보건의료기본법은 다른 법률과의 관계를 규정한 제9조에서 "보건의료에 관한 법률을 제정하거나 개정할 때에는 이 법에 부합하도록 하여야 한다."고 규정함으로써 보건의료에 관한 한 다른 법률보다 상위적 개념을 내포하고 있고, 보건의료에 관한 한 기본법 역할을 수행하고 있다.

있다. 그러나 중첩되어 명확히 구분하기 어려운 법률도 많이 존재한다.

(2) 의료체계 관리에 관한 법률

보건의료기본법, 의료법, 약사법, 응급의료에 관한 법률, 혈액관리법, 장기 등 이식에 관한 법률, 시체해부 및 보전에 관한 법률 등이 있다. 보건의료기본법은 보건의료에 관한 인력, 시설, 물자 등 보건의료자원이 지역 편중 없이 골고루 분포되게 하여 보건의료서비스의 이용에 불편이 없도록 효율적 체계를 구축토록 하고 있으며, 이와 관련된 내용은 각 개별법에 구체화하고 있다. 의료법은 모든 국민이 수준 높은 의료 혜택을 받을 수 있도록 국민의료에 필요한 사항을 규정함으로써 국민의 건강을 보호하고 증진하는 것을 목적으로 한다. 약사법은 약사(藥事)에 관한 일들이 원활하게 이루어질 수 있도록 필요한 사항을 규정하여 국민보건 향상에 기여하는 것을 목적으로 한다. 응급의료에 관한 법률은 국민들이 응급상황에서 신속하고 적절한 응급의료를 받을 수 있도록 응급의료에 관한 국민의 권리와 의무, 국가·지방자치단체의 책임, 응급의료제공자의 책임과 권리를 정하고 응급의료자원의 효율적 관리에 필요한 사항을 규정함으로써 응급환자의 생명과 건강을 보호하고 국민의료를 적정하게 함을 목적으로 한다. 공공보건의료에 관한 법률은 공공보건의료의 기본적인 사항을 규정하여 국민에게 양질의 공공보건의료를 효과적으로 제공함으로써 국민보건의 향상에 이바지함을 목적으로 한다. 의료기기법은 의료기기의 제조·수입 및 판매 등에 관한 사항을 규정함으로써 의료기기의 효율적인 관리를 도모하고 국민보건 향상에 이바지함을 목적으로 한다. 혈액관리법은 혈액관리업무에 관하여 필요한 사항을 규정함으로써 수혈자와 헌혈자(獻血者)를 보호하고 혈액관리를 적절하게 하여 국민보건의 향상에 이바지함을 목적으로 한다. 장기 등 이식에 관한 법률은 장기 등의 기증에 관한 사항과 사람의 장기 등을 다른 사람의 장기 등의 기능회복을 위하여 적출(摘出)하고 이식(移植)하는 데에 필요한 사항을 규정하여 장기 등의 적출 및 이식을 적정하게 하고 국민보건을 향상시키는 데에 이바지하는 것을 목적으로 한다.

(3) 공공보건의료행정에 관한 법률

지역보건법, 마약류관리에 관한 법률, 보건소법, 공공보건의료에 관한 법률 등이 있다. 지역보건법은 보건소등 지역보건의료기관의 설치·운영 및 지역보건의료사업의 연계성 확보에 필요한 사항을 규정함으로써 보건행정을 합리적으로 조직·운영하고, 보건시책을 효율적으로 추진하여 국민보건의 향상에 이바지함을 목적으로 한다. 마약류 관리에 관한 법률은 마약·향정신성의약품(向精神性醫藥品)·대마(大麻) 및 원료물질의 취급·관리를 적정하게 함으로써 그 오용 또는 남용으로 인한 보건상의 위해(危害)를 방지하여 국민보건 향상에 이바지함을 목적으로 한다.

(4) 인구집단 건강관리에 관한 법률

모자보건법, 국민건강증진법 등이 있다. 모자보건법은 모성(母性) 및 영유아의 생명과 건강을 보호하고 건강한 자녀의 출산과 양육을 도모함으로써 국민보건 향상에 이바지함을 목적으로 한다. 국민건강증진법은 국민에게 건강에 대한 가치와 책임의식을 함양하도록 건강에 관한 바른 지식을 보급하고 스스로 건강생활을 실천할 수 있는 여건을 조성함으로써 국민의 건강을 증진함을 목적으로 한다.

(5) 관리대상 질병관리에 관한 법률

감염병의 예방 및 관리에 관한 법률, 후천성면역결핍증 예방법, 결핵예방법 등이 있다. 감염병의 예방 및 관리에 관한 법률은 국민 건강에 위해(危害)가 되는 감염병의 발생과 유행을 방지하고, 그 예방 및 관리를 위하여 필요한 사항을 규정함으로써 국민 건강의 증진 및 유지에 이바지함을 목적으로 한다. 후천성면역결핍증 예방법은 후천성면역결핍증의 예방·관리와 그 감염인의 보호·지원에 관하여 필요한 사항을 정함으로써 국민건강의 보호에 기여함을 목적으로 한다.

(6) 보건의료 재원조달 및 건강보장에 관한 법률

국민건강보험법, 의료급여법 등이 있다. 국민건강보험법은 국민의 질병·부상에 대한 예방·진단·치료·재활과 출산·사망 및 건강증진에 대하여 보험급여를 실시함으로써 국민보건 향상과 사회보장 증진에 이바지함을 목적으로 한다. 의료급여법은 생활이 어려운 사람에게 의료급여를 함으로써 국민보건의 향상과 사회복지의 증진에 이바지함을 목적으로 한다.

3. 보건의료관련 법령의 지위

보건의료관련 법령은 기본적으로 공법 중에서 행정법의 성격을 많이 갖는 것이 사실이다. 그러나 넓은 의미에서는 사회법의 성격을 기초로 사법 중에서 민법, 공법 중에서 형법 등이 함께 섞여 있는 측면을 지니고 있다. 예컨대 국민의 건강보험 서비스 제공을 통하여 전반적인 국민의 의료서비스 제공과 건강수준 향상을 목표로 하는 국민건강보험법 등은 사회법 분야에서 다루어진다. 반면 의료법 등에서 다루고 있는 의료와 관련하여 발생하는 과실범으로 업무상 과실치사상죄, 낙태죄, 허위진단서작성죄 및 의료법이나 보건범죄단속에 관한 특별조치법 등의 보건의료법령상의 형사처벌 규정 등은 형법의 성격을 갖고 있다. 뿐만 아니라, 의료사고의 경우 민사책임을 근거로 적용되는 치료위임계약(의료계약)의 성립과 이에 수반되어 나타나는 계약상의 권리 침해(채무불이행 등) 또는 과실에 기인한 의료사고가 발생한 경우 불법행위에 대한 손해배상에 대한 규정은 민법의 규정을 준용하고 있다. 또한 의료사고는 민사소송이나 면허정지처분과 같은 행정소송 및 행정처분절차, 형사범에 대한 형사소송절차, 헌법소원이나 위헌법률심판과 같은 헌법소송절차 등과 관련된 절차법 분야에서 다루어진다.

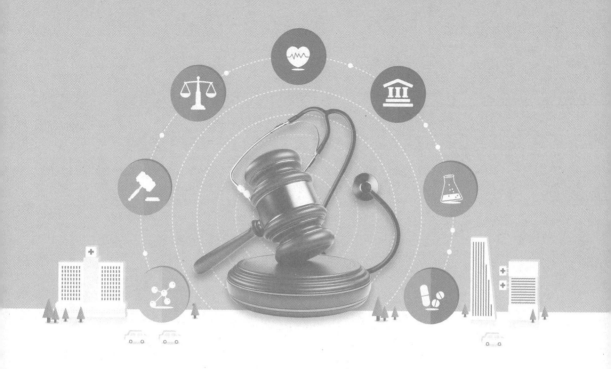

제 2 편

보건의료기본법

제 1 장

총 칙

1. 목 적

이 법은 보건의료에 관한 국민의 권리·의무와 국가 및 지방자치단체의 책임을 정하고 보건의료의 수요와 공급에 관한 기본적인 사항을 규정함으로써 보건의료의 발전과 국민의 보건 및 복지의 증진에 이바지하는 것을 목적으로 한다(보건의료기본법 제1조). 21세기를 맞이하여 국민의 새로운 보건의료수요의 변화에 대응하여 국민의 건강권을 보장하고, 보건의료법령 간의 체계성·연계성을 제고시키며, 각 부처의 보건의료기능에 대한 종합·조정기능을 강화하여 종합적이고 체계적인 보건의료정책의 수립·시행 체계를 마련함으로써 보건의료제도의 효율적인 운영과 국민보건의 향상을 도모하려는 것을 목적으로 법이 제정되었다.

2. 기본 이념

이 법은 보건의료를 통하여 모든 국민이 인간으로서의 존엄과 가치를 가지며 행복을 추구할 수 있도록 하고 국민 개개인이 건강한 삶을 영위할 수 있도록 제도와 여건을 조성하며, 보건의료의 형평과 효율이 조화를 이룰 수 있도록 함으로써 국민의 삶의 질을 향상시키는 것을 기본 이념으로 한다(보건의료기본법 제2조). 이 법은 보건의료를 통하여 모든 국민이 인간으로서의 존엄과 가치를 가지며 행복을 추구할 수 있도록 하는 것에 최고의 가치를 두고, 국민 개개인이 건강한 삶을 영위할 수 있도록 제도와 여건을 조성하며, 그 시행에 있어서 보건의료의 형평과 효율의 조화를 기함으로써 국민의 삶의 질을 향상시키는 것을 기본이념으로 하고 있다.

3. 정 의

이 법에서 사용하는 용어의 뜻은 다음과 같다(보건의료기본법 제3조).

1. 보건의료란 국민의 건강을 보호·증진하기 위하여 국가·지방자치단체·보건의료기관 또는 보건의료인 등이 행하는 모든 활동을 말한다(보건의료기본법 제3조 제1호).

2. 보건의료서비스란 국민의 건강을 보호 · 증진하기 위하여 보건의료인이 행하는 모든 활동을 말한다(보건의료기본법 제3조 제2호).

3. 보건의료인이란 보건의료 관계 법령에서 정하는 바에 따라 자격 · 면허 등을 취득하거나 보건의료서비스에 종사하는 것이 허용된 자를 말한다(보건의료기본법 제3조 제3호).

4. 보건의료기관이란 보건의료인이 공중(公衆) 또는 특정 다수인을 위하여 보건의료서비스를 행하는 보건기관, 의료기관, 약국, 그 밖에 대통령령으로 정하는 기관을 말한다(보건의료기본법 제3조 제4호).

5. 공공보건의료기관이란 국가 · 지방자치단체, 그 밖의 공공단체가 설립 · 운영하는 보건의료기관을 말한다(보건의료기본법 제3조 제5호).

6. 보건의료정보란 보건의료와 관련한 지식 또는 부호 · 숫자 · 문자 · 음성 · 음향 · 영상 등으로 표현된 모든 종류의 자료를 말한다(보건의료기본법 제3조 제6호).

4. 국가와 지방자치단체의 책임

(1) 국가와 지방자치단체는 국민건강의 보호 · 증진을 위하여 필요한 법적 · 제도적 장치를 마련하고 이에 필요한 재원(財源)을 확보하도록 노력하여야 한다(보건의료기본법 제4조 제1항).

(2) 국가와 지방자치단체는 모든 국민의 기본적인 보건의료 수요를 형평에 맞게 충족시킬 수 있도록 노력하여야 한다(보건의료기본법 제4조 제2항).

(3) 국가와 지방자치단체는 식품, 의약품, 의료기기 및 화장품 등 건강 관련 물품이나 건강 관련 활동으로부터 발생할 수 있는 위해(危害)를 방지하고, 각종 국민건강 위해 요인으로부터 국민의 건강을 보호하기 위한 시책을 강구하도록 노력하여야 한다(보건의료기본법 제4조 제3항).

(4) 국가와 지방자치단체는 민간이 행하는 보건의료에 대하여 보건의료 시책상 필요하다고 인정하면 행정적 · 재정적 지원을 할 수 있다(보건의료기본법 제4조 제4항).

5. 보건의료인의 책임

(1) 보건의료인은 자신의 학식과 경험, 양심에 따라 환자에게 양질의 적정한 보건의료서비스를 제공하기 위하여 노력하여야 한다(보건의료기본법 제5조 제1항).

(2) 보건의료인은 보건의료서비스의 제공을 요구받으면 정당한 이유 없이 이를 거부하지 못한다(보건의료기본법 제5조 제2항).

(3) 보건의료인은 적절한 보건의료서비스를 제공하기 위하여 필요하면 보건의료서비스를 받는 자를 다른 보건의료기관에 소개하고 그에 관한 보건의료 자료를 다른 보건의료기관에 제공하도록 노력하여야 한다(보건의료기본법 제5조 제3항).

(4) 보건의료인은 국가나 지방자치단체가 관리하여야 할 질병에 걸렸거나 걸린 것으로 의심되는 대상자를 발견한 때에는 그 사실을 관계 기관에 신고 · 보고 또는 통지하는 등 필요한 조치를 하여야 한다(보건의료기본법 제5조 제4항).

6. 환자 및 보건의료인의 권리

(1) 모든 환자는 자신의 건강보호와 증진을 위하여 적절한 보건의료서비스를 받을 권리를 가진다(보건의료기본법 제6조 제1항).
(2) 보건의료인은 보건의료서비스를 제공할 때에 학식과 경험, 양심에 따라 환자의 건강보호를 위하여 적절한 보건의료기술과 치료재료 등을 선택할 권리를 가진다. 다만, 이 법 또는 다른 법률에 특별한 규정이 있는 경우에는 그러하지 아니하다(보건의료기본법 제6조 제2항).

7. 보건의료정책과 사회보장정책과의 연계

국가와 지방자치단체는 보건의료정책과 관련되는 사회보장정책이 연계되도록 하여야 한다(보건의료기본법 제7조).

8. 국민의 참여

국가와 지방자치단체는 국민의 권리 · 의무 등 국민생활에 중대한 영향을 미치는 보건의료정책을 수립 · 시행하려면 이해관계인 등 국민의 의견을 수렴하여야 한다(보건의료기본법 제8조).

9. 다른 법률과의 관계

보건의료에 관한 법률을 제정하거나 개정할 때에는 이 법에 부합되도록 하여야 한다(보건의료기본법 제9조).

■■■■ 예상문제

Q1. 다음 중 보건의료기본법의 목적은?
① 보건의료를 통하여 모든 국민이 인간으로서의 존엄과 가치를 가질 수 있게 하기 위함이다.
② 국민 개개인이 건강한 삶을 영위할 수 있도록 제도와 여건을 조성하는 것이다.
③ 보건 의료의 형평과 효율의 조화를 기할 수 있도록 함으로써 국민의 삶의 질을 향상시키기 위함이다.
④ 보건의료에 관한 기본사항을 규정함으로써 보건의료의 발전과 국민의 보건 및 복지의 증진에 이바지하는 것이다.
⑤ 모든 국민이 보건의료서비스를 통하여 행복을 추구할 수 있도록 하기 위함이다.

§보건의료기본법 제1조(목적) 이 법은 보건의료에 관한 국민의 권리·의무와 국가 및 지방자치단체의 책임을 정하고 보건의료의 수요와 공급에 관한 기본적인 사항을 규정함으로써 보건의료의 발전과 국민의 보건 및 복지의 증진에 이바지하는 것을 목적으로 한다.

Q2. 보건의료인이 아닌 사람은?

① 약사 ② 영양사 ③ 조리사
④ 보건소직원 ⑤ 간호조무사

§ 보건의료기본법 제3조 제3호(정의) "보건의료인"이란 보건의료 관계 법령에서 정하는 바에 따라 자격·면허 등을 취득하거나 보건의료서비스에 종사하는 것이 허용된 자를 말한다.
1) 의료인: 의사, 치과의사, 한의사, 간호사, 조산사
2) 약사
3) 의료기사: 임상병리사, 방사선사, 물리치료사, 작업치료사, 치과기공사, 치과위생사, 의무기록사, 안경사
4) 영양사, 조리사
5) 응급구조사
6) 간호조무사

Q3. 보건의료기본법상 의사의 책임에 해당하는 것은?

① 지역사회 통합건강증진사업 협조
② 고혈압, 당뇨병 만성질환관리사업 참여
③ A형 감염 환자를 관할 보건소장에게 신고
④ 지역사회 주민의 건강을 증진하기 위한 노력
⑤ 지방자치단체장의 지역보건의료계획 수립 협조

§보건의료기본법 제5조(보건의료인의 책임) ① 보건의료인은 자신의 학식과 경험, 양심에 따라 환자에게 **양질의 적정한 보건의료서비스를 제공하기 위하여 노력하여야 한다.**
② 보건의료인은 보건의료서비스의 제공을 요구받으면 정당한 이유 없이 이를 거부하지 못한다.
③ 보건의료인은 적절한 보건의료서비스를 제공하기 위하여 필요하면 **보건의료서비스를 받는 자를 다른 보건의료기관에 소개하고 그에 관한 보건의료 자료를 다른 보건의료기관에 제공하도록 노력하여야 한다.**
④ 보건의료인은 국가나 지방자치단체가 관리하여야 할 질병에 걸렸거나 걸린 것으로 의심되는 대상자를 발견한 때에는 그 사실을 관계 기관에 신고·보고 또는 통지하는 등 필요한 조치를 하여야 한다.

§감염병 예방법 제11조 제1항(의사 등의 신고)   의사, 치과의사 또는 한의사는 다음 각 호의 어느 하나에 해당하는 사실(제16조 제6항에 따라 표본감시 대상이 되는 제4급감염병으로 인한 경우는 제외한다)이 있으면 소속 의료기관의 장에게 보고하여야 하고, 해당 환자와 그 동거인에게 보건복지부장관이 정하는 감염 방지 방법 등을 지도하여야 한다. 다만, 의료기관에 소속되지 아니한 의사, 치과의사 또는 한의사는 그 사실을 관할 보건소장에게 신고하여야 한다.

1. 감염병환자 등을 진단하거나 그 사체를 검안(檢案)한 경우
2. 예방접종 후 이상반응자를 진단하거나 그 사체를 검안한 경우
3. 감염병환자 등이 제1급감염병부터 제3급감염병까지에 해당하는 감염병으로 사망한 경우

해설

§감염병예방법 제2조(정의)   이 법에서 사용하는 용어의 뜻은 다음과 같다.
1. "감염병"이란 제1급감염병, 제2급감염병, 제3급감염병, 제4급감염병, 기생충감염병, 세계보건기구 감시대상 감염병, 생물테러감염병, 성매개감염병, 인수(人獸)공통감염병 및 의료관련감염병을 말한다.
2. "제1급감염병"이란 생물테러감염병 또는 치명률이 높거나 집단 발생의 우려가 커서 발생 또는 유행 즉시 신고하여야 하고, 음압격리와 같은 높은 수준의 격리가 필요한 감염병으로서 다음 각 목의 감염병을 말한다. 다만, 갑작스러운 국내 유입 또는 유행이 예견되어 긴급한 예방·관리가 필요하여 보건복지부장관이 지정하는 감염병을 포함한다.
가. 에볼라바이러스병
나. 마버그열
다. 라싸열
라. 크리미안콩고출혈열
마. 남아메리카출혈열
바. 리프트밸리열
사. 두창
아. 페스트
자. 탄저
차. 보툴리눔독소증
카. 야토병
타. 신종감염병증후군
파. 중증급성호흡기증후군(SARS)
하. 중동호흡기증후군(MERS)
거. 동물인플루엔자 인체감염증
너. 신종인플루엔자
더. 디프테리아
3. "제2급감염병"이란 전파가능성을 고려하여 발생 또는 유행 시 24시간 이내에 신고하여야 하고, 격리가 필요한 다음 각 목의 감염병을 말한다. 다만, 갑작스러운 국내 유입 또는 유행이 예견되어 긴급한 예방·관리가 필요하여 보건복지부장관이 지정하는 감염병을 포함한다.

　가. 결핵(結核)

　나. 수두(水痘)

　다. 홍역(紅疫)

　라. 콜레라

　마. 장티푸스

　바. 파라티푸스

　사. 세균성이질

　아. 장출혈성대장균감염증

　자. A형간염

　차. 백일해(百日咳)

　카. 유행성이하선염(流行性耳下腺炎)

　타. 풍진(風疹)

　파. 폴리오

　하. 수막구균 감염증

　거. b형헤모필루스인플루엔자

　너. 폐렴구균 감염증

　더. 한센병

　러. 성홍열

　머. 반코마이신내성황색포도알균(VRSA) 감염증

　버. 카바페넴내성장내세균속균종(CRE) 감염증

4. "제3급감염병"이란 그 발생을 계속 감시할 필요가 있어 발생 또는 유행 시 24시간 이내에 신고하여야 하는 다음 각 목의 감염병을 말한다. 다만, 갑작스러운 국내 유입 또는 유행이 예견되어 긴급한 예방·관리가 필요하여 보건복지부장관이 지정하는 감염병을 포함한다.

　가. 파상풍(破傷風)

　나. B형간염

　다. 일본뇌염

　라. C형간염

　마. 말라리아

　바. 레지오넬라증

　사. 비브리오패혈증

　아. 발진티푸스

　자. 발진열(發疹熱)

　차. 쯔쯔가무시증

　카. 렙토스피라증

　타. 브루셀라증

　파. 공수병(恐水病)

하. 신증후군출혈열(腎症侯群出血熱)

거. 후천성면역결핍증(AIDS)

너. 크로이츠펠트-야콥병(CJD) 및 변종크로이츠펠트-야콥병(vCJD)

더. 황열

러. 뎅기열

머. 큐열(Q熱)

버. 웨스트나일열

서. 라임병

어. 진드기매개뇌염

저. 유비저(類鼻疽)

처. 치쿤구니야열

커. 중증열성혈소판감소증후군(SFTS)

터. 지카바이러스 감염증

5. "제4급감염병"이란 제1급감염병부터 제3급감염병까지의 감염병 외에 유행 여부를 조사하기 위하여 표본감시 활동이 필요한 다음 각 목의 감염병을 말한다.

가. 인플루엔자

나. 매독(梅毒)

다. 회충증

라. 편충증

마. 요충증

바. 간흡충증

사. 폐흡충증

아. 장흡충증

자. 수족구병

차. 임질

카. 클라미디아감염증

타. 연성하감

파. 성기단순포진

하. 첨규콘딜롬

거. 반코마이신내성장알균(VRE) 감염증

너. 메티실린내성황색포도알균(MRSA) 감염증

더. 다제내성녹농균(MRPA) 감염증

러. 다제내성아시네토박터바우마니균(MRAB) 감염증

머. 장관감염증

버. 급성호흡기감염증

서. 해외유입기생충감염증

어. 엔테로바이러스감염증

저. 사람유두종바이러스 감염증

해설 ※ 감염병예방법 개정되어 2020년 1.1자로 시행되는 법률에서 인플루엔자 3급전염병 대상에서 제외되어 보건소장의 신고사항이 아님(2019년 문제는 인플루엔자 환자를 관할 보건소장에게 신고).
※[시행일 : 2020. 1. 1.] 제2조

Q4. 보건의료기본법에서 정한 보건의료인의 책임에 이 아닌 것은?

① 적절한 응급의료체계 구축

② 보건의료서비스를 받는 자를 다른 보건의료기관에 소개하고 그에 관한 보건의료자료를 다른 보건의료기관에 제공하도록 노력하여야 한다.

③ 정당한 이유 없이 이를 거부하지 못한다.

④ 결핵 환자를 관할 보건소장에게 신고

⑤ 환자에게 양질의 적정한 보건의료서비스 제공 노력

해설 Q3 해설 참조
§응급의료에 관한 법률 제13조(응급의료의 제공)   국가 및 지방자치단체는 응급환자의 보호, 응급의료기관 등의 지원 및 설치·운영, 응급의료종사자의 양성, 응급이송수단의 확보 등 응급의료를 제공하기 위한 시책을 마련하고 시행하여야 한다.

Q5. 보건의료기본법에서 정한 보건의료인의 책임으로 바르게 조합된 것은?

㉮ 국민건강의 보호·증진을 위하여 필요한 법적·제도적 장치를 마련한다.
㉯ 양질의 적정한 보건의료서비스를 제공하도록 노력한다.
㉰ 효율적인 보건의료서비스를 제공하기 위하여 새로운 의료기술을 도입한다.
㉱ 보건의료서비스의 제공을 요구받은 때에는 정당한 이유 없이 거부하지 못한다.

① ㉮,㉯,㉰   ② ㉮,㉰   ③ ㉯,㉱
④ ㉱   ⑤ ㉮,㉯,㉰,㉱

해설 §보건의료기본법 제5조(보건의료인의 책임) 참조.

Q6. 다음 중 보건의료인의 책임으로 맞는 것을 모두 고르면?

> 가. 환자에게 양질의 적정한 보건의료서비스를 제공하기 위하여 노력하여야 한다.
> 나. 보건의료서비스의 제공을 요구받으면 정당한 이유 없이 이를 거부하지 못한다.
> 다. 감염병 환자를 관계기관에 신고한다.
> 라. 적절한 보건의료기술과 치료재료를 선택하여야 한다.

① 가, 나, 다   ② 가, 다   ③ 나, 라
④ 라   ⑤ 가, 나, 다, 라

해설
§보건의료기본법 제5조 참조
§보건의료기본법 제6조(환자 및 보건의료인의 권리)   ① 모든 환자는 자신의 건강보호와 증진을 위하여 적절한 보건의료서비스를 받을 권리를 가진다.
② 보건의료인은 보건의료서비스를 제공할 때에 학식과 경험, 양심에 따라 환자의 건강보호를 위하여 적절한 보건의료기술과 치료재료 등을 선택할 권리를 가진다. 다만, 이 법 또는 다른 법률에 특별한 규정이 있는 경우에는 그러하지 아니하다.

Q7. 보건의료기본법에서 정한 의사의 책임에 해당하는 것은?

① 감염병 예방을 위한 예방접종계획 수립
② 응급의료체계 구축
③ 후천성면역결핍증 감염인에 대한 편견 방지 교육
④ 환자에게 양질의 적정한 보건의료서비스 제공 노력
⑤ 지역사회 건강실태조사실시

해설
§보건의료기본법 **제5조 참조**
§감염예방법 제7조(감염병 예방 및 관리 계획의 수립 등)   ① 보건복지부장관은 감염병의 예방 및 관리에 관한 기본계획(이하 "기본계획"이라 한다)을 5년마다 수립 · 시행하여야 한다.
§응급의료에 관한 법률 제13조(응급의료의 제공)   국가 및 지방자치단체는 응급환자의 보호, 응급의료기관등의 지원 및 설치 · 운영, 응급의료종사자의 양성, 응급이송수단의 확보 등 응급의료를 제공하기 위한 시책을 마련하고 시행하여야 한다.
§후천성면역결핌 예방법 제3조(국가 · 지방자치단체 및 국민의 의무)   ① 국가와 지방자치단체는 후천성면역결핍증의 예방 · 관리와 감염인의 보호 · 지원을 위한 대책을 수립 · 시행하고 감염인에 대한 차별 및 편견의 방지와 후천성면역결핍증의 예방을 위한 교육과 홍보를 하여야 한다.

정답 1. ④ 2. ④ 3. ③ 4. ① 5. ③ 6. ① 7. ④

제 2 장

보건의료에 관한 국민의 권리와 의무

1. 건강권 등

(1) 모든 국민은 이 법 또는 다른 법률에서 정하는 바에 따라 자신과 가족의 건강에 관하여 국가의 보호를 받을 권리를 가진다(보건의료기본법 제10조 제1항).

(2) 모든 국민은 성별, 나이, 종교, 사회적 신분 또는 경제적 사정 등을 이유로 자신과 가족의 건강에 관한 권리를 침해받지 아니한다(보건의료기본법 제10조 제2항).

2. 보건의료에 관한 알 권리

(1) 모든 국민은 관계 법령에서 정하는 바에 따라 **국가와 지방자치단체의 보건의료시책에 관한 내용의 공개를 청구할 권리를 가진다**(보건의료기본법 제11조 제1항).

(2) 모든 국민은 관계 법령에서 정하는 바에 따라 보건의료인이나 보건의료기관에 대하여 **자신의 보건의료와 관련한 기록 등의 열람이나 사본의 교부를 요청할 수 있다.** 다만, 본인이 요청할 수 없는 경우에는 그 배우자·직계존비속 또는 배우자의 직계존속이, 그 배우자·직계존비속 및 배우자의 직계존속이 없거나 질병이나 그 밖에 직접 요청을 할 수 없는 부득이한 사유가 있는 경우에는 본인이 지정하는 대리인이 기록의 열람 등을 요청할 수 있다(보건의료기본법 제11조 제2항).

3. 보건의료서비스에 관한 자기결정권

모든 국민은 보건의료인으로부터 자신의 질병에 대한 치료 방법, 의학적 연구 대상 여부, 장기이식(臟器移植) 여부 등에 관하여 충분한 설명을 들은 후 이에 관한 동의 여부를 결정할 권리를 가진다(보건의료기본법 제12조). 충분한 설명을 들은 후 이에 대한 동의(informed consent)란 환자가 위험한 진단적 혹은 치료적 시술을 받을 때 환자의 현재 상태와 그 시술의 필요성과 이점, 시술의 방법, 수반되는 위험, 시술 후 합병증과 부작용, 시술의 성공가능성과 치료대안 등에 대해 충분히 설명을 듣고 환자가 자의적으로 수용하는 것을 의미한다.

4. 비밀 보장

모든 국민은 보건의료와 관련하여 자신의 신체상·건강상의 비밀과 사생활의 비밀을 침해받지 아니한다(보건의료기본법 제13조).

5. 보건의료에 관한 국민의 의무

(1) 모든 국민은 자신과 가족의 건강을 보호·증진하기 위하여 노력하여야 하며, 관계 법령에서 정하는 바에 따라 건강을 보호·증진하는 데에 필요한 비용을 부담하여야 한다(보건의료기본법 제14조 제1항).

(2) 누구든지 건강에 위해한 정보를 유포·광고하거나 건강에 위해한 기구·물품을 판매·제공하는 등 다른 사람의 건강을 해치거나 해칠 우려가 있는 행위를 하여서는 아니 된다(보건의료기본법 제14조 제2항).

(3) 모든 국민은 보건의료인의 정당한 보건의료서비스와 지도에 협조한다(보건의료기본법 제14조 제3항).

▆▆▆ 예상문제

Q1. 다음 중 보건 의료에 관한 국민의 권리로서 옳지 않은 것은?

① 보건의료에 관하여 알 권리
② 보건의료와 관련한 비밀의 보호
③ 보건의료서비스에 대한 자기결정권
④ 보건 의료에 필요한 물품의 우선공급권
⑤ 보건에 관하여 국가의 보호를 받을 권리

> **해 설**
>
> ※보건의료에 관한 국민의 권리
> §보건의료기본법 제10조(건강권 등) ① 모든 국민은 이 법 또는 다른 법률에서 정하는 바에 따라 자신과 가족의 건강에 관하여 국가의 보호를 받을 권리를 가진다.
> ② 모든 국민은 성별, 나이, 종교, 사회적 신분 또는 경제적 사정 등을 이유로 자신과 가족의 건강에 관한 권리를 침해받지 아니한다.
> §보건의료기본법 제11조(보건의료에 관한 알 권리) ① 모든 국민은 관계 법령에서 정하는 바에 따라 국가와 지방자치단체의 보건의료시책에 관한 내용의 공개를 청구할 권리를 가진다.
> ② 모든 국민은 관계 법령에서 정하는 바에 따라 보건의료인이나 보건의료기관에 대하여 자신의 보건의료와 관련한 기록 등의 열람이나 사본의 교부를 요청할 수 있다. 다만, 본인이 요청할 수 없는 경우에는 그 배우자·직계존비속 또는 배우자의 직계존속이, 그 배우자·직계

존비속 및 배우자의 직계존속이 없거나 질병이나 그 밖에 직접 요청을 할 수 없는 부득이한 사유가 있는 경우에는 본인이 지정하는 대리인이 기록의 열람 등을 요청할 수 있다.

§보건의료기본법 제12조(보건의료서비스에 관한 자기결정권)   모든 국민은 보건의료인으로부터 **자신의 질병에 대한 치료 방법,** 의학적 연구 대상 여부, 장기이식(臟器移植) 여부 등에 관하여 충분한 설명을 들은 후 이에 관한 동의 여부를 결정할 권리를 가진다.

§보건의료기본법 제13조(비밀 보장)   모든 국민은 보건의료와 관련하여 **자신의 신체상·건강상의 비밀과 사생활의 비밀을 침해받지 아니한다.**

※의료인의 권리

§의료법 제14조(기구 등 우선공급)   ① 의료인은 의료행위에 필요한 기구·약품, 그 밖의 시설 및 재료를 우선적으로 공급받을 권리가 있다.

Q2. 전라남도 나주시에서 2020년도 지역보건의료계획을 수립하였다. 진주시에 거주하는 주민 '갑'이 해당 내용의 공개를 청구하였다. 가장 연관성이 높은 '갑'의 권리는?

① 보건의료에 관한 알 권리
② 보건의료서비스를 받을 권리
③ 자신의 신체·건강의 비밀보장
④ 보건의료서비스에 대한 자기결정권
⑤ 건강에 관하여 국가의 보호를 받을 권리

§보건의료기본법 11조(보건의료에 관한 알 권리), Q1 해설 참조.

Q3. 다음 중 수술받을 환자의 자기 결정권에 관한 의사의 설명 의무가 아닌 것은?

① 수술방법
② 수술에 수반되는 위험성
③ 수술 후 발생 가능한 합병증
④ 수술에 참여하는 의료진 구성
⑤ 수술 성공 가능성과 예후 및 부작용

§보건의료기본법 제12조(보건의료서비스에 관한 자기결정권)   모든 국민은 보건의료인으로부터 **자신의 질병에 대한 치료 방법,** 의학적 연구 대상 여부, 장기이식(臟器移植) 여부 등에 관하여 충분한 설명을 들은 후 이에 관한 동의 여부를 결정할 권리를 가진다. 따라서 수술방법이나 수술에 수반되는 위험성, 합병증, 수술 후 예후나 부작용에 대해서 의료인은 환자에게 충분히 설명해야 할 의무가 있다고 볼 수 있다. 그러나 수술에 참여하는 의료진 구성에 대하여는 설명할 필요가 없다.

Q4. 50세 남자가 내원하였다가 간암으로 진단받았다. 동행한 환자의 친구가 의사에게 진단명을 물어와 간암이라고 가르쳐 주었다. 이때 의사가 어긴 사항은?

① 설명받은 동의　　　　　② 정의의 원칙　　　　　③ 비밀 보장
④ 진실 말하기 원칙　　　　⑤ 치료 계획의 사전설명

해설　§보건의료기본법 제13조(비밀 보장)　모든 국민은 보건의료와 관련하여 자신의 신체상·건강상의 비밀과 사생활의 비밀을 침해받지 아니한다.

Q5 보건의료기본법에서 정한 보건의료에 관한 국민의 의무에 해당하는 것은?

① 지역사회 건강조사에 의견제시
② 의료이용 실태조사에 참여
③ 지역사회 일차의료사업에 등록
④ 보건의료인의 정당한 보건의료서비스와 지도에 협조
⑤ 국가와 지방자치단체의 보건의료시책에 관한 내용의 공개를 청구

해설　§보건의료기본법 제14조(보건의료에 관한 국민의 의무)　① 모든 국민은 자신과 가족의 건강을 보호·증진하기 위하여 노력하여야 하며, 관계 법령에서 정하는 바에 따라 건강을 보호·증진하는 데에 필요한 비용을 부담하여야 한다.
② 누구든지 건강에 위해한 정보를 유포·광고하거나 건강에 위해한 기구·물품을 판매·제공하는 등 다른 사람의 건강을 해치거나 해칠 우려가 있는 행위를 하여서는 아니 된다.
③ 모든 국민은 보건의료인의 정당한 보건의료서비스와 지도에 협조한다.
§보건의료기본법 제11조 제1항(보건의료에 관한 알 권리)　① 모든 국민은 관계 법령에서 정하는 바에 따라 국가와 지방자치단체의 보건의료시책에 관한 내용의 공개를 청구할 권리를 가진다.

Q6 보건의료기본법에 나오는 국민의 의무는?

① 지역보건의료계획에 참여
② 개인정보조회 동의
③ 지역사회건강조사에 협조
④ 공동주택의 소독협조
⑤ 건강보호·증진하는 데 필요한 비용부담

해설　Q5 해설 참조.

정답　1.④　2.①　3.④　4.③　5.④　6.⑤

제 3 장

보건의료발전계획의 수립 · 시행

1. 보건의료발전계획의 수립 등

(1) 보건복지부장관은 관계 중앙행정기관의 장과의 협의와 제20조에 따른 보건의료정책심의위원회의 심의를 거쳐 보건의료발전계획을 5년마다 수립하여야 한다(보건의료기본법 제15조 제1항).

(2) 보건의료발전계획에 포함되어야 할 사항은 다음 각 호와 같다(보건의료기본법 제15조 제2항).

1. 보건의료 발전의 기본 목표 및 그 추진 방향
2. 주요 보건의료사업계획 및 그 추진 방법
3. 보건의료자원의 조달 및 관리 방안
4. 지역별 병상 총량의 관리에 관한 시책
5. 보건의료의 제공 및 이용체계 등 보건의료의 효율화에 관한 시책
6. 중앙행정기관 간의 보건의료 관련 업무의 종합 · 조정
7. 노인 · 장애인 등 보건의료 취약계층에 대한 보건의료사업계획
8. 보건의료 통계 및 그 정보의 관리 방안
9. 그 밖에 보건의료 발전을 위하여 특히 필요하다고 인정되는 사항

(3) 보건의료발전계획은 국무회의의 심의를 거쳐 확정한다(보건의료기본법 제15조 제3항).

보건의료발전계획의 통보(시행령 제2조)

① 보건복지부장관은 「보건의료기본법」(이하 "법"이라 한다) 제15조 제3항에 따라 보건의료발전계획이 확정되면 지체 없이 관계 중앙행정기관의 장 및 특별시장 · 광역시장 · 도지사 · 특별자치도지사(이하 "시 · 도지사"라 한다)에게 통보하여야 한다.

② 제1항에 따라 통보를 받은 시 · 도지사는 지체 없이 이를 시장 · 군수 · 구청장(자치구의 구청장을 말한다. 이하 같다)에게 통보하여야 한다.

2. 주요 시책 추진방안의 수립·시행

보건복지부장관과 관계 중앙행정기관의 장은 보건의료발전계획이 확정되면 이를 기초로 하여 보건의료와 관련된 소관 주요 시책의 추진방안을 매년 수립·시행하여야 한다(보건의료기본법 제16조).

> **주요 시책 추진방안의 수립·시행(시행령 제3조)**
>
> 관계 중앙행정기관의 장은 법 제16조에 따라 수립한 보건의료와 관련된 해당 연도 소관 주요 시책의 추진방안과 전년도 소관 주요 시책의 추진결과를 매년 2월말까지 보건복지부장관에게 제출하여야 한다.

3. 지역보건의료계획의 수립·시행

특별시장·광역시장·도지사·특별자치도지사(이하 "시·도지사"라 한다) 및 시장·군수·구청장(자치구의 구청장을 말한다. 이하 같다)은 보건의료발전계획이 확정되면 관계 법령에서 정하는 바에 따라 지방자치단체의 실정을 감안하여 지역보건의료계획을 수립·시행하여야 한다(보건의료기본법 제17조).

4. 계획 수립의 협조

(1) 보건복지부장관, 관계 중앙행정기관의 장, 시·도지사 및 시장·군수·구청장은 보건의료발전계획과 소관 주요 시책 추진방안 및 지역보건의료계획의 수립·시행을 위하여 필요하면 관계 기관·단체 등에 대하여 자료 제공 등의 협조를 요청할 수 있다(보건의료기본법 제18조 제1항).

(2) 제1항에 따른 협조 요청을 받은 관계 기관·단체 등은 특별한 사유가 없으면 협조 요청에 따라야 한다(보건의료기본법 제18조 제2항).

5. 국회에 대한 보고

보건복지부장관은 매년 보건의료발전계획의 주요 내용, 제16조에 따른 해당 연도 주요 시책의 추진방안 및 전년도 추진실적을 확정한 후 지체 없이 국회 소관 상임위원회에 보고하여야 한다(보건의료기본법 제18조의2).

6. 비용의 보조

국가는 예산의 범위에서 지역보건의료계획의 시행에 필요한 비용의 전부 또는 일부를 지방자치단체에 보조할 수 있다(보건의료기본법 제19조).

7. 보건의료정책심의위원회

보건의료에 관한 주요 시책을 심의하기 위하여 보건복지부장관 소속으로 보건의료정책심의위원회(이하 "위원회"라 한다)를 둔다(보건의료기본법 제20조).

위원의 임기(시행령 제5조)

법 제20조에 따른 보건의료정책심의위원회(이하 "위원회"라 한다)의 위원(법 제21조 제3항 제1호의 경우는 제외한다)의 임기는 2년으로 하며, 연임할 수 있다.

8. 위원회의 구성

(1) 위원회는 위원장 1명을 포함한 20명 이내의 위원으로 구성하되, 공무원이 아닌 위원이 전체 위원의 과반수가 되도록 하여야 한다(보건의료기본법 제21조 제1항).

(2) 위원장은 보건복지부장관으로 한다(보건의료기본법 제21조 제2항).

(3) 위원은 다음 각 호의 사람 중에서 보건복지부장관이 임명 또는 위촉한다(보건의료기본법 제21조 제3항).

　　1. 대통령령으로 정하는 관계 중앙행정기관 소속 공무원

보건의료정책심의위원회의 구성(시행령 제4조)

법 제21조 제3항 제1호에서 "대통령령으로 정하는 관계 중앙행정기관 소속 공무원"이란 다음 각 호의 사람을 말한다. 이 경우 복수차관이 있는 기관은 해당 기관의 장이 지정하는 차관으로 한다.

1. 기획재정부차관	2. 교육부차관	3. 과학기술정보통신부차관
4. 행정안전부차관	5. 환경부차관	6. 고용노동부차관
7. 삭제	8. 삭제	9. 식품의약품안전처장

　　2. 보건의료 수요자를 대표하는 사람

　　3. 보건의료 공급자를 대표하는 사람

　　4. 보건의료에 관한 학식과 경험이 풍부한 사람

(4) 위원회의 회의를 효율적으로 운영하기 위하여 위원회에 실무위원회를 두고, 위원회의 심의사항을 보다 전문적으로 검토하기 위하여 분야별로 분과위원회를 둘 수 있다(보건의료기본법 제21조 제4항).

실무위원회의 구성 등(시행령 제12조)

① 법 제21조 제4항에 따른 실무위원회는 위원장 1명을 포함한 25명 이내의 위원으로 구성한다.
② 실무위원회의 위원장은 보건복지부 소속 고위공무원단에 속하는 공무원 중에서 보건복지부장관이 지명하고, 위원은 제4조에 따른 관계 중앙행정기관 및 보건복지부의 3급 또는 4급 공무원과 보건의료분야에 관한 학식과 경험이 풍부한 사람 중에서 보건복지부장관이 위촉한다.
③ 실무위원회는 다음 각 호의 사항을 심의한다.

1. 위원회의 심의에 앞서 관계 중앙행정기관의 협의 등 사전검토가 필요한 사항
2. 위원회로부터 심의 요청을 받은 사항
3. 그 밖에 위원회의 위원장이 심의에 부치는 사항

④ 실무위원회의 위원장이 부득이한 사유로 직무를 수행할 수 없는 경우에는 보건복지부 소속 공무원인 위원이 직무를 대행한다.

⑤ 실무위원회에는 보건복지부 소속 공무원 중에서 보건복지부장관이 지명하는 간사 1명을 둔다.

⑥ 실무위원회의 회의 및 그 위원의 임기·해촉·직무 등에 관하여는 제5조, 제5조의2, 제6조 제1항, 제7조부터 제9조까지 및 제11조를 준용한다.

(5) 이 법에서 규정한 것 외에 위원회·실무위원회 및 분과위원회의 구성·운영과 그 밖에 필요한 사항은 대통령령으로 정한다(보건의료기본법 제21조 제5항).

위원의 해촉(시행령 제5조의2)

보건복지부장관은 위원회의 위원(법 제21조 제3항 제1호의 경우는 제외한다)이 다음 각 호의 어느 하나에 해당하는 경우에는 해당 위원을 해촉(解囑)할 수 있다.
1. 심신장애로 인하여 직무를 수행할 수 없게 된 경우
2. 직무와 관련된 비위사실이 있는 경우
3. 직무태만, 품위손상, 그 밖의 사유로 인하여 위원으로 적합하지 아니하다고 인정되는 경우
4. 위원 스스로 직무를 수행하는 것이 곤란하다고 의사를 밝히는 경우

위원장의 직무 등(시행령 제6조)

① 위원회의 위원장은 위원회를 대표하며, 위원회의 사무를 총괄한다.
② 위원회의 위원장이 부득이한 사유로 직무를 수행할 수 없는 경우에는 위원장이 지명하는 위원이 그 직무를 대행한다.

※회의 및 의사(시행령 제7조)

① 위원회의 회의는 위원회의 위원장이 소집한다.
② 위원회의 회의는 재적위원 과반수의 출석으로 개의(開議)하고, 출석위원 과반수의 찬성으로 의결한다.

의견청취(시행령 제8조)

위원회는 그 업무수행에 필요할 때에는 관계 공무원이나 관계 전문가를 위원회에 출석하게 하여 의견을 들을 수 있다.

수당 및 여비(시행령 제9조)

위원회의 회의에 출석한 위원, 관계 공무원 또는 관계 전문가에게는 예산의 범위에서 수당과 여비, 그 밖에 필요한 경비를 지급할 수 있다. 다만, 공무원인 위원이나 관계 공무원이 소관업무와 직접 관련하여 출석하는 경우에는 그러하지 아니하다.

간사(시행령 제10조)

① 위원회에 위원회의 사무를 처리할 간사 1명을 둔다.

② 간사는 보건복지부 소속 고위공무원단에 속하는 공무원 중에서 보건복지부장관이 지명한다.

위원회의 운영세칙(시행령 제11조)

이 영에서 규정한 사항 외에 위원회의 운영에 필요한 사항은 위원회의 의결을 거쳐 위원회의 위원장이 정한다.

분과위원회의 구성 등(시행령 제13조)

법 제21조 제5항에 따른 분야별 분과위원회 구성과 분과위원회 위원장의 임명은 위원회의 위원장이 정하는 바에 따르며, 분과위원회의 회의 및 그 위원의 임기·해촉·직무 등에 관하여는 제5조, 제5조의2, 제6조 제1항, 제7조부터 제9조까지 및 제11조를 준용한다.

9. 위원회의 기능

위원회는 다음 각 호의 사항을 심의한다(보건의료기본법 제22조).

1. 보건의료발전계획
2. 주요 보건의료제도의 개선
3. 주요 보건의료정책
4. 보건의료와 관련되는 국가 및 지방자치단체의 역할
5. 그 밖에 위원장이 심의에 부치는 사항

10. 관계 행정기관의 협조

(1) 위원회는 관계 행정기관에 대하여 보건의료에 관한 자료의 제출과 위원회의 업무에 관하여 필요한 협조를 요청할 수 있다(보건의료기본법 제23조 제1항).

(2) 제1항에 따른 요청을 받은 관계 행정기관은 특별한 사유가 없으면 요청에 따라야 한다(보건의료기본법 제23조 제2항).

■■■ 예상문제

Q1. 보건의료기본법에서 보건의료발전계획 수립 기간 간격은?

① 1년 　　② 2년 　　③ 3년 　　④ 4년 　　⑤ 5년

해설 §보건의료기본법 제15조(보건의료발전계획의 수립 등) ① **보건복지부장관은** 관계 중앙행정기관의 장과의 협의와 제20조에 따른 보건의료정책심의위원회의 심의를 거쳐 **보건의료발전계획을 5년마다 수립하여야 한다.**

정답　1. ⑤

제 4 장

보건의료자원의 관리 등

1. 보건의료자원의 관리 등

(1) 국가와 지방자치단체는 보건의료에 관한 인력, 시설, 물자, 지식 및 기술 등 보건의료자원을 개발·확보하기 위하여 종합적이고 체계적인 시책을 강구하여야 한다(보건의료기본법 제24조 제1항).

(2) 국가와 지방자치단체는 보건의료자원의 장·단기 수요를 예측하여 보건의료자원이 적절히 공급될 수 있도록 보건의료자원을 관리하여야 한다(보건의료기본법 제24조 제2항).

2. 보건의료인력의 양성 등

국가와 지방자치단체는 우수한 보건의료인력의 양성과 보건의료인력의 자질 향상을 위하여 교육 등 필요한 시책을 강구하여야 한다(보건의료기본법 제25조).

3. 보건의료인 간의 협력

보건의료인은 국민에게 양질의 보건의료서비스를 제공하고 국민의 보건 향상에 이바지하기 위하여 보건의료서비스를 제공할 때에 그 전문 분야별로 또는 전문 분야 간에 상호 협력하도록 노력하여야 한다(보건의료기본법 제26조).

4. 공공·민간 보건의료기관의 역할 분담 등

(1) 국가와 지방자치단체는 공공보건의료기관과 민간보건의료기관 간의 역할 분담과 상호협력 체계를 마련하여야 한다(보건의료기본법 제27조 제1항).

(2) 국가와 지방자치단체는 제4조 제2항에 따른 기본적인 보건의료 수요를 충족시키기 위하여 필요하면 공공보건의료기관을 설립·운영할 수 있으며, 이에 드는 비용의 전부 또는 일부를 지원할 수 있다(보건의료기본법 제27조 제2항).

(3) 국가와 지방자치단체는 공공보건의료를 효율적으로 운영하고 관리하기 위하여 필

요한 시책을 수립ㆍ시행하여야 한다(보건의료기본법 제27조 제3항).

(4) 공공보건의료기관의 설립ㆍ운영 등 공공보건의료에 관한 기본적인 사항은 따로 법률로 정한다(보건의료기본법 제27조 제4항).

5. 보건의료 지식 및 기술

(1) 국가와 지방자치단체는 보건의료 지식과 보건의료 기술의 발전을 위하여 필요한 시책을 수립ㆍ시행하여야 한다(보건의료기본법 제28조 제1항).

(2) 보건복지부장관은 효율적인 보건의료서비스를 제공하기 위하여 새로운 보건의료 기술의 평가 등 필요한 조치를 강구하여야 한다(보건의료기본법 제28조 제2항).

제 5 장

보건의료의 제공과 이용

제1절 보건의료의 제공 및 이용체계

1. 보건의료의 제공 및 이용체계

(1) 국가와 지방자치단체는 보건의료에 관한 인력, 시설, 물자 등 보건의료자원이 지역적으로 고루 분포되어 보건의료서비스의 공급이 균형 있게 이루어지도록 노력하여야 하며, 양질의 보건의료서비스를 효율적으로 제공하기 위한 보건의료의 제공 및 이용체계를 마련하도록 노력하여야 한다(보건의료기본법 제29조 제1항).

(2) 국가와 지방자치단체는 보건의료의 제공 및 이용체계를 구축하기 위하여 필요한 행정상·재정상의 조치와 그 밖에 필요한 지원을 할 수 있다(보건의료기본법 제29조 제2항).

2. 응급의료체계

국가와 지방자치단체는 모든 국민(국내에 체류하고 있는 외국인을 포함한다)이 응급 상황에서 신속하고 적절한 응급의료서비스를 받을 수 있도록 응급의료체계를 마련하여야 한다(보건의료기본법 제30조).

제2절 평생국민건강관리체계

1. 평생국민건강관리사업

(1) 국가와 지방자치단체는 생애주기(生涯週期)별 건강상 특성과 주요 건강위험요인을 고려한 평생국민건강관리를 위한 사업을 시행하여야 한다(보건의료기본법 제31조 제1항).

(2) 국가와 지방자치단체는 공공보건의료기관이 평생국민건강관리사업에서 중심 역할을 할 수 있도록 필요한 시책을 강구하여야 한다(보건의료기본법 제31조 제2항).

(3) 국가와 지방자치단체는 평생국민건강관리사업을 원활하게 수행하기 위하여 건강지

도·보건교육 등을 담당할 전문인력을 양성하고 건강관리정보체계를 구축하는 등 필요한 시책을 강구하여야 한다(보건의료기본법 제31조 제3항).

2. 여성과 어린이의 건강 증진

국가와 지방자치단체는 여성과 어린이의 건강을 보호·증진하기 위하여 필요한 시책을 강구하여야 한다. 이 경우 여성의 건강증진시책에 연령별 특성이 반영되도록 하여야 한다(보건의료기본법 제32조).

3. 노인의 건강 증진

국가와 지방자치단체는 노인의 질환을 조기에 발견하고 예방하며, 질병 상태에 따라 적절한 치료와 요양(療養)이 이루어질 수 있도록 하는 등 노인의 건강을 보호·증진하기 위하여 필요한 시책을 강구하여야 한다(보건의료기본법 제33조).

4. 장애인의 건강 증진

국가와 지방자치단체는 선천적·후천적 장애가 발생하는 것을 예방하고 장애인의 치료와 재활이 이루어질 수 있도록 하는 등 장애인의 건강을 보호·증진하기 위하여 필요한 시책을 강구하여야 한다(보건의료기본법 제34조).

5. 학교 보건의료

국가와 지방자치단체는 학생의 건전한 발육을 돕고 건강을 보호·증진하며 건강한 성인으로 성장하기 위하여 요구되는 생활습관·정서 등을 함양하기 위하여 필요한 시책을 강구하여야 한다(보건의료기본법 제35조).

6. 산업 보건의료

국가는 근로자의 건강을 보호·증진하기 위하여 필요한 시책을 강구하여야 한다(보건의료기본법 제36조).

7. 환경 보건의료

국가와 지방자치단체는 국민의 건강을 보호·증진하기 위하여 쾌적한 환경의 유지와 환경오염으로 인한 건강상의 위해 방지 등에 필요한 시책을 강구하여야 한다(보건의료기본법 제37조).

8. 기후변화에 따른 국민건강영향평가 등

(1) 보건복지부장관은 국민의 건강을 보호·증진하기 위하여 지구온난화 등 기후변화가 국민건강에 미치는 영향을 5년마다 조사·평가(이하 "기후보건영향평가"라 한다)하여 그 결과를 공표하고 정책수립의 기초자료로 활용하여야 한다(보건의료기본법 제37조의2 제1항).

(2) 보건복지부장관은 기후보건영향평가에 필요한 기초자료 확보 및 통계의 작성을 위하여 실태조사를 실시할 수 있다(보건의료기본법 제37조의2 제2항).

(3) 보건복지부장관은 관계 중앙행정기관의 장, 지방자치단체의 장 및 보건의료 관련 기관이나 단체의 장에게 기후보건영향평가에 필요한 자료의 제공 또는 제2항에 따른 실태조사의 협조를 요청할 수 있다. 이 경우 자료제공 또는 실태조사 협조를 요청받은 관계 중앙행정기관의 장 등은 정당한 사유가 없으면 이에 따라야 한다(보건의료기본법 제37조의2 제3항).

(4) 기후보건영향평가와 실태조사의 구체적인 내용 및 방법 등에 필요한 사항은 대통령령으로 정한다(보건의료기본법 제37조의2 제4항).

9. 식품위생·영양

국가와 지방자치단체는 국민의 건강을 보호·증진하기 위하여 식품으로 인한 건강상의 위해 방지와 국민의 영양 상태의 향상 등에 필요한 시책을 강구하여야 한다(보건의료기본법 제38조).

제3절 주요 질병관리체계

1. 주요 질병관리체계의 확립

보건복지부장관은 국민건강을 크게 위협하는 질병 중에서 국가가 특별히 관리하여야 할 필요가 있다고 인정되는 질병을 선정하고, 이를 관리하기 위하여 필요한 시책을 수립·시행하여야 한다(보건의료기본법 제39조).

2. 감염병의 예방 및 관리

국가와 지방자치단체는 감염병의 발생과 유행을 방지하고 감염병환자에 대하여 적절한 보건의료를 제공하고 관리하기 위하여 필요한 시책을 수립·시행하여야 한다(보건의료기본법 제40조).

3. 만성질환의 예방 및 관리

국가와 지방자치단체는 암·고혈압 등 주요 만성질환(慢性疾患)의 발생과 증가를 예방하고 말기질환자를 포함한 만성질환자에 대하여 적절한 보건의료의 제공과 관리**를 위하여 필요한 시책을 수립·시행하여야 한다**(보건의료기본법 제41조).

> ※만성질환 장기 역학조사(시행령 제13조의4)
>
> ① 보건복지부장관은 법 제41조에 따른 만성질환의 예방 및 관리 등을 위하여 만성질환의 발생원인과 위험요인을 규명하는 만성질환 장기 역학조사를 실시한다.
> ② 보건복지부장관은 제1항에 따른 역학조사를 실시할 때 필요하면 관계 중앙행정기관의 장, 시·도지사, 시장·군수·구청장 및 「공공기관의 운영에 관한 법률」 제4조에 따른 공공기관의 장에게 협조를 요청할 수 있다.

4. 정신 보건의료

국가와 지방자치단체는 정신질환의 예방과 정신질환자의 치료 및 사회복귀 등 국민의 정신건강 증진을 위하여 **필요한 시책을 수립·시행하여야 한다**(보건의료기본법 제42조).

5. 구강 보건의료

국가와 지방자치단체는 구강질환(口腔疾患)의 예방 및 치료와 구강건강에 관한 관리 등 국민의 구강건강 증진을 위하여 필요한 시책을 수립·시행하여야 한다(보건의료기본법 제43조).

■■■ 예상문제

Q1. 국가가 특별히 관리하기 위하여 보건복지가족부장관이 필요한 시책을 수립, 시행하여야 할 질환이 아닌 것은?

① 감염병   ② 암   ③ 정신질환   ④ 고혈압   ⑤ 혈우병

해설

※**주요 질병관리체계의 확립(보건의료기본법 제39조)**   보건복지부장관은 국민건강을 크게 위협하는 질병 중에서 국가가 특별히 관리하여야 할 필요가 있다고 인정되는 질병을 선정하고, 이를 관리하기 위하여 필요한 시책을 수립·시행하여야 한다.

1) 감염병의 예방 및 관리(보건의료기본법 제40조)
국가와 지방자치단체는 감염병의 발생과 유행을 방지하고 감염병환자에 대하여 적절한 보건의료를 제공하고 관리하기 위하여 필요한 시책을 수립·시행하여야 한다.

2) 만성질환의 예방 및 관리(보건의료기본법 제41조)
국가와 지방자치단체는 암·고혈압 등 주요 만성질환(慢性疾患)의 발생과 증가를 예방하고

말기질환자를 포함한 만성질환자에 대하여 적절한 보건의료의 제공과 관리를 위하여 필요한 시책을 수립·시행하여야 한다.

3) 정신 보건의료(보건의료기본법 제42조)

국가와 지방자치단체는 정신질환의 예방과 정신질환자의 치료 및 사회복귀 등 국민의 정신건강 증진을 위하여 필요한 시책을 수립·시행하여야 한다.

4) 구강 보건의료(보건의료기본법 제42조))

국가와 지방자치단체는 구강질환(口腔疾患)의 예방 및 치료와 구강건강에 관한 관리 등 국민의 구강건강 증진을 위하여 필요한 시책을 수립·시행하여야 한다.

정답   1. ⑤

제 6 장

보건의료의 육성·발전 등

1. 보건의료 시범사업

(1) 국가와 지방자치단체는 새로운 보건의료제도를 시행하기 위하여 필요하면 시범사업을 실시할 수 있다(보건의료기본법 제44조 제1항).

(2) 국가와 지방자치단체는 제1항에 따른 시범사업을 실시한 경우에는 그 결과를 평가하여 새로 시행될 보건의료제도에 반영하여야 한다(보건의료기본법 제44조 제2항).

2. 취약계층 등에 대한 보건의료서비스 제공

(1) 국가와 지방자치단체는 노인·장애인 등 보건의료 취약계층에 대하여 적절한 보건의료서비스를 제공하기 위하여 필요한 시책을 수립·시행하여야 한다(보건의료기본법 제45조 제1항).

(2) 국가와 지방자치단체는 농·어업인 등의 건강을 보호·증진하기 위하여 필요한 시책을 수립·시행하여야 한다(보건의료기본법 제45조 제2항).

3. 분쟁 조정 등

(1) 국가와 지방자치단체는 보건의료서비스로 인하여 분쟁이 발생하면 그 분쟁이 신속하고 공정하게 해결되도록 하기 위하여 필요한 시책을 강구하여야 한다(보건의료기본법 제46조 제1항).

(2) 국가와 지방자치단체는 보건의료서비스로 인한 피해를 원활하게 구제(救濟)하기 위하여 필요한 시책을 강구하여야 한다(보건의료기본법 제46조 제2항).

4. 건강위해원인자의 비용 부담

국가와 지방자치단체는 국민건강에 위해를 일으키거나 일으킬 우려가 있는 물품 등을 생산·판매하는 자 등에 대하여는 관계 법령에서 정하는 바에 따라 국민건강의 보호·증진에 드는 비용을 부담하게 할 수 있다(보건의료기본법 제47조).

5. 보건의료 관련 산업의 진흥

국가와 지방자치단체는 보건의료 기술의 연구개발과 지원 등 보건의료 관련 산업의 진흥을 위하여 필요한 시책을 강구하여야 한다(보건의료기본법 제48조).

6. 한방의료의 육성 · 발전

국가와 지방자치단체는 한방의료(韓方醫療)를 육성 · 발전시키도록 노력하여야 한다(보건의료기본법 제49조).

7. 국제협력 등

국가와 지방자치단체는 외국정부 및 국제기구 등과의 협력을 통하여 보건의료정보와 보건의료에 관한 기술을 교류하고 전문인력을 양성하며, 보건의료의 발전을 위한 국제적인 노력에 적극 참여하여야 한다(보건의료기본법 제50조).

8. 보건의료사업의 평가

국가와 지방자치단체는 매년 주요 보건의료사업의 성과를 평가하여 이를 보건의료시책에 반영하도록 하여야 한다(보건의료기본법 제51조).

9. 보건의료서비스의 평가

보건복지부장관은 보건의료서비스의 질적 향상을 위하여 관계 법령에서 정하는 바에 따라 보건의료서비스에 대한 평가를 실시하여야 한다(보건의료기본법 제52조).

제 7 장

보건의료 통계 · 정보 관리

1. 보건의료 통계 · 정보 관리시책

국가와 지방자치단체는 보건의료에 관한 통계와 정보를 수집 · 관리하여 이를 보건의료 정책에 활용할 수 있도록 필요한 시책을 수립 · 시행하여야 한다(보건의료기본법 제53조).

2. 보건의료 정보화의 촉진

국가와 지방자치단체는 보건의료 정보화를 촉진하기 위하여 필요한 시책을 강구하여야 한다(보건의료기본법 제54조).

3. 보건의료 실태조사

보건복지부장관은 국민의 보건의료 수요 및 이용 행태, 보건의료에 관한 인력 · 시설 및 물자 등 보건의료 실태에 관한 전국적인 조사를 실시하여야 한다(보건의료기본법 제55조).

4. 보건의료정보의 보급 · 확대

보건복지부장관은 보건의료기관, 관련 기관 · 단체 등이 보유하고 있는 보건의료정보를 널리 보급 · 확대하기 위하여 필요한 시책을 강구하여야 한다(보건의료기본법 제56조).

5. 보건의료정보의 표준화 추진

보건복지부장관은 보건의료정보의 효율적 운영과 호환성(互換性) 확보 등을 위하여 보건의료정보의 표준화를 위한 시책을 강구하여야 한다(보건의료기본법 제57조).

1. 보건의료기본법에서 보건의료실태조사는 몇 년마다 실시하는 가?

　① 1년　　　② 2년　　　③ 3년　　　④ 4년　　　⑤ 5년

해 설　§보건의료기본법 시행령 제14조 제1항(보건의료 실태조사)　① 보건복지부장관은 법 제55 조에 따른 보건의료 실태조사를 5년마다 하되, 관계 중앙행정기관의 장과 협의를 거쳐 조사 의 범위 · 내용 · 일시 등을 포함한 보건의료 실태조사 계획을 수립하여야 한다.

정답　1.⑤

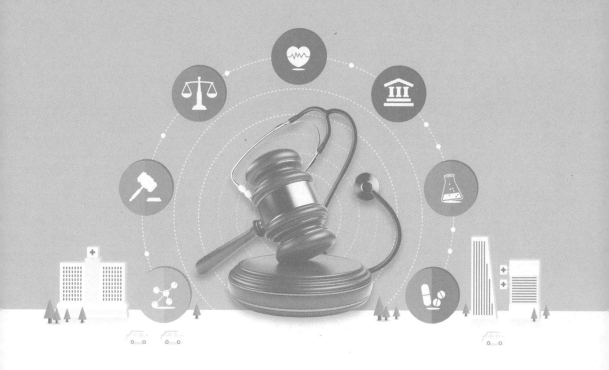

제 3 편

의료법

총 칙

제1절 목 적

이 법은 모든 국민이 수준 높은 의료 혜택을 받을 수 있도록 국민의료에 필요한 사항을 규정함으로써 국민의 건강을 보호하고 증진하는 데에 목적이 있다(의료법 제1조). 현행 의료법(2019.4.23 법률 제16375호)은 9장 93개 조문으로 구성되었다. 제1장 총칙, 제2장 의료인, 제3장 의료기관, 제4장 신의료기술평가, 제5장 의료광고, 제6장 감독, 제7장 분쟁의 조정, 제8장 보칙, 제9장 벌칙으로 규정하고 있다. 1973년 전면개정 이후 수차례 부분개정만으로 전체적인 의료법 체계가 맞지 않아 의료법 체계를 바로잡고 의료서비스 이용에 편의를 제공하는 방향으로 개정되었다.

제2절 의료인

1. 의료인의 종별

의료법에서 "의료인"이란 보건복지부장관의 면허를 받은 의사·치과의사·한의사·조산사 및 간호사를 말한다(의료법 제2조 제1항). 보건의료기본법상의 보건의료인과는 다른 개념으로 사용되고 있다. 보건의료기본법에서 "보건의료인"이란 보건의료관계 법령에서 정하는 바에 따라 자격·면허 등을 취득하거나 보건의료서비스에 종사하는 것이 허용된 자로 규정하고 있다.[1] 따라서 "약사", "간호조무사" 또는 각종기사 등은 의료법상 의료인이라 할 수 없다.

---

[1] 보건의료기본법 제3조 제3호 보건의료기본법상 보건의료인은 다음과 같다. ① 의료인: 의사, 치과의사, 한의사, 간호사, 조산사, ② 약사, ③ 의료기사: 임상병리사, 방사선사, 물리치료사, 작업치료사, 치과기공사, 치과위생사, 의무기록사, 안경사, ④ 영양사, 조리사, ⑤ 응급구조사, ⑥ 간호조무사.

2. 의료인의 임무

의료인은 종별에 따라 다음 <u>각 호의 임무를 수행하여 국민보건 향상을 이루고 국민의</u> <u>건강한 생활 확보에 이바지할 사명을 가진다</u>(의료법 제2조 제2항 본문).

(1) 의사의 임무

의사는 의료와 보건지도를 임무로 한다(의료법 제2조 제2항 1호).

(2) 치과의사의 임무

치과의사는 치과 의료와 구강 보건지도를 임무로 한다(의료법 제2조 제2항 2호).

(3) 한의사의 임무

한의사는 한방 의료와 한방 보건지도를 임무로 한다(의료법 제2조 제2항 3호).

(4) 조산사의 임무

조산사는 조산(助産)과 임산부 및 신생아에 대한 보건과 양호지도를 임무로 한다(의료법 제2조 제2항 4호).

(5) 간호사의 임무

간호사는 다음 각 목의 업무를 임무로 한다(의료법 제2조 제2항 5호).

> 가. 환자의 간호요구에 대한 관찰, 자료수집, 간호판단 및 요양을 위한 간호(의료법 제2조 제2항 5호 가목)
>
> 나. 의사, 치과의사, 한의사의 지도하에 시행하는 진료의 보조(의료법 제2조 제2항 5호 나목)
>
> 다. 간호요구자에 대한 교육·상담 및 건강증진을 위한 활동의 기획과 수행, 그 밖의 대통령령으로 정하는 다음의 보건활동[2]을 말한다(의료법 제2조 제2항 5호 다목).

> 1. 「농어촌 등 보건의료를 위한 특별조치법」 제19조[3]에 따라 보건진료 전담공무원으로서 하는 보건활동
> 2. 「모자보건법」 제10조 제1항[4]에 따른 모자보건전문가가 행하는 모자보건 활동
> 3. 「결핵예방법」 제18조[5]에 따른 보건활동

---

2 의료법 시행령 제2조(간호사의 보건활동)
3 농어촌 등 보건의료를 위한 특별조치법 제19조(보건진료 전담공무원의 의료행위의 범위)
    보건진료 전담공무원은 「의료법」 제27조에도 불구하고 근무지역으로 지정받은 의료 취약지역에서 대통령령으로 정하는 경미한 의료행위를 할 수 있다.
4 모자보건법 제10조(임산부·영유아·미숙아 등의 건강관리 등)
    ① 특별자치시장·특별자치도지사 또는 시장·군수·구청장은 임산부·영유아·미숙아등에 대하여 대통령령으로 정하는 바에 따라 정기적으로 건강진단·예방접종을 실시하거나 모자보건전문가(의사·한의사·조산사·간호사의 면허를 받은 사람 또는 간호조무사의 자격을 인정받은 사람으로서 모자보건사업에 종사하는 사람을 말한다)에게 그 가정을 방문하여 보건진료를 하게 하는 등 보건관리에 필요한 조치를 하여야 한다.
5 결핵예방법 제18조(결핵환자 등의 의료) ① 시·도지사 또는 시장·군수·구청장은 관할 구역에 거

4. 그 밖의 법령에 따라 간호사의 보건활동으로 정한 업무

    라. 제80조에 따른 간호조무사가 수행하는 가목부터 다목까지의 업무보조에 대한 지도(의료법 제2조 제2항 5호 라목)

예상문제

Q1 다음 중 의료인에 속하는 사람은?

① 물리치료사   ② 조산사   ③ 방사선사

④ 조리사   ⑤ 약사

> 해설
> §의료법 제2조(의료인)
> ① 이 법에서 "의료인"이란 보건복지부장관의 면허를 받은 의사·치과의사·한의사·조산사 및 간호사를 말한다.

Q2. 의료법상 의료인이 아닌 사람은?

① 약사   ② 간호사   ③ 의사

④ 조산사   ⑤ 한의사

> 해설   Q1. 해설 참조

Q3. 다음 중 의료인의 업무로 잘못 설명된 것은?

① 의사: 의료와 보건지도 등

② 치과의사: 치과 의료와 구강보건지도 등

③ 간호사: 환자의 요양상의 간호 또는 진료 등

④ 한의사: 한방 의료와 한방보건지도 등

⑤ 조산사: 조산과 신생아의 보건과 양호지도 등

주하는 결핵환자 등에 대한 적절한 의료 등을 실시하기 위하여 전문 인력을 배치하고, 보건복지부령으로 정하는 조치를 하여야 한다.

② 시·도지사 또는 시장·군수·구청장은 제1항에 따른 의료를 전담하는 의사, 간호사, 임상병리사, 방사선사 및 간호조무사에 대하여 예산의 범위에서 임상연구에 드는 비용(의사만 해당한다)과 결핵전염위험성에 대한 보상금을 지급할 수 있다.

③ 시·도지사 또는 시장·군수·구청장은 필요한 경우 제1항에 따른 의료를 받은 자로부터 수수료 또는 의료비를 징수할 수 있다. 이 경우 해당 수수료 또는 의료비는 보건복지부장관이 정하는 기준에 따라 지방자치단체의 조례로 정한다.

Q4. 의료법에 명시된 간호사의 임무는?

> 가. 환자의 요양을 위한 간호
>
> 나. 진료의 보조
>
> 다. 보건진료원으로서 하는 활동
>
> 라. 모자보건요원으로서 행하는 활동

① 가, 나, 다   ② 가, 다   ③ 나, 라

④ 라   ⑤ 가, 나, 다, 라

해 설 Q3. 해설 참조

정답   1. ②   2. ①   3. ③   4. ⑤

제3절 의료기관

Ⅰ. 의료기관의 의의

이 법에서 "의료기관"이란 의료인이 공중(公衆) 또는 특정 다수인을 위하여 의료·조산의 업(이하 "의료업"이라 한다)을 하는 곳을 말한다(의료법 제3조 제1항).

Ⅱ. 의료기관의 구분

1. 규모별 구분

의료기관은 다음 각 호와 같이 구분한다(의료법 제3조 제2항).

(1) 의원급 의료기관

의사, 치과의사 또는 한의사가 주로 외래환자를 대상으로 각각 그 의료행위를 하는 의료기관으로서 그 종류는 다음 각 목과 같다(의료법 제3조 제2항 1호). 의원급 의료기관은 30개 미만의 병상을 갖추고 있다.

| 가. 의원 | 나. 치과의원 | 다. 한의원 |

(2) 조산원

조산사가 조산과 임산부 및 신생아를 대상으로 보건활동과 교육 · 상담을 하는 의료기관을 말한다(의료법 제3조 제2항 2호).

(3) 병원급 의료기관

의사, 치과의사 또는 한의사가 주로 입원환자를 대상으로 의료행위를 하는 의료기관으로서 그 종류는 다음 각 목과 같다(의료법 제3조 제2항 3호).

　가. **병원**

30개 이상의 병상을 갖추어야 한다(의료법 제3조의2).

　나. **치과병원**

30개 이상의 병상을 갖추어야 할 필요는 없다.

　다. **한방병원**

30개 이상의 병상을 갖추어야 한다(의료법 제3조의2).

　라. **요양병원**(「정신건강증진 및 정신질환자 복지서비스 지원에 관한 법률」 제3조 제5호에 따른 정신의료기관 중 **정신병원**, 「장애인복지법」 제58조 제1항 제4호에 따른 **의료재활시설**로서 제3조의2의 요건을 갖춘 의료기관을 포함한다. 이하 같다)

30개 이상의 병상(장기입원이 필요한 환자를 대상으로 의료행위를 하기 위하여 설치한 병상을 말한다)을 갖추어야 한다(의료법 제3조의2).

　마. **종합병원**

종합 병원은 다음 요건을 갖추어야 한다(의료법 제3조의3).

(1) 종합병원은 다음 각 호의 요건을 갖추어야 한다(의료법 제3조의3 제1항).

　1. 100개 이상의 병상을 갖출 것(의료법 제3조의3 제1항 제1호)

　2. <u>100병상 이상 300병상 이하인 경우에는 내과 · 외과 · 소아청소년과 · 산부인과 중 3개 진료과목</u>, 영상의학과, 마취통증의학과와 진단검사의학과 또는 병리과를 포함한 7

개 이상의 진료과목을 갖추고 각 진료과목마다 전속하는 전문의를 둘 것(의료법 제3조의3 제1항 제2호).

3. **300병상을 초과하는 경우에는** 내과, 외과, 소아청소년과, 산부인과, 영상의학과, 마취통증의학과, 진단검사의학과 또는 병리과, 정신건강의학과 및 치과를 포함한 9개 이상의 진료과목을 갖추고 각 진료과목마다 전속하는 전문의를 둘 것(의료법 제3조의3 제1항 제3호)

(2) 종합병원은 제1항 제2호 또는 제3호에 따른 진료과목(이하 이 항에서 "필수진료과목"이라 한다) 외에 필요하면 추가로 진료과목을 설치·운영할 수 있다. 이 경우 필수진료과목 외의 진료과목에 대하여는 해당 의료기관에 전속하지 아니한 전문의를 둘 수 있다(의료법 제3조의3 제2항).

(3) 보건복지부장관은 보건의료정책에 필요하다고 인정하는 경우에는 제2항 제1호부터 제3호까지의 규정에 따른 의료기관의 종류별 표준업무를 정하여 고시할 수 있다(의료법 제3조 제3항).

※ 요양병원의 운영(시행규칙 제36조)

① 법 제36조 제3호에 따른 **요양병원의 입원 대상은 다음 각 호의 어느 하나에 해당하는 자로서 주로 요양이 필요한 자로 한다.**
 1. 노인성 질환자   2. 만성질환자   3. 외과적 수술 후 또는 상해 후 회복기간에 있는 자

② 제1항에도 불구하고 「감염병의 예방 및 관리에 관한 법률」 제41조 제1항에 따라 보건복지부장관이 고시한 감염병에 걸린 같은 법 제2조 제13호부터 제15호까지에 따른 감염병환자, 감염병의사환자 또는 병원체보유자(이하 "감염병환자 등"이라 한다) 및 같은 법 제42조 제1항 각 호의 어느 하나에 해당하는 감염병환자 등은 요양병원의 입원 대상으로 하지 아니한다.

③ 제1항에도 불구하고 「정신건강증진 및 정신질환자 복지서비스 지원에 관한 법률」 제3조 제1호에 따른 정신질환자(노인성 치매환자는 제외한다)는 같은 법 제3조 제5호에 따른 정신의료기관 외의 요양병원의 입원 대상으로 하지 아니한다.

④ **각급 의료기관은** 제1항에 따른 환자를 요양병원으로 옮긴 경우에는 환자 이송과 동시에 진료기록 사본 등을 그 요양병원에 송부하여야 한다.

⑤ 요양병원 개설자는 요양환자의 상태가 악화되는 경우에 적절한 조치를 할 수 있도록 환자 후송 등에 관하여 다른 의료기관과 협약을 맺거나 자체 시설 및 인력 등을 확보하여야 한다.

⑥ 요양병원 개설자가 요양병원에 입원한 환자의 안전을 위하여 환자의 움직임을 제한하거나 신체를 묶는 경우에 준수하여야 하는 사항은 별표 4의2와 같다.

⑦ **요양병원 개설자는** 휴일이나 야간에 입원환자의 안전 및 적절한 진료 등을 위하여 소속 의료인 및 직원에 대한 비상연락체계를 구축·유지하여야 한다.

※ 의료법 제33조 제2항에 따라 의사는 종합병원·병원·요양병원 또는 의원을, 치과의사는 치과병원 또는 치과의원을, 한의사는 한방병원·요양병원 또는 한의원을, 조산사는 조산원만

을 개설할 수 있다.[6] 따라서 치과의사는 요양병원이나 종합병원에 진료는 가능하나 요양병원이나 종합병원을 직접 개설하지는 못한다.

2. 기능별 구분

(1) 상급종합병원

보건복지부장관은 종합병원 중에서 중증질환에 대하여 난이도가 높은 **의료행위를 전문적으로 하는** 종합병원을 상급종합병원으로 지정할 수 있다.

1) 지정기준

다음 각 호의 요건을 갖추어야 한다(의료법 제3조의4 제1항).

1. 보건복지부령으로 정하는 **20개 이상의 진료과목을 갖추고 각 진료과목마다 전속하는 전문의를 둘 것**(의료법 제3조의4 제1항 제1호)
2. 제77조 제1항에 따라 **전문의가 되려는 자를 수련시키는 기관일** 것(의료법 제3조의4 제1항 제2호)
3. 보건복지부령으로 정하는 **인력·시설·장비 등을 갖출 것**(의료법 제3조의4 제1항 제3호)
4. **질병군별(疾病群別) 환자구성 비율이 보건복지부령으로 정하는 기준에 해당할 것**(의료법 제3조의4 제1항 제4호)

2) 지정에 따른 전문성 평가 및 재지정, 지정취소

보건복지부장관은 상급종합병원 지정을 하는 경우 지정요건 및 전문성 등에 대하여 평가를 실시하여야 한다(의료법 제3조의4 제2항). 보건복지부장관은 상급종합병원으로 지정받은 종합병원에 대하여 **3년마다 평가를 실시하여 재지정하거나 지정을 취소할 수 있다**(의료법 제3조의4 제3항). 보건복지부장관은 상급종합병원 지정·재지정·지정취소 평가업무를 관계 전문기관 또는 단체에 위탁할 수 있다(의료법 제3조의4 제4항). 상급종합병원 지정·재지정의 기준·절차 및 평가업무의 위탁 절차 등에 관하여 필요한 사항은 보건복지부령으로 정한다(의료법 제3조의4 제5항).

(2) 전문병원

보건복지부장관은 병원급 의료기관 중에서 특정 진료과목이나 특정 질환 등에 대하여 난이도가 높은 의료행위를 하는 병원을 전문병원으로 지정할 수 있다(의료법 제3조의5 제1항).

1) 지정기준

전문병원은 다음 각 호의 요건을 갖추어야 한다(의료법 제3조의5 제2항).

1. **특정 질환별·진료과목별 환자의 구성비율 등이 보건복지부령으로 정하는 기준에 해당할 것**

---

6 의료법 제33조 제2항 본문.

(의료법 제3조의5 제2항 제1호)

2. 보건복지부령으로 정하는 수 이상의 진료과목을 갖추고 각 진료과목마다 전속하는 전문의를 둘 것(의료법 제3조의5 제2항 제2호)

2) 지정에 따른 전문성 평가 및 재지정, 지정취소

보건복지부장관은 전문병원으로 지정하는 경우 전문병원 지정요건 및 진료의 난이도 등에 대하여 평가를 실시하여야 한다(의료법 제3조의5 제3항). 보건복지부장관은 전문병원으로 지정받은 의료기관에 대하여 **3년마다 평가를 실시하여 전문병원으로 재지정할 수 있다**(의료법 제3조의5 제4항). 보건복지부장관은 지정받거나 재지정받은 전문병원이 다음 각 호의 어느 하나에 해당하는 경우에는 그 지정 또는 재지정을 취소할 수 있다. 다만, 제1호에 해당하는 경우에는 그 지정 또는 재지정을 취소하여야 한다(의료법 제3조의5 제5항).

1. 거짓이나 그 밖의 부정한 방법으로 지정 또는 재지정을 받은 경우(의료법 제3조의5 제5항 제1호)

2. 지정 또는 재지정의 취소를 원하는 경우(의료법 제3조의5 제5항 제2호)

3. 제4항에 따른 평가 결과 제2항 각 호의 요건을 갖추지 못한 것으로 확인된 경우(의료법 제3조의5 제5항 제3호)

3) 지정에 따른 전문성 평가업무 위탁

보건복지부장관은 전문병원 지정·재지정·지정취소 평가업무를 관계 전문기관 또는 단체에 위탁할 수 있다(의료법 제3조의5 제6항). 전문병원 지정·재지정의 기준·절차 및 평가업무의 위탁 절차 등에 관하여 필요한 사항은 **보건복지부령**으로 정한다(의료법 제3조의5 제7항).

---

case 240병상의 의료기관으로 마취통증의학과, 진단검사의학과, 병리과 없이 종합병원으로 개설허가 가능여부

현행 의료법 제3조 제3항의 규정에 의한 종합병원의 요건은 기본적으로 100병상 이상이면서 다음과 같은 조건을 충족하여야 한다. ① 100병상 이상 300병상 미만일 경우 : **내과·외과·소아청소년과·산부인과 중 3개 진료과목**, 영상의학과, 마취통증의학과와 진단검사의학과 또는 병리과를 포함한 7개 이상의 진료과목.

② 300병상 이상일 경우 : **내과, 외과, 소아청소년과, 산부인과**, 영상의학과, 마취통증의학과, 진단검사의학과 또는 병리과, **정신과 및 치과**를 포함한 9개 이상의 진료과목. **각 진료과목마다 전속하는 전문의를 두어야 한다.**

따라서 200~240 병상이므로 상기 ①.에 해당되는 요건을 갖추어야 종합병원으로 인정받을 수 있으나, 마취통증의학과와 진단검사의학과 또는 병리과를 갖추지 아니하고는 종합

병원으로 인정받을 수 없으며 100병상 이상이라고 해서 무조건 종합병원이 되는 것은 아니다.

■■■ 예상문제

Q1. 다음 중 의료법상 의료기관이 아닌 것은?

① 조산원   ② 보건의료원   ③ 요양병원

④ 종합병원   ⑤ 한의원

> **해설**
>
> §의료법 제3조(의료기관)
> ① 이 법에서 "의료기관"이란 의료인이 공중(公衆) 또는 특정 다수인을 위하여 의료·조산의 업(이하 "의료업"이라 한다)을 하는 곳을 말한다.
> ② 의료기관은 다음 각 호와 같이 구분한다.
> 1. 의원급 의료기관: 의사, 치과의사 또는 한의사가 주로 외래환자를 대상으로 각각 그 의료행위를 하는 의료기관으로서 그 종류는 다음 각 목과 같다.
> 가. 의원, 나. 치과의원, 다. 한의원
> 2. 조산원: 조산사가 조산과 임부·해산부·산욕부 및 신생아를 대상으로 보건활동과 교육·상담을 하는 의료기관을 말한다.
> 3. 병원급 의료기관: 의사, 치과의사 또는 한의사가 주로 입원환자를 대상으로 의료행위를 하는 의료기관으로서 그 종류는 다음 각 목과 같다.
> 가. 병원, 나. 치과병원, 다. 한방병원, 라. 요양병원, 마. 종합병원

Q2. 다음 중 의료기관의 종류와 그 설명이 올바르게 연결되지 않은 것은?

① 의료기관: 의료인이 공중 또는 특정 다수인을 위하여 의료·보건지도를 행하는 곳

② 의원: 의사가 주로 외래환자를 대상으로 각각 그 의료행위를 하는 곳

③ 조산원: 조산사가 조산과 임산부·신생아를 대상으로 보건활동과 교육, 상담하는 곳

④ 병원: 의사 등이 주로 입원환자를 대상으로 의료행위를 하는 의료기관

⑤ 종합병원: 병원 급 의료기관 중 100개 이상의 병상을 갖춘 의료기관

> **해설**
>
> Q1 해설 참조
> §의료법 제3조의3(종합병원)
> ① 종합병원은 다음 각 호의 요건을 갖추어야 한다.
> 100개 이상의 병상을 갖출 것

Q3. 150병상을 갖춘 종합병원에 반드시 설치하여야 하는 진료과목은?

① 내과   ② 외과   ③ 소아청소년과

④ 산부인과   ⑤ 마취통증의학과

> 해설
>
> §의료법 제3조의3(종합병원)
> ① 종합병원은 다음 각 호의 요건을 갖추어야 한다.
> 100병상 이상 300병상 이하인 경우에는 내과·외과·소아청소년과·산부인과 중 3개 진료과목, 영상의학과, 마취통증의학과와 진단검사의학과 또는 병리과를 포함한 7개 이상의 진료과목을 갖추고 각 진료과목마다 전속하는 전문의를 둘 것

Q4. 250병상을 갖춘 종합병원에 반드시 설치하여야 하는 진료과목은?

① 산부인과   ② 소아청소년과   ③ 진단검사의학과

④ 정신건강의학과   ⑤ 영상의학과

> 해설   Q3. 해설 참조

Q5. 150병상을 갖춘 종합병원에 반드시 설치하여야 하는 진료과목은?

가. 응급의학과   나. 마취통증의학과   다. 정신과   라. 영상의학과

① 가, 나, 다   ② 가, 다   ③ 나, 라

④ 라   ⑤ 가, 나, 다, 라

> 해설   Q3. 해설 참조

Q6. A병원은 최근 50병상이었던 병상을 확장하여 250병상 규모의 종합병원으로 허가를 받기 위해 준비 중이다. A병원은 현재 내과, 산부인과, 정형외과, 영상의학과, 마취통증의학과, 진단검사의학과를 두고 있다. A병원이 현재의 진료과목을 유지할 경우 250병상 규모의 종합병원이 되고자 한다면 반드시 추가로 개설해야 하는 전문과목은?

① 이비인후과   ② 정신건강의학과   ③ 가정의학과

④ 치과   ⑤ 소아청소년과

> 해설   Q3. 해설 참조

Q7. 다음 중 300병상 초과 종합병원에 설치되어 있지 않아도 무관한 진료과목은 무엇인가?

① 소아청소년과　　　　② 영상의학과　　　　③ 마취통증의학과
④ 진단검사의학과　　　⑤ 신경정신과

Q8. 종합병원의 개설 요건으로 옳은 것은?

① 의사, 한의사, 치과의사만이 개설할 수 있다.
② 감염성 질환에 대하여 의료행위를 전문적으로 하는 종합병원을 상급종합병원으로 지정한다.
③ 종합병원은 필수과목마다 전속하는 전문의를 둔다.
④ 150개 이상의 병상을 갖춰야 한다.
⑤ 200병상인 종합병원에서는 산부인과, 소아외과를 반드시 둔다.

§의료법 제33조 제2항(개설 등)　② 다음 각 호의 어느 하나에 해당하는 자가 아니면 의료기관을 개설할 수 없다. 이 경우 의사는 종합병원·병원·요양병원 또는 의원을, 치과의사는 치과병원 또는 치과의원을, 한의사는 한방병원·요양병원 또는 한의원을, 조산사는 조산원만을 개설할 수 있다.

※치과의사 및 한의사는 종합병원을 개설 할 수 없다.

해 설　§의료법 제3조의5(전문병원 지정) 참조

§의료법 제3조의3(종합병원)　① 종합병원은 다음 각 호의 요건을 갖추어야 한다.

1. 100개 이상의 병상을 갖출 것
2. 100병상 이상 300병상 이하인 경우에는 내과·외과·소아청소년과·산부인과 중 3개 진료과목, 영상의학과, 마취통증의학과와 진단검사의학과 또는 병리과를 포함한 7개 이상의 진료과목을 갖추고 각 진료과목마다 전속하는 전문의를 둘 것

Q9. 특정진료과목/질환 등에 대한 고난이도 의료행위를 하는 병원은?

① 요양병원　　　　　　② 전문병원　　　　　　③ 전문종합병원
④ 상급종합병원　　　　⑤ 3차병원

해 설　§의료법 제3조의5(전문병원 지정)　① 보건복지부장관은 병원급 의료기관 중에서 특정 진료과목이나 특정 질환 등에 대하여 난이도가 높은 의료행위를 하는 병원을 전문병원으로 지정할 수 있다.

Q10. 다음 중 상급종합병원에 대한 설명으로 옳은 것은?

> 가. 보건복지부장관이 지정한다.
>
> 나. 중증질환에 대하여 난이도가 높은 의료행위를 전문적으로 하는 병원급 의료기관 중에서 지정한다.
>
> 다. 20개 이상의 진료과목을 갖추고 전속하는 전문의가 있어야 한다.
>
> 라. 매년 평가를 실시하여 재지정하거나 지정을 취소할 수 있다.

① 가, 나, 다　　　　　　② 가, 다　　　　　　③ 나, 라

④ 라　　　　　　　　　⑤ 가, 나, 다, 라

해 설　§의료법 제3조의4(상급종합병원 지정)　① 보건복지부장관은 다음 각 호의 요건을 갖춘 종합병원 중에서 중증질환에 대하여 난이도가 높은 의료행위를 전문적으로 하는 종합병원을 상급종합병원으로 지정할 수 있다.
1. 보건복지부령으로 정하는 20개 이상의 진료과목을 갖추고 각 진료과목마다 전속하는 전문의를 둘 것
2. 제77조 제1항에 따라 전문의가 되려는 자를 수련시키는 기관일 것
3. 보건복지부령으로 정하는 인력 · 시설 · 장비 등을 갖출 것
4. 질병군별(疾病群別) 환자구성 비율이 보건복지부령으로 정하는 기준에 해당할 것
② 보건복지부장관은 제1항에 따른 지정을 하는 경우 제1항 각 호의 사항 및 전문성 등에 대하여 평가를 실시하여야 한다.
③ 보건복지부장관은 제1항에 따라 상급종합병원으로 지정받은 종합병원에 대하여 3년마다 제2항에 따른 평가를 실시하여 재지정하거나 지정을 취소할 수 있다.
④ 보건복지부장관은 제2항 및 제3항에 따른 평가업무를 관계 전문기관 또는 단체에 위탁할 수 있다.

Q11. 다음 중 요양병원에 입원할 수 있는 대상자가 아닌 사람은?
① 만성 장기적 요양이 필요한 고혈압환자
② 외과수술 후 회복기간에 있는 자
③ 상해 후 회복기간에 있는 자
④ 노인성치매환자
⑤ 정신질환자

해 설　§의료법 시행규칙 제36조(요양병원의 운영)　① 법 제36조 제3호에 따른 요양병원의 입원 대상은 다음 각 호의 어느 하나에 해당하는 자로서 주로 요양이 필요한 자로 한다.
1. 노인성 질환자

해설
2. 만성질환자

3. 외과적 수술 후 또는 상해 후 회복기간에 있는 자

② 제1항에도 불구하고 「감염병의 예방 및 관리에 관한 법률」 제41조 제1항에 따라 보건복지부장관이 고시한 감염병에 걸린 같은 법 제2조 제13호부터 제15호까지에 따른 감염병환자, 감염병의사환자 또는 병원체보유자(이하 "감염병환자 등"이라 한다) 및 같은 법 제42조 제1항 각 호의 어느 하나에 해당하는 감염병환자 등은 요양병원의 입원 대상으로 하지 아니한다.

③ 제1항에도 불구하고 「정신건강증진 및 정신질환자 복지서비스 지원에 관한 법률」 제3조 제1호에 따른 정신질환자(노인성 치매환자는 제외한다)는 같은 법 제3조 제5호에 따른 정신의료기관 외의 요양병원의 입원 대상으로 하지 아니한다.

Q12. 다음 환자 중 요양병원에 입원 가능한 사람은?

① 수두 환자

② 활동성 결핵 환자

③ 정실질환자

④ 상해 후 회복기간에 있는 자로서 요양이 필요한 자

⑤ B형간염에 감염된 자로 타인에게 감염시킬 우려가 있는 자

해설 Q11. 해설 참조

제 2 장

의료인

제1절 자격과 면허

1. 의료인과 의료기관의 장의 의무

(1) **의료인과 의료기관의 장은 의료의 질을 높이고 병원감염을 예방하며 의료기술을 발전시키는 등 환자에게 최선의 의료서비스를 제공하기 위하여 노력하여야 한다**(의료법 제4조 제1항).

> ※입원 환자의 방문 기준(의료법 시행규칙 제1조의2)
> 의료기관의 장은 법 제4조 제1항에 따라 입원 환자를 보호하고 병원감염을 예방하기 위하여 필요하다고 인정하는 경우에는 외부인의 입원 환자에 대한 방문 기준을 별도로 마련하여 운영할 수 있다.

(2) **의료인은 다른 의료인의 명의로 의료기관을 개설하거나 운영할 수 없다**(의료법 제4조 제2항).

(3) 의료기관의 장은 「보건의료기본법」 제6조·제12조 및 제13조에 따른 **환자의 권리 등** 보건복지부령으로 정하는 사항을 **환자가 쉽게 볼 수 있도록 의료기관 내에 게시하여야 한다**. 이 경우 게시 방법, 게시 장소 등 게시에 필요한 사항은 보건복지부령으로 정한다(의료법 제4조 제3항).

> ※환자의 권리 등의 게시(의료법 시행규칙 제1조의3)
> ① 「의료법」(이하 "법"이라 한다) 제4조 제3항 전단에서 "「보건의료기본법」 제6조·제12조 및 제13조에 따른 환자의 권리 등 보건복지부령으로 정하는 사항"이란 별표 1과 같다.

[별표 1]

※환자의 권리와 의무(제1조의3 제1항 관련)

1. 환자의 권리

  가. **진료 받을 권리**

   환자는 자신의 건강보호와 증진을 위하여 적절한 보건의료서비스를 받을 권리를 갖고, 성별·나이·종교·신분 및 경제적 사정 등을 이유로 건강에 관한 권리를 침해받지 아니하며, 의료인은 정당한 사유 없이 진료를 거부하지 못한다.

  나. **알권리 및 자기결정권**

   환자는 담당 의사·간호사 등으로부터 질병 상태, 치료 방법, 의학적 연구 대상 여부, 장기이식 여부, 부작용 등 예상 결과 및 진료비용에 관하여 충분한 설명을 듣고 자세히 물어볼 수 있으며, 이에 관한 동의 여부를 결정할 권리를 가진다.

  다. **비밀을 보호받을 권리**

   환자는 진료와 관련된 신체상·건강상의 비밀과 사생활의 비밀을 침해받지 아니하며, 의료인과 의료기관은 환자의 동의를 받거나 범죄 수사 등 법률에서 정한 경우 외에는 비밀을 누설·발표하지 못한다.

  라. 상담·조정을 신청할 권리

   환자는 의료서비스 관련 분쟁이 발생한 경우, 한국의료분쟁조정중재원 등에 상담 및 조정 신청을 할 수 있다.

2. 환자의 의무

  가. 의료인에 대한 신뢰·존중 의무

   환자는 자신의 건강 관련 정보를 의료인에게 정확히 알리고, 의료인의 치료계획을 신뢰하고 존중하여야 한다.

  나. 부정한 방법으로 진료를 받지 않을 의무

   환자는 진료 전에 본인의 신분을 밝혀야 하고, 다른 사람의 명의로 진료를 받는 등 거짓이나 부정한 방법으로 진료를 받지 아니한다.

② 의료기관의 장은 법 제4조 제3항 후단에 따라 제1항에 따른 사항을 **접수창구나 대기실 등 환자 또는 환자의 보호자가 쉽게 볼 수 있는 장소에 게시하여야 한다.**

(4) 의료인은 제5조(의사·치과의사 및 한의사를 말한다), 제6조(조산사를 말한다) 및 제7조(간호사를 말한다)에 따라 발급받은 **면허증을 다른 사람에게 빌려주어서는 아니 된다**(의료법 제4조 제4항).

(5) **의료기관의 장은 환자와 보호자가 의료행위를 하는 사람의 신분을 알 수 있도록 의료인**, 제27조 제1항 **각 호 외의 부분 단서에 따라 의료행위를 하는** 같은 항 제3호에 따른 **학생**, 제80조에 따른 **간호조무사** 및 「의료기사 등에 관한 법률」 제2조에 따른 **의료기사에게** 의료기관 내에서 대통령령으로 정하는 바에 따라 **명찰을 달도록 지시·감독하여야 한다.** 다만, 응급의료상황, 수술실 내인 경우, 의료행위를 하지 아니할 때, 그 밖에 대통령령으로 정하는 경우에는 명찰을 달지 아니하도록 할 수 있다(의료법 제4조 제5항).

※명찰의 표시 내용 등(의료법 시행령 제2조의2)

① 법 제4조 제5항 본문에 따라 의료행위를 하는 사람의 신분을 알 수 있도록 명찰을 달도록 하는 경우에는 다음 각 호의 구분에 따른다.

  1. 명찰의 표시 내용: 다음 각 목의 구분에 따른 사항을 포함할 것

    가. 의료인: 의료인의 종류별 명칭 및 성명. 다만, 법 제77조 제1항에 따른 전문의의 경우에는 전문과목별 명칭 및 성명을 표시할 수 있다.

    나. 법 제27조 제1항 제3호에 따른 학생: 학생의 전공분야 명칭 및 성명

    다. 법 제80조에 따른 간호조무사: 간호조무사의 명칭 및 성명

    라. 「의료기사 등에 관한 법률」 제2조에 따른 의료기사: 의료기사의 종류별 명칭 및 성명

  2. 명찰의 표시 방법: 의복에 표시 또는 부착하거나 목에 거는 방식 그 밖에 이에 준하는 방식으로 표시할 것

  3. 명찰의 제작 방법: 인쇄, 각인(刻印), 부착, 자수(刺繡) 또는 이에 준하는 방법으로 만들 것

  4. 명찰의 규격 및 색상: 명찰의 표시 내용을 분명하게 알 수 있도록 할 것

② 제1항에 따른 명찰의 표시 내용, 표시 방법, 제작 방법 및 명찰의 규격·색상 등에 필요한 세부 사항은 보건복지부장관이 정하여 고시한다.

③ 법 제4조 제5항 단서에서 "대통령령으로 정하는 경우"란 다음 각 호의 어느 하나에 해당하는 시설 내에 있는 경우를 말한다.

  1. 격리병실

  2. 무균치료실

  3. 제1호 또는 제2호와 유사한 시설로서 보건복지부장관이 병원감염 예방에 필요하다고 인정하여 고시하는 시설

[붙임자료 #2]

구분	착용대상	기준 (최소규정)	예시
의료인	의사 (의, 치, 한)	(공통) 의료인의 종류별 명칭+성명	- 의사 홍길동(O) - 원장 홍길동(✗) - Dr. 홍길동(✗)
		(전문의 경우) 전문과목별 명칭+성명	- 내과의사 홍길동(O) - 내과교수 홍길동(O) - 내과전문의 홍길동(O)
	간호사	의료인의 종류별 명칭+성명	- 간호사 홍길동(O) - RN 홍길동(✗)
	조산사	의료인의 종류별 명칭+성명	- 조산사 홍길동(O)
학생	학생	학생의 전공분야 명칭 및 성명	- 의과대학생 홍길동(O) - 의학전문대학원생 홍길동(O) - 학생 홍길동(✗)
의료기사	임상병리사, 방사선사, 물리치료사, 작업치료사, 치과기공사, 치과위생사	의료기사의 종류별 명칭+성명	- 물리치료사 홍길동(O) - 물치사 홍길동(✗)
간호 조무사	간호조무사	간호조무사의 명칭+성명	- 간호조무사 홍길동(O) - 간조사 홍길동(✗) - AN 홍길동(✗)

[추가 예시]		
	가능	불가능
일반의	- (의료기관 명칭) **의사 홍길동**(O)	- (의료기관 명칭) 원장 홍길동(✗)
	- (의료기관 명칭) 원장 **의사 홍길동** (O)	- (의료기관 명칭) 대표원장 홍길동(✗)
	- (의료기관 명칭) **의사** 대표원장 **홍길동** (O)	
	- (의료기관 명칭) **의사 Dr.홍길동**(O)	- (의료기관 명칭) **의사** Gil-Dong Hong (✗)
	- (의료기관 명칭) **의사**(Doctor) **홍길동**(Gil-Dong Hong)(O)	- (의료기관 Doctor Gil-Dong Hong (✗)
	- (의료기관 명칭) **의사**(醫師) **홍길동**(洪吉童)(O)	**Hospital Doctor Hong (✗)
	→ 고시 제1조 제6항에 따라 한글로 기재함이 원칙, 영어 병기 가능	- (의료기관 명칭) Doctor **홍길동** (✗)
		- (의료기관 명칭) Dr. **홍길동** (✗)
		- (의료기관 명칭) Staff **홍길동** (✗)
	- (의료기관 명칭) 수면장애클리닉 **의사 홍길동**(O)	- (의료기관 명칭) 醫師 洪吉童 (✗)
	- (의료기관 명칭) 건강의학센터 **의사 홍길동**(O)	
	→ 고시 제3조에 따라 소속부서명, 직위·직급을 추가표시 가능	
전문의 ※전문의는 위의 '일반의' 예시를 포함하여 사용가능	- (의료기관 명칭) 원장 **내과** 전문의 **홍길동**(O)	- (의료기관 명칭) **내과 홍길동**(✗)
	- (의료기관 명칭) **내과** 교수 **홍길동**(O)	→ 법에서 신분을 알 수 있도록 규정하고있어 신분을 나타내는 '의사, 교수, 전문의 등'의 신분명칭을 추가해야함
	- (의료기관 명칭) **내과** 전문의 **홍길동**(O)	- (의료기관 명칭) 전문의 **홍길동**(✗)
	- (의료기관 명칭) **내과** 전문의 원장 **홍길동**(O)	- (의료기관 명칭) 전문의사 **홍길동** (✗)
	- (의료기관 명칭) **내과** 전문의 대표원장 **홍길동**(O)	
	- (의료기관 명칭) **내과** 과장 **홍길동**(O)	- (의료기관 명칭) 진료과장 **홍길동**(✗)
	- (의료기관 명칭) **내과** 진료과장 **홍길동**(O)	- (의료기관 명칭) 진료부원장 **홍길동**(✗)
	- (의료기관 명칭) **내과** 진료부원장 **홍길동**(O)	
	- (의료기관 명칭) 내과학교실 **내과** 교수 **홍길동**(O)	- (의료기관 명칭) 내과학교실 교수 **홍길동**(✗)
	- (의료기관 명칭) 내분비내과 **내과** 전문의 **홍길동**(O)	- (의료기관 명칭) 내분비내과 **홍길동**(✗)
	- (의료기관 명칭) 호흡기내과 **내과** 과장 **홍길동**(O)	- (의료기관 명칭) 호흡기내과 **홍길동**(✗)
	- (의료기관 명칭) **내과** 과장 Dr.**홍길동**(O)	- (의료기관 명칭) Heart specialist **홍길동**(✗)
	- (의료기관 명칭) **내과** 교수 Professor **홍길동**(O)	- (의료기관 명칭) 專門醫 **홍길동**(✗)
	- (의료기관 명칭) **내과** 전문의 Prof. **홍길동**(O)	- (의료기관 명칭) **내과** Professor **홍길동**(✗)
		- (의료기관 명칭) **내과** Prof. **홍길동**(✗)
		- (의료기관 명칭) **내과** Dr.**홍길동**(✗)
학생 및 수련의 등	- (대학교 명칭) **의과대학생 홍길동**(O)	- (의료기관 명칭) 학생 **홍길동**(✗)
	- (대학교 명칭) **의학전문대학원생 홍길동**(O)	- (의료기관 명칭) 인턴 **홍길동**(✗)
	- (의료기관 명칭) 내과(전공의) **의사 홍길동**(O)	- (의료기관 명칭) 레지던트 **홍길동**(✗)
	- (의료기관 명칭) 내과(인턴) **의사 홍길동**(O)	- (의료기관 명칭) 전공의 **홍길동**(✗)
	- (의료기관 명칭) 내과(레지던트) **의사 홍길동**(O)	- (의료기관 명칭) 의대생 **홍길동**(✗)
		- (대학교 명칭) **홍길동**(✗)
		- (대학교 명칭) 의대 **홍길동**(✗)
		- (대학교 명칭) 대학원생 **홍길동**(✗)
기타	- (의료기관 명칭) **간호사 홍길동**(O)	- (의료기관 명칭) 간호과 **홍길동**(✗)
	- (의료기관 명칭) ICU(중환자실)간호과 **간호사 홍길동**(O)	- (의료기관 명칭) 간호과장 **홍길동**(✗)
	- (의료기관 명칭) **간호사**/ 간호과장 **홍길동**(O)	
	- (의료기관 명칭) **물리치료사 홍길동**(O)	- (의료기관 명칭) 물리치료실장 **홍길동**(✗)
	- (의료기관 명칭) **물리치료사** 실장 **홍길동**(O)	- (의료기관 명칭) physical therapist **홍길동** (✗)
	- (의료기관 명칭) **물리치료사**/ 물리치료실장 **홍길동**(O)	

(6) 의료인은 일회용 주사 의료용품[7](한 번 사용할 목적으로 제작되거나 한 번의 의료행위에서 한 환자에게 사용하여야 하는 의료용품으로서 사람의 신체에 의약품, 혈액, 지방 등을 투여·

채취하기 위하여 사용하는 주사침, 주사기, 수액용기와 연결줄 등을 포함하는 수액세트 및 그 밖에 이에 준하는 의료용품을 말한다. 이하 같다)을 한 번 사용한 후 다시 사용하여서는 아니 된다(의료법 제4조 제6항).

【행정처분】

제4조 제4항을 위반하여 면허증을 빌려준 경우에는 그 면허를 취소할 수 있다.[8] 의료법 제65조 제2항에 따르면 보건복지부장관은 의료법 제65조 제1항에 따라 면허가 취소된 자라도 취소의 원인이 된 사유가 없어지거나 개전(改悛)의 정이 뚜렷하다고 인정되면 면허를 재교부할 수 있다. 다만 **의료법 제4조 제4항을 위반하여 면허증을 빌려준 사유로 면허가 취소된 경우에는 취소된 날로부터 2년 이내에는 재교부하지 못한다. 의료법 제4조 제6항을 위반한 경우 1년의 범위에서 면허자격을 정지시킬 수 있다.** 이 경우 의료기술과 관련한 판단이 필요한 사항에 관하여는 관계 전문가의 의견을 들어 결정할 수 있다.[9] 그러나 **의료법 제4조 제6항을 위반하여 사람의 생명 또는 신체에 중대한 위해를 발생하게 한 경우에는** 그 면허를 취소할 수 있다(제65조 제1항 제6호). 의료법 제65조 제2항에 따르면 보건복지부장관은 의료법 제65조 제1항에 따라 면허가 취소된 자라도 취소의 원인이 된 사유가 없어지거나 개전(改悛)의 정이 뚜렷하다고 인정되면 면허를 재교부할 수 있다. 다만 **의료법 제4조 제6항을 위반하여 사람의 생명 또는 신체에 중대한 위해를 발생하게 한 사유로 면허가 취소된 경우에는 취소된 날로부터 3년 이내에는 재교부하지 못한다.**[10]

의료인과 의료기관의 장은 의료법 제4조에서 규정하고 있는 환자에게 최선의 의료서비를 제공하기 위하여 노력하고, 의료의 질 향상과 병원감염예방과 의료기술을 발전시킬 의무가 있으며, 의료법 제19조의 의료 · 조산 또는 간호를 하면서 알게 된 다른 사람의 비밀누설금지, 의료법 제21조 및 22조의 환자의 진료기록의 열람 등의 제한 및 보존, 의료법 제23조의 전자의무기록에 저장된 개인정보보호 등과 의료법 제24조에서 의료인은 환자나 환자의 보호자에게 요양 방법이나 그 밖에 건강관리에 필요한 사항을 지도하여야 하며, 또한 의료법에서 규정하고 있는 의료기관 개설자 또는 관리자의 준수사항을 준수하여야 한다.

2. 간호 · 간병통합서비스 제공 등

(1) 간호 · 간병통합서비스란 보건복지부령으로 정하는 **입원 환자를** 대상으로 보호자 등

---

7 일회용 주사 의료용품이란 한 번 사용할 목적으로 제작되거나 한 번의 의료행위에서 한 환자에게 사용하여야 하는 의료 용품으로서 사람의 신체에 의약품, 혈액, 지방 등을 투여 · 채 취하기 위하여 사용하는 주사침, 주사기, 수액용기와 연결줄 등을 포함하는 수액세트 및 그 밖에 이에 준하는 의료용품을 말한다.

8 의료법 제65조 제1항 제4호.

9 의료법 제66조 제1항 제2의2호.

10 의료법 제65조 제2항.

이 상주하지 아니하고 간호사, 제80조에 따른 간호조무사 및 그 밖에 간병지원인력(이하 이 조에서 "간호·간병통합서비스 제공인력"이라 한다)에 의하여 **포괄적으로 제공되는 입원서비스를 말한다**(의료법 제4조의2 제1항).

> ※간호·간병통합서비스의 제공 환자 및 제공 기관(의료법 시행규칙 제1조의4)
> ① 법 제4조의2 제1항에서 "보건복지부령으로 정하는 입원 환자"란 다음 각 호의 어느 하나에 해당하는 입원 환자를 말한다(의료법 시행규칙 제1조의4 제1항).
> 1. 환자에 대한 진료 성격이나 질병 특성상 보호자 등의 간병을 제한할 필요가 있는 입원 환자
> 2. 환자의 생활 여건이나 경제 상황 등에 비추어 보호자 등의 간병이 현저히 곤란하다고 인정되는 입원 환자
> 3. 그 밖에 환자에 대한 의료관리상 의사·치과의사 또는 한의사가 간호·간병통합서비스가 필요하다고 인정하는 입원 환자
> ② 법 제4조의2 제2항에서 "보건복지부령으로 정하는 병원급 의료기관"이란 병원, 치과병원, 한방병원 및 종합병원을 말한다(의료법 시행규칙 제1조의4 제2항).
> ③ 법 제4조의2 제3항에서 "보건복지부령으로 정하는 인력, 시설, 운영 등의 기준"이란 별표 1의2에 따른 기준을 말한다(의료법 시행규칙 제1조의4 제3항).
> ④ 법 제4조의2 제4항 전단에서 "보건복지부령으로 정하는 병원급 의료기관"이란 병원, 치과병원, 한방병원 및 종합병원을 말한다. 다만, 다음 각 호의 어느 하나에 해당하는 의료기관은 제외한다(의료법 시행규칙 제1조의4 제4항).
> 1. 「군보건의료에 관한 법률」 제2조 제4호에 따른 군보건의료기관
> 2. 「치료감호법」 제16조의2 제1항 제2호에 따라 법무부장관이 지정하는 국립정신의료기관

(2) 보건복지부령으로 정하는 병원급 의료기관은 간호·간병통합서비스를 제공할 수 있도록 노력하여야 한다(의료법 제4조의2 제2항).

(3) 제2항에 따라 간호·간병통합서비스를 제공하는 병원급 의료기관(이하 이 조에서 "간호·간병통합서비스 제공기관"이라 한다)은 보건복지부령으로 정하는 인력, 시설, 운영 등의 기준을 준수하여야 한다(의료법 제4조의2 제3항).

(4) 「공공보건의료에 관한 법률」 제2조 제3호에 따른 공공보건의료기관 중 보건복지부령으로 정하는 병원급 의료기관은 간호·간병통합서비스를 제공하여야 한다. 이 경우 국가 및 지방자치단체는 필요한 비용의 전부 또는 일부를 지원할 수 있다(의료법 제4조의2 제4항).

(5) 간호·간병통합서비스 제공기관은 보호자 등의 입원실 내 상주를 제한하고 환자 병문안에 관한 기준을 마련하는 등 안전관리를 위하여 노력하여야 한다(의료법 제4조의2 제5항).

(6) 간호·간병통합서비스 제공기관은 간호·간병통합서비스 제공인력의 근무환경 및 처우 개선을 위하여 필요한 지원을 하여야 한다(의료법 제4조의2 제6항).

(7) 국가 및 지방자치단체는 간호·간병통합서비스의 제공·확대, 간호·간병통합서비

스 제공인력의 원활한 수급 및 근무환경 개선을 위하여 필요한 시책을 수립하고 그에 따른 지원을 하여야 한다(의료법 제4조의2 제7항).

> ※간호 · 간병통합서비스의 제공 절차(의료법 시행규칙 제1조의5)
> ① 법 제4조의2에 따라 간호 · 간병통합서비스를 제공받으려는 경우에는 간호 · 간병통합서비스에 대한 의사 · 치과의사 또는 한의사의 의견서 및 환자의 동의서(환자가 동의할 수 없는 불가피한 사유가 있는 경우에는 보호자의 동의서를 말한다)를 첨부하여 의료기관의 장에게 신청하여야 한다.
> ② 제1항에도 불구하고 의료기관의 장은 입원 환자에 대한 진료 및 관리의 특성상 간호 · 간병통합서비스가 특히 필요하다고 인정하는 경우에는 입원 환자의 동의(환자가 동의할 수 없는 불가피한 사유가 있는 경우에는 보호자의 동의를 말한다)를 받아 간호 · 간병통합서비스를 제공할 수 있다.
> ③ 제1항 및 제2항에 따른 간호 · 간병통합서비스의 제공 절차 및 방법 등에 필요한 세부 사항은 보건복지부장관 이 정하여 고시한다.

3. 의사 · 치과의사 및 한의사 면허

(1) 의사 · 치과의사 또는 한의사가 되려는 자는 다음 각 호의 어느 하나에 해당하는 자격을 가진 자로서 제9조에 따른 의사 · 치과의사 또는 한의사 국가시험에 합격한 후 보건복지부장관의 면허를 받아야 한다(의료법 제5조 제1항).

> 1. 「고등교육법」 제11조의2에 따른 인정기관(이하 "평가인증기구"라 한다)의 인증(이하 "평가인증기구의 인증"이라 한다)을 받은 의학 · 치의학 또는 한의학을 전공하는 대학을 졸업하고 의학사 · 치의학사 또는 한의학사 학위를 받은 자(의료법 제5조 제1항 제1호)
> 2. 평가인증기구의 인증을 받은 의학 · 치의학 또는 한의학을 전공하는 전문대학원을 졸업하고 석사학위 또는 박사학위를 받은 자(의료법 제5조 제1항 제2호)
> 3. 보건복지부장관이 인정하는 외국의 제1호나 제2호에 해당하는 학교를 졸업하고 외국의 의사 · 치과의사 또는 한의사 면허를 받은 자로서 제9조에 따른 예비시험에 합격한 자(의료법 제5조 제1항 제3호)

(2) 평가인증기구의 인증을 받은 의학 · 치의학 또는 한의학을 전공하는 대학 또는 전문대학원을 6개월 이내에 졸업하고 해당 학위를 받을 것으로 예정된 자는 제1항 제1호 및 제2호의 자격을 가진 자로 본다. 다만, 그 졸업예정시기에 졸업하고 해당 학위를 받아야 면허를 받을 수 있다(의료법 제5조 제2항).

(3) 제1항에도 불구하고 입학 당시 평가인증기구의 인증을 받은 의학 · 치의학 또는 한의학을 전공하는 대학 또는 전문대학원에 입학한 사람으로서 그 대학 또는 전문대학원을 졸업하고 해당 학위를 받은 사람은 같은 항 제1호 및 제2호의 자격을 가진 사람으로 본다(의료법 제5조 제3항).

4. 조산사 면허

조산사가 되려는 자는 다음 각 호의 어느 하나에 해당하는 자로서 제9조에 따른 조산사 국가시험에 합격한 후 보건복지부장관의 면허를 받아야 한다(의료법 제6조).

1. 간호사 면허를 가지고 보건복지부장관이 인정하는 의료기관에서 1년간 조산 수습과정을 마친 자(의료법 제6조 제1호)
2. 보건복지부장관이 인정하는 외국의 조산사 면허를 받은 자(의료법 제6조 제2호)

※조산 수습의료기관 및 수습생 정원(의료법 시행규칙 제3조)

① 법 제6조 제1호에 따른 조산(助産) 수습의료기관으로 보건복지부장관의 인정을 받을 수 있는 의료기관은 「전문의의 수련 및 자격인정 등에 관한 규정」에 따른 산부인과 수련병원 및 소아청소년과 수련병원으로서 월평균 분만 건수가 100건 이상 되는 의료기관이어야 한다.
② 제1항에 따라 수습의료기관으로 인정받으려는 자는 별지 제1호서식의 조산 수습의료기관 인정신청서에 다음 각 호의 서류를 첨부하여 보건복지부장관에게 제출하여야 한다.
  1. 수습생 모집계획서 및 수습계획서와 수습과정의 개요를 적은 서류
  2. 신청일이 속하는 달의 전달부터 소급하여 1년간의 월별 분만 실적을 적은 서류
③ 수습생의 정원은 제2항 제2호의 월별 분만 실적에 따라 산출된 월평균 분만 건수의 10분의 1 이내로 한다.
④ 수습의료기관은 매년 1월 15일까지 전년도 분만 실적을 보건복지부장관에게 보고하여야 한다.
⑤ 보건복지부장관은 제4항에 따라 보고된 연간 분만 실적이 제1항에 따른 기준에 미치지 못하는 경우에는 그 수습의료기관의 인정을 철회할 수 있고 제3항에 따른 기준에 미치지 못하는 경우에는 그 수습생의 정원을 조정할 수 있다.

5. 간호사 면허

(1) 간호사가 되려는 자는 다음 각 호의 어느 하나에 해당하는 자로서 제9조에 따른 간호사 국가시험에 합격한 후 보건복지부장관의 면허를 받아야 한다(의료법 제7조 제1항).

1. 평가인증기구의 인증을 받은 간호학을 전공하는 대학이나 전문대학[구제(舊制) 전문학교와 간호학교를 포함한다]을 졸업한 자(의료법 제7조 제1항 제1호)
2. 보건복지부장관이 인정하는 외국의 제1호에 해당하는 학교를 졸업하고 외국의 간호사 면허를 받은 자(의료법 제7조 제1항 제2호)

(2) 입학 당시 평가인증기구의 인증을 받은 간호학을 전공하는 대학 또는 전문대학에 입학한 사람으로서 그 대학 또는 전문대학을 졸업하고 해당 학위를 받은 사람은 같은 항 제1호에 해당하는 사람으로 본다(의료법 제7조 제2항).

6. 의료인의 결격사유

(1) 의료인의 결격사유

다음 각 호의 어느 하나에 해당하는 자는 의료인이 될 수 없다(의료법 제8조).

1)「정신건강증진 및 정신질환자 복지서비스 지원에 관한 법률」제3조 제1호에 따른 **정신질환자. 다만, 전문의가 의료인으로서 적합하다고 인정하는 사람은 그러하지 아니하다**(의료법 제8조 제1호).

※정신건강복지법 제3조 제1호(정의)

"정신질환자"란 망상, 환각, 사고(思考)나 기분의 장애 등으로 인하여 독립적으로 일상생활을 영위하는 데 중대한 제약이 있는 사람을 말한다.

2) **마약 · 대마 · 향정신성의약품 중독자**(의료법 제8조 제2호)

3) **피성년후견인 · 피한정후견인**(의료법 제8조 제3호)

※성년후견개시의 심판(민법 제9조 제1항)

가정법원은 질병, 장애, 노령, 그 밖의 사유로 인한 정신적 제약으로 사무를 처리할 능력이 지속적으로 결여된 사람에 대하여 본인, 배우자, 4촌 이내의 친족, 미성년후견인, 미성년후견감독인, 한정후견인, 한정후견감독인, 특정후견인, 특정후견감독인, 검사 또는 지방자치단체의 장의 청구에 의하여 성년후견개시의 심판을 한다.

※한정후견개시의 심판(민법 제12조 제1항)

가정법원은 질병, 장애, 노령, 그 밖의 사유로 인한 정신적 제약으로 사무를 처리할 능력이 부족한 사람에 대하여 본인, 배우자, 4촌 이내의 친족, 미성년후견인, 미성년후견감독인, 성년후견인, 성년후견감독인, 특정후견인, 특정후견감독인, 검사 또는 지방자치단체의 장의 청구에 의하여 한정후견개시의 심판을 한다.

4) 이 법 또는 「형법」 제233조,[11] 제234조,[12] 제269조,[13] 제270조,[14] 제317조 제1항[15] 및

---

11 **형법 제233조(허위진단서등의 작성)** 의사, 한의사, 치과의사 또는 조산사가 진단서, 검안서 또는 생사에 관한 증명서를 허위로 작성한 때에는 3년 이하의 징역이나 금고, 7년 이하의 자격정지 또는 3천만원 이하의 벌금에 처한다.

12 **형법 제234조(위조사문서등의 행사)** 제231조 내지 제233조의 죄에 의하여 만들어진 문서, 도화 또는 전자기록등 특수매체기록을 행사한 자는 그 각 죄에 정한 형에 처한다.

13 **형법 269조(낙태)** ① 부녀가 약물 기타 방법으로 낙태한 때에는 1년 이하의 징역 또는 200만원 이하의 벌금에 처한다.

14 **형법 제270조(의사 등의 낙태, 부동의 낙태)** ① 의사, 한의사, 조산사, 약제사 또는 약종상이 부녀의 촉탁 또는 승낙을 받아 낙태하게 한 때에는 2년 이하의 징역에 처한다.

15 **형법 제317조(업무상비밀누설)** ① 의사, 한의사, 치과의사, 약제사, 약종상, 조산사, 변호사, 변리사, 공인회계사, 공증인, 대서업자나 그 직무상 보조자 또는 차등의 직에 있던 자가 그 직무처리 중 지득한 타인의 비밀을 누설한 때에는 3년 이하의 징역이나 금고, 10년 이하의 자격정지 또는 700만원 이하의 벌금에 처한다.

제347조[16](허위로 진료비를 청구하여 환자나 진료비를 지급하는 기관이나 단체를 속인 경우만을 말한다),「보건범죄단속에 관한 특별조치법」,「지역보건법」,「후천성면역결핍증 예방법」,「응급의료에 관한 법률」,「농어촌 등 보건의료를 위한 특별 조치법」,「시체해부 및 보존에 관한 법률」,「혈액관리법」,「마약류관리에 관한 법률」,「약사법」,「모자보건법」, 그 밖에 대통령령으로 정하는 의료 관련 법령을 위반하여 금고 이상의 형을 선고받고 그 형의 집행이 종료되지 아니하였거나 집행을 받지 아니하기로 확정되지 아니한 자(의료법 제8조 제4호).

【행정처분】

의료법 제8조 각 호의 어느 하나의 결격사유에 해당된 경우에는 의료법 제8조 각호의 1에 해당하는 자는 의료인의 면허를 받을 수 없으며 의료인의 면허를 받은 자라 할지라도 면허기간 중 의료법 제8조 각호에 해당하는 사유가 발생된 때에는 의료법 제65조 제1항 제1호의 규정에 의거하여 면허를 취소하여야 한다.[17] 보건복지부장관은 의료법 제65조 제1항에 따라 면허가 취소된 자라도 취소의 원인이 된 사유가 없어지거나 개전(改悛)의 정이 뚜렷하다고 인정되면 면허를 재교부할 수 있다. 다만, 의료법 제8조 제4호에 따른 사유로 면허가 취소된 경우에는 취소된 날부터 3년 이내에는 재교부하지 못한다.[18]

정신보건법 제3조 제1항에 **"정신질환자"**라 함은 정신병(기질적 정신병을 포함한다)·인격 장애·알코올 및 약물중독 기타 비정신병적 정신장애를 가진 자로 규정하고 있다. 따라서 정신질환자는 의료인의 결격사유에 해당되지만 의료인으로서 업무를 충분히 수행할 수 있는 가벼운 증세인 경우 전문의의 인정에 따라 의료인이 될 수 있도록 함으로써 헌법상 직업선택의 자유를 보장하고 있다. 장애인(종자, 아자, 맹자 등), 파산선고를 받은 자, 금고 이상의 형을 선고받고 그 집행 종료된 자, 금고 이상의 형을 받고 집행을 받지 않기로 확정된 자, 벌금형을 받은 자, 공직선거법 위반으로 기소유예에 처분을 받은 자 등은 의료인의 결격사유에 해당하지 않는다.

7. 국가시험 등

의료행위를 하기 위해서는 일정한 자격을 가진 자로서 보건복지가족부장관의 면허를 받아야 한다. 아무리 뛰어난 의료기술을 가진 자라 하더라도 이러한 자격 및 면허 등의 요건을 취득하지 아니하고 한 의료행위는 치료여부와 상관없이 무면허의료 행위에 해당되며, 의료법 제27조 제1항에 위배되어 처벌받을 수 있다. 따라서 국가시험 등을 시행

---

16 형법 제347조(사기) ① 사람을 기망하여 재물의 교부를 받거나 재산상의 이익을 취득한 자는 10년 이하의 징역 또는 2천만원 이하의 벌금에 처한다.
② 전항의 방법으로 제삼자로 하여금 재물의 교부를 받게 하거나 재산상의 이익을 취득하게 한 때에도 전항의 형과 같다.
17 의료법 제65조 제1항 제1호.
18 의료법 제65조 제2항.

하는 것은 일정한 자격 없는 자의 의료행위로 인한 국민의 신체 또는 건강상의 위해 발생을 예방하려는 취지라 할 수 있다.

(1) 의사 · 치과의사 · 한의사 · 조산사 또는 간호사 국가시험과 의사 · 치과의사 · 한의사 예비시험(이하 "국가시험 등"이라 한다)은 매년 보건복지부장관이 시행한다(의료법 제9조 제1항).

(2) 보건복지부장관은 국가시험 등의 관리를 대통령령으로 정하는 바에 따라 「한국보건의료인 국가시험원법」에 따른 한국보건의료인국가시험원에 맡길 수 있다(의료법 제9조 제2항).

(3) 보건복지부장관은 제2항에 따라 국가시험 등의 관리를 맡긴 때에는 그 관리에 필요한 예산을 보조할 수 있다(의료법 제9조 제3항).

(4) 국가시험 등에 필요한 사항은 대통령령으로 정한다(의료법 제9조 제4항).

※국가시험 등의 범위(의료법 시행령 제3조)

① 법 제9조 제1항에 따른 의사 · 치과의사 · 한의사 · 조산사(助産師) 또는 간호사 국가시험(이하 "국가시험"이라 한다)은 각각 의학 · 치의학 · 한방의학 · 조산학 · 간호학 및 보건의약관계 법규에 관하여 의사 · 치과의사 · 한의사 · 조산사 또는 간호사로서 갖추어야 할 지식과 기능에 관하여 행한다.

② 법 제9조 제1항에 따른 의사 · 치과의사 · 한의사 예비시험(이하 "예비시험"이라 한다)은 법 제5조 제1항 제3호에 해당하는 자격을 가진 자가 제1항에 따른 국가시험에 응시하는 데에 필요한 지식과 기능에 관하여 실시하되, 1차 시험과 2차 시험으로 구분하여 실시한다.

③ 예비시험에 합격한 자는 다음 회의 국가시험부터 그 예비시험(1차 시험과 2차 시험을 포함한다)을 면제한다.

※국가시험 등의 시행 및 공고 등(의료법 시행령 제4조)

① 보건복지부장관은 매년 1회 이상 국가시험과 예비시험(이하 "국가시험 등"이라 한다)을 시행하여야 한다.

② 보건복지부장관은 국가시험 등의 관리에 관한 업무를 「한국보건의료인국가시험원법」에 따른 한국보건의료인국가시험원(이하 "국가시험등관리기관"이라 한다)이 시행하도록 한다.

③ 국가시험등관리기관의 장은 국가시험 등을 실시하려면 미리 보건복지부장관의 승인을 받아 시험 일시, 시험 장소, 시험과목, 응시원서 제출기간, 그 밖에 시험의 실시에 관하여 필요한 사항을 시험 실시 90일 전까지 공고하여야 한다. 다만, 시험장소는 지역별 응시인원이 확정된 후 시험 실시 30일 전까지 공고할 수 있다.

※시험과목 등(의료법 시행령 제5조)

국가시험 등의 시험과목, 시험방법, 합격자 결정방법, 그 밖에 시험에 관하여 필요한 사항은 보건복지부령으로 정한다.

※시험과목 · 시험방법 등(의료법 시행규칙 제2조)

「의료법 시행령」(이하 "영"이라 한다) 제5조에 따른 의사 · 치과의사 · 한의사 · 조산사(助産

師) 또는 간호사 국가시험(이하 "국가시험"이라 한다)의 시험과목, 시험방법 및 합격자 결정방법은 별표 1의3과 같고, 의사ㆍ치과의사ㆍ한의사 예비시험(이하 "예비시험"이라 한다)의 시험과목, 시험방법 및 합격자 결정방법은 별표 2와 같다.

※시험위원(의료법 시행령 제6조)

국가시험등관리기관의 장은 국가시험 등을 실시할 때마다 시험과목별로 전문지식을 갖춘 자 중에서 시험위원을 위촉한다.

※국가시험 등의 응시 및 합격자 발표(의료법 시행령 제7조)

① 국가시험 등에 응시하려는 자는 국가시험등관리기관의 장이 정하는 응시원서를 국가시험 등관리기관의 장에게 제출하여야 한다.

② 국가시험등관리기관의 장은 국가시험 등의 합격자를 결정하여 발표한다.

※면허증 발급(의료법 시행령 제8조)

① 국가시험에 합격한 자는 합격자 발표 후 보건복지부령으로 정하는 서류를 첨부하여 보건복지부장관에게 면허증 발급을 신청하여야 한다.

② 제1항에 따라 면허증 발급을 신청한 자에게는 그 종류별로 보건복지부령으로 정하는 바에 따라 면허증을 발급한다.

※면허증 발급(의료법 시행규칙 제4조)

① 영 제8조 제1항에서 "보건복지부령으로 정하는 서류"란 다음 각 호의 서류를 말한다.

 1. 다음 각 목의 구분에 따른 서류. 다만, 법률 제8366호 의료법 전부개정법률 부칙 제9조에 해당하는 자는 이를 증명할 수 있는 서류를 추가하여 제출하여야 한다.

　가. 법 제5조 제1항 제1호 또는 제2호에 해당하는 자: 의학사ㆍ치과의학사ㆍ한의학사의 학위증 사본 또는 의학ㆍ치의학ㆍ한의학전문대학원의 석사학위증이나 박사학위증 사본

　나. 법 제5조 제1항 제3호에 해당하는 자: 의학사ㆍ치과의학사ㆍ한의학사의 학위증 사본 또는 의학ㆍ치의학ㆍ한의학전문대학원의 석사학위증이나 박사학위증 사본과 그 면허증 사본

　다. 법 제6조 제1호에 해당하는 자 : 조산수습과정 이수증명서

　라. 법 제6조 제2호에 해당하는 자 : 면허증 사본

　마. 법 제7조 제1호에 해당하는 자 : 졸업증명서

　바. 법 제7조 제2호에 해당하는 자 : 졸업증명서와 그 면허증 사본

 2. 법 제8조 제1호 본문에 해당하는 자가 아님을 증명하는 의사의 진단서 또는 법 제8조 제1호 단서에 해당하는 자임을 증명하는 전문의의 진단서

 3. 법 제8조 제2호에 해당하는 자가 아님을 증명하는 의사의 진단서

 4. 응시원서의 사진과 같은 사진(가로 3.5센티미터, 세로 4.5센티미터) 2장

② 보건복지부장관은 영 제8조 제2항에 따라 면허증 발급을 신청한 자에게 그 종류에 따라 별지 제2호서식의 면허증을 발급한다.

③ 제2항에 따른 면허증은 영 제8조 제1항에 따른 면허증 발급을 신청한 날부터 14일 이내에 발급하여야 한다. 다만, 법 제5조 제1항 제3호 및 법 제7조 제2호에 해당하는 자의 경우에는 외국에서 면허를 받은 사실 등에 대한 조회가 끝난 날부터 14일 이내에 면허증을 발급한다.

④ 영 제4조 제2항에 따라 보건복지부장관이 시험관리능력이 있다고 인정하여 지정 · 고시하는 관계 전문기관(이하 "국가시험등관리기관"이라 한다)의 장은 법 제9조에 따른 국가시험 등(이하 "국가시험 등"이라 한다)을 실시하면 합격자 발표를 한 후 그 합격자에 대한 다음 각 호의 사항을 보건복지부장관에게 보고하여야 한다.

  1. 성명, 성별 및 주민등록번호
  2. 출신 학교 및 졸업 연월일
  3. 합격번호 및 합격 연월일
  4. 국적(외국인만 해당한다)

※관계 기관 등에의 협조 요청(의료법 시행령 제9조)

국가시험등관리기관의 장은 국가시험 등의 관리 업무를 원활하게 수행하기 위하여 필요한 경우에는 국가 · 지방자치단체 또는 관계 기관 · 단체에 시험 장소 및 시험 감독의 지원 등 필요한 협조를 요청할 수 있다.

8. 응시자격 제한 등

(1) 제8조 각 호의 어느 하나에 해당하는 자는 국가시험 등에 응시할 수 없다(의료법 제10조 제1항).

(2) 부정한 방법으로 국가시험 등에 응시한 자나 국가시험 등에 관하여 부정행위를 한 자는 그 수험을 정지시키거나 합격을 무효로 한다(의료법 제10조 제2항).

(3) 보건복지부장관은 제2항에 따라 수험이 정지되거나 합격이 무효가 된 사람에 대하여 처분의 사유와 위반 정도 등을 고려하여 대통령령으로 정하는 바에 따라 그 다음에 치러지는 이 법에 따른 국가시험 등의 응시를 3회의 범위에서 제한할 수 있다(의료법 제10조 제3항).

※국가시험 등 응시제한(의료법 시행령 제9조의2)

법 제10조 제3항에 따른 국가시험 등의 응시제한 기준은 별표 1과 같다.

국가시험 등 응시제한 기준(제9조의2 관련)	
위반행위	응시제한 횟수
1. 시험 중에 대화 · 손동작 또는 소리 등으로 서로 의사소통을 하는 행위 2. 시험 중에 허용되지 않는 자료를 가지고 있거나 해당 자료를 이용하는 행위 3. 제7조 제1항에 따른 응시원서를 허위로 작성하여 제출하는 행위	1회
4. 시험 중에 다른 사람의 답안지 또는 문제지를 엿보고 본인의 답안지를 작성하는 행위 5. 시험 중에 다른 사람을 위해 시험 답안 등을 알려주거나 엿보게 하는 행위 6. 다른 사람의 도움을 받아 답안지를 작성하거나 다른 사람의 답안지 작성에 도움을 주는 행위	2회

7. 본인이 작성한 답안지를 다른 사람과 교환하는 행위 8. 시험 중에 허용되지 아니한 전자장비·통신기기 또는 전자계산기기 등을 사용하여 시험답안을 전송하거나 작성하는 행위 9. 시험 중에 시험문제 내용과 관련된 물건(시험 관련 교재 및 요약자료를 포함한다)을 다른 사람과 주고 받는 행위 10. 법 제8조 각 호의 어느 하나에 해당하는 사람이 시험에 응시하는 행위 11. 제8조 제1항에 따른 서류를 허위로 작성하여 제출하는 행위	2회
12. 본인이 직접 대리시험을 치르거나 다른 사람으로 하여금 시험을 치르게 하는 행위 13. 사전에 시험문제 또는 시험답안을 다른 사람에게 알려주는 행위 14. 사전에 시험문제 또는 시험답안을 알고 시험을 치르는 행위	3회
비고: 위 표의 위반행위에 대한 세부 기준 및 유형 등에 대해서는 보건복지부장관이 정하여 고시할 수 있다.	

9. 면허 조건과 등록

(1) 보건복지부장관은 보건의료 시책에 필요하다고 인정하면 제5조에서 제7조까지의 규정에 따른 면허를 내줄 때 3년 이내의 기간을 정하여 특정 지역이나 특정 업무에 종사할 것을 면허의 조건으로 붙일 수 있다(의료법 제11조 제1항).

(2) 보건복지부장관은 제5조부터 제7조까지의 규정에 따른 면허를 내줄 때에는 그 면허에 관한 사항을 등록대장에 등록하고 면허증을 내주어야 한다(의료법 제11조 제2항).

(3) 제2항의 등록대장은 의료인의 종별로 따로 작성·비치하여야 한다(의료법 제11조 제3항).

(4) 면허등록과 면허증에 필요한 사항은 보건복지부령으로 정한다(의료법 제11조 제4항).

※면허 조건(의료법 시행령 제10조)

① 법 제11조 제1항에서 "특정 지역"이란 보건복지부장관이 정하는 보건의료 취약지를 말하고, "특정 업무"란 국·공립 보건의료기관의 업무와 국·공·사립 보건의학연구기관의 기초의학 분야에 속하는 업무를 말한다.

② 법 제11조 제1항에 따라 특정 지역이나 특정 업무에 종사하는 의료인에게는 예산의 범위에서 수당을 지급한다.

③ 법 제11조 제1항에 따른 면허 조건의 이행 방법과 종사명령의 절차 등에 관하여 필요한 사항은 보건복지부령으로 정한다.

※면허등록대장 등(의료법 시행규칙 제5조)

① 법 제11조 제2항에 따른 등록대장은 별지 제3호서식의 면허등록대장에 따른다.

② 의료인은 제1항의 등록대장의 기재 사항이나 면허증의 기재 사항이 변경될 때에는 등록대장의 기재 사항 정정이나 면허증 갱신을 신청하여야 한다.

③ 제2항에 따라 등록대장의 기재 사항 정정 등을 신청하려는 자는 별지 제4호서식의 면허등

록대장 정정(면허증 갱신) 신청서에 다음 각 호의 서류를 첨부하여 보건복지부장관에게 제출하여야 한다.

1. 면허증
2. 사진(신청 전 6개월 이내에 모자 등을 쓰지 않고 촬영한 천연색 상반신 정면사진으로 가로 3.5센티미터, 세로 4.5센티미터의 사진을 말한다) 2장(면허증 갱신을 신청하는 경우에만 첨부한다)
3. 변경 사실을 증명할 수 있는 서류

※면허증 재발급(의료법 시행규칙 제6조)

① 의료인이 면허증을 잃어버렸거나 면허증이 헐어 못쓰게 되어 재발급 받으려는 경우에는 별지 제5호서식의 신청서(전자문서로 된 신청서를 포함한다)에 다음 각 호의 서류를 첨부하여 보건복지부장관에게 제출하여야 한다.

1. 면허증이 헐어 못쓰게 된 경우에는 그 면허증
2. 사진(신청 전 6개월 이내에 모자 등을 쓰지 않고 촬영한 천연색 상반신 정면사진으로 가로 3.5센티미터, 세로 4.5센티미터의 사진을 말한다) 2장

② 법 제65조 제2항에 따라 취소된 면허를 재발급 받으려는 자는 별지 제5호서식의 신청서에 면허취소의 원인이 된 사유가 소멸하거나 개전의 정이 현저하다고 인정될 수 있는 서류와 사진(신청 전 6개월 이내에 모자 등을 쓰지 않고 촬영한 천연색 상반신 정면사진으로 가로 3.5센티미터, 세로 4.5센티미터의 사진을 말한다) 2장을 첨부하여 특별시장·광역시장·도지사 또는 특별자치도지사(이하 "시·도지사"라 한다)를 거쳐 보건복지부장관에게 제출하여야 한다.

※수수료 등(의료법 시행규칙 제7조)

① 의료인의 면허에 관한 수수료는 다음 각 호와 같다.

1. 면허증 발급 수수료: 2천원
2. 면허증의 갱신 또는 재발급 수수료: 2천원
3. 등록증명 수수료: 500원(정보통신망을 이용하여 발급받는 경우 무료)

② 제4조에 따라 면허증을 발급하는 경우에는 제1항 제1호의 수수료를 징수하지 아니한다.

③ 국가시험 등에 응시하려는 자는 법 제85조 제1항에 따라 국가시험등관리기관의 장이 보건복지부장관의 승인을 받아 결정한 수수료를 현금으로 내야 한다. 이 경우 수수료의 금액 및 납부방법 등은 영 제4조 제3항에 따라 국가시험등관리기관의 장이 공고한다.

④ 제1항의 수수료는 면허관청이 보건복지부장관인 경우에는 수입인지로 내고, 시·도지사인 경우에는 해당 지방자치단체의 수입증지로 내야 한다.

⑤ 제3항 및 제4항에 따른 수수료는 정보통신망을 이용하여 전자화폐나 전자결제 등의 방법으로 낼 수 있다.

【행정처분】

의료인이 의료법 제11조 제1항에 따른 면허 조건을 이행하지 아니한 경우 보건복지부장관은 그 면허를 취소할 수 있다.[19] 보건복지부장관은 의료법 제65조 제1항에 따라 면허

---

19 의료법 제65조 제1항 제3호.

가 취소된 자라도 취소의 원인이 된 사유가 없어지거나 개전(改悛)의 정이 뚜렷하다고 인정되면 면허를 재교부할 수 있다. 다만, 의료인이 의료법 제11조 제1항에 따른 면허 조건을 이행하지 아니하여 면허가 취소된 경우에는 취소된 날부터 1년 이내에는 재교부하지 못한다.[20]

<hr>

예상문제

Q1. 다음 중 의사가 될 수 있는 사람은?

① 피성년후견인

② 파산선고자

③ 정신질환자

④ 향정신정의약품 중독자

⑤ 의료관련 법령위반으로 복역 중에 있는 자

해설	§의료법 제8조(결격사유 등) 다음 각 호의 어느 하나에 해당하는 자는 의료인이 될 수 없다. 1.「정신건강증진 및 정신질환자 복지서비스 지원에 관한 법률」 제3조 제1호에 따른 정신질환자. 다만, 전문의가 의료인으로서 적합하다고 인정하는 사람은 그러하지 아니하다. 2. 마약·대마·향정신성의약품 중독자 3. 피성년후견인·피한정후견인 4. 이 법 또는 「형법」 제233조, 제234조, 제269조, 제270조, 제317조 제1항 및 제347조(허위로 진료비를 청구하여 환자나 진료비를 지급하는 기관이나 단체를 속인 경우만을 말한다), 「보건범죄단속에 관한 특별조치법」,「지역보건법」,「후천성면역결핍증 예방법」,「응급의료에 관한 법률」,「농어촌 등 보건의료를 위한 특별 조치법」,「시체해부 및 보존에 관한 법률」,「혈액관리법」,「마약류관리에 관한 법률」,「약사법」,「모자보건법」, 그 밖에 대통령령으로 정하는 의료 관련 법령을 위반하여 금고 이상의 형을 선고받고 그 형의 집행이 종료되지 아니하였거나 집행을 받지 아니하기로 확정되지 아니한 자

Q2. 의사가 될 수 있는 사람은?

① 코카인 중독자

② 응급의료를 방해하여 금고형을 받고 복역 중인 자

③ 혈액매매행위로 징역형을 받고 복역 중인 자

④ 약사법 위반으로 집행유예를 선고받고 그 기간에 있는 자

<hr>

20 의료법 제65조 제2항.

⑤ 정신질환자로 전문의가 의료인으로서 적합하다고 인정한 자

> 해설 Q1. 해설 참조

Q3. 다음 중 의사면허 취득이 가능한 사람은?

① 피성년후견인

② 헤로인 중독자

③ 암페타민 중독자

④ 공직선거법 위반으로 기소유예 처분을 받은 자

⑤ 응급의료에 관한 법률 위반으로 징역 2년을 선고받고 복역 중인 자

> 해설 Q1. 해설 참조

Q4. 의료인의 결격사유에 해당하는 사례로 옳은 것은?

① 최근 사고로 시력을 상실한 자

② 정신분열증 환자이지만 의료인으로서 적합하다는 진단을 받은 자

③ 대마초 흡연으로 집행유예를 선고받은 자

④ 도로교통법 위반으로 천만 원의 벌금형을 선고받은 자

⑤ 허위진단서를 작성하여 연예인 병역 면제를 도운 죄로 형법에 의해 실형을 선고
받고 복역 중인 자

> 해설 Q1. 해설 참조

Q5. 의료인 결격사유로 옳은 것은?

① 시각장애인

② 청각장애인

③ 업무상 횡령죄로 금고 이상의 형을 선고받은 자

④ 감염성 질환자

⑤ 의료관계법령에 위반하여 금고 이상의 형을 선고받고 그 형의 집행이 종료되지
아니한 자

> 해설 Q1. 해설 참조

Q6. 국가시험에서 부정행위를 하여 그 수험을 정지당하고 무효로 된 자에 대한 설명으로 옳은 것은?

① 앞으로의 국가시험에 응시할 수 없다.

② 그 다음 해의 시험에 응시할 수 없다.

③ 그 후의 2회의 시험에 한하여 국가시험에 응시할 수 없다.

④ 그 후의 3회의 시험에 한하여 국가시험에 응시할 수 없다.

⑤ 특정업무에 종사할 것을 조건으로 면허를 부여한다.

해설	국가시험 등 응시제한 기준(의료법 시행령 제9조의2 관련)	
	위반행위	응시제한 횟수
	1. 시험 중에 대화·손동작 또는 소리 등으로 서로 의사소통을 하는 행위 2. 시험 중에 허용되지 않는 자료를 가지고 있거나 해당 자료를 이용하는 행위 3. 제7조 제1항에 따른 응시원서를 허위로 작성하여 제출하는 행위	1회
	4. 시험 중에 다른 사람의 답안지 또는 문제지를 엿보고 본인의 답안지를 작성하는 행위 5. 시험 중에 다른 사람을 위해 시험 답안 등을 알려주거나 엿보게 하는 행위 6. 다른 사람의 도움을 받아 답안지를 작성하거나 다른 사람의 답안지 작성에 도움을 주는 행위 7. 본인이 작성한 답안지를 다른 사람과 교환하는 행위 8. 시험 중에 허용되지 아니한 전자장비·통신기기 또는 전자계산기기 등을 사용하여 시험답안을 전송하거나 작성하는 행위 9. 시험 중에 시험문제 내용과 관련된 물건(시험 관련 교재 및 요약자료를 포함한다)을 다른 사람과 주고 받는 행위 10. 법 제8조 각 호의 어느 하나에 해당하는 사람이 시험에 응시하는 행위 11. 제8조 제1항에 따른 서류를 허위로 작성하여 제출하는 행위	2회
	12. 본인이 직접 대리시험을 치르거나 다른 사람으로 하여금 시험을 치르게 하는 행위 13. 사전에 시험문제 또는 시험답안을 다른 사람에게 알려주는 행위 14. 사전에 시험문제 또는 시험답안을 알고 시험을 치르는 행위	3회

정답   1.②   2.⑤   3.④   4.⑤   5.⑤   6.③

제2절 권리와 의무

Ⅰ. 의료인의 권리

1. 의료기술 등에 대한 보호

(1) 의료인이 하는 의료·조산·간호 등 의료기술의 시행(이하 "의료행위"라 한다)에 대하여는 이 법이나 다른 법령에 따라 규정된 경우 외에는 누구든지 간섭하지 못한다(의료법 제12조 제1항). 의료기관에서 의료진은 환자를 위해 최선의 의료서비스를 제공해야 되며, 환자는 의료진의 의료행위 등을 신뢰하고 지시에 따르는 상호신뢰가 무엇보다 중요하다 할 수 있다. 이송 간 의료기관 진료의사가 초진 의료기관에서 촬영한 기록에 대하여 검토한 결과 보다 정확한 진단을 위해 다시 촬영이 필요했던 것으로 보이며 2차 의료기관에서 다시 시행한 방사선 진단행위를 무조건 부당한 행위라고 언급할 수는 없을 것으로 보인다.

(2) 누구든지 의료기관의 의료용 시설·기재·약품, 그 밖의 기물 등을 파괴·손상하거나 의료기관을 점거하여 진료를 방해하여서는 아니 되며, 이를 교사하거나 방조하여서는 아니 된다(의료법 제12조 제2항). 따라서 의료서비스 제공 불만 등으로 환자 및 보호자 등이 의료기관 응급실, 진료실 등을 점거하여 소란을 피우는 등 진료를 방해하거나 기물 등을 파손할 경우에는 고발되어 5년 이하의 징역이나 5천만원 이하의 벌금형을 받을 수 있다.[21]

(3) 누구든지 의료행위가 이루어지는 장소에서 의료행위를 행하는 **의료인**, 제80조에 따른 **간호조무사** 및 「의료기사 등에 관한 법률」 제2조에 따른 **의료기사** 또는 **의료행위를 받는 사람을 폭행·협박**하여서는 아니 된다(의료법 제12조 제3항).

【벌칙】

의료법 제12조 제1항 및 제2항을 위반하는 자는 5년 이하의 징역이나 5천만원 이하의 벌금에 처한다.[22] 의료법 제12조 제3항을 위반한 죄를 범하여 사람을 **상해에 이르게 한 경우**에는 7년 이하의 징역 또는 1천만원 이상 7천만원 이하의 벌금에 처하고, **중상해에 이르게 한 경우**에는 3년 이상 10년 이하의 징역에 처하며, **사망에 이르게 한 경우**에는 무기 또는 5년 이상의 징역에 처한다.[23]

---

21 의료법 제87조 제1항 제2호.
22 의료법 제87조 제2항 제2호.
23 의료법 제87조 제1항.

2. 의료기재 압류 금지

의료인의 의료 업무에 필요한 기구·약품, 그 밖의 재료는 압류하지 못한다(의료법 제13조).

3. 기구 등 우선공급

(1) 의료인은 의료행위에 필요한 기구·약품, 그 밖의 시설 및 재료를 우선적으로 공급받을 권리가 있다(의료법 제14조 제1항).

(2) 의료인은 제1항의 권리에 부수(附隨)되는 물품, 노력, 교통수단에 대하여서도 제1항과 같은 권리가 있다(의료법 제14조 제2항). 즉 진료에 필요한 물품, 노력과 교통수단을 우선적으로 공급받는다.

■■■ 예상문제

Q1. 의료인의 권리에 대한 설명으로 옳지 않은 것은?
① 의료인은 치료재료 등을 선택할 권리를 가진다.
② 의료인의 의료업무에 필요한 기구나 약품 등에 대해서는 일정한 경우에는 압류가 가능하다.
③ 누구든지 의료기관 내에서 의료인을 폭행·협박해서는 안 된다.
④ 의료인이 하는 의료기술의 시행에 법률에 규정한 경우 외에는 누구든지 간섭하지 못한다.
⑤ 의료인은 의료행위에 필요한 기구나 약품 등에 대하여 우선적으로 공급받을 권리가 있다.

해설 §의료법 제13조(의료기재 압류 금지)
의료인의 의료 업무에 필요한 기구·약품, 그 밖의 재료는 압류하지 못한다.

Q2. 의료법에 의한 의사의 권리 중 옳은 것은?
① 의료행위로 발생한 과오에 대한 면책 권리
② 의료 업무에 필요한 기구, 약품 그 밖의 재료를 압류당하지 않을 권리
③ 진료비 지급을 청구할 권리
④ 진료 요청을 거부할 수 있는 권리
⑤ 의료법인의 소유와 자유로운 거래에 관한 권리

Q3. 다음 설명 중 의료인의 권리에 해당하지 않는 것은?

① 의료행위에 필요한 기구 · 약품, 그 밖의 재료를 우선 공급받는다.

② 의료업무에 필요한 기구나 재료를 압류당하지 않는다.

③ 진료행위에 관련된 민 · 형사상 손해배상책임을 면제 받는다

④ 누구든지 의료기관의 의료용 시설이나 기물을 파괴 · 손상당하지 못한다.

⑤ 의료행위에 대해서 특별히 규정된 경우를 제외하고는 누구든지 간섭하지 못한다.

해설

§의료인의 권리

§의료법 제12조(의료기술 등에 대한 보호)

① 의료인이 하는 의료 · 조산 · 간호 등 의료기술의 시행(이하 "의료행위"라 한다)에 대하여는 이 법이나 다른 법령에 따로 규정된 경우 외에는 누구든지 간섭하지 못한다.

② 누구든지 의료기관의 의료용 시설 · 기재 · 약품, 그 밖의 기물 등을 파괴 · 손상하거나 의료기관을 점거하여 진료를 방해하여서는 아니 되며, 이를 교사하거나 방조하여서는 아니 된다.

③ 누구든지 의료행위가 이루어지는 장소에서 의료행위를 행하는 의료인, 제80조에 따른 간호조무사 및 「의료기사 등에 관한 법률」 제2조에 따른 의료기사 또는 의료행위를 받는 사람을 폭행 · 협박하여서는 아니 된다.

§의료법 제13조(의료기재 압류 금지)

의료인의 의료 업무에 필요한 기구 · 약품, 그 밖의 재료는 압류하지 못한다.

§의료법 제14조(기구 등 우선공급)

① 의료인은 의료행위에 필요한 기구 · 약품, 그 밖의 시설 및 재료를 우선적으로 공급받을 권리가 있다.

② 의료인은 제1항의 권리에 부수(附隨)되는 물품, 노력, 교통수단에 대하여서도 제1항과 같은 권리가 있다.

II. 의료인의 의무

1. 진료거부 금지 등

(1) 의료인 또는 의료기관 개설자는 진료나 조산 요청을 받으면 정당한 사유 없이 거부하지 못한다(의료법 제15조 제1항). 일반적으로 '진료거부'라 함은 의료기관 또는 의료인이 환자를 진료할 수 있는 필요한 시설과 인력 등을 갖추고 있는데도 불구하고 정당한 이유 없이 진료를 거부하거나 진료하지 않는 행위를 뜻한다. 의료법 제15조 제1항의 "정당한 사유"라 함은 의사가 부재중이거나 신병으로 인하여 진료를 행할 수 없는 상황인 경우, 또는 특정인이 해당 의료인에 대하여 모욕죄, 명예훼손죄, 폭행죄, 업무방해죄에 해당될 수 있는 상황을 형성하여 의료인이 정상적인 의료행위를 행할 수 없도록 하는 경우에도 의료법을 위반한 진료거부라고 할 수는 없을 것이다.

※ 보건복지부는 정당한 사유로 다음과 같은 사항을 예시하고 있다.
일단 진료한 환자의 상태를 보아 의사가 의학적인 판단에 따라 퇴원 또는 타 의료기관 진료를 권유하는 행위를 진료거부로 보기는 어렵다(2000.6.2. 의정 65507-704).
① 의사가 부재중이거나 신병으로 인하여 진료를 행할 수 없는 상황인 경우
② 병상, 의료인력, 의약품, 치료재료 등 시설 및 인력 등이 부족하여 새로운 환자를 받아들일 수 없는 경우
③ 의원 또는 외래진료실에서 예약환자 진료 일정 때문에 당일 방문 환자에게 타 의료기관 이용을 권유할 수밖에 없는 경우
④ 의사가 타 전문과목 영역 또는 고난이도의 진료를 수행할 전문지식 또는 경험이 부족한 경우
⑤ 타 의료인이 환자에게 기 시행한 치료(투약, 시술, 수술 등) 사항을 명확히 알 수 없는 등 의학적 특수성 등으로 인하여 새로운 치료가 어려운 경우
⑥ 환자가 의료인의 치료방침에 따를 수 없음을 천명하여 특정 치료의 수행이 불가하거나, 환자가 의료인으로서의 양심과 전문지식에 반하는 치료방법을 의료인에게 요구하는 경우
⑦ 환자 또는 보호자 등이 해당 의료인에 대하여 모욕죄, 명예훼손죄, 폭행죄, 업무방해죄에 해당될 수 있는 상황을 형성하여 의료인이 정상적인 의료행위를 행할 수 없도록 하는 경우
⑧ 더 이상의 입원치료가 불필요함 또는 대학병원급 의료기관에서의 입원 치료는 필요치 아니함을 의학적으로 명백히 판단할 수 있는 상황에서, 환자에게 가정요양 또는 요양병원·1차 의료기관·요양시설 등의 이용을 충분한 설명과 함께 권유하고 퇴원을 지시하는 경우

(2) 의료인은 응급환자에게 「응급의료에 관한 법률」에서 정하는 바에 따라 최선의 처치를 하여야 한다(의료법 제15조 제2항).

【벌칙】
의료법 제15조 제1항을 위반한 자는 <u>1년 이하의 징역이나 1천만원 이하의 벌금</u>에 처한다(의료법 제89조 제1항).

【행정처분】

의료법 제15조를 위반하여 정당한 사유 없이 진료 또는 조산의 요청을 거부하거나 응급환자에 대한 응급조치를 하지 아니한 경우에는 **자격정지 1개월에 처한다.**[24]

---

case

일반적으로 '진료거부'라 함은 의료기관 또는 의료인이 환자를 진료할 수 있는 필요한 시설과 인력 등을 갖추고 있는데도 불구하고 정당한 이유 없이 진료를 거부하거나 진료하지 않는 행위를 뜻하며, 일단 진료한 환자의 상태를 보아 의사가 의학적인 판단에 따라 퇴원 또는 타 의료기관 진료(전원)를 권유하는 행위는 진료거부로 볼 수 없을 것이다. 의료기관에서 환자와 의료기관 종사자 간에 다툼이 발생하였다 하여 특정 환자의 진료를 거부하는 행위는 정당한 이유에 해당되지 아니하며 해당 환자가 진료받기를 원할 경우 의료인은 진료행위를 하여야 한다.

사례 1. '안과의원에서 내원한 9세 어린이 환자를 진료 중 의사 자신의 지시에 잘 따르지 않는다는 이유로 진료를 중단하고 환자를 내쫓는 행위'는 환자에게 최선의 의료서비스를 제공하기 위하여 노력하여야 하는 의료인의 자세가 아니며 이는 정당한 사유가 될 수 없는 '진료거부행위'에 해당된다.

사례 2. 한밤중 응급의료기관이 아닌 병원에 승용차를 타고 내원하여 차 내에 있는 환자의 상황을 병원 당직자가 보고 자신의 의료기관에서 응급 처치할 수 없음으로 판단하여, 응급의료장비가 잘 구비된 인근 종합병원으로 안내하였으나 이송 중 사망한 사건과 관련하여, 정확한 것은 수사 등 사건의 전·후사실의 구체적인 확인에 의하여 판단될 수 있을 것이지만, 이와 같은 행위를 무면허의료행위 또는 진료를 거부한 것이라고 보기는 어렵다.

사례 3. 치과의원에서 1차 시술을 받고 내원한 환자의 상태를 보고 1차 시술받은 치과 의원에서 계속 치료받는 것이 치료에 효과적이라며 권유한 경우, 일단 진료한 환자의 상태를 보아 의사가 의학적인 판단에 따라 퇴원 또는 타 의료기관 진료(전원)를 권유하는 행위는 진료거부로 볼 수 없을 것이다. 즉 타 치과의원에서 1차 시술을 받고 내원한 환자를 상대로 치과의사가 진찰해 본 결과 환자의 상태가 1차 시술한 의료기관에서 계속 치료받음이 질병치료에 효과적이라고 판단되어 1차 시술받은 의료기관에서 치료받을 것을 권유한 경우는 진료거부에 해당한다고 할 수 없다.

2. 세탁물 처리

(1) 의료기관에서 나오는 세탁물은 의료인·의료기관 또는 특별자치시장·특별자치도지사·시장·군수·구청장(자치구의 구청장을 말한다. 이하 같다)에게 신고한 자가 아니면

---

24 의료법 제66조 제1항 제10호, 의료법 제68조 및 의료관계행정처분규칙 별표 행정처분기준(제4조 관련).

처리할 수 없다(의료법 제16조 제1항).

(2) 세탁물을 처리하는 자는 <u>보건복지부령으로</u> 정하는 바에 따라 위생적으로 보관·운반·처리하여야 한다(의료법 제16조 제2항).

(3) 의료기관의 개설자와 제1항에 따라 의료기관세탁물처리업 신고를 한 자(이하 이 조에서 "세탁물처리업자"라 한다)는 제1항에 따른 **세탁물의 처리업무에 종사하는 사람에게 보건복지부령으로 정하는 바에 따라 감염 예방에 관한 교육을 실시하고 그 결과를 기록하고 유지하여야 한다**(의료법 제16조 제3항).

(4) 세탁물처리업자가 <u>보건복지부령으로</u> 정하는 신고사항을 변경하거나 그 영업의 휴업(1개월 이상의 휴업을 말한다)·폐업 또는 재 개업을 하려는 경우에는 보건복지부령으로 정하는 바에 따라 특별자치시장·특별자치도지사·시장·군수·구청장에게 신고하여야 한다(의료법 제16조 제4항).

(5) 세탁물을 처리하는 자의 시설·장비 기준, 신고 절차 및 지도·감독, 그 밖에 관리에 필요한 사항은 보건복지부령으로 정한다(의료법 제16조 제5항).

【벌칙】
의료법 제16조 제1항 및 제2항을 위반한 자는 500만원 이하의 벌금에 처한다.[25]

3. 진단서 등

(1) 의료업에 종사하고 **직접 진찰하거나 검안(檢案)한 의사**[이하 이 항에서는 검안서에 한하여 검시(檢屍)업무를 담당하는 국가기관에 종사하는 의사를 포함한다], **치과의사, 한의사가 아니 면 진단서·검안서·증명서 또는 처방전**[의사나 치과의사가 「전자서명법」에 따른 전자서명이 기재된 전자문서 형태로 작성한 처방전(이하 "전자처방전"이라 한다)을 포함한다. 이하 같다]을 **작성하여 환자**(환자가 사망하거나 의식이 없는 경우에는 직계존속·비속, 배우자 또는 배우자의 직계존속을 말하며, 환자가 사망하거나 의식이 없는 경우로서 환자의 직계존속·비속, 배우자 및 배우자의 직계존속이 모두 없는 경우에는 형제자매를 말한다) **또는 「형사소송법」 제222조 제1항에 따라 검시(檢屍)를 하는 지방검찰청검사**(검안서에 한한다)**에게 교부하거나 발송**(전자처방전에 한한다)**하지 못한다.** 다만, 진료 중이던 환자가 최종 진료 시부터 48시간 이내에 사망한 경우에는 다시 진료하지 아니하더라도 진단서나 증명서를 내줄 수 있으며, 환자 또는 사망자를 직접 진찰하거나 검안한 의사·치과의사 또는 한의사가 부득이한 사유로 진단서·검안서 또는 증명서를 내줄 수 없으면 같은 의료기관에 종사하는 다른 의사·치과의사 또는 한의사가 환자의 진료기록부 등에 따라 내줄 수 있다(의료법 제17조 제1

---

25 의료법 제90조.

항). 만약 장애인들을 직접 진료한 후 장애인 보장구 처방전 및 보장구 검수확인서를 직접 작성하지 아니하고 비의료인(의료기상사 대표)에게 작성하도록 하여 서명날인하여 교부해 주거나, 진료하지 아니한 장애인들에게 보장구처방전 및 검수확인서를 허위로 발급한다면 의료법 제17조 제1항에 위배하게 될 것이다. 의료법상 환자가 처방전을 교부받으려면 의료기관에 내원하여 해당 의사의 진찰을 받은 후 가능하다. 다만, 진료했던 환자로서 동일한 질환으로 장기간 같은 처방을 받아오던 바이며, 환자의 상태가 거동이 불가능한 상태로 환자를 진찰하였던 의사가 보호자를 대리상담하여 처방하더라도 의학적으로 생명·신체·건강에 위험성이 없다고 판단되는 경우에는 보호자를 대신 상담하고 처방전을 교부할 수도 있을 것이다. 하지만 상기 환자일지라도 가족이 아닌 제3자가 요청하는 경우 또는 다른 질환 증상이 있는 경우에는 처방전 교부가 불가할 것이다. 따라서 환자 진료 후 환자가 진단서·증명서 등을 요청할 경우 정당한 사유가 없는 한 교부에 응하여야 하며, 환자의 가족, 환자가 지정한 대리인 등이 증명서 등을 요청할 경우에는 진료기록열람·사본교부와 마찬가지로 위임장, 신분확인 등을 거친 후 진료확인서 등을 교부하여야 한다. 이와 같은 신분확인에 필요한 제출서류 등은 환자의 비밀이나 개인정보가 무단 유출되어 피해를 입는 경우를 방지하는 선에서 의료기관에서 자체 확인서류 등을 정하여 합리적으로 운영할 수 있을 것이다.

(2) 의료업에 종사하고 **직접 조산한 의사·한의사 또는 조산사가 아니면** 출생·사망 또는 사산 증명서를 내주지 못한다. 다만, 직접 조산한 의사·한의사 또는 조산사가 부득이한 사유로 증명서를 내줄 수 없으면 같은 의료기관에 종사하는 다른 의사·한의사 또는 조산사가 진료기록부 등에 따라 증명서를 내줄 수 있다(의료법 제17조 제2항).

(3) 의사·치과의사 또는 한의사는 자신이 진찰하거나 검안한 자에 대한 진단서·검안서 또는 증명서 **교부를 요구받은 때에는 정당한 사유 없이 거부하지 못한다**(의료법 제17조 제3항). 또한 의료법 제12조 제1항에 의하면 의료인이 하는 의료·조산·간호 등 의료기술의 시행(이하 "의료행위"라 한다)에 대하여는 이 법이나 다른 법령에 따로 규정된 경우 외에는 누구든지 간섭하지 못한다고 규정하고 있다. 따라서 의사가 환자를 진료 후 작성하여 교부한 진단서에 대한 궁금증은 진료의사에게 문의하여 알아볼 수는 있을 것이나, 의사의 전문적인 판단에 의하여 작성된 진단서 내용은 보호되어 누구나 간섭할 수 없는 사항이다.

(4) 의사·한의사 또는 조산사는 자신이 조산(助産)한 것에 대한 출생·사망 또는 사산 증명서 **교부를 요구받은 때**에는 정당한 사유 없이 **거부하지 못한다**(의료법 제17조 제4항).

(5) 제1항부터 제4항까지의 규정에 따른 진단서, 증명서의 서식·기재사항, 그 밖에 필요한 사항은 보건복지부령으로 정한다(의료법 제17조 제5항).

(6) 진단서의 기재 사항(의료법 시행규칙 제9조)

1) 법 제17조 제1항에 따라 **의사·치과의사 또는 한의사가 발급하는 진단서**에는 별지 제5호의2서식에 따라 다음 각 호의 사항을 적고 서명 날인하여야 한다(의료법 시행규칙 제9조 제1항).

1. 환자의 성명, 주민등록번호 및 주소
2. 병명 및 「통계법」 제22조 제1항 전단에 따른 한국표준질병·사인 분류에 따른 질병분류기호(이하 "질병분류기호"라 한다)
3. 발병 연월일 및 진단 연월일
4. 치료 내용 및 향후 치료에 대한 소견
5. 입원·퇴원 연월일
6. 의료기관의 명칭·주소, 진찰한 의사·치과의사 또는 한의사(부득이한 사유로 다른 의사 등이 발급하는 경우에는 발급한 의사 등을 말한다)의 성명·면허자격·면허번호

2) 질병의 원인이 **상해(傷害)로 인한 것인 경우**에는 제1항 각 호의 사항 외에 다음 각 호의 사항을 적어야 한다(의료법 시행규칙 제9조 제2항).[26]

1. 상해의 원인 또는 추정되는 상해의 원인
2. 상해의 부위 및 정도
3. 입원의 필요 여부
4. 외과적 수술 여부
5. 합병증의 발생 가능 여부
6. 통상 활동의 가능 여부
7. 식사의 가능 여부
8. 상해에 대한 소견
9. 치료기간

3) 제1항의 병명 기재는 「통계법」 제22조 제1항 전단에 따라 고시된 한국표준질병·사인 분류에 따른다(의료법 시행규칙 제9조 제3항).

4) **진단서에는 연도별로 그 종류에 따라 일련번호를 붙이고 진단서를 발급한 경우에는 그 부본(副本)을 갖추어 두어야 한다.**[27]

※사망진단서 등(의료법 시행규칙 제10조)

법 제17조 제1항에 따라 **의사·치과의사 또는 한의사**가 발급하는 사망진단서 또는 시체검안서는 별지 제6호서식에 따른다.

---

26 상해진단서의 경우 상해일, 진단일 및 진단서 발급일이 동일자로 되어 교부됨이 가장 정확하다 할 수 있으나 상해일과 진단일, 발급일이 동일하지 아니할 수도 있다.
27 그러나 진단서 부본을 비치하지 아니한다 하여 의사가 교부한 상해진단서의 법적 효력이 없다고 할 수는 없을 것이다.

법 제17조 제2항에 따라 **의사 · 한의사 또는 조산사가 발급하는 출생증명서**는 별지 제7호서식에 따르고, **사산(死産) 또는 사태(死胎) 증명서**는 별지 제8호서식에 따른다.

【벌칙】

의료법 제17조 제1항 및 제2항(제1항 단서 후단과 제2항 단서는 제외한다)을 위반하여 환자를 직접 진찰하지 아니하고, 진단서 · 처방전 등을 발급한 자는 1년 이하의 징역이나 1천만원 이하의 벌금에 처한다.[28] 의료법 제17조 제3항 또는 제4항을 위반하여 정당한 이유 없이 진단서 · 검안서 또는 증명서의 발급 요구를 거절한 자는 500만원 이하의 벌금에 처한다.[29]

【행정처분】

의료법 제17조 제1항 또는 제2항을 위반하여 진단서 · 검안서 · 증명서 또는 처방전을 발급한 경우에는 **자격정지 2개월에 처한다.**[30] 의료법 제17조 제1항 또는 제2항에 따른 진단서 · 검안서 또는 증명서를 **거짓으로 작성하여** 발급한 경우에는 **자격정지 3개월에 처한다.**[31] 의료법 제17조 제3항 또는 제4항을 위반하여 **정당한 이유 없이** 진단서 · 검안서 또는 증명서의 발급 요구를 **거절한 경우에는 자격정지 1개월에 처한다.**[32]

> **case** 의료인이 자신에게 발행한 진단서가 법률적 효력을 가질 수 있는지 여부
>
> 의료법 제17조에 따른 진단서라 함은 환자에 대하여 의사 등이 진단한 결과에 관한 판단을 표시하는 것으로서 사람의 건강상태를 증명하고 민·형사책임을 판단하는 것으로서 그 정확성과 객관성이 담보되어야 할 것으로, 의사가 자신을 환자로 하여 자가 발급한 진단서는 객관성이 담보되었다 할 수 없을 것이다. 또한 이는 의사가 환자를 진찰하거나 검사한 결과를 종합하여 생명이나 건강상태 등을 증명하기 위하여 작성한 의학적인 판단서로서, 의사와 환자가 별개로 존재함을 전제로 하고 있으므로 의사와 환자가 별개로 존재하지 아니한 자가진단서는 그 효력이 인정되지 않는다.

4. 처방전 작성과 교부

(1) 의사나 치과의사는 환자에게 의약품을 투여할 필요가 있다고 인정하면 「약사법」에

---

28 의료법 제89조 제1항.
29 의료법 제90조.
30 의료법 제66조 제1항 제10호, 의료법 제68조 및 의료관계행정처분규칙 별표 행정처분기준(제4조 관련).
31 의료법 제66조 제1항 제3호, 의료법 제68조 및 의료관계행정처분규칙 별표 행정처분기준(제4조 관련).
32 의료법 제66조 제1항 제10호, 의료법 제68조 및 의료관계행정처분규칙 별표 행정처분기준(제4조 관련).

따라 자신이 직접 의약품을 조제할 수 있는 경우가 아니면 보건복지부령으로 정하는 바에 따라 <u>처방전을 작성</u>하여 환자에게 내주거나 발송(전자처방전만 해당된다)하여야 한다(의료법 제18조 제1항).

(2) 처방전의 서식, 기재사항, 보존, 그 밖에 필요한 사항은 보건복지부령으로 정한다(의료법 제18조 제2항). 처방전에는 의약품을 기재하는 것이 타당하며, 의약외품의 경우 처방전 기재사항에 포함되지 않는다.

(3) 처방전의 기재 사항 등(의료법 시행규칙 제12조)

  1) 법 제18조에 따라 **의사나 치과의사는** 환자에게 처방전을 발급하는 경우에는 별지 제9호서식의 **처방전**에 다음 각 호의 사항을 적은 후 서명(「전자서명법」에 따른 공인전자서명을 포함한다)하거나 도장을 찍어야 한다. 다만, <u>제3호의 사항은 환자가 요구한 경우에는 적지 아니한다</u>(의료법 시행규칙 제12조 제1항).

> 1. 환자의 성명 및 주민등록번호
> 2. 의료기관의 명칭, 전화번호 및 팩스번호
> 3. <u>질병분류기호</u>
> 4. **의료인의 성명 · 면허종류 및 번호**
> 5. **처방 의약품의 명칭(일반명칭, 제품명이나 「약사법」 제51조에 따른 대한민국약전에서 정한 명칭을 말한다) · 분량 · 용법 및 용량**
> 6. **처방전 발급 연월일 및 사용기간**
> 7. **의약품 조제시 참고 사항**
> 8. 「국민건강보험법 시행령」 별표 2에 따라 건강보험 가입자 또는 피부양자가 요양급여 비용의 일부를 부담하는 행위 · 약제 및 치료재료에 대하여 보건복지부장관이 정하여 고시하는 본인부담 구분기호
> 9. 「의료급여법 시행령」 별표 1 및 「의료급여법 시행규칙」 별표 1의2에 따라 수급자가 의료급여 비용의 전부 또는 일부를 부담하는 행위 · 약제 및 치료재료에 대하여 보건복지부장관이 정하여 고시하는 본인부담 구분기호

  2) <u>의사나 치과의사는 환자에게 처방전 2부를 발급하여야 한다.</u> 다만, 환자가 그 처방전을 추가로 발급하여 줄 것 을 요구하는 경우에는 환자가 원하는 약국으로 팩스 · 컴퓨터 통신 등을 이용하여 송부할 수 있다(의료법 시행규칙 제12조 제2항).

  3) <u>의사나 치과의사는 환자를 치료하기 위하여 필요하다고 인정되면 다음 내원일(內院日)에 사용할 의약품에 대하여 미리 처방전을 발급할 수 있다</u>(의료법 시행규칙 제12조 제3항).

  4) 제1항부터 제3항까지의 규정은 「약사법」 제23조 제4항에 따라 의사나 치과의사 자신이 직접 조제할 수 있음에도 불구하고 처방전을 발행하여 환자에게 발급하려는 경우에 준용한다(의료법 시행규칙 제12조 제4항).

(4) 누구든지 정당한 사유 없이 전자처방전에 저장된 개인정보를 탐지하거나 누출 · 변

조 또는 훼손하여서는 아니 된다(의료법 제18조 제3항).

(5) 처방전을 발행한 의사 또는 치과의사(처방전을 발행한 한의사를 포함한다)는 **처방전에 따라 의약품을 조제하는 약사 또는 한약사가 「약사법」 제26조 제2항에 따라 문의한때 즉시 이에 응하여야 한다. 다만, 다음 각 호의 어느 하나에 해당하는 사유로 약사 또는 한약사의 문의에 응할 수 없는 경우 사유가 종료된 때 즉시 이에 응하여야 한다**(의료법 제18조 제4항).

1. 「응급의료에 관한 법률」 제2조 제1호에 따른 응급환자를 진료 중인 경우(의료법 제18조 제4항 제1호)
2. 환자를 수술 또는 처치 중인 경우(의료법 제18조 제4항 제2호)
3. 그 밖에 약사의 문의에 응할 수 없는 정당한 사유가 있는 경우(의료법 제18조 제4항 제3호)

(6) 의사, 치과의사 또는 한의사가 「약사법」에 따라 자신이 직접 의약품을 조제하여 환자에게 그 의약품을 내어주는 경우에는 그 약제의 용기 또는 포장에 환자의 이름, 용법 및 용량, 그 밖에 보건복지부령으로 정하는 사항을 적어야 한다. 다만, 급박한 응급의료 상황 등 환자의 진료 상황이나 의약품의 성질상 그 약제의 용기 또는 포장에 적는 것이 어려운 경우로서 보건복지부령으로 정하는 경우에는 그러하지 아니하다(의료법 제18조 제5항). 한편 의료기관 내 처방의 경우 처방전 발행 여부에 대하여 별도로 규정되어 있지 않으므로, EMR시스템 등에 의한 처방지시서 등으로 처방이 가능하다. 즉, 의료법시행 규칙 제12조에 의한 별표9의 처방전 발행을 요하지는 않는다.

【벌칙】

제18조 제3항을 위반하여 전자처방전에 저장된 개인정보를 탐지하거나 누출·변조 또는 훼손한 자는 5년 이하의 징역이나 5천만원 이하의 벌금에 처한다.[33] 제18조 제4항을 위반하여 약사 또는 한의사의 문의에 즉시 응하지 아니한 자는 500만원 이하의 벌금에 처한다.[34]

【행정처분】

의료법 제18조를 위반하여 **처방전을 환자에게 발급하지 아니한 경우에는 1차 위반: 자격정지 15일, 2차 위반: 자격정지 1개월**(1차처분일로부터 2년 이내에 다시 위반한 경우)에 처한다.[35]

---

33 의료법 제87조 제2항 2호.
34 의료법 제90조.
35 의료법 제66조 제1항 제10호, 의료법 제68조 및 의료관계행정처분규칙 별표 행정처분기준(제4조 관련).

■ 의료법 시행규칙 [별지 제9호서식]

처 방 전
[ ]건강보험 [ ]의료급여 [ ]산업재해보험 [ ]자동차보험 [ ]기타(   )

※ [ ]에는 해당되는 곳에 "✔"표시를 합니다.

요양기관기호:

발급 연월일 및 번호		년 월 일 - 제 호		의료기관	명 칭	
환자	성 명				전화번호	( )
	주민등록번호		-		팩스번호	
질병분류기호			처방의료인의성명		(서명 또는 날인)	면허종류
						면허번호 제 호

※ 환자가 요구하면 질병분류기호를 적지 않습니다.

처방 의약품의 명칭 및 코드	1회 투약량	1일 투여횟수	총 투약일수	본인부담률 구분코드	용 법
					매 식(전, 간, 후) 시 분 복용

주사제 처방명세([ ]원 내 조제, [ ]원 외 처방)		조제 시 참고 사항	본인부담 구분기호

사용기간	발급일부터 ( )일간	사용기간 내에 약국에 제출하여야 합니다.

의약품 조제 명세

조제명세	조제기관의 명칭		처방의 변경·수정·확인·대체 시 그 내용 등
	조제약사	성명 (서명 또는 인)	
	조제량 (조제일수)		
	조제연월일		

항목설명	1. 본인부담률 구분코드:「국민건강보험법 시행령」별표2 제4호 및 제6호에 따른 약제를 처방한 경우 본인이 부담할 비용의 부담률에 부여된 해당 구분코드를 적습니다. (구분코드) ■ A: 100분의 50 본인부담, B: 100분의 80 본인부담, D: 100분의 30 본인부담 ■ U: 건강보험(의료급여) 100분의100 본인부담, V: 보훈 등 100분의100 본인부담, W: 비급여(보훈만 해당) 2. 본인부담 구분기호:「본인일부부담금 산정특례에 관한 기준」등 보건복지부장관이 정하여 고시하는 본인부담 산정특례 대상 특정기호 등을 적습니다.

210mm×297mm[일반용지 70g/㎡(재활용품)]

5. 의약품정보의 확인

(1) 의사 및 치과의사는 제18조에 따른 처방전을 작성하거나 「약사법」 제23조 제4항에 따라 의약품을 자신이 직접 조제하는 경우에는 다음 각 호의 정보(이하 "의약품정보"라 한다)를 미리 확인하여야 한다(의료법 제18조의 2 제1항).

1. 환자에게 처방 또는 투여되고 있는 의약품과 동일한 성분의 의약품인지 여부(의료법 제18조의 2 제1항 제1호)
2. 식품의약품안전처장이 병용금기, 특정연령대 금기 또는 임부금기 등으로 고시한 성분이 함되는지 여부(의료법 제18조의 2 제1항 제2호)
3. 그 밖에 보건복지부령으로 정하는 정보(의료법 제18조의 2 제1항 제3호)

(2) 제1항에도 불구하고 의사 및 치과의사는 급박한 응급의료상황 등 의약품정보를 확인할 수 없는 정당한 사유가 있을 때에는 이를 확인하지 아니할 수 있다(의료법 제18조의 2 제2항).

(3) 제1항에 따른 의약품정보의 확인방법 · 절차, 제2항에 따른 의약품정보를 확인할 수 없는 정당한 사유 등은 보건복지부령으로 정한다(의료법 제18조의 2 제3항).

6. 정보 누설 금지

(1) 의료인이나 의료기관 종사자는 이 법이나 다른 법령에 특별히 규정된 경우 외에는 의료 · 조산 또는 간호업무나 제17조에 따른 진단서 · 검안서 · 증명서 작성 · 교부 업무, 제18조에 따른 처방전 작성 · 교부 업무, 제21조에 따른 진료기록 열람 · 사본 교부 업무, 제22조 제2항에 따른 진료기록부등 보존 업무 및 제23조에 따른 전자의무기록 작성 · 보관 · 관리 업무를 하면서 알게 된 다른 사람의 정보를 누설하거나 발표하지 못한다(의료법 제19조 제1항).

(2) 제58조 제2항에 따라 의료기관 인증에 관한 업무에 종사하는 자 또는 종사하였던 자는 그 업무를 하면서 알게 된 정보를 다른 사람에게 누설하거나 부당한 목적으로 사용하여서는 아니 된다(의료법 제19조 제2항). 따라서 의료기관 또는 약국에서 환자의 진료나 처방 등과 직접 관련 없이 특정 환자의 진료내역을 전화로 문의시 이에 응하여 환자의 진료내역 등을 공개하는 것은 상기법령에 위배될 수 있다.

【벌칙】
제19조를 위반한 자: 3년 이하의 징역이나 3천만원이하의 벌금(공소는 고소가 있어야 함)에 처한다.[36]

---

36 의료법 제88조 제1호.

법 제19조를 위반하여 의료·조산 또는 간호를 하면서 알게 된 다른 사람의 비밀을 누설하거나 발표하여 선고유예의 판결을 받거나 벌금형의 선고를 받은 자는 자격정지 2개월에 처한다.[37]

7. 태아 성 감별 행위 등 금지

(1) 의료인은 태아 성 감별을 목적으로 임부를 진찰하거나 검사하여서는 아니 되며, 같은 목적을 위한 다른 사람의 행위를 도와서도 아니 된다(의료법 제20조 제1항).

(2) 의료인은 임신 32주 이전에 태아나 임부를 진찰하거나 검사하면서 알게 된 태아의 성(性)을 임부, 임부의 가족, 그 밖의 다른 사람이 알게 하여서는 아니 된다(의료법 제20조 제2항).

【벌칙】
제20조를 위반한 자는 2년 이하의 징역이나 2천만원 이하의 벌금에 처한다.[38]

【행정처분】
보건복지부장관은 의료인이 법 제20조를 위반하여 태아의 성 감별행위 등을 한 경우에는 1년의 범위에서 면허자격을 정지시킬 수 있다. 이 경우 의료기술과 관련한 판단이 필요한 사항에 관하여는 관계 전문가의 의견을 들어 결정할 수 있다.[39] **의료법 제20조를 위반하여 태아의 성 감별 행위 등을 한 경우에는 자격정지 3개월에 처한다.**[40]

의료법 제20조와 관련하여, 헌법재판소에서는 "태아의 성감별 고지를 무조건 금지한 조항은 시대의 변화에 맞지 않고 의료인의 직업 환경 자유와 임부의 알권리 등을 침해한다"며 헌법불합치 결정을 내리고 의료법 제20조 제2항을 입법자가 2009년 12월 31일까지 개정하고 그때까지는 잠정 적용하라고 선고한 바 있다.[41]

---

37 의료법 제66조 제1항 제10호, 의료법 제68조 및 의료관계행정처분규칙 별표 행정처분기준(제4조 관련).
38 의료법 제88조의2.
39 의료법 제66조 제1항 제4호.
40 의료법 제66조 제1항 제4호, 의료법 제68조 및 의료관계행정처분규칙 별표 행정처분기준(제4조 관련).
41 2008.7.31, 2005헌바90 참조.

Q1. 다른 의료기관으로 환자이동 시 진료거부 행위가 되는 것은?

① 위급한 응급 환자를 돌보기 위해, 먼저 왔으나 응급이 아닌 경우

② 예약한 시간을 1시간 초과한 진료 시간에 방문한 경우

③ 격리 시설이 없는 경우, 격리 요하는 전염병 환자

④ 진료받기 거부하는 환자

⑤ 중환자실에 입원할 침상이 없는데, 수술 후 중환자실에 입원이 필요한 환자

해설

※ 보건복지부는 정당한 사유로 다음과 같은 사항을 예시하고 있다.

일단 진료한 환자의 상태를 보아 의사가 의학적인 판단에 따라 퇴원 또는 타 의료기관 진료를 권유하는 행위를 진료거부로 보기는 어렵다(2000. 6. 2. 의정 65507-704).

① 의사가 부재중이거나 신병으로 인하여 진료를 행할 수 없는 상황인 경우

② 병상, 의료인력, 의약품, 치료재료 등 시설 및 인력 등이 부족하여 새로운 환자를 받아들일 수 없는 경우

③ 의원 또는 외래진료실에서 예약환자 진료 일정 때문에 당일 방문 환자에게 타 의료기관 이용을 권유할 수밖에 없는 경우

④ 의사가 타 전문과목 영역 또는 고난이도의 진료를 수행할 전문지식 또는 경험이 부족한 경우

⑤ 타 의료인이 환자에게 기 시행한 치료(투약, 시술, 수술 등) 사항을 명확히 알 수 없는 등 의학적 특수성 등으로 인하여 새로운 치료가 어려운 경우

⑥ 환자가 의료인의 치료방침에 따를 수 없음을 천명하여 특정 치료의 수행이 불가하거나, 환자가 의료인으로서의 양심과 전문지식에 반하는 치료방법을 의료인에게 요구하는 경우

⑦ 환자 또는 보호자 등이 해당 의료인에 대하여 모욕죄, 명예훼손죄, 폭행죄, 업무방해죄에 해당될 수 있는 상황을 형성하여 의료인이 정상적 인 의료행위를 행할 수 없도록 하는 경우

⑧ 더 이상의 입원치료가 불필요함 또는 대학병원급 의료기관에서의 입원 치료는 필요치 아니함을 의학적으로 명백히 판단할 수 있는 상황에서, 환자에게 가정요양 또는 요양병원·1차 의료기관·요양시설 등의 이용을 충분한 설명과 함께 권유하고 퇴원을 지시하는 경우

Q2. 환자를 직접 진찰한 의사가 해외 출장으로 진단서를 발급할 수 없는 경우 진단서를 발급할 수 있는 사람?

① 병원협회장   ② 의사 협회장

③ 관할보건소장   ④ 관할보건소장이 지정하는 의사

⑤ 같은 의료기관에 종사하는 동료의사

해설

Q3. 폐암 말기로 입원했던 A 환자의 배우자가 의료기관을 찾아와 사망진단서 교부를 요구하였다. A 환자는 가망 없는 퇴원(hopeless discharge)을 하였으며 이후 46시간 만에 사망하였다고 한다. 이때 진료를 담당했던 의사가 해야 할 옳은 조치는?

① 사망진단서를 교부한다.

② 가망 없는 퇴원이라는 확인서를 작성해 준다.

③ 시체를 검안한 후 시체검안서를 교부해 준다.

④ 시체를 검안한 후 사망증명서를 교부해 준다.

⑤ 병원내 사망이 아니므로 사망진단서를 교부할 수 없다고 설명한다.

해설

§의료법 제17조(진단서 등)   ① 다만, 진료 중이던 환자가 최종 진료 시부터 48시간 이내에 사망한 경우에는 다시 진료하지 아니하더라도 진단서나 증명서를 내줄 수 있으며, 환자 또는 사망자를 직접 진찰하거나 검안한 의사·치과의사 또는 한의사가 부득이한 사유로 진단서·검안서 또는 증명서를 내줄 수 없으면 같은 의료기관에 종사하는 다른 의사·치과의사 또는 한의사가 환자의 진료기록부 등에 따라 내줄 수 있다

Q4. 의사가 상해진단서 작성 시 추가 기입할 사항은?

① 향후 치료에 대한 소견   ② 추정의료비   ③ 진단연월일

④ 병명   ⑤ 치료기간

해설

§의료법 시행규칙 제9조(진단서의 기재 사항)   ② 질병의 원인이 상해(傷害)로 인한 것인 경우에는 별지 제5호의3서식에 따라 제1항 각 호의 사항 외에 다음 각 호의 사항을 적어야 한다.

1. 상해의 원인 또는 추정되는 상해의 원인

2. 상해의 부위 및 정도

3. 입원의 필요 여부

4. 외과적 수술 여부

5. 합병증의 발생 가능 여부

6. 통상 활동의 가능 여부

7. 식사의 가능 여부

8. 상해에 대한 소견

9. 치료기간

Q5. 질병의 원인이 상해로 인한 경우 진단서 기재사항 이외에 상해진단서에 추가로 적
어야 할 사항이 아닌 것은?

① 치료 내용　　　　　② 외과적 수술여부　　　　③ 식사의 가능여부
④ 상해에 대한 소견　　⑤ 치료기관

Q6. 상해 진단서의 기재 사항으로 옳지 않은 것은?

① 외과적 수술 여부　　　　　② 상해의 부위 및 정도
③ 합병증의 발생 가능 여부　　④ 가해자의 성명
⑤ 통상활동의 가능 여부

Q7. 의사 A는 자신이 진료한 후천성면역결핍증 환자에게 처방전을 작성하여 내주었다.
환자가 요구할 경우 처방전에 적지 않아야 할 사항은?

① 환자의 성명, 주민등록번호 및 주소
② 의료기관의 명칭, 전화번호 및 팩스번호
③ 의료인의 성명·면허종류 및 번호
④ 처방전 발급 연월일 및 사용기간
⑤ 진단에 따른 질병분류기호

해 설
§의료법 제12조(처방전의 기재 사항 등)　① 법 제18조에 따라 의사나 치과의사는 환자에
게 처방전을 발급하는 경우에는 별지 제9호서식의 처방전에 다음 각 호의 사항을 적은 후 서
명(「전자서명법」에 따른 공인전자서명을 포함한다)하거나 도장을 찍어야 한다. 다만, 제3호
의 사항은 환자가 요구한 경우에는 적지 아니한다.
1. 환자의 성명 및 주민등록번호
2. 의료기관의 명칭, 전화번호 및 팩스번호
3. 질병분류기호
4. 의료인의 성명·면허종류 및 번호
5. 처방 의약품의 명칭(일반명칭, 제품명이나 「약사법」 제51조에 따른 대한민국약전에서 정
한 명칭을 말한다)·분량·용법 및 용량
6. 처방전 발급 연월일 및 사용기간
7. 의약품 조제시 참고 사항
8. 「국민건강보험법 시행령」 별표 2에 따라 건강보험 가입자 또는 피부양자가 요양급여 비

용의 일부를 부담하는 행위·약제 및 치료재료에 대하여 보건복지부장관이 정하여 고시하는 본인부담 구분기호

9. 「의료급여법 시행령」 별표 1 및 「의료급여법 시행규칙」 별표 1의2에 따라 수급자가 의료급여 비용의 전부 또는 일부를 부담하는 행위·약제 및 치료재료에 대하여 보건복지부장관이 정하여 고시하는 본인부담 구분기호

Q8. 의사 A는 감기환자를 진료한 후 처방전을 발행하였다. 처방전에 따라 의약품을 조제하는 약사가 처방전에 표시된 약제의 용량이 의심되어 전화로 의사 '갑'에게 이를 문의하였다. 의사 A가 다른 환자를 처치 중인 경우 해야 하는 조치는?

① 처방전 환수 통보 후 의약품을 직접 투약

② 다른 환자의 처치를 마친 후 즉시 문의에 응함

③ 처방은 의사의 권한으로 문의에 응할 필요 없음

④ 식품의약품안전처에 의약품정보를 확인하도록 알려줌

⑤ 건강보험심사평가원에 요양급여기준을 확인하도록 알려줌

해 설

§의료법 제18조의2(의약품정보의 확인) ① 의사 및 치과의사는 제18조에 따른 처방전을 작성하거나 「약사법」 제23조 제4항에 따라 의약품을 자신이 직접 조제하는 경우에는 다음 각 호의 정보(이하 "의약품정보"라 한다)를 미리 확인하여야 한다.

1. 환자에게 처방 또는 투여되고 있는 의약품과 동일한 성분의 의약품인지 여부

2. 식품의약품안전처장이 병용금기, 특정연령대 금기 또는 임부금기 등으로 고시한 성분이 포함되는지 여부

3. 그 밖에 보건복지부령으로 정하는 정보

② 제1항에도 불구하고 의사 및 치과의사는 급박한 응급의료상황 등 의약품정보를 확인할 수 없는 정당한 사유가 있을 때에는 이를 확인하지 아니할 수 있다.

③ 제1항에 따른 의약품정보의 확인방법·절차, 제2항에 따른 의약품정보를 확인할 수 없는 정당한 사유 등은 보건복지부령으로 정한다.

Q9. 의사가 임부를 검사하면서 알게 된 태아의 성(性)을 임부 및 그 가족에게 알려 줄 수 있는 경우는?

① 태아가 쌍태아인 경우

② 임신 32주를 경과한 경우

③ 의료인 1인 이상이 동의한 경우

④ 임산부가족이외 자에게 누설하지 않겠다는 동의를 받은 경우

⑤ 임부 및 그 가족이 낙태하지 않겠다는 서약서 작성한 경우

§의료법 제20조(태아 성 감별 행위 등 금지)   ① 의료인은 태아 성 감별을 목적으로 임부를 진찰하거나 검사하여서는 아니 되며, 같은 목적을 위한 다른 사람의 행위를 도와서도 아니 된다.

② 의료인은 임신 32주 이전에 태아나 임부를 진찰하거나 검사하면서 알게 된 태아의 성(性)을 임부, 임부의 가족, 그 밖의 다른 사람이 알게 하여서는 아니 된다.

Q10. 의사 A는 임신 20주 임부의 양수검사를 하면서 태아의 성별을 확인하였다. 임부의 가족이 태아의 성별을 알고자 하는 경우 의사 A가 취할 수 있는 합법적인 행동은?

① 알려 줘서는 안 됨

② 아무 조건 없이 알려 줌

③ 임부의 동의를 얻고 알려 줌

④ 배우자의 동의를 얻고 알려 줌

⑤ 임신 30주에 초음파검사를 시행한 후 알려 줌

8. 기록 열람 등

(1) 환자는 의료인, 의료기관의 장 및 의료기관 종사자에게 본인에 관한 기록(추가기재·수정된 경우 추가기재·수정된 기록 및 추가기재·수정 전의 원본을 모두 포함한다. 이하 같다)의 **전부 또는 일부에 대하여 열람 또는 그 사본의 발급 등 내용의 확인을 요청할 수 있다. 이 경우 의료인, 의료기관의 장 및 의료기관 종사자는 정당한 사유가 없으면 이를 거부하여서는 아니 된다**(의료법 제21조 제1항).

(2) 의료인, 의료기관의 장 및 의료기관 종사자는 환자가 아닌 다른 사람에게 환자에 관한 기록을 열람하게 하거나 그 사본을 내주는 등 내용을 확인할 수 있게 하여서는 아니 된다(의료법 제21조 제2항).

(3) 제2항에도 불구하고 의료인, 의료기관의 장 및 의료기관 종사자는 다음 각 호의 어느 하나에 해당하면 그 기록을 열람하게 하거나 그 사본을 교부하는 등 그 내용을 확인할 수 있게 하여야 한다. 다만, 의사·치과의사 또는 한의사가 환자의 진료를 위하여 불가피하다고 인정한 경우에는 그러하지 아니하다(의료법 제21조 제3항).

1. 환자의 배우자, 직계 존속·비속, 형제·자매(환자의 배우자 및 직계 존속·비속, 배우자의 직계존속이 모두 없는 경우에 한정한다) 또는 배우자의 직계 존속이 환자 본인의 동의서와 친족관계임을 나타내는 증명서 등을 첨부하는 등 보건복지부령으로 정하는 요건을 갖추어 요청한 경우(의료법 제21조 제3항 제1호)

2. 환자가 지정하는 대리인이 환자 본인의 동의서와 대리권이 있음을 증명하는 서류를 첨부 하는 등 보건복지부령으로 정하는 요건을 갖추어 요청한 경우(의료법 제21조 제3항 제2호)

3. 환자가 사망하거나 의식이 없는 등 환자의 동의를 받을 수 없어 환자의 배우자, 직계 존속·비속, 형제·자매(환자의 배우자 및 직계 존속·비속, 배우자의 직계존속이 모두 없는 경우에 한정한다) 또는 배우자의 직계 존속이 친족관계임을 나타내는 증명서 등을 첨부하는 등 보건복지부령으로 정하는 요건을 갖추어 요청한 경우(의료법 제21조 제3항 제3호)

4. 「국민건강보험법」 제14조, 제47조, 제48조 및 제63조에 따라 급여비용 심사·지급·대상여부 확인·사후관리 및 요양급여의 적정성 평가·가감지급 등을 위하여 국민건강보험공단 또는 건강보험심사평가원에 제공하는 경우(의료법 제21조 제3항 제4호)

5. 「의료급여법」 제5조, 제11조, 제11조의3 및 제33조에 따라 의료급여 수급권자 확인, 급여비용의 심사·지급, 사후관리 등 의료급여 업무를 위하여 보장기관(시·군·구), 국민건강보험공단, 건강보험심사평가원에 제공하는 경우(의료법 제21조 제3항 제5호)

6. 「형사소송법」 제106조, 제215조 또는 제218조에 따른 경우(의료법 제21조 제3항 제6호)

7. 「민사소송법」 제347조에 따라 문서제출을 명한 경우(의료법 제21조 제3항 제7호)

8. 「산업재해보상보험법」 제118조에 따라 근로복지공단이 보험급여를 받는 근로자를 진료한 산재보험 의료기관(의사를 포함한다)에 대하여 그 근로자의 진료에 관한보고 또는 서류 등 제출을 요구하거나 조사하는 경우(의료법 제21조 제3항 제8호)

9. 「자동차손해배상 보장법」 제12조 제2항 및 제14조에 따라 의료기관으로부터 자동차보험 진료수가를 청구 받은 보험회사 등이 그 의료기관에 대하여 관계 진료기록의 열람을 청구한 경우(의료법 제21조 제3항 제9호)

10. 「병역법」 제11조의2에 따라 지방병무청장이 병역판정검사와 관련하여 질병 또는 심신장애의 확인을 위하여 필요하다고 인정하여 의료기관의 장에게 병역판정검사대상자의 진료기록·치료 관련 기록의 제출을 요구한 경우(의료법 제21조 제3항 제10호)

11. 「학교안전사고 예방 및 보상에 관한 법률」 제42조에 따라 공제회가 공제급여의 지급 여부를 결정하기 위하여 필요하다고 인정하여 「국민건강보험법」 제42조에 따른 요양기관에 대하여 관계 진료기록의 열람 또는 필요한 자료의 제출을 요청하는 경우(의료법 제21조 제3항 제11호)

12. 「고엽제후유의증 등 환자지원 및 단체설립에 관한 법률」 제7조 제3항에 따라 의료기관의 장이 진료기록 및 임상소견서를 보훈병원장에게 보내는 경우(의료법 제21조 제3항 제12호)

13. 「의료사고 피해구제 및 의료분쟁 조정 등에 관한 법률」 제28조 제1항 또는 제3항에 따른 경우(의료법 제21조 제3항 제13호)

14. 「국민연금법」 제123조에 따라 국민연금공단이 부양가족연금, 장애연금 및 유족연금 급여의 지급심사와 관련하여 가입자 또는 가입자였던 사람을 진료한 의료기관에 해당 진료에 관한 사항의 열람 또는 사본 교부를 요청하는 경우(의료법 제21조 제3항 제14호)

14의2. 다음 각 목의 어느 하나에 따라 공무원 또는 공무원이었던 사람을 진료한 의료기관에 해당 진료에 관한 사항의 열람 또는 사본 교부를 요청하는 경우(의료법 제21조 제3항 제14의

2호)

　가.「공무원연금법」제92조에 따라 인사혁신처장이 퇴직유족급여 및 비공무상장해급여와 관련하여 요청하는 경우

　나.「공무원연금법」제93조에 따라 공무원연금공단이 퇴직유족급여 및 비공무상장해급여와 관련하여 요청하는 경우

　다.「공무원 재해보상법」제57조 및 제58조에 따라 인사혁신처장(같은 법 제61조에 따라 업무를 위탁받은 자를 포함한다)이 요양급여, 재활급여, 장해급여, 간병급여 및 재해유족급여와 관련하여 요청하는 경우

14의3.「사립학교교직원 연금법」제19조 제4항 제4호의2에 따라 사립학교교직원연금공단이 요양급여, 장해급여 및 재해유족급여의 지급심사와 관련하여 교직원 또는 교직원이었던 자를 진료한 의료기관에 해당 진료에 관한 사항의 열람 또는 사본 교부를 요청하는 경우(의료법 제21조 제3항 제14의3호)

15.「장애인복지법」제32조 제7항에 따라 대통령령으로 정하는 공공기관의 장이 장애 정도에 관한 심사와 관련하여 장애인 등록을 신청한 사람 및 장애인으로 등록한 사람을 진료한 의료기관에 해당 진료에 관한 사항의 열람 또는 사본 교부를 요청하는 경우(의료법 제21조 제3항 제15호)

16,「감염병의 예방 및 관리에 관한 법률」제18조의4 및 제29조에 따라 보건복지부장관, 질병관리본부장, 시ㆍ도지사 또는 시장ㆍ군수ㆍ구청장이 감염병의 역학조사 및 예방접종에 관한 역학조사를 위하여 필요하다고 인정하여 의료기관의 장에게 감염병환자등의 진료기록 및 예방접종을 받은 사람의 예방접종 후 이상반응에 관한 진료기록의 제출을 요청하는 경우(의료법 제21조 제3항 제16호)

(4) **진료기록을 보관하고 있는 의료기관이나 진료기록이 이관된 보건소에 근무하는 의사ㆍ치과의사 또는 한의사는 자신이 직접 진료하지 아니한 환자의 과거 진료 내용의 확인 요청을 받은 경우에는 진료기록을 근거로 하여 사실을 확인하여 줄 수 있다**(의료법 제21조 제3항).

---

case

의료법 제21조 제1항에 "의료인이나 의료기관 종사자는 <u>이 법이나 다른 법령에 따라 규정된 경우 외에는</u> 환자에 관한 기록을 열람하게 하거나 그 사본을 내주는 등 내용을 확인할 수 있게 하여서는 아니 된다. 다만, 환자, 환자의 배우자, 환자의 직계존비속 또는 배우자의 직계존속(배우자, 직계존비속 및 배우자의 직계존속이 없는 경우에는 환자가 지정하는 대리인)이 환자에 관한 기록의 열람이나 사본 교부 등 그 내용 확인을 요구하는 경우에는 환자의 치료를 위하여 불가피한 경우가 아니면 확인할 수 있게 하여야 한다." 고 규정하고 있다. 따라서 상기와 같이 환자 또는 가족 등이 진료기록사본을 교부받을 수 있으나, 일반적으로 환자가 자신의 진료기록의 사본 교부를 요청할 경우 신청서 제출과 본인 신분확인, 가족이나 그 외 환자가 지정한 대리인의 경우에는 환자가 직접 작성 날인한 위임장 그리고 신청서, 인감증명 제출과 기타 신분확인 등이 필요하다. 이는 민간보험회사에 환자 진료기록 사본제출에 따른 보험금수령문제 등으로 가족 간 분쟁이 종종 발생하여 각 의료

기관에서도 진료기록의 사본교부에 신분증을 제출하지 않을 수 없는 상황이 된 것이다. 현행 의료법은 형사소송법 제218조에 의해 영장에 의하지 아니한 임의제출에 대해서는 제출이 가능한 범위에 대하여는 명확한 기준을 제시하지 않고 있다. 이러한 경우에 대해 보건복지부는 의료법 제21조 제2항 제6호의「형사소송법 제218조」관련, 진료기록 사본 제공에 따르는 공/사익의 이익 형량을 의료인 스스로 판단하여 공익을 위해 임의로 진료 기록 사본을 제공하려는 경우에는, 해당 환자의 이익이 부당하게 침해될 우려가 있는지를 검토해야 하며 그러한 우려가 없는 경우에 한하여 제공할 수 있을 것이라 하고, 이에 입 · 퇴원 및 외래내원 여부 같은 환자의 행적, 연락처 등 긴급하게 수사에 필요하다고 판단되는 이외에 진료과목, 처치내용 등 질병 치료와 직접적으로 관계된 내역은 일반적으로 민감한 프라이버시에 해당되므로, 환자의 동의 없이 진료 기록 사본을 임의로 제출하였다면 의료법 및 개인정보보호법에 위반될 수 있어, 의료법 제21조 제2항 제6호, 형사소송법 제 218조를 근거로 수사협조를 목적으로 수사기관 등에 개별 환자기록을 임의제출하려 한다면, 진료과목, 처치내용 등 당사자의 프라이버시와 관련된 내용은 의료법상 당사자의 동의 원칙이 준수되어야 한다고 판단하고 있다. 의료법 제21조 제1항에서 "의료인이나 의료 기관 종사자는 이 법이나 다른 법령에 따로 규정된 경우 외에는 환자에 관한 기록을 열람 하게 하거나 그 사본을 내주는 등 내용을 확인할 수 있게 하여서는 아니 된다"고 규정하고 있다. 다른 법령이라 함은, 민사소송법 제347조에 의해 법원에서 문서제출을 명할 경우, 형사소송법 제215조에 의해 판사가 발부한 영장에 의할 경우, 국민건강보험법 제84조의 보건복지가족부장관이 서류제출을 명할 경우나 소속공무원으로 하여금 검사하게 할 경우 등과 같이 환자에 관한 기록의 내용을 확인할 수 있는 강제력이 있는 경우라고 할 수 있 다. 따라서 경찰관서에서 직무수행상 특정 환자의 진료기록사본을 요청하는 경우는 임의 수사에 해당하여 환자의 동의가 필요할 것이다 의료법 제19조에 "의료인은 이 법이나 다 른 법령에 특별히 규정된 경우 외에는 의료 · 조산 또는 간호를 하면서 알게 된 다른 사람 의 비밀을 누설하거나 발표 하지 못한다."고 규정하고 있다. 따라서 의료인이 보험회사측 과 환자의 상황에 관하여 상담하는 것은 의료법 비밀누설의 금지에 위배될 수 있다.

9. 진료기록의 송부 등

(1) 의료인 또는 의료기관의 장은 다른 의료인 또는 의료기관의 장으로부터 제22조 또는 제 23조에 따른 진료기록의 내용 확인이나 진료기록의 사본 및 환자의 진료경과에 대한 소견 등 을 송부 또는 전송할 것을 요청받은 경우 해당 환자나 환자 보호자의 동의를 받아 그 요청에 응하여야 한다. 다만, 해당 환자의 의식이 없거나 응급환자인 경우 또는 환자의 보호자가 없 어 동의를 받을 수 없는 경우에는 환자나 환자 보호자의 동의 없이 송부 또는 전송할 수 있다 (의료법 제21조의2 제1항).

(2) 의료인 또는 의료기관의 장이 응급환자를 다른 의료기관에 이송하는 경우에는 지체 없이 내원 당시 작성된 진료기록의 사본 등을 이송하여야 한다(의료법 제21조의2 제2항).

(3) 보건복지부장관은 제1항 및 제2항에 따른 진료기록의 사본 및 진료경과에 대한 소 견 등의 전송 업무를 지원하기 위하여 전자정보시스템(이하 이 조에서 "진료기록전송지원

시스템"이라 한다)을 구축·운영할 수 있다(의료법 제21조의2 제3항).

(4) 보건복지부장관은 진료기록전송지원시스템의 구축·운영을 대통령령으로 정하는 바에 따라 관계 전문기관에 위탁할 수 있다. 이 경우 보건복지부장관은 그 소요 비용의 전부 또는 일부를 지원할 수 있다(의료법 제21조의2 제4항).

(5) 업무를 위탁받은 전문기관은 다음 각 호의 사항을 준수하여야 한다(의료법 제21조의2 제5항).

1. 진료기록전송지원시스템이 보유한 정보의 누출, 변조, 훼손 등을 방지하기 위하여 접근 권한자의 지정, 방화벽의 설치, 암호화 소프트웨어의 활용, 접속기록 보관 등 대통령령으로 정하는 바에 따라 안전성 확보에 필요한 기술적·관리적 조치를 할 것(의료법 제21조의2 제5항 제1호)
2. 진료기록전송지원시스템 운영 업무를 다른 기관에 재위탁하지 아니할 것(의료법 제21조의2 제5항 제2호)
3. 진료기록전송지원시스템이 보유한 정보를 제3자에게 임의로 제공하거나 유출하지 아니할 것(의료법 제21조의2 제5항 제3호)

(6) 보건복지부장관은 의료인 또는 의료기관의 장에게 보건복지부령으로 정하는 바에 따라 제1항 본문에 따른 환자나 환자 보호자의 동의에 관한 자료 등 진료기록전송지원시스템의 구축·운영에 필요한 자료의 제출을 요구하고 제출받은 목적의 범위에서 보유·이용할 수 있다. 이 경우 자료 제출을 요구받은 자는 정당한 사유가 없으면 이에 따라야 한다(의료법 제21조의2 제6항).

(7) 그 밖에 진료기록전송지원시스템의 구축·운영 등에 필요한 사항은 보건복지부령으로 정한다(의료법 제21조의2 제7항).

(8) 누구든지 정당한 사유 없이 진료기록전송지원시스템에 저장된 정보를 누출·변조 또는 훼손하여서는 아니 된다(의료법 제21조의2 제8항).

(9) 진료기록전송지원시스템의 구축·운영에 관하여 이 법에서 규정된 것을 제외하고는「개인정보 보호법」에 따른다(의료법 제21조의2 제9항).

【벌칙】

의료법 제21조 제2항을 위반하여 환자에 관한 기록의 열람, 사본 발급 등 그 내용을 확인할 수 있게 한 자는 3년 이하의 징역이나 3천만원 이하의 벌금(단, 이에 대한 공소는 고소가 있어야 함)에 처한다(의료법 제88조 제1호). 또한 의료법 제21조 제1항 후단을 위반하여 의료인, 의료기관의 장 및 의료기관 종사자가 정당한 사유가 없이 기록열람 등을 거부한 경우, 의료법 제21조의2 제1항을 위반하여 의료인 또는 의료기관의 장이 다른 의료인 또는 의료기관의 장으로부터 해당 환자나 환자 보호자의 동의를 받아 제22조 또는 제23

조에 따른 진료기록의 내용 확인이나 진료기록의 사본 및 환자의 진료경과에 대한 소견 등을 송부 또는 전송할 것을 요청받았으나 그 요청에 응하지 아니한 경우, **의료법 제21조의2 제2항을 위반**하여 의료인 또는 의료기관의 장이 응급환자를 다른 의료기관에 이송하면서 지체 없이 내원 당시 작성된 진료기록의 사본 등을 이송하지 아니한 경우 500만 원 이하의 벌금에 처한다(의료법 제90조).

【행정처분】

의료법 제21조 제2항을 위반하여 환자에 관한 기록의 열람, 사본 발급 등 그 내용을 확인할 수 있게 하여 선고유예의 판결을 받거나 벌금형의 선고를 받은 때에는 자격정지 2개월의 행정처분을 받는다.[42] 의료법 법 제21조 제3항을 위반하여 환자에 관한 기록 열람, 사본 발급 등 그 내용 확인 요청에 따르지 아니한 경우 및 법 제21조의2 제1항을 위반하여 진료기록의 내용확인 요청이나 진료경과에 대한 소견 등의 송부 요청에 따르지 아니하거나 환자나 환자보호자의 동의를 받지 않고 진료기록의 내용을 확인할 수 있게 하거나 진료경과에 대한 소견 등을 송부한 경우에는 자격정지 15일의 행정처분을 받는다.[43]

10. 진료기록부 등

(1) 의료인은 각각 진료기록부, 조산기록부, 간호기록부, 그 밖의 진료에 관한 기록(이하 "진료기록부 등"이라 한다)을 갖추어 두고 환자의 주된 증상, 진단 및 치료 내용 등 보건복지부령으로 정하는 <u>의료행위에 관한 사항과 의견</u>을 상세히 기록하고 서명하여야 한다 (의료법 제22조 제1항).

(2) 진료기록부 등의 기재 사항(의료법 시행규칙 제14조)

1) 법 제22조 제1항에 따라 진료기록부·조산기록부와 간호기록부(이하 "진료기록부 등"이라 한다)에 기록해야 할 의료행위에 관한 사항과 의견은 다음 각 호와 같다(의료법 시행규칙 제14조 제1항).

1. 진료기록부
가. 진료를 받은 사람의 주소·성명·연락처·주민등록번호 등 인적사항
나. 주된 증상. 이 경우 의사가 필요하다고 인정하면 주된 증상과 관련한 병력(病歷)·가족력(家族歷)을 추가로 기록할 수 있다.
다. 진단결과 또는 진단명
라. 진료경과(외래환자는 재진환자로서 증상·상태, 치료내용이 변동되어 의사가 그 변동을 기

---

42 의료법 제66조 제1항 제10호, 의료법 제68조 및 의료관계행정처분규칙 별표 행정처분기준(제4조 관련).
43 의료법 제66조 제1항 제10호, 의료법 제68조 및 의료관계행정처분규칙 별표 행정처분기준(제4조 관련).

록할 필요가 있다고 인정하는 환자만 해당한다)

　　마. 치료 내용(주사·투약·처치 등)

　　바. 진료 일시(日時)

2. 조산기록부

　　가. 조산을 받은 자의 주소·성명·연락처·주민등록번호 등 인적사항

　　나. 생·사산별(生·死産別) 분만 횟수

　　다. 임신 후의 경과와 그에 대한 소견

　　라. 임신 중 의사에 의한 건강진단의 유무(결핵·성병에 관한 검사를 포함한다)

　　마. 분만 장소 및 분만 연월일시분(年月日時分)

　　바. 분만의 경과 및 그 처치

　　사. 산아(産兒) 수와 그 성별 및 생·사의 구별

　　아. 산아와 태아부속물에 대한 소견

　　자. 삭제

　　차. 산후의 의사의 건강진단 유무

3. 간호기록부

　　가. 간호를 받는 사람의 성명

　　나. 체온·맥박·호흡·혈압에 관한 사항

　　다. 투약에 관한 사항

　　라. 섭취 및 배설물에 관한 사항

　　마. 처치와 간호에 관한 사항

　　바. 간호 일시(日時)

2) 의료인은 진료기록부 등을 한글로 기록하도록 노력하여야 한다(의료법 시행규칙 제14조 제2항).

3) 보건복지부장관은 법 제22조에 따라 의료인이 진료기록부 등에 기록하는 질병명, 검사명, 약제명 등 의학용어와 진료기록부 등의 서식 및 세부내용에 관한 표준을 마련하여 고시할 수 있다(의료법 시행규칙 제14조 제3항).

(3) 진료기록부 등의 보존

1) 의료인이나 의료기관 개설자는 진료기록부 등[제23조 제1항에 따른 <u>전자의무기록(電子醫務 記錄)을 포함</u>하며, 추가기재·수정된 경우 추가기재·수정된 진료기록부 등 및 추가기재·수정 전의 원본을 모두 포함한다. 이하 같다]을 보건복지부령으로 정하는 바에 따라 보존하여야 한다(의료법 제22조 제2항).

2) **진료기록부 등의 보존 기간**

① 의료인이나 의료기관 개설자는 법 제22조 제2항에 따른 진료기록부 등을 다음 각 호에 정하는 기간 동안 보존하여야 한다. 다만, 계속적인 진료를 위하여 필요한 경우에는 1회에 한정하여 다음 각 호에 정하는 기간의 범위에서 그 기간을 연장하여 보존할 수 있다(의료법 시행규칙 제15조 제1항).

1. 환자 명부 : 5년
2. 진료기록부 : 10년
3. 처방전 : 2년
4. 수술기록 : 10년
5. 검사내용 및 검사소견기록 : 5년
6. 방사선 사진(영상물을 포함한다) 및 그 소견서 : 5년
7. 간호기록부 : 5년
8. 조산기록부: 5년
9. 진단서 등의 부본(진단서ㆍ사망진단서 및 시체검안서 등을 따로 구분하여 보존할 것) : 3년

② 제1항의 진료에 관한 기록은 마이크로필름이나 광디스크 등(이하 이 조에서 "필름"이라 한다)에 원본대로 수록하여 보존할 수 있다(**의료법 시행규칙 제15조 제2항**).

③ 제2항에 따른 방법으로 진료에 관한 기록을 보존하는 경우에는 필름촬영책임자가 필름의 표지에 촬영 일시와 본인의 성명을 적고, 서명 또는 날인하여야 한다(**의료법 시행규칙 제15조 제3항**).

(4) 의료인은 진료기록부 등을 거짓으로 작성하거나 고의로 사실과 다르게 추가기재ㆍ수정하여서는 아니 된다(의료법 제22조 제3항). 의사가 환자를 진료하는 경우에는 의료법 제22조 제1항에 의하여 그 의료행위에 관한 사항과 소견을 상세히 기록하고 서명한 진료기록부를 작성하여야 하며, 진료기록부를 작성하지 않은 자는 같은 법 제90조에 의하여 처벌하도록 되어 있는바, 이와 같이 의사에게 진료기록부를 작성하도록 한 취지는 진료를 담당하는 의사 자신으로 하여금 환자의 상태와 치료의 경과에 관한 정보를 빠뜨리지 않고 정확하게 기록하여 이를 그 이후 계속되는 환자치료에 이용하도록 함과 아울러 다른 의료관련 종사자들에게도 그 정보를 제공하여 환자로 하여금 적정한 의료를 제공받을 수 있도록 하고, 의료행위가 종료된 이후에는 그 의료행위의 적정성을 판단하는 자료로 사용할 수 있도록 하고자 함에 있다.[44]

11. 전자의무기록

(1) 의료인이나 의료기관 개설자는 제22조의 규정에도 불구하고 진료기록부 등을 「전자서명법」에 따른 전자서명이 기재된 전자문서(이하 "전자의무기록"이라 한다)로 작성ㆍ보관할 수 있다(의료법 제23조 제1항).

(2) 의료인이나 의료기관 개설자는 보건복지부령으로 정하는 바에 따라 전자의무기록을 안전하게 관리ㆍ보존하는 데에 필요한 시설과 장비를 갖추어야 한다(의료법 제23조 제2항).

---

44 대법원 1998.1.23, 97도2124 참고.

(3) 누구든지 정당한 사유 없이 전자의무기록에 저장된 개인정보를 탐지하거나 누출·변조 또는 훼손하여서는 아니 된다(의료법 제23조 제3항).

(4) 의료인이나 의료기관 개설자는 전자의무기록에 추가기재·수정을 한 경우 보건복지부령으로 정하는 바에 따라 접속기록을 별도로 보관하여야 한다(의료법 제23조 제4항).

【벌칙】

의료법 제23조 제 3항을 위반하여 저장된 개인정보를 탐지하거나 누출·변조 또는 훼손한 자는 5년 이하의 징역이나 5천만원 이하의 벌금에 처한다.[45] 의료법 제23조 제4항을 위반하여 전자의무기록에 추가기재·수정을 하였으나 보건복지부령으로 정하는 바에 따라 접속기록을 별도로 보관하지 아니한 자는 500만원 이하의 벌금에 처한다.[46]

---

case 전자의무기록시스템하에서 각종 인증서, 동의서 등에 환자가 하는 전자펜 서명의 적법성 여부

의료법 제23조 제1항에 의료인이나 의료기관 개설자는 진료기록부 등을 「전자서명법」에 따른 전자서명이 기재된 전자문서(이하 "전자의무기록"이라 한다)로 작성·보관할 수 있다. 제2항에 의료인이나 의료기관 개설자는 보건복지가족부령으로 정하는 바에 따라 전자의무기록을 안전하게 관리·보존하는 데에 필요한 시설과 장비를 갖추어야 한다. 의료법시행규칙 제16조에 법 제23조 제2항에 따라 의료인이나 의료기관의 개설자가 전자의무기록을 안전하게 관리·보존하기 위하여 갖추어야 할 장비는 다음 각호와 같다.

ㅇ 전자의무기록의 생성과 전자서명을 검증할 수 있는 장비
ㅇ 전자서명이 있은 후 전자의무기록의 변경여부를 확인할 수 있는 장비
ㅇ 네트워크에 연결되지 아니하는 백업저장시스템

또한 의료법시행규칙 제15조 제2항에 "진료에 관한 기록은 마이크로필름 또는 광디스크 등에 원본대로 수록·보존할 수 있다"고 규정하고 있다. 따라서 해당 의료기관에서 의료법시행규칙 제16조에 따른 장비를 갖추고 진료기록 등을 전자서명법에 의한 전자서명이 기재된 전자문서로 작성·보관하는 시스템이라면 각종 인증서, 동의서 등에 의사, 환자의 전자펜 서명은 가능하며, 또한 진료 기록 사본교부 시 환자의 요청에 따라 CD 교부도 가능할 것이다.

---

12. 전자의무기록의 표준화 등

(1) 보건복지부장관은 전자의무기록이 효율적이고 통일적으로 관리·활용될 수 있도록 기록의 작성, 관리 및 보존에 필요한 전산정보처리시스템(이하 이 조에서 "전자의무기록시

---

45 의료법 제87조 제2항 제2호.
46 의료법 제90조.

스템"이라 한다), 시설, 장비 및 기록 서식 등에 관한 표준을 정하여 고시하고 전자의무기록시스템을 제조·공급하는 자, 의료인 또는 의료기관 개설자에게 그 준수를 권고할 수 있다(의료법 제23조의2 제1항).

(2) 보건복지부장관은 전자의무기록시스템이 제1항에 따른 표준, 전자의무기록시스템 간 호환성, 정보 보안 등 대통령령으로 정하는 인증 기준에 적합한 경우에는 인증을 할 수 있다(의료법 제23조의2 제2항).

(3) 인증을 받은 자는 대통령령으로 정하는 바에 따라 인증의 내용을 표시할 수 있다. 이 경우 인증을 받지 아니한 자는 인증의 표시 또는 이와 유사한 표시를 하여서는 아니 된다(의료법 제23조의2 제3항).

(4) 보건복지부장관은 다음 각 호의 어느 하나에 해당하는 경우에는 제2항에 따른 인증을 취소할 수 있다. 다만, 제1호에 해당하는 경우에는 인증을 취소하여야 한다(의료법 제23조의2 제4항).

1. 거짓이나 그 밖의 부정한 방법으로 인증을 받은 경우(의료법 제23조의2 제4항 제1호)
2. 제2항에 따른 인증 기준에 미달하게 된 경우(의료법 제23조의2 제4항 제2호)

(5) 보건복지부장관은 전자의무기록시스템의 기술 개발 및 활용을 촉진하기 위한 사업을 할 수 있다(의료법 제23조의2 제5항).

(6) 제1항에 따른 표준의 대상, 제2항에 따른 인증의 방법·절차 등에 필요한 사항은 대통령령으로 정한다(의료법 제23조의2 제6항).

13. 부당한 경제적 이익 등의 취득 금지

(1) 의료인, 의료기관 개설자(법인의 대표자, 이사, 그 밖에 이에 종사하는 자를 포함한다. 이하 이 조에서 같다) 및 의료기관 종사자는 「약사법」 제47조 제2항에 따른 의약품공급자로부터 의약품 채택·처방유도·거래유지 등 판매촉진을 목적으로 제공되는 금전, 물품, 편익, 노무, 향응, 그 밖의 경제적 이익(이하 "경제적 이익 등"이라 한다)을 받거나 의료기관으로 하여금 받게 하여서는 아니 된다. 다만, 견본품 제공, 학술대회 지원, 임상시험 지원, 제품설명회, 대금결제조건에 따른 비용할인, 시판 후 조사 등의 행위(이하 "견본품 제공 등의 행위"라 한다)로서 보건복지부령으로 정하는 범위 안의 경제적 이익 등인 경우에는 그러하지 아니하다(의료법 제23조의3 제1항).

(2) 의료인, 의료기관 개설자 및 의료기관 종사자는 「의료기기법」 제6조에 따른 제조업자, 같은 법 제15조에 따른 의료기기 수입업자, 같은 법 제17조에 따른 의료기기 판매업자 또는 임대업자로부터 의료기기 채택·사용유도·거래유지 등 판매촉진을 목적으로 제공되는 경제적 이익 등을 받거나 의료기관으로 하여금 받게 하여서는 아니 된다. 다

만, 견본품 제공 등의 행위로서 보건복지부령으로 정하는 범위 안의 경제적 이익 등인 경우에는 그러하지 아니하다(의료법 제23조의3 제2항).

※경제적 이익 등의 범위(의료법 시행규칙 제16조의2)

법 제23조의3 제1항 단서 및 제2항 단서에서 "보건복지부령으로 정하는 경제적 이익 등"이란 별표 2의3과 같다.

[별표 2의3] 허용되는 경제적 이익 등의 범위(제16조의2 관련)

허용 행위	허용 범위
1. 견본품 제공	○ 최소 포장단위로 "견본품" 또는 "sample"이라는 문자를 표기하여 의료기관에 해당 의약품 및 의료기기의 제형·형태 등을 확인하는 데 필요한 최소 수량의 견본품을 제공하는 경우. 이 경우 제공받은 견본품은 환자에게 판매할 수 없다.
2. 학술대회 지원	○ 다음 각 호의 어느 하나에 해당하는 자가 주최하는 의학·약학, 의료기기 관련 학술연구 목적의 학술대회(학술대회 중에 개최되는 제품설명회를 포함한다)에 참가하는 발표자·좌장·토론자가 학술대회 주최자로부터 교통비·식비·숙박비·등록비 용도의 실비로 지원받는 비용. 1. 의학·약학, 의료기기 관련 학술연구를 목적으로 설립된 비영리법인 2. 「의료법」 제28조 제1항에 따른 의사회·치과의사회·한의사회, 같은 법 제52조 제1항에 따른 의료기관단체 또는 「약사법」 제11조 및 제12조에 따른 대한약사회·대한한약사회(이하 "보건의료단체"라 한다) 3. 「고등교육법」 제2조 제1호에 따른 대학 또는 「산업교육진흥 및 산학협력촉진에 관한 법률」 제25조 제1항에 따른 산학협력단 4. 보건의료단체 또는 사업자(의약품의 품목허가를 받은 자, 의약품의 품목신고를 한 자, 의약품 수입자, 의료기기 제조업자 및 수입업자를 말한다. 이하 이 표에서 같다)들로 구성된 단체가 승인 또는 인정한 학회(해외 학회를 포함한다), 학술기관·학술단체 또는 연구기관·연구단체
3. 임상시험 지원	○ 「약사법」 제34조 제1항, 같은 조 제7항, 「의료기기법」 제10조 제1항 및 같은 조 제7항에 따라 식품의약품안전청장의 임상시험계획 승인을 받은 임상시험(「약사법 시행규칙」 제31조 제3항 및 「의료기기법 시행규칙」 제12조 제3항에 해당하는 경우에는 임상시험심사위원회의 임상시험계획 승인을 받은 임상시험을 말한다)을 실시하는 데 필요한 수량의 임상시험용 의약품 및 의료기기와 적절한 연구비. 이 경우 해당 요양기관에 설치된 관련 위원회의 사전 승인을 받은 비임상시험(非臨床試驗: 동물실험 또는 실험실 실험 등을 말한다)을 포함한다.
4. 제품설명회	1. 다음 각 목의 어느 하나의 방식으로 주최하는 제품설명회에서 참석자에게 제공하는 실제 비용의 교통비, 5만원 이하의 기념품, 숙박, 식음료(세금 및 봉사료를 제외한 금액으로 1회당 10만원 이하인 경우로 한정한다) 가. 사업자가 국내에서 복수의 의료기관을 대상으로 해당 의료기관에 소

4. 제품설명회	속한 의사·치과의사·한의사에게 사업자의 의약품에 대한 정보제공을 목적으로 주최하는 제품설명회 나. 사업자가 국내에서 복수의 의료기관을 대상으로 주최하는 다음 어느 하나의 행사 1) 해당 의료기관에 소속한「보건의료기본법」제3조 제3호에 따른 보건의료인(이하 이 표에서 "보건의료인"이라 한다)에게 사업자의 의료기기에 대한 정보제공을 목적으로 주최하는 제품설명회 2) 해당 의료기관에 소속한 보건의료인 및 시술·진단관련 종사자에게 사업자의 의료기기와 관련한 시술 및 진단기술의 습득·향상을 위하여 실시하는 교육·훈련 다. 의료기기 수입업자가 의료기관에 소속한 보건의료인을 대상으로 국내에 수입되지 않은 수입업자의 의료기기와 관련한 기술 습득 및 기술 향상을 위하여 실시하는 국외 교육과 국외 훈련(해당 의료기기에 대한 식품의약품안전청장의 변경허가 또는 사용방법의 변경 등의 경우가 아니면 반복된 교육·훈련은 제외한다) 라. 의료기기 제조업자가 외국에서 복수의 외국 의료기관에 소속된 보건의료인을 대상으로 자사 의료기기에 대한 정보제공을 목적으로 주최하는 제품설명회와 시술 및 진단기술의 습득·향상을 위하여 실시하는 교육·훈련. 다만, 강연자로 참석하는 경우만 해당한다. 2. 다음 각 목의 어느 하나의 방식으로 주최하는 제품설명회로서, 참석자에게 제공하는 식음료(세금 및 봉사료를 제외한 금액으로 1일 10만원 이하로 한정하며, 월 4회 이내만 허용한다) 및 사업자의 회사명 또는 제품명을 기입한 1만원 이하의 판촉물
	가. 사업자가 개별 의료기관을 방문하여 해당 의료기관에 소속한 의사·치과의사·한의사에게 사업자의 의약품에 대한 정보를 제공할 목적으로 주최하는 제품설명회 나. 사업자가 개별 의료기관을 방문하여 해당 의료기관에 소속한 보건의료인 및 시술·진단관련 종사자에게 사업자의 의료기기와 관련한 시술 및 진단기술의 습득·향상을 위하여 실시하는 교육·훈련 ※ 제품설명회는 의약품 및 의료기기에 대한 정보제공을 목적으로 개최하는 것만을 말하며, 보건의료인의 모임 등에 필요한 식음료를 지원하기 위하여 개최하는 것은 포함하지 않는다.
5. 대금결제 조건에 따른 비용 할인	○ 의약품 및 의료기기 거래금액을 결제하는 경우로서 다음 각 호의 어느 하나에 해당하는 경우 1. 거래가 있은 날로부터 3개월 이내에 결제하는 경우: 거래금액의 0.6퍼센트 이하의 비용할인 2. 거래가 있은 날로부터 2개월 이내에 결제하는 경우: 거래금액의 1.2퍼센트 이하의 비용할인 3. 거래가 있은 날로부터 1개월 이내에 결제하는 경우(계속적 거래에서 1개월을 단위로 의약품 거래금액을 결제하는 경우에는 그 기간의 중간인

5. 대금결제 조건에 따른 비용 할인	날로부터 1개월 이내에 결제하는 것을 포함한다): 거래금액의 1.8퍼센트 이하의 비용할인 ※ "거래가 있은 날"이란 의약품이 요양기관에 도착한 날을 말한다. ※ 거래금액의 일부를 결제하는 경우에는 전체 거래금액에 대한 그 일부 의 비율에 따라 비용할인을 한다.
6. 시판 후 조사	○ 「약사법」 제32조, 같은 법 제42조 제4항 및 「의료기기법」 제8조에 따른 재심사 대상 의약품이나 의료기기의 시판 후 조사에 참여하는 의사, 치과의 사, 한의사에게 제공하는 증례보고서에 대한 건당 5만원 이하(희귀질환, 장 기적인 추적조사 등 추가 작업량이 필요한 경우에는 30만원 이하를 말한다) 의 사례비. 이 경우 사례비를 줄 수 있는 증례보고서의 개수는 「의약품 등의 안전에 관한 규칙」 제22조ㆍ제23조 또는 「의료기기법 시행규칙」 제10조에 따라 제출하여야 하는 증례보고서의 최소 개수로 하되, 연구목적, 해외허가 또는 해외등록 등을 위하여 특정품목에 대한 사례보고서가 필요한 경우에는 식품의약품안전처장이 정하여 고시하는 바에 따라 그 수를 추가할 수 있다.
7. 기타	1. 금융회사가 신용카드 또는 직불카드(이하 "신용카드"라 한다) 사용을 유 도하기 위하여 지급하는 의약품 및 의료기기 결제금액의 1퍼센트 이하의 적 립점수(항공마일리지 및 이용적립금을 포함하되, 의약품 및 의료기기 대금 결제 전용이 아닌 신용카드 또는 의약품 및 의료기기 대금결제를 주목적으 로 하지 아니하는 신용카드를 사용하여 그 신용카드의 기본 적립률에 따라 적립한 적립점수는 제외한다). 2. 구매 전 의료기기의 성능을 확인하는 데 필요한 최소기한의 사용. 다만, 그 기한은 1개월을 넘을 수 없다.

【벌칙】

의료법 제23조의3을 위반한 자는 3년 이하의 징역이나 3천만원 이하의 벌금에 처한다. 이 경우 취득한 경제적 이익 등은 몰수하고, 몰수할 수 없을 때에는 그 가액을 추징한다.[47]

【행정처분】

의료법 제23조의2를 위반하여 부당한 경제적 이익 등을 받은 경우에는 부표2와 같은 행정처분을 받는다.[48]

---

47 의료법 제88조.

48 의료법 제66조 제1항 제9호 및 의료관계 행정처분 규칙 제4조(행정처분기준) 「의료법」 제68조와 「의료기사 등에 관한 법률」 제25조에 따른 행정처분기준[부표2].

14. 요양방법 지도

의료인은 환자나 환자의 보호자에게 요양방법이나 그 밖에 건강관리에 필요한 사항을 지도하여야 한다(의료법 제24조).

Q1. 정형외과의원을 개설하고 있는 의사 A는 교통사고로 입원한 환자의 자동차보험진료수가를 보험회사에 청구하였다. 보험회사가 의사 A에게 관계 진료기록의 열람을 요청할 때 의사 A가 취할 적절한 조치는?

① 열람에 응함

② 환자의 동의서를 첨부하여 요청한 경우 열람에 응함

③ 관할 국민건강보험공단 지사장의 확인을 거친 후 열람에 응함

④ 관할 건강보험심사평가원 분원장의 확인을 거친 후 열람에 응함

⑤ 환자의 동의서와 대리권 있음을 증명하는 서류를 첨부하여 요청한 경우 열람에 응함

해설

§의료법 제21조(기록 열람 등)

① 환자는 의료인, 의료기관의 장 및 의료기관 종사자에게 본인에 관한 기록(추가기재·수정된 경우 추가기재·수정된 기록 및 추가기재·수정 전의 원본을 모두 포함한다. 이하 같다)의 전부 또는 일부에 대하여 열람 또는 그 사본의 발급 등 내용의 확인을 요청할 수 있다. 이 경우 의료인, 의료기관의 장 및 의료기관 종사자는 정당한 사유가 없으면 이를 거부하여서는 아니 된다.

② 의료인, 의료기관의 장 및 의료기관 종사자는 환자가 아닌 다른 사람에게 환자에 관한 기록을 열람하게 하거나 그 사본을 내주는 등 내용을 확인할 수 있게 하여서는 아니 된다.

③ 제2항에도 불구하고 의료인, 의료기관의 장 및 의료기관 종사자는 다음 각 호의 어느 하나에 해당하면 그 기록을 열람하게 하거나 그 사본을 교부하는 등 그 내용을 확인할 수 있게 하여야 한다. 다만, 의사·치과의사 또는 한의사가 환자의 진료를 위하여 불가피하다고 인정한 경우에는 그러하지 아니하다.

1. 환자의 배우자, 직계 존속·비속, 형제·자매(환자의 배우자 및 직계 존속·비속, 배우자의 직계존속이 모두 없는 경우에 한정한다) 또는 배우자의 직계 존속이 환자 본인의 동의서와 친족관계임을 나타내는 증명서 등을 첨부하는 등 보건복지부령으로 정하는 요건을 갖추어 요청한 경우

2. 환자가 지정하는 대리인이 환자 본인의 동의서와 대리권이 있음을 증명하는 서류를 첨부하는 등 보건복지부령으로 정하는 요건을 갖추어 요청한 경우

해설

3. 환자가 사망하거나 의식이 없는 등 환자의 동의를 받을 수 없어 환자의 배우자, 직계 존속·비속, 형제·자매(환자의 배우자 및 직계 존속·비속, 배우자의 직계존속이 모두 없는 경우에 한정한다) 또는 배우자의 직계 존속이 친족관계임을 나타내는 증명서 등을 첨부하는 등 보건복지부령으로 정하는 요건을 갖추어 요청한 경우

4. 「국민건강보험법」 제14조, 제47조, 제48조 및 제63조에 따라 급여비용 심사·지급·대상여부 확인·사후관리 및 요양급여의 적정성 평가·가감지급 등을 위하여 국민건강보험공단 또는 건강보험심사평가원에 제공하는 경우

5. 「의료급여법」 제5조, 제11조, 제11조의3 및 제33조에 따라 의료급여 수급권자 확인, 급여비용의 심사·지급, 사후관리 등 의료급여 업무를 위하여 보장기관(시·군·구), 국민건강보험공단, 건강보험심사평가원에 제공하는 경우

6. 「형사소송법」 제106조, 제215조 또는 제218조에 따른 경우

7. 「민사소송법」 제347조에 따라 문서제출을 명한 경우

8. 「산업재해보상보험법」 제118조에 따라 근로복지공단이 보험급여를 받는 근로자를 진료한 산재보험 의료기관(의사를 포함한다)에 대하여 그 근로자의 진료에 관한 보고 또는 서류 등 제출을 요구하거나 조사하는 경우

9. 「자동차손해배상 보장법」 제12조 제2항 및 제14조에 따라 의료기관으로부터 자동차보험진료수가를 청구받은 보험회사 등이 그 의료기관에 대하여 관계 진료기록의 열람을 청구한 경우

Q2. 의료인은 환자에 대한 기록열람 및 기록의 내용탐지에 응해서는 안 된다. 이를 위반한 경우는?

① 환자가 이송된 병원에서 진료기록부사본, 치료경위서를 요구하여 송부하였다.
② 폭력사고와 연루된 환자가 사망하여 재판부에서 사망자의 진료기록부 및 사망진단서 제출요구를 하여 이에 응하였다.
③ 환자가 퇴원하였다면서 방사선 필름에 대한 사본을 요구하여 이에 응하였다.
④ 생명보험사 직원이 사망한 환자의 보험금 액수산정을 위하여 진료기록부 사본을 요구하여 이에 응하였다.
⑤ 진료 중이던 환자가 병세악화로 3차병원으로 이송할 때 환자의 초진기록부를 송부하였다.

해설

Q1. 해설 참조

§의료법 제21조의2(진료기록의 송부 등)
① 의료인 또는 의료기관의 장은 다른 의료인 또는 의료기관의 장으로부터 제22조 또는 제23조에 따른 진료기록의 내용 확인이나 진료기록의 사본 및 환자의 진료경과에 대한 소견 등을 송부 또는 전송할 것을 요청받은 경우 해당 환자나 환자 보호자의 동의를 받아 그 요청

다만, 해당 환자의 의식이 없거나 응급환자인 경우 또는 환자의 보호자가 없어 동의를 받을 수 없는 경우에는 환자나 환자 보호자의 동의 없이 송부 또는 전송할 수 있다.

② 의료인 또는 의료기관의 장이 응급환자를 다른 의료기관에 이송하는 경우에는 지체 없이 내원 당시 작성된 진료기록의 사본 등을 이송하여야 한다.

Q3. 의사 A가 50세 남자환자를 위궤양으로 3개월 동안 치료하였다. 타 지역의 의사 B가 해당 환자의 진료경과에 대한 소견을 송부해 줄 것을 요청하였다. 의사 A가 하여야 할 조치로 옳은 것은?

① 해당 환자나 환자 보호자의 동의를 받아 송부

② 관할 보건소장의 승인을 받아 송부

③ 관할 의사회 지부의 승인을 받아 송부

④ 환자에게 도움이 될 것으로 의사가 판단되면 송부

⑤ 환자 본인이 직접 진료기록 사본 발급을 요청하도록 하여 송부

해 설   Q2. 해설 참조

Q4. A병원 의사가 내원한 환자를 역류성 식도염으로 진단하고 약물치료 하였다. B병원 의사가 그 환자의 진료 소견 등에 대한 송부를 요청하였다. A병원 의사의 적절한 조치로 옳은 것은?

① 응급환자가 아니므로 송부하지 않는다.

② 요청받은 즉시 진료소견 등을 송부한다.

③ A병원장의 승인을 받고 진료소견 등을 송부한다.

④ 환자나 환자 보호자의 동의를 받고 진료소견 등을 송부한다.

⑤ B병원 의사의 신분증 사본을 받고 진료소견 등을 송부한다.

해 설   Q2. 해설 참조

Q5. 진료기록부 기재사항은?

① 섭취에 관한 사항   ② 요양급여비용   ③ 가족력

④ 치료기간   ⑤ 간호에 관한 사항

해 설   §의료법 시행규칙 제14조(진료기록부 등의 기재 사항)

① 법 제22조 제1항에 따라 진료기록부·조산기록부와 간호기록부(이하 "진료기록부 등"이

라 한다)에 기록해야 할 의료행위에 관한 사항과 의견은 다음 각 호와 같다.

1. 진료기록부

가. **진료를 받은 사람의 주소 · 성명 · 연락처 · 주민등록번호 등** 인적사항

나. 주된 증상. **이 경우 의사가 필요하다고 인정하면 주된 증상과 관련한** 병력(病歷) · 가족력(家族歷)을 추가로 기록할 수 있다.

다. 진단결과 또는 진단명

라. **진료경과**(외래환자는 재진환자로서 증상 · 상태, 치료내용이 변동되어 의사가 그 변동을 기록할 필요가 있다고 인정하는 환자만 해당한다)

마. 치료 내용(주사 · 투약 · 처치 등)

바. 진료 일시(日時)

Q6. 의료법에서 정한 진료기록부 보존기간은?

① 1년   ② 2년   ③ 5년

④ 10년   ⑤ 영구보존

§의료법 시행규칙 제15조(진료기록부 등의 보존) ① 의료인이나 의료기관 개설자는 법 제22조 제2항에 따른 진료기록부등을 다음 각 호에 정하는 기간 동안 보존하여야 한다. 다만, 계속적인 진료를 위하여 필요한 경우에는 1회에 한정하여 다음 각 호에 정하는 기간의 범위에서 그 기간을 연장하여 보존할 수 있다.

1. 환자 명부 : 5년
2. **진료기록부 : 10년**
3. **처방전 : 2년**
4. **수술기록 : 10년**
5. 검사내용 및 검사소견기록 : 5년
6. 방사선 사진(영상물을 포함한다) 및 그 소견서 : 5년
7. 간호기록부 : 5년
8. 조산기록부: 5년
9. **진단서 등의 부본(진단서 · 사망진단서 및 시체검안서 등을 따로 구분하여 보존할 것): 3년**

Q7. 다음 중 진료기록부 등의 보존기간이 다른 하나는?

① 환자명부   ② 진단서 부본   ③ 간호기록부

④ 방사선 소견서   ⑤ 조산기록부

Q6. 해설 참조

정답   1. ①   2. ④   3. ①   4. ④   5. ③   6. ④   7. ②

15. 의료행위에 관한 설명

(1) 의사·치과의사 또는 한의사는 사람의 생명 또는 신체에 중대한 위해를 발생하게 할 우려가 있는 수술, 수혈, 전신마취(이하 이 조에서 "수술 등"이라 한다)를 하는 경우 제2항에 따른 사항을 환자(환자가 의사결정능력이 없는 경우 환자의 법정대리인을 말한다. 이하 이 조에서 같다)에게 설명하고 서면(전자문서를 포함한다. 이하 이 조에서 같다)으로 그 동의를 받아야 한다. 다만, 설명 및 동의 절차로 인하여 수술 등이 지체되면 환자의 생명이 위험하여지거나 심신상의 중대한 장애를 가져오는 경우에는 그러하지 아니하다(의료법 제24조의2 제1항).

※의료행위에 관한 설명(의료법 시행령 제10조의8)

① 법 제24조의2 제1항 본문에 따라 의사·치과의사 또는 한의사가 환자(환자가 의사결정능력이 없는 경우 환자의 법정대리인을 말한다. 이하 이 조에서 같다)로부터 받는 동의서에는 해당 환자의 서명 또는 기명날인이 있어야 한다.
② 법 제24조의2 제4항에 따라 의사·치과의사 또는 한의사가 수술·수혈 또는 전신마취의 방법·내용 등의 변경 사유 및 변경 내용을 환자에게 서면으로 알리는 경우 환자의 보호를 위하여 필요하다고 인정하는 때에는 보건복지부장관이 정하는 바에 따라 구두의 방식을 병행하여 설명할 수 있다.
③ 의사·치과의사 또는 한의사는 법 제24조의2 제1항 본문에 따른 서면의 경우에는 환자의 동의를 받은 날, 같은 조 제4항에 따른 서면은 환자에게 알린 날을 기준으로 각각 2년간 보존·관리하여야 한다.

(2) **환자에게 설명하고 동의를 받아야 하는 사항**은 다음 각 호와 같다(의료법 제24조의2 제2항).

1. 환자에게 발생하거나 발생 가능한 증상의 진단명(의료법 제24조의2 제2항 제1호)
2. 수술 등의 필요성, 방법 및 내용(의료법 제24조의2 제2항 제2호)
3. 환자에게 설명을 하는 의사, 치과의사 또는 한의사 및 수술 등에 참여하는 주된 의사, 치과의사 또는 한의사의 성명(의료법 제24조의 2 제2항 제3호)
4. 수술 등에 따라 전형적으로 발생이 예상되는 후유증 또는 부작용(의료법 제24조의2 제2항 제4호)
5. 수술 등 전후 환자가 준수하여야 할 사항(의료법 제24조의2 제2항 제5호)

(3) 환자는 의사, 치과의사 또는 한의사에게 제1항에 따른 동의서 사본의 발급을 요청할 수 있다. 이 경우 요청을 받은 의사, 치과의사 또는 한의사는 정당한 사유가 없으면 이를 거부하여서는 아니 된다(의료법 제24조의2 제3항).

(4) 동의를 받은 사항 중 수술 등의 방법 및 내용, 수술 등에 참여한 주된 의사, 치과의사 또는 한의사가 변경된 경우에는 변경 사유와 내용을 환자에게 서면으로 알려야 한다(의료법 제24조의2 제4항).

(5) 설명, 동의 및 고지의 방법·절차 등 필요한 사항은 대통령령으로 정한다(의료법 제24조의2 제5항).

【벌칙】

의료법 제24조의2 제1항을 위반하여 환자에게 설명을 하지 아니하거나 서면 동의를 받지 아니한 자에게는 300만원 이하의 과태료를 부과한다.[49] 의료법 제24조의2 제4항을 위반하여 환자에게 변경 사유와 내용을 서면으로 알리지 아니한 자에게는 300만원 이하의 과태를 부과한다.[50]

【행정처분】

의료법 제24조의2 제1항 및 제2항에 따라 환자의 동의를 받은 수술 등에 참여하는 주된 의사, 치과의사 또는 한의사를 변경하면서 의료법 제24조의2 제4항에 따라 환자에게 서면으로 알리지 않은 경우에는 자격정지 6개월의 행정처분에 처한다.[51]

16. 신 고

(1) **의료인은 대통령령으로 정하는 바에 따라 최초로 면허를 받은 후부터 3년마다 그 실태와 취업상황 등을 보건복지부장관에게 신고하여야 한다**(의료법 제25조 제1항).

(2) 보건복지부장관은 제30조 제3항의 보수교육을 이수하지 아니한 의료인에 대하여 제1항에 따른 신고를 반려할 수 있다(의료법 제25조 제2항).

(3) 보건복지부장관은 제1항에 따른 신고 수리 업무를 대통령령으로 정하는 바에 따라 관련 단체 등에 위탁할 수 있다(의료법 제25조 제3항).

※신고(의료법 시행령 제11조)

① 법 제25조 제1항에 따라 의료인은 그 실태와 취업상황 등을 제8조 또는 법 제65조에 따라 면허증을 발급 또는 재발급 받은 날부터 매 3년이 되는 해의 12월 31일까지 보건복지부장관에게 신고하여야 한다. 다만, 법률 제10609호 의료법 일부개정법률 부칙 제2조 제1항에 따라 신고를 한 의료인의 경우에는 그 신고한 날부터 매 3년이 되는 해의 12월 31일까지 신고하여야 한다.

※의료인의 실태 등의 신고 및 보고(의료법 시행규칙 제17조)

① 법 제25조 제1항 및 영 제11조 제1항에 따라 **의료인의 실태와 취업상황 등을 신고하려는 사람은** 별지 제10호서식의 의료인의 실태 등 신고서를 작성하여 법 제28조에 따른 **중앙회**

---

49 의료법 제92조 제1항 제1의2호.
50 의료법 제92조 제1항 제1의3호.
51 의료법 제66조 제1항 제10호, 의료법 제68조 의료관계행정처분규칙 행정처분기준(제4조 관련).

(이하 "중앙회"라 한다)의 장(이하 "각 중앙회장"이라 한다)에게 제출하여야 한다.

② 제1항에 따른 신고를 받은 각 중앙회장은 신고인이 제20조에 따른 보수교육(補修教育)을 이수하였는지 여부를 확인하여야 한다.

③ 각 중앙회장은 제1항에 따른 신고 내용과 결과를 반기별로 보건복지부장관에게 보고하여야 한다. 다만, 법 제66조 제4항에 따라 면허의 효력이 정지된 의료인이 제1항에 따른 신고를 한 경우에는 그 내용과 결과를 지체 없이 보건복지부장관에게 보고하여야 한다.

② 법 제25조 제3항에 따라 보건복지부장관은 제1항에 따른 신고 수리 업무를 법 제28조에 따른 의사회·치과의사회·한의사회·조산사회 및 간호사회(이하 "중앙회"라 한다)에 위탁한다.

③ 제1항에 따른 신고의 방법 및 절차 등에 관하여 필요한 사항은 보건복지부령으로 정한다.

【행정처분】

법 제25조에 따른 신고를 하지 아니한 경우에는 면허정지(신고할 때까지)에 처한다.[52]

17. 변사체 신고

<u>의사·치과의사·한의사 및 조산사는 사체를 검안하여</u> 변사(變死)한 것으로 의심되는 때에는 **사체의 소재지를 관할하는 경찰서장에게 신고**하여야 한다(의료법 제26조). 의료인 중에서는 간호사는 변사로 의심이 되는 사체를 관할 경찰서장에게 신고할 의무는 없다.

■■■■ 예상문제

Q1. A는 2019년 2월 의사면허증을 받았다. 의사 A는 실태와 취업상황 등을 최초 면허를 받은 후부터 매 몇 년이 되는 해의 12월 31일까지 보건복지부장관에게 신고해야 하는가?

① 1년   ② 2년   ③ 3년

④ 4년   ⑤ 5년

해설
§의료법 25조(신고) ① 의료인은 대통령령으로 정하는 바에 따라 **최초로 면허를 받은 후부터 3년마다 그 실태와 취업상황 등을 보건복지부장관에게 신고하여야 한다.**
② 보건복지부장관은 제30조 제3항의 보수교육을 이수하지 아니한 의료인에 대하여 제1항에 따른 신고를 반려할 수 있다.

---

52 의료법 제66조 제4항, 의료법 제68조 및 의료관계 행정처분 규칙 제4조(행정처분기준).

Q2. 의료법에 의한 의사의 의무 중 옳은 것은?

① 20주 이전 태아 성감별 행위금지

② 관할 보건소장에게 변사체 신고

③ 보건복지부장관에게 5년마다 실태 및 취업상황신고

④ 의약품도매상으로부터 견본품 제공받는 행위 금지

⑤ 자신이 진찰한 환자에 대한 진단서 교부

해설

§의료법 제20조(태아 성 감별 행위 등 금지)

① 의료인은 태아 성 감별을 목적으로 임부를 진찰하거나 검사하여서는 아니 되며, 같은 목적을 위한 다른 사람의 행위를 도와서도 아니 된다.

②의료인은 임신 32주 이전에 태아나 임부를 진찰하거나 검사하면서 알게 된 태아의 성(性)을 임부, 임부의 가족, 그 밖의 다른 사람이 알게 하여서는 아니 된다

§의료법 제26조(변사체 신고)　의사·치과의사·한의사 및 조산사는 사체를 검안하여 변사(變死)한 것으로 의심되는 때에는 사체의 소재지를 관할하는 경찰서장에게 신고하여야 한다.

§의료법 제23조의3(부당한 경제적 이익 등의 취득 금지)

① 의료인, 의료기관 개설자(법인의 대표자, 이사, 그 밖에 이에 종사하는 자를 포함한다. 이하 이 조에서 같다) 및 의료기관 종사자는 「약사법」 제47조 제2항에 따른 의약품공급자로부터 의약품 채택·처방유도·거래유지 등 판매촉진을 목적으로 제공되는 금전, 물품, 편익, 노무, 향응, 그 밖의 경제적 이익(이하 "경제적 이익 등"이라 한다)을 받거나 의료기관으로 하여금 받게 하여서는 아니 된다. 다만, 견본품 제공, 학술대회 지원, 임상시험 지원, 제품설명회, 대금결제조건에 따른 비용할인, 시판 후 조사 등의 행위(이하 "견본품 제공 등의 행위"라 한다)로서 보건복지부령으로 정하는 범위 안의 경제적 이익 등인 경우에는 그러하지 아니하다.

② 의료인, 의료기관 개설자 및 의료기관 종사자는 「의료기기법」 제6조에 따른 제조업자, 같은 법 제15조에 따른 의료기기 수입업자, 같은 법 제17조에 따른 의료기기 판매업자 또는 임대업자로부터 의료기기 채택·사용유도·거래유지 등 판매촉진을 목적으로 제공되는 경제적 이익 등을 받거나 의료기관으로 하여금 받게 하여서는 아니 된다. 다만, 견본품 제공 등의 행위로서 보건복지부령으로 정하는 범위 안의 경제적 이익 등인 경우에는 그러하지 아니하다.

Q3. 의사가 변사체를 검안하였다. 누구에게 보고하여야 하는가?

① 관할 보건소장　　　② 관할 파출소장　　　③ 관할 경찰서장

④ 행정안전부장관　　　⑤ 보건복지부장관

해설

§의료법 제26조(변사체 신고)

의사·치과의사·한의사 및 조산사는 사체를 검안하여 변사(變死)한 것으로 의심되는 때에는 사체의 소재지를 관할하는 경찰서장에게 신고하여야 한다.

정답　　1. ③　　2. ⑤　　3. ③

제3절 의료행위의 제한

1. 무면허 의료행위 등 금지

(1) **의료인이 아니면 누구든지 의료행위[53]를 할 수 없으며** 의료인도 면허된 것 이외의 의료행위를 할 수 없다. 다만, 다음 각 호의 어느 하나에 해당하는 자는 보건복지부령으로 정하는 범위에서 의료행위를 할 수 있다(의료법 제27조 제1항). 의료행위란 의학적 전문지식을 기초로 하는 경험과 기능으로 진찰, 검안, 처방, 투약 또는 외과적 수술 등을 시행하여 질병의 예방 또는 치료행위와 **그 밖에 의료인이 행하지 아니하면** 국민의 **보건위생상 위해가 생길 우려가 있는 행위를 말한다.**[54]

1. 외국의 의료인 면허를 가진 자로서 일정 기간 국내에 체류하는 자(의료법 제27조 제1항 제1호)

※외국면허 소지자의 의료행위(의료법 시행규칙 제18조)

법 제27조 제1항 제1호에 따라 **외국의 의료인 면허를 가진 자로서** 다음 각 호의 어느 하나에 해당하는 업무를 수행하기 위하여 **국내에 체류하는 자는** 그 업무를 수행하기 위하여 필요한 범위에서 **보건복지부장관의 승인을 받아 의료행위를 할 수 있다.**
1. 외국과의 교육 또는 기술협력에 따른 교환교수의 업무
2. 교육연구사업을 위한 업무
3. 국제의료봉사단의 의료봉사 업무

2. 의과대학, 치과대학, 한의과대학, 의학전문대학원, 치의학전문대학원, 한의학전문대학원, 종합병원 또는 외국 의료원조기관의 의료봉사 또는 연구 및 시범사업을 위하여 의료행위를 하는 자(의료법 제27조 제1항 제2호)

※의과대학생 등의 의료행위(의료법 시행규칙 제19조)

① 법 제27조 제1항 제2호에 따른 의료행위의 범위는 다음 각 호와 같다.
 1. 국민에 대한 의료봉사활동을 위한 의료행위
 2. 전시 · 사변이나 그 밖에 이에 준하는 국가비상사태 시에 국가나 지방자치단체의 요청에 따라 행하는 의료행위
 3. 일정한 기간의 연구 또는 시범 사업을 위한 의료행위

3. 의학 · 치과의학 · 한방의학 또는 간호학을 전공하는 학교의 학생(의료법 제27조 제1항 제3호)

---

53 의료법 제12조 제1항의 의료기술 등에 대한 보호 조항에서 의료행위에 개념을 간접적으로 정의하고 있다. 즉 **의료인이 하는 의료 · 조산 · 간호 등 의료기술의 시행**(이하 **"의료행위"**라 한다)에 대하여는 이 법이나 다른 법령에 따로 규정된 경우 외에는 누구든지 간섭하지 못한다.
54 대법원 98도2481 판결, 99도2328 판결, 2004도3405 판결 참조.

② 법 제27조 제1항 제3호에 따라 의학·치과의학·한방의학 또는 간호학을 전공하는 학교의 학생은 다음 각 호의 의료행위를 할 수 있다.

　1. 전공 분야와 관련되는 실습을 하기 위하여 지도교수의 지도·감독을 받아 행하는 의료행위

　2. 국민에 대한 의료봉사활동으로서 의료인의 지도·감독을 받아 행하는 의료행위

　3. 전시·사변이나 그밖에 이에 준하는 국가비상사태 시에 국가나 지방자치단체의 요청에 따라 의료인의 지도·감독을 받아 행하는 의료행위

(2) 의료인이 아니면 의사·치과의사·한의사·조산사 또는 간호사 명칭이나 이와 비슷한 명칭을 사용하지 못한다(의료법 제27조 제2항).

(3) 누구든지 「국민건강보험법」이나 「의료급여법」에 따른 본인부담금을 면제하거나 할인하는 행위, 금품 등을 제공하거나 불특정 다수인에게 교통편의를 제공하는 행위 등 영리를 목적으로 환자를 의료기관이나 의료인에게 소개·알선·유인하는 행위 및 이를 사주하는 행위를 하여서는 아니 된다. 다만, 다음 각 호의 어느 하나에 해당하는 행위는 할 수 있다(의료법 제27조 제3항).

1. 환자의 경제적 사정 등을 이유로 개별적으로 관할 시장·군수·구청장의 사전승인을 받아 환자를 유치하는 행위(의료법 제27조 제3항 제1호)

case 환자유인행위인정 여부

○ 본인부담금 감면 할인하고, 공단급여비 청구하면, 환자유인행위 인정(본인부담금 면제하고, 공단 청구도 안 하면 해당 사항 없음).

○ 의사가 자신이 개설한(명칭 생략)과 인터넷 홈페이지의 상담게시판을 이용하여 낙태 상담을 하거나 낙태수술 후의 후유증 등에 관하여 상담하면서 모자보건법상 임신중절수술이 허용되는 경우가 아님에도 낙태 시술을 해 줄 수 있으니 빨리 병원을 방문하도록 권유하고, 그 화면으로 의료인의 경력과 병원의 위치, 명칭, 전화번호 등을 알려준 사실관계에 대하여, 의료정보의 제공과 그 상담을 위한 것이라기보다는 위와 같은 약속과 권유 및 안내를 통하여 낙태수술 등을 위한 의료계약 체결을 유인한 것이라고 보아야 한다고 판시함(대법원 2005.4.15, 선고 2003도2780 판결).

○ 의사 A는 자신의 의료기관 인터넷 홈페이지에 "성형 상담만 받으셔도 장미꽃과 휴대용 향수케이스를 드립니다."라는 내용의 광고를 게재 → 환자유인행위. 경품으로 제공하려던 물건이 경제적 가치를 갖는 이상 그것의 크고 작음은 그 행위가 영리를 목적으로 환자를 유인하는 행위에 해당하는지를 판단하는 데 적절한 기준이 될 수 없음.

○ 단순히 차상위 계층이라는 이유로 위와 같은 시군구청장의 사전 승인 없이 환자의 본인부담금 등 진료비를 할인, 면제하고 요양급여를 청구하는 것은 의료법 제27조 제3항에 저촉.

2.「국민건강보험법」제109조에 따른 가입자나 피부양자가 아닌 외국인(보건복지부령으로 정하는 바에 따라 국내에 거주하는 외국인은 제외한다)환자를 유치하기 위한 행위(의료법 제27조 제3항 제2호)

※유치행위를 할 수 없는 국내 거주 외국인의 범위(의료법 시행규칙 제19조의2)

법 제27조 제3항 제2호에 따라 외국인환자를 유치할 수 있는 대상에서 제외되는 국내에 거주하는 외국인은「국민건강보험법」제93조에 따른 가입자나 피부양자가 아닌 국내에 거주하는 외국인으로서 다음 각 호의 어느 하나에 해당하는 외국인을 말한다.
1.「출입국관리법」제31조에 따라 외국인등록을 한 사람[「출입국관리법 시행령」제12조 및 별표 1에 따른 기타(G-1)의 체류자격을 가진 사람은 제외한다]
2.「재외동포의 출입국과 법적지위에 관한 법률」제6조에 따라 국내거소신고를 한 외국국적 동포

(4) 제3항 제2호에도 불구하고「보험업법」제2조에 따른 보험회사, 상호회사, 보험설계사, 보험대리점 또는 보험중개사는 외국인환자를 유치하기 위한 행위를 하여서는 아니 된다(의료법 제27조 제4항).

(5) 의료인, 의료기관 개설자 및 종사자는 무자격자에게 의료행위를 하게 하거나 의료인에게 면허 사항 외의 의료행위를 하게 하여서는 아니 된다(의료법 제27조 제5항).

2. 의료행위 개념

의료행위라 함은 의학적 전문지식을 기초로 하는 경험과 기능으로 진찰, 검안, 처방, 투약 또는 외과적 수술 등을 시행하여 질병의 예방과 치료행위뿐만 아니라 의학적 전문지식이 있는 의료인이 행하지 아니하면 사람의 생명, 신체나 공중위생에 위해를 발생시킬 우려가 있는 행위를 포함하는 것[55]이므로 국가에서는 국민건강을 보호하고 증진하는 목적에서 의료법 제2조에 일정한 자격(면허)을 가진 '의사, 치과의사, 조산사, 간호사'를 의료인이라 규정하고 해당 의료 업무를 담당하게 하고 있다. 즉 **의료법 제2조 제2항**에서 의사는 의료와 보건지도를 임무로 하고, 치과의사는 치과 의료와 구강보건지도를 임무로, 한의사는 한방 의료와 한방보건지도를 임무로, 조산사는 조산(助産)과 임산부 및 신생아에 대한 보건과 양호지도를 임무로, 간호사는 요양을 위한 간호, 진료의 보조, 보건활동을 임무로 한다고 규정하고 있다. **의료법 제12조 제1항**에서 "의료인이 하는 의료·조산·간호 등 의료기술의 시행을 의료행위라고 한다." 라고 규정하고 있을 뿐 의료행위의 실질적 내용이 무엇인지에 대한 개념 정의규정을 두고 있지 않다.[56]
또한 **의료법 제27조 제1항**에 의료인이 아니면 누구든지 의료행위를 할 수 없으며 의료인도 면허된 것 이외의 의료행위를 할 수 없도록 규정하고 있다. 하지만 의사·치과의사·한의사, 간호사, 조산사의 업무범위를 일일이 규정하기에는 어려움이 있는 상황이며, 간혹 세부 진료부

---

55 대법원 1994.5.10. 선고 93도2544 판결.
56 헌법재판소는 현행 의료법이 의료해위에 관한 정의규정을 두고 있지 않은 점에 대해 명확성 원칙에 반하지 않는 것으로 결정 내렸다(헌법재판소 1996.12.26., 93헌바65결정).

분에 대하여 관련 단체의 상이한 주장으로 결국 사법적인 판결에 이르는 경우도 있다. **의료행위의 개념은** 의학의 발달과 사회의 발전 등에 수반하여 변화될 수 있는 것이지만, 대법원은 위조항들을 근거로 이미 오래전부터 수많은 판결을 통하여 다음과 같은 내용의 의료행위의 의미에 관한 확고한 판례를 정립하고 있다. 즉 **대법원판례에 의하면**, 의료행위라 함은 의학적 전문지식을 기초로 하는 경험과 기능으로 진찰, 검안, 처방, 투약 또는 외과적 시술을 시행하여 하는 질병의 예방 또는 치료행위 및 그 밖에 의료인이 행하지 아니하면 보건위생상 위해가 생길 우려가 있는 행위를 의미하는 것이고, 여기에서 진찰이라 함은 환자의 용태를 듣고 관찰하여 병상 및 병명을 규명·판단하는 작용으로 그 진단 방법으로는 문진, 시진, 청진, 타진, 촉진, 기타 각종의 과학적 방법을 써서 검사하는 등 여러 가지가 있고, 위와 같은 작용에 의하여 밝혀진 질병에 적합한 약품을 처방, 조제, 공여하거나 시술하는 것이 치료행위에 속한다고 한다.[57] 또한, **대법원판례에 의하면**, 의료행위는 의료인만이 할 수 있음을 원칙으로 하되, 간호사, 간호조무사, 의료기사 등에 관한 법률에 의한 임상병리사, 방사선사, 물리치료사, 작업치료사, 치과 기공사, 치과위생사의 면허를 가진 자가 의사, 치과의사의 지도하에 진료 또는 의학적 검사에 종사하는 행위는 허용된다 할 것이나,[58] 그 외의 자는 의사, 치과의사의 지도하에서도 의료행위를 할 수 없는 것이고, 나아가 의사의 전체 시술과정 중 일부의 행위라 하더라도 그 행위만으로도 의료행위에 해당하는 한 비의료인은 이를 할 수 없으며, 의료행위를 할 면허 또는 자격이 없는 한 그 행위자가 실제로 그 행위에 관하여 의료인과 같은 수준의 전문지식이나 시술능력을 갖추었다고 하더라도 의료법 제27조 제1항의 무면허의료행위에 해당된다고 볼 수 있다.

3. 벌 칙

의료법 제27조 제1항을 위반하여 의료인이 아닌 자로 하여금 의료행위를 하게 하거나 의료인이 면허된 것 외의 의료행위를 한 경우에는 5년 이하의 징역이나 5천만원 이하의 벌금에 처한다.[59] 의료법 제27조 제2항을 위반하여 의료인이 아니면서 의료인의 명칭을 사용한 자는 500만원 이하의 벌금에 처한다.[60] 의료법 제27조 제3항을 위반하여 영리를 목적으로 환자를 의료기관이나 의료인에게 소개·알선, 그 밖에 유인하거나 이를 사주하는 행위를 한 경우에는 3년 이하의 징역이나 3천만원 이하의 벌금에 처한다.[61] 의료법 제27조 제4항을 위반하여 보험회사, 상호회사, 보험설계사, 보험대리점 또는 보험중개사가 외국인환자를 유치하기 위한 행위를 하는 경우에는 3년 이하의 징역이나 3천만원 이하의 벌금에 처한다.[62]

---

57 대법원 1974.11.26. 선고 74도1114 판결; 1978.9.26. 선고 77도3156 판결; 1999.3.26. 선고 98도 2481 판결; 2001.7.13. 선고 99도2328 판결; 2004.10.28. 선고 2004도3405 판결 등 참조.
58 대법원 2002. 8. 23. 선고 2002도2014 판결.
59 의료법 제87조 제2항.
60 의료법 제90조.
61 의료법 제88조 제1호.
62 의료법 제88조 제1호.

4. 행정처분

의료법 제27조 제1항을 위반하여 의료인이 아닌 자로 하여금 의료행위를 하게 하거나 의료인이 면허된 것 외의 의료행위를 한 경우에는 자격정지 3개월에 처한다.[63] 의료법 제27조 제3항을 위반하여 영리를 목적으로 환자를 의료기관이나 의료인에게 소개·알선, 그 밖에 유인하거나 이를 사주하는 행위를 한 경우에는 자격정지 2개월에 처한다.[64]

---

case

○ 의료법 제2조 제2항에 의사는 의료와 보건지도에 종사함을, 한의사는 한방 의료와 한방 보건지도에 종사함을 임무로 한다고 규정하고 있으므로 한의사가 방사선진단(X-Ray 및 CT촬영 등)에 의한 의료행위를 할 수는 없다. 또한 의료기사 등에 관한 법률 시행령 제2조 제2항에 의료기사는 의사 또는 치과의사의 지도를 받아 업무를 행한다고 규정하고 있으며, 한의사의 지도를 받아 업무를 행할 수 있도록 규정하고 있지 않다. 따라서 한방 의료기관에 종사하는 한의사가 진단용 방사선발생장치 사용에 의한 의료행위를 할 수는 없으며 다만, 의원, 병원, 종합병원 등 의료기관에 방사선진단 등을 의뢰하여 그 진단결과를 통보받아 이를 한방진료에 활용하는 것은 가능하다.

○ 의료법 제2조 제2항에 의사는 의료와 보건지도에, 조산사는 조산과 임산부 및 신생아에 대한 보건과 양호지도를 임무로 하고, 간호사는 환자나 임산부의 <u>요양간호</u> 또는 <u>진료보조</u> 및 대통령령으로 정하는 <u>보건활동</u>을 임무로 하고 있으며, 간호조무사 및 의료유사업자에 관한 규칙 제2조에서 간호조무사는 간호 보조업무, 진료 보조에 관한 업무에 종사하도록 하고 있다. 따라서 의사의 지도하에 간호(조무사)사가 주사하는 행위는 가능하며, 농어촌 등 보건의료를 위한 특별조치법 제19조 및 같은 법 시행령 제14조에 보건진료소에 근무하는 보건진료원(간호사·조산사)이 할 수 있는 의료행위의 범위를 "환자상태를 판별하기 위한 진찰·검사행위, 환자의 이송, 외상 등 흔히 볼 수 있는 환자의 치료 및 응급을 요하는 환자에 대한 응급처치, 상병의 악화방지를 위한 처치, 만성병환자의 요양지도 및 관리, 정상 분만 시의 개조 및 가족계획을 위한 피임기구의 삽입, 예방접종, 상기와 같은 의료행위에 따르는 의약품의 투여" 등으로 규정하고 있음에 따라 보건진료원의 주사행위 등이 가능하다. 그러나 'IPL(Intense Pulsed Light)'시술은 여러 가지 파장의 빛을 이용하여 주근깨, 검버섯, 기미, 잡티, 혈관 확장, 혈관 기형 등 질환을 치료하는 행위로서, 간호사가 의사의 지도·감독하에 진료보조행위로 할 수 있는 행위는 아니며 부작용이나 합병증 발생 시 신속히 대처할 수 있는 능력을 가진 의사가 반드시 시술하여야 한다.

---

63 의료법 제66조 제1항 제5호 및 제10호, 의료법 제68조 및 의료관계 행정처분 규칙 제4조(행정처분기준).

64 의료법 제66조 제1항 제10호, 의료법 제68조 및 의료관계 행정처분 규칙 제4조(행정처분기준).

Q1. 다음 설명 중 의료법 위반행위는?

① 한의사가 요양병원을 개설하였다.

② 의사면허와 한의사 면허를 기진 자가 한 장소에서 동시 개원하였다.

③ 치료 중인 환자가 내원하지 않고 보호자에게 처방하였다.

④ 한의사가 물리치료기구를 이용하여 한방물리치료를 하였다.

⑤ 한의사가 진단용 방사선발생장치 사용에 의한 의료행위를 하였다.

해 설

§의료법 제33조 제2항 및 제8항(개설 등)

② 다음 각 호의 어느 하나에 해당하는 자가 아니면 의료기관을 개설할 수 없다. 이 경우 의사는 종합병원 · 병원 · 요양병원 또는 의원을, 치과의사는 치과병원 또는 치과의원을, 한의사는 한방병원 · 요양병원 또는 한의원을, 조산사는 조산원만을 개설할 수 있다

⑧ 제2항 제1호의 의료인은 어떠한 명목으로도 둘 이상의 의료기관을 개설 · 운영할 수 없다. 다만, 2 이상의 의료인 면허를 소지한 자가 의원급 의료기관을 개설하려는 경우에는 하나의 장소에 한하여 면허 종별에 따른 의료기관을 함께 개설할 수 있다.

§의료법 시행규칙 제12조 제3항(처방전의 기재 사항 등)

③ 의사나 치과의사는 환자를 치료하기 위하여 필요하다고 인정되면 다음 내원일(內院日)에 사용할 의약품에 대하여 미리 처방전을 발급할 수 있다.

§의료법 제2조 제2항 제1호 및 3호 (의료인)

1. 의사는 의료와 보건지도를 임무로 한다.

3. 한의사는 한방 의료와 한방 보건지도를 임무로 한다.

§의료기사 등에 관한 법률 시행령 2조 제2항(의료기사 등의 업무 범위 등) ② 의료기사는 의사 또는 치과의사의 지도를 받아 별표 1에 따른 업무를 수행한다.

※의료법 제2조 제2항에 의사는 의료와 보건지도에 종사함을, 한의사는 한방 의료와 한방보건지도에 종사함을 임무로 한다고 규정하고 있다. 따라서 한의사가 방사선진단(X-Ray 및 CT촬영 등)에 의한 의료행위를 할 수는 없다. 또한 의료기사 등에 관한 법률 시행령 제2조 제2항에 의료기사는 의사 또는 치과의사의 지도를 받아 업무를 행한다고 규정하고 있으며, 한의사의 지도를 받아 업무를 행할 수 있도록 규정하고 있지 않다. 따라서 한방 의료기관에 종사하는 한의사가 진단용 방사선발생장치 사용에 의한 의료행위를 할 수는 없으며 다만, 의원, 병원, 종합병원 등 의료기관에 방사선진단 등을 의뢰하여 그 진단결과를 통보받아 이를 한방진료에 활용하는 것은 가능하다.

Q2. 다음 중 의료 행위에 관한 설명으로 옳은 것은?

① 의료인이 아닌 자가 대가를 바라지 않고 행한 의료행위라도 무면허 의료행위이다.

② 미용사는 미용목적의 눈썹문신을 할 수 있다.

③ 약사가 환자의 증세를 묻고 병명을 진단하여 그에 대한 약을 조제할 수 있다

④ 방사선사는 의사가 휴가를 간 동안 환자가 찾아오면 환자에게 단순 가슴 x-선 촬영을 해 줄 수 있다

⑤ 한의사는 영양제 정맥주사를 할 수 있다.

> **해설** §의료법 제27조 제1항(무면허 의료행위 등 금지) ① **의료인이 아니면 누구든지 의료행위를 할 수 없으며 의료인도 면허된 것 이외의 의료행위를 할 수 없다. 다만, 다음 각 호의 어느 하나에 해당하는 자는 보건복지부령으로 정하는 범위에서 의료행위를 할 수 있다.**

Q3. 의료법에서 금지하는 영리 목적으로 환자를 소개 또는 알선 기타 유인하거나 이를 사주하는 행위에 해당되지 않는 사항은?

① 의료기관이 상품권을 발행하여 외국인에게 제공하는 경우

② 인터넷 사업체에서 문의해 오는 사람에게 주치의를 지정하는 행위

③ 사회복지 법인이 개설한 의료 기관이 환자의 본인 부담금을 면제하는 행위

④ 환자 운송의 대가로 택시기사에게 수수료를 제공하는 행위

⑤ 교통이 불편한 지역에서 거동이 불편한 환자의 요청에 따라 교통편을 제공하는 행위

> **해설** §의료법 제27조(무면허 의료행위 등 금지) ③ 누구든지 「국민건강보험법」이나 「의료급여법」에 따른 본인부담금을 면제하거나 할인하는 행위, 금품 등을 제공하거나 불특정 다수인에게 교통편의를 제공하는 행위 등 영리를 목적으로 환자를 의료기관이나 의료인에게 소개·알선·유인하는 행위 및 이를 사주하는 행위를 하여서는 아니 된다. 다만, 다음 각 호의 어느 하나에 해당하는 행위는 할 수 있다.
> 1. 환자의 경제적 사정 등을 이유로 개별적으로 관할 시장·군수·구청장의 사전승인을 받아 환자를 유치하는 행위

 정답 1. ⑤ 2. ① 3. ⑤

제4절 의료인 단체

1. 중앙회와 지부

(1) 의사·치과의사·한의사·조산사 및 간호사는 대통령령으로 정하는 바에 따라 각각 전국적 조직을 두는 의사회·치과의사회·한의사회·조산사회 및 간호사회(이하 "중앙회"라 한다)를 각각 설립하여야 한다(의료법 제28조 제1항).

(2) 중앙회는 **법인**으로 한다(의료법 제28조 제2항).

(3) 중앙회가 설립된 경우에는 의료인은 당연히 해당하는 중앙회의 회원이 되며, 중앙회의 정관을 지켜야 한다(의료법 제28조 제3항).

(4) 중앙회에 관하여 이 법에 규정되지 아니한 사항에 대하여는「민법」중 사단법인에 관한 규정을 준용한다(의료법 제28조 제4항).

(5) <u>중앙회는 대통령령으로 정하는 바에 따라 특별시·광역시·도와 특별자치도(이하 "시·도"라 한다)에 지부를 설치하여야 하며, 시·군·구(자치구만을 말한다. 이하 같다)에 분회를 설치할 수 있다. 다만, 그 외의 지부나 외국에 의사회 지부를 설치하려면 보건복지부장관의 승인을 받아야 한다</u>(의료법 제28조 제5항).

> ※중앙회의 지부(의료법 시행령 제15조)
>
> 법 제28조 제5항에 따라 중앙회는 그 설립등기를 끝낸 날부터 3주일 이내에 특별시·광역시·도와 특별자치도에 각각 지부를 설치하여야 한다. 다만, 외국에 두는 의사회 지부는 이에 관한 정관 변경허가를 받은 날부터 10주일 이내에 설치하여야 한다.

(6) 중앙회가 지부나 분회를 설치한 때에는 그 지부나 분회의 책임자는 지체 없이 특별시장·광역시장·도지사·특별자치도지사(이하 "시·도지사"라 한다) 또는 시장·군수·구청장에게 신고하여야 한다(의료법 제28조 제6항).

(7) 각 중앙회는 제66조의2에 따른 자격정지 처분 요구에 관한 사항 등을 심의·의결하기 위하여 윤리위원회를 둔다(의료법 제28조 제7항).

> ※윤리위원회의 구성(의료법 시행령 제11조의2)
>
> ① 법 제28조 제7항에 따른 윤리위원회(이하 "윤리위원회"라 한다)는 위원장 1명을 포함한 11명의 위원으로 구성한다.
> ② 위원장은 위원 중에서 각 중앙회의 장이 위촉한다.
> ③ 위원은 다음 각 호의 사람 중에서 각 중앙회의 장이 성별을 고려하여 위촉하되, 제2호에 해당하는 사람이 4명 이상 포함되어야 한다.
> 1. 각 중앙회 소속 회원으로서 의료인 경력이 10년 이상인 사람
> 2. 의료인이 아닌 사람으로서 법률, 보건, 언론, 소비자 권익 등에 관하여 경험과 학식이 풍부한 사람
> ④ 위원의 임기는 3년으로 하며, 한 번만 연임할 수 있다.

(8) 윤리위원회의 구성, 운영 등에 관한 사항은 대통령령으로 정한다(의료법 제28조 제8항).

※윤리위원회의 운영 등(의료법 시행령 제11조의3)

① 윤리위원회는 다음 각 호의 사항을 심의·의결한다.
 1. 법 제66조의2에 따른 자격정지 처분 요구에 관한 사항
 2. 각 중앙회 소속 회원에 대한 자격심사 및 징계에 관한 사항
 3. 그 밖에 회원의 윤리 확립을 위해 필요한 사항으로서 각 중앙회의 정관으로 정하는 사항
② 윤리위원회의 회의는 위원장이 필요하다고 인정하는 경우나 각 중앙회의 장 또는 재적위원 3분의 1 이상이 요청하는 경우에 위원장이 소집한다. 이 경우 위원장은 회의 개최 7일 전까지 회의의 일시, 장소 및 안건을 각 위원에게 통보하여야 한다.
③ 윤리위원회의 회의는 재적위원 3분의 2 이상의 출석으로 개의(開議)하고, 출석위원 3분의 2 이상의 찬성으로 의결한다. 다만, 제1항 제2호 및 제3호의 사항에 관한 정족수는 각 중앙회의 정관으로 달리 정할 수 있다.
④ 윤리위원회의 위원장은 제1항 제1호 및 제2호의 사항에 관하여 심의·의결하려는 경우에는 해당 안건의 당사자에게 구술 또는 서면(전자문서를 포함한다)으로 의견을 진술할 기회를 주어야 한다.
⑤ 윤리위원회는 소관 심의·의결 사항을 전문적으로 검토하기 위하여 필요한 경우 보건복지부장관이 정하는 기준에 따라 분야별 전문자문단을 구성·운영할 수 있다.
⑥ 제1항부터 제5항까지에서 규정한 사항 외에 윤리위원회 또는 제5항에 따른 분야별 전문자문단의 운영에 필요한 사항은 각 중앙회의 정관으로 정한다.

※윤리위원회 위원의 제척 등(의료법 시행령 제11조의4)

① 윤리위원회의 위원은 다음 각 호의 어느 하나에 해당하는 경우 윤리위원회의 심의·의결에서 제척된다.
 1. 위원이 윤리위원회의 심의·의결 안건(이하 이 조에서 "해당 안건"이라 한다)의 당사자인 경우
 2. 위원이 해당 안건의 당사자와 친족이거나 친족이었던 경우
 3. 위원이 해당 안건의 당사자가 최근 3년 이내에 소속되어 있었던 기관에 종사하거나 종사하였던 경우
② 해당 안건의 당사자는 위원에게 제1항의 제척사유가 있거나 그 밖에 심의·의결의 공정을 기대하기 어려운 사정이 있는 경우에는 그 사유를 서면으로 밝혀 윤리위원회에 기피신청을 할 수 있다.
③ 윤리위원회는 제2항에 따른 기피신청을 받은 경우 재적위원 과반수의 출석과 출석위원 과반수의 찬성으로 기피 여부를 의결한다. 이 경우 기피신청을 당한 위원은 그 의결에 참여하지 못한다.
④ 윤리위원회의 위원은 제1항 또는 제2항의 사유에 해당하는 경우 스스로 심의·의결에서 회피할 수 있다.

2. 설립 허가 등

(1) 중앙회를 설립하려면 대표자는 대통령령으로 정하는 바에 따라 정관과 그 밖에 필

요한 서류를 보건복지부장관에게 제출하여 설립 허가를 받아야 한다(의료법 제29조 제1항).

(2) 중앙회의 정관에 적을 사항은 대통령령으로 정한다(의료법 제29조 제2항).

(3) 중앙회가 정관을 변경하려면 보건복지부장관의 허가를 받아야 한다(의료법 제29조 제3항).

3. 협조 의무

(1) 중앙회는 보건복지부장관으로부터 의료와 국민보건 향상에 관한 협조 요청을 받으면 협조하여야 한다(의료법 제30조 제1항).

(2) 중앙회는 보건복지부령으로 정하는 바에 따라 회원의 자질 향상을 위하여 필요한 보수(補修)교육을 실시하여야 한다(의료법 제30조 제2항).

(3) 의료인은 보수교육을 받아야 한다(의료법 제30조 제3항).

※ 보수교육(의료법 시행규칙 제20조)

① 중앙회는 법 제30조 제2항에 따라 **다음 각 호의 사항이 포함된 보수교육을 매년 실시하여야 한다.**

　1. 직업윤리에 관한 사항

　2. 업무 전문성 향상 및 업무 개선에 관한 사항

　3. 의료 관계 법령의 준수에 관한 사항

　4. 선진 의료기술 등의 동향 및 추세 등에 관한 사항

　5. 그 밖에 보건복지부장관이 의료인의 자질 향상을 위하여 필요하다고 인정하는 사항

② **의료인은 제1항에 따른 보수교육을 연간 8시간 이상 이수하여야 한다.**

③ 보건복지부장관은 제1항에 따른 보수교육의 내용을 평가할 수 있다.

④ 각 중앙회장은 제1항에 따른 보수교육을 다음 각 호의 기관으로 하여금 실시하게 할 수 있다.

　1. 법 제28조 제5항에 따라 설치된 지부(이하 "지부"라 한다) 또는 중앙회의 정관에 따라 설치된 의학·치의학·한의학·간호학 분야별 전문학회 및 전문단체

　2. 의과대학·치과대학·한의과대학·의학전문대학원·치의학전문대학원·한의학전문대학원·간호대학 및 그 부속병원

　3. 수련병원

　4. 「한국보건복지인력개발원법」에 따른 한국보건복지인력개발원

　5. 다른 법률에 따른 보수교육 실시기관

⑤ 각 중앙회장은 의료인이 제4항 제5호의 기관에서 보수교육을 받은 경우 그 교육이수 시간의 전부 또는 일부를 보수교육 이수시간으로 인정할 수 있다.

⑥ **다음 각 호의 어느 하나에 해당하는 사람에 대하여는 해당 연도의 보수교육을 면제한다.**

　1. 전공의

　2. 의과대학·치과대학·한의과대학·간호대학의 대학원 재학생

　3. 영 제8조에 따라 면허증을 발급받은 신규 면허취득자

　4. 보건복지부장관이 보수교육을 받을 필요가 없다고 인정하는 사람

⑦ 다음 각 호의 어느 하나에 해당하는 사람에 대하여는 해당 연도의 보수교육을 유예할 수 있다.
  1. 해당 연도에 6개월 이상 환자진료 업무에 종사하지 아니한 사람
  2. 보건복지부장관이 보수교육을 받기가 곤란하다고 인정하는 사람
⑧ 제6항 또는 제7항에 따라 보수교육이 면제 또는 유예되는 사람은 해당 연도의 보수교육 실시 전에 별지 제10호의2서식의 보수교육 면제·유예 신청서에 보수교육 면제 또는 유예 대상자임을 증명할 수 있는 서류를 첨부하여 각 중앙회장에게 제출하여야 한다.
⑨ 제8항에 따른 신청을 받은 각 중앙회장은 보수교육 면제 또는 유예 대상자 여부를 확인하고, 보수교육 면제 또는 유예 대상자에게 별지 제10호의3서식의 보수교육 면제·유예 확인서를 교부하여야 한다.

※보수교육계획 및 실적보고 등(의료법 시행규칙 제21조)
① 각 중앙회장은 보건복지부장관에게 매년 12월 말일까지 다음 연도의 별지 제11호서식의 보수교육계획서를 제출하고, 매년 4월 말일까지 전년도의 별지 제12호서식의 보수교육실적 보고서를 제출하여야 한다.
② 각 중앙회장은 보수교육을 받은 자에게 별지 제13호서식의 보수교육이수증을 발급하여야 한다.

※보수교육 실시 방법 등(의료법 시행규칙 제22조)
보수교육의 교과과정, 실시 방법과 그 밖에 보수교육을 실시하는 데에 필요한 사항은 각 중앙회장이 정한다.

※보수교육 관계 서류의 보존(의료법 시행규칙 제23조)
제20조에 따라 보수교육을 실시하는 중앙회 등은 다음 각 호의 서류를 3년간 보존하여야 한다.
  1. 보수교육 대상자명단(대상자의 교육 이수 여부가 명시되어야 한다)
  2. 보수교육 면제자명단
  3. 그 밖에 이수자의 교육 이수를 확인할 수 있는 서류

4. 감 독

보건복지부장관은 중앙회나 그 지부가 정관으로 정한 사업 외의 사업을 하거나 국민보건 향상에 장애가 되는 행위를 한 때 또는 제30조 제1항에 따른 요청을 받고 협조하지 아니한 경우에는 정관을 변경하거나 임원을 새로 뽑을 것을 명할 수 있다(의료법 제32조).

Q1. 의료인 중앙회에 관한 설명은?

> 가. 의료인은 각각 전국적 조직을 두는 중앙회를 설립하여야 한다.
>
> 나. 중앙회는 법인으로 한다.
>
> 다. 중앙회는 시 · 도에 지부를 설치하여야 한다.
>
> 라. 중앙회는 공제사업을 하려면 시 · 군 · 구청장에게 신고한다.

① 가, 나, 다　　　　　② 가, 다　　　　　③ 나, 라

④ 라　　　　　　　　　⑤ 가, 나, 다, 라

해 설

§의료법 제28조(중앙회와 지부) ① 의사 · 치과의사 · 한의사 · 조산사 및 간호사는 대통령령으로 정하는 바에 따라 각각 전국적 조직을 두는 의사회 · 치과의사회 · 한의사회 · 조산사회 및 간호사회(이하 "중앙회"라 한다)를 각각 설립하여야 한다.

② 중앙회는 법인으로 한다.

③ 제1항에 따라 중앙회가 설립된 경우에는 의료인은 당연히 해당하는 중앙회의 회원이 되며, 중앙회의 정관을 지켜야 한다.

④ 중앙회에 관하여 이 법에 규정되지 아니한 사항에 대하여는 「민법」 중 사단법인에 관한 규정을 준용한다.

⑤ 중앙회는 대통령령으로 정하는 바에 따라 특별시 · 광역시 · 도와 특별자치도(이하 "시 · 도"라 한다)에 지부를 설치하여야 하며, 시 · 군 · 구(자치구만을 말한다. 이하 같다)에 분회를 설치할 수 있다. 다만, 그 외의 지부나 외국에 의사회 지부를 설치하려면 보건복지부장관의 승인을 받아야 한다.

⑥ 중앙회가 지부나 분회를 설치한 때에는 그 지부나 분회의 책임자는 지체 없이 특별시장 · 광역시장 · 도지사 · 특별자치도지사(이하 "시 · 도지사"라 한다) 또는 시장 · 군수 · 구청장에게 신고하여야 한다.

⑦ 각 중앙회는 제66조의2에 따른 자격정지 처분 요구에 관한 사항 등을 심의 · 의결하기 위하여 윤리위원회를 둔다.

Q2. 다음 중 보수교육에 대한 사항으로 옳은 것은?

① 매년 2회 이상 중앙회에서 보수교육을 실시할 수 있다.

② 한국보건복지인력개발원법에 따른 한국보건복지인력개발원에서 실시할 수 있다.

③ 해당 연도에 5개월 이상 환자 진료업무에 종사하지 아니한 사람은 교육을 유예할 수 있다.

④ 연간 12시간 이상 이수해야 한다.

⑤ 전공의와 대학병원의 임상교수는 해당 연도의 보수 교육을 면제한다.

Q3. 의사 보수교육을 받아야 하는 사람은?

① 대학병원의 임상교수

② 의과대학의 대학원 재학 중인 내과의사

③ 수련병원의 4년차 내과 전공의

④ 해당 연도에 6개월 이상 환자자료 업무에 종사하지 아니한 의사

⑤ 의사국가시험에 합격한 신규 면허취득자

Q4. 다음 중 매년 보수교육을 받아야 하는 사람은?

① 내과 전공의 4년차

② 면허증을 신규 발급받은 봉직의

③ 대학원에 재학 중인 소아청소년과 의사

④ 해당 연도에 12개월 동안 해외연수를 다녀온 종합병원 근무 외과 전문의

⑤ 의과대학 부속병원에 근무 중인 산부인과 교수

해 설 Q2. 해설 참조

정답 1. ① 2. ② 3. ① 4. ⑤

제 3 장

의료기관

제1절 의료기관의 개설

1. 개설 등

(1) 의료업을 할 수 있는 곳

1) 원칙

<u>의료인은 이 법에 따른 의료기관을 개설하지 아니하고는 의료업을 할 수 없으며, 그 의료기관 내에서 의료업을 하여야 한다</u>(의료법 제33조 제1항).

2) 의료기관이 아닌 곳에서 의료업을 할 수 있는 경우(의료법 제33조 제1항)

　1. 「응급의료에 관한 법률」 제2조 제1호에 따른 <u>응급환자를 진료하는 경우</u>(의료법 제33조 제1항 제1호)

> ※응급의료에 관한 법률 제2조(정의)
>
> 1. "응급환자"란 질병, 분만, 각종 사고 및 재해로 인한 부상이나 그 밖의 위급한 상태로 인하여 즉시 필요한 응급처치를 받지 아니하면 생명을 보존할 수 없거나 심신에 중대한 위해(危害)가 발생할 가능성이 있는 환자 또는 이에 준하는 사람으로서 보건복지부령으로 정하는 사람을 말한다.

　2. <u>환자나 환자 보호자의 요청에 따라 진료하는 경우</u>(의료법 제33조 제1항 제2호)

　3. 국가나 지방자치단체의 장이 <u>공익상 필요하다고 인정하여 요청하는 경우</u>(의료법 제33조 제1항 제3호)

　4. 보건복지부령으로 정하는 바에 따라 <u>가정간호를 하는 경우</u>(의료법 제33조 제1항 제4호)

> ※가정간호(의료법 시행규칙 제24조)
>
> ① 법 제33조 제1항 제4호에 따라 의료기관이 실시하는 **가정간호의 범위**는 다음 각 호와 같다.
> 　1. 간호
> 　2. 검체의 채취(보건복지부장관이 정하는 현장검사를 포함한다. 이하 같다) 및 운반

3. 투약

4. 주사

5. 응급처치 등에 대한 교육 및 훈련

6. 상담

7. 다른 보건의료기관 등에 대한 건강관리에 관한 의뢰

② **가정간호를 실시하는 간호사는 「전문간호사 자격인정 등에 관한 규칙」에 따른 가정전문간호 사이어야 한다.**

③ 가정간호는 의사나 한의사가 의료기관 외의 장소에서 계속적인 치료와 관리가 필요하다고 판단하여 가정전문간호사에게 치료나 관리를 의뢰한 자에 대하여만 실시하여야 한다.

④ 가정전문간호사는 가정간호 중 검체의 채취 및 운반, 투약, 주사 또는 치료적 의료행위인 간호를 하는 경우에는 의사나 한의사의 진단과 처방에 따라야 한다. 이 경우 의사 및 한의사 처방의 유효기간은 처방일부터 90일까지로 한다.

⑤ 가정간호를 실시하는 의료기관의 장은 가정전문간호사를 2명 이상 두어야 한다.

⑥ 가정간호를 실시하는 의료기관의 장은 가정간호에 관한 기록을 5년간 보존하여야 한다.

⑦ 이 규칙에서 정한 것 외에 가정간호의 질 관리 등 가정간호의 실시에 필요한 사항은 보건 복지부장관이 따로 정한다.

5. **그 밖에 이 법 또는 다른 법령으로 특별히 정한 경우나 환자가 있는 현장에서 진료를 하여야 하는 부득이한 사유가 있는 경우**

【벌칙】

의료법 제33조 제1항을 위반하여 의료기관을 개설하지 아니하고 의료업을 하거나 의료 기관 외에서 의료업을 한 경우에는 500만원 이하의 벌금에 처한다.[65]

【행정처분】

의료법 제33조 제1항을 위반하여 의료기관을 개설하지 아니하고 의료업을 하거나 의료 기관 외에서 의료업을 한 경우에는 자격정지 3개월에 처한다.[66]

case

보건복지부는 대학교에 방문하여 학생들에게 자궁경부암백신을 접종한 사례 및 의료인이 교회에 방문하여 환자를 진료한 사례에 대해 '의료기관 외에서 의료업을 함'을 처분사유로 하여 자격정지 처분을 한 바 있으며, 또한 왕진은 환자나 환자 보호자가 명시적으로 요청 하는 경우에 해당이 되나, 의료법 제33조 제1항을 근거로 정기적, 계속적으로 진료(왕진)

---

[65] 의료법 제90조.

[66] 의료법 제66조 제1항 제10호 및 의료관계행정처분규칙 별표 행정처분기준(제4조 관련).

를 보는 행위는 바람직하지 않다고 해석하고 있다. 의료기관 이외 장소에서의 의료행위를 허용할 경우 비위생적인 진료환경에 의한 감염의 위험이 크고, 장비 시설 인력 등의 제약으로 인하여 적절한 진료를 받지 못할 위험성이 매우 크다는 점을 고려하여 의료법에서는 의료기관외 의료업을 금지하고 있다. 이러한 취지에 비추어 볼 때 의료기관외 의료업이 허용되는 예외사유인 '환자나 환자 보호자의 요청이 있는 경우'라 함은 의료기관 내에서 의료업을 할 수 없는 부득이한 사정이 있어 환자나 보호자의 개별적이고 구체적인 요청에 의한 경우를 의미하고, 이러한 요청 없이 이루어지는 일반적이고 정기적인 의료기관 외에서의 의료업은 허용되지 아니한다.[67]

(2) 의료기관을 개설할 수 있는 자

다음 각 호의 어느 하나에 해당하는 자가 아니면 의료기관을 개설할 수 없다. 이 경우 <u>의사는 종합병원·병원·요양병원 또는 의원을, 치과의사는 치과병원 또는 치과의원을, 한의사는 한방병원·요양병원 또는 한의원을, 조산사는 조산원만을 개설할 수 있다</u>(의료법 제33조 제2항).

1. <u>의사, 치과의사, 한의사 또는 조산사</u>(의료법 제33조 제2항 제1호)

※ 의료인은 어떠한 명목으로도 둘 이상의 의료기관을 개설·운영할 수 없다. 다만, 2 이상의 의료인 면허를 소지한 자가 의원급 의료기관을 개설하려는 경우에는 하나의 장소에 한하여 면허 종별에 따른 의료기관을 함께 개설할 수 있다(의료법 제33조 제8항).

2. <u>국가나 지방자치단체</u>(의료법 제33조 제2항 제2호)

3. <u>의료업을 목적으로 설립된 법인</u>(이하 "의료법인"이라 한다)(의료법 제33조 제2항 제3호)

※의료법인 등의 의료기관 개설을 위한 정관변경 허가 등(의료법 시행령 제16조)
① 법 제33조 제2항 제3호에 따른 의료법인(이하 "의료법인"이라 한다) 및 같은 항 제4호에 따른 비영리법인이 같은 조 제9항 전단에 따라 법인 설립허가 또는 정관 변경허가를 받으려는 경우에는 다음 각 호의 구분에 따른 서류를 주무관청에 제출하여야 한다.
1. 법인 설립허가를 받으려는 경우: 다음 각 목의 서류
가. 의료기관의 개설·운영이 목적사업에 해당한다는 사실과 의료기관의 소재지가 반영된 정관안
나. 의료기관 개설·운영을 위한 사업계획서 및 자금조달계획서
다. 의료기관의 시설·장비 및 인력 등의 확보 계획서
라. 법 제33조 제2항 제4호에 따른 비영리법인이 법인 설립허가 시 관계 법령에 따라 필요한 서류(비영리법인만 해당한다)
마. 법 제48조 제1항에 따른 의료법인 설립허가에 필요한 서류(의료법인만 해당한다)
바. 그 밖에 의료기관의 개설·운영과 관련하여 보건복지부장관이 필요하다고 인정하여 고시하는 서류

---

67 서울행정법원 2012. 11.1. 선고 2012구합15791 판결.

2. 정관 변경허가를 받으려는 경우: 다음 각 목의 서류

가. 의료기관의 개설·운영이 목적사업에 해당한다는 사실과 의료기관의 소재지가 반영된 정관변경안

나. 제1호 나목 및 다목의 서류

다. 법 제33조 제2항 제4호에 따른 비영리법인이 정관 변경허가 시 관계 법령에 따라 필요한 서류(비영리법인만 해당한다)

라. 법 제48조 제3항에 따른 정관 변경허가에 필요한 서류(의료법인만 해당한다)

마. 그 밖에 의료기관의 개설·운영과 관련하여 보건복지부장관이 필요하다고 인정하여 고시하는 서류

② 제1항 각 호의 서류(제1호 라목·마목 및 제2호 다목·라목은 제외한다)에 대한 작성기준, 작성방법 및 세부내용 등에 관한 사항은 보건복지부장관이 정하여 고시한다.

4. 「민법」이나 특별법에 따라 설립된 비영리법인(의료법 제33조 제2항 제4호)

※의료법인 등의 사명(의료법 시행령 제20조)

의료법인과 법 제33조 제2항 제4호에 따라 의료기관을 개설한 비영리법인은 의료업(법 제49조에 따라 의료법인이 하는 부대사업을 포함한다)을 할 때 공중위생에 이바지하여야 하며, 영리를 추구하여서는 아니 된다.

5. 「공공기관의 운영에 관한 법률」에 따른 준정부기관, 「지방의료원의 설립 및 운영에 관한 법률」에 따른 지방의료원, 「한국보훈복지의료공단법」에 따른 한국보훈복지의료공단(의료법 제33조 제2항 제5호)

【벌칙】

의료법 제33조 제2항 위반하여 의료기관을 개설할 수 없는 비의료인과 고용된 의료인에게는 5년 이하의 징역이나 5천만원 이하의 벌금에 처한다.[68]

【행정처분】

의료법 제33조 제2항을 위반하여 의료기관을 개설한 때에는 보건복지부장관 또는 시장·군수·구청장은 의료기관이 다음 각 호의 어느 하나에 해당하면 그 의료업을 1년의 범위에서 정지시키거나 개설 허가를 취소하거나 의료기관 폐쇄를 명할 수 있다.[69] 의료기관 개설자가 될 수 없는 자에게 고용되어 의료행위를 한 때에는 보건복지부장관은 1

---

68 의료법 제87조 제2항 제2호, 형법 제30조에 따라 의료인도 공동정범으로 처리된다. 개설자는 이외에도 사기죄 또는 특정경제범죄가중처벌법률위반(사기)죄가 적용된다. 특히 개설자는 경합범으로 처리되므로 실질적으로 금고형(집행유예 포함) 이상이 나오는 경우가 대부분이어서 의료법 제8조 제4호 및 제65조 제1항 단서 제1호에 따라 면허취소 사유에 해당하는 경우가 많다.

69 의료법 제64조 제1항 제4의2호.

년의 범위에서 의료인의 면허자격을 정지시킬 수 있다. 이 경우 의료기술과 관련한 판단이 필요한 사항에 관하여는 관계 전문가의 의견을 들어 결정할 수 있다.[70] 의료기관의 개설자가 될 수 없는 자에게 고용되어 의료행위를 한 경우에는 자격정지 3개월에 처한다.[71]

---

case

※사례 1.
보건복지부는 의사와 의사가 아닌 자가 공동으로 출자하여 의료기관을 개설한 사례 및 의사가 요양병원을 개설하면서 비의료인으로부터 의료기기 등을 받고 그 대가로 매월 의료기기의 할부금과 월 임대료 및 일정한 배당금을 지급한 사례에 대해 위의 의료법 제33조 제2항에 위배될 소지가 있다고 해석한다.

※사례 2.
의료인의 자격이 없는 일반인(이하 '비의료인'이라 함)이 필요한 자금을 투자하여 시설을 갖추고 유자격 의료인을 고용하여 그 명의로 의료기관 개설신고를 한 행위는 형식적으로만 적법한 의료기관의 개설로 가장한 것일 뿐 실질적으로는 비의료인이 의료기관을 개설한 것으로서 의료법 제33조 제2항 본문에 위반된다고 봄이 타당하고, 개설신고가 의료인 명의로 되었다거나 개설신고명의인인 의료인이 직접 의료행위를 하였다고 하여 달리 볼 이유가 되지 못한다.[72] 의사가 비의료인과 지분을 통한 동업관계는 비의료인의 의료기관 개설금지조항에 위배될 수 있으며, 고용되어 의료행위를 할 경우 의료법 제66조 제1항 제2호의 '의료기관 개설자가 될 수 없는 자에게 고용되어 의료행위를 한 때'에 해당되어 3월의 면허자격정지를 받을 수 있다. 따라서 특정의료기관에서 의사와 비의료인이 자금을 나누어 투자하고 공동운영하는 것은 해당 의사가 '의료기관 개설자가 될 수 없는 자에게 고용되어 의료행위를 한 때'로 해석하고 있다.

(3) 의료기관 개설 신고 및 허가

1) 의원 · 치과의원 · 한의원 또는 조산원의 개설

① 의원 · 치과의원 · 한의원 또는 조산원을 개설하려는 자는 보건복지부령으로 정하는 바에 따라 시장 · 군수 · 구청장에게 신고하여야 한다(의료법 제33조 제3항).

※의료기관 개설신고(의료법 시행규칙 제25조)

① 법 제33조 제3항에 따라 의원 · 치과의원 · 한의원 또는 조산원을 개설하려는 자는 별지 제14호서식의 의료기관 개설신고서(전자문서로 된 신고서를 포함한다)에 다음 각 호의 서류(전

---

70 의료법 제66조 제1항 제2호.
71 의료법 제66조 제1항 제2호 및 의료관계행정처분규칙 별표 행정처분기준(제4조 관련).
72 대법원 1982.12.14. 선고 81도3227 판결 참조.

자문서를 포함한다)를 첨부하여 시장·군수·구청장(자치구의 구청장을 말한다. 이하 같다)에게 신고하여야 한다. 이 경우 시장·군수·구청장은 「전자정부법」 제36조 제1항에 따른 행정정보의 공동이용을 통하여 법인 등기사항증명서를 확인하여야 한다.

  1. 개설하려는 자가 법인인 경우: 법인 설립 허가증 사본(「공공기관의 운영에 관한 법률」에 따른 준정부기관은 제외한다), 정관 사본 및 사업계획서 사본

  2. 개설하려는 자가 의료인인 경우: 면허증 사본

  3. 건물평면도 사본 및 그 구조설명서 사본

  4. 의료인 등 근무인원에 대한 확인이 필요한 경우: 면허(자격)증 사본 1부

  5. 법 제36조 제1호·제2호·제4호 및 제5호의 준수사항에 적합함을 증명하는 서류

② 시장·군수·구청장은 제1항에 따른 의료기관 개설신고를 받은 경우에는 다음 각 호의 사항을 확인하여야 한다. 이 경우 제3호에 대해서는 「화재예방, 소방시설 설치·유지 및 안전관리에 관한 법률」 제7조 제6항 전단에 따라 그 확인을 요청하여야 한다.

  1. 법 제4조 제2항, 제33조 제2항, 같은 조 제6항부터 제8항까지 및 제64조 제2항에 따른 의료기관의 개설기준에 위배되는지 여부

  2. 법 제36조 제1호·제2호·제4호 및 제5호의 준수사항에 적합한지 여부

  3. 「화재예방, 소방시설 설치·유지 및 안전관리에 관한 법률 시행령」 별표 5에 따라 의료기관이 갖추어야 하는 소방시설에 적합한지 여부

  4. 그 밖에 다른 법령에 따라 의료기관의 개설이 제한되거나 금지되는지 여부

③ 시장·군수·구청장은 제1항에 따른 의료기관 개설신고가 적법하다고 인정하는 경우에는 해당 신고를 수리하고, 별지 제15호서식의 의료기관 개설신고증명서를 발급하여야 한다.

④ 시장·군수·구청장은 분기별 의료기관의 개설신고 수리 상황을 매 분기가 끝난 후 15일까지 시·도지사를 거쳐 보건복지부장관에게 보고하여야 한다.

⑤ 시장·군수·구청장은 제3항에 따라 의료기관 개설신고증명서를 발급한 경우에는 의료기관별로 관리카드를 작성·비치하여 신고 사항의 변경신고 및 행정처분 내용 등을 기록·관리하여야 한다.

② <u>조산원을 개설하는 자는 반드시 지도의사(指導醫師)를 정하여야 한다</u>(의료법 제33조 제6항).

※조산원의 지도의사(의료법 시행규칙 제31조)

조산원의 개설자는 법 제33조 제6항에 따라 지도의사(指導醫師)를 정하거나 변경한 경우에는 지도의사신고서에 그 지도의사의 승낙서 및 면허증 사본을 첨부하여 관할 시장·군수·구청장에게 제출하여야 한다.

2) 종합병원·병원·치과병원·한방병원 또는 요양병원의 개설

<u>종합병원·병원·치과병원·한방병원 또는 요양병원을 개설</u>하려면 보건복지부령으로 정하는 바에 따라 <u>시·도지사의 허가를 받아야 한다.</u> 이 경우 시·도지사는 개설하려는 의료기관이 제36조에 따른 <u>시설기준에 맞지 아니하는 경우에는 개설허가를 할 수 없다</u>(의료법 제33조 제4항).

① 법 제33조 제4항에 따라 종합병원·병원·치과병원·한방병원 또는 요양병원의 개설허가를 받으려는 자는 별지 제16호서식의 의료기관 개설허가신청서(전자문서로 된 신청서를 포함한다)에 다음 각 호의 서류(전자문서를 포함한다)를 첨부하여 시·도지사에게 제출하여야 한다. 이 경우 시·도지사는 「전자정부법」제36조 제1항에 따른 행정정보의 공동이용을 통하여 법인 등기사항증명서를 확인하여야 한다.

1. 개설하려는 자가 법인인 경우: 법인설립허가증 사본(「공공기관의 운영에 관한 법률」에 따른 준정부기관은 제외한다), 정관 사본 및 사업계획서 사본
2. 개설하려는 자가 의료인인 경우: 면허증 사본과 사업계획서 사본
3. 건물평면도 사본 및 그 구조설명서 사본
4. 의료인 등 근무인원에 대한 확인이 필요한 경우: 면허(자격)증 사본 1부
5. 「전기사업법 시행규칙」제38조 제3항 본문에 따른 전기안전점검확인서(종합병원만 해당한다)
6. 법 제36조 제1호·제2호·제4호 및 제5호의 준수사항에 적합함을 증명하는 서류

② 제1항에 따른 개설허가 신청과 관련하여 그 신청사항에 대한 확인 방법 및 기준에 관하여는 제25조 제2항을 준용한다.

③ 시·도지사는 제1항에 따라 의료기관의 개설허가를 한 때에는 지체 없이 별지 제17호서식의 의료기관 개설허가증을 발급하여야 한다.

④ 시·도지사는 분기별 의료기관의 개설허가 상황을 매 분기가 끝난 후 15일까지 보건복지부장관에게 보고하여야 한다.

⑤ 시·도지사는 제3항에 따라 의료기관의 개설허가증을 발급한 때에는 의료기관별로 관리카드를 작성·비치하여 허가 사항의 변경허가 및 행정처분 내용 등을 기록·관리하여야 한다.

(4) 의료기관 개설허가 사항의 변경허가

개설된 의료기관이 개설 장소를 이전하거나 개설에 관한 신고 또는 허가사항 중 보건복지부령으로 정하는 중요사항을 변경하려는 때에도 제3항 또는 제4항과 같다(의료법 제33조 제5항).

따라서 의원·치과의원·한의원 또는 조산원의 개설허가사항을 변경하려는 자는 보건복지부령으로 정하는 바에 따라 시장·군수·구청장에게 신고하여야 한다.
종합병원·병원·치과병원·한방병원 또는 요양병원의 개설허가사항을 변경하려면 보건복지부령으로 정하는 바에 따라 시·도지사의 허가를 받아야 한다. 이 경우 시·도지사는 개설하려는 의료기관이 제36조에 따른 시설기준에 맞지 아니하는 경우에는 개설허가를 할 수 없다.

① 법 제33조 제5항에 따라 의료기관의 개설허가를 받은 자가 그 개설 장소를 이전하거나 다음 각 호의 어느 하나에 해당하는 개설허가 사항의 변경허가를 받으려면 의료기관 개설허가증과 변경 사항을 확인할 수 있는 서류의 사본을 첨부하여 별지 제16호서식의 허가사항 변경신청서(전자문서로 된 신청서를 포함한다)를 시·도지사에게 제출하여야 한다. 다만, 종합병원의 개설

장소가 이전되는 경우, 제2호에 따라 종합병원으로 변경되는 경우 또는 제3호에 따라 종합병원의 주요시설 변경이 있는 경우에는 「전기사업법 시행규칙」 제38조 제3항 본문에 따른 전기안전점검확인서를 함께 제출하여야 한다.

 1. 의료기관 개설자의 변경 사항
 2. 법 제3조 제2항에 따른 의료기관의 종류 변경 또는 진료과목의 변동 사항
 3. 진료과목 증감이나 입원실 등 주요시설 변경에 따른 시설 변동 내용
 4. 의료기관의 명칭 변경 사항
 5. 의료기관의 의료인 수

② 제1항에 따른 개설허가 변경신청과 관련하여 그 변경사항에 대한 확인 방법 및 기준에 관하여는 제25조 제2항을 준용한다. 다만, 같은 항 제3호의 경우에는 의료기관 개설 장소의 이전, 제1항 제2호 및 제3호에 따른 의료기관의 종류 변경 및 시설 변동만 해당한다.

③ 시ㆍ도지사는 제1항에 따라 변경허가를 한 때에 의료기관 개설허가증을 고쳐 쓸 필요가 있으면 이를 개서하여 주거나 재발급하여야 한다.

【과태료】

의료법 제33조 제5항에 따른 변경신고를 하지 아니한 자에게는 100만원 이하의 과태료를 부과한다.[73]

의료법 제33조 제1항에 의료인은 이 법에 따른 의료기관을 개설하지 아니하고는 의료업을 할 수 없으며,[74] 특정한 경우 외에는 그 의료기관 내에서 의료업을 하여야 한다고 규정하고 있으며, 또한 의료법 시행규칙 제30조 제3항에 의원ㆍ치과의원ㆍ한의원 또는 조산원을 개설한 의료인이 부득이한 사유로 6개월을 초과하여 그 의료기관을 관리할 수 없는 경우 그 개설자는 폐업 또는 휴업신고를 하여야 한다고 규정하고 있다.[75] 따라서 의료인이 의료기관을 개설하는 것은 환자를 진료하는 등 의료행위를 전제로 의료기관을 개설할 수 있다고 볼 수 있다. 의원을 공동으로 개설한 자가 개설한 의료기관에 장기간 근무하지 아니하고 의료행위를 하지 아니한 경우에는 해당 의료기관의 개설자(의료인)로서의 임무를 수행하고 있다고 볼 수 없으므로 의료법 제33조 제5항에 의한 의료기관 개설신고사항의 변경신고로 개설자 변경신고를 하여야 한다.

(5) 의료기관을 개설할 수 없는 경우

다음 각 호의 어느 하나에 해당하는 경우에는 의료기관을 개설할 수 없다(의료법 제33조 제7항).

 1. 약국 시설 안이나 구내인 경우(의료법 제33조 제7항 제1호)
 2. 약국의 시설이나 부지 일부를 분할ㆍ변경 또는 개수하여 의료기관을 개설하는 경우(의료법 제33조 제7항 제2호)

---

73 의료법 제92조 제3항 제2호.
74 의료법 제33조 제1항.
75 의료법 시행규칙 제30조 제3항.

3. 약국과 전용 복도 · 계단 · 승강기 또는 구름다리 등의 통로가 설치되어 있거나 이런 것들을 설치하여 의료기관을 개설하는 경우(의료법 제33조 제7항 제3호)

의료기관과 약국 간의 "전용의 통로"라 함은 의료기관과 약국 이용자만 독점적으로 이용하는 통로뿐만 아니라 의료기관의 이용자가 특정 약국의 주된 이용자로 될 수 있도록 해당 의료기관과 약국 사이에 통로가 나 있는 경우 해당 통로를 전용의 통로로 볼 수 있을 것이다.

(6) 중복개설 금지

의료법 제33조 제2항 제1호의 **의료인은 어떠한 명목으로도 둘 이상의 의료기관을 개설 · 운영할 수 없다.** 다만, 2 이상의 의료인 면허를 소지한 자가 의원급 의료기관을 개설하려는 경우에는 하나의 장소에 한하여 면허 종별에 따른 의료기관을 함께 개설할 수 있다(의료법 제33조 제8항).

【벌칙】

의료법 제33조 제8항을 위반하여 둘 이상의 의료기관을 개설·운영한 자는 5년 이하의 징역이나 5천만원 이하의 벌금에 처한다.[76] 단, 한 명의 의료인이 두 개의 의료기관에 대해 개설 신고하는 것은 불가능하므로, 한 개의 의료기관을 개설하고 그 외의 의료기관을 운영하거나, 의료기관 개설자로 신고하지는 않았더라도 실질적인 개설자로서 둘 이상의 의료기관을 운영하는 경우는 모두 이에 해당한다.

【행정처분】

의료법 제33조 제8항을 위반하여 중복하여 의료기관을 개설 · 운영한 자는 자격정지 3개월에 처한다.[77]

case

사례 1. 의료법인의 이사인 의료인이 별도로 개인명의 의료기관을 개설 운영 하거나, 의료기관을 개설 운영하고 있는 의료인이 의료법인의 이사가 되는 것은 이사인 의료인이 해당 의료법인이 개설한 의료기관을 실질적으로 개설 운영하는 것으로 볼 수 없는 특별한 사정이 있는 경우를 제외하고는 의료법 제33조 제8항 본문에 위반된다고 해석하고 있다.[78]

사례 2. 의료기관 개설자가 또 다른 의료기관을 경영할 수 있는지 여부.

이미 자신의 명의로 의원을 개설하였음에도 불구하고 타인의 명의로 또 다른 의원을 개설

---

76 의료법 제87조 제2항 제2호.
77 의료법 제66조 제1항 제10호, 의료법 제68조 및 의료관계행정처분규칙 별표 행정처분기준(제4조 관련).
78 법제처 유권해석 13-0051, (2013. 4. 30).

한 다음 이를 경영한데에 그치지 아니하고 그 의료기관에서도 의료행위를 하였다면 이는 의사가 개설할 수 있는 의료기관의 수를 1개소로 제한하는 법규정을 위반하여 중복하여 의료기관을 개설한 경우에 해당한다.[79]

(7) 의료법인 및 비영리법인의 의료기관의 개설절차

의료법인 및 비영리법인(이하 이 조에서 "의료법인 등"이라 한다)이 의료기관을 개설하려면 그 법인의 정관에 개설하고자 하는 의료기관의 소재지를 기재하여 대통령령으로 정하는 바에 따라 정관의 변경허가를 얻어야 한다(의료법인 등을 설립할 때에는 설립 허가를 말한다. 이하 이 항에서 같다). 이 경우 그 법인의 주무관청은 정관의 변경허가를 하기 전에 그 법인이 개설하고자 하는 의료기관이 소재하는 시·도지사 또는 시장·군수·구청장과 협의하여야 한다(의료법 제33조 제9항).

(8) 의료기관을 개설·운영하는 의료법인 등의 의무

의료기관을 개설·운영하는 의료법인 등은 다른 자에게 그 법인의 명의를 빌려주어서는 아니 된다(의료법 제33조 제10항).

【벌칙】
의료법 제33조 제10항을 위반하여 의료기관을 개설·운영하는 의료법인 등이 다른 자에게 그 법인의 명의를 빌려준 자는 5년 이하의 징역이나 5천만원 이하의 벌금에 처한다.[80]

2. 원격의료

(1) 의료인(의료업에 종사하는 의사·치과의사·한의사만 해당한다)은 제33조 제1항에도 불구하고 컴퓨터·화상통신 등 정보통신기술을 활용하여 먼 곳에 있는 의료인에게 의료지식이나 기술을 지원하는 원격의료(이하 "원격의료"라 한다)를 할 수 있다(의료법 제34조 제1항).

(2) 원격의료를 행하거나 받으려는 자는 보건복지부령으로 정하는 원격진료실, 데이터 및 화상(畵像)을 전송·수신할 수 있는 단말기, 서버, 정보통신망 등의 시설과 장비를 갖추어야 한다(의료법 제34조 제2항, 의료법 시행규칙 제29조[81]).

---

79 대법원 2003.10.23. 2003도256 참조.
80 의료법 제87조 제2항 제2호.
81 의료법 시행규칙 제29조(원격의료의 시설 및 장비)법 제34조 제2항에 따라 원격의료를 행하거나 받으려는 자가 갖추어야 할 시설과 장비는 다음 각 호와 같다.
　1. 원격진료실
　2. 데이터 및 화상(畵像)을 전송·수신할 수 있는 단말기, 서버, 정보통신망 등의 장비.

(3) 원격의료를 하는 자(이하 "원격지의사"라 한다)는 환자를 직접 대면하여 진료하는 경우와 같은 책임을 진다(의료법 제34조 제3항).

(4) 원격지의사의 원격의료에 따라 의료행위를 한 의료인이 의사·치과의사 또는 한의사(이하 "현지의사"라 한다)인 경우에는 그 의료행위에 대하여 원격지의사의 과실을 인정할 만한 명백한 근거가 없으면 환자에 대한 책임은 제3항에도 불구하고 현지의사에게 있는 것으로 본다(의료법 제34조 제4항).

> ※의료기관에서 **일반인을 상대로 의료인이 직접 화상진료상담을 하는 것은** 의료법 **제34조에서 규정하고 있는 원격의료행위에 해당되지 않는다.** 정보통신기술을 이용하여 원거리에 의료정보와 의료서비스를 전달하는 활동으로서 **의료인(의사, 치과의사, 한의사)과 의료인 사이의 원격의료지도가 인정된다** 할 수 있으며 직접진찰이 아닌 원격의료행위에 의한 소견서 작성, 처방전 교부 등은 할 수 없다.
> ※ 원격지의사의 진료(○), 원격지의사의 처방전 교부(×), 현지의사의 처방전 교부(○)

3. 의료기관 개설 특례

(1) 제33조 제1항·제2항 및 제8항에 따른 자 외의 자가 **그 소속 직원, 종업원, 그 밖의 구성원(수용자를 포함한다)이나 그 가족의 건강관리를 위하여** 부속 의료기관을 개설하려면 그 개설 장소를 관할하는 **시장·군수·구청장에게 신고하여야 한다.** 다만, 부속 의료기관으로 병원급 의료기관을 개설하려면 그 개설 장소를 관할하는 시·도지사의 허가를 받아야 한다(의료법 제35조 제1항). 따라서 일반 사기업이 소속 직원을 위해 **부속병원을 개설하는 경우**에 관할 시·도지사의 허가를 얻어야 한다.

> ※부속 의료기관의 개설 특례(의료법 시행규칙 제32조)
> ① 법 제35조 제1항에 따라 의료인·의료법인·국가·지방자치단체·비영리법인 또는 「공공기관의 운영에 관한 법률」에 따른 준정부기관 외의 자가 그 종업원 및 가족의 건강관리를 위하여 부속 의료기관을 개설하려면 별지 제20호서식의 부속 의료기관 개설신고서 또는 개설허가신청서에 다음 각 호의 서류를 첨부하여 시·도지사나 시장·군수·구청장에게 제출하여야 한다.
>   1. 건물평면도 사본 및 그 구조설명서 사본
>   2. 의료인 등 근무인원에 대한 확인이 필요한 경우: 면허(자격)증 사본 1부
>   3. 법 제36조 제1호·제2호·제4호 및 제5호의 준수사항에 적합함을 증명하는 서류
> ② 부속 의료기관의 개설신고 및 개설허가에 따른 신고 수리 등에 관하여는 제25조 제2항부터 제5항까지, 제26조, 제27조 제2항부터 제5항까지 및 제28조의 규정을 각각 준용한다. 이 경우 "별지 15호 서식"은 "별지 제15호의2서식"으로, "별지 제17호 서식"은 "별지 제17호의2 서식"으로 본다.

(2) 개설 신고 및 허가에 관한 절차·조건, 그 밖에 필요한 사항과 그 의료기관의 운영에 필요한 사항을 보건복지부령으로 정한다(의료법 제35조 제2항).

【벌칙】

의료법 제35조 제1항 단서를 위반하여 병원급 의료기관을 개설하려는 자가 그 개설 장소를 관할하는 시·도지사의 허가를 받지 아니한 경우는 3년 이하의 징역이나 3천만원이하의 벌금에 처한다.[82] 의료법 제35조 제1항 본문을 위반하여 부속 의료기관을 개설하려는 자가 그 개설 장소를 관할하는 시장·군수·구청장에게 신고하지 아니한 경우에는 500만원 이하의 벌금에 처한다.[83]

【행정처분】

의료법 제35조 제2항을 위반하여 부속 의료기관의 운영에 관하여 정한 사항을 지키지 아니한 경우 시정하도록 명할 수 있다.[84]

이와 같이 의료법 제35조 의료기관의 개설 특례로 개설된 부속의료기관을 이용할 수 있는 자의 범위와 관련하여 동일사업장 울타리 내 상시 근무하는 용역업체 종업원의 경우, 신속한 의료서비스 제공, 동일 공간 내 직원 간의 위화감 해소 등 복리후생 차원의 필요성이 큰 현실을 감안하여 그 밖의 구성원에 포함시켜 부속의료기관을 이용할 수 있도록 함이 타당하다 할 것이다. 또한 특정 항공사에서 조종사로 채용하기 위하여 그룹 내 훈련원에 양성중인 훈련생들을 '그 밖의 구성원'에 포함하여 해당 항공사 부속의원을 이용하게 하는 것은 타당할 것이다. 이 규정에 따라 동일 건물 또는 한 울타리 내의 인접건물에 위치하고 있는 계열사 또는 하청업체 등 업무상 연관성을 인정할 수 있는 2개 이상의 기업이 공동으로 자신들의 직원 등의 의료 복지를 위하여 부속의료기관을 개설코자 하는 경우, 그 자세한 정황에 따라서는 이것을 허용할 수 있을 것이다. 이때 해당 부속의료기관은 각 법인의 소속직원 및 상주직원, 그 가족들에 한하여 이용할 수 있을 것이다. 하지만 "그룹사 직원"의 경우 의료기관개설특례로 규정한 진료대상자 범위에 해당될 수 없으며, 또한 진료대상자를 관할 지자체에 따라 자체 판단할 사항이 아니다.

예상문제

1 의료기관을 개설할 수 없는 자는?

　① 국가나 지방자치단체

　② 의료업을 목적으로 설립된 법인

　③ 조산사

---

82 의료법 제88조 제1호.

83 의료법 제90조.

84 의료법 제63조 제1항, 의료법 제68조 및 의료관계행정처분규칙 별표 행정처분기준(제4조 관련).

④ 민법에 의해 설립된 영리법인

⑤ 지방공기업법에 의한 지방공사

> §의료법 제33조 제2항(개설 등) 다음 각 호의 어느 하나에 해당하는 자가 아니면 의료기관을 개설할 수 없다. 이 경우 의사는 종합병원·병원·요양병원 또는 의원을, 치과의사는 치과병원 또는 치과의원을, 한의사는 한방병원·요양병원 또는 한의원을, 조산사는 조산원만을 개설할 수 있다.
>
> 해설 1. 의사, 치과의사, 한의사 또는 조산사
> 2. 국가나 지방자치단체
> 3. 의료업을 목적으로 설립된 법인(이하 "의료법인"이라 한다)
> 4. 「민법」이나 특별법에 따라 설립된 비영리법인
> 5. 「공공기관의 운영에 관한 법률」에 따른 준정부기관, 「지방의료원의 설립 및 운영에 관한 법률」에 따른 지방의료원, 「한국보훈복지의료공단법」에 따른 한국보훈복지의료공단

Q2. 의료기관의 개설에 대한 설명으로 옳지 않은 것은?

① 의료인 모두가 의료기관을 개설할 수 있는 것은 아니다.

② 일반 사기업이 소속 직원을 위해 부속병원을 개설하는 경우에 관할 시·도지사의 허가를 얻어야 한다.

③ 한의원을 개설하려는 경우 관할 시장·군수·구청장에게 신고하여야 한다.

④ 의료인이 둘 이상의 의료기관을 개설할 수 있는 경우는 없으나 병원급 의료기관은 일정한 경우에 허용된다.

⑤ 조산원을 개설하는 자는 반드시 지도의사를 정하여야 한다.

> §의료법 제33조 제2항(개설 등) 다음 각 호의 어느 하나에 해당하는 자가 아니면 의료기관을 개설할 수 없다. 이 경우 의사는 종합병원·병원·요양병원 또는 의원을, 치과의사는 치과병원 또는 치과의원을, 한의사는 한방병원·요양병원 또는 한의원을, 조산사는 조산원만을 개설할 수 있다.
>
> 1. 의사, 치과의사, 한의사 또는 조산사
> 2. 국가나 지방자치단체
> 해설 3. 의료업을 목적으로 설립된 법인(이하 "의료법인"이라 한다)
> 4. 「민법」이나 특별법에 따라 설립된 비영리법인
> 5. 「공공기관의 운영에 관한 법률」에 따른 준정부기관, 「지방의료원의 설립 및 운영에 관한 법률」에 따른 지방의료원, 「한국보훈복지의료공단법」에 따른 한국보훈복지의료공단
> ※ 의료인 중 간호사는 의료기관을 개설할 수 없다.
>
> §의료법 제35조 제1항(의료기관 개설 특례) 제33조 제1항·제2항 및 제8항에 따른 자 외의 자가 그 소속 직원, 종업원, 그 밖의 구성원(수용자를 포함한다)이나 그 가족의 건강관리

를 위하여 부속 의료기관을 개설하려면 그 개설 장소를 관할하는 시장·군수·구청장에게 신고하여야 한다. 다만, 부속 의료기관으로 병원급 의료기관을 개설하려면 그 개설 장소를 관할하는 시·도지사의 허가를 받아야 한다.

§의료법 제33조 제3항(개설 등)   제2항에 따라 의원·치과의원·한의원 또는 조산원을 개설하려는 자는 보건복지부령으로 정하는 바에 따라 시장·군수·구청장에게 신고하여야 한다.

§의료법 제33조 제8항(개설 등)   **제2항 제1호의 의료인(의사, 치과의사, 한의사, 조산사)은 어떠한 명목으로도 둘 이상의 의료기관을 개설·운영할 수 없다. 다만,** 2 이상의 의료인 면허를 소지한 자가 의원급 의료기관을 개설하려는 경우에는 하나의 장소에 한하여 면허 종별에 따른 의료기관을 함께 개설할 수 있다.

§의료법 제33조 제6항(개설 등)   조산원을 개설하는 자는 반드시 지도의사(指導醫師)를 정하여야 한다.

Q3. 다음 중 의료기관의 개설에 관한 설명 중 맞는 것은?

① 의사는 의료 기관에 소속되지 않아도 의료업을 할 수 있다.

② 종합병원을 개설하려면 보건복지가족부의 허가가 있어야 한다.

③ 의료 법인에 의원을 개설하려면 도지사의 허가가 있어야 한다.

④ 의사가 의원을 개원하려면 시장, 군수, 구청장의 허가가 있어야 한다.

⑤ 의사는 종합병원, 병원, 요양병원 또는 의원 중 1개만을 개업할 수 있다.

해설   Q2. 해설 참조

Q4. 의료법상 '허가'에 해당하는 것은?

① 병원개설   ② 의원개설   ③ 병원폐업

④ 의원장소이전   ⑤ 부속의원개설

해설   §의료법 제33조 제4항(개설 등)   제2항에 따라 종합병원·병원·치과병원·한방병원 또는 요양병원을 개설하려면 보건복지부령으로 정하는 바에 따라 시·도지사의 허가를 받아야 한다.

Q5. 의료기관 개설 시 시·도지사의 허가를 받아야 하는 곳은?

가. 의원	나. 치과병원	다. 조산원	라. 요양병원

① 가, 나, 다   ② 가, 다   ③ 나, 라   ④ 라   ⑤ 가, 나, 다, 라

Q6. 의사 '갑'은 '인천광역시 연수구에 2년 전 15인을 수용할 수 있는 입원실을 두고 개원하다가 최근 50병상의 'A' 의원을 개설하려고 한다. 조치사항으로 맞는 것은?

① 의원의 병상 수 초과는 위법이 아니다

②'A'의원 개설 시 인천광역시장에게 신고하여야 한다.

③ 병원시설기준에 맞추어서 인천시광역시장의 허가를 받는다.

④ 의료기관의 재개설 신고는 연수구청장에게 한다.

⑤ 병상 수 증가에 대한 내용만 보건소장에 서면 보고한다.

Q7 '인천시 연수구' 지역에 위치한 의원이 진료과목을 추가하고자 한다면 취해야 할 조치는?

① 연수구청장에게 신고   ② 인천광역시장에게 신고

③ 보건소장에게 신고   ④ 소속의사회 분회에 신고

⑤ 보건복지부장관에게 신고

Q8. '군' 지역에서 혼자서 의원을 개설한 의사가 2개월 동안 해외연수를 계획하고 있다. 그 기간 동안 다른 의사에게 진료를 담당하게 하려고 할 때 옳은 조치는?

① 의료기관 개설신고 사항의 변경신고서를 군수에게 제출

② 의료기관 개설허가 사항의 변경신청서를 도지사에게 제출

③ 의료기관 휴업 신고서를 시장에게 제출하고 다른 의사 명의로 의료기관 개설신고

④ 의료기관 휴업 신고서를 도지사에게 제출하고 다른 의사 명의로 의료기관 개설신고

⑤ 건강보험심사평가원에 의료기관 개설자 변경신고

§의료법 제33조 제3항(개설 등) **제2항에 따라 의원 · 치과의원 · 한의원 또는 조산원을 개설하려는 자는 보건복지부령으로 정하는 바에 따라** 시장 · 군수 · 구청장에게 신고하여야 한다.

§의료법 시행규칙 제26조(의료기관 개설신고사항의 변경신고) ① 법 제33조 제5항에 따라 의원 · 치과의원 · 한의원 또는 조산원 개설자가 그 개설 장소를 이전하거나 다음 각 호의 어느 하나에 해당하는 개설신고사항의 변경신고를 하려면 **의료기관 개설신고증명서**와 변경사항을 확인할 수 있는 서류의 사본을 첨부하여 별지 제14호서식의 **신고사항 변경신고서**(전자문서로 된 신고서를 포함한다)를 시장 · 군수 · 구청장에게 제출하여야 한다.

1. 의료기관 개설자의 변경 사항

2. 의료기관 개설자가 입원, 해외 출장 등으로 다른 의사 · 치과의사 · 한의사 또는 조산사에게 진료하게 할 경우 그 기간 및 해당 의사 등의 인적 사항

3. 의료기관의 진료과목의 변동 사항

4. 진료과목 증감이나 입원실 등 주요 시설의 변경에 따른 시설 변동 내용

5. 의료기관의 명칭 변경 사항

6. 의료기관의 의료인 수

② 제1항에 따른 변경신고와 관련하여 그 변경사항에 대한 확인 방법 및 기준에 관하여는 제

25조 제2항을 준용한다. 다만, 같은 항 제3호의 경우에는 의료기관 개설장소의 이전이나 제1항 제4호에 따른 시설 변동만 해당한다.

Q9. '군' 지역의 50병상 병원에서 산부인과 의사가 6개월간의 해외여행으로 진료를 할 수 없게 되어 원장은 진료과목인 산부인과를 없애고자 한다. 원장이 해야 할 조치는?

① 관할 보건소장에게 신고

② 관할 의사회 지부장에게 신고

③ 비뇨의학과 진료실 앞에 이 내용을 게시

④ 의료기관 개설신고사항 변경신고서를 시장에게 제출

⑤ 의료기관 개설허가사항 변경허가서를 도지사에게 제출

> **해설**
>
> §의료법 제33조 제4항(개설 등) 제2항에 따라 종합병원·병원·치과병원·한방병원 또는 요양병원을 개설하려면 보건복지부령으로 정하는 바에 따라 시·도지사의 허가를 받아야 한다. 이 경우 시·도지사는 개설하려는 의료기관이 제36조에 따른 시설기준에 맞지 아니하는 경우에는 개설허가를 할 수 없다.
>
> §의료법 시행규칙 제28조 제1항(의료기관 개설허가 사항의 변경허가) 법 제33조 제5항에 따라 의료기관의 개설허가를 받은 자가 그 개설 장소를 이전하거나 다음 각 호의 어느 하나에 해당하는 개설허가 사항의 변경허가를 받으려면 의료기관 개설허가증과 변경 사항을 확인할 수 있는 서류의 사본을 첨부하여 별지 제16호서식의 허가사항 변경신청서(전자문서로 된 신청서를 포함한다)를 시·도지사에게 제출하여야 한다.
>
> 1. 의료기관 개설자의 변경 사항
>
> 2. 법 제3조 제2항에 따른 의료기관의 종류 변경 또는 진료과목의 변동 사항
>
> 3. 진료과목 증감이나 입원실 등 주요시설 변경에 따른 시설 변동 내용
>
> 4. 의료기관의 명칭 변경 사항
>
> 5. 의료기관의 의료인 수

Q10. '군' 지역에 소재한 80병상의 '○○병원'이 증축하여 40병상을 추가하고, 안과 전문의를 영입하여 진료과목으로 안과를 추가하면서 '○○종합병원'으로 그 명칭도 변경하고자 한다. 개설자가 취하여야 할 조치는?

① 보건의료자원 변경신고서를 대한병원협회에 제출

② 의료기관 개설 신고사항 변경신고서를 군수에게 제출

③ 의료기관 개설허가사항 변경신청서를 도지사에게 제출

④ 보건의료자원 변경신고서를 대한의사협회 군지부에 제출

⑤ 허가사항 변경신청서를 군 지역보건의료심의위원회에 제출

Q11. '시' 지역에 병원을 개설한 의사 '갑'이 병원의 명칭(이름)을 변경하려고 할 때 필요한 조치는?
① 다른 조치 없이 명칭 변경
② 관할 시장에게 신고사항 변경신고서 제출
③ 관할 도지사에게 허가사항 변경신청서 제출
④ 관할 보건소에 의료기관 명칭 변경신고서 제출
⑤ 대한의사협회에 요양기관 현황 변경신고서 제출

Q12. 의사 '갑'은 인천광역시에서 50병상의 정형외과 병원을 개설 운영하고 있다. 최근 이 병원에 가정의학과와 비뇨기과 진료과목을 추가하고, 입원실을 80병상으로 늘리면서 의료기관의 명칭까지 변경하고자 한다. 개설자가 해야 하는 행정절차는?
① 별도 신고나 허가를 받을 필요가 없음
② 의료기관 허가사항 변경신청서를 인천광역시장에게 제출
③ 의료기관 재개설 허가신청서를 관할 보건소장에게 제출
④ 의료기관 신고사항 변경신고서를 관할 구청장에게 제출
⑤ 의료기관 개설사항 변경신고서를 소속 의사회 분회장에게 제출

Q13. 원격의료에 대한 설명으로 옳지 않은 것은?
① 원격의료를 행하려는 자는 시설과 장비를 갖추어야 한다.
② 원격의료를 대면진료의 예외로 볼 수 있어 의료인은 대면진료의 책임과는 다른 책임을 진다.
③ 현행 의료법은 원격의료에 대해 그 허용범위를 좁게 설정하고 있다.
④ 처방전에 대한 원격의료는 현행법상 허용되지 않는다.
⑤ 의료인 모두가 원격의료를 할 수 있는 것은 아니다.

정답
1. ④ 2. ④ 3. ⑤ 4. ① 5. ③ 6. ③ 7. ① 8. ① 9. ⑤ 10. ③
11. ③ 12. ② 13. ②

4. 의료기관 개설자의 준수사항

의료기관을 개설하는 자는 보건복지부령으로 정하는 바에 따라 다음 각 호의 사항을 지켜 야 한다(의료법 제36조).
1. 의료기관의 종류에 따른 시설기준 및 규격에 관한 사항
2. 의료기관의 안전관리시설 기준에 관한 사항
3. 의료기관 및 요양병원의 운영 기준에 관한 사항
4. 고가의료장비의 설치·운영 기준에 관한 사항
5. 의료기관의 종류에 따른 의료인 등의 정원 기준에 관한 사항
6. 급식관리 기준에 관한 사항
7. 의료기관의 위생 관리에 관한 사항
8. 의료기관의 의약품 및 일회용 주사 의료용품의 사용에 관한 사항
9. 의료기관의 「감염병의 예방 및 관리에 관한 법률」 제41조 제4항에 따른 감염병환자등의 진료 기준에 관한 사항
10. 의료기관 내 수술실, 분만실, 중환자실 등 감염관리가 필요한 시설의 출입 기준에 관한 사항
11. 의료인 및 환자 안전을 위한 보안장비 설치 및 보안인력 배치 등에 관한 사항

(1) 의료기관의 종류에 따른 시설기준 및 규격에 관한 사항(의료법 제36조 제1호)

※의료기관의 시설기준 및 규격(의료법 시행규칙 제34조)

법 제36조 제1호에 따른 의료기관의 종류별 시설기준은 별표 3과 같고, 그 시설규격은 별표 4와 같다.

[별표 3] 의료기관의 종류별 시설기준(제34조 관련)

시설	종합병원 병원 요양병원	치과병원	한방병원	의원	치과 의원	한의원	조산원
1. 입원실	입원환자 100명 이상(병원·요양병원의 경우는 30명 이상)을 수용할 수 있는 입원실		입원환자 30명 이상을 수용할 수 있는 입원실	입원실을 두는 경우 입원환자 29명 이하를 수용할 수 있는 입원실	의원과 같음	의원과 같음	1 (분만실 겸용)
2. 중환자실	1 (병상이 300개 이상인 종합병원만 해당한다)						
3. 수술실	1 (외과계 진료과목이 있는 종합병원이나 병원인 경우에만 갖춘다)	1 (외과계 진료과목이 있는 경우에만 갖춘다)	1 (외과계 진료과목이 있는 경우에만 갖춘다)	1 (외과계 진료과목이 있고, 전신마취하에 수술을 하는 경우에만 갖춘다)	1 (외과계 진료과목이 있고, 전신마취하에 수술을 하는 경우에만 갖춘다)		
4. 응급실	1 (병원·요양병원의 경우는 「응급의료에 관한 법률」에 따라 지정받은 경우에만 갖춘다)						
5. 임상 검사실	1 (요양병원의 경우 관련 치과 진료과목이 있는 경우에만 갖춘다)	1	1 (관련 의과 또는 치과 진료 과목이 있는 경우에만 갖춘다)				
6. 방사선 장치	1 (요양병원의 경우 관련 치과 진료과목이 있는 경우에만 갖춘다)	1	1 (관련 의과 또는 치과 진료 과목이 있는 경우에만 갖춘다)				
7. 회복실	1 (수술실이 설치되어 있는 경우에만 갖춘다)	1 (수술실이 설치되어 있는 경우에만 갖춘다)	1 (수술실이 설치되어 있는 경우에만 갖춘다)	1 (수술실이 설치되어 있는 경우에만 갖춘다)	1 (수술실이 설치되어 있는 경우에만 갖춘다)		

8. 물리 치료실	1 (종합병원에 만 갖춘다)						
9. 한방 요법실	1 (관련 한의 과 진료과목 이 있는 경 우에만 갖춘 다)	1 (관련 한의과 진료과목이 있는 경우에 만 갖춘다)	1				
10. 병리 해부실	1 (종합병원 에만 갖춘 다)						
11. 조제실	1 (조제실을 두는 경우에 만 갖춘다)	1 (조제실을 두 는 경우에만 갖춘다)	1 (조제실을 두는 경우에 만 갖춘다)	1 (조제실을 두는 경우에 만 갖춘다)	1 (조제실을 두는 경우에 만 갖춘다)	1 (조제실을 두는 경우에 만 갖춘다)	1 (조제실을 두는 경우에 만 갖춘다)
11의2. 탕전실	1 (관련 한의 과 진료과목 을 두고 탕 전을 하는 경우에만 갖 춘다)	1 (관련 한의과 진료과목을 두고 탕전을 하는 경우에 만 갖춘다)	1 (탕전을 하 는 경우에만 갖춘다)			1 (탕전을 하 는 경우에만 갖춘다)	
12. 의무 기록실	1	1	1				
13. 소독 시설	1	1	1	1 (외래환자 를 진료하지 아니하는 의 원은 제외한 다)	1	1	1
14. 급식 시설	1 (외부 용역 업체에 급식 을 맡기는 경우에는 적 용되지 아니 한다)	1 (외부 용역업 체에 급식을 맡기는 경우 에는 적용되 지 아니한다)	1 (외부 용역 업체에 급식 을 맡기는 경우에는 적 용되지 아니 한다)				
15. 세탁물 처리 시설	1 (세탁물 전 량을 위탁처 리하는 경우 에는 갖추지 아니하여도 된다)	1 (세탁물 전량 을 위탁처리 하는 경우에 는 갖추지 아 니하여도 된 다)	1 (세탁물 전 량을 위탁처 리하는 경우 에는 갖추지 아니하여도 된다)				
16. 시체실	1 (종합병원 만 갖춘다)						

17. 적출물 처리 시설	1 (적출물 전량을 위탁처리 하는 경우에는 해당하지 아니한다)	1 (적출물전량을 위탁처리 하는 경우에는 해당하지 아니한다)	1 (적출물전량을 위탁처리 하는 경우에는 해당하지 아니한다)				
18. 자가발전시설	1	1	1				
19. 구급자동차							
20. 그 밖의 시설	가. 탕전실, 의무기록실, 급식시설, 세탁처리시설 및 적출물소각시설은 의료기관이 공동으로 사용할 수 있다. 나. 요양병원은 거동이 불편한 환자가 장기간 입원하는 데에 불편함이 없도록 식당, 휴게실, 욕실, 화장실, 복도 및 계단과 엘리베이터(계단과 엘리베이터는 2층 이상인 건물만 해당하고, 층간 경사로를 갖춘 경우에는 엘리베이터를 갖추지 아니할 수 있다)를 갖추어야 한다. 다. 탕전실은 의료기관에서 분리하여 따로 설치할 수 있다. 라. 종합병원, 병원, 한방병원, 요양병원은 해당 병원에서 사망하는 사람 등의 장사 관련 편의를 위하여「장사 등에 관한 법률」제29조에 따른 장례식장을 설치할 수 있다.						

[별표 4] 의료기관의 시설규격(제34조 관련)

1. 입원실

가. 입원실은 3층 이상 또는「건축법」제2조 제1항 제5호에 따른 지하층에는 설치할 수 없다. 다만,「건축법 시행령」제56조에 따른 내화구조(耐火構造)인 경우에는 3층 이상에 설치할 수 있다.

나. 입원실의 면적(벽·기둥 및 화장실의 면적을 제외한다)은 환자 1명을 수용하는 곳인 경우에는 10제곱미터 이상이어야 하고(면적의 측정 방법은「건축법 시행령」제119조의 산정 방법에 따른다. 이하 같다) 환자 2명 이상을 수용하는 곳인 경우에는 환자 1명에 대하여 6.3제곱미터 이상으로 하여야 한다.

다. 삭제

라. 입원실에 설치하는 병상 수는 최대 4병상(요양병원의 경우에는 6병상)으로 한다. 이 경우 각 병상 간 이격거리는 최소 1.5미터 이상으로 한다.

마. 입원실에는 손씻기 시설 및 환기시설을 설치하여야 한다.

바. 병상이 300개 이상인 종합병원에는 보건복지부장관이 정하는 기준에 따라 전실(前室) 및 음압시설(陰壓施設) 등을 갖춘 1인 병실(이하 "음압격리병실"이라 한다)을 1개 이상 설치하되, 300병상을 기준으로 100병상 초과할 때마다 1개의 음압격리병실을 추가로 설치하여야 한다. 다만, 제2호 카목에 따라 중환자실에 음압격리병실을 설치한 경우에는 입원실에 설치한 것으로 본다.

사. 병상이 300개 이상인 요양병원에는 보건복지부장관이 정하는 기준에 따라 화장실 및 세면시설을 갖춘 격리병실을 1개 이상 설치하여야 한다.

아. 산모가 있는 입원실에는 입원 중인 산모가 신생아에게 모유를 먹일 수 있도록 산모와 신생아가 함께 있을 수 있는 시설을 설치하도록 노력하여야 한다.

자. 감염병환자 등의 입원실은 다른 사람이나 외부에 대하여 감염예방을 위한 차단 등 필요한 조치를 하여야 한다.

2. 중환자실

가. 병상이 300개 이상인 종합병원은 입원실 병상 수의 100분의 5 이상을 중환자실 병상으로 만들어야 한다.

나. 중환자실은 출입을 통제할 수 있는 별도의 단위로 독립되어야 하며, 무정전(無停電) 시스템을 갖추어야 한다.

다. 중환자실의 의사당직실은 중환자실 내 또는 중환자실과 가까운 곳에 있어야 한다.

라. 병상 1개당 면적은 15제곱미터 이상으로 하되, 신생아만을 전담하는 중환자실(이하 "신생아중환자실"이라 한다)의 병상 1개당 면적은 5제곱미터 이상으로 한다. 이 경우 "병상 1개당 면적"은 중환자실 내 간호사실, 당직실, 청소실, 기기창고, 청결실, 오물실, 린넨보관실을 제외한 환자 점유 공간[중환자실 내에 있는 간호사 스테이션(station)과 복도는 병상 면적에 포함한다]을 병상 수로 나눈 면적을 말한다.

마. 병상마다 중앙공급식 의료가스시설, 심전도모니터, 맥박산소계측기, 지속적 수액주입기를 갖추고, 병상 수의 10퍼센트 이상 개수의 침습적 동맥혈압모니터, 병상 수의 30퍼센트 이상 개수의 인공호흡기, 병상 수의 70퍼센트 이상 개수의 보육기(신생아중환자실에만 해당한다)를 갖추어야 한다.

바. 중환자실 1개 단위(Unit)당 후두경, 앰부백(마스크 포함), 심전도기록기, 제세동기를 갖추어야 한다. 다만, 신생아중환자실의 경우에는 제세동기 대신 광선기와 집중치료기를 갖추어야 한다.

사. 중환자실에는 전담의사를 둘 수 있다. 다만, 신생아중환자실에는 전담전문의를 두어야 한다.

아. 전담간호사를 두되, 간호사 1명당 연평균 1일 입원환자수는 1.2명(신생아 중환자실의 경우에는 1.5명)을 초과하여서는 아니 된다.

자. 중환자실에 설치하는 병상은 벽으로부터 최소 1.2미터 이상, 다른 병상으로부터 최소 2미터 이상 이격하여 설치하여야 한다.

차. 중환자실에는 병상 3개당 1개 이상의 손씻기 시설을 설치하여야 한다.

카. 중환자실에는 보건복지부장관이 정하는 기준에 따라 병상 10개당 1개 이상의 격리병실 또는 음압격리병실을 설치하여야 한다. 이 경우 음압격리병실은 최소 1개 이상 설치하여야 한다.

3. 수술실

가. 수술실은 수술실 상호 간에 격벽으로 구획되어야 하고, 각 수술실에는 하나의 수술대만 두어야 하며, 환자의 감염을 방지하기 위하여 먼지와 세균 등이 제거된 청정한 공기를 공급할 수 있는 공기정화설비를 갖추고, 내부 벽면은 불침투질로 하여야 하며, 적당한 난방, 조명, 멸균수세(滅菌水洗), 수술용 피복, 붕대재료, 기계기구, 의료가스, 소독 및 배수 등 필요한 시설을 갖추어야 하고, 바닥은 접지가 되도록 하여야 하며, 콘센트의 높이는 1미터 이상을 유지하게 하고, 호흡장치의 안전관리시설을 갖추어야 한다.

나. 수술실에는 기도 내 삽관유지장치, 인공호흡기, 마취환자의 호흡감시장치, 심전도모니터 장치를 갖추어야 한다.

다. 수술실 내 또는 수술실에 인접한 장소에 상용전원이 정전된 경우 나목에 따른 장치를 작동할 수 있는 축전지 또는 발전기 등의 예비전원설비를 갖추어야 한다. 다만, 나목에 따른 장치에 축전지가 내장되어 있는 경우에는 예비전원설비를 갖춘 것으로 본다.

4. 응급실

외부로부터 교통이 편리한 곳에 위치하고 산실(産室)이나 수술실로부터 격리되어야 하며, 구급용 시설을 갖추어야 한다.

5. 임상검사실

임상검사실은 자체적으로 검사에 필요한 시설·장비를 갖추어야 한다.

6. 방사선 장치

가. 방사선 촬영투시 및 치료를 하는 데에 지장이 없는 면적이어야 하며, 방사선 위해(危害) 방호시설(防護施設)을 갖추어야 한다.

나. 방사선 사진필름을 현상·건조하는 데에 지장이 없는 면적과 이에 필요한 시설을 갖춘 건조실을 갖추어야 한다.

다. 방사선 사진필름을 판독하는 데에 지장이 없는 면적과 이에 필요한 설비가 있는 판독실을 갖추어야 한다.

7. 회복실

수술 후 환자의 회복과 사후 처리를 하는 데에 지장이 없는 면적이어야 하며, 이에 필요한 시설을 갖추어야 한다.

8. 물리치료실

물리요법을 시술하는 데에 지장이 없는 면적과 기능회복, 재활훈련, 환자의 안전관리 등에 필요한 시설을 갖추어야 한다.

9. 한방요법실

경락자극요법시설 등 한방요법시설과 특수생약을 증기, 탕요법에 의하여 치료하는 시설을 갖추어야 한다.

10. 병리해부실

병리·병원에 관한 세포학검사·생검 및 해부를 할 수 있는 시설과 기구를 갖추어 두어야 한다.

11. 조제실

약품의 소분(小分)·혼합조제 및 생약의 보관, 혼합약제에 필요한 조제대 등 필요한 시설을 갖추어야 한다.

11의2. 탕전실

가. 탕전실에는 조제실, 한약재 보관시설, 작업실, 그 밖에 탕전에 필요한 시설을 갖추어야 한다. 다만, 의료기관 내에 조제실 및 한약재 보관시설을 구비하고 있는 경우에는 이를 충족한 것으로 본다.

나. 조제실에는 개봉된 한약재를 보관할 수 있는 한약장 또는 기계·장치와 한약을 조제할 수 있는 시설을 두어야 한다.

다. 한약재 보관시설에는 쥐·해충·먼지 등을 막을 수 있는 시설과 한약재의 변질을 예방할 수 있는 시설을 갖추어야 한다.

라. 작업실에는 수돗물이나 「먹는물관리법」 제5조에 따른 먹는 물의 수질기준에 적합

한 지하수 등을 공급할 수 있는 시설, 한약의 탕전 등에 필요한 안전하고 위생적인 장비 및 기구, 환기 및 배수에 필요한 시설, 탈의실 및 세척시설 등을 갖추어야 한다.

마. 작업실의 시설 및 기구는 항상 청결을 유지하여야 하며 종사자는 위생복을 착용하여야 한다.

바. 의료기관에서 분리하여 따로 설치한 탕전실에는 한의사 또는 한약사를 배치하여야 한다.

사. 의료기관에서 분리하여 따로 설치한 탕전실에서 한약을 조제하는 경우 조제를 의뢰한 한의사의 처방전, 조제 작업일지, 한약재의 입출고 내역, 조제한 한약의 배송일지 등 관련 서류를 작성·보관하여야 한다.

12. 의무기록실

의무기록(외래·입원·응급 환자 등의 기록)을 보존기간에 따라 비치하여 기록·관리 및 보관할 수 있는 서가 등 필요한 시설을 설치하여야 한다.

13. 소독시설

증기·가스장치 및 소독약품 등의 자재와 소독용 기계기구를 갖추어 두고, 위생재료·붕대 등을 집중 공급하는 데에 적합한 시설을 갖추어야 한다.

14. 급식시설

가. 조리실은 식품의 운반과 배식이 편리한 곳에 위치하고, 조리, 보관, 식기 세정, 소독 등 식품을 위생적으로 처리할 수 있는 설비와 공간을 갖추어야 한다.

나. 식품저장실은 환기와 통풍이 잘 되는 곳에 두되, 식품과 식품재료를 위생적으로 보관할 수 있는 시설을 갖추어야 한다.

다. 급식 관련 종사자가 이용하기 편리한 준비실·탈의실 및 옷장을 갖추어야 한다.

15. 세탁물 처리시설

「의료기관세탁물관리규칙」에서 정하는 적합한 시설과 규모를 갖추어야 한다.

16. 시체실

시체의 부패 방지를 위한 냉장시설과 소독시설을 갖추어야 한다.

17. 적출물 처리시설

「폐기물관리법 시행규칙」 제14조에 따른 시설과 규모를 갖추어야 한다.

18. 자가발전시설

공공전기시설을 사용하지 아니하더라도 해당 의료기관의 필요한 곳에 전기를 공급할 수 있는 자가발전시설을 갖추어야 한다.

19. 구급자동차

보건복지부장관이 정하는 산소통·산소호흡기와 그 밖에 필요한 장비를 갖추고 환자를 실어 나를 수 있어야 한다.

20. 그 밖의 시설

가. 장례식장의 바닥면적은 해당 의료기관의 연면적의 5분의 1을 초과하지 못한다.

나. 요양병원의 식당 등 모든 시설에는 휠체어가 이동할 수 있는 공간이 확보되어야 하며, 복도에는 병상이 이동할 수 있는 공간이 확보되어야 한다.

다. 별표 3 제20호 나목에 따라 엘리베이터를 설치하여야 하는 경우에는 「승강기시설 안전관리법 시행규칙」 별표 1에 따른 침대용 엘리베이터를 설치하여야 하며, 층간 경사로를 설치하는 경우에는 「장애인·노인·임산부 등의 편의증진에 관한 법률 시행규칙」 별표 1에 따른 경사로 규격에 맞아야 한다.

라. 요양병원의 복도 등 모든 시설의 바닥은 문턱이나 높이차이가 없어야 하고, 불가피하게 문턱이나 높이차이가 있는 경우 환자가 이동하기 쉽도록 경사로를 설치하여야 하며, 복도, 계단, 화장실 대·소변기, 욕실에는 안전을 위한 손잡이를 설치하여야 한다. 다만, 「장애인·노인·임산부 등의 편의증진에 관한 법률」 제9조에 따라 요양병원에 출입구·문, 복도, 계단을 설치하는 경우에 그 시설은 같은 법에 따른 기준에도 맞아야 한다.

마. 요양병원의 입원실, 화장실, 욕실에는 환자가 의료인을 신속하게 호출할 수 있도록 병상, 변기, 욕조 주변에 비상연락장치를 설치하여야 한다.

바. 요양병원의 욕실
  1) 병상이 이동할 수 있는 공간 및 보조인력이 들어가 목욕을 시킬 수 있는 공간을 확보하여야 한다.
  2) 적정한 온도의 온수가 지속적으로 공급되어야 하고, 욕조를 설치할 경우 욕조에 환자의 전신이 잠기지 않는 깊이로 하여야 한다.

사. 요양병원의 외부로 통하는 출입구에 잠금장치를 갖추되, 화재 등 비상시에 자동으로 열릴 수 있도록 하여야 한다.

(2) 의료기관의 안전관리시설 기준에 관한 사항(의료법 제36조 제2호)

※의료기관의 안전관리시설(의료법 시행규칙 제35조)

의료기관을 개설하는 자는 법 제36조 제2호에 따라 환자, 의료관계인, 그 밖의 의료기관 종사자의 안전을 위하여 다음 각 호의 시설을 갖추어야 한다.
 1. 화재나 그 밖의 긴급한 상황에 대처하기 위하여 필요한 시설
 2. 방충, 방서(防鼠), 세균오염 방지에 관한 시설
 3. 채광·환기에 관한 시설
 4. 전기·가스 등의 위해 방지에 관한 시설
 5. 방사선 위해 방지에 관한 시설
 6. 그 밖에 진료과목별로 안전관리를 위하여 필수적으로 갖추어야 할 시설

(3) 의료기관 및 요양병원의 운영 기준에 관한 사항(의료법 제36조 제3호)

※의료기관의 운영 기준(의료법 시행규칙 제35조의2)

의료기관을 개설하는 자는 법 제36조 제3호에 따라 다음 각 호의 운영 기준을 지켜야 한다.
 1. 입원실의 정원을 초과하여 환자를 입원시키지 말 것
 2. 입원실은 남·여별로 구별하여 운영할 것
 3. 입원실이 아닌 장소에 환자를 입원시키지 말 것
 4. 외래진료실에는 진료 중인 환자 외에 다른 환자를 대기시키지 말 것

※요양병원의 운영(의료법 시행규칙 제36조)

① 법 제36조 제3호에 따른 요양병원의 입원 대상은 다음 각 호의 어느 하나에 해당하는 자로서 주로 요양이 필요한 자로 한다.

1. 노인성 질환자
2. 만성질환자
3. 외과적 수술 후 또는 상해 후 회복기간에 있는 자

② 제1항에도 불구하고 「감염병의 예방 및 관리에 관한 법률」 제41조 제1항에 따라 보건복지부장관이 고시한 감염병에 걸린 같은 법 제2조 제13호부터 제15호까지에 따른 감염병환자, 감염병의사환자 또는 병원체보유자(이하 "감염병환자 등"이라 한다) 및 같은 법 제42조 제1항 각 호의 어느 하나에 해당하는 감염병환자등은 요양병원의 입원 대상으로 하지 아니한다.

③ 제1항에도 불구하고 「정신건강증진 및 정신질환자 복지서비스 지원에 관한 법률」 제3조 제1호에 따른 정신질환자(노인성 치매환자는 제외한다)는 같은 법 제3조 제5호에 따른 정신의료기관 외의 요양병원의 입원 대상으로 하지 아니한다.

④ 각급 의료기관은 제1항에 따른 환자를 요양병원으로 옮긴 경우에는 환자 이송과 동시에 진료기록 사본 등을 그 요양병원에 송부하여야 한다.

⑤ 요양병원 개설자는 요양환자의 상태가 악화되는 경우에 적절한 조치를 할 수 있도록 환자 후송 등에 관하여 다른 의료기관과 협약을 맺거나 자체 시설 및 인력 등을 확보하여야 한다.

⑥ 요양병원 개설자가 요양병원에 입원한 환자의 안전을 위하여 환자의 움직임을 제한하거나 신체를 묶는 경우에 준수하여야 하는 사항은 별표 4의2와 같다.

⑦ 요양병원 개설자는 휴일이나 야간에 입원환자의 안전 및 적절한 진료 등을 위하여 소속 의료인 및 직원에 대한 비상연락체계를 구축·유지하여야 한다.

(4) 고가의료장비의 설치·운영 기준에 관한 사항(의료법 제36조 제4호)

(5) 의료기관의 종류에 따른 의료인 등의 정원 기준에 관한 사항(의료법 제36조 제5호)

※의료인 등의 정원(의료법 시행규칙 제38조)

① 법 제36조 제5호에 따른 의료기관의 종류에 따른 의료인의 정원 기준에 관한 사항은 **별표 5**와 같다.

[별표 5] 의료기관에 두는 의료인의 정원(제38조 관련)

구분	종합병원	병원	치과병원	한방병원	요양병원	의원	치과의원	한의원
의사	연평균 1일 입원환자를 20명으로 나눈 수(이 경우 소수점은 올림). 외래환자 3명은 입원환자 1명으로 환산함	종합병원과 같음	추가하는 진료과목당 1명(법 제43조 제2항에 따라 의과 진료과목을 설치하는 경우)	추가하는 진료과목당 1명(법 제43조 제2항에 따라 의과 진료과목을 설치하는 경우)	연평균 1일 입원환자 80명까지는 2명으로 하되, 80명을 초과하는 입원환자는 매 40명마다 1명을 기준으로 함(한의사를 포함하여 환산함). 외래환자 3명은 입원환자 1명으로 환산함	종합병원과 같음		

구분								
치과의사	의사의 경우와 같음	추가하는 진료과목당 1명(법 제43조 제3항에 따라 치과 진료과목을 설치하는 경우)	종합병원과 같음	추가하는 진료과목당 1명(법 제43조 제3항에 따라 치과 진료과목을 설치하는 경우)	추가하는 진료과목당 1명(법 제43조 제3항에 따라 치과 진료과목을 설치하는 경우)		종합병원과 같음	
한의사	추가하는 진료과목당 1명(법 제43조 제1항에 따라 한의과 진료과목을 설치하는 경우)	추가하는 진료과목당 1명(법 제43조 제1항에 따라 한의과 진료과목을 설치하는 경우)	추가하는 진료과목당 1명(법 제43조 제1항에 따라 한의과 진료과목을 설치하는 경우)	연평균 1일 입원환자를 20명으로 나눈 수(이 경우 소수점은 올림). 외래환자 3명은 입원환자 1명으로 환산함	연평균 1일 입원환자 40명마다 1명을 기준으로 함(의사를 포함하여 환산함). 외래환자 3명은 입원환자 1명으로 환산함			한방병원과 같음
조산사	산부인과에 배정된 간호사 정원의 3분의 1 이상	종합병원과 같음(산부인과가 있는 경우에만 둠)		종합병원과 같음(법 제43조 제2항에 따라 산부인과를 설치하는 경우)		병원과 같음		
간호사(치과의료기관의 경우에는 치과위생사 또는 간호사)	연평균 1일 입원환자를 2.5명으로 나눈 수(이 경우 소수점은 올림). 외래환자 12명은 입원환자 1명으로 환산함	종합병원과 같음	종합병원과 같음	연평균 1일 입원환자를 5명으로 나눈 수(이 경우 소수점은 올림). 외래환자 12명은 입원환자 1명으로 환산함	연평균 1일 입원환자 6명마다 1명을 기준으로 함(다만, 간호조무사는 간호사 정원의 3분의 2 범위 내에서 둘 수 있음). 외래환자 12명은 입원환자 1명으로 환산함	종합병원과 같음	종합병원과 같음	한방병원과 같음

② 의료기관은 제1항의 의료인 외에 다음의 기준에 따라 필요한 인원을 두어야 한다.

   1. **병원급 의료기관에는 별표 5의2에 따른 약사 또는 한약사**(법률 제8365호 약사법 전부개정법률 부칙 제9조에 따라 한약을 조제할 수 있는 약사를 포함한다. 이하 같다)**를 두어야 한다.**

[별표 5의2] 의료기관에 두는 약사 및 한약사의 정원(제38조 관련)

의료기관 종류		약사 정원
상급종합병원		연평균 1일 입원환자를 30명으로 나눈 수와 외래환자 원내조제 처방전을 75매로 나눈 수를 합한 수 이상의 약사
종합병원	500병상 이상	연평균 1일 입원환자를 50명으로 나눈 수와 외래환자 원내조제 처방전을 75매로 나눈 수를 합한 수 이상의 약사

종합 병원	300병상 이상 500병상 미만	연평균 1일 입원환자를 80명으로 나눈 수와 외래환자 원내조제 처방전을 75매로 나눈 수를 합한 수 이상의 약사
	300병상 미만	1인 이상의 약사
병 원		1인 이상의 약사. 다만, 100병상 이하의 경우에는 주당 16시간 이상의 시간제 근무 약사를 둘 수 있다.
치과병원(30병상 이상에 한정한다)		1인 이상의 약사. 다만, 100병상 이하의 경우에는 주당 16시간 이상의 시간제 근무 약사를 둘 수 있다.
한방병원		1인 이상의 한약사. 다만, 100병상 이하의 경우에는 주당 16시간 이상의 시간제 근무 한약사를 둘 수 있다.
요양병원		1인 이상의 약사 또는 한약사. 다만, 200병상 이하의 경우에는 주당 16시간 이상의 시간제 근무 약사 또는 한약사를 둘 수 있다.

비고: 약사 수의 산정 시 그 수가 1 미만인 경우에는 1로 하고, 1 이상인 경우 소수점은 반올림한다.

2. 입원시설을 갖춘 종합병원 · 병원 · 치과병원 · 한방병원 또는 요양병원에는 1명 이상의 영양사를 둔다.

3. 의료기관에는 보건복지부장관이 정하는 바에 따라 각 진료과목별로 필요한 수의 의료기사를 둔다.

4. 종합병원에는 보건복지부장관이 정하는 바에 따라 필요한 수의 보건의료정보관리사를 둔다.

5. 의료기관에는 보건복지부장관이 정하는 바에 따라 필요한 수의 간호조무사를 둔다.

6. 종합병원에는 「사회복지사업법」에 따른 사회복지사 자격을 가진 자 중에서 환자의 갱생 · 재활과 사회복귀를 위한 상담 및 지도 업무를 담당하는 요원을 1명 이상 둔다.

7. 요양병원에는 시설 안전관리를 담당하는 당직근무자를 1명 이상 둔다.

③ 보건복지부장관은 간호사나 치과위생사의 인력 수급상 필요하다고 인정할 때에는 제1항에 따른 간호사 또는 치과위생사 정원의 일부를 간호조무사로 충당하게 할 수 있다.

(6) 급식관리 기준에 관한 사항(의료법 제36조 제6호)

※급식관리(의료법 시행규칙 제39조)

입원시설을 갖춘 종합병원 · 병원 · 치과병원 · 한방병원 또는 요양병원을 개설하는 자는 법 제36조 제6호에 따라 별표 6에서 정하는 바에 따라 환자의 식사를 위생적으로 관리 · 제공하여야 한다.

[별표 6] 의료기관의 급식관리 기준(제39조 관련)

1. 환자의 영양관리에 관한 사항을 심의하기 위하여 병원장이나 부원장을 위원장으로 하는 영양관리위원회를 둔다.
2. 환자의 식사는 일반식과 치료식으로 구분하여 제공한다.
3. 환자급식을 위한 식단은 영양사가 작성하고 환자의 필요 영양량을 충족시킬 수 있어야 한다.
4. 환자음식은 뚜껑이 있는 식기나 밀폐된 배식차에 넣어 적당한 온도를 유지한 상태에서

공급하여야 한다.

5. 영양사는 완성된 식사를 평가하기 위하여 매 끼 검식(檢食)을 실시하며, 이에 대한 평가 결과를 검식부(檢食簿)에 기록하여야 한다.

6. 영양사는 의사가 영양지도를 의뢰한 환자에 대하여 영양 상태를 평가하고, 영양 상담 및 지도를 하며, 그 내용을 기록하여야 한다.

7. 식기와 급식용구는 매 식사 후 깨끗이 세척·소독하여야 하며, 전염성 환자의 식기는 일반 환자의 식기와 구분하여 취급하고, 매 식사 후 완전 멸균소독하여야 한다.

8. 수인성 전염병환자가 남긴 음식은 소독 후 폐기하여야 한다.

9. 병원장은 급식 관련 종사자에 대하여 연 1회 이상 정기건강진단을 실시하여야 하며, 종사자가 전염성 질병에 감염되었을 경우에는 필요한 조치를 취하여야 한다.

10. 병원장은 급식 관련 종사자에게 위생교육을 실시하여야 한다.

(7) 의료기관의 위생 관리에 관한 사항(의료법 제36조 제7호)

※의료기관의 위생관리 기준(의료법 시행규칙 제39조의2)

의료기관을 개설하는 자는 법 제36조 제7호에 따라 다음 각 호의 위생관리 기준을 지켜야 한다.

1. 환자의 처치에 사용되는 기구 및 물품(1회용 기구 및 물품은 제외한다)은 보건복지부장관이 정하여 고시하는 방법에 따라 소독하여 사용할 것

의료기관 사용 기구 및 물품 소독 지침

제1조(목적) 이 규칙은 「의료법」 제36조 및 「의료법 시행규칙」 제39조의2에 따라 의료기관에서 환자의 처치에 사용되는 기구 및 물품(1회용품은 제외한다. 이하 '기구'라 한다)에 대한 소독 등의 방법에 관하여 필요한 사항을 규정함을 목적으로 한다.

제2조(정의) 이 고시에서 사용하는 용어의 뜻은 다음과 같다.

1. "세척(Cleaning)"은 대상물로부터 모든 이물질(토양, 유기물 등)을 제거하는 과정을 말하며, 소독과 멸균의 가장 기초단계로서 일반적으로 물과 기계적인 마찰, 세제를 같이 사용한다.

2. "소독(Disinfection)"은 생물체가 아닌 환경으로부터 세균의 아포를 제외한 미생물을 제거하는 과정을 말하며, 일반적으로 액체 화학제나 습식 저온 살균제의 의해 이루어진다.

3. "멸균(Sterilization)"은 물리적, 화학적 과정을 통하여 모든 미생물을 완전하게 제거하고 파괴시키는 것을 말하며, 고압증기멸균법, 가스멸균법, 건열멸균법, 과산화수소 가스 플라즈마멸균법 및 액상 화학제 등을 이용한다.

제3조(기구별 소독 수준 등) 의료기관에서 환자의 처치에 사용되는 기구는 환자와 접촉의 방법이나 상황에 따라 고위험기구, 준위험기구 및 비위험기구로 분류될 수 있으며, 필요한 개념에 따라 적절한 멸균 및 소독방법에 의해 관리되어야 한다.

1. 고위험기구(Critical instrument)

가. 대상

멸균 조직이나 혈관에 삽입되는 기구로 어떤 미생물이라도 오염이 되면 감염의 위험이 매우 높다. 수술기구, 혈관카테터, 이식물, 무균조직에 사용되는 초음파 프로브 등이 여기에 속한다.

나. 소독 수준

세균의 아포를 포함한 모든 형태의 미생물을 파괴시킬 수 있는 멸균과정이 필요하다. 고온멸균법, 가스멸균법, 액체 화학멸균법 등을 이용한다.

다. 주의사항

1) 멸균된 채로 구매하거나 의료기관 내에서 적절한 방법으로 멸균하여 사용하도록 하며, 다른 환자 사용 전에 멸균상태를 확인한다.

2) 멸균 전 적절한 세척과정이 선행되어야 한다. 유기물의 양, 접촉시간, 온도 및 산도를 고려한 적절한 사용지침이 마련되어야만 한다.

2. 준위험기구(Semicritical instrument)

가. 대상

점막이나 손상이 있는 피부에 접촉하는 기구로 호흡치료기구, 마취기구, 내시경 등이 여기에 속한다.

나. 소독 수준

세균의 아포를 제외한 모든 형태의 미생물을 파괴시키는 '높은 수준'의 소독이 요구된다.

다. 주의사항

1) 고온멸균이 가장 광범위하고 안전하기 때문에 열에 안전한 의료기구인 경우에는 고온 멸균을 하도록 한다.

2) 화학소독제를 사용한 경우 잔류 소독제가 없도록 멸균증류수로 깨끗하게 헹군다.

3) 수돗물을 사용해야만 하는 경우라면 사용 후 알코올로 헹구고 압력이 있는 공기로 건조시킨다.

3. 비위험기구(Noncritical instrument)

가. 대상

손상이 없는 피부와 접촉하지만 점막에는 사용하지 않는 기구로 지질바이러스와 세균, 곰팡이를 제거할 수 있는 낮은 수준 소독을 적용한다. 혈압측정기, 청진기, 변기, 목발, 침대 난간, 물잔, 린넨, 음식 쟁반, 심전도 도구, 침상 테이블, 방사선 촬영용 카세트, 병실 집기 등이 여기에 속한다.

나. 소독 수준

일반적으로 세균, 바이러스, 일부 곰팡이를 죽이지만 결핵균이나 세균 아포는 죽이지 못하는 '낮은 수준'의 소독을 적용한다. 다만, 피가 묻은 비위험기구는 세균, 바이러스, 진균과 결핵균은 죽이지만 세균 아포만 죽이지 못하는 '중간 수준'의 소독을 적용한다.

다. 주의사항

1) 손상이 없는 피부 자체는 대부분의 미생물에 대하여 효과적인 방어벽으로 작용하므로 멸균이 필요하지 않다.

2) 일반적으로 비위험기구에 의해 환자에게 감염이 전파될 위험은 거의 없지만 의료진의 손을 오염시키거나 의료기구와의 접촉을 통해 간접적으로 감염을 전파시킬 수 있다.

3) 대부분의 비위험기구는 소독을 위해 중앙공급실로 보낼 필요 없이 사용한 장소에서 소독하여 재사용할 수 있다.

4) 환자의 혈액이나 미생물 검체를 취급하는 검사실과 같이 미생물에 의한 오염이 우려되는 곳은 환경소독제를 이용한 지침에 따르도록 하며, 일반 사무실이나 창고와 같

이 환자의 치료에 관여하지 않는 곳은 일반적인 방법으로 청소한다.

제4조(멸균 및 소독방법) ① 의료환경에서 사용하는 기구의 범주와 요구되는 소독수준에 따른 멸균 및 소독방법은 별표 1과 같다.

② 내시경기구는 살모넬라, 결핵, B형간염 등의 교차 감염을 일으키기 쉽고, 폐렴알균 등의 환경균에 오염되기 쉬우므로 아포를 제외한 모든 균을 사멸시킬 수 있는 '높은 수준' 이상의 소독이 필요하다.

③ 멸균 및 소독에는 식품의약품안전처에 신고 및 허가받은 의약품 또는 의약외품을 사용하여야 하고, 각 제품의 사용방법을 준수하여야 한다. 다만, 중간 또는 낮은 수준의 소독에는 미국 FDA, 유럽 CE, 일본 후생성 또는 보건복지부장관이 따로 인정하는 기관에서 인증(허가, 신고, 등록 등 포함)을 받은 제품을 인증 용도에 따라 사용할 수 있다.

제5조(멸균시 주의사항) ① 멸균방법은 멸균 여부를 확인할 수 있는지, 내부까지 멸균될 수 있는지, 물품의 화학적, 물리적 변화가 있는지, 멸균 후 인체나 환경에 유해한 독성이 있는지, 경제성 등을 고려하여 선택하도록 한다. 멸균시 주의사항은 다음 각 호와 같다.

1. 멸균 전에 반드시 모든 재사용 물품을 세척해야 한다. 만약 유기물이 잔존할 경우에는 미생물이 사멸될 수 없다.

2. 멸균할 물품은 건조시켜야 한다.

3. 물품 포장지는 멸균제가 침투 및 제거가 용이해야 하며, 저장 시 미생물이나 먼지, 습기에 저항력이 있고, 유독성이 없어야 한다.

4. 멸균물품은 챔버 내 용적의 60~70%만 채워 멸균제의 통기가 원활하게 하여야 하며, 가능한 같은 재료들을 함께 멸균한다.

제6조(멸균확인 등) 멸균공정이 제대로 수행되는 지를 확인해야 하며, 확인 방법은 다음 각호와 같다.

1. 기계적/물리적 확인(Mechanical/Physical)

  1) 멸균과정 동안의 진공, 압력, 시간, 온도를 측정하는 멸균기 소독 챠트(chart)를 확인하는 방법으로 멸균기 취급자는 멸균 과정 동안 멸균 사이클을 표시하고 기록계를 확인해야 한다.

  2) 이 방법은 멸균기 내부의 모든 부분에 대한 자료가 아니라 멸균기 내부의 한 시점에서의 상태를 나타내는 것이다.

2. 화학적 확인(Chemical indicator)

  1) 멸균 과정과 관련된 하나 혹은 두 가지 이상의 변수의 변화에 의해 시각적으로 반응하는 민감한 화학제를 이용하는 방법이다.

  2) 이 방법은 잘못된 포장이나 잘못된 멸균기 적재 혹은 멸균기의 오작동으로부터 발생할 수 있는 잠재적인 멸균실패를 발견하는 데 이용된다. 외부 화학적 확인은 모든 물품의 외부에 부착하여 실시하고, 내부 화학적 확인은 모든 멸균 물품 내부에서 시행한다.

3. 생물학적 확인(Biological indicator)

  1) 멸균과정에 저항력이 있다고 알려진 표준화되고 생육력이 있는 미생물(일반적으로 박테리아 포자)로 구성되며 멸균 조건이 멸균 성공에 이를 정도로 적절한지를 증명하기 위하여 이용하는 방법이다.

2) 멸균과정 동안 멸균이 잘 안 되는 곳에 멸균기의 종류에 따라 Geobacillus stearothermophilus 나 Bacillus atrophaeus 와 같은 생물학적 지시기를 사용한다.

3) 멸균 후 biological indicator 내의 세균을 배양하여 멸균 여부를 확인한다. 이 방법은 매일 하는 것이 이상적이나 적어도 주1회 이상 실시하는 것이 바람직하다.

4) 멸균기를 처음 설치하였을 때나 멸균기의 주요한 수리 후, 멸균기의 위치변경 및 환경적인 변화가 있을 때, 설명할 수 없는 멸균실패가 발생했을 때, 스팀 공급 및 공급라인의 변화, 물품의 적재방법 등의 변화가 있을 때에는 멸균기가 비어 있는 상태에서 생물학적 지시기를 사용하여 연속 2회 검사를 시행한다. 2회 모두 멸균판정이 이루어졌을 때 멸균기를 가동시키도록 한다.

2. 감염의 우려가 있는 환자가 입원하였던 입원실 및 그 옷·침구·식기 등은 완전히 소독하여 사용할 것

3. 의료기관에서 업무를 수행하는 보건의료인에 대하여 손 위생에 대한 교육을 실시할 것

(8) 의료기관의 의약품 및 일회용 주사 의료용품의 사용에 관한 사항(의료법 제36조 제8호)

※의약품 및 일회용 주사 의료용품의 사용 기준(의료법 시행규칙 제39조의3)

의료기관을 개설하는 자는 법 제36조 제8호에 따라 의약품 및 일회용 주사 의료용품의 사용에 관한 다음 각 호의 기준을 지켜야 한다.

1. 변질·오염·손상되었거나 유효기한·사용기한이 지난 의약품을 진열하거나 사용하지 말 것

2. 「의약품 등의 안전에 관한 규칙」 제62조 제5호에 따라 규격품으로 판매하도록 지정·고시된 한약을 조제하는 경우에는 같은 조 제8호에 따른 품질관리에 관한 사항을 준수할 것(한의원 또는 한방병원만 해당한다)

※한약재 안전 및 품질관리 규정

제1장 총칙

제1조(목적) 이 규정은 「약사법」 제31조 제9항, 제47조 및 제56조, 「의약품 등의 안전에 관한 규칙」 제62조 제5호 및 제8호, 제69조 제1항 및 제5항에 따라 한약 또는 한약제제를 제조하기 위한 규격품 대상한약의 범위·규격 및 표시기재 요령 등 한약재의 유통관리에 관한 사항을 정함으로써 한약재의 유통질서 확립에 기여함을 목적으로 한다.

제2조(정의) 이 규정에서 사용하는 용어의 정의는 다음 각호와 같다.

1. "한약재"라 함은 「약사법」 제2조 제5호 또는 제6호에 따른 "한약" 또는 "한약제제"를 제조하기 위하여 사용되는 원료약품을 말한다.

2. "규격품"이라 함은 한약재의 제조 및 품질관리기준·포장방법·표시사항 등의 기준에 적합한 한약재를 말한다.

제3조(적용범위) 이 규정은 다음 각호의 1에 해당하는 한약재에 대하여 적용한다.

1. 「약사법」 제31조, 「의약품 등의 안전에 관한 규칙」 제4조 및 제5조에 따라 제조판매품목허가를 받거나 신고를 한 한약재

2. 「약사법」 제42조, 「의약품 등의 안전에 관한 규칙」 제57조 제4호 또는 제5호에 따라

수입하는 한약재

3. 「남북교류협력에 관한 법률」제13조 및 같은 법 시행령 제25조에 따라 반입되는 북한산 한약재

제2장 규격품 관리

제4조(규격품대상한약) ①「의약품 등의 안전에 관한 규칙」제62조 제5호의 규정에 따라 대한민국약전 또는 대한민국약전외한약(생약)규격집에 규정되어 있는 한약을 규격품 대상한약으로 한다.

② 제1항의 규정에 의한 규격품은 제5조에서 제10조까지 규정에 적합하여야 한다.

제5조(규격품의 기준) 규격품은 대한민국약전 및 대한민국약전외한약(생약)규격집의 기준에 적합하여야 한다.

제6조(포장방법 등) ① 규격품의 포장단위는 허가받은 사항에 따른다. 다만 소비자보호 또는 유통체계 확립을 위해 필요한 경우에는 제조업자 단체에서 포장단위를 정하여 운용할 수 있다.

② 규격품은 따로 규정한 경우를 제외하고는 밀폐 포장하여야 한다.

③ 규격품은 한약재의 종류 또는 특성과 규격기준 등을 고려하여 정상적인 유통 및 보관상태에서 사용기한 내에 그 품질이 보존될 수 있도록 포장하여야 하며, 습기나 충해 등 변질·변패를 방지할 수 있도록 진공으로 하거나 적당한 제습제, 산소제거제 등 보존제를 넣어 포장할 수 있다. 다만, 보존제는 그 한약재의 물리적·화학적 성질에 영향을 미치지 말아야 하며 따로 분리 포장하는 등 한약재와 직접 섞이지 않도록 하여야 한다.

제7조(용기 또는 포장의 기재사항) ① 한약규격품의 용기나 포장에는 다음 각호의 사항을 기재하여야 한다.

1. 제조업자의 상호·주소·전화번호(위탁 제조하는 경우 수탁업소명 병기)

2. 제품명(필요시 학명·종속명 병기, 수치한 경우 그 내용 추가표기)

3. 제조번호와 사용기한

4. 중량(그람 또는 킬로 그람) 또는 용량이나 개수

5. 용법·용량 및 사용상 주의사항: 처방 등에 의해 적의사용으로 표기할 수 있다.

6. 성상(필요한 경우 절단생약, 가루생약 등으로 표기하거나 생략할 수 있다)

7. 효능·효과: 조제용 또는 제제용으로 표기할 수 있다.

8. 저장방법

9. "규격품"이라는 문자

10. 원산지명(국가명, 국산의 경우 생산지역명 병기)

11. 검사기관 및 검사연월일

12. 별표1의 독성주의한약재인 경우 "독성주의한약재"라는 문자

②「의약품 등의 안전에 관한 규칙」별표2의 한약재 제조 및 품질관리 기준에 적합하다는 판정을 받은 후 제조된 규격품의 용기나 포장에는 별표2에 따라 적합인정 표시를 할 수 있다.

③ 제1항 및 제2항의 규정에 불구하고 「약사법」제56조 단서 및 「의약품 등의 안전에 관한 규칙」제69조 제4항에 따라 의약품 등 제조업소에서만 사용할 목적으로 제조된 규격품의 용기나 포장에는 제1항 제1호·제2호·제3호 및 제8호의 기재사항 외의 기재

사항을 생략할 수 있다.

제8조(외부포장의 기재사항) 「약사법」 제57조에 따라 규격품의 직접의 용기 또는 직접의 포장에 기재된 제7조 제1항부터 제3항까지의 사항이 외부의 용기나 포장에 의하여 보이지 아니할 경우에는 그 외부의 용기나 포장에도 같은 사항을 기재하여야 한다.

제9조(첨부문서의 기재사항) ① 「약사법」 제58조 및 「의약품 등의 안전에 관한 규칙」 제70조 제1항에 따라 규격품에 첨부하는 문서에는 다음 각 호의 사항을 기재하여야 한다.

1. 제7조 제1항 각 호 중 제3호, 제10호 외의 사항

2. 사용기한이 경과되었거나 위·변조, 변질·변패·오염 또는 손상된 제품은 바꾸어 준다는 내용과 교환방법

② 제1항의 규정에 의한 문서를 따로 첨부하지 아니하는 규격품의 용기나 포장에는 제1항 제2호의 사항을 추가하여 기재하여야 한다.

제10조(기재상의 주의사항) ① 「약사법」 제59조에 따라 규격품의 용기나 포장 또는 첨부문서에 기재하는 사항은 다른 문자·기사·그림 또는 도안보다 쉽게 볼 수 있는 부분에 적어야 하며, 또한 그 사항은 「의약품 등의 안전에 관한 규칙」 제71조에 따라 다음 각 호와 같이 읽기 쉽고 이해하기 쉬운 용어로 정확히 기재하여야 한다.

1. 제조업자 또는 수입자의 소재지(법인인 경우에는 그 주된 사무소의 소재지)는 시·도명만을 기재할 수 있되, 용기 또는 포장이나 첨부문서 중 어느 하나에는 그 주소를 명기할 것

2. 중량 또는 용량은 용기나 포장 자체의 무게가 포함되지 아니한 양을 기재할 것

3. 제품의 특징은 허가된 범위 안에서 충분히 객관성이 있는 내용만을 기재할 것

4. 사용상의 주의사항은 알아보기 쉽도록 명확하게 기재할 것

5. 예외적인 자료 등을 일반적 사실인 것처럼 표현하지 아니할 것

6. "독성주의한약재"라는 문자는 붉은색으로 눈에 띄게 명확히 기재할 것

② 「의약품 등의 안전에 관한 규칙」 제77조의 규정에 의하여 기재사항은 한글로 기재하되, 한글과 같은 크기의 한자 또는 외국어를 함께 기재할 수 있다. 다만, 수출용 규격품의 경우에는 그 수출대상국의 언어로 기재할 수 있다.

제11조(규격품 유통질서확립 등을 위한 준수사항) ① 의약품도매상·약국개설자 및 한약업사는 규격품이 아닌 것을 판매하거나 판매의 목적으로 저장·진열하여서는 아니된다.

② 한약판매업자나 그 종사자는 한약재에 포자 등 화학적 변화를 가하거나 2가지 이상의 한약재를 혼합하여 포장하여서는 아니 된다. 다만, 한약조제약사, 한약사 또는 한약업사가 보건복지부장관이 정한 규정에 의해 한약을 조제 또는 혼합 판매할 경우에는 그러하지 아니하다.

③ 한약재를 수입한 수입자는 당해 품목의 제조품목허가를 받은 의약품제조업자 외의 자에게 이를 판매하거나 유통시켜서는 아니 된다.

3. 포장이 개봉되거나 손상된 일회용 주사 의료용품은 사용하지 말고 폐기할 것

4. 일회용 주사기에 주입된 주사제는 지체 없이 환자에게 사용할 것

5. 한 번 사용한 일회용 주사 의료용품은 다시 사용하지 말고 폐기할 것

(9) 의료기관의 「감염병의 예방 및 관리에 관한 법률」 제41조 제4항에 따른 감염병환자 등의 진료 기준에 관한 사항(의료법 제36조 제9호)

※감염병환자 등의 진료 기준(의료법 시행규칙 제39조의4)

의료기관을 개설하는 자는 법 제36조 제9호에 따라 「감염병의 예방 및 관리에 관한 법률 시행령」 별표 2 제3호 및 제4호에 따른 입원 치료의 방법 및 절차를 지켜야 한다.

[별표 2] **자가치료 및 입원치료의 방법 및 절차 등**(제23조 관련)

1. 자가치료의 방법

가. 자가치료 기간 동안 여러 사람이 함께 쓰는 공간이 아닌 곳(독립된 방)에 있어야 한다.

나. 가목에 따른 자가치료가 곤란할 경우에는 같은 질환을 앓는 사람이나 재감염의 우려가 적은 환자와 공동 격리한다.

다. 진료 등을 위해 불가피하게 외출하는 경우를 제외하고, 자가치료 중인 사람은 자가격리장소를 이탈하거나 이동하지 않아야 한다.

라. 자가치료 중인 사람은 가능하면 다른 사람과 별도의 화장실을 사용하고, 분비물 및 배설물 등은 철저히 관리해야 하며, 화장실 및 오염된 물품은 소독을 해야 한다.

마. 간병인을 포함한 방문자들의 출입을 최소화하고, 방문자에 대해서는 1회용 장갑 등의 개인보호구를 착용하게 하며, 손 씻기 등 감염병 전파를 차단하기 위한 적절한 조치를 하게 해야 한다.

바. 자가치료 중인 사람이 사용한 1회용 물품은 사용한 후 폐기처분하고, 1회용으로 하는 것이 적합하지 않은 체온계 등의 물품은 자가치료 중인 사람 전용으로 사용하도록 하여야 한다.

2. 자가치료의 절차 등

가. 법 제11조 제1항에 따라 신고를 받은 관할 보건소장은 입원치료 대상이 아닌 사람과 감염병환자등과 접촉한 사람들 중 자가치료가 필요한 사람을 결정하여 당사자에게 알려야 하며 자가치료 여부를 확인해야 한다.

나. 자가치료 대상자의 자가치료 기간은 감염병환자등의 경우에는 증상 및 감염력이 소멸된 시점까지로 하고, 접촉자의 경우에는 마지막 접촉 시점부터 해당 감염병의 최대 잠복기간까지로 한다. 다만, 보건소장의 판단으로 그 기간을 줄일 수 있다.

다. 관할 보건소장은 자가치료의 해제가 가능한 사람에 대하여 자가치료를 해제해야 한다.

3. **입원치료의 방법**

가. 호흡기를 통한 감염의 우려가 있는 감염병(이하 "호흡기 감염병"이라 한다)을 제외한 감염병의 경우 입원치료 기간 동안 감염병관리기관이나 특별자치도지사·시장·군수·구청장이 지정한 의료기관의 1인실(세면대와 화장실을 갖추어야 한다. 이하 같다)에 입원시켜야 한다. 다만, 1인실 입원이 곤란할 경우에는 같은 질환을 앓는 사람이나 재감염의 우려가 적은 환자와 공동 격리한다.

나. 호흡기 감염병의 경우 입원치료 기간 동안 감염병관리기관이나 특별자치도지사·시장·군수·구청장이 지정한 의료기관의 1인실에 입원시키되, 그 1인실은 문을 닫은

상태에서 음압시설(陰壓施設)이 갖추어져 있고 공기 순환이 독립적으로 이루어져야 한다. 다만, 음압시설이 갖추어지지 않은 경우에는 단독 시설에 입원시켜야 하고, 단독 시설 입원이 곤란할 경우에는 옆 병상의 환자에게 호흡기를 통해 전파되지 않도록 차단 조치를 한 상태에서 공동 격리한다.

다. 입원치료 중인 사람에 대하여 입원치료 기간 동안 병실 이탈 및 이동을 제한하도록 한다.

라. 입원치료 중인 사람의 분비물 및 배설물 등은 철저히 관리하고, 오염된 물품은 소독을 해야 한다.

마. 의료진을 포함한 입원실 출입자들을 최소한으로 제한하고, 방문자에 대하여 1회용 장갑 등의 개인보호구를 착용하게 하며, 손 씻기 등 감염병 전파를 차단하기 위한 적절한 조치를 하게 해야 한다.

바. 환자의 진료에 사용되는 의료기구는 1회용 기구를 사용한 후 폐기처분하고, 1회용으로 하는 것이 적합하지 않은 체온계 등의 물품은 환자 전용으로 사용하도록 하여야 한다.

4. 입원치료의 절차 등

가. 입원치료 대상 환자 등을 진찰 또는 진단한 의료인이나 감염병관리기관 또는 의료기관의 장은 환자를 입원시설에 입원시키고, 지체 없이 관할 보건소장에게 신고해야 한다.

나. 신고를 받은 관할 보건소장은 입원치료 여부를 지체 없이 확인해야 한다.

다. 입원치료 대상자의 입원치료 기간은 감염병환자 등으로 밝혀진 시점부터 증상 및 감염력이 소멸된 시점까지로 한다.

라. 입원시설의 장 및 시설에 종사하는 의료인은 치료를 통하여 입원 해제가 가능한 사람에 대해 입원을 해제하고, 그 내용을 관할 보건소장에게 지체 없이 신고해야 하며, 관할 보건소장은 지체 없이 입원 해제 여부를 확인해야 한다.

마. 증상은 소멸되었으나 감염력이 있는 회복기 병원체보유자의 경우에는 보건소장의 관리하에 지속적인 치료를 받도록 하고, 감염력이 소멸될 때까지 의료기관에 입원치료를 받거나 자가치료를 하도록 해야 한다.

(10) 의료기관 내 수술실, 분만실, 중환자실 등 감염관리가 필요한 시설의 출입 기준에 관한 사항(의료법 제36조 제10호)

(11) 의료인 및 환자 안전을 위한 보안장비 설치 및 보안인력 배치 등에 관한 사항(의료법 제36조 제11호)

【행정처분】

의료법 제36조를 위반하여 의료기관의 종류에 따른 시설·장비의 기준 및 규격, 의료인의 정원, 그 밖의 의료기관의 운영에 관하여 정한 사항을 위반한 때에는 일정한 기간을 정하여 그 시설·장비 등의 전부 또는 일부의 사용을 제한 또는 금지하거나 위반한 사항을 시정하도록 명할 수 있다.[85]

의료법시행규칙 제38조 [별표 5]에 "종합병원 및 병원의 경우 의사의 정원을 연평균 1일 입원환자를 20명으로 나눈 수. 외래환자 3명은 입원환자 1명으로 환산하도록 규정하고 있다. 의사의 정원을 연평균 입원환자 및 외래환자를 기준으로 산정하여야 하므로, 의료기관을 신규로 개설하거나 증설하는 경우에는 의사 수를 산정하기가 어렵다. 따라서 시설, 장비, 진료과목 등의 규모에 맞춰 의사 수를 둔 후 개설(변경)허가를 받고 운영 중 의사 수를 적정인원으로 증원하면서 일정기간(1년) 후 정원에 맞게 의사 수 변동 허가를 받으면 된다. 의료법 제3조 제5항에 "요양병원"이란 의사나 한의사가 의료를 행하는 곳으로서 요양환자 30명 이상을 수용할 수 있는 시설을 갖추고 주로 장기요양이 필요한 입원환자에게 의료를 행할 목적으로 개설하는 의료기관을 말한다. 요양병원의 입원대상은 노인성질환자, 만성질환자 및 외과적 수술 후 또는 상해 후 회복기간에 있는 자로서 주로 요양을 필요로 하는 자로 하고 있으며, 정신질환자 및 전염성질환자는 입원대상이 아니다. 요양병원의 의사인력은 의료법시행규칙 제38조 [별표 5]에서 연평균 1일 입원환자 40명마다 1명(한의사 포함)을 기준으로 하고 있다. 의료법시행규칙 제38조 [별표 5]에 의료기관에 두는 간호사의 정원에서 의원의 경우 연평균 1일 입원환자를 2.5명으로 나눈 수. 외래환자 12명은 입원환자 1명으로 환산하도록 규정하고 있다. 간호사의 정원 산정은 연평균 1일 입원 및 외래환자수를 기준으로 하고 있으므로 신설시에는 허가병상, 시설, 장비, 진료과목 등의 규모에 맞추어 신고가 가능하겠으나 개원 2-3개월 후 평균 내원환자수를 산정하여 그 상황에 맞춰 충원하는 것이 바람직하다. 간호조무사의 정원은 보건사회부 고시 제90-26호(1990.3.23)에서 입원환자 5인 이상을 수용하는 의원의 경우 간호사 정원의 100분의 50 이내, 입원환자 5 미만 또는 외래환자만을 진료하는 의원은 간호사 정원의 100분의 100까지 둘 수 있도록 하고 있다. 의료법시행규칙 제38조 [별표 5]에 산부인과를 두는 종합병원, 병원(산부인과 있는 경우)의 경우 산부인과에 배정된 간호사 정원의 3분의 1 이상의 조산사를 두도록 규정하고 있으며, 의원의 경우 병원과 같다.

예상문제

Q1. 요양병원에 입원할 수 있는 사람은?

① 수두환자　　　　　　　② 활동성 결핵환자

③ 만성정신분열병환자　　④ 교통사고 후 요양 중인 환자

⑤ 대마 중독자

---

85 의료법 제63조 제1항, 의료법 제68조 및 의료관계행정처분규칙 별표 행정처분기준(제4조 관련).

§의료법 시행규칙 제36조(요양병원의 운영)

① 법 제36조 제3호에 따른 요양병원의 입원 대상은 다음 각 호의 어느 하나에 해당하는 자로서 주로 요양이 필요한 자로 한다.

1. 노인성 질환자

2. 만성질환자

3. 외과적 수술 후 또는 상해 후 회복기간에 있는 자

② 제1항에도 불구하고 「감염병의 예방 및 관리에 관한 법률」 제41조 제1항에 따라 보건복지부장관이 고시한 감염병에 걸린 같은 법 제2조 제13호부터 제15호까지에 따른 감염병환자, 감염병의사환자 또는 병원체보유자(이하 "감염병환자등"이라 한다) 및 같은 법 제42조 제1항 각 호의 어느 하나에 해당하는 **감염병환자등은 요양병원의 입원 대상으로 하지 아니한다.**

③ 제1항에도 불구하고 「정신건강증진 및 정신질환자 복지서비스 지원에 관한 법률」 제3조 제1호에 따른 **정신질환자(노인성 치매환자는 제외한다)는 같은 법 제3조 제5호에 따른 정신의료기관 외의 요양병원의 입원 대상으로 하지 아니한다.**

Q2. 다음 중 요양병원의 입원대상이 아닌 사람은?

① 감염병의사환자   ② 노인성 질환자

③ 노인성 치매환자   ④ 만성질환자

⑤ 외과수술 후 회복기에 있는 자

Q1. 해설 참조

Q3. 의사 A는 50병상의 정신건강의학과 병원을 개설 운영하고 있다 이 병원의 연평균 1일 입원환자가 35명, 외래 환자가 240명이라면 개설자가 준수하여야 할 병원에 두는 의사의 정원은?

① 4명   ② 5명   ③ 6명

④ 7명   ⑤ 8명

의료기관의 종류에 따른 의사의 정원 기준(종합병원, 병원, 의원)은 연평균 1일 입원환자를 20명으로 나눈 수(이 경우 소수점은 올림), 외래환자 3명은 입원환자 1명으로 환산함(의료법 제36조 제5항, 의료법 시행규칙 제38조 제1항, 별표 5).

(35+240/3)/20=5.75

Q4. A 병원에 연평균 1일 입원환자의 수는 250명이며, 외래환자의 수는 300명이다. 이
때 이 병원에 필요한 간호사수는?

① 90명   ② 100명   ③ 110명

④ 120명   ⑤ 130명

해설	의료기관의 종류에 따른 간호사의 정원 기준(종합병원, 병원, 의원)은 연평균 1일 입원환자를 2.5명으로 나눈 수(이 경우 소수점은 올림), 외래환자 12명은 입원환자 1명으로 환산함(의료법 제36조 제5항, 의료법 시행규칙 제38조 제1항, 별표 5) $(250 + 300/12) / 2.5 = 110$명

Q5. 의료법상 연평균 1일 입원환자와 외래환자수가 같을 때 간호사의 정원이 가장 적
은 곳은?

① 종합병원   ② 한방병원   ③ 요양병원

④ 병원   ⑤ 치과병원

해설 ■ 의료법 시행규칙 [별표 5] 의료기관에 두는 의료인의 정원(의료법 제38조 관련)

구분	종합병원	병원	치과병원	한방병원	요양병원	의원	치과의원	한의원
간호사 (치과의료기관의 경우에는 치과위생사 또는 간호사)	연평균 1일 입원환자를 2.5명으로 나눈 수(이 경우 소수점은 올림). 외래환자 12명은 입원환자 1명으로 환산함	종합병원과 같음	종합병원과 같음	연평균 1일 입원환자를 5명으로 나눈 수(이 경우 소수점은 올림). 외래환자 12명은 입원환자 1명으로 환산함	연평균 1일 입원환자 6명마다 1명을 기준으로 함(다만, 간호조무사는 간호사 정원의 3분의 2 범위 내에서 둘 수 있음). 외래환자 12명은 입원환자 1명으로 환산함	종합병원과 같음	종합병원과 같음	한방병원과 같음

Q6. 다음 중 150병상을 갖춘 종합병원에서 반드시 있어야 하는 의료인 이외의 직종은?

① 사회복지사   ② 의무기록사   ③ 보건교육사

④ 응급구조사   ⑤ 영양사

해설	입원시설을 갖춘 종합병원 · 병원 · 치과병원 · 한방병원 또는 요양병원에는 1명 이상의 영양사를 둔다(의료법 시행규칙 제38조 제2항 제2호).

정답   1. ④   2. ①   3. ③   4. ③   5. ③   6. ⑤

5. 공중보건의사 등의 고용금지

(1) 의료기관 개설자는 「농어촌 등 보건의료를 위한 특별조치법」 제5조의2에 따른 배치기관 및 배치시설이나 같은 법 제6조의2에 따른 파견근무기관 및 시설이 아니면 같은 법 제2조 제1호의 공중보건의사에게 의료행위를 하게 하거나, 제41조 제1항에 따른 당직의료인으로 두어서는 아니 된다(의료법 제36조의2 제1항).

(2) 의료기관 개설자는 「병역법」 제34조의2 제2항에 따라 군병원 또는 병무청장이 지정하는 병원에서 직무와 관련된 수련을 실시하는 경우가 아니면 같은 법 제2조 제14호의 병역판정검사전담의사에게 의료행위를 하게 하거나 제41조 제1항에 따른 당직의료인으로 두어서는 아니 된다(의료법 제36조의2 제2항).

6. 진단용 방사선 발생장치

(1) 진단용 방사선 발생장치를 설치·운영하려는 의료기관은 보건복지부령으로 정하는 바에 따라 시장·군수·구청장에게 신고하여야 하며, 보건복지부령으로 정하는 안전관리기준에 맞도록 설치·운영하여야 한다(의료법 제37조 제1항).

(2) 의료기관 개설자나 관리자는 진단용 방사선 발생장치를 설치한 경우에는 보건복지부령으로 정하는 바에 따라 안전관리책임자를 선임하고, 정기적으로 검사와 측정을 받아야 하며, 방사선 관계 종사자에 대한 피폭관리(被曝管理)를 하여야 한다(의료법 제37조 제2항).

(3) 진단용 방사선 발생장치의 범위·신고·검사·설치 및 측정기준 등에 필요한 사항은 보건복지부령으로 정한다(의료법 제37조 제3항).

(2) 과태료

의료법 제37조 제1항에 따른 신고를 하지 아니하고 진단용 방사선 발생장치를 설치·운영한 자에게는 300만원 이하의 과태료를 부과한다.[86]

제37조 제2항에 따른 안전관리책임자를 선임하지 아니하거나 정기검사와 측정 또는 방사선 관계 종사자에 대한 피폭관리를 실시하지 아니한 자에게는 300만원 이하의 과태료를 부과한다.[87]

(3) 행정처분

의료법 제37조를 위반하여 의료기관에 진단용방사선 발생장치를 설치·운영하면서 다음의 어느 하나에 해당하게 된 경우에는 일정한 기간을 정하여 그 시설·장비 등의 전부 또는 일부의 사용을 제한 또는 금지하거나 위반한 사항을 시정하도록 명할 수 있다.[88]

---

86 의료법 제92조 제1항 제2호.
87 의료법 제92조 제1항 제3호.
88 의료법 제63조 제1항, 의료법 제68조 및 의료관계행정처분규칙 별표 행정처분기준(제4조 관련).

가) 신고하지 아니하고 설치 · 운영한 경우
나) 안전관리기준에 맞게 설치 · 운영하지 아니한 경우
다) 안전관리책임자를 선임하지 아니한 경우
라) 정기적으로 검사와 측정을 받지 아니한 경우
마) 종사자에 대한 피폭관리를 실시하지 아니한 경우

7. 특수의료장비의 설치 · 운영

(1) 의료기관은 보건의료 시책상 적정한 설치와 활용이 필요하여 보건복지부장관이 정하여 고시하는 의료장비(이하 "특수의료장비"라 한다)를 설치 · 운영하려면 보건복지부령으로 정하는 바에 따라 시장 · 군수 · 구청장에게 등록하여야 하며, 보건복지부령으로 정하는 설치인정기준에 맞게 설치 · 운영하여야 한다(의료법 제38조 제1항).

(2) 의료기관의 개설자나 관리자는 제1항에 따라 특수의료장비를 설치하면 보건복지부령으로 정하는 바에 따라 보건복지부장관에게 정기적인 품질관리검사를 받아야 한다(의료법 제38조 제2항).

(3) 의료기관의 개설자나 관리자는 제2항에 따른 품질관리검사에서 부적합하다고 판정받은 특수의료장비를 사용하여서는 아니 된다(의료법 제38조 제3항).

(4) 보건복지부장관은 제2항에 따른 품질관리검사업무의 전부 또는 일부를 보건복지부령으로 정하는 바에 따라 관계 전문기관에 위탁할 수 있다(의료법 제38조 제4항).

【벌칙】
제38조 제3항을 위반한 자는 3년 이하의 징역 또는 3천만원이하의 벌금에 처한다.[89]

8. 시설 등의 공동이용

(1) 의료인은 다른 의료기관의 장의 동의를 받아 그 의료기관의 시설 · 장비 및 인력 등을 이용하여 진료할 수 있다(의료법 제39조 제1항).

(2) 의료기관의 장은 그 의료기관의 환자를 진료하는 데에 필요하면 해당 의료기관에 소속되지 아니한 의료인에게 진료하도록 할 수 있다(의료법 제39조 제2항). 의료기관 개설자인 마취과전문의가 타 의료기관에서 성형시술행위를 할 수 있는지? 해당의료기관에 근무하지 아니하는 의료인에게 정기적 · 계속적이 아닌 일시적으로 진료 등을 요청할 수 있다.

(3) 의료인이 다른 의료기관의 시설 · 장비 및 인력 등을 이용하여 진료하는 과정에서 발생한 의료사고에 대하여는 진료를 한 의료인의 과실 때문이면 그 의료인에게, 의료기

---

89 의료법 제88조 제1호.

관의 시설·장비 및 인력 등의 결함 때문이면 그것을 제공한 의료기관 개설자에게 각각 책임이 있는 것으로 본다(의료법 제39조 제3항).

본래 의료기관의 시설 등의 공동이용은 2, 3차 의료기관으로서 유휴 시설(병상)과 장비 및 인력 등을 개방의원과 계약에 의하여 동 자원을 활용하도록 하여 무분별한 장비도입을 방지하고 의료의 질적 향상을 유도하기 위한 취지로 2000.1.12. 의료법 개정을 통하여 도입되었다. 현행 의료법 제39조(시설 등의 공동이용) 및 국민건강보험요양급여의 기준에 관한 규칙 [별표 1] 요양급여의 적용기준 및 방법 제1호 요양급여의 일반원칙에 의하여 요양기관의 시설·인력 및 장비공동이용이 가능하도록 규정하고 있다. 따라서 시설. 인력 및 장비 등을 공동으로 이용하는 요양기관은 공동이용기관임을 확인할 수 있는 서류(요양기관 대표자의 확인이 되어 있는 공동계약서 사본)를 관할 건강보험심사평가원 지원에 제출한 후, 실제 환자를 진료한 요양기관에서 해당 항목에 대한 요양급여비용을 청구할 수 있도록 하고 있다.

━━━ ■ 예상문제

Q1. '구' 지역에서 병원을 개설 운영하고 있는 의사 '갑'은 최신형 컴퓨터단층촬영장치를 원내에 추가로 설치하였다. 이를 누구에게 신고하여야 하는가?

① 관할 구청장　　　　　　　　② 관할 도지사

③ 국민건강보험공단 이사장　　④ 방사선안전관리센터의 장

⑤ 방사선영상품질관리위원회

해 설　§의료법 제37조 제1항(진단용 방사선 발생장치)　진단용 방사선 장치를 설치·운영하려는 의료기관은 시장 군수·구청장에게 신고하여야 한다.

정답　1.①

9. 폐업·휴업 신고와 진료기록부 등의 이관

(1) 의료기관 개설자는 **의료업을 폐업하거나 1개월 이상 휴업**(입원환자가 있는 경우에는 1개월 미만의 휴업도 포함한다. 이하 이 조에서 이와 같다)하려면 보건복지부령으로 정하는 바에 따라 관할 **시장·군수·구청장에게 신고하여야 한다**(의료법 제40조 제1항).

시장·군수·구청장(자치구의 구청장을 말한다. 이하 같다)은 법 제40조 제1항에 따라 의료업의 **폐업 또는 휴업 신고를 받은 경우**에는 같은 조 제5항에 따라 **다음 각 호의 사항에 대한 확인 조치를 하여야 한다.**
1. 법 제16조 제1항에 따라 의료기관에서 나온 **세탁물의 적정한 처리를 완료하였는지 여부**
2. 법 제40조 제2항에 따라 법 제22조 제1항에 따른 **진료기록부등(전자의무기록을 포함한다)을 적정하게 넘겼거나 직접 보관하고 있는지 여부**
3. 법 제40조 제4항에 따라 **환자의 권익 보호를 위한 조치를 하였는지 여부**
4. 그 밖에 제1호부터 제3호까지의 규정에 준하는 사항으로서 의료업의 폐업 또는 휴업의 적정한 관리를 위하여 보건복지부장관이 특히 필요하다고 인정하는 사항

(2) 의료기관 개설자는 제1항에 따라 **폐업 또는 휴업 신고를 할 때** 제22조나 제23조에 따라 **기록·보존하고 있는 진료기록부등을 관할 보건소장에게 넘겨야 한다.** 다만, 의료기관 개설자가 보건복지부령으로 정하는 바에 따라 진료기록부등의 보관계획서를 제출하여 관할 보건소장의 허가를 받은 경우에는 직접 보관할 수 있다(의료법 제40조 제2항).

(3) 시장·군수·구청장은 제1항에 따른 **신고에도 불구하고 「감염병의 예방 및 관리에 관한 법률」 제18조 및 제29조에 따라 질병관리본부장, 시·도지사 또는 시장·군수·구청장이 감염병의 역학조사 및 예방접종에 관한 역학조사를 실시**하거나 같은 법 제18조의2에 따라 의료인 또는 의료기관의 장이 보건복지부장관 또는 시·도지사에게 역학조사 실시를 요청한 경우로서 그 **역학조사를 위하여 필요하다고 판단하는 때에는** 의료기관 폐업 신고를 수리하지 아니할 수 있다(의료법 제40조 제3항).

(4) 의료기관 개설자는 의료업을 폐업 또는 휴업하는 경우 보건복지부령으로 정하는 바에 따라 해당 의료기관에 입원 중인 환자를 다른 의료기관으로 옮길 수 있도록 하는 등 환자의 권익을 보호하기 위한 조치를 하여야 한다(의료법 제40조 제4항).

법 제40조 제4항에 따라 의료기관 개설자는 의료업을 폐업 또는 휴업하려는 때에는 **폐업 또는 휴업 신고예정일 14일 전까지 환자 및 환자 보호자가 쉽게 볼 수 있는 장소 및 인터넷 홈페이지(인터넷 홈페이지를 운영하고 있는 자만 해당한다)에 다음 각 호의 사항을 기재한 안내문을 각각 게시하여야 한다.** 다만, 입원 환자에 대해서는 폐업 또는 휴업 신고예정일 30일 전까지 환자 또는 그 보호자에게 직접 안내문의 내용을 알려야 한다.
 1. 폐업 또는 휴업 개시 예정일자
 2. 법 제22조 제1항에 따른 진료기록부 등(전자의무기록을 포함한다)의 이관·보관 또는 사본 발급 등에 관한 사항
 3. 진료비 등의 정산 및 반환 등에 관한 사항
 4. 입원 중인 환자의 다른 의료기관으로의 전원(轉院)에 관한 사항
 5. 그 밖에 제1호부터 제4호까지에 준하는 사항으로서 환자의 권익 보호를 위하여 보건복지

(5) 시장·군수·구청장은 제1항에 따른 폐업 또는 휴업 신고를 받은 경우 의료기관 개설자가 제4항에 따른 환자의 권익을 보호하기 위한 조치를 취하였는지 여부를 확인하는 등 대통령령으로 정하는 조치를 하여야 한다(의료법 제40조 제5항).

※폐업·휴업의 신고(의료법 시행규칙 제30조)

① 법 제40조에 따라 의료기관의 개설자가 의료업을 폐업하거나 휴업하려면 별지 제18호서식의 의료기관 휴업(폐업) 신고서에 다음 각 호의 서류를 첨부하여 관할 시장·군수·구청장에게 제출하여야 한다.

  1. 의료업의 폐업 또는 휴업에 대한 결의서(법인만 해당한다) 1부
  2. 영 제17조의2 각 호의 조치에 관한 서류

② 시장·군수·구청장은 매월의 의료기관 폐업신고의 수리 상황을 그 다음달 15일까지 보건복지부장관에게 보고하여야 한다.

③ 법 제33조 제2항 및 제8항에 따라 의원·치과의원·한의원 또는 조산원을 개설한 의료인이 부득이한 사유로 6개월을 초과하여 그 의료기관을 관리할 수 없는 경우 그 개설자는 폐업 또는 휴업 신고를 하여야 한다.

④ 법 제40조 제2항 단서에 따라 폐업 또는 휴업의 신고를 하는 의료기관 개설자가 진료기록부 등을 직접 보관하려면 별지 제19호서식의 진료기록 보관계획서에 다음 각 호의 서류를 첨부하여 폐업 또는 휴업 예정일 전까지 관할 보건소장의 허가를 받아야 한다.

  1. 진료기록부 등의 종류별 수량 및 목록
  2. 진료기록부 등에 대한 체계적이고 안전한 보관계획에 관한 서류

※보건의료자원 통합신고포털을 통한 신고 등(의료법 시행규칙 제30조의2)

① 시·도지사 및 시장·군수·구청장은 「국민건강보험법 시행규칙」 제12조의2 제1항에 따른 전자민원창구(이하 "보건의료자원 통합신고포털"이라 한다)를 통하여 제25조부터 제28조까지의 규정, 제30조 및 제32조에 따른 의료기관 개설(변경)신고·개설(변경)허가 및 폐업·휴업의 신고 등에 관한 사무를 처리할 수 있다.

② 시·도지사 및 시장·군수·구청장은 제1항에 따라 처리한 사항(서면으로 신고 받거나 허가 신청 받아 처리한 사항을 포함한다)을 「국민건강보험법」 제62조에 따른 건강보험심사평가원(이하 "심사평가원"이라 한다)에 「국민건강보험법 시행규칙」 제12조의2 제3항에 따른 방법으로 통보하여야 한다. 이 경우 시·도지사 또는 시장·군수·구청장은 제25조 제4항, 제27조 제4항, 제30조 제2항 및 제32조 제2항에 따라 보건복지부장관에게 보고한 것으로 본다.

③ 시·도지사 및 시장·군수·구청장은 심사평가원으로부터 「국민건강보험법 시행규칙」 제12조 제4항 제1호 또는 제2호에 따른 통보를 받은 경우에는 해당 의료기관의 개설자가 제26조 제1항에 따른 의료기관 개설신고사항의 변경 신고한 것으로 본다.

④ 시·도지사 및 시장·군수·구청장은 심사평가원으로부터 「국민건강보험법 시행규칙」 제12조 제4항 제3호에 따른 통보를 받은 경우에는 해당 의료기관의 개설허가를 받은 자가 제28조 제1항에 따른 개설허가사항 변경신청서를 제출한 것으로 본다.

⑤ 의료기관의 개설자 또는 개설허가를 받은 자가 보건의료자원 통합신고포털을 통하여 변경

신고를 하거나 변경허가를 신청하는 경우에는 제26조 제1항 및 제28조 제1항에도 불구하고 다음 각 호의 구분에 따라 서류의 제출을 생략할 수 있다.

1. 제26조 제1항에 따른 개설신고사항의 변경신고(제32조 제2항 전단에 따라 준용하는 경우를 포함한다)를 하는 경우: 의료기관 개설신고증명서

2. 제28조 제1항에 따른 허가사항 변경신청(제32조 제2항 전단에 따라 준용하는 경우를 포함한다)을 하는 경우: 의료기관 개설허가증

⑥ 시·도지사, 시장·군수·구청장 및 심사평가원은 제1항부터 제5항까지의 규정에 따른 업무를 위하여 불가피한 경우 「개인정보 보호법 시행령」 제19조 제1호 또는 제4호에 따른 주민등록번호 또는 외국인등록번호가 포함된 자료를 처리할 수 있다.

【과태료】

의료법 제40조 제1항(제82조 제3항에서 준용하는 경우 포함)에 따른 휴업 또는 폐업신고를 하지 아니하거나 의료법 제40조 제2항을 위반하여 진료기록부 등을 이관하지 아니한 자에게는 100만원 이하의 과태료를 부과한다.[90]

【행정처분】

의료법 제40조 제1항을 위반하여 휴업한 뒤 신고하지 아니한 경우에는 경고를 받을 수 있다.[91] 의료법 제40조 제1항을 위반하여 폐업한 뒤 신고하지 아니한 경우에는 허가 취소 또는 폐쇄할 수 있다.[92] 의료법 제40조 제2항을 위반하여 진료기록부 등의 이관이나 보관 등의 조치를 아니한 경우에는 경고를 받을 수 있다.[93]

▬▬▬ 예상문제

Q1. '군'지역에서 피부과의원을 개설하고 있는 의사 '갑'은 6개월을 초과하는 기간 동안 국외 의학연수를 가고자 한다. '갑'이 취해야 할 조치는?

① 원격의료장비를 갖추고 본인이 계속 진료

② 다른 조치 없이 의원 입구에 이 사실을 게시하고 휴업

③ 관할 군수에게 의료기관 휴업 또는 폐업 신고서 제출

---

90 의료법 제92조 제3항 제3호.
91 의료법 제64조 제1항 제5호, 의료법 제68조 및 의료관계행정처분규칙 별표 행정처분기준(제4조 관련).
92 의료법 제64조 제1항 제5호, 의료법 제68조 및 의료관계행정처분규칙 별표 행정처분기준(제4조 관련).
93 의료법 제64조 제1항 제5호, 의료법 제68조 및 의료관계행정처분규칙 별표 행정처분기준(제4조 관련).

④ 간호사에게 재진환자에게만 동일한 처방전을 작성하여 내주도록 맡김

⑤ 보건의료자원 통합신고포털에 대진의를 신고한 후 대진의에게 진료를 맡김

§의료법 제40조 제1항(폐업·휴업 신고와 진료기록부 등의 이관) **의료기관 개설자는 의료업을 폐업하거나 1개월 이상 휴업**(입원환자가 있는 경우에는 1개월 미만의 휴업도 포함한다. 이하 이 조에서 이와 같다)하려면 보건복지부령으로 정하는 바에 따라 **관할 시장·군수·구청장에게 신고하여야 한다.**

Q2. '시' 지역에서 의원을 개설한 의사 '갑'은 1년 동안의 해외 연수를 준비하고 있다. 필요한 조치는?

① 소속 의사협회 지부에 통보하고 휴업

② 의료기관 휴업 신고서를 시장에게 제출

③ 의원 입구에 안내문을 게시하고 대진 의사에게 진료를 맡김

④ 대진의 신고를 위한 의료기관 개설 신고사항 변경신고서를 군수에게 제출

⑤ 대진의 신고를 위한 의료기관 개설 허가사항 변경신고서를 도지사에게 제출

Q3. 경기도 광명시에서 ○○종합병원을 운영하는 원장 '갑'은 시설의 수리를 위하여 2개월 동안 의료기관을 휴업하고자 한다. 누구에게 신고를 해야 하는가?

① 광명시장   ② 경기도지사

③ 관할보건소장   ④ 건강보험심사평가원장

⑤ 국민건강보험공단 이사장

Q4. '구'지역에서 의원을 개설 운영하고 있는 의사 '갑'은 2주 예정으로 해외여행을 가려고 한다. 그 기간에 대진을 하지 않고 돌아와 환자를 계속 볼 생각이다. 이 경우 '갑'이 취해야 하는 조치로 옳은 것은?

① 구청장에게 폐업신고를 하여야 한다.

② 구청장에게 휴업신고를 하여야 한다.

③ 관할 보건소장에게 이 사실을 신고한다.

④ 의원 입구에 안내문을 걸고 휴업한다.

⑤ 소속 의사협회 분회장에게 이 사실을 신고한다.

Q5. '군' 지역에서 개인의원을 개설 운영하고 있는 의사 '갑'은 1주간 예정으로 해외여행을 가려고 한다. 그 기간에는 대신할 다른 의사를 구하지 않고 의료기관을 관리하지 않으나 돌아와 환자를 계속 볼 생각이다. 이 경우 '갑'이 취해야 할 조치로 옳은 것은?

① 군수에게 폐업신고를 하여야 한다.
② 군수에게 휴업신고를 하여야 한다.
③ 의원 입구에 안내문을 걸고 휴업한다.
④ 관할 보건소장에게 이 사실을 신고한다.
⑤ 소속 의사협회 분회장에게 이 사실을 신고한다.

해 설　Q4. 해설 참조

Q6. 의료기관 폐업 시 진료기록 등을 누구에게 넘겨야 하는가?
① 의료기관 소재지 관할 도지사　② 의료기관 소재지 관할 시장
③ 보건복지부장관　④ 의료기관 소재지 관할 보건소장
⑤ 폐기해야 한다.

기록부 등을 관할 보건소장에게 넘겨야 한다. 다만, 의료기관 개설자가 보건복지부령으로 정하는 바에 따라 진료기록부 등의 보관계획서를 제출하여 관할 보건소장의 허가를 받은 경우에는 직접 보관할 수 있다.

Q7. 산부인과의원을 개설하고 있는 의사 '갑'이 자신의 의원을 폐업하고 의사 '을'에게 양도하고자 한다. '갑'이 보존하고 있는 진료기록부의 처리 방법으로 옳은 것은?

① 관할 의사회 지부에 이관한다.

② 관할 국민건강보험공단 지사에 이관한다.

③ 폐업신고와 함께 폐기처분하거나 직접 보관한다.

④ 시설, 장비와 함께 진료기록부를 '을'에게 이관한다.

⑤ 관할 보건소장에게 보관계획서를 제출하여 허가를 받고 직접 보관한다.

Q6. 해설 참조

Q8. 경기도 광명시에서 A병원을 경영하고 있는 의사 甲이 유학을 이유로 자신의 병원을 폐업하려고 한다. 이에 필요한 조치가 아닌 것은?

① 甲이 폐업신고서를 제출하면 광명시장은 폐업신고서를 바로 수리해야 하고 거부할 수 있는 경우는 없다.

② 광명시장에게 폐업신고를 해야 한다.

③ 입원환자에 대하여는 다른 의료기관으로 옮길 수 있도록 하는 등의 조치를 해야 한다.

④ 甲이 보관계획서를 제출하면 보건소장의 허가를 얻어 진료기록부 등을 직접 보관할 수 있다.

⑤ 진료기록부는 원칙적으로 관할 보건소장에게 넘겨야 한다.

§의료법 제40조 제3항(폐업·휴업 신고와 진료기록부 등의 이관)   시장·군수·구청장은 제1항에 따른 신고에도 불구하고 「감염병의 예방 및 관리에 관한 법률」 제18조 및 제29조에 따라 질병관리본부장, 시·도지사 또는 시장·군수·구청장이 감염병의 역학조사 및 예방접종에 관한 역학조사를 실시하거나 같은 법 제18조의2에 따라 의료인 또는 의료기관의 장이 보건복지부장관 또는 시·도지사에게 역학조사 실시를 요청한 경우로서 그 역학조사를 위하여 필요하다고 판단하는 때에는 의료기관 폐업 신고를 수리하지 아니할 수 있다.

1.③   2.②   3.①   4.④   5.③   6.④   7.⑤   8.①

10. 당직의료인

(1) 각종 병원에는 응급환자와 입원환자의 진료 등에 필요한 당직의료인을 두어야 한다(의료법 제41조 제1항).

(2) 제1항에 따른 당직의료인의 수와 배치 기준은 병원의 종류, 입원환자의 수 등을 고려하여 보건복지부령으로 정한다(의료법 제41조 제2항).

※당직의료인(의료법 시행규칙 제39조의5)

① 법 제41조 제2항에 따라 각종 병원에 두어야 하는 당직의료인의 수는 입원환자 200명까지는 의사·치과의사 또는 한의사의 경우에는 1명, 간호사의 경우에는 2명을 두되, 입원환자 200명을 초과하는 200명마다 의사·치과의사 또는 한의사의 경우에는 1명, 간호사의 경우에는 2명을 추가한 인원 수로 한다.

② 제1항에도 불구하고 법 제3조 제2항 제3호라목에 따른 요양병원에 두어야 하는 당직의료인의 수는 다음 각 호의 기준에 따른다.

　1. 의사·치과의사 또는 한의사의 경우에는 입원환자 300명까지는 1명, 입원환자 300명을 초과하는 300명마다 1명을 추가한 인원 수

　2. 간호사의 경우에는 입원환자 80명까지는 1명, 입원환자 80명을 초과하는 80명마다 1명을 추가한 인원 수

③ 제1항 및 제2항에도 불구하고 다음 각 호의 어느 하나에 해당하는 의료기관은 입원환자를 진료하는 데에 지장이 없도록 해당 병원의 자체 기준에 따라 당직의료인을 배치할 수 있다.

　1. 「정신건강증진 및 정신질환자 복지서비스 지원에 관한 법률」 제3조 제5호 가목에 따른 정신병원

　2. 「장애인복지법」 제58조 제1항 제4호에 따른 의료재활시설로서 법 제3조의2에 따른 요건을 갖춘 의료기관

　3. 국립정신건강센터, 국립정신병원, 국립소록도병원, 국립결핵병원 및 국립재활원

　4. 그 밖에 제1호부터 제3호까지에 준하는 의료기관으로서 보건복지부장관이 당직의료인의 배치 기준을 자체적으로 정할 필요가 있다고 인정하여 고시하는 의료기관

※ 공중보건의사를 당직의료인으로 두어서는 아니 된다(의료법 제36조의2 제1항).

(4) 벌칙

의료법 제41조를 위반하여 병원에 당직의료인을 두지 아니한 경우에는 500만원 이하의 벌금에 처한다.[94]

(5) 행정처분

의료법 제41조를 위반하여 병원에 당직의료인을 두지 아니한 경우에는 시정하도록 명할 수 있다.[95]

---

[94] 의료법 제90조.
[95] 의료법 제63조 제1항, 의료법 제68조 및 의료관계행정처분규칙 별표 행정처분기준(제4조 관련).

Q1. 다음 중 400명의 입원 환자가 있는 병원에 두어야 하는 당직의료인 수로 올바른 것은?

① 의사 2명, 간호사 4명
② 치과의사 1명, 간호사 2명
③ 한의사 1명, 간호사 2명
④ 치과의사 3명, 간호사 4명
⑤ 의사 3명, 간호사 6명

| 해설 | §의료법 시행규칙 제39조의5 제1항(당직의료인) 법 제41조 제2항에 따라 각종 병원에 두어야 하는 **당직의료인의 수**는 입원환자 200명까지는 **의사·치과의사 또는 한의사의 경우에는 1명, 간호사의 경우에는 2명을 두되**, 입원환자 200명을 초과하는 200명마다 의사·치과의사 또는 한의사의 경우에는 1명, 간호사의 경우에는 2명을 추가한 인원 수로 한다. |

| 정답 | 1. ① |

11. 의료기관의 명칭

(1) 의료기관은 제3조 제2항[96]에 따른 의료기관의 종류에 따르는 명칭 외의 명칭을 사용하지 못한다. 다만, 다음 각 호의 어느 하나에 해당하는 경우에는 그러하지 아니하다(의료법 제42조 제1항).

1. 종합병원이 그 명칭을 병원으로 표시하는 경우(의료법 제42조 제1항 제1호)
2. 제3조의4 제1항에 따라 **상급종합병원으로 지정받거나** 제3조의5 제1항에 따라 **전문병원으로**

---

96 의료기관은 다음 각 호와 같이 구분한다(의료법 제3조 2항).

1. 의원급 의료기관: 의사, 치과의사 또는 한의사가 주로 외래환자를 대상으로 각각 그 의료행위를 하는 의료기관으로서 그 종류는 다음 각 목과 같다.
   가. 의원   나. 치과의원   다. 한의원
2. 조산원: 조산사가 조산과 임산부 및 신생아를 대상으로 보건활동과 교육·상담을 하는 의료기관을 말한다.
3. 병원급 의료기관: 의사, 치과의사 또는 한의사가 주로 입원환자를 대상으로 의료행위를 하는 의료기관으로서 그 종류는 다음 각 목과 같다.
   가. 병원   나. 치과병원   다. 한방병원
   라. 요양병원(「정신건강증진 및 정신질환자 복지서비스 지원에 관한 법률」 제3조 제5호에 따른 정신의료기관 중 정신병원, 「장애인복지법」 제58조 제1항 제4호에 따른 의료재활시설로서 제3조의2의 요건을 갖춘 의료기관을 포함한다. 이하 같다)
   마. 종합병원

지정받은 의료기관이 지정받은 기간 동안 그 명칭을 사용하는 경우(의료법 제42조 제1항 제2호)

3. 제33조 제8항 단서에 따라 개설한 의원급 의료기관이 면허 종별에 따른 종별명칭을 함께 사용하는 경우(의료법 제42조 제1항 제3호)

4. 국가나 지방자치단체에서 개설하는 의료기관이 보건복지부장관이나 시·도지사와 협의하여 정한 명칭을 사용하는 경우(의료법 제42조 제1항 제4호)

5. 다른 법령으로 따로 정한 명칭을 사용하는 경우(의료법 제42조 제1항 제5호)

(2) 의료기관의 명칭 표시에 관한 사항은 보건복지부령으로 정한다(의료법 제42조 제2항).

※의료기관의 명칭 표시(의료법 시행규칙 제40조)

법 제42조 제2항에 따라 의료기관의 명칭 표시는 다음 각 호에 정하는 바에 따른다.

1. 의료기관이 명칭을 표시하는 경우에는 법 제3조 제2항에 따른 의료기관의 종류에 따르는 명칭(종합병원의 경우에는 종합병원 또는 병원) 앞에 고유명칭을 붙인다. 이 경우 그 고유명칭은 의료기관의 종류 명칭과 동일한 크기로 하되, 의료기관의 종류 명칭과 혼동할 우려가 있거나 특정 진료과목 또는 질환명과 비슷한 명칭을 사용하지 못한다.

2. 제1호에도 불구하고 법 제3조의4 제1항에 따라 상급종합병원으로 지정받은 종합병원은 의료기관의 종류에 따른 명칭 대신 상급종합병원의 명칭을 표시할 수 있다.

3. 제1호에도 불구하고 법 제3조의5 제1항에 따라 전문병원으로 지정받은 병원은 지정받은 특정 진료과목 또는 질환명을 표시할 수 있으며, 의료기관의 종류에 따른 명칭 대신 전문병원의 명칭을 표시할 수 있다.

4. 병원·한방병원·치과병원·의원·한의원 또는 치과의원의 개설자가 전문의인 경우에

는 그 의료기관의 고유명칭과 의료기관의 종류 명칭 사이에 인정받은 전문과목을 삽입하여 표시할 수 있다. 이 경우 의료기관의 고유명칭 앞에 전문과목 및 전문의를 함께 표시할 수 있다.

5. 제32조에 따른 부속 의료기관이 명칭을 표시하는 경우에는 의료기관의 종류에 따르는 명칭 앞에 그 개설기관의 명칭과 "부속"이라는 문자를 붙여야 한다.

6. 의료기관의 명칭표시판에는 다음 각 목의 사항만을 표시할 수 있다. 다만, 장소가 좁거나 그 밖에 부득이한 사유가 있는 경우에는 의료법 시행규칙 제41조 제4항에도 불구하고 같은 조 제1항에 따른 진료과목을 명칭표시판에 함께 표시할 수 있다.

   가. 의료기관의 명칭

   나. 전화번호

   다. 진료에 종사하는 의료인의 면허 종류 및 성명

   라. 상급종합병원으로 지정받은 사실(법 제3조의4 제1항에 따라 상급종합병원으로 지정받은 종합병원만 해당한다)

   마. 전문병원으로 지정받은 사실(법 제3조의5 제1항에 따라 전문병원으로 지정받은 병원만 해당한다)

   바. 병원·한방병원·치과병원·의원·한의원 또는 치과의원의 개설자가 전문의인 경우에는 해당 개설자의 전문의 자격 및 전문과목

7. 제6호 가목에 따른 의료기관의 명칭은 한글로 표시하되, 보건복지부장관이 정하는 바에 따라 외국어를 함께 표시할 수 있다.

(3) 의료기관이 아니면 의료기관의 명칭이나 이와 비슷한 명칭을 사용하지 못한다(의료법 제42조 제3항).

【벌칙】

의료법 제42조 제1항을 위반하여 의료기관의 종류에 따르는 명칭 외의 명칭을 사용한 자는 500만원 이하의 벌금에 처한다.[97]

【과태료】

의료법 제42조 제3항을 위반하여 의료기관의 명칭 또는 이와 비슷한 명칭을 사용한 자는 100만원 이하의 과태료를 부과한다.[98]

【행정처분】

의료법 제42조를 위반하여 의료기관의 명칭표시를 위반한 경우에는 시정을 명할 수 있다.[99]

의료법시행규칙 제40조 제1호에 의료기관의 명칭표시는 의료기관의 종류에 따르는 명칭 앞에 고유명칭을 붙이도록 하고 있으며, 같은 법 시행규칙 제40조 제4호에 의료기관의 명칭표시판에는 의료기관의 명칭, 전화번호와 진료에 종사하는 의료인의 면허 종류 및 성명만을 표시할 수 있다고 규정하고 있다. 따라서 의료기관 명칭표시판에는 고유명칭과 종류명칭을 표시하여야 하며, **인터넷 홈페이지 주소를 표시할 수는 없다**.

12. 진료과목 등

(1) 병원·치과병원 또는 종합병원은 한의사를 두어 한의과 진료과목을 추가로 설치·운영할 수 있다(의료법 제43조 제1항).

(2) 한방병원 또는 치과병원은 의사를 두어 의과 진료과목을 추가로 설치·운영할 수 있다(의료법 제43조 제2항).

(3) 병원·한방병원 또는 요양병원은 치과의사를 두어 치과 진료과목을 추가로 설치·운영할 수 있다(의료법 제43조 제3항).

(4) 추가로 진료과목을 설치·운영하는 경우에는 보건복지부령으로 정하는 바에 따라 진료에 필요한 시설·장비를 갖추어야 한다(의료법 제43조 제4항).

(5) 추가로 설치한 진료과목을 포함한 의료기관의 진료과목은 보건복지부령으로 정하는 바에 따라 표시하여야 한다. 다만, 치과의 진료과목은 종합병원과 제77조 제2항에 따

---

97 의료법 제90조.
98 의료법 제92조 제3항 4호.
99 의료법 제63조 제1항, 의료법 제68조 및 의료관계행정처분규칙 별표 행정처분기준(제4조 관련).

라 보건복지부령으로 정하는 치과병원에 한하여 표시할 수 있다(의료법 제43조 제5항).

※ 진료과목의 표시(의료법 시행규칙 제41조)

① 법 제43조에 따라 의료기관이 표시할 수 있는 진료과목은 다음 각 호와 같다.

1. 종합병원: 제2호 및 제3호의 진료과목

2. 병원이나 의원: 내과, 신경과, 정신건강의학과, 외과, 정형외과, 신경외과, 흉부외과, 성형외과, 마취통증의학과, 산부인과, 소아청소년과, 안과, 이비인후과, 피부과, 비뇨의학과, 영상의학과, 방사선종양학과, 병리과, 진단검사의학과, 재활의학과, 결핵과, 가정의학과, 핵의학과, 직업환경의학과 및 응급의학과

3. 치과병원이나 치과의원: 구강악안면외과, 치과보철과, 치과교정과, 소아치과, 치주과, 치과보존과, 구강내과, 영상치의학과, 구강병리과, 예방치과 및 통합치의학과

4. 한방병원이나 한의원: 한방내과, 한방부인과, 한방소아과, 한방안·이비인후·피부과, 한방신경정신과, 한방재활의학과, 사상체질과 및 침구과

5. 요양병원: 제2호 및 제4호의 진료과목

② 법 제43조 제1항부터 제3항까지의 규정에 따라 추가로 진료과목을 설치한 의료기관이 표시할 수 있는 진료과목과 법 제43조 제4항에 따라 추가로 설치한 진료과목의 진료에 필요한 시설·장비는 별표 8과 같다.

③ 의료기관이 진료과목을 표시하는 경우에는 제1항 및 제2항의 진료과목 중 그 의료기관이 확보하고 있는 시설·장비 및 의료관계인에 해당하는 과목만을 표시할 수 있다.

④ 의료기관의 진료과목 표시판에는 "진료과목"이라는 글자와 진료과목의 명칭을 표시하여야 한다.

※ 의료기관의 명칭과 진료과목의 병행 표시 방법(의료법 시행규칙 제42조)

의료법 시행규칙 제40조 제6호 각 목 외의 부분 단서에 따라 의료기관의 명칭 표시판에 진료과목을 함께 표시하는 경우에는 진료과목을 표시하는 글자의 크기를 의료기관의 명칭을 표시하는 글자 크기의 2분의 1 이내로 하여야 한다.

【과태료】

의료법 제43조에 따른 진료과목 표시를 위반한 자는 100만원 이하의 과태료를 부과한다.[100]

【행정처분】

의료법 제43조를 위반하여 의료기관의 진료과목표시를 위반한 경우에는 시정을 명할 수 있다.[101]

장소가 좁거나 그 밖에 부득이한 사유가 있는 경우에는 제41조에 따른 진료과목을 함께 표시할 수 있다. 의료법시행규칙 제42조에 "제40조 제6호 단서에 따라 의료기관의 명칭표시판에 진료과목을 함께 표시하는 경우에는 진료과목을 표시하는 글자의 크기를 의료기관 명칭을 표

---

100 의료법 제92조 제3항 5호.

101 의료법 제63조 제1항, 의료법 제68조 및 의료관계행정처분규칙 별표 행정처분기준(제4조 관련).

시하는 글자 크기의 2분의 1 이내로 하여야 한다."고 규정하고 있다. 따라서 의료기관의 명칭을 표시함에 있어 명칭표시판과 진료과목표시판을 색이나 재질이 다르게 이어서 표시하는 경우나 따로 제작한 의료기관 명칭표시판과 진료과목표시판을 잇거나 거의 밀착시키다시피 표시판을 부착한 경우에는 의료법시행규칙 제40조 제6호의 의료기관 명칭과 진료과목을 함께 표시한 것으로 보아야 할 것이며, 이 경우 의료법시행규칙 제42조에서 규정하는 바와 같이 진료과목을 표시하는 글자의 크기를 의료기관 명칭을 표시하는 글자크기의 2분의 1 이내로 하여야 할 것이다.

▬▬▬ 예상문제

Q1. 의료기관의 명칭이 바르게 표현된 것은?

① 80병상 병원-○○종합병원

② 500병상 종합병원-○○전문종합병원

③ 전문병원-○○노인병원

④ 일반의가 개설한 의원-○○이비인후과의원

⑤ 전문의가 개설한 의원-○○외과병원

해설

§의료법 시행규칙 제40조(의료기관의 명칭 표시)　법 제42조 제2항에 따라 의료기관의 명칭 표시는 다음 각 호에 정하는 바에 따른다.

1. 의료기관이 명칭을 표시하는 경우에는 법 제3조 제2항에 따른 의료기관의 종류에 따르는 명칭(종합병원의 경우에는 종합병원 또는 병원) 앞에 고유명칭을 붙인다. 이 경우 그 고유명칭은 의료기관의 종류 명칭과 동일한 크기로 하되, 의료기관의 종류 명칭과 혼동할 우려가 있거나 특정 진료과목 또는 질환명과 비슷한 명칭을 사용하지 못한다.

2. 제1호에도 불구하고 법 제3조의4 제1항에 따라 상급종합병원으로 지정받은 종합병원은 의료기관의 종류에 따른 명칭 대신 상급종합병원의 명칭을 표시할 수 있다.

3. 제1호에도 불구하고 법 제3조의5 제1항에 따라 전문병원으로 지정받은 병원은 지정받은 특정 진료과목 또는 질환명을 표시할 수 있으며, 의료기관의 종류에 따른 명칭 대신 전문병원의 명칭을 표시할 수 있다.

4. 병원·한방병원·치과병원·의원·한의원 또는 치과의원의 개설자가 전문의인 경우에는 그 의료기관의 고유명칭과 의료기관의 종류 명칭 사이에 인정받은 전문과목을 삽입하여 표시할 수 있다. 이 경우 의료기관의 고유명칭 앞에 전문과목 및 전문의를 함께 표시할 수 있다.

5. 제32조에 따른 부속 의료기관이 명칭을 표시하는 경우에는 의료기관의 종류에 따르는 명칭 앞에 그 개설기관의 명칭과 "부속"이라는 문자를 붙여야 한다.

6. 의료기관의 명칭표시판에는 다음 각 목의 사항만을 표시할 수 있다. 다만, 장소가 좁거나

그 밖에 부득이한 사유가 있는 경우에는 제41조 제4항에도 불구하고 같은 조 제1항에 따른 진료과목을 명칭표시판에 함께 표시할 수 있다.

가. 의료기관의 명칭

나. 전화번호

다. 진료에 종사하는 의료인의 면허 종류 및 성명

라. 상급종합병원으로 지정받은 사실(법 제3조의4 제1항에 따라 상급종합병원으로 지정받은 종합병원만 해당한다)

마. 전문병원으로 지정받은 사실(법 제3조의5 제1항에 따라 전문병원으로 지정받은 병원만 해당한다)

바. 병원·한방병원·치과병원·의원·한의원 또는 치과의원의 개설자가 전문의인 경우에는 해당 개설자의 전문의 자격 및 전문과목

7. 제6호 가목에 따른 의료기관의 명칭은 한글로 표시하되, 보건복지부장관이 정하는 바에 따라 외국어를 함께 표시할 수 있다.

Q2. 외과전문의 홍길동은 항문질환을 전문적으로 진료하기 위하여 의료기관을 개설하였다. 개설 의료기관의 명칭으로 올바른 것은?

① 홍길동의원   ② 서울항문병원   ③ 서울항문외과의원

④ 홍길동외과클리닉   ⑤ 홍길동항문의원

§의료법 시행규칙 제40조 제1호(의료기관의 명칭 표시)   법 제42조 제2항에 따라 의료기관의 명칭 표시는 다음 각 호에 정하는 바에 따른다.

1. 의료기관이 명칭을 표시하는 경우에는 법 제3조 제2항에 따른 의료기관의 종류에 따르는 명칭(종합병원의 경우에는 종합병원 또는 병원) 앞에 고유명칭을 붙인다. 이 경우 그 고유명칭은 의료기관의 종류 명칭과 동일한 크기로 하되, 의료기관의 종류 명칭과 혼동할 우려가 있거나 특정 진료과목 또는 질환명과 비슷한 명칭을 사용하지 못한다.

Q3. 의료기관의 명칭과 진료과목을 표시하기에 장소가 좁아 원장 '갑'은 의료기관의 명칭 표시판에 진료과목을 함께 표시하려고 한다. 이 경우 진료과목을 표시하는 글자의 크기는 의료기관의 명칭을 표시하는 글자 크기의 어느 정도여야 하는가?

① 동일한 크기   ② 4분의 3 이내   ③ 3분의 2 이내

④ 5분의 3 이내   ⑤ 2분의 1 이내

§의료법 시행규칙 제42조(의료기관의 명칭과 진료과목의 병행 표시 방법)   제40조 제6호 각 목 외의 부분 단서에 따라 의료기관의 명칭 표시판에 진료과목을 함께 표시하는 경우에는 진료과목을 표시하는 글자의 크기를 의료기관의 명칭을 표시하는 글자 크기의 2분의 1 이내로 하여야 한다.

Q4. 전자제품을 생산하는 사업장인 '○○전자'의 사업주는 소속 근로자의 근골격계질
환의 예방과 건강관리를 위하여 가정의학과 전문의를 채용하고 10병상 규모의 의
료기관을 개설하려고 한다. 이 경우 의료기관 명칭으로 사용할 수 있는 것은?

① ○○전자부속의원

② ○○전자건강의원

③ ○○전자사랑병원

④ ○○전자부속보건의료원

⑤ ○○전자가정의학과의원

> 해 설
>
> §의료법 시행규칙 제40조 제5호(의료기관의 명칭 표시) 법 제42조 제2항에 따라 의료기
> 관의 명칭 표시는 다음 각 호에 정하는 바에 따른다.
> 5. 제32조에 따른 부속 의료기관이 명칭을 표시하는 경우에는 의료기관의 종류에 따르는 명
> 칭 앞에 그 개설기관의 명칭과 "부속"이라는 문자를 붙여야 한다.

Q5. 의료기관에 명칭을 표시하고자 할 때 참고해야 할 것으로 맞는 사항은?

① 국가가 개설한 의료기관은 반드시 특정 질병명을 명칭표시에 포함시켜야 한다.

② 부속 의료기관은 그 명칭에 부속을 표기하여야한다.

③ 개설자가 전문의인 경우에라도 그 명칭에 해당 전문의의 전공을 기재 할 수 없다.

④ 종합병원은 그 명칭에 특정진료과목을 붙일 수 있다.

⑤ 의료기관 명칭표시에 진료과목을 반드시 표기한다.

> 해 설
>
> §의료법 시행규칙 제40조(의료기관의 명칭 표시) 참조
> §의료법 시행규칙 제41조 제1항 (진료과목의 표시) 법 제43조에 따라 의료기관이 표시할
> 수 있는 진료 과목은 다음 각 호와 같다.
> 1. 종합병원: 제2호 및 제3호의 진료과목
> 2. 병원이나 의원: 내과, 신경과, 정신건강의학과, 외과, 정형외과, 신경외과, 흉부외과, 성형
> 외과, 마취통증의학과, 산부인과, 소아청소년과, 안과, 이비인후과, 피부과, 비뇨의학과, 영
> 상의학과, 방사선종양학과, 병리과, 진단검사의학과, 재활의학과, 결핵과, 가정의학과, 핵의
> 학과, 직업환경의학과 및 응급의학과
> 3. 치과병원이나 치과의원 : 구강악안면외과, 치과보철과, 치과교정과, 소아치과, 치주과, 치
> 과보존과, 구강내과, 영상치의학과, 구강병리과, 예방치과 및 통합치의학과
> 4. 한방병원이나 한의원 : 한방내과, 한방부인과, 한방소아과, 한방안 · 이비인후 · 피부과,
> 한방신경정신과, 한방재활의학과, 사상체질과 및 침구과
> 5. 요양병원 : 제2호 및 제4호의 진료과목

Q6. 순환기내과를 세부 전공한 내과 전문의가 병원을 개설하였다. 건강검진을 위해 구강 내과를 전공한 치과의사를 두고 진료에 필요한 시설과 장비를 갖추었다. 다음 중 이 병원에서 표시할 수 있는 진료과목은?

① 치과   ② 한방내과   ③ 순환기내과
④ 소아흉부외과   ⑤ 소아심장과

해설	§의료법 시행규칙 제41조 제3항 (진료과목의 표시) 의료기관이 진료과목을 표시하는 경우에는 제1항 및 제2항의 진료과목 중 그 의료기관이 확보하고 있는 시설·장비 및 의료관계인에 해당하는 과목만을 표시할 수 있다.

Q7. 다음 중 의료기관이 표방할 수 있는 진료과목은 무엇인가?

① 신장내과   ② 여성의학과   ③ 소아정신과
④ 가정의학과   ⑤ 예방의학과

해설	Q5. 해설 참조

Q8. 의사 10명과 한의사 2명을 두고 있는 병원에서 표시할 수 있는 진료과목은?

① 한방내과   ② 여성의학과   ③ 예방의학과
④ 류마티스내과   ⑤ 소아정신건강의학과

해설	Q5. 해설 참조

정답	1.③ 2.① 3.⑤ 4.① 5.② 6.① 7.④ 8.①

13. 비급여 진료비용 등의 고지

(1) 의료기관 개설자는 「국민건강보험법」 제41조 제4항에 따라 **요양급여의 대상에서 제외되는 사항** 또는 「의료급여법」 제7조 제3항에 따라 **의료급여의 대상에서 제외되는 사항의 비용**(이하 "비급여 진료비용"이라 한다)을 환자 또는 환자의 보호자가 쉽게 알 수 있도록 보건복지부령으로 정하는 바에 따라 고지하여야 한다(의료법 제45조 제1항).

(2) 의료기관 개설자는 보건복지부령으로 정하는 바에 따라 **의료기관이 환자로부터 징수하는 제증명수수료의 비용을 게시하여야 한다**(의료법 제45조 제2항).

(3) 의료기관 개설자는 제1항 및 제2항에서 **고지·게시한 금액을 초과하여 징수할 수 없다**

(의료법 제45조 제3항).

【행정처분】

의료법 제45조를 위반하여 다음의 어느 하나에 해당하게 된 경우에는 보건복지부장관 또는 시장 · 군수 · 구청장은 의료기관에 위반한 사항을 시정하도록 명할 수 있다.[102]

가. 환자 또는 환자의 보호자에게 비급여 진료비용을 고지하지 아니한 경우
나. 제증명수수료의 비용을 게시하지 아니한 경우
라. 비급여 진료비용의 고지 방법을 위반하거나 제증명수수료 비용의 게시 방법을 위반한 경우
라. 고지 · 게시한 금액을 초과하여 징수한 경우

■■■■ 예상문제

Q1. 내과의원을 개설하여 운영하는 의사 A는 진료기록부 사본, 진단서 등 환자로부터 징수하는 제증명수수료의 비용을 환자나 환자의 보호자가 볼 수 있게 게시하지 않았다. 이때 의사 A가 받게 되는 조치로 옳은 것은?

① 시정명령　　　　② 과태료 부과　　　　③ 면허정지
④ 면허취소　　　　⑤ 지도와 명령

해설

§의료법 제63조 제1항(시정명령 등) 참조
※의료법 제45조를 위반하여 비급여 진료비용 등을 고지하지 않은 경우에는 보건복지부장관 또는 시장 · 군수 · 구청장은 위반한 사항을 시정하도록 명할 수 있다.

정답　　1. ①

---

102 의료법 제63조 제1항, 의료법 제68조 및 의료관계 행정처분 규칙 제4조(행정처분기준).

14. 비급여 진료비용 등의 현황조사 등

(1) 보건복지부장관은 모든 의료기관에 대하여 비급여 진료비용 및 제45조 제2항에 따른 제증명수수료(이하 이 조에서 "비급여진료비용 등"이라 한다)의 항목, 기준 및 금액 등에 관한 현황을 조사·분석하여 그 결과를 공개할 수 있다. 다만, 병원급 의료기관에 대하여는 그 결과를 공개하여야 한다(의료법 제45조의2 제1항).

※비급여 진료비용 등의 현황 조사 등(의료법 시행규칙 제42조의3)

① 법 제45조의2 제1항에 따라 보건복지부장관이 법 제45조 제1항 및 제2항의 비급여 진료비용 및 제증명수수료(이하 이 조에서 "비급여 진료비용 등"이라 한다)에 대한 현황 조사·분석을 하는 의료기관은 병원급 의료기관 중 병상규모 및 입원 환자의 수 등을 고려하여 보건복지부장관이 정하여 고시하는 의료기관으로 한다.

② 비급여 진료비용 등의 현황에 대한 조사·분석 항목은 다음 각 호의 구분에 따른다.

  1. 법 제45조 제1항에 따른 비급여 진료비용:「국민건강보험 요양급여의 기준에 관한 규칙」 별표 2에 따라 비급여 대상이 되는 행위·약제 및 치료재료 중 의료기관에서 실시·사용·조제하는 빈도 및 의료기관의 징수비용 등을 고려하여 보건복지부장관이 고시하는 항목

  2. 법 제45조 제2항에 따른 제증명수수료: 의료기관에서 발급하는 진단서·증명서 또는 검안서 등의 제증명서류 중 발급 빈도 및 발급 비용 등을 고려하여 보건복지부장관이 고시하는 서류

③ 보건복지부장관은 비급여 진료비용 등의 현황에 대한 조사·분석을 위하여 의료기관의 장에게 관련 서류 또는 의견의 제출을 명할 수 있다. 이 경우 해당 의료기관의 장은 특별한 사유가 없으면 그 명령에 따라야 한다.

④ 보건복지부장관은 비급여 진료비용 등에 대한 심층적 조사·분석을 위하여 필요하다고 인정하는 경우에는 관계 전문기관이나 전문가 등에게 필요한 자료 또는 의견의 제출을 요청할 수 있다.

⑤ 보건복지부장관은 법 제45조의2 제1항에 따라 비급여 진료비용 등의 현황에 대한 조사·분석 결과를 모두 공개한다. 이 경우 공개방법은 보건복지부장관이 지정하는 정보시스템에 게시하는 방법으로 한다.

⑥ 제1항부터 제5항까지의 규정에 따른 비급여 진료비용 등의 현황에 대한 조사·분석 및 공개 등의 방법 및 절차 등에 관하여 필요한 세부 사항은 보건복지부장관이 정하여 고시한다.

---

(2) 보건복지부장관은 제1항에 따른 비급여진료비용 등의 현황에 대한 조사·분석을 위하여 의료기관의 장에게 관련 자료의 제출을 명할 수 있다. 이 경우 해당 의료기관의 장은 특별한 사유가 없으면 그 명령에 따라야 한다(의료법 제45조의2 제2항).

(3) 제1항에 따른 현황조사·분석 및 결과 공개의 범위·방법·절차 등에 필요한 사항은 보건복지부령으로 정한다(의료법 제45조의2 제3항).

15. 제증명수수료의 기준 고시

보건복지부장관은 제45조의2 제1항에 따른 현황조사·분석의 결과를 고려하여 제증명

수수료의 항목 및 금액에 관한 기준을 정하여 고시하여야 한다(의료법 제45조의3).

※의료기관의 제증명수수료 항목 및 금액에 관한 기준

제1조(목적) 이 고시는 「의료법」 제45조의3에 따라 의료기관에서 발급하는 제증명서의 항목 및 그 금액에 관한 기준을 정함으로써, 국민생활과 밀접한 관련이 있는 제증명수수료를 합리적으로 운영하여 국민들의 부담을 최소화하기 위함을 목적으로 한다.

제2조(정의) 이 고시에서 제증명수수료 금액이란 진찰료 및 각종 검사료 등이 포함되지 않은 제증명서의 금액을 말한다. 다만, 채용신체검사서는 검사료 등이 포함된 금액을 말한다.

제3조(적용대상) 이 고시는 「의료법」 제45조 제2항 및 같은 법 시행규칙 제42조의2 제2항에 따른 제증명수수료를 징수하는 모든 의료기관에 적용한다.

제4조(제증명수수료 항목 및 금액) ① 제증명수수료 항목 및 금액 기준은 다음 각 호의 사항을 고려하여 정한다.

1. 「의료법」 제45조의2에 따른 비급여 진료비용 등 현황조사·분석자료

2. 그 밖에 보건복지부장관이 제증명수수료 항목 및 금액 기준 설정에 필요하다고 인정하는 사항

② 제1항에 따른 제증명수수료 항목 및 금액 기준은 별표와 같다.

제5조(제증명수수료 운영 기준) ① 의료기관의 장은 0원부터 별표의 상한금액 범위 내에서 해당 의료기관의 제증명수수료 금액을 정해야 한다.

② 의료기관의 장은 제증명수수료를 환자 및 환자 보호자에게 징수하는 경우 제1항의 금액의 범위 내에서 징수할 수 있다.

③ 의료기관의 장은 제4조 제2항의 별표에서 정하고 있는 제증명서 이외에 별도의 명칭, 서식(내용)으로 작성되는 제증명서에 대해서는 의료기관에서 자체적으로 그 금액을 정하여 징수할 수 있다.

④ 의료기관의 장은 제1항 및 제3항의 제증명수수료 금액을 「의료법」 제45조 제2항 및 같은 법 시행규칙 제42조의2 제2항에 따라 환자 및 환자의 보호자가 쉽게 볼 수 있는 장소에 고지·게시하여야 하며, 동 시행규칙 제42조의2 제3항에 따라 인터넷 홈페이지를 운영하는 의료기관은 인터넷 홈페이지에 따로 표시하여야 한다. 이 경우 세부 고지 방법 및 절차 등은 「비급여 진료비용의 고지지침(보건복지부고시 제2016-262호)」을 따른다.

⑤ 의료기관의 장은 제1항에 따른 제증명수수료의 금액을 정함에 있어 합리적이고 명확하게 하기 위하여 노력하여야 한다.

⑥ 의료기관의 장은 제1항에 따른 제증명수수료의 금액을 변경하려는 경우에는, 변경일 14일 전까지 그 변경내역(변경 전후 금액 비교 등)을 의료기관 내 환자 및 환자 가족들이 쉽게 볼 수 있는 장소에 게시하여야 한다.

제6조(재검토기한) 보건복지부장관은 「훈령·예규 등의 발령 및 관리에 관한 규정」(대통령훈령 제334호)에 따라 이 고시에 대하여 2017년 1월 1일을 기준으로 매 3년이 되는 시점(매 3년째의 12월 31일까지를 말한다)마다 그 타당성을 검토하여 개선 등의 조치를 하여야 한다. 다만, 그 기준 변경의 필요성이 있다고 인정되는 경우에는 매 3년이 되는 시점 이전에도 개선 등의 조치를 할 수 있다.

16. 환자의 진료의사 선택 등

(1) 환자나 환자의 보호자는 종합병원·병원·치과병원·한방병원 또는 요양병원의 특정한 의사·치과의사 또는 한의사를 선택하여 진료를 요청할 수 있다. 이 경우 의료기관의 장은 특별한 사유가 없으면 환자나 환자의 보호자가 요청한 의사·치과의사 또는 한의사가 진료하도록 하여야 한다(의료법 제46조 제1항).

(2) 제1항에 따라 진료의사를 선택하여 진료를 받는 환자나 환자의 보호자는 진료의사의 변경을 요청할 수 있다. 이 경우 의료기관의 장은 정당한 사유가 없으면 이에 응하여야 한다(의료법 제46조 제2항).

(3) 의료기관의 장은 환자 또는 환자의 보호자에게 진료의사 선택을 위한 정보를 제공하여야 한다(의료법 제46조 제3항).

(4) 의료기관의 장은 제1항에 따라 진료하게 한 경우에도 환자나 환자의 보호자로부터 추가비용을 받을 수 없다(의료법 제46조 제4항).

【행정처분】

의료법 제46조 제1항 후단을 위반하여 특별한 사유 없이 환자 또는 그 보호자의 선택진료 요청을 거부한 경우에는 시정하도록 명할 수 있다.[103] 의료법 제46조 제2항을 위반하여 선택진료를 받는 환자 또는 그 보호자의 선택진료의 변경 또는 해지 요청에 따르지 아니한 경우에는 의료법 제63조에 따른 시정명령 처분 대상이며,[104] 이를 이행하지 아니한 경우 의료법 제66조[105]에 의한 업무정지 처분대상이 된다.

17. 병원감염예방

(1) 보건복지부령으로 정하는 일정 규모 이상의 **병원급 의료기관의 장**은 병원감염 예방을 위하여 **감염관리위원회와 감염관리실을 설치·운영**하고 보건복지부령으로 정하는 바에 따라 감염관리 업무를 수행하는 전담 인력을 두는 등 필요한 조치를 하여야 한다(의료법 제47조 제1항).

※감염관리위원회 및 감염관리실의 설치 등(의료법 시행규칙 제43조)

① 법 제47조 제1항에서 "보건복지부령으로 정하는 일정 규모 이상의 병원급 의료기관"이란 다음 각 호의 구분에 따른 의료기관을 말한다.

1. 2017년 3월 31일까지의 기간: 종합병원 및 200개 이상의 병상을 갖춘 병원으로서 중환자실을 운영하는 의료기관

---

103 의료법 제63조 제1항, 의료법 제68조 및 의료관계행정처분규칙 별표 행정처분기준(제4조 관련).
104 의료법 제63조 제1항, 의료법 제68조 및 의료관계행정처분규칙 별표 행정처분기준(제4조 관련).
105 의료법 제64조 제1항 제10호.

2. 2017년 4월 1일부터 2018년 9월 30일까지의 기간: 종합병원 및 200개 이상의 병상을 갖춘 병원

3. **2018년 10월 1일부터의 기간: 종합병원 및 150개 이상의 병상을 갖춘 병원**

② 법 제47조 제1항에 따른 감염관리위원회(이하 "위원회"라 한다)는 다음 각 호의 업무를 심의한다.

1. 병원감염에 대한 대책, 연간 감염예방계획의 수립 및 시행에 관한 사항
2. 감염관리요원의 선정 및 배치에 관한 사항
3. 감염병환자 등의 처리에 관한 사항
4. 병원의 전반적인 위생관리에 관한 사항
5. 병원감염관리에 관한 자체 규정의 제정 및 개정에 관한 사항
6. 삭제
7. 삭제
8. 삭제
9. 그 밖에 병원감염관리에 관한 중요한 사항

③ 법 제47조 제1항에 따른 감염관리실(이하 "감염관리실"이라 한다)은 다음 각 호의 업무를 수행한다.

1. 병원감염의 발생 감시
2. 병원감염관리 실적의 분석 및 평가
3. 직원의 감염관리교육 및 감염과 관련된 직원의 건강관리에 관한 사항
4. 그 밖에 감염 관리에 필요한 사항

※감염관리실의 운영 등(의료법 시행규칙 제46조)

① 법 제47조 제1항에 따라 감염관리실에서 감염관리 업무를 수행하는 사람의 인력기준 및 배치기준은 별표 8의2와 같다.

② 제1항에 따라 감염관리실에 두는 인력 중 1명 이상은 감염관리실에서 전담 근무하여야 한다.

③ 제1항에 따라 감염관리실에서 근무하는 사람은 별표 8의3에서 정한 교육기준에 따라 교육을 받아야 한다.

(2) 의료기관의 장은 「감염병의 예방 및 관리에 관한 법률」 제2조 제1호에 따른 감염병의 예방을 위하여 해당 **의료기관에 소속된 의료인 및 의료기관 종사자에게 정기적으로 교육을 실시하여야 한다**(의료법 제47조 제2항).

※감염병 예방을 위한 정보 제공 등(의료법 시행규칙 제46조의2)

① 의료기관의 장은 법 제47조 제2항에 따라 「감염병의 예방 및 관리에 관한 법률」 제2조 제1호에 따른 감염병(이하 이 조에서 "감염병"이라 한다) 예방을 위하여 **정보를 제공하거나 교육을 실시하는 경우에는** 다음 각 호의 사항이 포함**되어야 한다.**

1. 감염병의 감염 원인, 감염 경로 및 감염 증상 등 감염병의 내용 및 성격에 관한 사항
2. 감염병에 대한 대응조치, 진료방법 및 예방방법 등 감염병의 예방 및 진료에 관한 사항
3. 감염병 환자의 관리, 감염 물건의 처리, 감염 장소의 소독 및 감염병 보호장비 사용 등 감염병의 관리에 관한 사항

4. 「감염병의 예방 및 관리에 관한 법률」에 따른 의료기관, 보건의료인 또는 의료기관 종사자의 보고·신고 및 협조 등에 관한 사항

5. 그 밖에 감염병 예방 및 관리 등을 위하여 보건복지부장관이 특히 필요하다고 인정하는 사항

② 법 제47조 제2항에 따라 의료기관의 장이 감염병 예방을 위한 **정보를 제공하는 경우에는** 다음 각 호의 방법**에 따른다.**

1. 의료기관의 인터넷 홈페이지 게시

2. 매뉴얼·게시물 또는 안내문 등의 작성·비치

3. 그 밖에 보건복지부장관이 신속하고 정확한 정보 제공을 위하여 적합하다고 인정하여 고시하는 방법

③ 의료기관의 장은 「재난 및 안전관리 기본법」 제38조 제2항에 따라 감염병에 관한 주의·경계 또는 심각의 경보가 발령되는 경우에는 법 제47조 제2항에 따라 해당 의료기관에서 상시적으로 업무를 수행하는 사람을 대상으로 2회 이상 감염병 예방 교육을 실시하여야 한다.

④ 의료기관의 장은 법 제47조 제2항에 따라 정보 제공과 교육 실시를 위하여 필요하다고 인정하는 경우에는 질병관리본부 또는 관할 보건소에 필요한 협조를 요청할 수 있다.

⑤ 제1항부터 제4항까지의 규정에 따른 감염병 예방 정보 제공 및 교육 실시의 내용·방법 및 절차 등에 필요한 세부 사항은 보건복지부장관이 정하여 고시한다.

(3) 의료기관의 장은 「감염병의 예방 및 관리에 관한 법률」 제2조 제1호에 따른 감염병이 유행하는 경우 환자, 환자의 보호자, 의료인, 의료기관 종사자 및 「경비업법」 제2조 제3호에 따른 경비원 등 해당 의료기관 내에서 업무를 수행하는 사람에게 감염병의 확산 방지를 위하여 필요한 정보를 제공하여야 한다(의료법 제47조 제3항).

(4) 제1항에 따른 **감염관리위원회의 구성과 운영, 감염관리실 운영**, 제2항에 따른 교육 및 제3항에 따른 정보 제공 등에 필요한 사항은 보건복지부령으로 정한다(의료법 제47조 제4항).

※ 위원회의 구성(의료법 시행규칙 제44조)

① 위원회는 위원장 1명을 포함한 7명 이상 15명 이하의 위원으로 구성한다.

② 위원장은 해당 의료기관의 장으로 하고, 부위원장은 위원 중에서 위원장이 지명한다.

③ 위원은 다음 각 호의 어느 하나에 해당하는 사람과 해당 의료기관의 장이 위촉하는 외부 전문가로 한다.

1. 감염관리실장

2. 진료부서의 장

3. 간호부서의 장

4. 진단검사부서의 장

5. 감염 관련 의사 및 해당 의료기관의 장이 필요하다고 인정하는 사람

④ 제3항 각 호에 해당하는 자는 당연직 위원으로 하되 그 임기는 해당 부서의 재직기간으로 하고, 위촉하는 위원의 임기는 2년으로 한다.

제2절 의료법인

1. 설립 허가 등

(1) 제33조 제2항에 따른 의료법인을 설립하려는 자는 대통령령으로 정하는 바에 따라 정관과 그 밖의 서류를 갖추어 그 법인의 주된 사무소의 소재지를 관할하는 시·도지사의 허가를 받아야 한다(의료법 제48조 제1항).

7. 임원 취임 예정자의 이력서(가로 3.5센티미터, 세로 4.5센티미터의 사진을 첨부한다) · 취임승낙서(인감증명서 또는 본인서명 사실확인서를 첨부한다) 및 「가족관계의 등록 등에 관한 법률」 제15조 제1항 제2호에 따른 기본증명서

8. 설립 발기인이 둘 이상인 경우 그 대표자가 신청하는 경우에는 나머지 설립 발기인의 위임장

※신청 서류의 보정 등(의료법 시행규칙 제49조)

① 시 · 도지사는 별지 제29호서식의 의료법인 설립허가신청서에 첨부된 서류를 심사하면서 필요하다고 인정될 때에는 신청인에게 기간을 정하여 필요한 자료를 제출하게 하거나 설명을 요구할 수 있다.

② 시 · 도지사는 법 제48조 제1항에 따른 의료법인 설립허가를 한 때에는 별지 제30호서식의 의료법인 설립허가증을 발급하여야 한다.

(2) 의료법인은 그 법인이 개설하는 의료기관에 필요한 시설이나 시설을 갖추는 데에 필요한 자금을 보유하여야 한다(의료법 제48조 제2항).

(3) 의료법인이 재산을 처분하거나 정관을 변경하려면 시 · 도지사의 허가를 받아야 한다(의료법 제48조 제3항).

※재산 처분 또는 정관 변경의 허가신청(의료법 시행령 제21조)

법 제48조 제3항에 따라 의료법인이 재산 처분이나 정관 변경에 대한 허가를 받으려면 보건복지부령으로 정하는 허가신청서 및 관계 서류를 그 법인의 주된 사무소의 소재지를 관할하는 시 · 도지사에게 제출하여야 한다. 다만, 법률 제4732호 의료법중개정법률 부칙 제11조에 해당하는 국가로부터 공공차관을 지원받은 의료법인의 경우에는 이를 시 · 도지사를 거쳐 보건복지부장관에게 제출하여야 한다.

※설립등기 등의 보고(의료법 시행규칙 제50조)

의료법인은 「민법」 제49조부터 제52조까지의 규정에 따라 법인 설립 등기 등의 등기를 한 때에는 각 등기를 한 날부터 7일 이내에 해당 등기보고서를 시 · 도지사에게 제출하여야 한다. 이 경우 시 · 도지사는 「전자정부법」 제36조 제1항에 따른 행정정보의 공동이용을 통하여 법인 등기사항증명서를 확인하여야 한다.

※정관변경허가신청(의료법 시행규칙 제51조)

의료법 시행령 제21조에서 "보건복지부령으로 정하는 허가신청서 및 관계 서류"란 별지 제31호서식의 의료법인 정관변경 허가신청서 및 다음 각 호의 서류를 말한다.

1. 정관 변경 이유서
2. 정관개정안(신 · 구 정관의 조문대비표를 첨부하여야 한다.)
3. 정관 변경에 관한 이사회의 회의록
4. 정관 변경에 따라 사업계획 및 수지예산에 변동이 있는 경우에는 그 변동된 사업계획서 및 수지예산서(신 · 구 대비표를 첨부하여야 한다)

※임원 선임의 보고 등(의료법 시행규칙 제52조)

① 의료법인은 임원을 선임(選任)한 경우에는 선임한 날부터 7일 이내에 임원선임보고서(전자문서로 된 보고서를 포함한다)에 선임된 자에 관한 다음 각 호의 서류(전자문서를 포함한다)를 첨부하여 시·도지사에게 제출하여야 한다. 다만, 재임(再任)된 경우에는 제1호와 제3호의 서류만을 첨부하여 제출할 수 있다.

  1. 임원 선임을 의결한 이사회의 회의록
  2. 이력서(가로 3.5센티미터, 세로 4.5센티미터의 사진을 첨부한다)
  3. 취임승낙서
② 삭제

※재산의 증가 보고(의료법 시행규칙 제53조)

의료법인은 매수(買受)·기부채납(寄附採納)이나 그 밖의 방법으로 재산을 취득한 경우에는 재산을 취득한 날부터 7일 이내에 그 법인의 재산에 편입시키고 재산증가보고서에 다음 각 호의 서류를 첨부하여 시·도지사에게 제출하여야 한다. 이 경우 시·도지사는 「전자정부법」 제36조 제1항에 따른 행정정보의 공동이용을 통하여 건물 등기사항증명서와 토지 등기사항증명서를 확인(부동산 재산 증가의 경우에만 해당한다)하여야 한다.

  1. 취득사유서
  2. 취득한 재산의 종류·수량 및 금액을 적은 서류
  3. 재산 취득을 확인할 수 있는 서류(건물 등기사항증명서와 토지 등기사항증명서로 확인할 수 있는 경우에는 그 확인으로 첨부서류를 갈음한다) 또는 금융기관의 증명서

※기본재산의 처분허가신청(의료법 시행규칙 제54조)

① 영 제21조에 따라 의료법인이 기본재산을 매도·증여·임대 또는 교환거나 담보로 제공(이하 "처분"이라 한다)하려는 경우에는 별지 제32호서식의 기본재산 처분허가신청서에 다음 각 호의 서류를 첨부하여 처분 1개월 전에 보건복지부장관 또는 시·도지사에게 제출하여야 한다. 이 경우 보건복지부장관 또는 시·도지사는 「전자정부법」 제36조 제1항에 따른 행정정보의 공동이용을 통하여 건물 등기사항증명서와 토지 등기사항증명서를 확인하여야 한다.
② 제1항에도 불구하고 의료법인이 기본재산을 담보로 제공하려는 경우에는 제1항 각 호의 서류 외에 다음 각 호의 서류를 추가로 첨부하여 보건복지부장관 또는 시·도지사에게 제출하여야 한다.

  1. 상환방법 및 상환계획
  2. 피담보채권액 및 담보권자
  3. 법인 부채현황 및 부채잔액증명원
③ 보건복지부장관 또는 시·도지사는 제1항의 신청에 따라 허가를 할 때에는 필요한 조건을 붙일 수 있다.

※서류 및 장부의 비치(의료법 시행규칙 제55조)

① 의료법인은 「민법」 제55조에 규정된 것 외에 다음 각 호의 서류와 장부를 갖추어 두어야 한다.

  1. 정관
  2. 임직원의 명부와 이력서

3. 이사회 회의록

4. 재산대장 및 부채대장

5. 보조금을 받은 경우에는 보조금관리대장

6. 수입·지출에 관한 장부 및 증명서류

7. 업무일지

8. 주무관청 및 관계 기관과 주고받은 서류

② 재산목록과 제1항 제1호부터 제5호까지의 서류는 영구 보존하고, 제6호의 서류는 10년 보존하며, 그 밖의 서류는 3년 이상 보존하여야 한다.

※법인사무의 검사·감독(의료법 시행규칙 제56조)

① 시·도지사는 의료법인을 감독하는 데에 필요하다고 인정될 때에는 의료법인에 관계되는 서류, 장부, 참고자료를 제출할 것을 명하거나, 소속 공무원에게 의료법인의 사무 및 재산 상황을 검사하게 할 수 있다.

② 제1항에 따라 의료법인의 사무 및 재산 상황을 검사하는 공무원은 그 권한을 증명하는 증표를 지니고 관계인에게 제시하여야 한다.

※해산신고(의료법 시행규칙 제57조)

① 의료법인이 해산(파산의 경우는 제외한다)한 경우 그 청산인은 법 제50조 및 「민법」 제86조에 따라 다음 각 호의 사항을 적은 의료법인 해산신고서를 시·도지사에게 제출하여야 한다.

1. 해산 연월일

2. 해산 사유

3. 청산인의 성명 및 주소

4. 청산인의 대표권을 제한한 경우에는 그 제한 사항

② 청산인이 제1항의 신고를 할 때에는 그 신고서에 다음 각 호의 서류를 첨부하여야 한다. 이 경우 시·도지사는 「전자정부법」 제36조 제1항에 따른 행정정보의 공동이용을 통하여 법인 등기사항증명서를 확인하여야 한다.

1. 해산 당시의 재산목록

2. 잔여재산의 처분 방법의 개요를 적은 서류

3. 해산 당시의 정관

4. 삭제

5. 해산을 의결한 이사회의 회의록

③ 의료법인은 정관에서 정하는 바에 따라 그 해산에 관하여 시·도지사의 허가를 받아야 하는 경우에는 해산 예정 기일, 해산의 원인 및 청산인이 될 자의 성명 및 주소를 적은 의료법인 해산허가신청서에 다음 각 호의 서류를 첨부하여 시·도지사에게 제출하여야 한다.

1. 신청 당시의 재산목록 및 감정평가서

2. 잔여재산의 처분 방법의 개요를 적은 서류

3. 신청당시의 정관

4. 해산을 의결한 이사회의 회의록

※잔여재산 처분의 허가(의료법 시행규칙 제58조)

의료법인의 대표자 또는 청산인이 「민법」 제80조 제2항에 따라 잔여재산의 처분에 대한 허가를 받으려면 다음 각 호의 사항을 적은 잔여재산 처분허가신청서에 해산 당시의 정관을 첨부하여 시·도지사에게 제출하여야 한다.

1. 처분 사유
2. 처분하려는 재산의 종류·수량 및 금액
3. 재산의 처분 방법 및 처분계획서

(4) 이 법에 따른 의료법인이 아니면 의료법인이나 이와 비슷한 명칭을 사용할 수 없다 (의료법 제48조 제4항).

【벌칙】
의료법 제48조 제3항을 위반하여 의료법인이 재산을 처분하거나 정관을 변경한 경우에는 500만원 이하의 벌금에 처한다.[106] 의료법 제48조 제4항을 위반하여 의료법인이나 이와 비슷한 명칭을 사용한 경우에는 500만원 이하의 벌금에 처한다.[107]

의료법인제도는 정부의 지역간 의료불균형 해소정책의 일환으로, 의료취약지역에 의료법인 병원건립으로 의료의 공공성을 제고하고 의료기관의 지역적 편중을 해소하기 위한 목적으로 도입되었다.

2. 부대사업

(1) 의료법인은 그 법인이 개설하는 의료기관에서 의료업무 외에 다음의 부대사업을 할 수 있다. 이 경우 부대사업으로 얻은 수익에 관한 회계는 의료법인의 다른 회계와 구분하여 계산하여야 한다(의료법 제49조 제1항).

1. **의료인과 의료관계자 양성이나 보수교육**(의료법 제49조 제1항 제1호)
2. **의료나 의학에 관한 조사 연구**(의료법 제49조 제1항 제2호)
3. 「노인복지법」 제31조 제2호에 따른 **노인의료복지시설의 설치·운영**(의료법 제49조 제1항 제3호)
4. 「장사 등에 관한 법률」 제29조 제1항에 따른 **장례식장의 설치·운영**(의료법 제49조 제1항 제4호)
5. 「주차장법」 제19조 제1항에 따른 **부설주차장의 설치·운영**(의료법 제49조 제1항 제5호)
6. 의료업 수행에 수반되는 **의료정보시스템 개발·운영사업** 중 대통령령으로 정하는 사업(의료법 제49조 제1항 제6호)

---

106 의료법 제90조.
107 의료법 제90조.

법 제49조 제1항 제6호에서 "대통령령으로 정하는 사업"이란 다음 각 호의 사업을 말한다.
 1. 전자의무기록을 작성·관리하기 위한 시스템의 개발·운영사업
 2. 전자처방전을 작성·관리하기 위한 시스템의 개발·운영사업
 3. 영상기록을 저장·전송하기 위한 시스템의 개발·운영사업

 7. 그 밖에 **휴게음식점영업, 일반음식점영업, 이용업, 미용업 등** 환자 또는 의료법인이 개설한 의료기관 종사자 등의 편의를 위하여 보건복지부령으로 정하는 사업(의료법 제49조 제1항 제7호)

법 제49조 제1항 제7호에서 "휴게음식점영업, 일반음식점영업, 이용업, 미용업 등 환자 또는 의료법인이 개설한 의료기관 종사자 등의 편의를 위하여 보건복지부령으로 정하는 사업"이란 다음 각 호의 사업을 말한다.
 1. 휴게음식점영업, 일반음식점영업, 제과점영업, 위탁급식영업
 2. 소매업 중 편의점, 슈퍼마켓, 자동판매기영업 및 서점
2의2. 의류 등 생활용품 판매업 및 식품판매업(건강기능식품 판매업은 제외한다). 다만, 의료법인이 직접 영위하는 경우는 제외한다.
 3. 산후조리업
 4. 목욕장업
 5. 의료기기 임대·판매업. 다만, 의료법인이 직접 영위하는 경우는 제외한다.
 6. 숙박업, 여행업 및 외국인환자 유치업
 7. 수영장업, 체력단련장업 및 종합체육시설업
 8. 장애인보조기구의 제조·개조·수리업
 9. 다음 각 목의 어느 하나에 해당하는 업무를 하려는 자에게 의료법인이 개설하는 의료기관의 건물을 임대하는 사업
  가. 이용업 및 미용업
  나. 안경 조제·판매업
  다. 은행업
  라. 의원급 의료기관 개설·운영(의료관광호텔에 부대시설로 설치하는 경우로서 진료과목이 의료법인이 개설하는 의료기관과 동일하지 아니한 경우로 한정한다)

(2) 제1항 제4호·제5호 및 제7호의 부대사업을 하려는 **의료법인은 타인에게 임대 또는 위탁하여 운영할 수 있다**(의료법 제49조 제2항).

(3) 제1항 및 제2항에 따라 부대사업을 하려는 의료법인은 보건복지부령으로 정하는 바에 따라 **미리 의료기관의 소재지를 관할하는 시·도지사에게 신고하여야 한다.** 신고사항을 변경하려는 경우에도 또한 같다(의료법 제49조 제3항).

① 법 제49조 제3항 전단에 따라 부대사업을 신고하려는 의료법인은 별지 제22호서식의 신고서에 다음 각 호의 서류를 첨부하여 관할 시 · 도지사에게 제출하여야 한다.
 1. 의료기관 개설허가증 사본
 2. 부대사업의 내용을 적은 서류
 3. 부대사업을 하려는 건물의 평면도 및 구조설명서
② 제1항에 따른 신고를 받은 시 · 도지사는 별지 제23호서식의 신고증명서를 발급하여야 한다.
③ 제1항에 따라 신고한 내용을 변경하려는 자는 별지 제22호서식의 변경신고서에 다음 각 호의 서류를 첨부하여 관할 시 · 도지사에게 제출하여야 한다.
 1. 제2항에 따라 발급받은 신고증명서
 2. 변경 사항을 증명하는 서류
④ 제3항에 따라 변경신고를 받은 시 · 도지사는 부대사업 신고증명서에 제3항에 따라 변경한 사항을 적은 후 해당 의료법인에 발급하여야 한다.

【벌칙】
의료법 제49조 제3항을 위반하여 신고하지 아니한 자에게는 300만원 이하의 과태료를 부과한다.[108]

3. 「민법」의 준용

의료법인에 대하여 이 법에 규정된 것 외에는 「민법」 중 재단법인에 관한 규정을 준용한다(의료법 제50조).

4. 설립 허가 취소

보건복지부장관 또는 시 · 도지사는 의료법인이 다음 각 호의 어느 하나에 해당하면 그 설립허가를 취소할 수 있다(의료법 제51조).

 1. 정관으로 정하지 아니한 사업을 한 때(의료법 제51조 제1호)
 2. 설립된 날부터 2년 안에 의료기관을 개설하지 아니한 때(의료법 제51조 제2호)
 3. 의료법인이 개설한 의료기관이 제64조에 따라 개설허가를 취소당한 때(의료법 제51조 제3호)
 4. 보건복지부장관 또는 시 · 도지사가 감독을 위하여 내린 명령을 위반한 때(의료법 제51조 제4호)
 5. 제49조 제1항에 따른 부대사업 외의 사업을 한 때(의료법 제51조 제5호)

① 보건복지부장관 또는 시장 · 군수 · 구청장은 의료기관이 다음 각 호의 어느 하나에 해당하

---

108 의료법 제92조 제1항 제5호.

면 그 의료업을 1년의 범위에서 정지시키거나 개설 허가의 취소 또는 의료기관 폐쇄를 명할 수 있다. 다만, **제8호에 해당하는 경우에는 의료기관 개설 허가의 취소 또는 의료기관 폐쇄를 명하여야 하며, 의료기관 폐쇄는 제33조 제3항[109]과 제35조 제1항 본문[110]에 따라 신고한 의료기관에만 명할 수 있다.**

1. 개설 신고나 개설 허가를 한 날부터 3개월 이내에 정당한 사유 없이 업무를 시작하지 아니한 때
2. 제27조 제5항을 위반하여 무자격자에게 의료행위를 하게 하거나 의료인에게 면허 사항 외의 의료행위를 하게 한 때
3. 제61조에 따른 관계 공무원의 직무 수행을 기피 또는 방해하거나 제59조 또는 제63조에 따른 명령을 위반한 때
4. 제33조 제2항 제3호부터 제5호까지의 규정에 따른 의료법인 · 비영리법인, 준정부기관 · 지방의료원 또는 한국보훈복지의료공단의 설립허가가 취소되거나 해산된 때
4의2. 제33조 제2항을 위반하여 의료기관을 개설한 때
5. 제33조 제5항[111] · 제9항[112] · 제10항[113], 제40조[114] 또는 제56조[115]를 위반한 때
6. 제63조에 따른 시정명령(제4조 제5항 위반에 따른 시정명령을 제외한다)을 이행하지 아니한 때
7. 「약사법」 제24조 제2항을 위반하여 담합행위를 한 때
8. 의료기관 개설자가 거짓으로 진료비를 청구하여 금고 이상의 형을 선고받고 그 형이 확정된 때
9. **제36조에 따른 준수사항을 위반하여 사람의 생명 또는 신체에 중대한 위해를 발생하게 한 때**

② 제1항에 따라 개설 허가를 취소당하거나 폐쇄 명령을 받은 자는 **그 취소된 날이나 폐쇄 명령을 받은 날부터 6개월 이내에, 의료업 정지처분을 받은 자는 그 업무 정지기간 중에 각각 의료기관을 개설 · 운영하지 못한다. 다만, 제1항 제8호에 따라 의료기관 개설 허가를 취소당하거나 폐쇄 명령을 받은 자는 취소당한 날이나 폐쇄 명령을 받은 날부터 3년 안에는 의료기관을 개설 · 운영하지 못한다.**

---

109 제2항에 따라 의원 · 치과의원 · 한의원 또는 조산원을 개설하려는 자는 보건복지부령으로 정하는 바에 따라 시장 · 군수 · 구청장에게 신고하여야 한다(의료법 제33조 제3항).

110 제33조 제1항 · 제2항 및 제8항에 따른 자 외의 자가 그 소속 직원, 종업원, 그 밖의 구성원(수용자를 포함한다)이나 그 가족의 건강관리를 위하여 부속 의료기관을 개설하려면 그 개설 장소를 관할하는 시장 · 군수 · 구청장에게 신고하여야 한다(의료법 제35조 제1항 본문).

111 제3항과 제4항에 따라 개설된 의료기관이 개설 장소를 이전하거나 개설에 관한 신고 또는 허가사항 중 보건복지부령으로 정하는 중요사항을 변경하려는 때에도 제3항 또는 제4항과 같다(의료법 제33조 제5항).

112 의료법인 및 제2항 제4호에 따른 비영리법인(이하 이 조에서 "의료법인등"이라 한다)이 의료기관을 개설하려면 그 법인의 정관에 개설하고자 하는 의료기관의 소재지를 기재하여 대통령령으로 정하는 바에 따라 정관의 변경허가를 얻어야 한다(의료법인등을 설립할 때에는 설립 허가를 말한다. 이하 이 항에서 같다). 이 경우 그 법인의 주무관청은 정관의 변경허가를 하기 전에 그 법인이 개설하고자 하는 의료기관이 소재하는 시 · 도지사 또는 시장 · 군수 · 구청장과 협의하여야 한다(의료법 제33조 제9항).

113 의료기관을 개설 · 운영하는 의료법인 등은 다른 자에게 그 법인의 명의를 빌려주어서는 아니 된다(의료법 제33조 제10항).

114 의료법 제40조(폐업 · 휴업 신고와 진료기록부 등의 이관).

115 의료법 제56조(의료광고의 금지 등).

③ 보건복지부장관 또는 시장·군수·구청장은 의료기관이 제1항에 따라 그 의료업이 정지되거나 개설 허가의 취소 또는 폐쇄 명령을 받은 경우 해당 의료기관에 입원 중인 환자를 다른 의료기관으로 옮기도록 하는 등 환자의 권익을 보호하기 위하여 필요한 조치를 하여야 한다.

예상문제

Q1. 의료법에 대한 설명으로 옳지 않은 것은?

① 의료법인이 의료업무 외에 부대사업을 하더라도 의료법인의 다른 회계와 구분하여 계산해야 한다.

② 인터넷 홈페이지를 운영하는 의료기관은 비급여 진료비용을 인터넷 홈페이지에 따로 표시해야 한다.

③ 선택진료의 경우 의료기관의 장은 환자로부터 추가비용을 받을 수 있다.

④ 의료법인이 재산을 처분하거나 정관을 변경하려면 시·도지사의 허가를 받아야 한다.

⑤ 의료기관의 장은 감염병이 유행하는 경우 환자, 의료인, 의료기관 종사자뿐만 아니라 의료기관에 종사하는 경비원에게도 감염병예방교육을 실시해야 한다.

해설

§의료법 제49조 제1항 (부대사업)

의료법인은 그 법인이 개설하는 의료기관에서 의료업무 외에 다음의 부대사업을 할 수 있다. 이 경우 부대사업으로 얻은 수익에 관한 회계는 의료법인의 다른 회계와 구분하여 계산하여야 한다.

§의료법 시행규칙 제42조의2(비급여 진료비용 등의 고지)

① 법 제45조 제1항에 따라 의료기관 개설자는 비급여 대상의 항목과 그 가격을 적은 책자 등을 접수창구 등 환자 또는 환자의 보호자가 쉽게 볼 수 있는 장소에 갖추어 두어야 한다. 이 경우 비급여 대상의 항목을 묶어 1회 비용으로 정하여 총액을 표기할 수 있다.

② 법 제45조 제2항에 따라 의료기관 개설자는 진료기록부 사본·진단서 등 제증명수수료의 비용을 접수창구 등 환자 및 환자의 보호자가 쉽게 볼 수 있는 장소에 게시하여야 한다.

③ 인터넷 홈페이지를 운영하는 의료기관은 제1항 및 제2항의 사항을 제1항 및 제2항의 방법 외에 이용자가 알아보기 쉽도록 인터넷 홈페이지에 따로 표시하여야 한다.

④ 제1항부터 제3항까지에서 규정한 사항 외에 비급여 진료비용 등의 고지방법의 세부적인 사항은 보건복지부장관이 정하여 고시한다.

§의료법 제46조(환자의 진료의사 선택 등)
① 환자나 환자의 보호자는 종합병원·병원·치과병원·한방병원 또는 요양병원의 특정한 의사·치과의사 또는 한의사를 선택하여 진료를 요청할 수 있다. 이 경우 의료기관의 장은 특별한 사유가 없으면 환자나 환자의 보호자가 요청한 의사·치과의사 또는 한의사가 진료하도록 하여야 한다.
② 제1항에 따라 진료의사를 선택하여 진료를 받는 환자나 환자의 보호자는 진료의사의 변경을 요청할 수 있다. 이 경우 의료기관의 장은 정당한 사유가 없으면 이에 응하여야 한다.
③ 의료기관의 장은 환자 또는 환자의 보호자에게 진료의사 선택을 위한 정보를 제공하여야 한다.
④ 의료기관의 장은 제1항에 따라 진료하게 한 경우에도 환자나 환자의 보호자로부터 추가 비용을 받을 수 없다.

§의료법 제48조 제3항(설립 허가 등)
의료법인이 재산을 처분하거나 정관을 변경하려면 시·도지사의 허가를 받아야 한다.

§의료법 제47조 제2항(병원감염 예방)
의료기관의 장은 「감염병의 예방 및 관리에 관한 법률」 제2조 제1호에 따른 감염병의 예방을 위하여 해당 의료기관에 소속된 의료인 및 의료기관 종사자에게 정기적으로 교육을 실시하여야 한다.

Q2. 다음 중 보건복지부장관이 의료 기관의 의료업을 정지하거나 그 개설 허가의 취소를 명할 수 있는 사례는?

> 가. 개설 신고 또는 개설 허가를 한 날로부터 3개월 이내에 정당한 사유 없이 그 업무를 개시하지 아니한 때
> 나. 무자격자로 하여금 의료행위를 하게 한 때
> 다. 의료 기관을 개설한 의료 법인이 그 설립허가가 취소되거나 해산된 때
> 라. 의료 기관의 개설자가 의료업을 휴업하고도 지체 없이 관할 도지사 또는 시장, 군수, 구청장에게 신고하지 아니한 때

① 가, 나, 다   ② 가, 다   ③ 나, 라
④ 라   ⑤ 가, 나, 다, 라

§의료법 제64조(개설 허가 취소 등)   ① 보건복지부장관 또는 시장·군수·구청장은 의료기관이 다음 각 호의 어느 하나에 해당하면 그 의료업을 1년의 범위에서 정지시키거나 개설 허가의 취소 또는 의료기관 폐쇄를 명할 수 있다. 다만, 제8호에 해당하는 경우에는 의료기

관 개설 허가의 취소 또는 의료기관 폐쇄를 명하여야 하며, 의료기관 폐쇄는 제33조 제3항과 제35조 제1항 본문에 따라 신고한 의료기관에만 명할 수 있다.

1. 개설 신고나 개설 허가를 한 날부터 3개월 이내에 정당한 사유 없이 업무를 시작하지 아니한 때

2. 제27조 제5항을 위반하여 무자격자에게 의료행위를 하게 하거나 의료인에게 면허 사항 외의 의료행위를 하게 한 때

3. 제61조에 따른 관계 공무원의 직무 수행을 기피 또는 방해하거나 제59조 또는 제63조에 따른 명령을 위반한 때

4. 제33조 제2항 제3호부터 제5호까지의 규정에 따른 의료법인 · 비영리법인, 준정부기관 · 지방의료원 또는 한국보훈복지의료공단의 설립허가가 취소되거나 해산된 때

4의2. 제33조 제2항을 위반하여 의료기관을 개설한 때

5. 제33조 제5항 · 제9항 · 제10항, 제40조 또는 제56조를 위반한 때

해 설 ※ 제40조(폐업 · 휴업 신고와 진료기록부등의 이관), 제56조(의료광고의 금지 등)

6. 제63조에 따른 시정명령(제4조 제5항 위반에 따른 시정명령을 제외한다)을 이행하지 아니한 때

7. 「약사법」 제24조 제2항을 위반하여 담합행위를 한 때

8. 의료기관 개설자가 거짓으로 진료비를 청구하여 금고 이상의 형을 선고받고 그 형이 확정된 때

9. 제36조에 따른 준수사항을 위반하여 사람의 생명 또는 신체에 중대한 위해를 발생하게 한 때

② 제1항에 따라 개설 허가를 취소당하거나 폐쇄 명령을 받은 자는 그 취소된 날이나 폐쇄 명령을 받은 날부터 6개월 이내에, 의료업 정지처분을 받은 자는 그 업무 정지기간 중에 각각 의료기관을 개설 · 운영하지 못한다. 다만, 제1항 제8호에 따라 의료기관 개설 허가를 취소당하거나 폐쇄 명령을 받은 자는 취소당한 날이나 폐쇄 명령을 받은 날부터 3년 안에는 의료기관을 개설 · 운영하지 못한다.

Q3. 의료기관의 개설허가 취소에 관한 설명으로 옳지 않은 것은?

① 의사가 무자격자에게 의료행위를 하게 한 경우에 개설허가가 취소될 수 있다.

② 의료법인의 설립허가가 취소되면 의료기관 개설허가가 취소될 수 있다.

③ 개설허가를 취소당한 경우 취소된 날로부터 6개월 이내에 의료기관을 개설하지 못한다.

④ 무자격자가 의료기관을 개설한 경우 개설허가가 취소될 수 있다.

⑤ 의료기관 개설자가 거짓으로 진료비를 청구하여 금고 이상의 형을 선고받고 그 형이 확정된 때에도 1년 범위 내에서 의료업을 정지시킬 수 있다.

해 설 Q2. 해설 참조

Q4. 의료기관 취소 명령 이후 다시 의료기관 영업을 할 수 없을 때까지의 기간은?

① 1개월 ② 2개월 ③ 3개월

④ 6개월 ⑤ 1년

해설 §의료법 제64조 제2항(개설 허가 취소 등)　제1항에 따라 개설 허가를 취소당하거나 폐쇄 명령을 받은 자는 그 취소된 날이나 폐쇄 명령을 받은 날부터 6개월 이내에, 의료업 정지처분을 받은 자는 그 업무 정지기간 중에 각각 의료기관을 개설·운영하지 못한다. 다만, 제1항 제8호에 따라 의료기관 개설 허가를 취소당하거나 폐쇄 명령을 받은 자는 취소당한 날이나 폐쇄 명령을 받은 날부터 3년 안에는 의료기관을 개설·운영하지 못한다.

정답 1. ③　2. ⑤　3. ⑤　4. ④

제3절 의료기관 단체

1. 의료기관 단체 설립

(1) 병원급 의료기관의 장은 의료기관의 건전한 발전과 국민보건 향상에 기여하기 위하여 전국 조직을 두는 단체를 설립할 수 있다(의료법 제52조 제1항).

(2) 제1항에 따른 단체는 법인으로 한다(의료법 제52조 제2항).

2. 대한민국의학한림원

(1) 의료인에 관련되는 의학 및 관계 전문분야(이하 이 조에서 "의학 등"이라 한다)의 연구·진흥기반을 조성하고 우수한 보건의료인을 발굴·활용하기 위하여 대한민국의학한림원(이하 이 조에서 "한림원"이라 한다)을 둔다(의료법 제52조의2 제1항).

※대한민국의학한림원 운영 등(의료법 시행령 제22조의2)
① 법 제52조의2 제1항에 따른 대한민국의학한림원(이하 "한림원"이라 한다)의 사업연도는 정부의 회계연도에 따른다.
② 한림원은 보건복지부장관이 정하는 바에 따라 사업추진계획, 사업추진현황, 자금운용계획 및 자금집행내역 등에 관한 사항을 보건복지부장관에게 보고하여야 한다.
③ 한림원은 다양한 분야의 의료인과 관계 전문가 등이 그 조직 운영 및 업무수행 등에 균형 있게 참여할 수 있도록 필요한 조치를 강구·시행하여야 한다.

(2) 한림원은 법인으로 한다(의료법 제52조의2 제2항).

(3) 한림원은 다음 각 호의 사업을 한다(의료법 제52조의2 제3항).

1. 의학 등의 연구진흥에 필요한 조사·연구 및 정책자문(의료법 제52조의2 제3항 제1호)

2. 의학 등의 분야별 중장기 연구 기획 및 건의(의료법 제52조의2 제3항 제2호)

3. 의학 등의 국내외 교류협력사업(의료법 제52조의2 제3항 제3호)

4. 의학 등 및 국민건강과 관련된 사회문제에 관한 정책자문 및 홍보(의료법 제52조의2 제3항 제4호)

5. 보건의료인의 명예를 기리고 보전(保全)하는 사업(의료법 제52조의2 제3항 제5호)

6. 보건복지부장관이 의학 등의 발전을 위하여 지정 또는 위탁하는 사업(의료법 제52조의2 제3항 제6호)

(4) 보건복지부장관은 한림원의 사업수행에 필요한 경비의 전부 또는 일부를 예산의 범위에서 지원할 수 있다(의료법 제52조의2 제4항).

(5) 한림원에 대하여 이 법에서 정하지 아니한 사항에 관하여는 「민법」 중 사단법인에 관한 규정을 준용한다(의료법 제52조의2 제5항).

(6) 한림원이 아닌 자는 대한민국의학한림원 또는 이와 유사한 명칭을 사용하지 못한다(의료법 제52조의2 제6항).

(7) 한림원의 운영 및 업무수행에 필요한 사항은 대통령령으로 정한다(의료법 제52조의2 제7항).

제 4 장

신의료기술평가

1. 신의료기술의 평가

(1) 보건복지부장관은 국민건강을 보호하고 의료기술의 발전을 촉진하기 위하여 대통령령으로 정하는 바에 따라 제54조에 따른 신의료기술평가위원회의 심의를 거쳐 신의료기술의 안전성·유효성 등에 관한 평가(이하 "신의료기술평가"라 한다)를 하여야 한다(의료법 제53조 제1항).

(2) 제1항에 따른 신의료기술은 새로 개발된 의료기술로서 보건복지부장관이 안전성·유효성을 평가할 필요성이 있다고 인정하는 것을 말한다(의료법 제5조 제2항).

(3) 보건복지부장관은 신의료기술평가의 결과를 「국민건강보험법」 제64조에 따른 건강보험심사평가원의 장에게 알려야 한다. 이 경우 신의료기술평가의 결과를 보건복지부령으로 정하는 바에 따라 공표할 수 있다(의료법 제53조 제3항).

※신의료기술평가에 관한 규칙 제4조(평가결과의 통보 등)

① 보건복지부장관은 제3조 제1항, 제3조의2 제2항 및 제3조의4 제1항에 따른 신청서를 접수한 날부터 90일 이내에 해당 의료기술의 평가 대상 여부를 신청인에게 통보하여야 한다.

② 보건복지부장관은 해당 의료기술이 평가 대상인 경우 신청서를 접수한 날부터 250일(해당 의료기술이 체외진단 검사 또는 유전자 검사인 경우에는 140일) 이내에 해당 의료기술의 안전성·유효성 및 잠재성에 대한 평가결과를 신청인(제3조의2 제2항의 신청에 대한 평가결과의 경우에는 식품의약품안전처장을 거쳐야 한다)과 건강보험심사평가원의 장에게 통보하여야 하고, 해당 의료기술의 안전성·유효성에 대한 평가결과, 사용기간, 사용목적, 사용대상 및 시술방법 등을 고시해야 한다.

③ 제2항에 따른 체외진단 검사 또는 유전자 검사의 평가결과 통보 기간에도 불구하고 추가적 검토를 필요로 하는 등 불가피한 사유가 있는 때에는 한 차례만 110일의 범위에서 그 통보 기간을 연장할 수 있다. 이 경우 보건복지부장관은 그 연장사유 및 연장기간 등을 신청인(제3조의2 제2항에 따른 신청의 경우에는 식품의약품안전처장을 거쳐야 한다)에게 미리 알려야 한다.

(4) 그 밖에 신의료기술평가의 대상 및 절차 등에 필요한 사항은 보건복지부령으로 정한다(의료법 제53조 제4항).

제2조(신의료기술평가의 대상 등)

① 「의료법」(이하 "법"이라 한다) 제53조에 따른 신의료기술평가의 대상은 다음 각 호와 같다.

1. 안전성·유효성이 평가되지 않은 의료기술로서 보건복지부장관이 평가가 필요하다고 인정한 의료기술

2. 제1호에 해당하는 의료기술 중 보건복지부장관이 잠재성의 평가가 필요하다고 인정한 의료기술

3. 신의료기술로 평가받은 의료기술의 사용목적, 사용대상 및 시술방법 등을 변경한 경우로서 보건복지부장관이 평가가 필요하다고 인정한 의료기술

② 보건복지부장관은 제1항에도 불구하고 「의료기기법 시행규칙」 제9조 제2항 제6호에 따른 임상시험에 관한 자료를 첨부하여 제조허가 또는 수입허가를 받은 의료기기(이하 "특정 의료기기"라 한다)를 사용하는 의료기술로서 다음 각 호의 요건을 모두 충족하는 의료기술(이하 "평가 유예 신의료기술"이라 한다)의 경우에는 그 의료기술을 환자에게 최초로 실시한 날부터 1년이 되는 날까지 신의료기술평가를 유예할 수 있다. 다만, 그 특정 의료기기가 기존의 평가 유예 신의료기술에 사용되는 특정 의료기기와 구조·원리·성능·사용목적 및 사용방법 등이 본질적으로 동등하다고 인정되는 경우 또는 특정 의료기기를 사용한 의료기술에 대하여 이미 신의료기술평가가 실시된 경우에는 그러하지 아니하다.

1. 제3조 제5항 제1호에 해당하는 의료기술과 특정 의료기기를 사용하는 의료기술을 비교한 환자를 대상으로 한 임상문헌이 있을 것. 다만, 비교할만한 대체 기술이 없는 의료기술이거나 희귀질환 대상인 의료기술 등 비교연구가 불가능한 경우는 제외한다.

2. 해당 의료기기의 사용목적(대상질환 또는 적응증을 포함한다)이 특정될 것

제3조(신의료기술평가의 절차)

① 제2조에 따라 신의료기술평가 또는 신의료기술평가의 유예를 신청하려는 자는 「국민건강보험 요양급여의 기준에 관한 규칙」 제9조의2 제1항에 따른 요양급여대상·비급여대상 여부 확인을 거쳐 다음 각 호의 구분에 따라 신청서 및 의견서를 보건복지부장관에게 제출해야 한다. 다만, 신의료기술의 평가를 신청하려는 자가 「의료기기법 시행규칙」 제64조에 따라 식품의약품안전처장 또는 의료기기정보기술센터의 장에게 제9조에 따라 업무를 위탁받은 기관에 제조허가 등에 관한 자료를 제공해줄 것을 요청한 경우로서 요양급여대상·비급여대상 여부 확인 신청을 한 경우에는 요양급여대상·비급여대상 확인을 거친 것으로 본다.

1. 제2조 제1항에 따라 신의료기술평가를 신청하려는 경우: 다음 각 목의 서류

  가. 별지 제1호서식에 따른 신의료기술평가 신청서

  나. 별지 제1호의2서식에 따른 의료기술의 잠재성에 대한 의견서(의료기술의 안전성·유효성·잠재성의 평가를 신청하려는 경우로 한정한다)

2. 제2조 제2항에 따라 신의료기술평가의 유예를 신청하려는 경우: 별지 제2호서식에 따른 신의료기술평가 유예 신청서

② 제1항에 따라 신의료기술평가를 신청하려는 자가 「국민건강보험 요양급여의 기준에 관한 규칙」 제10조 제2항 각 호의 구분에 따른 평가신청서 및 해당 서류를 함께 제출하는 경우에는 신의료기술평가의 신청과 요양급여대상 여부의 결정신청을 함께 하는 것으로 본다. 다만, 해당 의료기술이 체외진단 검사 또는 유전자 검사가 아닌 경우에는 제1항 제1호의 서

류를 제출한 날부터 90일 이내에 「국민건강보험 요양급여의 기준에 관한 규칙」 제10조 제2항 각 호의 구분에 따른 평가신청서 및 해당 서류를 제출할 수 있다.

③ 보건복지부장관은 제2항에 따라 제출받은 서류를 지체 없이 건강보험심사평가원의 장에게 송부해야 한다.

④ 보건복지부장관은 제1항에 따른 신청이 없더라도 필요하면 직권으로 신의료기술평가를 할 수 있다.

⑤ 보건복지부장관은 제1항에 따라 신의료기술평가의 유예 신청을 받은 경우에는 제2조 제2항의 요건을 충족하는지 여부를 확인하고, 정당한 사유가 없는 한 신청일부터 30일 이내에 신청인과 건강보험심사평가원의 장에게 그 결과를 통보해야 한다. 이 경우 보건복지부장관은 신청된 의료기술이 제2조 제2항의 요건을 모두 충족하는 경우에는 해당 의료기술의 사용목적, 사용대상 및 시술방법 등을 고시해야 한다.

⑥ 보건복지부장관은 제1항에 따른 신의료기술평가 신청을 받거나 제2항에 따른 직권평가의 필요가 있는 의료기술을 평가위원회의 심의에 부쳐야 한다.

⑦ 평가위원회는 제6항에 따라 심의에 부쳐진 의료기술이 「국민건강보험법」 제41조 제2항에 따른 요양급여대상 또는 같은 법 제41조 제4항에 따른 비급여대상과 같거나 유사하다고 인정되는 경우에는 평가 대상이 아닌 것으로 의결하고 그 결과를 보건복지부장관에게 보고해야 한다.

1. 삭제

2. 삭제

⑧ 평가위원회는 평가 대상인 신의료기술의 평가방법을 결정하고, 제7조에 따른 분야별 전문평가위원회(이하 "전문위원회"라 한다) 소속 위원으로 소위원회를 구성하여 안전성·유효성 및 잠재성에 관한 검토를 하게 해야 한다.

⑨ 제8항에 따라 검토를 한 소위원회는 그 검토결과를 평가위원회에 제출해야 한다.

⑩ 평가위원회는 소위원회로부터 제출받은 신의료기술의 안전성·유효성 및 잠재성에 관한 검토내용을 반영하여 심의한 후 평가 대상인 의료기술을 다음 각 호의 구분에 따라 의결하고 그 결과를 보건복지부장관에게 보고해야 한다.

1. 안전성·유효성이 있는 의료기술: 안전성·유효성이 인정되어 임상에서 사용 가능한 의료기술

2. 제한적 의료기술: 안전성이 인정된 의료기술로서 다음 각 목의 어느 하나에 해당하는 질환 또는 질병의 치료·검사를 위하여 신속히 임상에 도입할 필요가 있어 보건복지부장관이 따로 정하여 고시하는 사용기간, 사용목적, 사용대상 및 시술방법 등에 대한 조건을 충족하는 경우에만 임상에서 사용 가능한 의료기술

　가. 대체 의료기술이 없는 질환이나 질병

　나. 희귀질환

　다. 말기 또는 중증 상태의 만성질환

　라. 그 밖에 가목부터 다목까지의 질환 또는 질병과 유사한 것으로서 보건복지부장관이 정하는 질환이나 질병

3. 혁신의료기술: 안전성·잠재성이 인정된 의료기술로서 보건복지부장관이 따로 정하여 고시하는 사용기간, 사용목적, 사용대상 및 시술방법 등에 대한 조건을 충족하는 경우에만 임상에서 사용 가능한 의료기술

4. 연구단계 의료기술: 안전성 또는 유효성이 확인되지 아니한 의료기술

⑪ 제1항부터 제10항까지에서 규정한 사항 외에 신의료기술평가의 절차, 방법 및 기준과 소위원회의 구성·운영 등에 관하여 필요한 사항은 보건복지부장관이 정하여 고시한다.

제3조의2(신의료기술평가 절차에 관한 특례)

① 제2조 제1항에 따른 신의료기술평가를 받으려는 자가 다음 각 호의 요건을 모두 충족하는 경우에는 제3조 제1항에도 불구하고 「의료기기법」 제6조 제2항·제7조 제1항·제12조 제1항(제15조 제6항에서 준용하는 경우를 포함한다) 및 제15조 제2항에 따른 의료기기의 제조허가, 조건부 제조허가 및 제조변경허가(이하 이 조에서 "제조허가 등"이라 한다) 또는 수입허가, 조건부 수입허가 및 수입변경허가(이하 이 조에서 "수입허가 등"이라 한다)의 신청과 함께 신의료기술평가를 신청할 수 있다. 이 경우 「국민건강보험 요양급여의 기준에 관한 규칙」 제9조의2 제1항 단서에 따라 요양급여대상 또는 비급여대상 여부의 확인 신청도 함께 하여야 한다.

1. 제조허가 등 또는 수입허가 등을 받으려는 의료기기를 사용하는 의료기술에 대한 평가일 것

2. 제조허가 등 또는 수입허가 등을 받으려는 의료기기의 사용목적과 신의료기술평가를 받으려는 의료기술의 사용목적이 서로 동일할 것

② 제1항 전단에 따라 신의료기술평가를 신청하려는 자는 별지 제1호서식의 신의료기술평가 신청서를 식품의약품안전처장을 거쳐 보건복지부장관에게 제출하여야 한다.

③ 보건복지부장관은 제2항에 따라 별지 제1호서식의 신의료기술평가 신청서를 제출받은 때에는 7일 이내에 해당 신의료기술평가 신청이 제1항 각 호의 요건에 적합한 지를 검토한 후 다음 각 호의 구분에 따라 처리하여야 한다.

1. 제1항 각 호의 요건에 적합한 경우: 평가위원회의 심의에 부칠 것

2. 제1항 각 호의 요건에 적합하지 아니한 경우: 식품의약품안전처장을 거쳐 신청인에게 반려할 것

④ 보건복지부장관은 제3항 제1호에 따라 평가위원회의 심의에 부쳐진 의료기술의 평가를 위하여 필요하다고 인정하는 경우에는 식품의약품안전처장에게 관련 자료 또는 의견의 제출을 요청할 수 있다.

⑤ 제3항 제1호에 따라 평가위원회의 심의에 부쳐진 의료기술의 평가절차, 평가방법 및 평가기준 등에 관하여는 제3조 제5항부터 제9항까지의 규정을 준용한다.

제3조의3(평가 유예 신의료기술의 부작용 관리)

① 특정 의료기기의 제조업자, 수입업자, 수리업자, 판매업자, 임대업자 및 의료기관 개설자는 제2조 제2항에 따라 신의료기술평가 대상에서 유예되어 신의료기술평가가 종료되는 시점까지 해당 평가 유예 신의료기술을 실시하여 사망 또는 인체에 심각한 부작용이 발생하였거나 발생할 우려가 있음을 인지한 경우에는 보건복지부장관이 고시하는 바에 따라 보건복지부장관에게 즉시 보고하고 그 기록을 유지하여야 한다. 이 경우 보건복지부장관은 식품의약품안전처장에게 그 평가 유예 신의료기술에 사용된 특정 의료기기에 관하여 「의료기기법」 제31조에 따라 보고받은 자료의 제출 등 협조를 요청할 수 있다.

② 보건복지부장관은 제1항에 따라 보고를 받은 경우에는 평가 유예 신의료기술에 대하여 안전성의 위해수준을 검토하도록 평가위원회에 요청할 수 있다.

③ 평가위원회는 제2항에 따라 요청을 받은 경우 평가 유예 신의료기술에 대하여 안전성의 위해수준을 검토하고, 그 위해수준이 높다고 판단될 때에는 신의료기술평가의 유예를 중단하고 그 결과를 건강보험심사평가원의 장에게 통보하여야 한다.

④ 보건복지부장관은 제1항에 따른 부작용 보고 사유가 있었음에도 불구하고 보고가 이루어지지 않았음이 확인된 경우에는 제2조 제2항에 따른 신의료기술평가의 유예를 중단할 수 있다.

제3조의4(평가 유예 신의료기술의 평가 절차)

① 특정 의료기기의 제조업자·수입업자는 제2조 제2항에 따라 신의료기술평가가 유예된 경우 평가 유예 신의료기술을 환자에게 최초로 실시한 날부터 1년 이내에 법 제53조에 따라 신의료기술평가를 신청하여야 한다.

② 보건복지부장관은 특정 의료기기의 제조업자·수입업자가 제1항에 따라 신의료기술평가를 신청하지 아니하는 경우에는 제3조 제2항에 따라 직권으로 신의료기술평가를 할 수 있다.

제4조(평가결과의 통보 등)

① 보건복지부장관은 제3조 제1항, 제3조의2 제2항 및 제3조의4 제1항에 따른 신청서를 접수한 날부터 90일 이내에 해당 의료기술의 평가 대상 여부를 신청인에게 통보하여야 한다.

② 보건복지부장관은 해당 의료기술이 평가 대상인 경우 신청서를 접수한 날부터 250일(해당 의료기술이 체외진단 검사 또는 유전자 검사인 경우에는 140일) 이내에 해당 의료기술의 안전성·유효성 및 잠재성에 대한 평가결과를 신청인(제3조의2 제2항의 신청에 대한 평가결과의 경우에는 식품의약품안전처장을 거쳐야 한다)과 건강보험심사평가원의 장에게 통보하여야 하고, 해당 의료기술의 안전성·유효성에 대한 평가결과, 사용기간, 사용목적, 사용대상 및 시술방법 등을 고시해야 한다.

③ 제2항에 따른 체외진단 검사 또는 유전자 검사의 평가결과 통보 기간에도 불구하고 추가적 검토를 필요로 하는 등 불가피한 사유가 있는 때에는 한 차례만 110일의 범위에서 그 통보 기간을 연장할 수 있다. 이 경우 보건복지부장관은 그 연장사유 및 연장기간 등을 신청인(제3조의2 제2항에 따른 신청의 경우에는 식품의약품안전처장을 거쳐야 한다)에게 미리 알려야 한다.

2. 신의료기술평가위원회의 설치 등

(1) 보건복지부장관은 신의료기술평가에 관한 사항을 심의하기 위하여 보건복지부에 신의료기술평가위원회(이하 "위원회"라 한다)를 둔다(의료법 제54조 제1항).

(2) 위원회는 위원장 1명을 포함하여 20명 이내의 위원으로 구성한다(의료법 제54조 제2항).

(3) 위원은 다음 각 호의 자 중에서 보건복지부장관이 위촉하거나 임명한다. 다만, 위원장은 제1호 또는 제2호의 자 중에서 임명한다(의료법 제54조 제3항).

1. 제28조 제1항에 따른 의사회 · 치과의사회 · 한의사회에서 각각 추천하는 자
2. 보건의료에 관한 학식이 풍부한 자
3. 소비자단체에서 추천하는 자
4. 변호사의 자격을 가진 자로서 보건의료와 관련된 업무에 5년 이상 종사한 경력이 있는 자
5. 보건의료정책 관련 업무를 담당하고 있는 보건복지부 소속 5급 이상의 공무원

(4) 위원장과 위원의 임기는 3년으로 하되, 연임할 수 있다. 다만, 제3항 제5호에 따른 공무원의 경우에는 재임기간으로 한다(의료법 제54조 제4항).

(5) 위원의 자리가 빈 때에는 새로 위원을 임명하고, 새로 임명된 위원의 임기는 임명된 날부터 기산한다(의료법 제54조 제항).

(6) 위원회의 심의사항을 전문적으로 검토하기 위하여 위원회에 분야별 전문평가위원회를 둔다(의료법 제54조 제6항).

(7) 그 밖에 위원회 · 전문평가위원회의 구성 및 운영 등에 필요한 사항은 보건복지부령으로 정한다(의료법 제54조 제6항).

3. 자료의 수집 업무 등의 위탁

보건복지부장관은 신의료기술평가에 관한 업무를 수행하기 위하여 필요한 경우 보건복지부령으로 정하는 바에 따라 자료 수집 · 조사 등 평가에 수반되는 업무를 관계 전문기관 또는 단체에 위탁할 수 있다(의료법 제55조).

제 5 장

의료광고

1. 의료광고의 금지 등

(1) **의료기관 개설자, 의료기관의 장 또는 의료인**(이하 "의료인 등"이라 한다)이 아닌 자는 의료에 관한 광고(의료인 등이 신문·잡지·음성·음향·영상·인터넷·인쇄물·간판, 그 밖의 방법에 의하여 의료행위, 의료기관 및 의료인 등에 대한 정보를 소비자에게 나타내거나 알리는 행위를 말한다. 이하 "의료광고"라 한다)를 하지 못한다(의료법 제56조 제1항).

(2) 의료인등은 다음 각 호의 어느 하나에 해당하는 의료광고를 하지 못한다(의료법 제56조 제2항).

1. 제53조에 따른 평가를 받지 아니한 신의료기술에 관한 광고(의료법 제56조 제2항 제1호)
2. 환자에 관한 치료경험담 등 소비자로 하여금 치료 효과를 오인하게 할 우려가 있는 내용의 광고(의료법 제56조 제2항 제2호)
3. 거짓된 내용을 표시하는 광고(의료법 제56조 제2항 제3호)
4. 다른 의료인 등의 기능 또는 진료 방법과 비교하는 내용의 광고(의료법 제56조 제2항 제4호)
5. 다른 의료인 등을 비방하는 내용의 광고(의료법 제56조 제2항 제5호)
6. 수술 장면 등 직접적인 시술행위를 노출하는 내용의 광고(의료법 제56조 제2항 제6호)
7. 의료인 등의 기능, 진료 방법과 관련하여 심각한 부작용 등 중요한 정보를 누락하는 광고(의료법 제56조 제2항 제7호)
8. 객관적인 사실을 과장하는 내용의 광고(의료법 제56조 제2항 제8호)
9. 법적 근거가 없는 자격이나 명칭을 표방하는 내용의 광고(의료법 제56조 제2항 제9호)
10. 신문, 방송, 잡지 등을 이용하여 기사(記事) 또는 전문가의 의견 형태로 표현되는 광고(의료법 제56조 제2항 제10호)
11. 제57조에 따른 심의를 받지 아니하거나 심의 받은 내용과 다른 내용의 광고(의료법 제56조 제2항 제11호)
12. 제27조 제3항에 따라 외국인환자를 유치하기 위한 국내광고(의료법 제56조 제2항 제12호)
13. 소비자를 속이거나 소비자로 하여금 잘못 알게 할 우려가 있는 방법으로 제45조에 따른 비급여 진료비용을 할인하거나 면제하는 내용의 광고(의료법 제56조 제2항 제13호)
14. 각종 상장·감사장 등을 이용하는 광고 또는 인증·보증·추천을 받았다는 내용을 사용하거나 이와 유사한 내용을 표현하는 광고. 다만, 다음 각 목의 어느 하나에 해당하는 경우는 제외한다

(의료법 제56조 제2항 제14호).

가. 제58조에 따른 **의료기관 인증을 표시한 광고**

나. 「정부조직법」 제2조부터 제4조까지의 규정에 따른 중앙행정기관·특별지방행정기관 및 그 부속기관, 「지방자치법」 제2조에 따른 지방자치단체 또는 「공공기관의 운영에 관한 법률」 제4조에 따른 **공공기관으로부터 받은 인증·보증을 표시한 광고**

다. 다른 법령에 따라 받은 인증·보증을 표시한 광고

라. **세계보건기구와 협력을 맺은 국제평가기구로부터 받은 인증을 표시한 광고** 등 대통령령으로 정하는 광고

15. 그 밖에 의료광고의 방법 또는 내용이 국민의 보건과 건전한 의료경쟁의 질서를 해치거나 소비자에게 피해를 줄 우려가 있는 것으로서 대통령령으로 정하는 내용의 광고(의료법 제56조 제2항 제15호)

※의료광고의 금지 기준(의료법 시행령 제23조)

① 법 제56조 제2항에 따라 금지되는 의료광고의 구체적인 기준은 다음 각 호와 같다.

1. 법 제53조에 따른 신의료기술평가를 받지 아니한 신의료기술에 관하여 광고하는 것

2. 특정 의료기관·의료인의 기능 또는 진료 방법이 질병 치료에 반드시 효과가 있다고 표현하거나 환자의 치료경험담이나 6개월 이하의 임상경력을 광고하는 것

3. 의료인, 의료기관, 의료서비스 및 의료 관련 각종 사항에 대하여 객관적인 사실과 다른 내용 등 거짓된 내용을 광고하는 것

4. 특정 의료기관 개설자, 의료기관의 장 또는 의료인(이하 "의료인 등"이라 한다)이 수행하거나 광고하는 기능 또는 진료 방법이 다른 의료인 등의 것과 비교하여 우수하거나 효과가 있다는 내용으로 광고하는 것

5. 다른 의료인 등을 비방할 목적으로 해당 의료인 등이 수행하거나 광고하는 기능 또는 진료 방법에 관하여 불리한 사실을 광고하는 것

6. 의료인이 환자를 수술하는 장면이나 환자의 환부(患部) 등을 촬영한 동영상·사진으로서 일반인에게 혐오감을 일으키는 것을 게재하여 광고하는 것

7. 의료인 등의 의료행위나 진료 방법 등을 광고하면서 예견할 수 있는 환자의 안전에 심각한 위해(危害)를 끼칠 우려가 있는 부작용 등 중요 정보를 빠뜨리거나 글씨 크기를 작게 하는 등의 방법으로 눈에 잘 띄지 않게 광고하는 것

8. 의료인, 의료기관, 의료서비스 및 의료 관련 각종 사항에 대하여 객관적인 사실을 과장하는 내용으로 광고하는 것

9. 법적 근거가 없는 자격이나 명칭을 표방하는 내용을 광고하는 것

10. 특정 의료기관·의료인의 기능 또는 진료 방법에 관한 기사나 전문가의 의견을 「신문 등의 진흥에 관한 법률」 제2조에 따른 신문·인터넷신문 또는 「잡지 등 정기간행물의 진흥에 관한 법률」에 따른 정기간행물이나 「방송법」 제2조 제1호에 따른 방송에 싣거나 방송하면서 특정 의료기관·의료인의 연락처나 약도 등의 정보도 함께 싣거나 방송하여 광고하는 것

11. 법 제57조 제1항에 따라 심의 대상이 되는 의료광고를 심의를 받지 아니하고 광고하거나 심의 받은 내용과 다르게 광고하는 것

12. 외국인환자를 유치할 목적으로 법 제27조 제3항에 따른 행위를 하기 위하여 **국내광고 하**

는 것

13. 법 제45조에 따른 비급여 진료비용의 할인·면제 금액, 대상, 기간이나 범위 또는 할인·면제 이전의 비급여 진료비용에 대하여 허위 또는 불명확한 내용이나 정보 등을 게재하여 광고하는 것

14. 각종 상장·감사장 등을 이용하여 광고하는 것 또는 인증·보증·추천을 받았다는 내용을 사용하거나 이와 유사한 내용을 표현하여 광고하는 것. 다만, 법 제56조 제2항 제14호 각 목의 어느 하나에 해당하는 경우는 제외한다.

② 법 제56조 제2항 제14호 라목에서 "세계보건기구와 협력을 맺은 국제평가기구로부터 받은 인증을 표시한 광고 등 대통령령으로 정하는 광고"란 다음 각 호의 어느 하나에 해당하는 광고를 말한다.

1. 세계보건기구와 협력을 맺은 국제평가기구로부터 받은 인증을 표시한 광고

2. 국제의료질관리학회(The International Society for Quality in Health Care)로부터 인증을 받은 각국의 인증기구의 인증을 표시한 광고

③ 보건복지부장관은 의료인 등 자신이 운영하는 인터넷 홈페이지에 의료광고를 하는 경우에 제1항에 따라 금지되는 의료광고의 세부적인 기준을 정하여 고시할 수 있다.

(3) 의료광고는 다음 각 호의 방법으로는 하지 못한다(의료법 제56조 제3항).

   1. 「방송법」 제2조 제1호의 방송(의료법 제56조 제3항 제1호)

※방송법 제2조(용어의 정의)

이 법에서 사용하는 용어의 정의는 다음과 같다.

1. "방송"이라 함은 방송프로그램을 기획·편성 또는 제작하여 이를 공중(개별계약에 의한 수신자를 포함하며, 이하 "시청자"라 한다)에게 전기통신설비에 의하여 송신하는 것으로서 다음 각목의 것을 말한다.

   가. 텔레비전방송: 정지 또는 이동하는 사물의 순간적 영상과 이에 따르는 음성·음향 등으로 이루어진 방송프로그램을 송신하는 방송

   나. 라디오방송: 음성·음향 등으로 이루어진 방송프로그램을 송신하는 방송

   다. 데이터방송: 방송사업자의 채널을 이용하여 데이터(문자·숫자·도형·도표·이미지 그 밖의 정보체계를 말한다)를 위주로 하여 이에 따르는 영상·음성·음향 및 이들의 조합으로 이루어진 방송프로그램을 송신하는 방송(인터넷 등 통신망을 통하여 제공하거나 매개하는 경우를 제외한다. 이하 같다)

   라. 이동멀티미디어방송: 이동 중 수신을 주목적으로 다채널을 이용하여 텔레비전방송·라디오방송 및 데이터방송을 복합적으로 송신하는 방송

   2. 그 밖에 국민의 보건과 건전한 의료경쟁의 질서를 유지하기 위하여 제한할 필요가 있는 경우로서 대통령령으로 정하는 방법(의료법 제56조 제3항 제2호)

(4) 제2항에 따라 금지되는 의료광고의 구체적인 내용 등 의료광고에 관하여 필요한 사항은 대통령령으로 정한다(의료법 제56조 제4항).

(5) 보건복지부장관, 시장·군수·구청장은 제2항 제2호부터 제5호까지 및 제7호부터

제9호까지를 위반한 의료인 등에 대하여 제63조, 제64조 및 제67조에 따른 처분을 하려는 경우에는 지체 없이 그 내용을 공정거래위원회에 통보하여야 한다(의료법 제56조 제5항).

【벌칙】

의료법 제56조 제1항부터 제3항까지 위반한 자 1년 이하의 징역이나 1천만원 이하의 벌금에 처한다.

【행정처분】

의료법 제56조 제2항(제7호와 제9호는 제외한다)을 위반하여 의료광고를 한 경우에 업무정지 1개월에 처한다.[116] 의료법 제56조 제2항 제9호를 위반하여 의료광고의 내용 및 방법 등에 대하여 사전에 보건복지부장관의 심의를 받지 아니하거나 심의 받은 내용과 다른 내용의 광고를 한 경우에는 다음과 같은 행정처분을 받는다.[117]

1차 위반 : 경고
2차 위반 : 업무정지 15일
3차 위반 : 업무정지 1개월

의료법 제56조 제3항(제56조 제2항 제7호를 포함한다)을 위반하여 거짓된 내용의 광고를 한 경우에는 업무정지 2개월에 처한다.[118] 의료법 제56조 제3항(제56조 제2항 제7호를 포함한다)을 위반하여 과장된 내용의 광고를 한 경우에는 업무정지 1개월에 처한다.[119] 법 제56조 제4항을 위반하여 의료광고를 한 경우에는 업무정지 1개월에 처한다.[120]

2. 의료광고의 심의

(1) **의료인 등이 다음 각 호의 어느 하나에 해당하는 매체를 이용하여 의료광고를 하려는 경우** 미리 의료광고가 제56조 제1항부터 제3항까지의 규정에 위반되는지 여부에 관하여 제2항에 따른 기관 또는 단체의 심의를 받아야 한다(의료법 제57조 제1항).

　1.「신문 등의 진흥에 관한 법률」제2조에 따른 **신문·인터넷신문** 또는「잡지 등 정기간행물의 진흥에 관한 법률」제2조에 따른 **정기간행물**(의료법 제57조 제1항 제1호)

　2.「옥외광고물 등의 관리와 옥외광고산업 진흥에 관한 법률」제2조 제1호에 따른 **옥**

---

116 의료법 제64조 제1항 제5호, 의료관계행정처분규칙 별표 행정처분기준(제4조 관련).
117 의료법 제64조 제1항 제5호, 의료관계행정처분규칙 별표 행정처분기준(제4조 관련).
118 의료법 제64조 제1항 제5호, 의료관계행정처분규칙 별표 행정처분기준(제4조 관련).
119 의료법 제64조 제1항 제5호, 의료관계행정처분규칙 별표 행정처분기준(제4조 관련).
120 의료법 제64조 제1항 제5호, 의료관계행정처분규칙 별표 행정처분기준(제4조 관련).

외광고물 중 현수막(懸垂幕), 벽보, 전단(傳單) 및 교통시설 · 교통수단에 표시(교통수단 내부에 표시되거나 영상 · 음성 · 음향 및 이들의 조합으로 이루어지는 광고를 포함한다)되는 것(의료법 제57조 제1항 제2호)

3. **전광판**(의료법 제57조 제1항 제3호)

4. **대통령령으로 정하는 인터넷 매체**[이동통신단말장치에서 사용되는 애플리케이션(Application)을 포함한다](의료법 제57조 제1항 제4호)

의료법 제57조 제1항 제4호에서 "**대통령령으로 정하는 인터넷 매체**"란 다음 각 호의 매체를 말한다(의료법 시행령 제24조 제1항).
1. 「신문 등의 진흥에 관한 법률」 제2조 제5호에 따른 **인터넷뉴스서비스**
2. 「방송법」 제2조 제3호에 따른 **방송사업자가 운영하는 인터넷 홈페이지**
3. 「방송법」 제2조 제3호에 따른 방송사업자의 방송프로그램을 주된 서비스로 하여 '방송', 'TV' 또는 '라디오' 등의 명칭을 사용하면서 **인터넷을 통하여 제공하는 인터넷 매체**
4. 「정보통신망 이용촉진 및 정보보호 등에 관한 법률」 제2조 제1항 제3호에 따른 정보통신서비스 제공자 중 **전년도 말 기준 직전 3개월간 일일 평균 이용자 수가 10만명 이상인 자가 운영하는 인터넷 매체**

5. 그 밖에 매체의 성질, 영향력 등을 고려하여 **대통령령으로 정하는 광고매체**(의료법 제57조 제1항 제5호)

의료법 제57조 제1항 제5호에서 "**대통령령으로 정하는 광고매체**"란 전년도 말 기준 직전 3개월간 일일 평균 이용자 수가 10만명 이상인 사회 관계망 서비스(Social Network Service)를 제공하는 광고매체를 말한다(의료법 시행령 제24조 제2항).

(2) 다음 각 호의 기관 또는 단체는 대통령령으로 정하는 바에 따라 **자율심의를 위한 조직 등을 갖추어 보건복지부장관에게 신고한 후 의료광고 심의 업무를 수행할 수 있다**(의료법 제57조 제2항).

1. 제28조 제1항에 따른 **의사회 · 치과의사회 · 한의사회**(의료법 제57조 제2항 제1호)

2. 「소비자기본법」 제29조에 따라 등록한 소비자단체로서 대통령령으로 정하는 기준을 **충족하는 단체**(의료법 제57조 제2항 제2호)

의료법 제57조 제2항 제2호에서 "**대통령령으로 정하는 기준을 충족하는 단체**"란 다음 각 호의 기준을 모두 갖춘 소비자단체를 말한다(의료법 시행령 제24조 제4항).
1. 「소비자기본법」 제29조에 따라 **공정거래위원회에 등록할 것**
2. 단체의 설립 목적 및 업무범위에 **의료 또는 광고 관련 내용을 포함할 것**

※ 의료법 제57조 제2항 각 호에 따른 기관 또는 단체는 자율심의를 위하여 **다음 각 호의 조직 등을 모두 갖추어야 한다**(의료법 시행령 제24조 제3항).

(3) 의료인 등은 제1항에도 불구하고 **다음 각 호의 사항으로만 구성된 의료광고에 대해서는** 제2항에 따라 보건복지부장관에게 신고한 기관 또는 단체(이하 "자율심의기구"라 한다)의 **심의를 받지 아니할 수 있다**(의료법 제57조 제3항).

   1. **의료기관의 명칭 · 소재지 · 전화번호**(의료법 제57조 제3항 제1호)

   2. **의료기관이 설치 · 운영하는 진료과목**(제43조 제5항에 따른 진료과목을 말한다)(의료법 제57조 제3항 제2호)

   3. **의료기관에 소속된 의료인의 성명 · 성별 및 면허의 종류**(의료법 제57조 제3항 제3호)

   4. **그 밖에 대통령령으로 정하는 사항**(의료법 제57조 제3항 제4호)

(4) 자율심의기구는 제1항에 따른 심의를 할 때 적용하는 심의 기준을 상호 협의하여 마련하여야 한다(의료법 제57조 제4항).

(5) 의료광고 심의를 받으려는 자는 자율심의기구가 정하는 수수료를 내야 한다(의료법 제57조 제5항).

(6) 제2항 제1호에 따른 자율심의기구가 수행하는 의료광고 심의 업무 및 이와 관련된 업무의 수행에 관하여는 제29조 제3항, 제30조 제1항, 제32조, 제83조 제1항 및 「민법」 제37조를 적용하지 아니하며, 제2항 제2호에 따른 자율심의기구가 수행하는 의료광고 심의 업무 및 이와 관련된 업무의 수행에 관하여는 「민법」 제37조를 적용하지 아니한다

(의료법 제57조 제6항).

(7) 자율심의기구는 의료광고 제도 및 법령의 개선에 관하여 보건복지부장관에게 의견을 제시할 수 있다(의료법 제57조 제7항).

(8) 제1항에 따른 심의의 유효기간은 심의를 신청하여 승인을 받은 날부터 3년으로 한다(의료법 제57조 제8항).

(9) 의료인 등이 제8항에 따른 유효기간의 만료 후 계속하여 의료광고를 하려는 경우에는 유효기간 만료 6개월 전에 자율심의기구에 의료광고 심의를 신청하여야 한다(의료법 제57조 제9항).

(10) 제1항부터 제9항까지의 규정에서 정한 것 외에 자율심의기구의 구성·운영 및 심의에 필요한 사항은 자율심의기구가 정한다(의료법 제57조 제10항).

(11) 자율심의기구는 제1항 및 제4항에 따른 심의 관련 업무를 수행할 때에는 제56조 제1항부터 제3항까지의 규정에 따라 공정하고 투명하게 하여야 한다(의료법 제57조 제11항).

※자율심의기구 신고(의료법 시행규칙 제61조의2)

① 법 제57조 제2항 제1호에 따른 의사회·치과의사회·한의사회가 법 제57조 제2항 및 영 제24조 제5항에 따라 신고하려는 경우에는 별지 제23호의2서식의 의료광고 자율심의기구 신고서에 다음 각 호의 서류를 첨부하여 보건복지부장관에게 제출하여야 한다.
 1. 영 제24조 제3항 제1호에 따른 전담부서와 상근인력 현황
 2. 영 제24조 제3항 제2호에 따른 전산장비와 사무실 현황
② 법 제57조 제2항 제2호의 단체가 법 제57조 제2항 및 영 제24조 제5항에 따라 신고하려는 경우에는 별지 제23호의2서식의 의료광고 자율심의기구 신고서에 다음 각 호의 서류를 첨부하여 보건복지부장관에게 제출하여야 한다.
 1. 제1항 각 호의 서류
 2. 「소비자기본법」제29조에 따라 공정거래위원회에 등록한 소비자단체의 등록증 사본
 3. 소비자단체의 정관 사본

3. 의료광고에 관한 심의위원회(의료법 제57조의2)

(1) 자율심의기구는 의료광고를 심의하기 위하여 제2항 각 호의 구분에 따른 심의위원회(이하 이 조에서 "심의위원회"라 한다)를 설치·운영하여야 한다(의료법 제57조의2 제1항).

(2) 심의위원회의 종류와 심의 대상은 다음 각 호와 같다(의료법 제57조의2 제2항).

1. 의료광고심의위원회: 의사, 의원, 의원의 개설자, 병원, 병원의 개설자, 요양병원(한의사가 개설한 경우는 제외한다), 요양병원의 개설자, 종합병원(치과는 제외한다. 이하 이 호에서 같다), 종합병원의 개설자, 조산사, 조산원, 조산원의 개설자가 하는 의료광고의 심의(의료법 제57조의2 제2항 제1호)
2. 치과의료광고심의위원회: 치과의사, 치과의원, 치과의원의 개설자, 치과병원, 치과병원의

개설자, 종합병원(치과만 해당한다. 이하 이 호에서 같다), 종합병원의 개설자가 하는 의료광고의 심의(의료법 제57조의2 제2항 제2호)

3. 한방의료광고심의위원회: 한의사, 한의원, 한의원의 개설자, 한방병원, 한방병원의 개설자, 요양병원(한의사가 개설한 경우만 해당한다. 이하 이 호에서 같다), 요양병원의 개설자가 하는 의료광고의 심의(의료법 제57조의2 제2항 제3호)

(3) 제57조 제2항 제1호에 따른 자율심의기구 중 의사회는 제2항 제1호에 따른 심의위원회만, 치과의사회는 같은 항 제2호에 따른 심의위원회만, 한의사회는 같은 항 제3호에 따른 심의위원회만 설치·운영하고, 제57조 제2항 제2호에 따른 자율심의기구는 제2항 각 호의 어느 하나에 해당하는 심의위원회만 설치·운영할 수 있다(의료법 제57조의2 제3항).

(4) 심의위원회는 위원장 1명과 부위원장 1명을 포함하여 15명 이상 25명 이하의 위원으로 구성한다. 이 경우 제2항 각 호의 심의위원회 종류별로 다음 각 호의 구분에 따라 구성하여야 한다(의료법 제57조의2 제4항).

　1. 의료광고심의위원회: 제5항 제2호부터 제9호까지의 사람을 각각 1명 이상 포함하되, 같은 항 제4호부터 제9호까지의 사람이 전체 위원의 3분의 1 이상이 되도록 구성하여야 한다(의료법 제57조의2 제4항 제1호).

　2. 치과의료광고심의위원회: 제5항 제1호 및 제3호부터 제9호까지의 사람을 각각 1명 이상 포함하되, 같은 항 제4호부터 제9호까지의 사람이 전체 위원의 3분의 1 이상이 되도록 구성하여야 한다(의료법 제57조의2 제4항 제2호).

　3. 한방의료광고심의위원회: 제5항 제1호·제2호 및 제4호부터 제9호까지의 사람을 각각 1명 이상 포함하되, 같은 항 제4호부터 제9호까지의 사람이 전체 위원의 3분의 1 이상이 되도록 구성하여야 한다(의료법 제57조의2 제4항 제3호).

(5) 심의위원회 위원은 **다음 각 호의 어느 하나에 해당하는 사람 중에서 자율심의기구의 장이 위촉한다**(의료법 제57조의2 제5항).

1. 의사
2. 치과의사
3. 한의사
4. 「약사법」 제2조 제2호에 따른 약사
5. 「소비자기본법」 제2조 제3호에 따른 소비자단체의 장이 추천하는 사람
6. 「변호사법」 제7조 제1항에 따라 같은 법 제78조에 따른 대한변호사협회에 등록한 변호사로서 대한변호사협회의 장이 추천하는 사람
7. 「민법」 제32조에 따라 설립된 법인 중 여성의 사회참여 확대 및 복지 증진을 주된 목적으로 설립된 법인의 장이 추천하는 사람
8. 「비영리민간단체 지원법」 제4조에 따라 등록된 단체로서 환자의 권익 보호를 주된 목적으

로 하는 단체의 장이 추천하는 사람

9. 그 밖에 보건의료 또는 의료광고에 관한 학식과 경험이 풍부한 사람

(6) 제1항부터 제5항까지의 규정에서 정한 것 외에 심의위원회의 구성 및 운영에 필요한 사항은 자율심의기구가 정한다(의료법 제57조의2 제6항).

4. 의료광고 모니터링

자율심의기구는 의료광고가 제56조 제1항부터 제3항까지의 규정을 준수하는지 여부에 관하여 모니터링하고, 보건복지부령으로 정하는 바에 따라 모니터링 결과를 보건복지부장관에게 제출하여야 한다(의료법 제57조의3).

※ 의료광고 모니터링(의료법 시행규칙 제61조의3)

자율심의기구(법 제57조 제2항에 따라 보건복지부장관에게 신고한 기관 또는 단체를 말한다)는 법 제57조의3에 따라 의료광고가 법 제56조 제1항부터 제3항까지의 규정을 준수하는지 여부에 관한 모니터링 결과를 매 분기별로 분기가 끝난 후 30일 이내에 보건복지부장관에게 제출하여야 한다.

case

※ 구 의료법 제46조에서 규정하고 있는 의료광고와 관련하여, 헌법재판소에서는 2005. 10.27. 의료법 제46조 제3항의 "특정 의료기관이나 특정의료인의 기능·진료방법"에 관한 광고를 금지하는 것과 위반시 300만원 이하의 벌금에 처하도록 하는 의료법 제69조는 표현의 자유, 직업수행의 자유를 침해한다는 이유로 위헌 결정하였다. 이에 따라 2007.1. 3. 의료법 의료광고 관련 조항의 규제를 완화하는 방향으로 개정·공포하게 되었으며 개정 의료법은 2007.4.4.부터 시행되었다.

개정된 의료법은 종전 가능한 광고만을 규정하고 그 외 금지하던 방식을 탈피하여 금지하는 광고범위를 최소한으로 규정하고 그 외 광고를 허용하도록 하여 의료광고의 허용범위를 확대하였으며, 의료광고 사전심의제도 도입으로 과대·허위광고를 사전 차단하고, 의료광고심의위원회를 구성하여 의료광고의 합리적 기준인 '의료광고심의기준'을 마련·공표(2007.7.19.)하였다.

사례 1. 현행 의료법령상 의료법인·의료기관 또는 의료인 자신이 운영하는 인터넷홈페이지는 사전심의 대상에 포함되지 아니하며, 인터넷홈페이지 의료광고의 구체적인 세부기준이 마련되어 있지는 않다. 따라서 인터넷홈페이지의 경우 명백한 의료법령 위반행위(진료비 할인 등을 통한 환자유인행위 등)나 혐오감을 주는 치료 또는 수술 장면, 환부 등의 사진(동영상), 거짓이나 과장된 광고가 아닌 경우, 수정하거나 삭제하도록 행정 지도하는 것이 타당하다.

사례 2. 의료법시행령 제24조 제1항에 「신문 등의 자유와 기능보장에 관한 법률」 제2조에 따른 정기간행물 및 인터넷신문, 「옥외광고물 등 관리법」 제2조 제1호에 따른 옥외광고물 중 현수막, 벽보 및 전단을 의료광고 사전심의 대상으로 규정하고 있다.

따라서 차량(버스 외벽)에 의한 광고의 경우, 의료광고 사전심의대상은 아니나 해당 광고가 의료법시행령 제23조에서 규정하고 있는 의료광고의 금지기준에 위배되지 아니하여야 한다.

사례 3. 의료법 제56조 제2항 및 같은 법 시행령 제23조 제1항 제2호에 '특정의료기관 · 의료인의 기능 또는 진료방법이 질병치료에 반드시 효과가 있다고 표시하거나 환자의 치료경험담이나 6개월 이하의 임상경력을 광고하는 것', 같은 법 시행령 제23조 제1항 제5호 '의료인이 환자를 수술하는 장면이나 환자의 환부 등을 촬영한 동영상 · 사진으로서 일반인에게 혐오감을 일으키는 것을 게재하여 광고하는 것' 등은 금지되는 의료광고로 규정하고 있다. 따라서 '환자가 치료 받았던 과정이나 치료결과를 설명하는 내용을 동영상으로 보여 주는 사례의 경우 의료법시행령 제23조 제1항 제2호에, 사실적인 치료과정을 보여주는 응급치료 사례의 경우 의료법시행령 제23조 제1항 제5호와 관련하여 일반인의 관점에서 혐오감을 야기하는 여부에 따라 개별적으로 판단하여야 할 것이며, 치료 전과 치료후의 상태변화를 MRI 화면으로 보여 주는 사례'는 동일인인 것이 전제된 가운데 촬영 전후의 시기가 명시되는 경우 등에는 허용될 수 있을 것이다. 또한 환자 본인이 치료 후 동일질환 환자에게 도움을 주고자 스스로 작성한 편지나 치료 후기를 보여 주는 사례는 환자의 자발적이지 않은 동기(금전대가 관계, 의료 기관의 부탁 등)로 게재한 경우에는 치료경험담에 관한 광고로 볼 수 있어 위법한 광고에 해당할 수 있으나, 자발적인 동기에 의하여 인터넷홈페이지에 게재한 경우에는 치료받았던 환자가 본인의 실명을 기재하고 치료사실을 편지나 후기로 작성하여 특정회원만이 로그인한 후 검색할 수 있도록 인터넷홈페이지를 제한적으로 운영하는 것은 가능할 것이다.

▰▰▰ 예상문제

Q1. 다음 중 의료광고가 가능한 사항은?

① 시술 장면의 직접적인 노출

② 주위 병원과의 비교

③ 신의료기술 평가를 받지 아니한 신의료기술에 관한 것

④ 6개월이 이상의 임상경력을 광고하는 것

⑤ 기사 또는 전문가 의견형태로 표현

Q2. 산부인과 전문의 홍길동은 신도시에 '홍길동 산부인과의원'을 개원하면서 주변 아파트에 전단지 광고를 준비 중이다. 의료광고 심의를 받기 위한 내용으로 옳은 것은?

① "홍길동 산부인과의원은 방광염을 완치시켜 드립니다."
② "홍길동 산부인과의원은 다른 산부인과의원보다 치료기간이 매우 짧습니다."
③ "홍길동 원장은 ○○대학병원에서 산부인과를 전공하였습니다."
④ "홍길동 원장은 유명 연예인 ○○ 등을 치료하였습니다."
⑤ "홍길동 원장은 5개월간 미국의 유명 ○○대학병원에서 연수하였습니다."

Q3. 경기도 수원시에서 요양병원을 개설 운영하고 있는 의사 갑은 의료기관 인증평가를 받은 후 의료기관 인증서를 교부받았다. 의사 갑이 요양병원 진료내용과 인증결과를 시내버스 차량의 외부 옆면에 광고하기 위해 미리 심의를 받으려 할 때 의료광고 심의신청서를 제출해야 하는 기관은?

① 대한의사협회   ② 국민건강보험공단
③ 의료기관인증평가원   ④ 수원시장
⑤ 경기도지사

Q4. 의료광고의 심의에 관한 설명으로 옳지 않은 것은?

① 버스 등 교통수단에 표시하는 광고는 허용된다.
② 신문 · 인터넷신문 또는 정기간행물에 의한 광고도 허용된다.
③ 의사회는 보건복지부 장관에게 신고한 후 의료광고 심의업무를 수행할 수 있다.
④ 의료인이 TV, 라디오방송, 데이터방송, 이동멀티미디어방송 등을 통해 광고를 하

려는 경우 미리 광고의 내용 등에 관해 보건복지부 장관의 심의를 받아야 한다.

⑤ 대통령령으로 정하는 기준을 충족한 소비자단체도 의료광고 심의업무를 수행할 수 있다.

해설

§의료법 제57조 제1항(의료광고의 심의) 의료인 등이 다음 각 호의 어느 하나에 해당하는 매체를 이용하여 의료광고를 하려는 경우 미리 의료광고가 제56조 제1항부터 제3항까지의 규정에 위반되는지 여부에 관하여 제2항에 따른 기관 또는 단체의 심의를 받아야 한다).

1. 신문 · 인터넷신문 또는 정기간행물

2. 옥외광고물 중 현수막(懸垂幕), 벽보, 전단(傳單) 및 교통시설 · 교통수단에 표시(교통수단 내부에 표시되거나 영상 · 음성 · 음향 및 이들의 조합으로 이루어지는 광고를 포함한다)되는 것

3. 전광판

4. 대통령령으로 정하는 인터넷 매체[이동통신단말장치에서 사용되는 애플리케이션(Application)을 포함한다]

5. 그 밖에 매체의 성질, 영향력 등을 고려하여 대통령령으로 정하는 광고매체

§의료법 제56조 제3항(의료광고의 금지 등) 의료인 미리 심의를 받더라도 의료광고는 다음 각 호의 방법으로는 하지 못한다.

1. 「방송법」 제2조 제1호의 방송: 텔레비전방송, 라디오방송, 데이터방송 , 이동멀티미디어방송

2. 그 밖에 국민의 보건과 건전한 의료경쟁의 질서를 유지하기 위하여 제한할 필요가 있는 경우로서 대통령령으로 정하는 방법

Q5. 의료기관이 할 수 없는 광고의 범위는?

① 응급 진료가 가능함을 안내

② 타 병원보다 진료방법이 우수하다고 광고

③ 소속된 의료인의 성명 · 성별 및 면허의 종류

④ 의료 시설과 장비에 대한 소개

⑤ 전문 과목 및 진료 과목을 소개

해설

Q1. 해설 참조

§의료법 제57조 제3항(의료광고의 심의) 의료인 등은 다음 각 호의 사항으로만 구성된 의료광고에 대해서는 제2항에 따라 보건복지부장관에게 신고한 기관 또는 단체(이하 "자율심의기구"라 한다)의 심의를 받지 아니할 수 있다.

1. 의료기관의 명칭 · 소재지 · 전화번호

2. 의료기관이 설치 · 운영하는 진료과목(제43조 제5항에 따른 진료과목을 말한다)

3. 의료기관에 소속된 의료인의 성명 · 성별 및 면허의 종류

해설

§의료법 시행령 제24조 제7항(의료광고의 심의)
의료법 제57조 제3항 제4호에서 "대통령령으로 정하는 사항"이란 다음 각 호의 사항을 말한다.
1. 의료기관 개설자 및 개설연도
2. 의료기관의 인터넷 홈페이지 주소
3. 의료기관의 진료일 및 진료시간
4. 의료기관이 법 제3조의5 제1항에 따라 전문병원으로 지정받은 사실
5. 의료기관이 법 제58조 제1항에 따라 의료기관 인증을 받은 사실
6. 의료기관 개설자 또는 소속 의료인이 법 제77조 제1항에 따라 전문의 자격을 인정받은 사실 및 그 전문과목

정답   1. ④   2. ③   3. ①   4. ④   5. ②

제 6 장

감 독

1. 의료기관 인증

(1) **보건복지부장관은 의료의 질과 환자 안전의 수준을 높이기 위하여 병원급 의료기관에 대한 인증**(이하 **"의료기관 인증"이라 한다)을 할 수 있다**(의료법 제58조 제1항).

(2) 보건복지부장관은 대통령령으로 정하는 바에 따라 의료기관 인증에 관한 업무를 관계 전문기관(이하 "인증전담기관"이라 한다)에 위탁할 수 있다. 이 경우 인증전담기관에 대하여 필요한 예산을 지원할 수 있다(의료법 제58조 제2항).

(3) 보건복지부장관은 다른 법률에 따라 의료기관을 대상으로 실시하는 평가를 통합하여 인증전담기관으로 하여금 시행하도록 할 수 있다(의료법 제58조 제3항).

2. 의료기관인증위원회

(1) 보건복지부장관은 의료기관 인증에 관한 주요 정책을 심의하기 위하여 보건복지부장관 소속으로 의료기관인증위원회(이하 이 조에서 "위원회"라 한다)를 둔다(의료법 제58조의2 제1항).

(2) 위원회는 위원장 1명을 포함한 15인 이내의 위원으로 구성한다(의료법 제58조의2 제2항).

(3) 위원회의 위원장은 보건복지부차관으로 하고, 위원회의 위원은 다음 각 호의 사람 중에서 보건복지부장관이 임명 또는 위촉한다(의료법 제58조의2 제3항).

1. 제28조에 따른 의료인 단체 및 제52조에 따른 의료기관단체에서 추천하는 자
2. 노동계, 시민단체(「비영리민간단체지원법」 제2조에 따른 비영리민간단체를 말한다), 소비자단체(「소비자기본법」 제29조에 따른 소비자단체를 말한다)에서 추천하는 자
3. 보건의료에 관한 학식과 경험이 풍부한 자
4. 시설물 안전진단에 관한 학식과 경험이 풍부한 자
5. 보건복지부 소속 3급 이상 공무원 또는 고위공무원단에 속하는 공무원

(4) 위원회는 다음 각 호의 사항을 심의한다(의료법 제58조의2 제4항).

1. 인증기준 및 인증의 공표를 포함한 의료기관 인증과 관련된 주요 정책에 관한 사항
2. 제58조 제3항에 따른 의료기관 대상 평가제도 통합에 관한 사항
3. 제58조의7 제2항에 따른 의료기관 인증 활용에 관한 사항
4. 그 밖에 위원장이 심의에 부치는 사항

(5) 위원회의 구성 및 운영, 그 밖에 필요한 사항은 대통령령으로 정한다(의료법 제58조 의2 제5항).

※의료기관인증위원회의 구성(의료법 시행령 제30조)

법 제58조의2 제1항에 따른 의료기관인증위원회(이하 "인증위원회"라 한다)의 위원은 다음 각 호의 구분에 따라 보건복지부장관이 임명하거나 위촉한다.
1. 법 제28조에 따른 의료인 단체 및 법 제52조에 따른 의료기관단체에서 추천하는 사람 5명
2. 노동계, 시민단체(「비영리민간단체지원법」제2조에 따른 비영리민간단체를 말한다), 소비자단체(「소비자기본법」제29조에 따른 소비자단체를 말한다)에서 추천하는 사람 5명
3. 보건의료 또는 의료기관 시설물 안전진단에 관한 학식과 경험이 풍부한 사람 3명
4. 보건복지부 소속 3급 이상 공무원 또는 고위공무원단에 속하는 공무원 1명

※위원의 임기(의료법 시행령 제31조)

① 제30조 제1호부터 제3호까지의 위원의 임기는 2년으로 한다.
② 위원의 사임 등으로 새로 위촉된 위원의 임기는 전임 위원 임기의 남은 기간으로 한다.

※인증위원회 위원의 해임 및 해촉(의료법 시행령 제31조의2)

보건복지부장관은 인증위원회 위원이 다음 각 호의 어느 하나에 해당하는 경우에는 해당 위원을 해임하거나 해촉할 수 있다.
1. 심신장애로 인하여 직무를 수행할 수 없게 된 경우
2. 직무와 관련된 비위사실이 있는 경우
3. 직무태만, 품위손상, 그 밖의 사유로 인하여 위원으로 적합하지 아니하다고 인정되는 경우
4. 위원 스스로 직무를 수행하는 것이 곤란하다고 의사를 밝히는 경우

※인증위원회의 운영(의료법 시행령 제31조의3)

① 위원장은 인증위원회를 대표하고 인증위원회의 업무를 총괄한다.
② 인증위원회의 회의는 재적위원 3분의 1 이상의 요구가 있는 때 또는 위원장이 필요하다고 인정하는 때에 소집하고, 위원장이 그 의장이 된다.
③ 인증위원회의 회의는 재적위원 과반수의 출석으로 개의(開議)하고 출석위원 과반수의 찬성으로 의결한다.
④ 위원장이 부득이한 사유로 직무를 수행할 수 없을 때에는 위원장이 미리 지명한 위원이 그 직무를 대행한다.
⑤ 제1항부터 제4항까지에서 규정한 사항 외에 인증위원회의 운영 등에 필요한 사항은 인증위원회의 의결을 거쳐 위원장이 정한다.

① 인증위원회에 인증위원회의 사무를 처리하기 위하여 간사 1명을 둔다.
② 간사는 보건복지부 소속 공무원 중에서 보건복지부장관이 지명한다.

※수당 등(의료법 시행령 제31조의5)

인증위원회의 회의에 출석한 공무원이 아닌 위원에게는 예산의 범위에서 수당 및 여비를 지급할 수 있다.

3. 의료기관 인증기준 및 방법 등(의료법 제58조의3)

(1) 의료기관 인증기준은 다음 각 호의 사항을 포함하여야 한다(의료법 제58조의3 제1항).

1. 환자의 권리와 안전
2. 의료기관의 의료서비스 질 향상 활동
3. 의료서비스의 제공과정 및 성과
4. 의료기관의 조직 · 인력관리 및 운영
5. 환자 만족도

(2) 보건복지부장관은 인증을 신청한 의료기관에 대하여 제1항에 따른 인증기준의 충족 여부를 평가하여야 한다(의료법 제58조의3 제2항).

(3) 보건복지부장관은 평가한 결과와 인증등급을 지체 없이 해당 의료기관의 장에게 통보하여야 한다(의료법 제58조의3 제3항).

※이의신청의 방법 및 처리 결과 통보(의료법 시행규칙 제64조의4)

① 의료기관의 장은 법 제58조의3 제3항에 따라 통보받은 평가결과 및 인증등급에 대하여 이의가 있는 경우에는 그 통보받은 날부터 30일 내에 이의신청의 내용 및 사유가 포함된 별지 제23호의9서식의 이의신청서에 주장하는 사실을 증명할 수 있는 서류를 첨부하여 인증전담기관의 장에게 제출하여야 한다.
② 인증전담기관의 장은 제1항에 따른 이의신청을 받은 경우 그 이의신청 내용을 조사한 후 처리 결과를 이의신청을 받은 날부터 30일 내에 해당 의료기관의 장에게 통보하여야 한다.

(4) **인증등급은 인증, 조건부인증 및 불인증으로 구분한다**(의료법 제58조의3 제4항).

(5) **인증의 유효기간은 4년으로 한다. 다만, 조건부인증의 경우에는 유효기간을 1년으로 한다**(의료법 제58조의3 제5항).

(6)조건부인증을 받은 의료기관의 장은 유효기간 내에 보건복지부령으로 정하는 바에 따라 재인증을 받아야 한다(의료법 제58조의3 제6항).

(7) 인증기준의 세부 내용은 보건복지부장관이 정한다(의료법 제58조의3 제7항).

※의료기관의 재인증(의료법 시행규칙 제63조)

① 법 제58조의3 제6항에 따라 재인증을 받으려는 의료기관의 장은 별지 제23호의5서식의 인

증신청서와 별지 제23호의6서식의 의료기관 운영현황을 인증전담기관의 장에게 제출하여야
한다.

② 의료기관의 재인증 절차는 다음 각 호와 같으며, 재인증 절차의 세부적인 사항은 보건복지
부장관의 승인을 받아 인증전담기관의 장이 정한다.

1. 인증신청
2. 조사계획 수립
3. 서면 및 현지조사 실시
4. 평가결과 분석 및 인증등급 결정
5. 이의신청 심의 및 처리결과 통보
6. 평가결과 및 인증등급 확정 및 공표

4. 의료기관 인증의 신청

(1) 의료기관 인증을 받고자 하는 의료기관의 장은 보건복지부령으로 정하는 바에 따라
보건복지부장관에게 신청할 수 있다(의료법 제58조의4 제1항).

※의료기관 인증의 신청 등(의료법 시행규칙 제64조)

① 법 제58조의4 제1항에 따라 인증을 받으려는 의료기관의 장은 별지 제23호의5서식의 인증신
청서와 별지 제23호의6서식의 의료기관 운영현황을 인증전담기관의 장에게 제출하여야 한다.

② 제1항에 따른 인증 절차는 제63조 제2항을 준용한다.

③ 보건복지부장관은 법 제58조의4 제2항에 따른 요양병원의 장에게 인증신청기간 1개월 전
에 인증신청 대상 및 기간 등 조사계획을 수립 · 통보하여야 한다.

④ 제3항에 따라 조사계획을 통보받은 요양병원의 장은 신청기간 내에 인증전담기관의 장에
게 별지 제23호의5서식의 인증신청서와 별지 제23호의6서식의 의료기관 운영현황을 인증전
담기관의 장에게 제출하여야 한다.

⑤ 인증전담기관의 장은 별지 제23호의7서식의 인증신청 접수대장과 별지 제23호의8서식의
인증서 교부대장을 작성하여 최종 기재일로부터 5년간 보관하여야 한다. 이 경우 해당 기록은
전자문서로 작성 · 보관할 수 있다.

(2) 제1항에도 불구하고 제3조 제2항 제3호에 따른 요양병원(「장애인복지법」 제58조 제1
항 제2호에 따른 의료재활시설로서 제3조의2에 따른 요건을 갖춘 의료기관은 제외한다)의 장은
보건복지부령으로 정하는 바에 따라 보건복지부장관에게 인증을 신청하여야 한다(의료
법 제58조의4 제2항).

(3) 인증전담기관은 보건복지부장관의 승인을 받아 의료기관 인증을 신청한 의료기관
의 장으로부터 인증에 소요되는 비용을 징수할 수 있다(의료법 제58조의4 제3항).

※의료법 시행규칙 제64조의3(인증비용의 승인)

법 제58조의4 제3항에 따라 인증전담기관의 장은 의료기관의 종류 및 규모별로 인증에 소요
되는 비용을 다음 각 호에 따라 산정하여 보건복지부장관의 승인을 받아야 한다.

5. 이의신청

(1) 의료기관 인증을 신청한 의료기관의 장은 평가결과 또는 인증등급에 관하여 보건복지부장관에게 이의신청을 할 수 있다(의료법 제58조의5 제1항).

(2) 이의신청은 평가결과 또는 인증등급을 통보받은 날부터 30일 이내에 하여야 한다. 다만, 책임질 수 없는 사유로 그 기간을 지킬 수 없었던 경우에는 그 사유가 없어진 날부터 기산한다(의료법 제58조의5 제2항).

(3) 이의신청의 방법 및 처리 결과의 통보 등에 필요한 사항은 보건복지부령으로 정한다(의료법 제58조의5 제3항).

6. 인증서와 인증마크

(1) 보건복지부장관은 인증을 받은 의료기관에 인증서를 교부하고 인증을 나타내는 표시(이하 "인증마크"라 한다)를 제작하여 인증을 받은 의료기관이 사용하도록 할 수 있다(의료법 제58조의6 제1항).

(2) 누구든지 인증을 받지 아니하고 인증서나 인증마크를 제작·사용하거나 그 밖의 방법으로 인증을 사칭하여서는 아니 된다(의료법 제58조의6 제2항).

(3) 인증마크의 도안 및 표시방법 등에 필요한 사항은 보건복지부령으로 정한다(의료법 제58조의6 제3항).

① 제58조의6 제3항에 따른 인증을 나타내는 표시(이하 "인증마크"라 한다)의 도안 및 표시방법은 별표 9와 같다.
② 인증마크의 사용기간은 법 제58조의3 제5항에 따른 의료기관 인증의 유효기간으로 한다.

【벌칙】

의료법 제58조의6 제2항을 위반한 자는 1년 이하의 징역이나 1천만원 이하의 벌금에 처한다.[121]

7. 인증의 공표 및 활용

(1) 보건복지부장관은 인증을 받은 의료기관에 관하여 인증기준, 인증 유효기간 및 제58조의3 제2항에 따라 평가한 결과 등 보건복지부령으로 정하는 사항을 인터넷 홈페이지 등에 공표하여야 한다(의료법 제58조의7 제1항).

※의료기관 인증의 공표(의료법 시행규칙 제64조의7)
인증전담기관의 장은 법 제58조의7 제1항에 따라 다음 각 호의 사항을 인터넷 홈페이지 등에 공표하여야 한다.
1. 해당 의료기관의 명칭, 종별, 진료과목 등 일반현황
2. 인증등급 및 인증의 유효기간
3. 인증기준에 따른 평가결과
4. 그 밖에 의료의 질과 환자 안전의 수준을 높이기 위하여 보건복지부장관이 정하는 사항

(2) 보건복지부장관은 제58조의3 제3항에 따른 평가 결과와 인증등급을 활용하여 의료기관에 대하여 다음 각 호에 해당하는 행정적·재정적 지원 등 필요한 조치를 할 수 있다(의료법 제58조의7 제2항).

1. 제3조의4에 따른 상급종합병원 지정
2. 제3조의5에 따른 전문병원 지정
3. 그 밖에 다른 법률에서 정하거나 보건복지부장관이 필요하다고 인정한 사항

(3) 공표 등에 필요한 사항은 보건복지부령으로 정한다(의료법 제58조의7 제3항).

8. 자료의 제공요청

(1) 보건복지부장관은 인증과 관련하여 필요한 경우에는 관계 행정기관, 의료기관, 그 밖의 공공단체 등에 대하여 자료의 제공 및 협조를 요청할 수 있다(의료법 제58조의8 제1항).

---

121 의료법 제89조 제1호.

(2) 자료의 제공과 협조를 요청받은 자는 정당한 사유가 없는 한 요청에 따라야 한다(의료법 제58조의8 제2항).

9. 의료기관 인증의 취소

(1) 보건복지부장관은 다음 각 호의 어느 하나에 해당하는 경우에는 의료기관 인증 또는 조건부인증을 취소할 수 있다. 다만, 제1호 및 제2호에 해당하는 경우에는 인증 또는 조건부인증을 취소하여야 한다(의료법 제58조의9 제1항).

    1. 거짓이나 그 밖의 부정한 방법으로 인증 또는 조건부인증을 받은 경우

    2. 제64조 제1항에 따라 의료기관 개설 허가가 취소되거나 폐쇄명령을 받은 경우

    3. 의료기관의 종별 변경 등 인증 또는 조건부인증의 전제나 근거가 되는 중대한 사실이 변경된 경우

(2) 제1항 제1호에 따라 인증이 취소된 의료기관은 인증 또는 조건부인증이 취소된 날부터 1년 이내에 인증 신청을 할 수 없다(의료법 제58조의9 제2항).

※의료기관 인증서의 반납(의료법 시행규칙 제64조의8)

법 제58조의9에 따라 의료기관 인증 또는 조건부인증이 취소된 의료기관의 장은 지체 없이 인증서를 인증전담기관의 장에게 반납하여야 한다.

10. 지도와 명령

(1) 보건복지부장관 또는 시·도지사는 보건의료정책을 위하여 필요하거나 국민보건에 중대한 위해(危害)가 발생하거나 발생할 우려가 있으면 의료기관이나 의료인에게 필요한 지도와 명령을 할 수 있다(의료법 제59조 제1항).

(2) 보건복지부장관, 시·도지사 또는 시장·군수·구청장은 의료인이 정당한 사유 없이 진료를 중단하거나 의료기관 개설자가 집단으로 휴업하거나 폐업하여 환자 진료에 막대한 지장을 초래하거나 초래할 우려가 있다고 인정할 만한 상당한 이유가 있으면 그 의료인이나 의료기관 개설자에게 업무개시 명령을 할 수 있다(의료법 제59조 제2항).

(3) 의료인과 의료기관 개설자는 정당한 사유 없이 제2항의 명령을 거부할 수 없다(의료법 제59조 제3항).

【벌칙】

의료법 제59조 제3항을 위반하여 의료인과 의료기관 개설자는 정당한 사유 없이 업무개시 명령을 거부한 경우에는 3년 이하의 징역이나 3천만원 이하의 벌금에 처한다.[122]

---

122 의료법 제88조 제1항 제1호.

【행정처분】

　의료법 제59조에 따른 명령을 이행하지 아니하거나 정당한 사유 없이 그 명령을 거부한 경우에는 업무정지 15일에 처한다.[123]

■■■■ 예상문제

Q1. 의료의 질과 환자 안전의 수준을 높이기 위하여 병원급 의료기관의 장이 보건복지부장관에게 신청하여 의료기관이 평가를 받는 제도로 옳은 것은?

① 의료기관 평가제　　　　　　　　② 의료기관 인증제
③ 의료기관 의료질평가제　　　　　④ 의료기관 서비스평가제
⑤ 의료기관 임상질지표평가제

> 해설　§의료법 제58조 제1항(의료기관 인증)　보건복지부장관은 의료의 질과 환자 안전의 수준을 높이기 위하여 병원급 의료기관에 대한 인증(이하 "의료기관 인증"이라 한다)을 할 수 있다.

Q2. 병원급 의료기관이 의료의 질과 환자 안전의 수준을 높이기 위하여 의료기관의 장이 보건복지부장관에게 신청하여 의료기관 인증을 받았을 경우 의료법에서 정한 의료기간 인증의 유효기간은 몇 년인가?

① 1년　　　　　　　　② 2년　　　　　　　　③ 3년
④ 4년　　　　　　　　⑤ 5년

> 해설　§의료법 제58조의3 제5항(의료기관 인증기준 및 방법 등)　인증의 유효기간은 4년으로 한다. 다만, 조건부인증의 경우에는 유효기간을 1년으로 한다.

정답　1.②　2.④

---

11. 병상 수급계획의 수립 등

　(1) 보건복지부장관은 병상의 합리적인 공급과 배치에 관한 기본시책을 수립하여야 한다(의료법 제60조 제1항).

---

[123] 의료법 제64조 제1항 제3호, 의료법 제68조 및 의료관계 행정처분 규칙 제4조(행정처분기준).

(2) 시·도지사는 제1항에 따른 기본시책에 따라 지역 실정을 고려하여 특별시·광역시 또는 도 단위의 병상 수급계획을 수립한 후 보건복지부장관에게 제출하여야 한다(의료법 제60조 제2항).

(3) 보건복지부장관은 제2항에 따라 제출된 병상 수급계획이 제1항에 따른 기본시책에 맞지 아니하는 등 보건복지부령으로 정하는 사유가 있으면 시·도지사에게 보건복지부령으로 정하는 바에 따라 그 조정을 권고할 수 있다(의료법 제60조 제3항).

12. 의료인 수급계획 등

(1) 보건복지부장관은 우수한 의료인의 확보와 적절한 공급을 위한 기본시책을 수립하여야 한다(의료법 제60조의2 제1항).

(2) 제1항에 따른 기본시책은 「보건의료기본법」 제15조에 따른 보건의료발전계획과 연계하여 수립한다(의료법 제60조의2 제2항).

13. 간호인력 취업교육센터 설치 및 운영

(1) 보건복지부장관은 간호·간병통합서비스 제공·확대 및 간호인력의 원활한 수급을 위하여 다음 각 호의 업무를 수행하는 간호인력 취업교육센터를 지역별로 설치·운영할 수 있다(의료법 제60조의3 제1항).

　1. 지역별, 의료기관별 간호인력 확보에 관한 현황 조사

　2. 제7조 제1항 제1호에 따른 간호학을 전공하는 대학이나 전문대학[구제(舊制) 전문학교와 간호학교를 포함한다] 졸업예정자와 신규 간호인력에 대한 취업교육 지원

　3. 간호인력의 지속적인 근무를 위한 경력개발 지원

　4. 유휴 및 이직 간호인력의 취업교육 지원

　5. 그 밖에 간호인력의 취업교육 지원을 위하여 보건복지부령으로 정하는 사항

> ※간호인력 취업교육센터 운영 등(의료법 시행규칙 제64조의9)
>
> ① 법 제60조의3 제1항 제5호에서 "보건복지부령으로 정하는 사항"이란 다음 각 호의 사항을 말한다.
> 　1. 간호인력에 대한 취업 상담 및 관련 정보 제공
> 　2. 간호인력의 고용 및 처우에 관한 조사·분석 및 연구
> 　3. 간호인력 취업교육 프로그램의 개발·운영 및 홍보
> 　4. 의료기관 및 간호대학 등 관련 기관 간 협력체계 구축·운영
> 　5. 그 밖에 간호인력의 취업교육 지원을 위하여 보건복지부장관이 특히 필요하다고 인정하는 사항
> ② 법 제60조의3 제4항에 따른 간호인력 취업교육센터의 사업연도는 정부의 회계연도에 따른다.

(2) 보건복지부장관은 간호인력 취업교육센터를 효율적으로 운영하기 위하여 그 운영에 관한 업무를 대통령령으로 정하는 절차·방식에 따라 관계 전문기관 또는 단체에 위탁할 수 있다(의료법 제60조의3 제2항).

※간호인력 취업교육센터 운영의 위탁(의료법 시행령 제31조의6)
① 보건복지부장관은 법 제60조의3 제2항에 따라 같은 조 제1항에 따른 간호인력 취업교육센터(이하 "간호인력 취업교육센터"라 한다)의 운영을 다음 각 호의 전문기관 또는 단체에 위탁할 수 있다.
  1. 법 제28조 제1항 또는 제5항에 따른 간호사회 또는 간호사회의 지부
  2. 「공공기관의 운영에 관한 법률」 제4조에 따른 공공기관 중 그 설립 목적이 보건의료와 관련되는 공공기관
  3. 그 밖에 위탁 업무 수행에 필요한 조직·인력 및 전문성 등을 고려하여 보건복지부장관이 고시하는 전문기관 또는 단체
② 보건복지부장관은 법 제60조의3 제2항에 따라 간호인력 취업교육센터의 운영을 위탁하려는 경우에는 그 위탁 기준·절차 및 방법 등에 관한 사항을 미리 공고하여야 한다.
③ 보건복지부장관은 법 제60조의3 제2항에 따라 간호인력 취업교육센터의 운영을 위탁한 경우에는 그 위탁 내용 및 수탁자 등에 관한 사항을 관보에 고시하고, 보건복지부 인터넷 홈페이지에 게시하여야 한다.
④ 법 제60조의3 제2항에 따라 간호인력 취업교육센터의 운영을 위탁받은 전문기관 또는 단체는 보건복지부장관이 정하는 바에 따라 사업운영계획, 사업집행현황, 자금운용계획 및 자금집행내역 등에 관한 사항을 보건복지부장관에게 보고하여야 한다.
⑤ 제2항부터 제4항까지의 규정에 따른 위탁 기준 등의 공고, 위탁 내용 등의 고시 또는 위탁 업무의 보고 등에 필요한 세부사항은 보건복지부장관이 정하여 고시한다.

(3) 국가 및 지방자치단체는 간호인력 취업교육센터의 운영에 관한 업무를 위탁한 경우에는 그 운영에 드는 비용을 지원할 수 있다(의료법 제60조의3 제3항).
(4) 그 밖에 간호인력 취업교육센터의 운영 등에 필요한 사항은 보건복지부령으로 정한다(의료법 제60조의3 제4항).

14. 보고와 업무 검사 등

(1) 보건복지부장관, 시·도지사 또는 시장·군수·구청장은 **의료법인, 의료기관 또는 의료인에게 필요한 사항을 보고하도록 명할 수 있고**, 관계 공무원을 시켜 그 업무 상황, 시설 또는 진료기록부·조산기록부·간호기록부 등 관계 서류를 검사하게 하거나 관계인에게서 진술을 들어 사실을 확인받게 할 수 있다. 이 경우 의료법인, 의료기관 또는 의료인은 정당한 사유 없이 이를 거부하지 못한다(의료법 제61조 제1항).
(2) 관계 공무원은 권한을 증명하는 증표 및 조사기간, 조사범위, 조사담당자, 관계 법령 등이 기재된 조사명령서를 지니고 이를 관계인에게 내보여야 한다(의료법 제61조 제2항).

(3) 조사명령서에 관한 사항은 보건복지부령으로 정한다(의료법 제61조 제3항).

【과태료】

의료법 제61조 제1항에 따른 보고를 하지 아니하거나 검사를 거부·방해 또는 기피한 자는 200만원 이하의 과태료를 부과한다.[124]

【행정처분】

의료법 제61조에 따른 보고명령을 이행하지 아니하거나 관계 공무원의 검사 등을 거부한 경우 에는 업무정지 15일에 처한다.[125]

의료법 제61조에 따른 의료지도원이 관할 구역 내 의료기관의 의료법 위반 여부를 확인하기 위하여 출장점검시 의료기관 현장에 근무하고 있는 관계자(의료인, 의료기사 등)의 진술 및 진료기록 등 관련 자료를 제출받아 확인할 수 있으며, 위반 내역에 대해서 의료기관 대표자의 확인을 받아 행정처분 및 고발 등 법적 절차를 진행할 수 있다.

15. 의료기관 회계기준

(1) 의료기관 개설자는 의료기관 회계를 투명하게 하도록 노력하여야 한다(의료법 제62조 제1항).

(2) 보건복지부령으로 정하는 일정 규모 이상의 종합병원 개설자는 회계를 투명하게 하기 위하여 의료기관 회계기준을 지켜야 한다(의료법 제62조 제2항).

(3) 의료기관 회계기준은 보건복지부령으로 정한다(의료법 제62조 제3항).

※ 의료기관 회계기준 규칙
[시행 2019. 1. 1.] [보건복지부령 제606호, 2018. 12. 28.]

제1조(목적) 이 규칙은 「의료법」 제62조에 따라 의료기관의 개설자가 준수하여야 하는 의료기관 회계기준을 정함으로써 의료기관 회계의 투명성을 확보함을 목적으로 한다.
제2조(의료기관 회계기준의 준수대상) ① 「의료법」 제62조 제2항에 따라 의료기관 회계기준을 준수하여야 하는 의료기관의 개설자는 100병상 이상의 종합병원(이하 "병원"이라 한다)의 개설자를 말한다.
② 제1항에 따른 병상 수는 해당 병원의 직전 회계연도의 종료일을 기준으로 산정한다.
제3조(회계의 구분) ① 병원의 개설자인 법인(이하 "법인"이라 한다)의 회계와 병원의 회계는 이를 구분하여야 한다.

---

124 의료법 제92조 제2항 제3호.
125 의료법 제64조 제1항 제3호 및 의료관계 행정처분 규칙 제4조(행정처분기준) 「의료법」 제68조와 「의료기사 등에 관한 법률」 제25조에 따른 행정처분기준은 별표와 같다.

② 법인이 2 이상의 병원을 설치·운영하는 경우에는 각 병원마다 회계를 구분하여야 한다.

제4조(재무제표) ① 병원의 재무상태와 운영성과를 나타내기 위하여 작성하여야 하는 재무제표는 다음 각 호와 같다.

1. 재무상태표
2. 손익계산서
3. 기본금변동계산서(병원의 개설자가 개인인 경우를 제외한다)
4. 현금흐름표

② 제1항의 규정에 의한 재무제표의 세부작성방법은 보건복지부장관이 정하여 고시한다.

제5조(회계연도) 병원의 회계연도는 정부의 회계연도에 따른다. 다만, 「사립학교법」에 따라 설립된 학교법인이 개설자인 병원의 회계연도는 동법 제30조의 규정에 의한 사립학교의 학년도에 따른다.

제6조(계정과목의 표시) 제4조의 규정에 의한 재무제표는 이 규칙에서 정한 계정과목을 사용하여야 한다. 다만, 계정과목을 정하지 아니한 것은 그 성질이나 금액이 유사한 계정과목으로 통합하여 사용하거나 그 내용을 나타낼 수 있는 적절한 계정과목을 신설하여 사용할 수 있다.

제7조(재무상태표) ① 재무상태표는 재무상태표 작성일 현재의 자산·부채 및 자본에 관한 항목을 객관적인 자료에 따라 작성하여야 한다.

② 제1항에 따른 재무상태표는 별지 제1호서식에 따른다.

제8조(손익계산서) ① 손익계산서는 회계기간에 속하는 모든 수익과 이에 대응하는 모든 비용을 객관적인 자료에 따라 작성하여야 한다.

② 제1항의 규정에 의한 손익계산서는 별지 제2호서식에 의한다.

제9조(기본금변동계산서) ① 기본금변동계산서는 기본금과 이익잉여금의 변동 및 수정에 관한 사항을 객관적인 자료에 따라 작성하여야 한다.

② 제1항의 규정에 의한 기본금변동계산서는 별지 제3호서식에 의한다.

제10조(현금흐름표) ① 현금흐름표는 당해 회계기간에 속하는 현금의 유입과 유출내용을 객관적인 자료에 따라 작성하여야 한다. 다만, 병원의 개설자가 「사립학교법」에 따라 설립된 학교법인 또는 「지방공기업법」에 따라 설립된 지방공사인 경우에는 자금수지계산서로 이를 갈음할 수 있다.

② 제1항의 규정에 의한 현금흐름표는 별지 제4호서식에 의한다.

제11조(결산서의 제출 및 공시) ① 병원의 장은 매 회계연도 종료일부터 3월 이내에 다음 각 호의 서류를 첨부한 결산서를 보건복지부장관에게 제출하여야 한다.

1. 재무상태표와 그 부속명세서
2. 손익계산서와 그 부속명세서
3. 기본금변동계산서(병원의 개설자가 개인인 경우를 제외한다)
4. 현금흐름표

② 법인은 제1항 제1호 및 제2호에 따른 병원의 재무상태표와 손익계산서를 보건복지부장관이 정하는 인터넷 사이트에 공시하여야 한다.

16. 시정 명령 등

(1) **보건복지부장관 또는 시장·군수·구청장은 의료기관이** 제15조 제1항, 제16조 제2항, 제21조 제1항 후단 및 같은 조 제2항·제3항, 제23조 제2항, 제34조 제2항, 제35조 제2항, 제36조, 제36조의2, 제37조 제1항·제2항, 제38조 제1항·제2항, 제41조부터 제43조까지, **제45조**, 제46조, 제47조 제1항, 제58조의4 제2항, 제62조 제2항을 위반한 때, 종합병원·상급종합병원·전문병원이 각각 제3조의3 제1항·제3조의4 제1항·제3조의5 제2항에 따른 요건에 해당하지 아니하게 된 때, 의료기관의 장이 제4조 제5항을 위반한 때 또는 자율심의기구가 제57조 제11항을 위반한 때에는 **일정한 기간을 정하여 그 시설·장비 등의 전부 또는 일부의 사용을 제한 또는 금지하거나 위반한 사항을 시정하도록 명할 수 있다**(의료법 제63조 제1항).

(2) 보건복지부장관 또는 시장·군수·구청장은 의료인 등이 제56조 제2항·제3항을 위반한 때에는 다음 각 호의 조치를 명할 수 있다(의료법 제63조 제2항).

> 1. 위반행위의 중지
> 2. 위반사실의 공표
> 3. 정정광고

(3) 조치에 필요한 사항은 대통령령으로 정한다(의료법 제63조 제3항).

> ※ 위반사실의 공표 및 정정광고(의료법 시행령 제31조의7)
> ① 보건복지부장관 또는 시장·군수·구청장은 법 제63조 제2항 제2호 또는 제3호에 따라 의료인 등에 대하여 위반사실의 공표 또는 정정광고를 명할 때에는 다음 각 호의 사항을 고려하여 공표 또는 정정광고의 내용과 횟수·크기·매체 등을 정하여 명하여야 한다.
> 1. 위반행위의 내용 및 정도
> 2. 위반행위의 기간 및 횟수
> ② 보건복지부장관 또는 시장·군수·구청장은 제1항에 따라 위반사실의 공표 또는 정정광고를 명할 때에는 법 제57조의2 제2항 각 호에 따른 심의위원회와 협의하여 공표 또는 정정광고의 내용과 횟수·크기·매체 등을 정할 수 있다.

【벌칙】
의료법 제63조에 따른 명령을 위반한 자는 500만원 이하의 벌금에 처한다.[126]

【행정처분】
의료법 제63조에 따른 명령을 위반하거나 그 명령을 이행하지 아니한 경우에는 업무정지 15일에 처한다.[127]

---

126 의료법 제90조.

17. 개설 허가 취소 등

(1) 보건복지부장관 또는 시장·군수·구청장은 의료기관이 다음 각 호의 어느 하나에 해당하면 그 **의료업을 1년의 범위에서 정지시키거나 개설 허가의 취소 또는 의료기관 폐쇄를 명할 수 있다.** 다만, 제8호에 해당하는 경우에는 의료기관 개설 허가의 취소 또는 의료기관 폐쇄를 명하여야 하며, 의료기관 폐쇄는 제33조 제3항과 제35조 제1항 본문에 따라 신고한 의료기관에만 명할 수 있다(의료법 제64조 제1항).

1. 개설 신고나 개설 허가를 한 날부터 3개월 이내에 정당한 사유 없이 업무를 시작하지 아니한 때 (의료법 제64조 제1항 제1호)
2. 제27조 제5항을 위반하여 무자격자에게 의료행위를 하게 하거나 의료인에게 면허 사항 외의 의료행위를 하게 한 때(의료법 제64조 제1항 제2호)
3. 제61조(보고와 업무 검사 등)에 따른 관계 공무원의 직무 수행을 기피 또는 방해하거나 제59조 또는 제63조에 따른 명령을 위반한 때(의료법 제64조 제1항 제3호)
4. 제33조 제2항 제3호부터 제5호까지의 규정에 따른 의료법인·비영리법인, 준정부기관·지방의료원 또는 한국보훈복지의료공단의 설립허가가 취소되거나 해산된 때(의료법 제64조 제1항 제4호)
4의2. 제33조 제2항을 위반하여 의료기관을 개설한 때(의료법 제64조 제1항 제4의 2호)
5. 제33조 제5항·제9항·제10항, 제40조 또는 제56조를 위반한 때(의료법 제64조 제1항 제5호)
6. 제63조에 따른 시정명령(제4조 제5항 위반에 따른 시정명령을 제외한다)을 이행하지 아니한 때(의료법 제64조 제1항 제6호)
7. 「약사법」제24조 제2항을 위반하여 담합행위를 한 때(의료법 제64조 제1항 제7호)
8. 의료기관 개설자가 거짓으로 진료비를 청구하여 금고 이상의 형을 선고받고 그 형이 확정된 때 (의료법 제64조 제1항 제8호)
9. 제36조에 따른 준수사항을 위반하여 사람의 생명 또는 신체에 중대한 위해를 발생하게 한 때 (의료법 제64조 제1항 제9호)

※조사일정 통보(의료법 시행규칙 제64조의2)
인증전담기관의 장은 제64조 제1항에 따른 의료기관 인증 신청을 접수한 날부터 30일 내에 해당 의료기관의 장과 협의하여 조사일정을 정하고 이를 통보하여야 한다.

(2) 의료법 제64조 제1항에 따라 개설 허가를 취소당하거나 폐쇄 명령을 받은 자는 그 취소된 날이나 폐쇄 명령을 받은 날부터 6개월 이내에, 의료업 정지처분을 받은 자는 그 업무 정지기간 중에 각각 의료기관을 개설·운영하지 못한다. 다만, 의료법 제64조 제1항 제8호를 위반하여 의료기관 개설자가 거짓으로 진료비를 청구하여 금고 이상의 형을 선고받고 그 형이 확정된 때에는 의료기관 개설 허가를 취소당하거나 폐쇄 명령을 받은 자는 **취소당**

---

127 의료법 제64조 제1항 제3호 및 6호, 의료관계 행정처분 규칙 제4조(행정처분기준)「의료법」제68조 와「의료기사 등에 관한 법률」제25조에 따른 행정처분기준은 별표와 같다.

한 날이나 폐쇄 명령을 받은 날부터 3년 안에는 의료기관을 개설 · 운영하지 못한다(의료법 제64조 제2항).

(3) 보건복지부장관 또는 시장 · 군수 · 구청장은 의료기관이 제1항에 따라 그 의료업이 정지되거나 개설 허가의 취소 또는 폐쇄 명령을 받은 경우 해당 의료기관에 입원 중인 환자를 다른 의료기관으로 옮기도록 하는 등 환자의 권익을 보호하기 위하여 필요한 조치를 하여야 한다(의료법 제64조 제3항).

【벌칙】

의료법 제64조 제2항(제82조 제3항에서 준용하는 경우 포함)에 해당하는 자는 3년 이하의 징역이나 3천만원이하의 벌금에 처한다.[128]

【행정처분】

「약사법」 제24조 제2항을 위반하여 담합행위를 한 경우에는 다음과 같이 처벌한다.[129]

1차 위반: 업무정지 1개월,
2차 위반(1차처분일부터 2년 이내에 다시 위반한 경우에만 해당): 업무정지 3개월,
3차 위반(2차처분일부터 2년 이내에 다시 위반한 경우에만 해당): 허가취소 또는 폐쇄한다.

의료기관의 개설자가 거짓으로 진료비를 청구하여 금고 이상의 형을 선고받아 그 형이 확정된 경우에는 의료기관의 개설 허가 취소 또는 폐쇄한다.[130]

18. 면허 취소와 재교부

(1) 보건복지부장관은 의료인이 다음 각 호의 어느 하나에 해당할 경우에는 그 면허를 취소할 수 있다. 다만, 제1호에 해당하는 경우에는 면허를 취소하여야 한다(의료법 제65조 제1항).

　1. 제8조 각 호의 어느 하나에 해당하게 된 경우(의료법 제65조 제1항 제1호)

※결격사유 등(의료법 제8조)
다음 각 호의 어느 하나에 해당하는 자는 의료인이 될 수 없다.
1. 「정신건강증진 및 정신질환자 복지서비스 지원에 관한 법률」 제3조 제1호에 따른 정신질환자. 다만, 전문의가 의료인으로서 적합하다고 인정하는 사람은 그러하지 아니하다.
2. 마약 · 대마 · 향정신성의약품 중독자
3. 피성년후견인 · 피한정후견인

---

128 의료법 제88조 제1호.
129 의료법 제64조 제1항 제7호, 의료법 제68조 및 의료관계 행정처분 규칙 제4조(행정처분기준).
130 의료법 제64조 제1항 제8호, 의료법 제68조 및 의료관계 행정처분 규칙 제4조(행정처분기준).

4. 이 법 또는 「형법」 제233조, 제234조, 제269조, 제270조, 제317조 제1항 및 제347조(허위로 진료비를 청구하여 환자나 진료비를 지급하는 기관이나 단체를 속인 경우만을 말한다), 「보건범죄단속에 관한 특별조치법」, 「지역보건법」, 「후천성면역결핍증 예방법」, 「응급의료에 관한 법률」, 「농어촌 등 보건의료를 위한 특별 조치법」, 「시체해부 및 보존에 관한 법률」, 「혈액관리법」, 「마약류관리에 관한 법률」, 「약사법」, 「모자보건법」, 그 밖에 대통령령으로 정하는 의료 관련 법령을 위반하여 금고 이상의 형을 선고받고 그 형의 집행이 종료되지 아니하였거나 집행을 받지 아니하기로 확정되지 아니한 자

2. 제66조에 따른 자격 정지 처분 기간 중에 의료행위를 하거나 3회 이상 자격 정지처분을 받은 경우(의료법 제65조 제1항 제2호)

※자격정지 등(의료법 제66조)

① 보건복지부장관은 의료인이 **다음 각 호의 어느 하나에 해당하면 1년의 범위에서 면허자격을 정지시킬 수 있다.** 이 경우 의료기술과 관련한 판단이 필요한 사항에 관하여는 관계 전문가의 의견을 들어 결정할 수 있다.
 1. 의료인의 품위를 심하게 손상시키는 행위를 한 때
 2. 의료기관 개설자가 될 수 없는 자에게 고용되어 의료행위를 한 때
 2의2. 제4조 제6항을 위반한 때
 3. 제17조 제1항 및 제2항에 따른 진단서·검안서 또는 증명서를 거짓으로 작성하여 내주거나 제22조 제1항에 따른 **진료기록부등을 거짓으로 작성하거나 고의로 사실과 다르게 추가기재·수정한 때**
 4. **제20조를 위반한 경우**
 5. 제27조 제1항을 위반하여 의료인이 아닌 자로 하여금 의료행위를 하게 한 때
 6. **의료기사가 아닌 자에게 의료기사의 업무를 하게 하거나 의료기사에게 그 업무 범위를 벗어나게 한 때**
 7. 관련 서류를 위조·변조하거나 속임수 등 부정한 방법으로 진료비를 거짓 청구한 때
 8. 삭제
 9. **제23조의3을 위반하여 경제적 이익 등을 제공받은 때**
 10. 그 밖에 이 **법 또는 이 법에 따른 명령을 위반한 때**
② 제1항 제1호에 따른 행위의 범위는 대통령령으로 정한다.
③ 의료기관은 그 의료기관 개설자가 **제1항 제7호에 따라 자격정지 처분을 받은 경우에는 그 자격정지 기간 중 의료업을 할 수 없다.**
④ 보건복지부장관은 의료인이 제25조에 따른 신고를 하지 아니한 때에는 신고할 때까지 면허의 **효력을 정지할 수 있다.**
⑤ 제1항 제2호를 위반한 의료인이 자진하여 그 사실을 신고한 경우에는 제1항에도 불구하고 보건복지부령으로 정하는 바에 따라 그 처분을 감경하거나 면제할 수 있다.
⑥ 제1항에 따른 **자격정지처분은 그 사유가 발생한 날부터 5년**(제1항 제5호·제7호에 따른 자격정지처분의 경우에는 7년으로 한다)이 지나면 하지 못한다. 다만, 그 사유에 대하여 「형사소송법」 제246조에 따른 공소가 제기된 경우에는 공소가 제기된 날부터 해당 사건의 재판이 확정된 날까지의 기간은 시효 기간에 산입하지 아니한다.

3. 제11조 제1항[131]에 따른 면허 조건을 이행하지 아니한 경우(의료법 제65조 제1항 제3호)

4. 제4조 제4항[132]을 위반하여 면허증을 빌려준 경우(의료법 제65조 제1항 제4호)

5. 삭제

6. 제4조 제6항[133]을 위반하여 사람의 생명 또는 신체에 중대한 위해를 발생하게 한 경우(의료법 제65조 제1항 제6호)

(2) 보건복지부장관은 제1항에 따라 면허가 취소된 자라도 취소의 원인이 된 사유가 없어지거나 개전(改悛)의 정이 뚜렷하다고 인정되면 면허를 재교부할 수 있다(의료법 제65조 제2항). 다만, 의료법 제11조 제1항의 면허의 조건을 이행하지 아니하여 면허가 취소된 경우에는 취소된 날부터 1년 이내, 의료법 제66조에 따른 자격 정지 처분 기간 중에 의료행위를 하거나 3회 이상 자격 정지 처분을 받아 면허가 취소된 경우에는 취소된 날부터 2년 이내, 의료법 제4조 제4항을 위반하여 면허증을 빌려주거나, 의료법 제4조 제6항을 위반하여 일회용 주사 의료용품을 한 번 사용한 후 다시 사용하여 사람의 생명 또는 신체에 중대한 위해를 발생하게 한 경우 또는 의료법 제8조 제4호[134]에 따른 사유로 면허가 취소된 경우에는 취소된 날부터 3년 이내에는 재교부하지 못한다.

【벌칙】
면허증을 대여한 자는 5년 이하의 징역이나 5천만원 이하의 벌금에 처한다.[135]

---

[131] 보건복지부장관은 보건의료 시책에 필요하다고 인정하면 제5조에서 제7조까지의 규정에 따른 면허를 내줄 때 3년 이내의 기간을 정하여 특정 지역이나 특정 업무에 종사할 것을 면허의 조건으로 붙일 수 있다(의료법 제11조 제1항).

[132] 의료인은 제5조(의사ㆍ치과의사 및 한의사를 말한다), 제6조(조산사를 말한다) 및 제7조(간호사를 말한다)에 따라 발급받은 면허증을 다른 사람에게 빌려주어서는 아니 된다(의료법 제4조 제4항).

[133] 의료인은 일회용 주사 의료용품(한 번 사용할 목적으로 제작되거나 한 번의 의료행위에서 한 환자에게 사용하여야 하는 의료용품으로서 사람의 신체에 의약품, 혈액, 지방 등을 투여ㆍ채취하기 위하여 사용하는 주사침, 주사기, 수액용기와 연결줄 등을 포함하는 수액세트 및 그 밖에 이에 준하는 의료용품을 말한다. 이하 같다)을 한 번 사용한 후 다시 사용하여서는 아니 된다(의료법 제4조 제6항).

[134] 이 법 또는 「형법」 제233조, 제234조, 제269조, 제270조, 제317조 제1항 및 제347조(허위로 진료비를 청구하여 환자나 진료비를 지급하는 기관이나 단체를 속인 경우만을 말한다), 「보건범죄단속에 관한 특별조치법」, 「지역보건법」, 「후천성면역결핍증 예방법」, 「응급의료에 관한 법률」, 「농어촌 등 보건의료를 위한 특별 조치법」, 「시체해부 및 보존에 관한 법률」, 「혈액관리법」, 「마약류관리에 관한 법률」, 「약사법」, 「모자보건법」, 그 밖에 대통령령으로 정하는 의료 관련 법령을 위반하여 금고 이상의 형을 선고받고 그 형의 집행이 종료되지 아니하였거나 집행을 받지 아니하기로 확정되지 아니한 자(의료법 제8조 제4호).

[135] 의료법 제87조 제2항 제1호.

【행정처분】

면허증을 빌려준 경우는 면허를 취소한다.[136]

19. 자격정지 등[137]

(1) 보건복지부장관은 의료인이 다음 각 호의 어느 하나에 해당하면 1년의 범위에서 면허자격을 정지시킬 수 있다. 이 경우 의료기술과 관련한 판단이 필요한 사항에 관하여는 관계 전문가의 의견을 들어 결정할 수 있다(의료법 제66조 제1항).

> 1. 의료인의 품위를 심하게 손상시키는 행위를 한 때(의료법 제66조 제1항 제1호)
> 2. 의료기관 개설자가 될 수 없는 자[138]에게 고용되어 의료행위를 한 때(의료법 제66조 제1항 제2호)
> 2의2. 제4조 제6항을 위반한 때[139](의료법 제66조 제1항 제2의2호)
> 3. 제17조 제1항 및 제2항[140]에 따른 진단서·검안서 또는 증명서를 거짓으로 작성하여 내주거나

136 의료법 제65조 제1항 제4호, 의료법 제68조 및 의료관계 행정처분 규칙 제4조(행정처분기준).

137 시행일 : 2019. 10. 24.

138 다음 각 호의 어느 하나에 해당하는 자가 아니면 의료기관을 개설할 수 없다. 이 경우 의사는 종합병원·병원·요양병원 또는 의원을, 치과의사는 치과병원 또는 치과의원을, 한의사는 한방병원·요양병원 또는 한의원을, 조산사는 조산원만을 개설할 수 있다(의료법 제33조 제2항)
  1. 의사, 치과의사, 한의사 또는 조산사
  2. 국가나 지방자치단체
  3. 의료업을 목적으로 설립된 법인(이하 "의료법인"이라 한다)
  4. 「민법」이나 특별법에 따라 설립된 비영리법인
  5. 「공공기관의 운영에 관한 법률」에 따른 준정부기관, 「지방의료원의 설립 및 운영에 관한 법률」에 따른 지방의료원, 「한국보훈복지의료공단법」에 따른 한국보훈복지의료공단

139 의료법 제4조(의료인과 의료기관의 장의 의무) ⑥ 의료인은 일회용 주사 의료용품(한 번 사용할 목적으로 제작되거나 한 번의 의료행위에서 한 환자에게 사용하여야 하는 의료용품으로서 사람의 신체에 의약품, 혈액, 지방 등을 투여·채취하기 위하여 사용하는 주사침, 주사기, 수액용기와 연결줄 등을 포함하는 수액세트 및 그 밖에 이에 준하는 의료용품을 말한다. 이하 같다)을 한 번 사용한 후 다시 사용하여서는 아니 된다(의료법 제4조 제6항). 의료법 제4조 제6항을 위반하였으나 사람의 생명 또는 신체에 중대한 위해를 발생하게 한 경우가 아닐 것이어야 한다.

140 의료법 제17조 제1항 및 제2항(진단서 등) ① 의료업에 종사하고 직접 진찰하거나 검안(檢案)한 의사[이하 이 항에서는 검안서에 한하여 검시(檢屍)업무를 담당하는 국가기관에 종사하는 의사를 포함한다], 치과의사, 한의사가 아니면 진단서·검안서·증명서 또는 처방전[의사나 치과의사가 「전자서명법」에 따른 전자서명이 기재된 전자문서 형태로 작성한 처방전(이하 "전자처방전"이라 한다)을 포함한다. 이하 같다]을 작성하여 환자(환자가 사망하거나 의식이 없는 경우에는 직계존속·비속, 배우자 또는 배우자의 직계존속을 말하며, 환자가 사망하거나 의식이 없는 경우로서 환자의 직계존속·비속, 배우자 및 배우자의 직계존속이 모두 없는 경우에는 형제자매를 말한다) 또는 「형사소송법」 제222조 제1항에 따라 검시(檢屍)를 하는 지방검찰청검사(검안서에 한한다)에게 교부하거나 발송(전자처방전에 한한다)하지 못한다. 다만, 진료 중이던 환자가 최종 진료 시부터 48시간 이내에 사망한 경우에는 다시 진료하지 아니하더라도 진단서나 증명서를 내줄 수 있으며, 환자 또는 사망자를 직접 진찰하거나 검안한 의사·치과의사 또는 한의사가 부득이한 사유로 진단서·검안서 또는 증명서를 내줄 수 없으면 같은 의료기관에 종사하는 다른 의사·치과의사 또는 한의사가 환자

제22조 제1항에 따른 **진료기록부등을 거짓으로 작성하거나 고의로 사실과 다르게 추가 기재·수정한 때**(의료법 제66조 제1항 제3호)

4. **제20조**[141]**를 위반하여 태아 성 감별 행위 등을 한 경우**(의료법 제66조 제1항 제4호)

5. **제27조 제5항**[142]**을 위반하여 의료인이 아닌 자로 하여금 의료행위를 하게 한 때**(의료법 제66조 제1항 제5호)

6. **의료기사가 아닌 자에게 의료기사의 업무를 하게 하거나 의료기사에게 그 업무 범위를 벗어나게 한 때**(의료법 제66조 제1항 제6호)

7. **관련 서류를 위조·변조하거나 속임수 등 부정한 방법으로 진료비를 거짓 청구한 때**(의료법 제66조 제1항 제7호)

8. **삭제**

9. **제23조의3**[143]**을 위반하여 경제적 이익 등을 제공받은 때**(의료법 제66조 제1항 제9호)

10. **그 밖에 이 법 또는 이 법에 따른 명령을 위반한 때**(의료법 제66조 제1항 제10호)

【행정처분】

진료비를 거짓 청구한 경우의 행정처분은 의료관계 행정처분 규칙 제4조(행정처분기준) 부표 1과 같다.[144]

의 진료기록부 등에 따라 내줄 수 있다

② 의료업에 종사하고 직접 조산한 의사·한의사 또는 조산사가 아니면 출생·사망 또는 사산 증명서를 내주지 못한다. 다만, 직접 조산한 의사·한의사 또는 조산사가 부득이한 사유로 증명서를 내줄 수 없으면 같은 의료기관에 종사하는 다른 의사·한의사 또는 조산사가 진료기록부 등에 따라 증명서를 내줄 수 있다.

141 의료법 제20조(태아 성 감별 행위 등 금지) ① 의료인은 태아 성 감별을 목적으로 임부를 진찰하거나 검사하여서는 아니 되며, 같은 목적을 위한 다른 사람의 행위를 도와서도 아니 된다. ②의료인은 임신 32주 이전에 태아나 임부를 진찰하거나 검사하면서 알게 된 태아의 성(性)을 임부, 임부의 가족, 그 밖의 다른 사람이 알게 하여서는 아니 된다.

142 의료인, 의료기관 개설자 및 종사자는 무자격자에게 의료행위를 하게 하거나 의료인에게 면허 사항 외의 의료행위를 하게 하여서는 아니 된다(※의료법 제27조 제5항).

143 의료법 제23조의3(부당한 경제적 이익 등의 취득 금지) ① 의료인, 의료기관 개설자(법인의 대표자, 이사, 그 밖에 이에 종사하는 자를 포함한다. 이하 이 조에서 같다) 및 의료기관 종사자는 「약사법」 제47조 제2항에 따른 의약품공급자로부터 의약품 채택·처방유도·거래유지 등 판매촉진을 목적으로 제공되는 금전, 물품, 편익, 노무, 향응, 그 밖의 경제적 이익(이하 "경제적 이익등"이라 한다)을 받거나 의료기관으로 하여금 받게 하여서는 아니 된다. 다만, 견본품 제공, 학술대회 지원, 임상시험 지원, 제품설명회, 대금결제조건에 따른 비용할인, 시판 후 조사 등의 행위(이하 "견본품 제공등의 행위"라 한다)로서 보건복지부령으로 정하는 범위 안의 경제적 이익등인 경우에는 그러하지 아니하다.
② 의료인, 의료기관 개설자 및 의료기관 종사자는 「의료기기법」 제6조에 따른 제조업자, 같은 법 제15조에 따른 의료기기 수입업자, 같은 법 제17조에 따른 의료기기 판매업자 또는 임대업자로부터 의료기기 채택·사용유도·거래유지 등 판매촉진을 목적으로 제공되는 경제적 이익등을 받거나 의료기관으로 하여금 받게 하여서는 아니 된다. 다만, 견본품 제공 등의 행위로서 보건복지부령으로 정하는 범위 안의 경제적 이익등인 경우에는 그러하지 아니하다.

144 의료법 제66조 제1항 제7호., 의료법 제68조 및 의료관계 행정처분 규칙 제4조(행정처분기준) 부표 1.

진료비를 거짓 청구한 경우의 처분기준

(단위 : 월)

월평균 거짓청구금액		거짓청구비율					
의료기관	보건의료원, 보건원, 보건지소, 보건진료소	0.5% 이상 1% 미만	1% 이상 2% 미만	2% 이상 3% 미만	3% 이상 4% 미만	4% 이상 5% 미만	5% 이상
12만원 미만	4만원 미만	-	-	1	2	3	4
12만원 이상 20만원 미만	4만원 이상 7만원 미만	-	1	2	3	4	5
20만원 이상 40만원 미만	7만원 이상 10만원 미만	1	2	3	4	5	6
40만원 이상 160만원 미만	10만원 이상 20만원 미만	2	3	4	5	6	7
160만원 이상 700만원 미만	20만원 이상 35만원 미만	3	4	5	6	7	8
700만원 이상 2,500만원 미만	35만원 이상 50만원 미만	4	5	6	7	8	9
2,500만원 이상	50만원 이상	5	6	7	8	9	10

비고

1. 월평균 거짓청구금액은 조사의 대상이 된 기간 동안 관련 서류를 위조·변조하거나 거짓 또는 그 밖의 부정한 방법으로 국민건강보험공단 또는 의료보장기관에 진료급여비용을 거짓으로 청구한 금액과 가입자·피부양자 또는 수급권자에게 본인부담액을 거짓으로 청구한 금액을 합산한 금액을 조사의 대상이 된 기간의 월수로 나눈 금액으로 한다.

2. 거짓청구비율(%)은 (총 거짓청구금액/진료급여비용총액)×100으로 산출한다. 다만, 총 거짓청구금액은 확정되었으나 진료급여비용총액을 산출할 수 없는 경우에는 총 거짓청구금액을 기준으로 처분하되, 그 행정처분기준은 다음 표와 같다.

총 거짓청구금액	행정처분기준
2,500만원 이상	자격정지 10개월
1,700만원 이상 ~ 2,500만원 미만	자격정지 9개월
1,200만원 이상 ~ 1,700만원 미만	자격정지 8개월
800만원 이상 ~ 1,200만원 미만	자격정지 7개월
550만원 이상 ~ 800만원 미만	자격정지 6개월
350만원 이상 ~ 550만원 미만	자격정지 5개월
200만원 이상 ~ 350만원 미만	자격정지 4개월
100만원 이상 ~ 200만원 미만	자격정지 3개월
30만원 이상 ~ 100만원 미만	자격정지 2개월
30만원 미만	자격정지 1개월

3. 진료급여비용 총액은 조사의 대상이 된 기간 동안 건강보험심사평가원이나 근로복지공단에서 심사·결정하여 국민건강보험공단 또는 의료보장기관에 통보한 진료급여비용을 모두 합산한 금액으로 한다.

부당한 경제적 이익 등을 받은 경우의 행정처분은 의료관계 행정처분 규칙 제4조(행정처분기준) 부표 2와 같다.[145]

[부표 2] 부당한 경제적 이익 등을 받은 경우의 행정처분기준		
위반차수	수수액	행정처분기준
1차	2,500만원 이상	자격정지 12개월
	2,000만원 이상 ~ 2,500만원 미만	자격정지 10개월
	1,500만원 이상 ~ 2,000만원 미만	자격정지 8개월
	1,000만원 이상 ~ 1,500만원 미만	자격정지 6개월
	500만원 이상 ~ 1,000만원 미만	자격정지 4개월
	300만원 이상 ~ 500만원 미만	자격정지 2개월
	300만원 미만	경고
2차	2,500만원 이상	자격정지 12개월
	2,000만원 이상 ~ 2,500만원 미만	자격정지 12개월
	1,500만원 이상 ~ 2,000만원 미만	자격정지 10개월
	1,000만원 이상 ~ 1,500만원 미만	자격정지 8개월
	500만원 이상 ~ 1,000만원 미만	자격정지 6개월
	300만원 이상 ~ 500만원 미만	자격정지 4개월
	300만원 미만	자격정지 1개월
3차	2,500만원 이상	자격정지 12개월
	2,000만원 이상 ~ 2,500만원 미만	자격정지 12개월
	1,500만원 이상 ~ 2,000만원 미만	자격정지 12개월
	1,000만원 이상 ~ 1,500만원 미만	자격정지 12개월
	500만원 이상 ~ 1,000만원 미만	자격정지 8개월
	300만원 이상 ~ 500만원 미만	자격정지 6개월
	300만원 미만	자격정지 3개월
4차 이상	-	자격정지 12개월

(2) 의료인의 품위 손상 행위의 범위(의료법 제66조 제2항 및 의료법 시행령 제32조)

※의료인의 품위 손상 행위의 범위(의료법 시행령 제32조)

① 법 제66조 제1항에 따른 의료인의 품위 손상 행위의 범위는 다음 각 호와 같다.

1. 학문적으로 인정되지 아니하는 진료행위(조산 업무와 간호 업무를 포함한다. 이하 같다)

2. 비도덕적 진료행위

3. **거짓 또는 과대 광고행위**

---

145 의료법 제66조 제1항 제9호, 의료법 제68조 및 의료관계 행정처분 규칙 제4조(행정처분기준) 부표 2.

3의2. 「방송법」 제2조 제1호에 따른 **방송**, 「신문 등의 진흥에 관한 법률」 제2조 제1호·제2호에 따른 **신문·인터넷신문** 또는 「잡지 등 정기간행물의 진흥에 관한 법률」 제2조 제1호에 따른 **정기간행물의 매체에서 다음 각 목의 건강·의학정보**(의학, 치의학, 한의학, 조산학 및 간호학의 정보를 말한다. 이하 같다)에 대하여 거짓 또는 과장하여 제공하는 행위

 가. 「식품위생법」 제2조 제1호에 따른 **식품에 대한 건강·의학정보**
 나. 「건강기능식품에 관한 법률」 제3조 제1호에 따른 **건강기능식품에 대한 건강·의학정보**
 다. 「약사법」 제2조 제4호부터 제7호까지의 규정에 따른 **의약품, 한약, 한약제제 또는 의약외품에 대한 건강·의학정보**
 라. 「의료기기법」 제2조 제1항에 따른 **의료기기에 대한 건강·의학정보**
 마. 「화장품법」 제2조 제1호부터 제3호까지의 규정에 따른 **화장품, 기능성화장품 또는 유기농화장품에 대한 건강·의학정보**

 4. 불필요한 검사·투약(投藥)·수술 등 지나친 진료행위를 하거나 부당하게 많은 진료비를 요구하는 행위
 5. 전공의(專攻醫)의 선발 등 직무와 관련하여 부당하게 금품을 수수하는 행위
 6. 다른 의료기관을 이용하려는 환자를 영리를 목적으로 자신이 종사하거나 개설한 의료기관으로 유인하거나 유인하게 하는 행위
 7. 자신이 처방전을 발급하여 준 환자를 영리를 목적으로 특정 약국에 유치하기 위하여 약국개설자나 약국에 종사하는 자와 담합하는 행위
② 삭제

(3) 의료기관은 그 의료기관 개설자가 관련 서류를 위조·변조하거나 속임수 등 부정한 방법으로 진료비를 거짓 청구하여 자격정지 처분을 받은 경우에는 그 자격정지 기간 중 의료업을 할 수 없다(의료법 제66조 제3항).

(4) 보건복지부장관은 의료인이 제25조[146]에 따른 신고를 하지 아니한 때에는 신고할 때까지 면허의 효력을 정지할 수 있다(의료법 제66조 제4항).

(5) 의료기관 개설자가 될 수 없는 자에게 고용되어 의료행위를 한 의료인이 자진하여 그 사실을 신고한 경우에는 제1항에도 불구하고 보건복지부령으로 정하는 바에 따라 그 처분을 감경하거나 면제할 수 있다(의료법 제66조 제5항).

(6) 자격정지처분은 그 사유가 발생한 날부터 5년이 지나면 할 수 없도록 제한하되, 그 처분 사유 가 의료인이 아닌 자로 하여금 의료행위를 하게 하거나, 관련서류를 위변조 하는 등의 방법으로 진료비를 거짓 청구한 경우에는 7년이 지나면 하지 못하도록 하고 있다.

다만, 그 사유에 대하여 「형사소송법」 제246조에 따른 공소가 제기된 경우에는 공소가 제기

---

[146] 의료법 제25조(신고) ① 의료인은 대통령령으로 정하는 바에 따라 최초로 면허를 받은 후부터 3년마다 그 실태와 취업상황 등을 보건복지부장관에게 신고하여야 한다. ② 보건복지부장관은 제30조 제3항의 보수교육을 이수하지 아니한 의료인에 대하여 제1항에 따른 신고를 반려할 수 있다. ③ 보건복지부장관은 제1항에 따른 신고 수리 업무를 대통령령으로 정하는 바에 따라 관련 단체 등에 위탁할 수 있다.

된 날부터 해당 사건의 재판이 확정된 날까지의 기간은 시효 기간에 산입하지 아니 한다(의료법 제66조 제6항).

20. 중앙회의 자격정지 처분 요구 등

각 중앙회의 장은 의료인이 제66조 제1항 제1호에 해당하는 경우에는 각 중앙회의 윤리위원회의 심의·의결을 거쳐 보건복지부장관에게 자격정지 처분을 요구할 수 있다(의료법 제66조의2).

※중앙회의 자격정지 처분 요구(의료법 시행령 제33조)
법 제66조의2에 따른 자격정지 처분 요구는 윤리위원회의 회의 개최 일시 및 장소와 자격정지 처분 요구의 이유 및 근거 등을 기재한 서류를 보건복지부장관에게 제출하는 방식으로 한다.

21. 과징금 처분

(1) 보건복지부장관이나 시장·군수·구청장은 의료기관이 제64조 제1항 각 호의 어느 하나에 해당할 때에는 대통령령으로 정하는 바에 따라 의료업 정지 처분을 갈음하여 5천만원 이하의 과징금을 부과할 수 있으며, 이 경우 과징금은 3회까지만 부과할 수 있다. 다만, 동일한 위반행위에 대하여「표시·광고의 공정화에 관한 법률」제9조에 따른 과징금 부과처분이 이루어진 경우에는 과징금(의료업 정지 처분을 포함한다)을 감경하여 부과하거나 부과하지 아니할 수 있다(의료법 제67조 제1항).
(2) 과징금을 부과하는 위반 행위의 종류와 정도 등에 따른 과징금의 액수와 그밖에 필요한 사항은 대통령령으로 정한다(의료법 제67조 제2항).

22. 행정처분의 기준(의료법 제68조)

제63조, 제64조 제1항, 제65조 제1항, 제66조 제1항에 따른 행정처분의 세부적인 기준은 보건복지부령으로 정한다(의료법 제68조). 의료법상 행정처분은 의료인이 의료법 및 의료법시행령을 위반한 경우, 의료기관이 의료법 및 의료법 시행 규칙을 위반한 경우 등을 구체적으로 규정한「의료관계행정처분규칙」이 있다.

23. 의료지도원

(1) 의료법 제61조[147]에 따른 관계 공무원의 직무를 행하게 하기 위하여 보건복지부,

---

147 의료법 제61조(보고와 업무 검사 등) ① 보건복지부장관, 시·도지사 또는 시장·군수·구청장은 의료법인, 의료기관 또는 의료인에게 필요한 사항을 보고하도록 명할 수 있고, 관계 공무원을 시켜 그 업무 상황, 시설 또는 진료기록부·조산기록부·간호기록부 등 관계 서류를 검사하게 하거나 관계인에게서 진술을 들어 사실을 확인받게 할 수 있다. 이 경우 의료법인, 의료기관 또는 의료인은 정당

시·도 및 시·군·구에 의료지도원을 둔다(의료법 제69조 제1항).

(2) 의료지도원은 보건복지부장관, 시·도지사 또는 시장·군수·구청장이 그 소속 공무원 중에서 임명하되, 자격과 임명 등에 필요한 사항은 보건복지부령으로 정한다(의료법 제69조 제2항).

(3) 의료지도원 및 그 밖의 공무원은 직무를 통하여 알게 된 의료기관, 의료인, 환자의 비밀을 누설하지 못한다(의료법 제69조 제3항).

※의료지도원의 자격(의료법 시행규칙 제65조)

법 제69조 제2항에 따라 보건복지부장관, 시·도지사 또는 시장·군수·구청장이 의료지도원을 임명하려는 경우에는 다음 각 호의 어느 하나에 해당하는 자 중에서 하여야 한다.
1. 의료인 면허를 가진 자
2. 의료 관계 업무에 관한 지식과 경험이 풍부한 자

※의료지도원의 담당 구역(의료법 시행규칙 제66조)

① 보건복지부 소속 의료지도원의 담당 구역은 전국으로 한다.
② 특별시·광역시·도·특별자치도(이하 "시·도"라 한다) 또는 시·군·구(자치구를 말한다) 소속 의료지도원의 담당 구역은 해당 행정구역으로 한다.

※의료지도기록부 비치(의료법 시행규칙 제67조)

의료지도원은 의료지도기록부를 갖추어 두고 그 직무집행 상황을 기록하여야 한다.

※의료지도에 관한 보고(의료법 시행규칙 제68조)

의료지도원이 의료지도를 한 결과 법령에 위반된 사실을 발견한 경우에는 지체 없이 이를 그 소속 기관의 장에게 보고하여야 한다.

※의료지도원의 증표(의료법 시행규칙 제69조)

의료지도원임을 증명하는 증표는 별지 제24호 서식에 따른다.

【벌칙】

의료법 제69조 제3항을 위반한 자는 3년 이하의 징역이나 3천만원 이하의 벌금에 처한다.[148]

한 사유 없이 이를 거부하지 못한다.
② 제1항의 경우에 관계 공무원은 권한을 증명하는 증표 및 조사기간, 조사범위, 조사담당자, 관계 법령 등이 기재된 조사명령서를 지니고 이를 관계인에게 내보여야 한다.
③ 제1항의 보고 및 제2항의 조사명령서에 관한 사항은 보건복지부령으로 정한다.
148 의료법 제88조 제1호.

Q1. 의사 '갑'은 ○○의원 운영 중 2년간 비급여 진료를 하고도 허위로 요양급여 1억 9천만원을 청구하여 징역 1년 6개월을 선고받아 형이 확정되어, ○○의원 폐쇄명령을 받았다. 이후 상황은?

① 다른 의사가 ○○의원에서 진료한다.

② 형 집행 종료 후 '갑'이 계속 ○○의원에서 진료한다.

③ '갑'은 6개월 내에 의료기관을 개설·운영하지 못한다.

④ '갑'은 1년 이내에 의료기관을 개설·운영하지 못한다.

⑤ '갑'은 3년 이내에 의료기관을 개설·운영하지 못한다.

해설

§의료법 제64조(개설 허가 취소 등) ① 보건복지부장관 또는 시장·군수·구청장은 의료기관이 다음 각 호의 어느 하나에 해당하면 그 의료업을 1년의 범위에서 정지시키거나 개설 허가의 취소 또는 의료기관 폐쇄를 명할 수 있다. 다만, 제8호에 해당하는 경우에는 의료기관 개설 허가의 취소 또는 의료기관 폐쇄를 명하여야 하며, 의료기관 폐쇄는 제33조 제3항과 제35조 제1항 본문에 따라 신고한 의료기관에만 명할 수 있다.

1. 개설 신고나 개설 허가를 한 날부터 3개월 이내에 정당한 사유 없이 업무를 시작하지 아니한 때

2. 제27조 제5항을 위반하여 무자격자에게 의료행위를 하게 하거나 의료인에게 면허 사항 외의 의료행위를 하게 한 때

3. 제61조에 따른 관계 공무원의 직무 수행을 기피 또는 방해하거나 제59조 또는 제63조에 따른 명령을 위반한 때

4. 제33조 제2항 제3호부터 제5호까지의 규정에 따른 의료법인·비영리법인, 준정부기관·지방의료원 또는 한국보훈복지의료공단의 설립허가가 취소되거나 해산된 때

4의2. 제33조 제2항을 위반하여 의료기관을 개설한 때

5. 제33조 제5항·제9항·제10항, 제40조 또는 제56조를 위반한 때

6. 제63조에 따른 시정명령(제4조 제5항 위반에 따른 시정명령을 제외한다)을 이행하지 아니한 때

7. 「약사법」 제24조 제2항을 위반하여 담합행위를 한 때

8. 의료기관 개설자가 거짓으로 진료비를 청구하여 금고 이상의 형을 선고받고 그 형이 확정된 때

9. 제36조에 따른 준수사항을 위반하여 사람의 생명 또는 신체에 중대한 위해를 발생하게 한 때

② 제1항에 따라 개설 허가를 취소당하거나 폐쇄 명령을 받은 자는 그 취소된 날이나 폐쇄 명령을 받은 날부터 6개월 이내에, 의료업 정지처분을 받은 자는 그 업무 정지기간 중에 각각 의료기관을 개설·운영하지 못한다. 다만, 제1항 제8호에 따라 의료기관 개설 허가를 취

Q2. 의사 '갑'은 자신이 보관 중이던 암페타민을 상습적으로 남용하여 중독으로 판명되어 의사 면허가 취소되었다. 이후 '갑'은 치료보호를 받고 중독 증상이 소멸되었다. 이때 '갑'의 면허는?

① 향정신성의약품 중독자였던 자는 중독 증상이 없어졌다 하더라고 면허는 회복할 수 없다.

② 치유 판정을 받은 후 3년 이후에 면허 재발급 신청을 할 수 있다.

③ 대한의사협회 윤리심의위원회의 심의 결정에 따라 면허가 재교부된다.

④ 관할 치료보호심사위원회의 심의 결정에 따라 보건복지부장관이 면허를 재교부한다.

⑤ 중독 증상이 소멸되었다고 인정할 수 있는 서류를 첨부하여 면허 재발급 신청을 할 수 있다.

해설 §의료법 제65조 제2항(면허 취소와 재교부) 보건복지부장관은 면허가 취소된 자라도 취소의 원인이 된 사유가 없어지거나 개전(改悛)의 정이 뚜렷하다고 인정되면 면허를 재교부할 수 있다. 다만, 제11조 제1항에 따른 면허 조건을 이행하지 아니하여 면허가 취소된 경우에는 취소된 날부터 1년 이내, 제66조에 따른 자격 정지 처분 기간 중에 의료행위를 하거나 3회 이상 자격 정지 처분을 받아 또는 제4조 제4항을 위반하여 면허증을 빌려주어 면허가 취소된 경우에는 취소된 날부터 2년 이내, 제4조 제6항을 위반하여 사람의 생명 또는 신체에 중대한 위해를 발생하게 하여 또는 의료법 또는 「형법」 제233조, 제234조, 제269조, 제270조, 제317조 제1항 및 제347조(허위로 진료비를 청구하여 환자나 진료비를 지급하는 기관이나 단체를 속인 경우만을 말한다), 「보건범죄단속에 관한 특별조치법」, 「지역보건법」 등, 그 밖에 대통령령으로 정하는 의료 관련 법령을 위반하여 금고 이상의 형을 선고받고 그 형의 집행이 종료되지 아니하였거나 집행을 받지 아니하기로 확정되지 아니한 사유로 면허가 취소된 경우에는 취소된 날부터 3년 이내에는 재교부하지 못한다.

Q3. 의사 A는 진료비를 비급여를 요양급여로 허위로 청구하여 법원에 의해 사기죄로 징역 1년 6개월을 선고받고 형을 집행하기로 선고받았다. 의사 A가 향후 받을 조치로 옳은 것은?

① 면허취소, 1년 이내 재교부 금지   ② 면허취소, 2년 이내 재교부 금지

③ 면허취소, 3년 이내 재교부 금지   ④ 자격정지, 1년

⑤ 자격정지, 2년

Q4. 의사 '갑'은 자신이 보관 중이던 디아제팜(diazepam)을 상습적으로 남용하여 중독자로 판명받았다. 보건복지부장관이 의사 '갑'에게 취할 조치는?

① 면허정지   ② 면허취소
③ 의료업 정지처분   ④ 5천만원 이하의 과징금 처분
⑤ 300만원 이하의 과태료 부과

해설

§의료법 제65조 제1항(면허 취소와 재교부)   보건복지부장관은 의료인이 다음 각 호의 어느 하나에 해당할 경우에는 그 면허를 취소할 수 있다. 다만, 제1호의 경우에는 면허를 취소하여야 한다.

1. 제8조 각 호의 어느 하나에 해당하게 된 경우
2. 제66조에 따른 자격 정지 처분 기간 중에 의료행위를 하거나 3회 이상 자격 정지 처분을 받은 경우
3. 제11조 제1항에 따른 면허 조건을 이행하지 아니한 경우
4. 제4조 제4항을 위반하여 면허증을 빌려준 경우
5. 삭제
6. 제4조 제6항을 위반하여 사람의 생명 또는 신체에 중대한 위해를 발생하게 한 경우

Q5. 산부인과전문의 '갑'은 12주차 임부의 낙태 요청에 따라 자궁긁어냄 수술을 하여 징역 4개월의 형을 선고받고 확정되었다. '갑'의 면허는?

① 6개월간 면허가 정지된다.
② 12개월간 면허가 정지된다.
③ 면허가 취소되고, 취소된 날부터 3년 이내에 재교부받지 못한다.
④ 면허가 취소되고, 형의 집행이 종료된 후 바로 재교부받을 수 있다.
⑤ 면허가 취소되고, 형의 집행이 종료된 날부터 3년 이내에 재교부받지 못한다.

Q6. 의료인의 면허취소와 관련된 설명으로 옳지 않은 것은? (다툼이 있는 경우 판례에 의함)

① 치과의사가 보톡스시술을 한 경우 무면허의료행위에 해당하고, 이 경우 치과의사의 면허가 취소된다.

② 면허가 취소되더라도 개전의 정이 뚜렷하다고 인정되면 면허를 재교부할 수 있다.

③ 마약이나 향정신성의약품중독자의 경우 의료인의 면허가 당연히 취소된다.

④ 일회용 주사용품을 3번 사용하여 생명에 중대한 위해를 발생하게 한 경우에도 면허가 취소될 수 있다.

⑤ 타인에게 면허증을 빌려준 경우 면허가 취소될 수 있다.

해설	Q1. 해설 참조 대법원 2016. 7. 21., 선고, 2013도850; 치과의사인 피고인이 보톡스 시술법을 이용하여 환자의 눈가와 미간의 주름 치료를 함으로써 면허된 것 이외의 의료행위를 하였다고 하여 의료법 위반으로 기소된 사안에서, 환자의 안면부인 눈가와 미간에 보톡스를 시술한 피고인의 행위가 치과의사에게 면허된 것 이외의 의료행위라고 볼 수 없고, 시술이 미용 목적이라 하여 달리 볼 것은 아니라고 한 사례이다.

Q7. 다음 중 의사면허 취소 사유가 아닌 사항은?

① 면허증을 대여한 경우

② 향정신성 의약품에 중독된 경우

③ 3회 이상 자격 정지 처분

④ 무자격자에게 의료행위를 시킨 경우

⑤ 자격정지 기간 중 의료행위 한 경우

해설	§의료법 제65조(면허 취소와 재교부) ① 보건복지부장관은 의료인이 다음 각 호의 어느 하나에 해당할 경우에는 그 면허를 취소할 수 있다. 다만, 제1호의 경우에는 면허를 취소하여야 한다. 1. 제8조 각 호의 어느 하나에 해당하게 된 경우 2. 제66조에 따른 자격 정지 처분 기간 중에 의료행위를 하거나 3회 이상 자격 정지 처분을 받은 경우 3. 제11조 제1항에 따른 면허 조건을 이행하지 아니한 경우 4. 제4조 제4항을 위반하여 면허증을 빌려준 경우 5. 삭제 6. 제4조 제6항을 위반하여 사람의 생명 또는 신체에 중대한 위해를 발생하게 한 경우 §의료법 제66조(자격정지 등) ① 보건복지부장관은 의료인이 다음 각 호의 어느 하나에 해당하면 1년의 범위에서 면허자격을 정지시킬 수 있다. 이 경우 의료기술과 관련한 판단이 필요한 사항에 관하여는 관계 전문가의 의견을 들어 결정할 수 있다. 1. 의료인의 품위를 심하게 손상시키는 행위를 한 때 2. 의료기관 개설자가 될 수 없는 자에게 고용되어 의료행위를 한 때

Q8. 의료인의 면허취소 사유로 옳은 것은?

① 의료인으로서 품위손상행위를 한 때

② 진단서 등을 허위로 작성하여 교부하거나 진료기록부 등을 허위로 작성한 때

③ 전공의의 선발 등 직무와 관련하여 부당하게 금품을 수수하는 행위

④ 자격정지 처분기간 중에 의료행위를 한 경우

⑤ 32주 이전 태아의 성을 가족에게 알려준 경우

Q9. 의사 '갑'은 비만을 치료하기 위해 방문한 환자의 배에 지방분해주사를 시술하도록 임상병리사 '을'에게 지시하고 '을'은 이를 시행하였다. '갑'은 형사재판 결과 법원으로부터 벌금형을 선고받아 확정되었다. 보건복지부장관이 의사 '갑'에게 내릴 수 있는 행정처분은?

① 면허 취소   ② 면허 정지   ③ 과태료 부과처분

④ 과징금 부과처분   ⑤ 의료업 정지처분

Q10. 다음 중 면허정지 사유는?

① 의료인이 아닌 사람에게 고용되어 의료행위를 한 경우

② 대마 중독자

③ 자격정지 처분 기간 중에 의료행위를 한 경우

④ 낙태로 인하여 금고형에 처한 경우

⑤ 면허증을 빌려준 경우

해설 Q7. 해설 참조

Q11. 의사 '갑'은 의료기관 개설자가 될 수 없는 자에게 고용되어 의료행위를 하였다. 의사 '갑'이 받을 수 있는 행정 처분은?

① 과태료   ② 과징금   ③ 시정명령

④ 면허정지   ⑤ 면허취소

해설 Q7. 해설 참조

Q12. 의료인의 품위손상행위에 해당하는 것은?

① 시설기준에 미치지 못하는 곳에서 진료를 한 경우

② 간호조무사에게 CT촬영을 시행하게 한 경우

③ 전공의 선발을 약속하고 금품을 수수한 경우

④ 사무장병원에 고용되어 근무한 경우

⑤ 진단서를 허위로 작성한 경우

해설

§의료법 시행령 제32조(의료인의 품위 손상 행위의 범위) ① 법 제66조 제2항에 따른 의료인의 품위 손상 행위의 범위는 다음 각 호와 같다.

1. 학문적으로 인정되지 아니하는 진료행위(조산 업무와 간호 업무를 포함한다. 이하 같다)

2. 비도덕적 진료행위

3. 거짓 또는 과대 광고행위

3의2. 「방송법」 제2조 제1호에 따른 방송, 「신문 등의 진흥에 관한 법률」 제2조 제1호 · 제2호에 따른 신문 · 인터넷신문 또는 「잡지 등 정기간행물의 진흥에 관한 법률」 제2조 제1호에 따른 정기간행물의 매체에서 다음 각 목의 건강 · 의학정보(의학, 치의학, 한의학, 조산학 및 간호학의 정보를 말한다. 이하 같다)에 대하여 거짓 또는 과장하여 제공하는 행위

가. 「식품위생법」 제2조 제1호에 따른 식품에 대한 건강 · 의학정보

나. 「건강기능식품에 관한 법률」 제3조 제1호에 따른 건강기능식품에 대한 건강 · 의학정보

다. 「약사법」제2조 제4호부터 제7호까지의 규정에 따른 의약품, 한약, 한약제제 또는 의약외품에 대한 건강·의학정보

라. 「의료기기법」제2조 제1항에 따른 의료기기에 대한 건강·의학정보

마. 「화장품법」제2조 제1호부터 제3호까지의 규정에 따른 화장품, 기능성화장품 또는 유기농화장품에 대한 건강·의학정보

4. 불필요한 검사·투약(投藥)·수술 등 지나친 진료행위를 하거나 부당하게 많은 진료비를 요구하는 행위

5. 전공의(專攻醫)의 선발 등 직무와 관련하여 부당하게 금품을 수수하는 행위

6. 다른 의료기관을 이용하려는 환자를 영리를 목적으로 자신이 종사하거나 개설한 의료기관으로 유인하거나 유인하게 하는 행위

7. 자신이 처방전을 발급하여 준 환자를 영리를 목적으로 특정 약국에 유치하기 위하여 약국 개설자나 약국에 종사하는 자와 담합하는 행위

Q13. 다음 중 의료인의 품위손상행위가 아닌 것은?

① 비도덕적인 진료행위

② 부당하게 많은 진료비를 요구하는 행위

③ 진료기록부를 허위로 작성한 행위

④ 영리를 목적으로 자신이 종사하는 의료기관으로 유인하는 행위

⑤ 영리를 목적으로 특정 약국 종사자와 담합하는 행위

해 설 　Q12. 해설 참조

Q14. 다음 중 의료법상 의료인의 품위 손상 행위는?

① 거짓으로 진단서를 작성함

② 방사선사 아닌 자에게 X-ray촬영을 하게 함

③ 불필요한 투약 검사·수술 등 과잉 진료행위를 함

④ 의료인 아닌 자에게 의료행위를 하게 함

⑤ 개설자가 될 수 없는 자에게 고용되어 의료행위를 함

해 설 　Q12. 해설 참조

Q15. 간호기록부를 허위로 작성하였을 때 간호사에게 내려지는 처분은?

① 면허취소

② 면허정지

③ 1년 이하의 징역 또는 500만원 이하의 벌금

④ 과징금 부과

⑤ 시정명령

Q16. 개인의원을 개설 운영하고 있는 의사 '갑'은 간호조무사 '을'에게 자신이 진료한 환자의 가슴 X선 촬영을 하게 하였다. 이때 의사 '갑'이 받을 수 있는 조치는?

① 면허 취소

② 과태료 부과

③ 의료기관 폐업 처분

④ 의료기관 개설신고 취소

⑤ 1년의 범위에서 자격정지

Q17. 다음 중 의료인에 대한 자격정지 사유가 아닌 것은?

① 32주 전에 태아 성감별을 하여 임부에게 알려 준 때

② 면허조건을 이행하지 않은 경우

③ 의료기사가 아닌 자에게 의료기사의 업무를 하게 한 경우

④ 의료기관 개설자가 될 수 없는 자에게 고용되어 의료행위를 한 때

⑤ 진료기록부 등을 거짓으로 작성한 때

정답 1.⑤ 2.⑤ 3.③ 4.② 5.③ 6.① 7.④ 8.④ 9.② 10.①
11.④ 12.③ 13.③ 14.③ 15.② 16.⑤ 17.②

제 8 장

보 칙

1. 전문의

(1) 의사 · 치과의사 또는 한의사로서 전문의가 되려는 자는 대통령령으로 정하는 수련을 거쳐 보건복지부장관에게 자격 인정을 받아야 한다(의료법 제77조 제1항).

(2) 제1항에 따라 전문의 자격을 인정받은 자가 아니면 전문과목을 표시하지 못한다. 다만, 보건복지부장관은 의료체계를 효율적으로 운영하기 위하여 전문의 자격을 인정받은 치과의사와 한의사에 대하여 종합병원 · 치과병원 · 한방병원 중 보건복지부령으로 정하는 의료기관에 한하여 전문과목을 표시하도록 할 수 있다(의료법 제77조 제2항).

(3) 삭제(의료법 제77조 제3항)

(4) 전문의 자격 인정과 전문과목에 관한 사항은 대통령령으로 정한다(의료법 제77조 제4항).

> ※치과의사 및 한의사 전문과목 표시(의료법 시행규칙 제74조)
>
> 법 제77조 제2항 단서에 따라 치과의사전문의 또는 한의사전문의 자격을 인정받은 자에 대하여 전문과목을 표시할 수 있는 의료기관은 다음 각 호와 같다.
> 1. 병상이 300개 이상인 종합병원
> 2. 「치과의사전문의의 수련 및 자격인정 등에 관한 규정」에 따른 수련치과병원
> 3. 「한의사전문의의 수련 및 자격인정 등에 관한 규정」에 따른 수련한방병원

2. 전문간호사

(1) 보건복지부장관은 간호사에게 간호사 면허 외에 전문간호사 자격을 인정할 수 있다(의료법 제78조 제1항).

(2) 전문간호사가 되려는 사람은 다음 각 호의 어느 하나에 해당하는 사람으로서 보건복지부장관이 실시하는 전문간호사 자격시험에 합격한 후 보건복지부장관의 자격인정을 받아야 한다(의료법 제78조 제2항).

 1. 보건복지부령으로 정하는 전문간호사 교육과정을 이수한 자

2. 보건복지부장관이 인정하는 외국의 해당 분야 전문간호사 자격이 있는 자

(3) 전문간호사는 제2항에 따라 자격을 인정받은 해당 분야에서 간호 업무를 수행하여야 한다(의료법 제78조 제3항).

(4) 전문간호사의 자격 구분, 자격 기준, 자격 시험, 자격증, 업무 범위, 그 밖에 필요한 사항은 보건복지부령으로 정한다(의료법 제78조 제4항).

전문간호사 자격인정 등에 관한 규칙

제1조(목적) 이 규칙은 「의료법」 제78조에 따라 전문간호사의 자격 구분, 자격 기준, 자격증, 그 밖에 자격인정에 관하여 필요한 사항을 규정함을 목적으로 한다.

제2조(자격구분) 전문간호사 자격은 보건 · 마취 · 정신 · 가정 · 감염관리 · 산업 · 응급 · 노인 · 중환자 · 호스피스 · 종양 · 임상 및 아동분야로 구분한다.

제3조(자격인정 요건) 전문간호사 자격인정을 받을 수 있는 자는 다음 각 호의 어느 하나에 해당하는 자로서 보건복지부장관이 실시하는 전문간호사 자격시험(이하 "자격시험"이라 한다)에 합격하여야 한다.

1. 제4조에 따른 전문간호사 교육과정을 마친 자
2. 보건복지부장관이 인정하는 외국의 해당 분야 전문간호사 자격이 있는 자

제4조(전문간호사 교육과정) ① 전문간호사 교육과정은 보건복지부장관이 지정하는 전문간호사 교육기관이 실시하고 그 교육기간은 2년 이상으로 한다.

② 전문간호사 교육과정을 신청할 수 있는 자는 교육을 받기 전 10년 이내에 별표 1에 따른 해당분야의 기관에서 3년 이상 간호사로서의 실무경력이 있는 자로 한다.

제5조(교육기관 지정의 기준 및 절차) ① 제4조 제1항에 따른 전문간호사 교육기관으로 지정받을 수 있는 기관은 다음 각 호의 어느 하나의 기관으로서 별표 2의 전문간호사 교육기관 지정기준에 맞아야 한다.

1. 대학원 과정을 두고 있는 간호학과가 있는 대학
2. 간호학 전공이 있는 특수대학원 또는 전문대학원

② 제1항에 따른 전문간호사 교육기관으로 지정받으려는 자는 별지 제1호서식의 전문간호사 교육기관 지정 신청서에 다음 각 호의 서류를 첨부하여 보건복지부장관에게 제출하여야 한다.

1. 교수요원(전공전임교수 및 실습지도 겸직교수)의 성명과 이력이 적혀 있는 서류
2. 실습협약기관 현황 및 협약 약정서
3. 교육계획서 및 교과과정표
4. 해당 전문간호사 교육과정에 사용되는 시설 및 장비 현황

③ 보건복지부장관은 제2항에 따른 신청이 있는 경우 제1항의 지정기준에 맞다고 인정하면 전문간호사 교육기관으로 지정하고, 별지 제2호서식의 전문간호사 교육기관 지정서를 발급하여야 한다.

Q1. 다음은 현행 의료법에서 자격을 인정하는 전문간호사 제도이다. 포함되지 않는 것은?
　① 노인전문간호사　　　② 정신전문간호사　　　③ 내과전문간호사
　④ 마취전문간호사　　　⑤ 가정전문간호사

해설　§의료법 제78조(전문간호사)
§전문간호사 자격인정 등에 관한 규칙 제2조(자격구분)　**전문간호사 자격은 보건·마취·정신·가정·감염관리·산업·응급·노인·중환자·호스피스·종양·임상 및 아동분야로 구분한다.**

정답　1. ③

3. 한지 의료인

(1) 이 법이 시행되기 전의 규정에 따라 면허를 받은 한지 의사(限地 醫師), 한지 치과의사 및 한지 한의사는 허가받은 지역에서 의료업무에 종사하는 경우 의료인으로 본다(의료법 제79조 제1항).

(2) 보건복지부장관은 제1항에 따른 의료인이 허가받은 지역 밖에서 의료행위를 하는 경우에는 그 면허를 취소할 수 있다(의료법 제79조 제2항).

(3) 제1항에 따른 의료인의 허가지역 변경, 그 밖에 필요한 사항은 보건복지부령으로 정한다(의료법 제79조 제3항).

※한지 의료인의 허가지역 변경(의료법 시행규칙 제75조)

① 법 제79조 제3항에 따라 한지(限地) 의료인이 그 허가지역을 변경하려는 경우에는 그 소재지를 관할하는 시·도지사의 허가를 받아야 한다. 다만, 다른 시·도로 변경하거나 2개 시·도 이상에 걸쳐있는 지역으로 변경하려는 경우에는 보건복지부장관의 허가를 받아야 한다.
② 제1항에 따른 한지 의료인의 허가지역 변경에 관한 허가를 할 때에는 다음 각 호에서 정하는 바에 따라야 한다.
　1. 의료취약지인 읍·면으로 한정하여 허가하되, 인구·교통, 그 밖의 지리적 여건에 따라 그 진료구역을 제한할 수 있다.
　2. 허가 대상은 변경 전의 허가지역에서 3년 이상 계속하여 의료기관을 개설하고 의료행위를 한 자로 한정한다. 다만, 허가지역에 같은 업종에 해당하는 다른 의료인이 있거나 벽지(僻地), 오지(奧地) 또는 도서(島嶼) 등 보건복지부장관이 정하는 지역으로 변경하려는 경우

에는 그 기간의 제한을 받지 아니한다.

③ 제1항에 따라 허가지역 변경허가를 받으려는 자는 변경 희망지와 그 사유를 적은 신청서에 면허증을 첨부하여 허가관청에 제출하여야 한다.

(4) 한지 의사, 한지 치과의사, 한지 한의사로서 허가받은 지역에서 10년 이상 의료업무에 종사한 경력이 있는 자 또는 이 법 시행 당시 의료업무에 종사하고 있는 자 중 경력이 5년 이상인 자에게는 제5조에도 불구하고 보건복지부령으로 정하는 바에 따라 의사, 치과의사 또는 한의사의 면허를 줄 수 있다(의료법 제79조 제4항).

4. 간호조무사 자격

(1) 간호조무사가 되려는 사람은 다음 각 호의 어느 하나에 해당하는 사람으로서 보건복지부령으로 정하는 교육과정을 이수하고 간호조무사 국가시험에 합격한 후 보건복지부장관의 자격인정을 받아야 한다. 이 경우 자격시험의 제한에 관하여는 제10조를 준용한다(의료법 제80조 제1항).

1. 초ㆍ중등교육법령에 따른 특성화고등학교의 간호 관련 학과를 졸업한 사람(간호조무사 국가시험 응시일로부터 6개월 이내에 졸업이 예정된 사람을 포함한다)

2. 「초ㆍ중등교육법」제2조에 따른 고등학교 졸업자(간호조무사 국가시험 응시일로부터 6개월 이내에 졸업이 예정된 사람을 포함한다) 또는 초ㆍ중등교육법령에 따라 같은 수준의 학력이 있다고 인정되는 사람(이하 이 조에서 "고등학교 졸업학력 인정자"라 한다)으로서 보건복지부령으로 정하는 국ㆍ공립 간호조무사양성소의 교육을 이수한 사람

3. 고등학교 졸업학력 인정자로서 평생교육법령에 따른 평생교육시설에서 고등학교 교과 과정에 상응하는 교육과정 중 간호 관련 학과를 졸업한 사람(간호조무사 국가시험 응시일로부터 6개월 이내에 졸업이 예정된 사람을 포함한다)

4. 고등학교 졸업학력 인정자로서「학원의 설립ㆍ운영 및 과외교습에 관한 법률」제2조의2 제2항에 따른 학원의 간호조무사 교습과정을 이수한 사람

5. 고등학교 졸업학력 인정자로서 보건복지부장관이 인정하는 외국의 간호조무사 교육과정을 이수하고 해당 국가의 간호조무사 자격을 취득한 사람

6. 제7조 제1항 제1호 또는 제2호에 해당하는 사람

(2) 간호조무사 교육훈련기관은 보건복지부장관의 지정ㆍ평가를 받아야 한다. 이 경우 보건복지부장관은 간호조무사 교육훈련기관의 지정을 위한 평가업무를 대통령령으로 정하는 절차ㆍ방식에 따라 관계 전문기관에 위탁할 수 있다(의료법 제80조 제2항).

※간호조무사 교육훈련기관 지정을 위한 평가업무 위탁(의료법 시행령 제40조)

① 보건복지부장관은 법 제80조 제2항 후단에 따라 간호조무사 교육훈련기관의 지정을 위한 평가업무를 다음 각 호의 기관에 위탁할 수 있다.

  1.「공공기관의 운영에 관한 법률」제4조에 따른 공공기관 중 그 설립 목적이 보건의료 또는 인력개발과 관련되는 공공기관

  2. 위탁업무 수행에 필요한 조직ㆍ인력 및 전문성 등을 갖춘 전문기관으로서 보건복지부장관이 정하여 고시하는 기관

② 보건복지부장관은 법 제80조 제2항 후단에 따라 간호조무사 교육훈련기관 지정을 위한 평가업무를 위탁하는 경우 위탁 기준 등의 공고, 위탁 내용 등의 고시 또는 위탁 업무의 보고 등에 관하여는 제31조의6 제2항부터 제5항까지의 규정을 준용한다.

(3) 보건복지부장관은 제2항에 따른 간호조무사 교육훈련기관이 거짓이나 그 밖의 부정한 방법으로 지정받는 등 대통령령으로 정하는 사유에 해당하는 경우에는 그 지정을 취소할 수 있다(의료법 제80조 제3항).

※간호조무사 교육훈련기관 지정 취소사유(의료법 시행령 제41조)

법 제80조 제3항에서 "거짓이나 그 밖의 부정한 방법으로 지정받는 등 대통령령으로 정하는 사유"란 다음 각 호의 사유를 말한다.

 1. 거짓이나 그 밖의 부정한 방법으로 지정받는 경우

 2. 간호조무사 교육훈련기관의 지정 기준에 미달하는 경우

 3. 정당한 사유 없이 교육훈련 업무를 거부하거나 3개월 이상 교육훈련을 실시하지 아니한

경우

4. 거짓이나 그 밖의 부정한 방법으로 교육훈련 졸업증명서 또는 이수증명서를 발급한 경우

5. 교육과정 및 교육내용이 법령에 위반되거나 교육훈련기관의 지정 목적을 달성하기 어렵다고 인정되는 경우

(4) 간호조무사는 최초로 자격을 받은 후부터 3년마다 그 실태와 취업상황 등을 보건복지부장관에게 신고하여야 한다(의료법 제80조 제4항).

(5) 간호조무사의 국가시험·자격인정, 제2항에 따른 간호조무사 교육훈련기관의 지정·평가, 제4항에 따른 자격신고 및 간호조무사의 보수교육 등에 관하여 필요한 사항은 보건복지부령으로 정한다(의료법 제80조 제5항).

※ 면허증 등의 갱신신청(의료법 시행규칙 제78조)

① 법률 제2533호 의료법중개정법률 부칙 제2조 단서 및 같은 법률 부칙 제7조에 따른 갱신기간이 지난 후에 의사, 치과의사, 한의사, 조산사, 간호사, 전문의 또는 한지 의료인의 면허증 또는 자격증을 갱신하려는 자는 별지 제28호서식의 신청서(전자문서로 된 신청서를 포함한다)에 다음 각 호의 서류를 첨부하여 소속 중앙회의 확인을 받아 해당 면허증 또는 자격증을 발급한 기관(보건복지부장관 또는 시·도지사)에 제출하여야 한다. 이 경우, 보건복지부장관에게 제출하는 신청서는 관할 시·도지사를 거쳐야 한다.

1. 구 면허증 또는 자격증(분실 시 분실사유서)

2. 건강진단서

3. 사진(신청 전 6개월 이내에 모자 등을 쓰지 않고 촬영한 천연색 상반신 정면사진으로 가로 3.5센티미터, 세로 4.5센티미터의 사진을 말한다) 2장

4. 갱신 지연사유서

5. 시민확인서 및 여권사본(외국인만 첨부한다)

② 제1항의 신청서를 받은 시·도지사는 신청인에게 별지 제28호서식의 접수증을 발급하여야 한다.

5. 간호조무사 업무

(1) 간호조무사는 제27조에도 불구하고 간호사를 보조하여 제2조 제2항 제5호 가목부터 다목까지의 업무를 수행할 수 있다(의료법 제80조의2 제1항).

(2) 간호조무사는 제3조 제2항에 따른 의원급 의료기관에 한하여 의사, 치과의사, 한의사의 지도하에 환자의 요양을 위한 간호 및 진료의 보조를 수행할 수 있다(의료법 제80조의2 제2항).

(3) 구체적인 업무의 범위와 한계에 대하여 필요한 사항은 보건복지부령으로 정한다(의료법 제80조의2 제3항).

6. 준용규정

간호조무사에 대하여는 제8조, 제9조, 제12조, 제16조, 제19조, 제20조, 제22조, 제23조, 제59조 제1항, 제61조, 제65조, 제66조, 제68조, 제83조 제1항, 제84조, 제85조, 제87조, 제88조, 제88조의2 및 제91조를 준용하며, 이 경우 "면허"는 "자격"으로, "면허증"은 "자격증"으로 본다(의료법 제80조의3).

7. 의료유사업자

(1) 이 법이 시행되기 전의 규정에 따라 자격을 받은 접골사(接骨士), 침사(鍼士), 구사(灸士)(이하 "의료유사업자"라 한다)는 제27조에도 불구하고 각 해당 시술소에서 시술(施術)을 업(業)으로 할 수 있다(의료법 제81조 제1항).

(2) 의료유사업자에 대하여는 이 법 중 의료인과 의료기관에 관한 규정을 준용한다. 이 경우 "의료인"은 "의료유사업자"로, "면허"는 "자격"으로, "면허증"은 "자격증"으로, "의료기관"은 "시술소"로 한다(의료법 제81조 제2항).

(3) 의료유사업자의 시술행위, 시술업무의 한계 및 시술소의 기준 등에 관한 사항은 보건복지부령으로 정한다(의료법 제81조 제3항).

8. 안마사

(1) 안마사는 「장애인복지법」에 따른 시각장애인 중 다음 각 호의 어느 하나에 해당하는 자로서 시 · 도지사에게 자격인정을 받아야 한다(의료법 제82조 제1항).

　　1. 「초 · 중등교육법」 제2조 제5호에 따른 특수학교 중 고등학교에 준한 교육을 하는 학교에서 제4항에 따른 안마사의 업무한계에 따라 물리적 시술에 관한 교육과정을 마친 자

　　2. 중학교 과정 이상의 교육을 받고 보건복지부장관이 지정하는 안마수련기관에서 2년 이상의 안마수련과정을 마친 자

(2) 제1항의 안마사는 제27조에도 불구하고 안마업무를 할 수 있다(의료법 제82조 제2항).

(3) 안마사에 대하여는 이 법 중 제8조, 제25조, 제28조부터 제32조까지, 제33조 제2항 제1호 · 제3항 · 제5항 · 제8항 본문, 제36조, 제40조, 제59조 제1항, 제61조, 제63조(제36조를 위반한 경우만을 말한다), 제64조부터 제66조까지, 제68조, 제83조, 제84조를 준용한다. 이 경우 "의료인"은 "안마사"로, "면허"는 "자격"으로, "면허증"은 "자격증"으로, "의료기관"은 "안마시술소 또는 안마원"으로, "해당 의료관계단체의 장"은 "안마사회장"으로 한다(의료법 제82조 제3항).

(4) 안마사의 업무한계, 안마시술소나 안마원의 시설 기준 등에 관한 사항은 보건복지부

령으로 정한다(의료법 제82조 제4항).

9. 경비 보조 등

(1) 보건복지부장관 또는 시·도지사는 국민보건 향상을 위하여 필요하다고 인정될 때에는 의료인·의료기관·중앙회 또는 의료 관련 단체에 대하여 시설, 운영 경비, 조사·연구 비용의 전부 또는 일부를 보조할 수 있다(의료법 제83조 제1항).

(2) 보건복지부장관은 다음 각 호의 의료기관이 인증을 신청할 때 예산의 범위에서 인증에 소요되는 비용의 전부 또는 일부를 보조할 수 있다(의료법 제83조 제2항).

　　1. 제58조의4 제2항에 따라 인증을 신청하여야 하는 의료기관

　　2. 300병상 미만인 의료기관(종합병원은 제외한다) 중 보건복지부장관이 정하는 기준에 해당하는 의료기관

10. 청 문

보건복지부장관, 시·도지사 또는 시장·군수·구청장은 다음 각 호의 어느 하나에 해당하는 처분을 하려면 청문을 실시하여야 한다(의료법 제84조).

　　1. 제23조의2 제4항에 따른 인증의 취소

　　2. 제51조에 따른 설립 허가의 취소

　　3. 제58조의9에 따른 의료기관 인증 또는 조건부인증의 취소

　　4. 제63조에 따른 시설·장비 등의 사용금지 명령

　　5. 제64조 제1항에 따른 개설허가 취소나 의료기관 폐쇄 명령

　　6. 제65조 제1항에 따른 면허의 취소

11. 수수료

(1) 이 법에 따른 의료인의 면허나 면허증을 재교부 받으려는 자, 국가시험 등에 응시하려는 자, 진단용 방사선 발생 장치의 검사를 받으려는 자는 보건복지부령으로 정하는 바에 따라 수수료를 내야 한다(의료법 제85조 제1항).

(2) 한국보건의료인국가시험원은 납부받은 국가시험 등의 응시수수료를 보건복지부장관의 승인을 받아 시험 관리에 필요한 경비에 직접 충당할 수 있다(의료법 제85조 제2항).

12. 권한의 위임 및 위탁

(1) 이 법에 따른 보건복지부장관 또는 시·도지사의 권한은 그 일부를 대통령령으로 정하는 바에 따라 시·도지사, 질병관리본부장 또는 시장·군수·구청장이나 보건소장에게 위임할 수 있다(의료법 제86조 제1항).

(2) 보건복지부장관은 이 법에 따른 업무의 일부를 대통령령으로 정하는 바에 따라 관계 전문기관에 위탁할 수 있다(의료법 제86조 제2항).

※업무의 위탁(의료법 시행령 제42조)

① 보건복지부장관은 법 제86조 제2항에 따라 법 제23조의2 제2항에 따른 전자의무기록시스템의 인증 신청 접수, 인증 결과 통보 및 인증서 발급에 관한 업무와 같은 조 제5항에 따른 전자의무기록시스템의 기술 개발 및 활용 촉진에 관한 업무를 다음 각 호의 기관에 위탁할 수 있다.

  1.「공공기관의 운영에 관한 법률」제4조에 따른 공공기관 중 그 설립목적이 보건의료 또는 사회보장과 관련되는 공공기관

  2. 위탁 업무 수행에 필요한 조직·인력 및 전문성 등을 고려하여 보건복지부장관이 정하여 고시하는 기관

② 보건복지부장관은 법 제86조 제2항에 따라 법 제45조의2 제1항에 따른 비급여 진료비용 및 제증명수수료에 대한 조사·분석 및 그 결과 공개에 관한 업무를 다음 각 호의 전문기관에 위탁할 수 있다.

  1. 법 제28조에 따른 의사회, 치과의사회 또는 한의사회

  2.「공공기관의 운영에 관한 법률」제4조에 따른 공공기관 중 그 설립 목적이 보건의료와 관련되는 공공기관

  3. 그 밖에 위탁 업무 수행에 필요한 조직·인력 및 전문성 등을 고려하여 보건복지부장관이 고시하는 기관

③ 보건복지부장관은 법 제86조 제2항에 따라 법 제62조 제2항에 따른 의료기관 회계기준의 운영에 관한 업무를 다음 각 호의 기관에 위탁할 수 있다.

  1.「공공기관의 운영에 관한 법률」제4조에 따른 공공기관 중 그 설립 목적이 보건의료 또는 보건산업과 관련되는 공공기관

  2. 위탁업무 수행에 필요한 조직·인력 및 전문성 등을 갖춘 전문기관으로서 보건복지부장관이 정하여 고시하는 기관

④ 보건복지부장관은 법 제86조 제2항에 따라 법 제80조 제2항에 따른 간호조무사 교육훈련기관의 지정 신청 접수 및 지정서 발급에 관한 업무를 다음 각 호의 기관에 위탁할 수 있다.

  1.「공공기관의 운영에 관한 법률」제4조에 따른 공공기관 중 그 설립 목적이 보건의료 또는 인력개발과 관련되는 공공기관

  2. 위탁업무 수행에 필요한 조직·인력 및 전문성 등을 갖춘 전문기관으로서 보건복지부장관이 정하여 고시하는 기관

⑤ 보건복지부장관은 법 제86조 제2항에 따라 법 제80조 제4항에 따른 간호조무사 실태·취업상황 등에 관한 신고 및 법 제80조 제5항에 따른 간호조무사 보수교육에 관한 업무를 다음 각 호의 기관에 위탁할 수 있다.

  1.「공공기관의 운영에 관한 법률」제4조에 따른 공공기관 중 그 설립 목적이 보건의료 또는 인력개발과 관련되는 공공기관

  2. 간호조무사를 구성원으로 하여 설립된 기관으로서 전국적 조직을 갖추고 있는 기관

  3. 위탁 업무 수행에 필요한 조직·인력 및 전문성 등을 갖춘 전문기관으로서 보건복지부장관이 정하여 고시하는 기관(법 제80조 제5항에 따른 간호조무사 보수교육만 해당한다)

⑥ 보건복지부장관이 법 제86조 제2항에 따라 제1항부터 제5항까지의 규정에 따른 업무를 위탁하는 경우에 그 위탁 기준 등의 공고, 위탁 내용 등의 고시 또는 위탁 업무의 보고 등에 대해서는 제31조의6 제2항부터 제5항까지의 규정을 준용한다.

13. 벌칙 적용에서 공무원 의제

제57조의2 제4항에 따른 심의위원회 위원은 「형법」 제129조부터 제132조까지의 규정을 적용할 때에는 공무원으로 본다(의료법 제86조의2).

14. 기록의 보존 · 보관 의무에 대한 면책

제22조 제2항, 제23조 제1항 또는 제40조 제2항에 따라 보존 · 보관하여야 하는 기록이 천재지변이나 그 밖의 불가항력으로 멸실된 경우에는 해당 기록의 보존 · 보관의무자는 제64조, 제66조 또는 제90조에 따른 책임을 면한다(의료법 제86조의3).

※의료법 제22조(진료기록부 등) ② 의료인이나 의료기관 개설자는 진료기록부 등[제23조 제1항에 따른 전자의무기록(電子醫務記錄)을 포함하며, 추가기재 · 수정된 경우 추가기재 · 수정된 진료기록부 등 및 추가기재 · 수정 전의 원본을 모두 포함한다. 이하 같다]을 보건복지부령으로 정하는 바에 따라 보존하여야 한다.

※의료법 제23조(전자의무기록) ① 의료인이나 의료기관 개설자는 제22조의 규정에도 불구하고 진료기록부 등을 「전자서명법」에 따른 전자서명이 기재된 전자문서(이하 "전자의무기록"이라 한다)로 작성 · 보관할 수 있다.

※의료법 제40조(폐업 · 휴업 신고와 진료기록부 등의 이관) ② 의료기관 개설자는 제1항에 따라 폐업 또는 휴업 신고를 할 때 제22조나 제23조에 따라 기록 · 보존하고 있는 진료기록부 등을 관할 보건소장에게 넘겨야 한다. 다만, 의료기관 개설자가 보건복지부령으로 정하는 바에 따라 진료기록부 등의 보관계획서를 제출하여 관할 보건소장의 허가를 받은 경우에는 직접 보관할 수 있다.

제 9 장

벌 칙

1. 벌 칙

(1) 7년 이하의 징역 또는 1천만원 이상 7천만원 이하의 벌금

제12조 제3항을 위반한 죄를 범하여 사람을 상해에 이르게 한 경우에는 7년 이하의 징역 또는 1천만원 이상 7천만원 이하의 벌금에 처하고, 중상해에 이르게 한 경우에는 3년 이상 10년 이하의 징역에 처하며, 사망에 이르게 한 경우에는 무기 또는 5년 이상의 징역에 처한다(의료법 제87조 제1항).

※의료법 제12조(의료기술 등에 대한 보호) ③ 누구든지 의료행위가 이루어지는 장소에서 의료행위를 행하는 의료인, 제80조에 따른 간호조무사 및 「의료기사 등에 관한 법률」제2조에 따른 의료기사 또는 의료행위를 받는 사람을 폭행·협박하여서는 아니 된다.

(2) 5년 이하의 징역이나 5천만원 이하의 벌금

다음 각 호의 어느 하나에 해당하는 자는 5년 이하의 징역이나 5천만원 이하의 벌금에 처한다(의료법 제87조 제2항).

1. 제4조 제4항을 위반하여 **면허증을 빌려준 사람**

※의료법 제4조(의료인과 의료기관의 장의 의무)
④ 의료인은 제5조(의사·치과의사 및 한의사를 말한다), 제6조(조산사를 말한다) 및 제7조(간호사를 말한다)에 따라 발급받은 면허증을 다른 사람에게 빌려주어서는 아니 된다.

2. 제12조 제2항 및 제3항, 제18조 제3항, 제21조의2 제5항·제8항, 제23조 제3항, 제27조 제1항, 제33조 제2항·제8항(제82조 제3항에서 준용하는 경우를 포함한다)·제10항을 위반한 자. 다만, 제12조 제3항의 죄는 피해자의 명시한 의사에 반하여 공소를 제기할 수 없다.

※의료법 제12조(의료기술 등에 대한 보호)
② 누구든지 의료기관의 의료용 시설·기재·약품, 그 밖의 기물 등을 파괴·손상하거나 의료기관을 점거하여 진료를 방해하여서는 아니 되며, 이를 교사하거나 방조하여서는 아니 된다.

③ 누구든지 의료행위가 이루어지는 장소에서 의료행위를 행하는 의료인, 제80조에 따른 간호조무사 및 「의료기사 등에 관한 법률」 제2조에 따른 의료기사 또는 의료행위를 받는 사람을 폭행·협박하여서는 아니 된다.

※ 의료법 제18조(처방전 작성과 교부)
③ 누구든지 정당한 사유 없이 전자처방전에 저장된 개인정보를 탐지하거나 누출·변조 또는 훼손하여서는 아니 된다.

※ 의료법 제21조의2(진료기록의 송부 등)
⑤ 제4항에 따라 업무를 위탁받은 전문기관은 다음 각 호의 사항을 준수하여야 한다.
 1. 진료기록전송지원시스템이 보유한 정보의 누출, 변조, 훼손 등을 방지하기 위하여 접근권한자의 지정, 방화벽의 설치, 암호화 소프트웨어의 활용, 접속기록 보관 등 대통령령으로 정하는 바에 따라 안전성 확보에 필요한 기술적·관리적 조치를 할 것
 2. 진료기록전송지원시스템 운영 업무를 다른 기관에 재위탁하지 아니할 것
 3. 진료기록전송지원시스템이 보유한 정보를 제3자에게 임의로 제공하거나 유출하지 아니할 것
⑧ 누구든지 정당한 사유 없이 진료기록전송지원시스템에 저장된 정보를 누출·변조 또는 훼손하여서는 아니 된다.

※ 의료법 제23조(전자의무기록)
③ 누구든지 정당한 사유 없이 전자의무기록에 저장된 개인정보를 탐지하거나 누출·변조 또는 는 훼손하여서는 아니 된다.

※ 의료법 제27조(무면허 의료행위 등 금지)
① 의료인이 아니면 누구든지 의료행위를 할 수 없으며 의료인도 면허된 것 이외의 의료행위를 할 수 없다.

※ 의료법 제33조(개설 등)
② 다음 각 호의 어느 하나에 해당하는 자가 아니면 의료기관을 개설할 수 없다. 이 경우 의사는 종합병원·병원·요양병원 또는 의원을, 치과의사는 치과병원 또는 치과의원을, 한의사는 한방병원·요양병원 또는 한의원을, 조산사는 조산원만을 개설할 수 있다.
 1. 의사, 치과의사, 한의사 또는 조산사
 2. 국가나 지방자치단체
 3. 의료업을 목적으로 설립된 법인(이하 "의료법인"이라 한다)
 4. 「민법」이나 특별법에 따라 설립된 비영리법인
 5. 「공공기관의 운영에 관한 법률」에 따른 준정부기관, 「지방의료원의 설립 및 운영에 관한 법률」에 따른 지방의료원, 「한국보훈복지의료공단법」에 따른 한국보훈복지의료공단
⑧ 제2항 제1호의 의료인은 어떠한 명목으로도 둘 이상의 의료기관을 개설·운영할 수 없다. 다만, 2 이상의 의료인 면허를 소지한 자가 의원급 의료기관을 개설하려는 경우에는 하나의 장소에 한하여 면허 종별에 따른 의료기관을 함께 개설할 수 있다.
⑩ 의료기관을 개설·운영하는 의료법인 등은 다른 자에게 그 법인의 명의를 빌려주어서는 아니 된다.

(3) 3년 이하의 징역이나 3천만원 이하의 벌금

다음 각 호의 어느 하나에 해당하는 자는 3년 이하의 징역이나 3천만원 이하의 벌금에 처한다(의료법 제88조).

1. 제19조, 제21조 제2항, 제22조 제3항, 제27조 제3항·제4항, 제33조 제4항, 제35조 제1항 단서, 제38조 제3항, 제59조 제3항, 제64조 제2항(제82조 제3항에서 준용하는 경우를 포함한다), 제69조 제3항을 위반한 자. 다만, 제19조, 제21조 제2항 또는 제69조 제3항을 위반한 자에 대한 공소는 고소가 있어야 한다.

※의료법 제19조(정보 누설 금지)
① 의료인이나 의료기관 종사자는 이 법이나 다른 법령에 특별히 규정된 경우 외에는 의료·조산 또는 간호업무나 제17조에 따른 진단서·검안서·증명서 작성·교부 업무, 제18조에 따른 처방전 작성·교부 업무, 제21조에 따른 진료기록 열람·사본 교부 업무, 제22조 제2항에 따른 진료기록부 등 보존 업무 및 제23조에 따른 전자의무기록 작성·보관·관리 업무를 하면서 알게 된 다른 사람의 정보를 누설하거나 발표하지 못한다.
② 제58조 제2항에 따라 의료기관 인증에 관한 업무에 종사하는 자 또는 종사하였던 자는 그 업무를 하면서 알게 된 정보를 다른 사람에게 누설하거나 부당한 목적으로 사용하여서는 아니 된다.

※의료법 제21조(기록 열람 등)
② 의료인, 의료기관의 장 및 의료기관 종사자는 환자가 아닌 다른 사람에게 환자에 관한 기록을 열람하게 하거나 그 사본을 내주는 등 내용을 확인할 수 있게 하여서는 아니 된다.

※의료법 제22조(진료기록부 등)
③ 의료인은 진료기록부 등을 거짓으로 작성하거나 고의로 사실과 다르게 추가기재·수정하여서는 아니 된다.

※의료법 제27조(무면허 의료행위 등 금지)
③ 누구든지 「국민건강보험법」이나 「의료급여법」에 따른 본인부담금을 면제하거나 할인하는 행위, 금품 등을 제공하거나 불특정 다수인에게 교통편의를 제공하는 행위 등 영리를 목적으로 환자를 의료기관이나 의료인에게 소개·알선·유인하는 행위 및 이를 사주하는 행위를 하여서는 아니 된다. 다만, 다음 각 호의 어느 하나에 해당하는 행위는 할 수 있다.
 1. 환자의 경제적 사정 등을 이유로 개별적으로 관할 시장·군수·구청장의 사전승인을 받아 환자를 유치하는 행위
 2. 「국민건강보험법」 제109조에 따른 가입자나 피부양자가 아닌 외국인(보건복지부령으로 정하는 바에 따라 국내에 거주하는 외국인은 제외한다)환자를 유치하기 위한 행위
④ 제3항 제2호에도 불구하고 「보험업법」 제2조에 따른 보험회사, 상호회사, 보험설계사, 보험대리점 또는 보험중개사는 외국인환자를 유치하기 위한 행위를 하여서는 아니 된다.

※의료법 제33조(개설 등) ④ 제2항에 따라 종합병원·병원·치과병원·한방병원 또는 요양병원을 개설하려면 보건복지부령으로 정하는 바에 따라 시·도지사의 허가를 받아야 한다. 이 경우 시·도지사는 개설하려는 의료기관이 제36조에 따른 시설기준에 맞지 아니하는 경우

에는 개설허가를 할 수 없다.

※의료법 제35조(의료기관 개설 특례) ① 다만, 부속 의료기관으로 병원급 의료기관을 개설하려면 그 개설 장소를 관할하는 시·도지사의 허가를 받아야 한다.

※의료법 제38조(특수의료장비의 설치·운영) ③ 의료기관의 개설자나 관리자는 제2항에 따른 품질관리검사에서 부적합하다고 판정받은 특수의료장비를 사용하여서는 아니 된다.

※의료법 제59조(지도와 명령) ③ 의료인과 의료기관 개설자는 정당한 사유 없이 제2항의 명령을 거부할 수 없다.

※의료법 제64조(개설 허가 취소 등) ② 제1항에 따라 개설 허가를 취소당하거나 폐쇄 명령을 받은 자는 그 취소된 날이나 폐쇄 명령을 받은 날부터 6개월 이내에, 의료업 정지처분을 받은 자는 그 업무 정지기간 중에 각각 의료기관을 개설·운영하지 못한다. 다만, 제1항 제8호에 따라 의료기관 개설 허가를 취소당하거나 폐쇄 명령을 받은 자는 취소당한 날이나 폐쇄 명령을 받은 날부터 3년 안에는 의료기관을 개설·운영하지 못한다.

※의료법 제69조(의료지도원) ③ 의료지도원 및 그 밖의 공무원은 직무를 통하여 알게 된 의료기관, 의료인, 환자의 비밀을 누설하지 못한다.

2. 제23조의3을 위반한 자. 이 경우 취득한 경제적 이익 등은 몰수하고, 몰수할 수 없을 때에는 그 가액을 추징한다.

※의료법 제23조의3(부당한 경제적 이익 등의 취득 금지)

① 의료인, 의료기관 개설자(법인의 대표자, 이사, 그 밖에 이에 종사하는 자를 포함한다. 이하 이 조에서 같다) 및 의료기관 종사자는 「약사법」 제47조 제2항에 따른 의약품공급자로부터 의약품 채택·처방유도·거래유지 등 판매촉진을 목적으로 제공되는 금전, 물품, 편익, 노무, 향응, 그 밖의 경제적 이익(이하 "경제적 이익 등"이라 한다)을 받거나 의료기관으로 하여금 받게 하여서는 아니 된다. 다만, 견본품 제공, 학술대회 지원, 임상시험 지원, 제품설명회, 대금결제조건에 따른 비용할인, 시판 후 조사 등의 행위(이하 "견본품 제공 등의 행위"라 한다)로서 보건복지부령으로 정하는 범위 안의 경제적 이익 등인 경우에는 그러하지 아니하다.
② 의료인, 의료기관 개설자 및 의료기관 종사자는 「의료기기법」 제6조에 따른 제조업자, 같은 법 제15조에 따른 의료기기 수입업자, 같은 법 제17조에 따른 의료기기 판매업자 또는 임대업자로부터 의료기기 채택·사용유도·거래유지 등 판매촉진을 목적으로 제공되는 경제적 이익 등을 받거나 의료기관으로 하여금 받게 하여서는 아니 된다. 다만, 견본품 제공 등의 행위로서 보건복지부령으로 정하는 범위 안의 경제적 이익 등인 경우에는 그러하지 아니하다.

3. 제82조 제1항에 따른 **안마사의 자격인정을 받지 아니하고 영리를 목적으로 안마를 한 자**

※의료법 제82조(안마사)

① 안마사는 「장애인복지법」에 따른 시각장애인 중 다음 각 호의 어느 하나에 해당하는 자로서 시·도지사에게 자격인정을 받아야 한다.

1. 「초·중등교육법」 제2조 제5호에 따른 특수학교 중 고등학교에 준한 교육을 하는 학교에서 제4항에 따른 안마사의 업무한계에 따라 물리적 시술에 관한 교육과정을 마친 자
2. 중학교 과정 이상의 교육을 받고 보건복지부장관이 지정하는 안마수련기관에서 2년 이상의 안마수련과정을 마친 자

(4) 2년 이하의 징역이나 2천만원 이하의 벌금

제20조를 위반한 자는 2년 이하의 징역이나 2천만원 이하의 벌금에 처한다(의료법 제88조의2).

※의료법 제20조(태아 성 감별 행위 등 금지) ① 의료인은 태아 성 감별을 목적으로 임부를 진찰하거나 검사하여서는 아니 되며, 같은 목적을 위한 다른 사람의 행위를 도와서도 아니 된다. ② 의료인은 임신 32주 이전에 태아나 임부를 진찰하거나 검사하면서 알게 된 태아의 성(性)을 임부, 임부의 가족, 그 밖의 다른 사람이 알게 하여서는 아니 된다.

(5) 1년 이하의 징역이나 1천만원 이하의 벌금

다음 각 호의 어느 하나에 해당하는 자는 1년 이하의 징역이나 1천만원 이하의 벌금에 처한다(의료법 제89조).

1. 제15조 제1항, 제17조 제1항·제2항(제1항 단서 후단과 제2항 단서는 제외한다), 제23조의2 제3항 후단, 제33조 제9항, 제56조 제1항부터 제3항까지 또는 제58조의6 제2항을 위반한 자(의료법 제89조 제1호)

※의료법 제15조(진료거부 금지 등)

① 의료인 또는 의료기관 개설자는 진료나 조산 요청을 받으면 정당한 사유 없이 거부하지 못한다.

※의료법 제17조(진단서 등)

① 의료업에 종사하고 직접 진찰하거나 검안(檢案)한 의사[이하 이 항에서는 검안서에 한하여 검시(檢屍)업무를 담당하는 국가기관에 종사하는 의사를 포함한다], 치과의사, 한의사가 아니면 진단서·검안서·증명서 또는 처방전[의사나 치과의사가 「전자서명법」에 따른 전자서명이 기재된 전자문서 형태로 작성한 처방전(이하 "전자처방전"이라 한다)을 포함한다. 이하 같다]을 작성하여 환자(환자가 사망하거나 의식이 없는 경우에는 직계존속·비속, 배우자 또는 배우자의 직계존속을 말하며, 환자가 사망하거나 의식이 없는 경우로서 환자의 직계존속·비속, 배우자 및 배우자의 직계존속이 모두 없는 경우에는 형제자매를 말한다) 또는 「형사소송법」 제222조 제1항에 따라 검시(檢屍)를 하는 지방검찰청검사(검안서에 한한다)에게 교부하거나 발송(전자처방전에 한한다)하지 못한다. 다만, 진료 중이던 환자가 최종 진료 시부터 48시간 이내에 사망한 경우에는 다시 진료하지 아니하더라도 진단서나 증명서를 내줄 수 있으며, 환자 또는 사망자를 직접 진찰하거나 검안한 의사·치과의사 또는 한의사가 부득이한 사유로 진단서·검안서 또는 증명서를 내줄 수 없으면 같은 의료기관에 종사하는 다른 의사·치과의사 또는 한의사가 환자의 진료기록부 등에 따라 내줄 수 있다.

② 의료업에 종사하고 직접 조산한 의사·한의사 또는 조산사가 아니면 출생·사망 또는 사산 증명서를 내주지 못한다. 다만, 직접 조산한 의사·한의사 또는 조산사가 부득이한 사유로 증명서를 내줄 수 없으면 같은 의료기관에 종사하는 다른 의사·한의사 또는 조산사가 진료기록부 등에 따라 증명서를 내줄 수 있다.

※의료법 제23조의2(전자의무기록의 표준화 등)

③ 제2항에 따라 인증을 받은 자는 대통령령으로 정하는 바에 따라 인증의 내용을 표시할 수 있다. 이 경우 인증을 받지 아니한 자는 인증의 표시 또는 이와 유사한 표시를 하여서는 아니 된다.

※의료법 제33조(개설 등)

⑨ 의료법인 및 제2항 제4호에 따른 비영리법인(이하 이 조에서 "의료법인 등"이라 한다)이 의료기관을 개설하려면 그 법인의 정관에 개설하고자 하는 의료기관의 소재지를 기재하여 대통령령으로 정하는 바에 따라 정관의 변경허가를 얻어야 한다(의료법인 등을 설립할 때에는 설립 허가를 말한다. 이하 이 항에서 같다). 이 경우 그 법인의 주무관청은 정관의 변경허가를 하기 전에 그 법인이 개설하고자 하는 의료기관이 소재하는 시·도지사 또는 시장·군수·구청장과 협의하여야 한다.

※의료법 제56조(의료광고의 금지 등)

① 의료기관 개설자, 의료기관의 장 또는 의료인(이하 "의료인 등"이라 한다)이 아닌 자는 의료에 관한 광고(의료인등이 신문·잡지·음성·음향·영상·인터넷·인쇄물·간판, 그 밖의 방법에 의하여 의료행위, 의료기관 및 의료인 등에 대한 정보를 소비자에게 나타내거나 알리는 행위를 말한다. 이하 "의료광고"라 한다)를 하지 못한다.

② 의료인 등은 다음 각 호의 어느 하나에 해당하는 의료광고를 하지 못한다.

 1. 제53조에 따른 평가를 받지 아니한 신의료기술에 관한 광고
 2. 환자에 관한 치료경험담 등 소비자로 하여금 치료 효과를 오인하게 할 우려가 있는 내용의 광고
 3. 거짓된 내용을 표시하는 광고
 4. 다른 의료인 등의 기능 또는 진료 방법과 비교하는 내용의 광고
 5. 다른 의료인 등을 비방하는 내용의 광고
 6. 수술 장면 등 직접적인 시술행위를 노출하는 내용의 광고
 7. 의료인 등의 기능, 진료 방법과 관련하여 심각한 부작용 등 중요한 정보를 누락하는 광고
 8. 객관적인 사실을 과장하는 내용의 광고
 9. 법적 근거가 없는 자격이나 명칭을 표방하는 내용의 광고
 10. 신문, 방송, 잡지 등을 이용하여 기사(記事) 또는 전문가의 의견 형태로 표현되는 광고
 11. 제57조에 따른 심의를 받지 아니하거나 심의받은 내용과 다른 내용의 광고
 12. 제27조 제3항에 따라 외국인환자를 유치하기 위한 국내광고
 13. 소비자를 속이거나 소비자로 하여금 잘못 알게 할 우려가 있는 방법으로 제45조에 따른 비급여 진료비용을 할인하거나 면제하는 내용의 광고
 14. 각종 상장·감사장 등을 이용하는 광고 또는 인증·보증·추천을 받았다는 내용을 사용하거나 이와 유사한 내용을 표현하는 광고. 다만, 다음 각 목의 어느 하나에 해당하는 경우

는 제외한다.
가. 제58조에 따른 의료기관 인증을 표시한 광고
나. 「정부조직법」 제2조부터 제4조까지의 규정에 따른 중앙행정기관·특별지방행정기관
및 그 부속기관, 「지방자치법」 제2조에 따른 지방자치단체 또는 「공공기관의 운영에 관한
법률」 제4조에 따른 공공기관으로부터 받은 인증·보증을 표시한 광고
다. 다른 법령에 따라 받은 인증·보증을 표시한 광고
라. 세계보건기구와 협력을 맺은 국제평가기구로부터 받은 인증을 표시한 광고 등 대통령
령으로 정하는 광고
15. 그 밖에 의료광고의 방법 또는 내용이 국민의 보건과 건전한 의료경쟁의 질서를 해치거
나 소비자에게 피해를 줄 우려가 있는 것으로서 대통령령으로 정하는 내용의 광고
③ 의료광고는 다음 각 호의 방법으로는 하지 못한다.
1. 「방송법」 제2조 제1호의 방송

> 방송법 제2조(용어의 정의) 이 법에서 사용하는 용어의 정의는 다음과 같다.
> 1. "방송"이라 함은 방송프로그램을 기획·편성 또는 제작하여 이를 공중(개별계약에
> 의한 수신자를 포함하며, 이하 "시청자"라 한다)에게 전기통신설비에 의하여 송신하
> 는 것으로서 다음 각목의 것을 말한다.
> 가. 텔레비전방송: 정지 또는 이동하는 사물의 순간적 영상과 이에 따르는 음성·음
> 향 등으로 이루어진 방송프로그램을 송신하는 방송
> 나. 라디오방송: 음성·음향 등으로 이루어진 방송프로그램을 송신하는 방송
> 다. 데이터방송: 방송사업자의 채널을 이용하여 데이터(문자·숫자·도형·도표·
> 이미지 그 밖의 정보체계를 말한다)를 위주로 하여 이에 따르는 영상·음성·음향
> 및 이들의 조합으로 이루어진 방송프로그램을 송신하는 방송(인터넷 등 통신망을
> 통하여 제공하거나 매개하는 경우를 제외한다. 이하 같다)
> 라. 이동멀티미디어방송: 이동중 수신을 주목적으로 다채널을 이용하여 텔레비전방
> 송·라디오방송 및 데이터방송을 복합적으로 송신하는 방송

2. 그 밖에 국민의 보건과 건전한 의료경쟁의 질서를 유지하기 위하여 제한할 필요가 있는
경우로서 대통령령으로 정하는 방법
※의료법 제58조의6(인증서와 인증마크) ② 누구든지 제58조 제1항에 따른 인증을 받지 아
니하고 인증서나 인증마크를 제작·사용하거나 그 밖의 방법으로 인증을 사칭하여서는 아니
된다.

2. 정당한 사유 없이 제40조 제4항에 따른 권익보호조치를 하지 아니한 자(의료법 제
89조 제2호)

※의료법 제40조(폐업·휴업 신고와 진료기록부등의 이관) ④ 의료기관 개설자는 의료업을
폐업 또는 휴업하는 경우 보건복지부령으로 정하는 바에 따라 해당 의료기관에 입원 중인 환
자를 다른 의료기관으로 옮길 수 있도록 하는 등 환자의 권익을 보호하기 위한 조치를 하여야
한다.

(6) 500만원 이하의 벌금

제16조 제1항·제2항, 제17조 제3항·제4항, 제18조 제4항, 제21조 제1항 후단, 제21조의2 제1항·제2항, 제22조 제1항·제2항, 제23조 제4항, 제26조, 제27조 제2항, 제33조 제1항·제3항(제82조 제3항에서 준용하는 경우를 포함한다)·제5항(허가의 경우만을 말한다), 제35조 제1항 본문, 제41조, 제42조 제1항, 제48조 제3항·제4항, 제77조 제2항을 위반한 자나 제63조에 따른 시정명령을 위반한 자와 의료기관 개설자가 될 수 없는 자에게 고용되어 의료행위를 한 자는 500만원 이하의 벌금에 처한다(의료법 제90조).

※의료법 제16조(세탁물 처리) ① 의료기관에서 나오는 세탁물은 의료인·의료기관 또는 특별자치시장·특별자치도지사·시장·군수·구청장(자치구의 구청장을 말한다. 이하 같다)에게 신고한 자가 아니면 처리할 수 없다.
② 제1항에 따라 세탁물을 처리하는 자는 보건복지부령으로 정하는 바에 따라 위생적으로 보관·운반·처리하여야 한다.

※의료법 제17조(진단서 등) ③ 의사·치과의사 또는 한의사는 자신이 진찰하거나 검안한 자에 대한 진단서·검안서 또는 증명서 교부를 요구받은 때에는 정당한 사유 없이 거부하지 못한다.
④ 의사·한의사 또는 조산사는 자신이 조산(助産)한 것에 대한 출생·사망 또는 사산 증명서 교부를 요구받은 때에는 정당한 사유 없이 거부하지 못한다.

※의료법 제18조(처방전 작성과 교부) ④ 제1항에 따라 처방전을 발행한 의사 또는 치과의사(처방전을 발행한 한의사를 포함한다)는 처방전에 따라 의약품을 조제하는 약사 또는 한약사가 「약사법」제26조 제2항에 따라 문의한 때 즉시 이에 응하여야 한다. 다만, 다음 각 호의 어느 하나에 해당하는 사유로 약사 또는 한약사의 문의에 응할 수 없는 경우 사유가 종료된 때 즉시 이에 응하여야 한다.
 1. 「응급의료에 관한 법률」제2조 제1호에 따른 응급환자를 진료 중인 경우
 2. 환자를 수술 또는 처치 중인 경우
 3. 그 밖에 약사의 문의에 응할 수 없는 정당한 사유가 있는 경우

※의료법 제21조(기록 열람 등) ① 환자는 의료인, 의료기관의 장 및 의료기관 종사자에게 본인에 관한 기록(추가기재·수정된 경우 추가기재·수정된 기록 및 추가기재·수정 전의 원본을 모두 포함한다. 이하 같다)의 전부 또는 일부에 대하여 열람 또는 그 사본의 발급 등 내용의 확인을 요청할 수 있다. 이 경우 의료인, 의료기관의 장 및 의료기관 종사자는 정당한 사유가 없으면 이를 거부하여서는 아니 된다.

※의료법 제21조의2(진료기록의 송부 등) ① 의료인 또는 의료기관의 장은 다른 의료인 또는 의료기관의 장으로부터 제22조 또는 제23조에 따른 진료기록의 내용 확인이나 진료기록의 사본 및 환자의 진료경과에 대한 소견 등을 송부 또는 전송할 것을 요청받은 경우 해당 환자나 환자 보호자의 동의를 받아 그 요청에 응하여야 한다. 다만, 해당 환자의 의식이 없거나 응급환자인 경우 또는 환자의 보호자가 없어 동의를 받을 수 없는 경우에는 환자나 환자 보호자의 동의 없이 송부 또는 전송할 수 있다.

② 의료인 또는 의료기관의 장이 응급환자를 다른 의료기관에 이송하는 경우에는 지체 없이 내원 당시 작성된 진료기록의 사본 등을 이송하여야 한다.

※의료법 제22조(진료기록부 등) ①의료인은 각각 진료기록부, 조산기록부, 간호기록부, 그 밖의 진료에 관한 기록(이하 "진료기록부 등"이라 한다)을 갖추어 두고 환자의 주된 증상, 진단 및 치료 내용 등 보건복지부령으로 정하는 의료행위에 관한 사항과 의견을 상세히 기록하고 서명하여야 한다.
② 의료인이나 의료기관 개설자는 진료기록부 등[제23조 제1항에 따른 전자의무기록(電子醫務記錄)을 포함하며, 추가기재 · 수정된 경우 추가기재 · 수정된 진료기록부 등 및 추가기재 · 수정 전의 원본을 모두 포함한다. 이하 같다]을 보건복지부령으로 정하는 바에 따라 보존하여야 한다.

※의료법 제23조(전자의무기록) ④ 의료인이나 의료기관 개설자는 전자의무기록에 추가기재 · 수정을 한 경우 보건복지부령으로 정하는 바에 따라 접속기록을 별도로 보관하여야 한다.

※의료법 제26조(변사체 신고) 의사 · 치과의사 · 한의사 및 조산사는 사체를 검안하여 변사(變死)한 것으로 의심되는 때에는 사체의 소재지를 관할하는 경찰서장에게 신고하여야 한다.

※의료법 제27조(무면허 의료행위 등 금지) ② 의료인이 아니면 의사 · 치과의사 · 한의사 · 조산사 또는 간호사 명칭이나 이와 비슷한 명칭을 사용하지 못한다.

※의료법 제33조(개설 등) ① 의료인은 이 법에 따른 의료기관을 개설하지 아니하고는 의료업을 할 수 없으며, 다음 각 호의 어느 하나에 해당하는 경우 외에는 그 의료기관 내에서 의료업을 하여야 한다.
 1. 「응급의료에 관한 법률」제2조 제1호에 따른 응급환자를 진료하는 경우
 2. 환자나 환자 보호자의 요청에 따라 진료하는 경우
 3. 국가나 지방자치단체의 장이 공익상 필요하다고 인정하여 요청하는 경우
 4. 보건복지부령으로 정하는 바에 따라 가정간호를 하는 경우
 5. 그 밖에 이 법 또는 다른 법령으로 특별히 정한 경우나 환자가 있는 현장에서 진료를
③ 제2항에 따라 의원 · 치과의원 · 한의원 또는 조산원을 개설하려는 자는 보건복지부령으로 정하는 바에 따라 시장 · 군수 · 구청장에게 신고하여야 한다.
⑤ 제3항과 제4항에 따라 개설된 의료기관이 개설 장소를 이전하거나 개설에 관한 신고 또는 허가사항 중 보건복지부령으로 정하는 중요사항을 변경하려는 때에도 제3항 또는 제4항과 같다.

※의료법 제35조(의료기관 개설 특례) ① 제33조 제1항 · 제2항 및 제8항에 따른 자 외의 자가 그 소속 직원, 종업원, 그 밖의 구성원(수용자를 포함한다)이나 그 가족의 건강관리를 위하여 부속 의료기관을 개설하려면 그 개설 장소를 관할하는 시장 · 군수 · 구청장에게 신고하여야 한다.

※의료법 제41조(당직의료인) ① 각종 병원에는 응급환자와 입원환자의 진료 등에 필요한 당직의료인을 두어야 한다.
② 제1항에 따른 당직의료인의 수와 배치 기준은 병원의 종류, 입원환자의 수 등을 고려하여 보건복지부령으로 정한다.

※의료법 제42조(의료기관의 명칭) ① 의료기관은 제3조 제2항에 따른 의료기관의 종류에 따르는 명칭 외의 명칭을 사용하지 못한다. 다만, 다음 각 호의 어느 하나에 해당하는 경우에는 그러하지 아니하다.
  1. 종합병원이 그 명칭을 병원으로 표시하는 경우
  2. 제3조의4 제1항에 따라 상급종합병원으로 지정받거나 제3조의5 제1항에 따라 전문병원으로 지정받은 의료기관이 지정받은 기간 동안 그 명칭을 사용하는 경우
  3. 제33조 제8항 단서에 따라 개설한 의원급 의료기관이 면허 종별에 따른 종별명칭을 함께 사용하는 경우
  4. 국가나 지방자치단체에서 개설하는 의료기관이 보건복지부장관이나 시·도지사와 협의하여 정한 명칭을 사용하는 경우
  5. 다른 법령으로 따로 정한 명칭을 사용하는 경우

※의료법 제48조(설립 허가 등) ③ 의료법인이 재산을 처분하거나 정관을 변경하려면 시·도지사의 허가를 받아야 한다.
④ 이 법에 따른 의료법인이 아니면 의료법인이나 이와 비슷한 명칭을 사용할 수 없다.

※의료법 제77조(전문의) ① 의사·치과의사 또는 한의사로서 전문의가 되려는 자는 대통령령으로 정하는 수련을 거쳐 보건복지부장관에게 자격 인정을 받아야 한다.
② 제1항에 따라 전문의 자격을 인정받은 자가 아니면 전문과목을 표시하지 못한다. 다만, 보건복지부장관은 의료체계를 효율적으로 운영하기 위하여 전문의 자격을 인정받은 치과의사와 한의사에 대하여 종합병원·치과병원·한방병원 중 보건복지부령으로 정하는 의료기관에 한하여 전문과목을 표시하도록 할 수 있다.

2. 「형법」상 감경규정에 관한 특례

음주로 인한 심신장애 상태에서 제12조 제3항을 위반하는 죄를 범한 때에는 「형법」 제10조 제1항을 적용하지 아니할 수 있다(의료법 제90조의2).

※의료법 제12조(의료기술 등에 대한 보호) ③ 누구든지 의료행위가 이루어지는 장소에서 의료행위를 행하는 의료인, 제80조에 따른 간호조무사 및 「의료기사 등에 관한 법률」 제2조에 따른 의료기사 또는 의료행위를 받는 사람을 폭행·협박하여서는 아니 된다.

※ **형법 제10조(심신장애인)** ① 심신장애로 인하여 사물을 변별할 능력이 없거나 의사를 결정할 능력이 없는 자의 행위는 벌하지 아니한다.

3. 양벌규정

법인의 대표자나 법인 또는 개인의 대리인, 사용인, 그 밖의 종업원이 그 법인 또는 개인의 업무에 관하여 제87조, 제88조, 제88조의2, 제89조 또는 제90조의 위반행위를 하면 그 행위자를 벌하는 외에 그 법인 또는 개인에게도 해당 조문의 벌금형을 과(科)한다. 다만, 법인 또 는 개인이 그 위반행위를 방지하기 위하여 해당 업무에 관하여 상당한 주의

와 감독을 게을리 하지 아니한 경우에는 그러하지 아니하다(의료법 제91조).

※**의료법 제87조(벌칙)** ① 제12조 제3항을 위반한 죄를 범하여 사람을 상해에 이르게 한 경우에는 7년 이하의 징역 또는 1천만원 이상 7천만원 이하의 벌금에 처하고, 중상해에 이르게 한 경우에는 3년 이상 10년 이하의 징역에 처하며, 사망에 이르게 한 경우에는 무기 또는 5년 이상의 징역에 처한다. 〈신설 2019.4.23〉

② 다음 각 호의 어느 하나에 해당하는 자는 5년 이하의 징역이나 5천만원 이하의 벌금에 처한다.

  1. 제4조 제4항을 위반하여 면허증을 빌려준 사람
  2. 제12조 제2항 및 제3항, 제18조 제3항, 제21조의2 제5항·제8항, 제23조 제3항, 제27조 제1항, 제33조 제2항·제8항(제82조 제3항에서 준용하는 경우를 포함한다)·제10항을 위반한 자. 다만, 제12조 제3항의 죄는 피해자의 명시한 의사에 반하여 공소를 제기할 수 없다.

※**의료법 제88조(벌칙)** 다음 각 호의 어느 하나에 해당하는 자는 3년 이하의 징역이나 3천만원 이하의 벌금에 처한다.

  1. 제19조, 제21조 제2항, 제22조 제3항, 제27조 제3항·제4항, 제33조 제4항, 제35조 제1항 단서, 제38조 제3항, 제59조 제3항, 제64조 제2항(제82조 제3항에서 준용하는 경우를 포함한다), 제69조 제3항을 위반한 자. 다만, 제19조, 제21조 제2항 또는 제69조 제3항을 위반한 자에 대한 공소는 고소가 있어야 한다.
  2. 제23조의3을 위반한 자. 이 경우 취득한 경제적 이익 등은 몰수하고, 몰수할 수 없을 때에는 그 가액을 추징한다.
  3. 제82조 제1항에 따른 안마사의 자격인정을 받지 아니하고 영리를 목적으로 안마를 한 자

※의료법 제89조(벌칙) 다음 각 호의 어느 하나에 해당하는 자는 1년 이하의 징역이나 1천만원 이하의 벌금에 처한다.

  1. 제15조 제1항, 제17조 제1항·제2항(제1항 단서 후단과 제2항 단서는 제외한다), 제23조의2 제3항 후단, 제33조 제9항, 제56조 제1항부터 제3항까지 또는 제58조의6 제2항을 위반한 자
  2. 정당한 사유 없이 제40조 제4항에 따른 권익보호조치를 하지 아니한 자

※**제90조(벌칙)** 제16조 제1항·제2항, 제17조 제3항·제4항, 제18조 제4항, 제21조 제1항 후단, 제21조의2 제1항·제2항, 제22조 제1항·제2항, 제23조 제4항, 제26조, 제27조 제2항, 제33조 제1항·제3항(제82조 제3항에서 준용하는 경우를 포함한다)·제5항(허가의 경우만을 말한다), 제35조 제1항 본문, 제41조, 제42조 제1항, 제48조 제3항·제4항, 제77조 제2항을 위반한 자나 제63조에 따른 시정명령을 위반한 자와 의료기관 개설자가 될 수 없는 자에게 고용되어 의료행위를 한 자는 500만원 이하의 벌금에 처한다.

4. 과태료

(1) 300만원 이하의 과태료

다음 각 호의 어느 하나에 해당하는 자에게는 300만원 이하의 과태료를 부과한다(의료법 제92조 제1항).

1. 제16조 제3항에 따른 **교육을 실시하지 아니한 자**

1의2. 제24조의2 제1항을 위반하여 환자에게 설명을 하지 아니하거나 서면 동의를 받지 아니한 자

1의3. 제24조의2 제4항을 위반하여 환자에게 변경 사유와 내용을 서면으로 알리지 아니한 자

2. 제37조 제1항에 따른 신고를 하지 아니하고 진단용 방사선 발생장치를 설치·운영한 자

3. 제37조 제2항에 따른 안전관리책임자를 선임하지 아니하거나 정기검사와 측정 또는 방사선 관계 종사자에 대한 피폭관리를 실시하지 아니한 자

4. 삭제

5. 제49조 제3항을 위반하여 신고하지 아니한 자

※의료법 제16조(세탁물 처리) ③ 의료기관의 개설자와 제1항에 따라 의료기관세탁물처리업 신고를 한 자(이하 이 조에서 "세탁물처리업자"라 한다)는 제1항에 따른 세탁물의 처리업무에 종사하는 사람에게 보건복지부령으로 정하는 바에 따라 감염 예방에 관한 교육을 실시하고 그 결과를 기록하고 유지하여야 한다.

※의료법 제24조의2(의료행위에 관한 설명)

① 의사·치과의사 또는 한의사는 사람의 생명 또는 신체에 중대한 위해를 발생하게 할 우려가 있는 수술, 수혈, 전신마취(이하 이 조에서 "수술 등"이라 한다)를 하는 경우 제2항에 따른 사항을 환자(환자가 의사결정능력이 없는 경우 환자의 법정대리인을 말한다. 이하 이 조에서 같다)에게 설명하고 서면(전자문서를 포함한다. 이하 이 조에서 같다)으로 그 동의를 받아야 한다. 다만, 설명 및 동의 절차로 인하여 수술 등이 지체되면 환자의 생명이 위험하여지거나 심신상의 중대한 장애를 가져오는 경우에는 그러하지 아니하다.

② 제1항에 따라 환자에게 설명하고 동의를 받아야 하는 사항은 다음 각 호와 같다.

1. 환자에게 발생하거나 발생 가능한 증상의 진단명

2. 수술 등의 필요성, 방법 및 내용

3. 환자에게 설명을 하는 의사, 치과의사 또는 한의사 및 수술 등에 참여하는 주된 의사, 치과의사 또는 한의사의 성명

4. 수술 등에 따라 전형적으로 발생이 예상되는 후유증 또는 부작용

5. 수술 등 전후 환자가 준수하여야 할 사항

③ 환자는 의사, 치과의사 또는 한의사에게 제1항에 따른 동의서 사본의 발급을 요청할 수 있다. 이 경우 요청을 받은 의사, 치과의사 또는 한의사는 정당한 사유가 없으면 이를 거부하여서는 아니 된다.

④ 제1항에 따라 동의를 받은 사항 중 수술 등의 방법 및 내용, 수술 등에 참여한 주된 의사, 치과의사 또는 한의사가 변경된 경우에는 변경 사유와 내용을 환자에게 서면으로 알려야 한다.

⑤ 제1항 및 제4항에 따른 설명, 동의 및 고지의 방법·절차 등 필요한 사항은 대통령령으로 정한다.

※의료법 제37조(진단용 방사선 발생장치) ① 진단용 방사선 발생장치를 설치·운영하려는 의료기관은 보건복지부령으로 정하는 바에 따라 시장·군수·구청장에게 신고하여야 하며, 보건복지부령으로 정하는 안전관리기준에 맞도록 설치·운영하여야 한다.

② 의료기관 개설자나 관리자는 진단용 방사선 발생장치를 설치한 경우에는 보건복지부령으로 정하는 바에 따라 안전관리책임자를 선임하고, 정기적으로 검사와 측정을 받아야 하며, 방사선 관계 종사자에 대한 피폭관리(被曝管理)를 하여야 한다.

(2) 200만원 이하의 과태료

다음 각 호의 어느 하나에 해당하는 자에게는 200만원 이하의 **과태료를 부과한다**(의료법 제92조 제2항).

1. 제21조의2 제6항 후단을 위반하여 자료를 제출하지 아니하거나 거짓 자료를 제출한 자
2. 제45조의2 제2항을 위반하여 자료를 제출하지 아니하거나 거짓으로 제출한 자
3. 제61조 제1항에 따른 보고를 하지 아니하거나 검사를 거부·방해 또는 기피한 자

※의료법 제21조의2(진료기록의 송부 등) ⑥ 보건복지부장관은 의료인 또는 의료기관의 장에게 보건복지부령으로 정하는 바에 따라 제1항 본문에 따른 환자나 환자 보호자의 동의에 관한 자료 등 진료기록전송지원시스템의 구축·운영에 필요한 자료의 제출을 요구하고 제출받은 목적의 범위에서 보유·이용할 수 있다. 이 경우 자료 제출을 요구받은 자는 정당한 사유가 없으면 이에 따라야 한다.

※의료법 제45조의2(비급여 진료비용 등의 현황조사 등) ② 보건복지부장관은 제1항에 따른 비급여진료비용 등의 현황에 대한 조사·분석을 위하여 의료기관의 장에게 관련 자료의 제출을 명할 수 있다. 이 경우 해당 의료기관의 장은 특별한 사유가 없으면 그 명령에 따라야 한다.

※의료법 제61조(보고와 업무 검사 등) ① 보건복지부장관, 시·도지사 또는 시장·군수·구청장은 의료법인, 의료기관 또는 의료인에게 필요한 사항을 보고하도록 명할 수 있고, 관계 공무원을 시켜 그 업무 상황, 시설 또는 진료기록부·조산기록부·간호기록부 등 관계 서류를 검사하게 하거나 관계인에게서 진술을 들어 사실을 확인받게 할 수 있다. 이 경우 의료법인, 의료기관 또는 의료인은 정당한 사유 없이 이를 거부하지 못한다.

(3) 100만원 이하의 과태료

다음 각 호의 어느 하나에 해당하는 자에게는 100만원 이하의 **과태료를 부과한다**(의료법 제92조 제3항).

1. 제16조 제3항에 따른 기록 및 유지를 하지 아니한 자
1의2. 제16조 제4항에 따른 변경이나 휴업·폐업 또는 재개업을 신고하지 아니한 자
2. 제33조 제5항(제82조 제3항에서 준용하는 경우를 포함한다)에 따른 변경신고를 하지 아니한 자
3. 제40조 제1항(제82조 제3항에서 준용하는 경우를 포함한다)에 따른 휴업 또는 폐업신고를 하지 아니하거나 제40조 제2항을 위반하여 진료기록부 등을 이관(移管)하지 아니한 자
4. 제42조 제3항을 위반하여 의료기관의 명칭 또는 이와 비슷한 명칭을 사용한 자
5. 제43조 제5항에 따른 진료과목 표시를 위반한 자

6. 제4조 제3항에 따라 환자의 권리 등을 게시하지 아니한 자

7. 제52조의2 제6항을 위반하여 대한민국의학한림원 또는 이와 유사한 명칭을 사용한 자

8. 제4조 제5항을 위반하여 그 위반행위에 대하여 내려진 제63조에 따른 시정명령을 따르지 아니한 사람

※의료법 제16조(세탁물 처리) ③ 의료기관의 개설자와 제1항에 따라 의료기관 세탁물처리업 신고를 한 자(이하 이 조에서 "세탁물처리업자"라 한다)는 제1항에 따른 세탁물의 처리업무에 종사하는 사람에게 보건복지부령으로 정하는 바에 따라 감염 예방에 관한 교육을 실시하고 그 결과를 기록하고 유지하여야 한다.

④ 세탁물처리업자가 보건복지부령으로 정하는 신고사항을 변경하거나 그 영업의 휴업(1개월 이상의 휴업을 말한다)·폐업 또는 재개업을 하려는 경우에는 보건복지부령으로 정하는 바에 따라 특별자치시장·특별자치도지사·시장·군수·구청장에게 신고하여야 한다.

※의료법 제40조(폐업·휴업 신고와 진료기록부 등의 이관) ① 의료기관 개설자는 의료업을 폐업하거나 1개월 이상 휴업(입원환자가 있는 경우에는 1개월 미만의 휴업도 포함한다. 이하 이 조에서 이와 같다)하려면 보건복지부령으로 정하는 바에 따라 관할 시장·군수·구청장에게 신고하여야 한다.

※의료법 제42조(의료기관의 명칭) ③ 의료기관이 아니면 의료기관의 명칭이나 이와 비슷한 명칭을 사용하지 못한다.

※의료법 제43조(진료과목 등) ⑤ 제1항부터 제3항까지의 규정에 따라 추가로 설치한 진료과목을 포함한 의료기관의 진료과목은 보건복지부령으로 정하는 바에 따라 표시하여야 한다. 다만, 치과의 진료과목은 종합병원과 제77조 제2항에 따라 보건복지부령으로 정하는 치과병원에 한하여 표시할 수 있다.

※의료법 제52조의2(대한민국의학한림원) ⑥ 한림원이 아닌 자는 대한민국의학한림원 또는 이와 유사한 명칭을 사용하지 못한다.

※의료법 제4조(의료인과 의료기관의 장의 의무) ⑤ 의료기관의 장은 환자와 보호자가 의료행위를 하는 사람의 신분을 알 수 있도록 의료인, 제27조 제1항 각 호 외의 부분 단서에 따라 의료행위를 하는 같은 항 제3호에 따른 학생, 제80조에 따른 간호조무사 및 「의료기사 등에 관한 법률」 제2조에 따른 의료기사에게 의료기관 내에서 대통령령으로 정하는 바에 따라 명찰을 달도록 지시·감독하여야 한다. 다만, 응급의료상황, 수술실 내인 경우, 의료행위를 하지 아니할 때, 그 밖에 대통령령으로 정하는 경우에는 명찰을 달지 아니하도록 할 수 있다.

(4) 과태료는 대통령령으로 정하는 바에 따라 보건복지부장관 또는 시장·군수·구청장이 부과·징수한다(의료법 제92조 제4항).

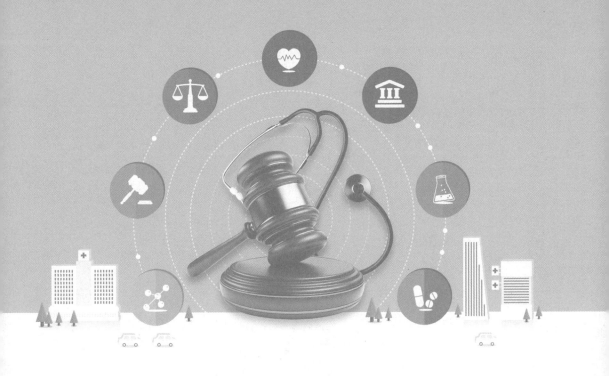

제 4 편

응급의료에 관한 법률

제 1 장

총 칙

1. 목 적

이 법은 국민들이 응급상황에서 신속하고 적절한 응급의료를 받을 수 있도록 응급의료에 관한 국민의 권리와 의무, 국가·지방자치단체의 책임, 응급의료제공자의 책임과 권리를 정하고 응급의료자원의 효율적 관리에 필요한 사항을 규정함으로써 응급환자의 생명과 건강을 보호하고 국민의료를 적정하게 함을 목적으로 한다(응급의료법 제1조).

2. 정 의

이 법에서 사용하는 용어의 뜻은 다음과 같다(응급의료법 제2조).

(1) 응급환자

질병, 분만, 각종 사고 및 재해로 인한 부상이나 그 밖의 위급한 상태로 인하여 즉시 필요한 응급처치를 받지 아니하면 생명을 보존할 수 없거나 심신에 중대한 위해(危害)가 발생할 가능성이 있는 환자 또는 이에 준하는 사람으로서 보건복지부령으로 정하는 사람을 말한다(응급의료법 제2조 제1호).

(2) 응급의료

응급환자가 발생한 때부터 생명의 위험에서 회복되거나 심신상의 중대한 위해가 제거되기까지의 과정에서 응급환자를 위하여 하는 **상담·구조(救助)·이송·응급처치 및 진료 등의 조치를 말한다**(응급의료법 제2조 제2호).

(3) 응급처치

응급의료행위의 하나로서 **응급환자의 기도를 확보하고 심장박동의 회복, 그 밖에 생명의 위험이나 중상의 현저한 악화를 방지하기 위하여 긴급히 필요로 하는 처치를 말한다**(응급의료법 제2조 제3호).

(4) 응급의료종사자

관계 법령에서 정하는 바에 따라 취득한 면허 또는 자격의 범위에서 응급환자에 대한 응급의료를 제공하는 의료인과 응급구조사를 말한다(응급의료법 제2조 제4호).

(5) 응급의료기관

「의료법」 제3조에 따른 의료기관 중에서 이 법에 따라 지정된 중앙응급의료센터, 권역응급의료센터, 전문응급의료센터, 지역응급의료센터 및 지역응급 의료기관을 말한다(응급의료법

제2조 제5호).

(6) 구급차 등

응급환자의 이송 등 응급의료의 목적에 이용되는 자동차, 선박 및 항공기 등의 이송수단을 말한다(응급의료법 제2조 제6호).

(7) 응급의료기관 등

응급의료기관, 구급차 등의 운용자 및 응급의료지원센터를 말한다(응급의료법 제2조 제7호).

(8) 응급환자이송업

구급차 등을 이용하여 응급환자 등을 이송하는 업(業)을 말한다(응급의료법 제2조 제8호).

━━━ 예상문제

Q1. 응급의료에 관한 법률에서 응급의료에 해당하는 사항은?

> 가. 응급환자의 구조 행위   나. 응급환자의 진료
>
> 다. 응급환자의 이송   라. 응급의료 기관에 대한 상담

① 가   ② 가, 나   ③ 가, 나, 다   ④ 나, 다   ⑤ 가, 나, 다, 라

> **해설** §응급의료법 제2조 제2호 (정의) "응급의료"란 응급환자가 발생한 때부터 생명의 위험에서 회복되거나 심신상의 중대한 위해가 제거되기까지의 과정에서 응급환자를 위하여 하는 상담 · 구조(救助) · 이송 · 응급처치 및 진료 등의 조치를 말한다.

Q2. 응급 의료에 관한 법률에서 응급처치에 해당하는 것은?

① 구강 내 이물질 제거

② 의료 기구를 이용한 기도 확보

③ 심폐 소생술

④ 출혈 환자의 체온, 맥박, 호흡과 혈압을 총칭하는 활력징후 유지

⑤ 모두 다 응급처지에 해당

> **해설** §응급의료법 제2조 제3호(정의) "응급처치"란 응급의료행위의 하나로서 응급환자의 기도를 확보하고 심장박동의 회복, 그 밖에 생명의 위험이나 증상의 현저한 악화를 방지하기 위하여 긴급히 필요로 하는 처치를 말한다.

정답   1. ③   2. ⑤

제 2 장

국민의 권리와 의무

1. 응급의료를 받을 권리

모든 국민은 성별, 나이, 민족, 종교, 사회적 신분 또는 경제적 사정 등을 이유로 차별받지 아니하고 응급의료를 받을 권리를 가진다. 국내에 체류하고 있는 외국인도 또한 같다(응급의료법 제3조).

2. 응급의료에 관한 알 권리

(1) 모든 국민은 응급상황에서의 응급처치 요령, 응급의료기관 등의 안내 등 기본적인 대응방법을 알 권리가 있으며, 국가와 지방자치단체는 그에 대한 교육·홍보 등 필요한 조치를 마련하여야 한다(응급의료법 제4조 제1항).

(2) 모든 국민은 국가나 지방자치단체의 응급의료에 대한 시책에 대하여 알 권리를 가진다(응급의료법 제4조 제2항).

3. 응급환자에 대한 신고 및 협조 의무

(1) **누구든지 응급환자를 발견하면 즉시 응급의료기관 등에 신고하여야 한다**(응급의료법 제5조 제1항).

(2) 응급의료종사자가 응급의료를 위하여 필요한 협조를 요청하면 누구든지 적극 협조하여야 한다(응급의료법 제5조 제2항).

4. 선의의 응급의료에 대한 면책

생명이 위급한 응급환자에게 다음 각 호의 어느 하나에 해당하는 응급의료 또는 응급처치를 제공하여 발생한 재산상 손해와 사상(死傷)에 대하여 고의 또는 중대한 과실이 없는 경우 그 행위자는 민사책임과 상해(傷害)에 대한 형사책임을 지지 아니하며 사망에 대한 형사책임은 감면한다(응급의료법 제5조의2).

1. 다음 각 목의 어느 하나에 해당하지 아니하는 자가 한 응급처치(응급의료법 제5조의2 제1호)

　가. 응급의료종사자

　나. 「선원법」 제86조에 따른 선박의 응급처치 담당자, 「119구조·구급에 관한 법률」 제10조에 따른 구급대 등 다른 법령에 따라 응급처치 제공의무를 가진 자

2. 응급의료종사자가 업무수행 중이 아닌 때 본인이 받은 면허 또는 자격의 범위에서 한 응급의료(응급의료법 제5조의2 제2호)

3. 제1호 나목에 따른 응급처치 제공의무를 가진 자가 업무수행 중이 아닌 때에 한 응급처치(응급의료법 제5조의2 제3호)

제 3 장

응급의료종사자의 권리와 의무

1. 응급의료의 거부금지 등

(1) 응급의료기관 등에서 근무하는 응급의료종사자는 응급환자를 항상 진료할 수 있도록 응급의료업무에 성실히 종사하여야 한다(응급의료법 제6조 제1항).

(2) 응급의료종사자는 업무 중에 응급의료를 요청받거나 응급환자를 발견하면 즉시 응급의료를 하여야 하며 정당한 사유 없이 이를 거부하거나 기피하지 못한다(응급의료법 제6조 제2항).

2. 응급환자가 아닌 사람에 대한 조치

(1) 의료인은 응급환자가 아닌 사람을 응급실이 아닌 의료시설에 진료를 의뢰하거나 다른 의료기관에 이송할 수 있다(응급의료법 제7조 제1항).

(2) 진료의뢰ㆍ환자이송의 기준 및 절차 등에 관하여 필요한 사항은 대통령령으로 정한다(응급의료법 제7조 제2항).

※응급환자가 아닌 자에 대한 이송기준 및 절차(시행령 제2조)

① **의료인은 응급의료기관에 내원한 환자가** 응급환자에 해당하지 아니하나 진료가 필요하다고 인정되는 경우에는 「응급의료에 관한 법률」(이하 "법"이라 한다) 제7조의 규정에 따라 본인 또는 법정대리인의 동의를 얻어 응급실이 아닌 의료시설에 진료를 의뢰하거나 다른 의료기관에 이송할 수 있다.

② **의료인은** 응급환자에 해당하지 아니하는 환자를 **응급실이 아닌 의료시설에 진료를 의뢰하거나 다른 의료기관에 이송하는 경우에는** 당해 환자가 응급환자에 해당하지 아니하는 <u>이유를 설명하고,</u> 그에 필요한 **진료내용 및 진료과목 등을 추천하여야 한다.**

③ 의료기관의 장은 응급환자에 해당하지 아니하는 환자를 다른 의료기관으로 이송한 경우 그 이송 받은 의료기관, 환자 또는 그 법정대리인이 진료에 필요한 의무기록을 요구하는 경우에는 이를 즉시 제공하여야 한다.

3. 응급환자에 대한 우선 응급의료 등

(1) 응급의료종사자는 응급환자에 대하여는 다른 환자보다 우선하여 상담 · 구조 및 응급처치를 하고 진료를 위하여 필요한 최선의 조치를 하여야 한다(응급의료법 제8조 제1항).

(2) 응급의료종사자는 <u>응급환자가 2명 이상이면</u> 의학적 판단에 따라 더 <u>위급한 환자부터</u> 응급의료를 실시하여야 한다(응급의료법 제8조 제2항).

4. 응급의료의 설명 · 동의

(1) 응급의료종사자는 다음 각 호의 어느 하나에 해당하는 경우를 제외하고는 응급환자에게 응급의료에 관하여 설명하고 그 동의를 받아야 한다(응급의료법 제9조 제1항).

> 1. 응급환자가 의사결정능력이 없는 경우
> 2. 설명 및 동의 절차로 인하여 응급의료가 지체되면 환자의 생명이 위험하여지거나 심신상의 중대한 장애를 가져오는 경우

(2) 응급의료종사자는 응급환자가 의사결정능력이 없는 경우 법정대리인이 동행하였을 때에는 그 법정대리인에게 응급의료에 관하여 설명하고 그 동의를 받아야 하며, 법정대리인이 동행하지 아니한 경우에는 동행한 사람에게 설명한 후 응급처치를 하고 의사의 의학적 판단에 따라 응급진료를 할 수 있다(응급의료법 제9조 제2항).

(3) 응급의료에 관한 설명 · 동의의 내용 및 절차 등에 관하여 필요한 사항은 보건복지부령으로 정한다(응급의료법 제9조 제3항).

> ※응급의료에 관한 설명 · 동의의 내용 및 절차(시행규칙 제3조)
> ① 법 제9조에 따라 응급환자 또는 그 법정대리인에게 응급의료에 관하여 설명하고 동의를 얻어야 할 내용은 다음 각 호와 같다.
> 　1. 환자에게 발생하거나 발생 가능한 증상의 진단명
> 　2. 응급검사의 내용
> 　3. 응급처치의 내용
> 　4. 응급의료를 받지 아니하는 경우의 예상결과 또는 예후
> 　5. 그 밖에 응급환자가 설명을 요구하는 사항
> ② 설명 · 동의는 별지 제1호서식의 응급의료에 관한 설명 · 동의서에 의한다.
> ③ 응급의료종사자가 <u>의사결정능력이 없는 응급환자의 법정대리인으로부터 동의를 얻지 못하였으나</u> 응급환자에게 반드시 응급의료가 필요하다고 판단되는 때에는 의료인 1명 이상의 동의를 얻어 응급의료를 할 수 있다.

5. 응급의료 중단의 금지

응급의료종사자는 <u>정당한 사유가 없으면</u> 응급환자에 대한 응급의료를 중단하여서는 아니 된다(응급의료법 제10조).

6. 응급환자의 이송

(1) 의료인은 해당 의료기관의 능력으로는 응급환자에 대하여 적절한 응급의료를 할 수 없다고 판단한 경우에는 지체 없이 그 환자를 적절한 응급의료가 가능한 다른 의료기관으로 이송하여야 한다(응급의료법 제11조 제1항).

(2) 의료기관의 장은 응급환자를 이송할 때에는 응급환자의 안전한 이송에 필요한 의료기구와 인력을 제공하여야 하며, 응급환자를 이송 받는 의료기관에 진료에 필요한 의무기록(醫務記錄)을 제공하여야 한다(응급의료법 제11조 제2항).

(3) 의료기관의 장은 이송에 든 비용을 환자에게 청구할 수 있다(응급의료법 제11조 제3항).

(4) 응급환자의 이송절차, 의무기록의 이송 및 비용의 청구 등에 필요한 사항은 보건복지부령으로 정한다(응급의료법 제11조 제4항).

> ※응급환자의 이송절차 및 의무기록의 이송(시행규칙 제4조)
> ① 의료인은 법 제11조에 따라 응급환자를 다른 의료기관으로 이송하는 경우에는 이송 받는 의료기관에 연락하고, 적절한 이송수단을 알선하거나 제공하여야 한다.
> ② 의료인은 제1항에 따라 **이송받는 의료기관에 대한 연락이나 준비를 할 수 없는 경우**에는 법 제27조 제1항에 따른 응급의료지원센터(이하 "응급의료지원센터"라 한다)나 「119구조·구급에 관한 법률」 제10조의2에 따른 119구급상황관리센터를 통하여 이송 받을 수 있는 의료기관을 확인하고 적절한 이송수단을 알선하거나 제공하여야 한다.
> ③ 제1항과 제2항에 따라 응급환자를 이송하는 경우에 제공하여야 하는 의무기록은 다음 각 호와 같다.
>   1. 별지 제2호서식의 응급환자진료의뢰서
>   2. 검사기록 등 의무기록과 방사선 필름의 사본 그 밖에 응급환자의 진료에 필요하다고 판단되는 자료
>
> ※이송비용의 청구(시행규칙 제5조)
> 의료기관의 장이 법 제11조 제3항의 규정에 따라 **환자에게 청구할 수 있는 이송에 소요되는 비용은 당해 의료기관의 구급차를 사용한 경우에 그 구급차에 의한 이송처치료를 말한다.**

7. 응급의료 등의 방해 금지

누구든지 응급의료종사자(「의료기사 등에 관한 법률」 제2조에 따른 의료기사와 「의료법」 제80조에 따른 간호조무사를 포함한다)의 응급환자에 대한 구조·이송·응급처치 또는 진료를 폭행, 협박, 위계(僞計), 위력(威力), 그 밖의 방법으로 방해하거나 의료기관 등의 응급의료를 위한 의료용 시설·기재(機材)·의약품 또는 그 밖의 기물(器物)을 파괴·손상하거나 점거하여서는 아니 된다(응급의료법 제12조).

Q1. 60세 남자가 혼수상태로 지역응급의료센터에 실려 왔다. 의사결정 능력이 없는 이 환자에게 기도확보 등의 응급처치가 반드시 필요하다고 의사 '갑'은 판단하였으나 동행한 환자의 법정대리인으로부터 응급처치에 대한 동의를 얻지 못하였다. 이때 의사 '갑'이 취하여야 할 조치는?

① 법정대리인이 동의할 때까지 기다림
② 의료인 1명 이상의 동의를 얻어 응급의료를 행함
③ 자신의 의학적 판단에 따라 응급의료를 행함
④ 권역외상센터장에게 이 사실을 보고하고 응급의료를 행함
⑤ 지역응급의료센터장에게 이 사실을 보고하고 응급의료를 행함

> 해설   §응급의료법 시행규칙 제3조 제3항(응급의료에 관한 설명·동의의 내용 및 절차)   응급의료종사자가 의사결정능력이 없는 응급환자의 법정대리인으로부터 제1항에 따른 동의를 얻지 못하였으나 응급환자에게 반드시 응급의료가 필요하다고 판단되는 때에는 의료인 1명 이상의 동의를 얻어 응급의료를 할 수 있다.

Q2. 응급 환자의 처치에 대한 설명 중 옳은 것은?

① 응급의료종사자가 응급의료를 위해 필요한 협조를 요청하면 누구든지 적극 협조한다.
② 응급의료종사자가 생명이 위급한 응급환자에게 제공한 응급의료로 발생한 사망 사건에 대해 중대한 과실이 없는 경우 형사상 책임을 면책한다.
③ 응급환자가 2인 이상일 경우 사용 가능한 의료 자원의 정도에 따라 응급 의료를 실시한다.
④ 보건복지부 장관은 지역 내 병원 및 의원 중에서 지역응급의료기관을 지정할 수 있다.
⑤ 설명 및 동의 절차로 응급의료가 지체되는 경우라도 환자의 의사결정을 존중하여 응급의료의 수행에 관한 동의를 받아야 한다.

> 해설   §응급의료법 제5조(응급환자에 대한 신고 및 협조 의무)
> ① 누구든지 응급환자를 발견하면 즉시 응급의료기관 등에 신고하여야 한다.
> ② 응급의료종사자가 응급의료를 위하여 필요한 협조를 요청하면 누구든지 적극 협조하여야 한다.

§응급의료법 제5조의2 본문(선의의 응급의료에 대한 면책)
생명이 위급한 응급환자에게 다음 각 호의 어느 하나에 해당하는 응급의료 또는 응급처치를 제공하여 발생한 재산상 손해와 사상(死傷)에 대하여 고의 또는 중대한 과실이 없는 경우 그 **행위자는** 민사책임과 상해(傷害)에 대한 형사책임을 지지 아니하며 사망에 대한 형사책임은 감면한다.

§응급의료법 제8조(응급환자에 대한 우선 응급의료 등)
① 응급의료종사자는 응급환자에 대하여는 다른 환자보다 **우선하여 상담·구조 및 응급처치를 하고 진료를 위하여 필요한 최선의 조치를 하여야 한다.**
② 응급의료종사자는 응급환자가 2명 이상이면 의학적 판단에 따라 더 위급한 환자부터 응급의료를 실시하여야 한다.

§응급의료법 제31조 제1항(지역응급의료기관의 지정)
시장·군수·구청장은 응급의료에 관한 다음 각 호의 업무를 수행하게 하기 위하여 종합병원 중에서 지역응급의료기관을 지정할 수 있다. **다만, 시·군의 경우에는** 「의료법」 제3조 제2항 제3호 가목의 병원 중에서 지정할 수 있다.

§응급의료법 제9조 제1항 (응급의료의 설명·동의)
응급의료종사자는 다음 각 호의 어느 하나에 해당하는 경우를 제외하고는 **응급환자에게 응급의료에 관하여 설명하고 그 동의를 받아야 한다.**
1. 응급환자가 의사결정능력이 없는 경우
2. 설명 및 동의 절차로 인하여 응급의료가 지체되면 환자의 생명이 위험하여지거나 심신상의 중대한 장애를 가져오는 경우

Q3. 다음은 응급의료 종사자의 의무에 대한 설명이다. 옳은 것은?

① 응급 환자가 아니지만 응급실로 내원한 환자를 치료하느라 응급환자를 진료하지 못했다.
② 과다출혈로 쇼크 상태에 있는 환자보다 어깨 관절 이탈 환자를 우선적으로 진료하였다.
③ 당직 근무시간이 끝났으므로 응급의료 요청을 거부하였다.
④ 자동차 보험 지정 요양병원이 아니라서 교통사고 환자를 타 병원으로 이송하였다.
⑤ 환자 동의를 받아 급성 중이염 환자를 근처 의원으로 전원하였다.

§응급의료법 제8조(응급환자에 대한 우선 응급의료 등)
① 응급의료종사자는 응급환자에 대하여는 다른 환자보다 우선하여 상담·구조 및 응급처치를 하고 진료를 위하여 필요한 최선의 조치를 하여야 한다.
② 응급의료종사자는 응급환자가 2명 이상이면 의학적 판단에 따라 더 위급한 환자부터 응급의료를 실시하여야 한다.

§응급의료법 제10조(응급의료 중단의 금지)
응급의료종사자는 정당한 사유가 없으면 응급환자에 대한 응급의료를 중단하여서는 아니된다.

§응급의료법 제11조 제1항 (응급환자의 이송)
의료인은 해당 의료기관의 능력으로는 응급환자에 대하여 적절한 응급의료를 할 수 없다고 판단한 경우에는 지체 없이 그 환자를 적절한 응급의료가 가능한 다른 의료기관으로 이송하여야 한다.
※ 4번 문항은 이에 해당한다고 보기 어려움

§응급의료법 시행령 제2조(응급환자가 아닌 자에 대한 이송기준 및 절차)
① 의료인은 응급의료기관에 내원한 환자가 **응급환자에 해당하지 아니하나 진료가 필요하다고 인정되는 경우**에는 「응급의료에 관한 법률」(이하 "법"이라 한다) 제7조의 규정에 따라 본인 또는 법정대리인의 동의를 얻어 응급실이 아닌 의료시설에 진료를 의뢰하거나 다른 의료기관에 이송할 수 있다.
② 의료인은 제1항의 규정에 따라 응급환자에 해당하지 아니하는 환자를 응급실이 아닌 의료시설에 진료를 의뢰하거나 다른 의료기관에 이송하는 경우에는 당해 환자가 응급환자에 해당하지 아니하는 이유를 설명하고, 그에 필요한 진료내용 및 진료과목 등을 추천하여야 한다.
③ 의료기관의 장은 제1항의 규정에 따라 응급환자에 해당하지 아니하는 환자를 다른 의료기관으로 이송한 경우 그 이송 받은 의료기관, 환자 또는 그 법정대리인이 진료에 필요한 의무기록을 요구하는 경우에는 이를 즉시 제공하여야 한다.

Q4. 응급환자가 다수일 경우 우선 처치해야 할 환자는?
① 과다출혈로 쇼크 상태인 환자
② 심한 복통을 호소하는 급성 막창자 꼬리 염(acute appenclicitis)의 환자
③ 의식 있는 머리뼈 골절의 환자
④ 가장 먼저 온 고열의 환자
⑤ 난동을 피우는 머리 피부 열상의 환자

Q5. 권역외상센터에 내원한 환자가 응급환자에 해당하지 않았으나 진료가 필요하다고 인정되었다. 의사가 이 환자를 본인의 동의를 얻어 응급실이 아닌 의료시설에 진료를 의뢰하는 경우 이 환자에게 해야 할 조치로 올은 것은?

① 응급처치 교육
② 진료내용과 진료과목 추천
③ 이송수단 알선
④ 진료소견서 제공
⑤ 진료의뢰 동의서 작성 요구

Q6. A병원의 의사 '갑'은 내원한 응급환자에 대해 적절한 응급의료를 행할 수 없다고 판단하여 응급의료정보센터의 협조하에 A병원의 구급차를 사용하여 인접지역의 지역응급의료센터로 이송하였다. 이 경우 A병원은 구급차에 의한 이송처치료를 누구에게 청구하는가?

① 환자
② 건강보험심사평가원장
③ 이송한 지역응급의료센터장
④ 응급의료정보센터장
⑤ 국민건강보험관리공단 이사장

Q7. 응급실에 도착한 환자 진찰 후 중환자실 입원이 필요하다고 판단하였으나 병원 사정으로 이송해야 할 경우 취할 조치 중 옳지 않은 것은?

① 적절한 이송수단을 알선한다.

② 응급환자 진료의뢰서를 같이 보낸다.

③ 이송 시 소요되는 구급차에 의한 이송처치료는 응급의료센터장에게 청구한다.

④ 응급실에서 진료한 검사기록이나 X-선 필름사본을 같이 보낸다.

⑤ 이송 받을 수 있는 의료기관을 확인하다.

정답   1. ②   2. ①   3. ⑤   4. ①   5. ②   6. ①   7. ③

제 4 장

국가 및 지방자치단체의 책임

1. 응급의료의 제공

국가 및 지방자치단체는 응급환자의 보호, 응급의료기관 등의 지원 및 설치·운영, 응급의료종사자의 양성, 응급이송수단의 확보 등 응급의료를 제공하기 위한 시책을 마련하고 시행하여야 한다(응급의료법 제13조).

2. 응급의료기본계획 및 연차별 시행계획

(1) 보건복지부장관은 제13조에 따른 업무를 수행하기 위하여 제13조의5에 따른 중앙응급의료위원회의 심의를 거쳐 응급의료기본계획(이하 "기본계획"이라 한다)을 5년마다 수립하여야 한다(응급의료법 제13조의2 제1항).

(2) 기본계획은 다음 각 호의 사항을 포함하여야 한다(응급의료법 제13조의2 제2항).

1. 국민의 안전한 생활환경 조성을 위한 다음 각 목의 사항
  가. 국민에 대한 응급처치 및 응급의료 교육·홍보 계획
  나. 생활환경 속의 응급의료 인프라 확충 계획
  다. 응급의료의 평등한 수혜를 위한 계획
2. 응급의료의 효과적인 제공을 위한 다음 각 목의 사항
  가. 민간 이송자원의 육성 및 이송체계의 개선 계획
  나. 응급의료기관에 대한 평가·지원 및 육성 계획
  다. 응급의료 인력의 공급 및 육성 계획
  라. 응급의료정보통신체계의 구축·운영 계획
  마. 응급의료의 질적 수준 개선을 위한 계획
  바. 재난 등으로 다수의 환자 발생 시 응급의료 대비·대응 계획
3. 기본계획의 효과적 달성을 위한 다음 각 목의 사항
  가. 기본계획의 달성목표 및 그 추진방향
  나. 응급의료제도 및 운영체계에 대한 평가 및 개선방향
  다. 응급의료재정의 조달 및 운용
  라. 기본계획 시행을 위한 중앙행정기관의 협조 사항

(3) 보건복지부장관은 기본계획을 확정한 때에는 지체 없이 이를 관계 중앙행정기관의 장과 특별시장·광역시장·특별자치시장·도지사·특별자치도지사(이하 "시·도지사"라 한다)에게 통보하여야 한다(응급의료법 제13조의2 제3항).

(4) 보건복지부장관은 보건의료 시책상 필요한 경우 제13조의5에 따른 중앙응급의료위원회의 심의를 거쳐 기본계획을 변경할 수 있다(응급의료법 제13조의2 제4항).

(5) 보건복지부장관은 대통령령으로 정하는 바에 따라 기본계획에 따른 연차별 시행계획을 수립하여야 한다(응급의료법 제13조의2 제5항).

> ※ 연차별 시행계획의 수립(시행령 제3조)
>
> 보건복지부장관은 법 제13조의2 제5항에 따라 응급의료기본계획에 따른 연차별 시행계획을 계획 시행 전년도 10월 31일까지 수립하여야 한다.

3. 지역응급의료시행계획

(1) 시·도지사는 기본계획에 따라 매년 지역응급의료시행계획을 수립하여 시행하여야 한다(응급의료법 제13조의3 제1항).

(2) 보건복지부장관은 대통령령으로 정하는 바에 따라 지역응급의료시행계획 및 그 시행결과를 평가할 수 있다(응급의료법 제13조의3 제2항).

> ※ 지역응급의료시행계획의 평가 등(시행령 제5조)
>
> ① 법 제13조의3 제2항에 따른 평가를 위하여 특별시장·광역시장·특별자치시장·도지사 및 특별자치도지사(이하 "시·도지사"라 한다)는 법 제13조의3 제1항에 따라 수립한 다음 해의 지역응급의료시행계획을 매년 12월 31일까지 보건복지부장관에게 제출하여야 한다.
> ② 법 제13조의3 제2항에 따른 평가를 위하여 시·도지사는 지난해의 지역응급의료시행계획 시행결과를 매년 2월 말일까지 보건복지부장관에게 제출하여야 한다.

(3) 보건복지부장관은 지역응급의료시행계획 및 그 시행결과에 대하여 평가한 결과를 토대로 시·도지사에게 계획 및 사업의 변경 또는 시정을 요구할 수 있다(응급의료법 제13조의3 제3항).

(4) 그 밖에 지역응급의료시행계획의 수립·시행 및 평가에 관하여는 대통령령으로 정한다(응급의료법 제13조의3 제4항).

4. 응급의료계획에 대한 협조

(1) 보건복지부장관 및 시·도지사는 기본계획 및 지역응급의료시행계획의 수립·시행을 위하여 필요한 경우에는 국가기관, 지방자치단체, 응급의료에 관련된 기관·단체 및 「공공기관의 운영에 관한 법률」 제4조에 따른 공공기관(이하 "공공기관"이라 한다)의 장에게 자료제공 등의 협조를 요청할 수 있다(응급의료법 제13조의4 제1항).

※자료의 범위 등(시행령 제5조의2)

① 법 제13조의4 제1항에 따라 보건복지부장관은 법 제13조의2 제1항에 따른 응급의료기본계획의 수립·시행을 위하여 응급환자에 관한 다음 각 호의 자료를 요청할 수 있다. 이 경우 요청일부터 과거 3년간의 자료에 한정한다.

1. 「국민건강보험법」 제5조에 따른 가입자·피부양자에 대한 건강보험 관련 자료 및 같은 법 제47조 제2항에 따른 요양급여비용 심사청구 자료

2. 「의료급여법」 제11조 제2항에 따른 의료급여비용 심사청구 자료

3. 「산업재해보상보험법」 제36조 제2항에 따른 보험급여 청구 및 결정 자료

4. 「자동차손해배상 보장법」 제12조 제2항에 따른 자동차보험진료수가 청구 자료

5. 「119구조·구급에 관한 법률」 제22조 제2항에 따른 구조·구급활동상황일지

6. 「주민등록법」 제7조 제1항에 따른 개인별 및 세대별 주민등록표

7. 「장애인복지법」 제32조 제1항에 따른 장애인 등록 자료

8. 「교통안전법」 제51조에 따른 교통사고조사와 관련된 자료·통계 또는 정보

② 법 제13조의4 제1항에 따라 시·도지사가 제13조의3 제1항에 따른 지역응급의료시행계획의 수립·시행을 위하여 요청할 수 있는 자료의 범위는 다음 각 호와 같다.

1. 법 제25조 제1항에 따라 지정된 중앙응급의료센터가 같은 조 제1항 제1호, 제5호 및 제6호에 따라 수행한 업무에 관한 자료

2. 관할지역 내 소재하는 다음 각 목의 기관의 시설·장비·인력 현황 및 수행한 업무에 관한 통계 자료

  가. 법 제26조 제1항에 따라 지정된 권역응급의료센터

  나. 법 제29조 제1항에 따라 지정된 전문응급의료센터

  다. 법 제30조 제1항에 따라 지정된 지역응급의료센터

  라. 법 제31조 제1항에 따라 지정된 지역응급의료기관

3. 법 제27조 제1항에 따라 설치된 지역별 응급의료지원센터(이하 "응급의료지원센터"라 한다)가 같은 조 제2항 제3호, 제7호 및 제8호에 따라 수행한 업무에 관한 자료

③ 보건복지부장관은 제1항에 따라 수집된 자료를 활용하여 다음 각 호의 정보를 산출하고 관리하여야 한다.

1. 지역별, 질환군별, 시간대별 응급환자의 발생 현황

2. 응급의료 자원의 분포

3. 응급환자의 이송 및 「의료법」 제3조에 따른 의료기관 이용 현황

4. 응급환자 진료 경로 및 결과

5. 그 밖에 응급환자의 흐름과 제공된 응급의료를 파악하는 데 필요한 정보

④ 보건복지부장관은 제3항에 따른 정보를 산출한 후 지체 없이 주민등록번호 등 개인을 식별할 수 있는 정보를 삭제하여야 하며, 제1항에 따라 수집된 자료도 「개인정보 보호법」 제21조에 따라 파기하여야 한다.

(2) 제1항에 따라 협조요청을 받은 국가기관, 지방자치단체, 관계 기관·단체, 공공기관의 장 등은 특별한 사유가 없는 한 이에 응하여야 한다(응급의료법 제13조의4 제2항).

(3) 제1항에 따라 요청할 수 있는 자료의 범위와 그 관리 및 활용 등은 대통령령으로 정

한다(응급의료법 제13조의4 제3항).

5. 중앙응급의료위원회

(1) 응급의료에 관한 주요 시책을 심의하기 위하여 보건복지부에 중앙응급의료위원회(이하 "중앙위원회"라 한다)를 둔다(응급의료법 제13조의5 제1항).

(2) 중앙위원회는 위원장 1명과 부위원장 1명을 포함한 15명 이내의 위원으로 구성한다(응급의료법 제13조의5 제2항).

(3) 중앙위원회의 위원장은 보건복지부장관이 되고 부위원장은 위원 중 위원장이 지명하며 위원은 당연직 위원과 위촉 위원으로 한다(응급의료법 제13조의5 제3항).

(4) 당연직 위원은 다음 각 호의 사람으로 한다(응급의료법 제13조의5 제4항).

1. 기획재정부차관

2. 교육부차관

3. 국토교통부차관

4. 소방청장

5. 제25조에 따른 중앙응급의료센터의 장

(5) 위촉 위원은 다음 각 호의 사람으로서 위원장이 위촉한다(응급의료법 제13조의5 제5항).

1. 「비영리민간단체 지원법」 제2조에 따른 비영리민간단체를 대표하는 사람 3명

2. 응급의료에 관한 학식과 경험이 풍부한 사람 3명

3. 제2조 제5호에 따른 응급의료기관을 대표하는 사람 1명

4. 보건의료 관련 업무를 담당하는 지방공무원으로서 특별시 · 광역시를 대표하는 사람 1명

5. 보건의료 관련 업무를 담당하는 지방공무원으로서 도(특별자치도를 포함한다)를 대표하는 사람 1명

※중앙응급의료위원회(시행령 제6조)

① 법 제13조의5 제5항에 따른 위촉 위원의 임기는 3년으로 한다.

② 위원장은 위원회의 위촉 위원이 다음 각 호의 어느 하나에 해당하는 경우에는 해당 위원을 해촉(解囑)할 수 있다.

 1. 심신장애로 인하여 직무를 수행할 수 없게 된 경우

 2. 직무와 관련된 비위사실이 있는 경우

 3. 직무태만, 품위손상, 그 밖의 사유로 인하여 위원으로 적합하지 아니하다고 인정되는 경우

 4. 위원 스스로 직무를 수행하는 것이 곤란하다고 의사를 밝히는 경우

③ 법 제13조의5에 따른 중앙응급의료위원회(이하 "위원회"라 한다)의 위원장은 위원회를 대표하며, 위원회의 업무를 총괄한다.

---

(6) 중앙위원회는 다음 각 호의 사항을 심의한다(응급의료법 제13조의5 제6항).

 1. 제13조의2에 따른 응급의료기본계획 및 연차별 시행계획의 수립 및 변경

 2. 「국가재정법」 제74조에 따라 응급의료기금의 기금운용심의회에서 심의하여야 할 사항

 3. 응급의료에 관련한 정책 및 사업에 대한 조정

 4. 응급의료에 관련한 정책 및 사업의 평가 결과

 5. 지역응급의료시행계획 및 특별시·광역시·도·특별자치도(이하 "시·도"라 한다)의 응급의료에 관련한 사업의 평가 결과

 6. 응급의료의 중기·장기 발전방향 및 제도 개선에 관한 사항

 7. 그 밖에 응급의료에 관하여 보건복지부장관이 부의하는 사항

(7) 중앙위원회는 매년 2회 이상 개최하여야 한다(응급의료법 제13조의5 제7항).

(8) 그 밖에 중앙위원회의 회의 및 운영에 관한 사항은 대통령령으로 정한다(응급의료법 제13조의5 제8항).

6. 시·도 응급의료위원회

(1)응급의료에 관한 중요 사항을 심의하기 위하여 시·도에 시·도응급의료위원회(이하 "시·도위원회"라 한다)를 둔다(응급의료법 제13조의6 제1항).

3. 해당 특별시·광역시·특별자치시·도·특별자치도(이하 "시·도"라 한다) 소방본부의 구급업무를 담당하는 소방공무원
4. 시·도의 응급의료에 관련된 업무를 담당하는 공무원
5. 「비영리민간단체지원법」제2조에 따른 비영리민간단체를 대표하는 자
6. 응급의료에 관하여 학식과 경험이 풍부한 자

③ 시·도지사는 시·도위원회의 위원이 다음 각 호의 어느 하나에 해당하는 경우에는 해당 위원을 해임하거나 해촉할 수 있다.
1. 심신장애로 인하여 직무를 수행할 수 없게 된 경우
2. 직무와 관련된 비위사실이 있는 경우
3. 직무태만, 품위손상, 그 밖의 사유로 인하여 위원으로 적합하지 아니하다고 인정되는 경우
4. 위원 스스로 직무를 수행하는 것이 곤란하다고 의사를 밝히는 경우

(2) 시·도위원회는 해당 시·도의 응급의료에 관한 다음 각 호의 사항을 심의한다(응급의료법 제13조의6 제2항).

1. 제13조의3 제1항에 따른 지역응급의료시행계획의 수립 및 변경
2. 응급의료를 위한 지방 재정의 사용
3. 응급의료 시책 및 사업의 조정
4. 응급의료기관 등에 대한 평가 결과의 활용
5. 그 밖에 응급의료에 관하여 시·도지사가 부의하는 사항

(3) 시·도위원회는 매년 2회 이상 개최하여야 한다(응급의료법 제13조의6 제3항).

(4) 시·도위원회의 구성·기능 및 운영 등에 관하여 필요한 사항은 대통령령으로 정하는 기준에 따라 해당 시·도의 조례로 정한다(응급의료법 제13조의6 제4항).

7. 구조 및 응급처치에 관한 교육

(1) 보건복지부장관 또는 시·도지사는 응급의료종사자가 아닌 사람 중에서 다음 각 호의 어느 하나에 해당하는 사람에게 구조 및 응급처치에 관한 교육을 받도록 명할 수 있다(응급의료법 제14조 제1항).

1. 구급차 등의 운전자
2. 「여객자동차 운수사업법」제3조 제1항에 따른 여객자동차운송사업용 자동차의 운전자
3. 「학교보건법」제15조에 따른 보건교사
4. 도로교통안전업무에 종사하는 사람으로서 「도로교통법」제5조에 규정된 경찰공무원 등
5. 「산업안전보건법」제32조 제1항 각 호 외의 부분 본문에 따른 안전보건교육의 대상자
6. 「체육시설의 설치·이용에 관한 법률」제5조 및 제10조에 따른 체육시설에서 의료·구호 또는 안전에 관한 업무에 종사하는 사람
7. 「유선 및 도선 사업법」제22조에 따른 인명구조요원
8. 「관광진흥법」제3조 제1항 제2호부터 제6호까지의 규정에 따른 관광사업에 종사하는 사람

중 의료 · 구호 또는 안전에 관한 업무에 종사하는 사람
9. 「항공안전법」 제2조 제14호 및 제17호에 따른 항공종사자 또는 객실승무원 중 의료 · 구호 또는 안전에 관한 업무에 종사하는 사람
10. 「철도안전법」 제2조 제10호 가목부터 라목까지의 규정에 따른 철도종사자 중 의료 · 구호 또는 안전에 관한 업무에 종사하는 사람
11. 「선원법」 제2조 제1호에 따른 선원 중 의료 · 구호 또는 안전에 관한 업무에 종사하는 사람
12. 「화재예방, 소방시설 설치 · 유지 및 안전관리에 관한 법률」 제20조에 따른 소방안전관리자 중 대통령령으로 정하는 사람
13. 「국민체육진흥법」 제2조 제6호에 따른 체육지도자
14. 「유아교육법」 제22조 제2항에 따른 교사
15. 「영유아보육법」 제21조 제2항에 따른 보육교사

※구조 및 응급처치에 관한 교육 대상자(시행령 제7조의2)

법 제14조 제1항 제12호에서 "대통령령으로 정하는 사람"이란 「화재예방, 소방시설 설치 · 유지 및 안전관리에 관한 법률 시행령」 제22조 제1항 제1호 또는 제2호에 따른 특급 소방안전관리대상물 또는 1급 소방안전관리대상물의 소방안전관리자[「화재예방, 소방시설 설치 · 유지 및 안전관리에 관한 법률」 제41조에 따라 소방청장이 실시하는 강습교육(법 제14조 제1항에 따른 교육의 내용 및 시간을 충족하는 강습교육만 해당한다)을 받은 사람은 제외한다]를 말한다.

(2) 보건복지부장관 및 시 · 도지사는 대통령령으로 정하는 바에 따라 제4조 제1항에 따른 응급처치 요령 등의 교육 · 홍보를 위한 계획을 매년 수립하고 실시하여야 한다. 이 경우 보건복지부장관은 교육 · 홍보 계획의 수립 시 소방청장과 협의하여야 한다(응급의료법 제14조 제2항).

※응급처치 교육 · 홍보 계획 수립 등(시행령 제8조)

① 보건복지부장관 및 시 · 도지사는 법 제14조 제2항에 따라 매년 응급처치 요령 등의 교육 · 홍보를 위한 계획(이하 "교육 · 홍보계획"이라 한다)을 수립하고 실시하여야 한다.
② 교육 · 홍보계획에는 다음 각 호의 내용이 포함되어야 한다.
 1. 교육 · 홍보의 대상 · 내용 · 방법
 2. 그 밖에 응급처치 요령 등의 교육 · 홍보에 관하여 필요한 사항
③ 보건복지부장관 및 시 · 도지사는 교육 · 홍보 관련 전문가나 단체에 의뢰하여 제1항에 따라 수립한 교육 · 홍보계획을 실시할 수 있다.

(3) 시 · 도지사는 제2항에 따라 응급처치 요령 등의 교육 · 홍보를 실시한 결과를 보건복지부장관에게 보고하여야 한다(응급의료법 제14조 제3항).

(4) 제1항부터 제3항까지의 규정에 따른 구조 및 응급처치에 관한 교육의 내용 및 실시방법, 보고 등에 관하여 필요한 사항은 보건복지부령으로 정한다(응급의료법 제14조 제4항).

8. 응급의료정보통신망의 구축

(1) 국가 및 지방자치단체는 국민들에게 효과적인 응급의료를 제공하기 위하여 각종 자료의 수집과 정보 교류를 위한 응급의료정보통신망을 구축하여야 한다(응급의료법 제15조 제1항).

(2) 제1항에 따른 응급의료정보통신망의 통신체계 및 운용비용 등에 관하여 필요한 사항은 보건복지부령으로 정한다(응급의료법 제15조 제2항).

(3) 보건복지부장관은 응급의료정보통신망 구축을 위하여 필요한 경우 관계 중앙행정기관의 장 또는 지방자치단체의 장 및 응급의료와 관련된 기관·단체 등에 대하여 정보통신망의 연계를 요구할 수 있다. 이 경우 정보통신망의 연계를 요구받은 관계 중앙행정기관의 장 또는 지방자치단체의 장 및 응급의료와 관련된 기관·단체 등은 특별한 사유가 있는 경우 외에는 이에 응하여야 한다(응급의료법 제15조 제3항).

9. 비상대응매뉴얼

(1) 국가와 지방자치단체는 「재난 및 안전관리 기본법」 제3조 제1호 및 제2호의 재난 및 해외재난으로부터 국민과 주민의 생명을 보호하기 위하여 응급의료에 관한 기본적인 사항과 응급의료 지원 등에 관한 비상대응매뉴얼을 마련하고 의료인에게 이에 대한 교육을 실시하여야 한다(응급의료법 제15조의2 제1항).

(2) 비상대응매뉴얼의 내용, 교육의 대상·방법, 교육 참가자에 대한 비용지원 등에 필요한 사항은 대통령령으로 정한다(응급의료법 제15조의2 제2항).

> ※비상대응매뉴얼의 교육 등(시행령 제8조의3)
> ① 법 제15조의2 제2항에 따른 비상대응매뉴얼의 교육 대상은 응급의료기관의 응급의료종사자로 하고, 매년 보건복지부장관이 지방자치단체별·직종별로 교육 대상자의 인원수 등을 정하여 고시한다.
> ② 국가와 지방자치단체의 비상대응매뉴얼 교육은 재난현장에서 응급의료와 그 지원에 필요한 기본 교육과 함께 응급의료 실습과정을 포함하여 실시하고, 교육시간은 매년 12시간 이상으로 한다.
> ③ 법 제15조의2 제2항에 따라 국가와 지방자치단체는 교육 참가자에게 예산의 범위에서 급식비·교통비 등 실비와 교육참가비를 지급할 수 있다. 이 경우 지급액의 산정방법 및 지급절차 등에 관하여 필요한 사항은 보건복지부장관이 정하여 고시한다.

10. 재정 지원

(1) 국가 및 지방자치단체는 예산의 범위에서 응급의료기관 등 및 응급의료시설에 대하여 필요한 재정 지원을 할 수 있다(응급의료법 제16조 제1항).

(2) 국가 및 지방자치단체는 제47조의2에 따른 자동심장충격기 등 심폐소생을 위한 응

급장비를 갖추어야 하는 시설 등에 대하여 필요한 재정 지원을 할 수 있다(응급의료법 제16조 제2항).

11. 응급의료기관 등에 대한 평가

(1) 보건복지부장관은 응급의료기관 등의 시설·장비·인력, 업무의 내용·결과 등에 대하여 평가를 할 수 있다. 이 경우 평가 대상이 되는 응급의료기관 등의 장은 특별한 사유가 없으면 평가에 응하여야 한다(응급의료법 제17조 제1항).

(2) 보건복지부장관은 응급의료기관 등의 평가를 위하여 해당 응급의료기관 등을 대상으로 필요한 자료의 제공을 요청할 수 있다. 이 경우 자료의 제공을 요청받은 응급의료기관 등은 정당한 사유가 없으면 이에 따라야 한다(응급의료법 제17조 제2항).

(3) 보건복지부장관은 응급의료기관 등에 대한 평가 결과를 공표할 수 있다(응급의료법 제17조 제3항).

(4) 보건복지부장관은 응급의료기관 등에 대한 평가 결과에 따라 응급의료기관 등에 대하여 행정적·재정적 지원을 할 수 있다(응급의료법 제17조 제4항).

(5) 응급의료기관 등의 평가방법, 평가주기, 평가결과 공표 등에 관하여 필요한 사항은 보건복지부령으로 정한다(응급의료법 제17조 제5항).

12. 환자가 여러 명 발생한 경우의 조치

(1) 보건복지부장관, 시·도지사 또는 시장·군수·구청장(자치구의 구청장을 말한다. 이하 같다)은 재해 등으로 환자가 여러 명 발생한 경우에는 응급의료종사자에게 응급의료 업무에 종사할 것을 명하거나, 의료기관의 장 또는 구급차 등을 운용하는 자에게 의료 시설을 제공하거나 응급환자 이송 등의 업무에 종사할 것을 명할 수 있으며, 중앙행정 기관의 장 또는 관계 기관의 장에게 협조를 요청할 수 있다(응급의료법 제18조 제1항).

(2) 응급의료종사자, 의료기관의 장 및 구급차등을 운용하는 자는 정당한 사유가 없으면 제1항에 따른 명령을 거부할 수 없다(응급의료법 제18조 제2항).

(3) 환자가 여러 명 발생하였을 때 인명구조 및 응급처치 등에 필요한 사항은 대통령령으로 정한다(응급의료법 제18조 제3항).

> ※다수의 환자발생에 대한 인명구조 및 응급처치(시행령 제9조)
> ① 보건복지부장관 또는 시·도지사는 재해 등으로 인하여 다수의 환자가 발생한 때에는 법 제18조의 규정에 따라 응급의료기관 및 관계기관에 대한 지휘체계를 확립하여 그 사상자의 규모, 피해지역의 범위, 사고의 종류 및 추가적인 사고발생의 위험도 등을 감안하여 신속하고 적절한 인명구조 및 응급처치가 될 수 있도록 하여야 한다.
> ② 시·도지사 또는 시장·군수·구청장(자치구 구청장을 말한다. 이하 같다)은 다수의 환자

가 발생한 사실을 알게 되거나 보고를 받은 때에는 지체없이 보건복지부장관에게 이를 보고하여야 한다.

③ 시·도지사 또는 시장·군수·구청장은 다수의 환자가 발생한 때에는 사고 발생일부터 사고수습 종료일까지 매일 1일 활동상황을 보건복지부장관에게 보고하여야 하며, 사고수습이 종료된 경우에는 지체 없이 종합보고를 하여야 한다.

※다수의 환자발생에 대한 조치계획의 수립(시행령 제10조)

① 법 제18조 제3항의 규정에 따라 보건복지부장관 또는 시·도지사는 다수의 환자발생에 대비하여 환자발생의 원인 및 규모에 따른 적정한 조치계획을 미리 수립하여야 한다.

② 제1항의 조치계획에는 다음 각호의 사항이 포함되어야 한다.

 1. 응급의료 인력·장비 및 시설의 편성과 활용
 2. 관계기관의 협조체계 구축
 3. 응급의료활동훈련

제 5 장

재 정

1. 응급의료기금의 설치 및 관리 · 운용

(1) 보건복지부장관은 응급의료를 효율적으로 수행하기 위하여 응급의료기금(이하 "기금"이라 한다)을 설치한다(응급의료법 제19조 제1항).

※기금의 회계기관(시행령 제11조)

보건복지부장관은 소속공무원 중에서 법 제19조 제1항의 규정에 의한 응급의료기금(이하 "기금"이라 한다)의 수입과 지출에 관한 사무를 행하게 하기 위하여 기금수입 징수관 · 기금재무관 · 기금 지출관 및 기금출납공무원을 임명한다.

(2) 보건복지부장관은 기금의 관리 · 운용을 대통령령으로 정하는 의료 관련 기관 또는 의료 관련 단체(이하 "기금관리기관의 장"이라 한다)에 위탁할 수 있다. 이 경우 보건복지부장관은 기금의 관리 · 운용에 관한 사무를 감독하며 이에 필요한 명령을 할 수 있다(응급의료법 제19조 제2항).

※기금업무의 위탁(시행령 제12조)

① 보건복지부장관은 법 제19조 제2항에 따라 기금의 관리 · 운용에 관한 사항 중 법 제21조 제1호에 따른 미수금의 대지급(代支給)업무를 「국민건강보험법」 제62조에 따른 건강보험심사평가원(이하 "심사평가원"이라 한다)에 위탁하여 한다.
② 보건복지부장관은 기금에서 제1항의 규정에 의한 위탁업무에 소요되는 비용(이하 "위탁사업비"라 한다)을 심사평가원에 배정 · 지급하여야 한다.

(3) 그 밖에 기금의 설치 및 관리 · 운용에 필요한 사항은 대통령령으로 정한다(응급의료법 제19조 제3항).

※위탁사업비의 관리 · 운용계획의 수립(시행령 제13조)

① 심사평가원의 원장(이하 "심사평가원장"이라 한다)은 위탁사업비의 관리 · 운용계획을 수립하여 다음 회계연도 개시 2월전까지 보건복지부장관의 승인을 얻어야 한다. 이를 변경하고자 하는 때에는 그 변경하고자 하는 사항에 관하여 보건복지부장관의 승인을 얻어야 한다.
② 제1항의 규정에 의한 위탁사업비의 관리 · 운용계획에는 다음 각호의 사항이 포함되어야

한다.
 1. 위탁사업비의 수입 및 지출에 관한 사항
 2. 사업의 내용 및 위탁사업비의 용도를 설명하는 내역

※위탁사업비의 용도(시행령 제14조)

위탁사업비를 사용할 수 있는 용도는 다음 각 호와 같다.
 1. 법 제22조 제1항에 따른 미수금 대지급에 드는 비용
 2. 미수금 대지급심사와 대지급금의 구상 등에 소요되는 인건비 및 여비
 3. 미수금 대지급심사와 대지급금의 구상 등에 소요되는 소모품 등 행정경비
 4. 그 밖에 위탁업무의 수행에 필요한 비용

※위탁사업비의 회계(시행령 제15조)

① 위탁사업비는 심사평가원의 다른 회계와 구분되는 별도의 계정을 설정하여 관리하여야 한다.
② 위탁사업비의 회계절차 및 방법은 심사평가원장이 보건복지부장관의 승인을 얻어 정한다.

※위탁사업비의 결산(시행령 제16조)

① 심사평가원장은 당해 연도의 위탁사업비의 결산보고서를 작성하여 당해 회계연도 종료 후 2월 이내에 보건복지부장관에게 보고하여야 한다.
② 제1항의 규정에 의한 위탁사업비의 결산보고서에는 다음 각호의 사항이 포함되어야 한다.
 1. 위탁사업비의 사용에 관한 내역
 2. 위탁사업비의 결산내역
③ 심사평가원장은 매회계연도 결산상 잉여금이 발생한 경우에는 이를 다음 연도의 예산에 이월하여 수입으로 계상하여야 한다.

2. 기금의 조성

(1) 기금은 다음 각 호의 재원으로 조성한다(응급의료법 제20조 제1항).

 1. 「국민건강보험법」에 따른 요양기관의 업무정지를 갈음하여 보건복지부장관이 요양기관으로부터 과징금으로 징수하는 금액 중 「국민건강보험법」에 따라 지원하는 금액
 2. 응급의료와 관련되는 기관 및 단체의 출연금 및 기부금
 3. 정부의 출연금
 4. 그 밖에 기금을 운용하여 생기는 수익금

(2) 정부는 제1항 제3호의 정부출연금으로 다음 각 호의 해당 연도 예상수입액의 100분의 20에 해당하는 금액을 매 회계연도의 세출예산에 계상하여야 한다(응급의료법 제20조 제2항).

 1. 「도로교통법」 제160조 제2항 및 제3항에 따른 과태료(같은 법 제161조 제1항 제1호에 따라 지방경찰청장이 부과·징수하는 것에 한한다)[1]
 2. 「도로교통법」 제162조 제3항에 따른 범칙금

3. 기금의 사용

기금은 다음 각 호의 용도로 사용한다(응급의료법 제21조).

1. 응급환자의 진료비 중 제22조에 따른 미수금의 대지급(代支給)
2. **응급의료기관 등의 육성·발전과 의료기관의 응급환자 진료를 위한 시설 등의 설치에 필요한** 자금의 융자 또는 지원
3. **응급의료 제공체계의** 원활한 운영을 위한 보조사업
4. 대통령령으로 정하는 **재해 등이 발생하였을 때의 의료 지원**
5. 구조 및 응급처치 요령 등 응급의료에 관한 교육·홍보 사업
6. 응급의료의 원활한 제공을 위한 **자동심장충격기 등** 응급장비의 구비 지원
7. **응급의료를 위한** 조사·연구 사업
8. **기본계획 및 지역응급의료시행계획의 시행 지원**

※ 재해시의 의료지원(시행령 제17조)

법 제21조 제4호의 규정에 의한 의료지원은 재해 발생시 응급의료 활동에 필요한 의료인력의 여비와 그 밖에 이에 준하는 경비의 지원으로 한다.

4. 미수금의 대지급

(1) 의료기관과 구급차 등을 운용하는 자는 응급환자에게 응급의료를 제공하고 그 비용을 받지 못하였을 때에는 그 비용 중 **응급환자** 본인이 부담하여야 하는 금액(이하 "미수금"이라 한다)에 대하여는 기금관리기관의 장(기금의 관리·운용에 관한 업무가 위탁되지 아니한 경우에는 보건복지부장관을 말한다. 이하 이 조 및 제22조의2에서 같다)에게 대신 지급하여 줄 것을 청구할 수 있다(응급의료법 제22조 제1항).

(2) **기금관리기관의 장은 제1항에 따라 의료기관 등이 미수금에 대한 대지급을 청구하면 보건복지부령으로 정하는 기준에 따라 심사하여 그 미수금을 기금에서 대신 지급하여야 한다** (응급의료법 제22조 제2항).

(3) 국가나 지방자치단체는 제2항에 따른 대지급에 필요한 비용을 기금관리기관의 장에게 보조할 수 있다(응급의료법 제22조 제3항).

(4) 기금관리기관의 장은 제2항에 따라 미수금을 대신 지급한 경우에는 응급환자 본인과 그 배우자, 응급환자의 1촌의 직계혈족 및 그 배우자 또는 다른 법령에 따른 진료비 부담 의무자에게 그 대지급금(代支給金)을 구상(求償)할 수 있다(응급의료법 제22조 제4항).

(5) 대지급금의 상환 청구를 받은 자가 해당 대지급금을 정하여진 기간 내에 상환하지

---

1 법률 제9305호(2008.12.31.) 부칙 제3항의 규정에 의하여 이 조 제2항 제1호는 2022년 12월 31일까지 유효함.

아니하면 기금관리기관의 장은 기한을 정하여 독촉할 수 있다(응급의료법 제22조 제5항).

(6) 독촉을 받은 자가 그 기한 내에 대지급금을 상환하지 아니하면 기금관리기관의 장은 보건복지부장관의 승인을 받아 국세 체납처분의 예에 따라 이를 징수할 수 있다(응급의료법 제22조 제6항).

(7) 기금관리기관의 장은 대지급금을 구상하였으나 상환받기가 불가능하거나 제22조의3에 따른 소멸시효가 완성된 대지급금을 결손으로 처리할 수 있다(응급의료법 제22조 제7항).

(8) 미수금 대지급의 대상·범위·절차 및 방법, 구상의 절차 및 방법, 상환이 불가능한 대지급금의 범위 및 결손처분 절차 등에 관하여 필요한 사항은 대통령령으로 정한다(응급의료법 제22조 제8항).

※미수금 대지급의 범위(시행령 제19조)

법 제22조에 따른 미수금 대지급의 범위는 다음 각 호의 비용중 응급환자 본인이 부담하여야 하는 비용으로 한다.
1. 의료기관의 응급의료비용
2. 구급차 등을 운용하는 자의 법 제24조에 따른 이송처치료(의료기관이 구급차등을 운용하는 경우는 제외한다)

※미수금 대지급의 청구 및 심사 절차(시행령 제20조)

① 의료기관과 구급차 등을 운용하는 자가 법 제22조 제1항에 따라 미수금의 대지급을 받으려는 경우에는 보건복지부령으로 정하는 바에 따라 심사평가원장에게 미수금의 대지급 청구를 하여야 한다.
② 제1항에 따른 미수금의 대지급 청구는 진료종료일 또는 이송종료일부터 3년 이내에 하여야 한다.
③ 심사평가원장은 제1항에 따른 의료기관 등의 미수금 대지급 청구에 대하여 그 내용을 심사한 후 대지급금을 지급하여야 한다.
④ 미수금 대지급 청구의 심사에 관하여 필요한 사항은 보건복지부령으로 정한다.

※대지급금의 구상(시행령 제21조)

심사평가원장은 법 제22조 제2항에 따라 미수금을 대지급한 경우에는 지체 없이 그 대지급금 전액에 대하여 법 제22조 제4항에 따라 응급환자 본인과 그 배우자, 응급환자의 1촌의 직계혈족 및 그 배우자 또는 다른 법령에 의한 진료비부담 의무자(이하 "상환의무자"라 한다)에게 일정한 기간을 정하여 이를 납부하도록 청구하여야 한다. 이 경우 상환의무자의 신청에 따라 12월의 범위 내에서 분할하여 납부하게 할 수 있다.

※상환금의 처리(시행령 제22조)

심사평가원장은 법 제22조 제4항에 따라 상환의무자로부터 대지급금을 구상한 경우에는 그 구상금액을 제15조 제1항에 따른 위탁사업비의 계정에 납입하여야 한다.

① 법 제22조 제5항 및 제6항에 따라 결손처분을 할 수 있는 상환이 불가능한 대지급금의 범위는 다음 각 호와 같다.

  1. 상환의무자의 행방을 알 수 없거나 상환할 만한 재산이 없다고 판명된 경우
  2. 당해권리에 대한 소멸시효가 완성된 경우
  3. 그 밖에 징수할 가능성이 없다고 심사평가원장이 인정하는 경우

② 심사평가원장은 법 제22조 제5항에 따라 상환이 불가능한 대지급금을 결손처분하려는 경우에는 지방자치단체, 세무서, 그 밖의 관계기관에 대하여 그 상환의무자의 행방 또는 재산의 유무를 조사·확인하여야 한다. 다만, 체납액이 10만원 미만인 경우에는 그러하지 아니하다.

5. 자료의 제공

(1) 기금관리기관의 장은 국가·지방자치단체 및 의료기관 등 관계기관에 미수금 심사, 대지급금 구상 및 결손처분 등을 위하여 국세·지방세, 토지·주택·건축물·자동차·선박·항공기, 국민건강보험·국민연금·고용보험·산업재해보상보험·보훈급여·공무원연금·공무원재해보상급여·군인연금·사립학교교직원연금·별정우체국연금·기초연금, 주민등록·가족관계등록 등에 관한 자료의 제공을 요청할 수 있다(응급의료법 제22조의2 제1항).

(2) 요청을 받은 기관은 특별한 사유가 없으면 이에 따라야 한다(응급의료법 제22조의2 제2항).

(3) 관계 기관이 기금관리기관의 장에게 제공하는 자료에 대하여는 사용료와 수수료 등을 면제한다(응급의료법 제22조의2 제3항).

6. 구상권의 시효

(1) 대지급금에 대한 구상의 권리는 그 대지급금을 청구할 수 있는 날부터 3년 동안 행사하지 아니하면 소멸시효가 완성된다(응급의료법 제22조의3 제1항).

(2) 시효중단, 그 밖의 소멸시효에 관하여는 「민법」에 따른다(응급의료법 제22조의3 제2항).

7. 응급의료수가의 지급기준

(1) 응급의료수가(應急醫療酬價)의 지급기준은 보건복지부장관이 정한다(응급의료법 제23조 제1항).

(2) 보건복지부장관은 응급의료수가의 지급기준을 정할 때 제17조에 따른 응급의료기관에 대한 평가 결과를 반영하여 응급의료수가에 차등(差等)을 둘 수 있다(응급의료법 제23조 제2항).

8. 이송처치료

(1) 구급차 등을 운용하는 자가 구급차 등을 이용하여 응급환자 등을 이송하였을 때에는 보건복지부령으로 정하는 이송처치료를 그 응급환자로부터 받을 수 있다(응급의료법 제24조 제1항).

(2) 구급차 등을 운용하는 자는 구급차 등의 이용자로부터 이송처치료 외에 별도의 비용을 받아서는 아니 된다(응급의료법 제24조 제2항).

▬▬ 예상문제

Q1. 응급의료기금 사용용도에 관한 다음 설명 중 올바른 것은?

① 재해발생지역 구급식량지원

② 응급의료 통신망 구축 및 운용

③ 응급 환자나 진료비 중 미수금의 대지급(代支給)

④ 응급 의료기관이 없는 지역에 지역응급의료센터 개설

⑤ 권역응급의료센터로 지정된 종합병원의 병동 증축지원

> **해설**
>
> §응급의료법 제21조(기금의 사용)   기금은 다음 각 호의 용도로 사용한다.
> 1. 응급환자의 진료비 중 제22조에 따른 **미수금의 대지급(代支給)**
> 2. 응급의료기관 등의 육성 · 발전과 의료기관의 **응급환자 진료를 위한 시설 등의 설치**에 필요한 자금의 융자 또는 지원
> 3. 응급의료 제공체계의 원활한 운영을 위한 보조사업
> 4. 대통령령으로 정하는 재해 등이 발생하였을 때의 의료 지원
> 5. 구조 및 응급처치 요령 등 응급의료에 관한 교육 · 홍보 사업
> 6. 응급의료의 원활한 제공을 위한 **자동심장충격기 등 응급장비의 구비 지원**
> 7. **응급의료를 위한 조사 · 연구 사업**
> 8. 기본계획 및 지역응급의료시행계획의 시행 지원

Q2. 응급의료기관이 응급환자 A에게 응급의료를 제공하였으나 그 비용을 받지 못하였다. 그 비용 가운데 본인이 부담하여야 하는 금액에 대해 대지급(代支給)을 받고자 할 때 이를 청구하는 기관은?

① 권역응급의료센터   ② 응급의료정보센터

③ 건강보험심사평가원   ④ 지역응급의료위원회

⑤ 중앙응급의료위원회

§응급의료법 제22조 제1항(미수금의 대지급)

의료기관과 구급차 등을 운용하는 자는 응급환자에게 응급의료를 제공하고 그 비용을 받지 못하였을 때에는 그 비용 중 **응급환자 본인이 부담하여야 하는 금액**(이하 "미수금"이라 한다)에 대하여는 기금관리기관의 장(기금의 관리·운용에 관한 업무가 위탁되지 아니한 경우에는 보건복지부장관을 말한다. 이하 이 조 및 제22조의2에서 같다)에게 대신 지급하여 줄 것을 청구할 수 있다.

§응급의료법 시행령 제20조 제1항(미수금 대지급의 청구 및 심사 절차)

의료기관과 구급차 등을 운용하는 자가 법 제22조 제1항에 따라 **미수금의 대지급을 받으려는 경우에는 보건복지부령으로 정하는 바에 따라 심사평가원장에게 미수금의 대지급 청구를 하여야** 한다.

1. ③   2. ③

제 6 장

응급의료기관 등

1. 중앙응급의료센터

(1) **보건복지부장관은** 응급의료에 관한 다음 각 호의 업무를 수행하게 하기 위하여 「의료법」 제3조의3에 따른 종합병원(이하 "종합병원"이라 한다) 중에서 중앙응급의료센터를 **지정할 수 있다(응급의료법 제25조 제1항)**.

1. 응급의료기관 등에 대한 평가 및 질을 향상시키는 활동에 대한 지원
2. 응급의료종사자에 대한 교육훈련
3. 제26조에 따른 권역응급의료센터 간의 업무조정 및 지원
4. 응급의료 관련 연구
5. 국내외 재난 등의 발생 시 응급의료 관련 업무의 조정 및 그에 대한 지원
6. 응급의료 통신망 및 응급의료 전산망의 관리·운영과 그에 따른 업무
7. 그 밖에 보건복지부장관이 정하는 응급의료 관련 업무

(2) 중앙응급의료센터 지정의 기준·방법 및 절차 등에 관하여 필요한 사항은 보건복지부령으로 정한다(응급의료법 제25조 제2항).

2. 권역응급의료센터의 지정

(1) **보건복지부장관은** 응급의료에 관한 다음 각 호의 업무를 수행하게 하기 위하여 「의료법」 제3조의4에 따른 **상급종합병원 또는** 같은 법 제3조의3에 따른 **300병상을 초과하는 종합병원 중에서 권역응급의료센터를 지정할 수 있다**(응급의료법 제26조 제1항).

1. 중증응급환자 중심의 진료
2. 재난 대비 및 대응 등을 위한 거점병원으로서 보건복지부령으로 정하는 업무
3. 권역(圈域) 내에 있는 응급의료종사자에 대한 교육·훈련
4. 권역 내 다른 의료기관에서 제11조에 따라 이송되는 중증응급환자에 대한 수용
5. 그 밖에 보건복지부장관이 정하는 권역 내 응급의료 관련 업무

(2) 권역응급의료센터의 지정 기준·방법·절차 및 업무와 중증응급환자의 기준 등은

권역 내 응급의료 수요와 공급 등을 고려하여 보건복지부령으로 정한다(응급의료법 제26 조 제2항).

3. 응급의료지원센터의 설치 및 운영

(1) **보건복지부장관은** 응급의료를 효율적으로 제공할 수 있도록 응급의료자원의 분포와 주민의 생활권을 고려하여 지역별로 응급의료지원센터를 설치·운영하여야 한다(응급 의료법 제27조 제1항).

(2) 응급의료지원센터의 업무는 다음 각 호와 같다(응급의료법 제27조 제2항).

> 1. 삭제
> 2. 삭제
> 3. 응급의료에 관한 각종 정보의 관리 및 제공
> 4. 삭제
> 5. 지역 내 응급의료종사자에 대한 교육훈련
> 6. 지역 내 응급의료기관 간 업무조정 및 지원
> 7. 지역 내 응급의료의 질 향상 활동에 관한 지원
> 8. 지역 내 재난 등의 발생 시 응급의료 관련 업무의 조정 및 지원
> 9. 그 밖에 보건복지부령으로 정하는 응급의료 관련 업무

(3) 보건복지부장관은 응급의료지원센터를 효율적으로 운영하기 위하여 필요하다고 인 정하면 그 운영에 관한 업무를 대통령령으로 정하는 바에 따라 관계 전문기관·법인· 단체에 위탁할 수 있다(응급의료법 제27조 제3항).

> ※응급의료지원센터 운영의 위탁(시행령 제23조의2)
> ① 법 제27조 제3항에 따라 응급의료지원센터 운영에 관한 업무를 위탁받을 수 있는 관계 전 문기관·법인·단체는 다음 각 호와 같다.
> 1. 법 제25조 제1항에 따라 지정된 중앙응급의료센터
> 2. 법 제26조 제1항에 따라 지정된 권역응급의료센터
> 3.「공공기관의 운영에 관한 법률」제4조에 따른 공공기관
> ② 보건복지부장관은 법 제27조 제3항에 따라 업무를 위탁하는 경우에는 그 수탁자 및 위탁업 무를 고시하여야 한다.

(4) 국가 및 지방자치단체는 제3항에 따라 응급의료지원센터의 운영에 관한 업무를 위 탁한 경우에는 그 운영에 드는 비용을 지원할 수 있다(응급의료법 제27조 제4항).

4. 응급의료지원센터에 대한 협조 등

(1) 응급의료지원센터의 장은 응급의료 관련 정보를 효과적으로 관리하기 위하여 응급 의료정보관리체계를 구축하여야 하며, 이를 위하여 응급의료기관의 장과 구급차 등을

운용하는 자에게 응급의료에 관한 정보제공을 요청할 수 있다(응급의료법 제28조 제1항).

※응급의료지원센터에 대한 응급의료기관 등의 정보제공(시행령 제24조)

① 법 제28조 제1항의 규정에 따라 응급의료지원센터의 장이 응급의료기관의 장과 구급차 등을 운용하는 자에게 요청할 수 있는 응급의료에 관한 정보는 다음과 같다.
　1. 중환자실 및 응급실의 인력·규모·시설·의료기구 및 장비
　2. 구급차 등의 편성·장비 및 운영인력
　3. 응급실 근무자, 당직응급의료종사자, 응급실의 사용가능 병상수
　4. 법 제11조에 따라 의료인이 응급환자의 이송을 결정하기 전에 응급의료지원센터의 장에게 다른 의료기관과의 협의를 요청한 경우 협의를 위하여 다른 의료기관에 제공할 환자의 주요증상, 활력징후, 검사결과 등에 관한 정보
　5. 그 밖에 응급의료와 관련된 주요의료시설, 의료장비, 응급수술 가능질환, 응급환자의 수용 및 이송 현황 등에 대하여 응급의료지원센터의 장이 필요하다고 인정하여 요구하는 사항
② 법 제28조 제2항의 규정에 따라 응급의료기관의 장 또는 구급차 등을 운용하는 자가 응급의료지원센터의 장으로부터 구급차 등의 출동, 응급환자의 수용 및 다른 의료기관과의 협의 등 필요한 조치를 요청받은 경우에는 출동상황, 응급환자의 처리상황 및 그 처리결과를 응급의료지원센터의 장에게 통보하여야 한다.
③ 지방자치단체, 경찰관서, 소방관서 및 군부대의 장은 응급의료지원센터의 장으로부터 구급차 등의 출동 등 응급의료를 위한 협조를 요청받아 이를 조치한 경우에는 구급차 등의 출동상황, 인력 및 장비의 지원상황, 응급환자의 처리상황 및 그 처리결과를 응급의료지원센터의 장에게 통보하여야 한다.
④ 응급의료기관의 장과 구급차 등을 운용하는 자는 제1항 및 제2항의 규정에 따라 응급의료지원센터에 제공한 정보의 변동사항이 있는 경우에는 즉시 그 사항을 응급의료지원센터에 통보하여야 한다.

(2) 응급의료지원센터의 장은 그 업무를 수행할 때 필요하다고 인정하면 의료기관 및 구급차 등을 운용하는 자에게 응급의료에 대한 각종 정보를 제공하고, 구급차 등의 출동 등 응급의료에 필요한 조치를 요청할 수 있다(응급의료법 제28조 제2항).

(3) 제1항과 제2항에 따라 응급의료에 관한 정보 제공이나 필요한 조치를 요청받은 자는 특별한 사유가 없으면 이에 따라야 한다(응급의료법 제28조 제3항).

(4) 응급의료지원센터에 대한 정보제공 등에 필요한 사항은 대통령령으로 정한다(응급의료법 제28조 제4항).

5. 전문응급의료센터의 지정

(1) 보건복지부장관은 소아환자, 화상환자 및 독극물중독환자 등에 대한 응급의료를 위하여 중앙응급의료센터, 권역응급의료센터, 지역응급의료센터 중에서 분야별로 전문응급의료센터를 지정할 수 있다(응급의료법 제29조 제1항).

(2) 전문응급의료센터 지정의 기준·방법 및 절차 등에 관하여 필요한 사항은 보건복지

부령으로 정한다(응급의료법 제29조 제2항).

6. 지역응급의료센터의 지정

(1) 시 · 도지사는 응급의료에 관한 다음 각 호의 업무를 수행하게 하기 위하여 **종합병원 중에서 지역응급의료센터를 지정할 수 있다**(응급의료법 제30조 제1항).

1. 응급환자의 진료
2. 제11조에 따라 응급환자에 대하여 적절한 응급의료를 할 수 없다고 판단한 경우 신속한 이송

(2) 지역응급의료센터의 지정 기준 · 방법 · 절차와 업무 등에 필요한 사항은 시 · 도의 응급의료 수요와 공급 등을 고려하여 보건복지부령으로 정한다(응급의료법 제30조 제2항).

④ 시·도지사는 지역응급의료센터를 지정한 경우에는 별지 제7호서식의 지역응급의료센터 지정서를 교부하여야 한다.

7. 권역외상센터의 지정

(1) 보건복지부장관은 외상환자의 응급의료에 관한 다음 각 호의 업무를 수행하게 하기 위하여 중앙응급의료센터나 권역응급의료센터, 전문응급의료센터 및 지역응급의료센터 중 권역외상센터를 지정할 수 있다(응급의료법 제30조의2 제1항).

1. 외상환자의 진료
2. 외상의료에 관한 연구 및 외상의료표준의 개발
3. 외상의료를 제공하는 의료인의 교육훈련
4. 대형 재해 등의 발생 시 응급의료 지원
5. 그 밖에 보건복지부장관이 정하는 외상의료 관련 업무

(2) 권역외상센터는 외상환자에 대한 효과적인 응급의료 제공을 위하여 다음 각 호의 요건을 갖추어야 한다. 이 경우 각 호에 따른 구체적인 요건은 보건복지부령으로 정한다(응급의료법 제30조의2 제2항).

1. 외상환자 전용 중환자 병상 및 일반 병상
2. 외상환자 전용 수술실 및 치료실
3. 외상환자 전담 전문의
4. 외상환자 전용 영상진단장비 및 치료장비
5. 그 밖에 외상환자 진료에 필요한 인력·시설·장비

(3) 그 밖에 권역외상센터 지정의 기준·방법 및 절차 등에 관한 구체적인 사항은 보건복지부령으로 정한다(응급의료법 제30조의2 제3항).

※권역외상센터의 요건 및 지정기준 등(시행규칙 제17조의2)
① 보건복지부장관은 법 제30조의2에 따라 권역외상센터를 지정하려는 경우에는 시·도별로 1개소를 지정하는 것을 원칙으로 하되, 주민의 생활권, 외상환자의 발생 수 등을 감안하여 추가로 지정할 수 있다.
② 권역외상센터의 요건과 지정기준은 별표 7의2와 같다.
③ 권역외상센터로 지정을 받으려는 중앙응급의료센터, 권역응급의료센터, 전문응급의료센터 또는 지역응급의료센터는 별지 제6호의2서식의 권역외상센터 지정신청서에 다음 각 호의 서류를 첨부하여 보건복지부장관에게 제출하여야 한다.
  1. 권역외상센터시설의 도면 1부
  2. 권역외상센터 시설·인력·장비 등의 현황 및 운영계획서 1부
  3. 보건복지부장관이 정하는 기준에 따른 중증외상환자(이하 "중증외상환자"라 한다)의 이송체계 구축계획서 1부

8. 지역외상센터의 지정

(1) **시·도지사는** 관할 지역의 주민에게 적정한 외상의료를 제공하기 위하여 응급의료기관 중 지역외상센터를 지정할 수 있다(응급의료법 제30조의3 제1항).

(2) 지역외상센터 지정의 기준·방법 및 절차 등에 관한 구체적인 사항은 보건복지부령으로 정한다(응급의료법 제30조의3 제2항).

9. 권역외상센터 및 지역외상센터에 대한 지원

국가 및 지방자치단체는 중증 외상으로 인한 사망률을 낮추고 효과적인 외상의료체계를 구축하기 위하여 권역외상센터 및 지역외상센터에 대한 행정적·재정적 지원을 실시할 수 있다(응급의료법 제30조의4).

10. 지역응급의료기관의 지정

(1) **시장·군수·구청장은** 응급의료에 관한 다음 각 호의 업무를 수행하게 하기 위하여 **종합병원** 중에서 지역응급의료기관을 지정할 수 있다. 다만, 시·군의 경우에는 「의료법」 제3조 제2항 제3호 가목의 **병원 중에서 지정할 수 있다**(응급의료법 제31조 제1항).

1. **응급환자의 진료**
2. 제11조에 따라 응급환자에 대하여 적절한 응급의료를 할 수 없다고 판단한 경우 신속한 이송

(2) 지역응급의료기관의 지정 기준·방법·절차와 업무 등에 필요한 사항은 시·군·구의 응급의료 수요와 공급 등을 고려하여 보건복지부령으로 정한다(응급의료법 제31조 제2항).

※지역응급의료기관의 지정기준·방법 및 절차(시행규칙 제18조)
① 법 제31조 제2항의 규정에 의한 지역응급의료기관의 지정기준은 별표 8과 같다.
② 지역응급의료기관으로 지정을 받고자 하는 종합병원, 병원 또는 의원의 장은 별지 제6호서식의 지역응급의료기관 지정신청서에 다음 각호의 서류를 첨부하여 관할 시장·군수·구청장(자치구의 구청장을 말한다. 이하 같다)에게 제출하여야 한다.
  1. 응급의료시설의 도면 1부
  2. 응급의료 시설·인력 및 장비 등의 현황 및 운영계획서 1부
③ 시장·군수·구청장은 지역응급의료기관을 지정한 경우에는 별지 제7호서식의 지역응급의료기관 지정서를 교부하여야 한다.

11. 응급의료기관의 운영

응급의료기관은 응급환자를 24시간 진료할 수 있도록 응급의료기관의 지정기준에 따라 시설, 인력 및 장비 등을 유지하여 운영하여야 한다(응급의료법 제31조의2).

12. 응급의료기관의 재지정

(1) 보건복지부장관 및 시·도지사, 시장·군수·구청장은 3년마다 해당 지정권자가 지정한 모든 응급의료기관을 대상으로 다음 각 호의 사항을 반영하여 재지정하거나 지정을 취소할 수 있다. 다만, 제1호를 충족하지 못한 경우에는 지정을 취소하여야 한다(응급의료법 제31조의3 제1항).

1. 제31조의2에 따른 지정기준의 준수
2. 제17조에 따른 응급의료기관의 평가 결과
3. 그 밖에 보건복지부령으로 정하는 사항

(2) 응급의료기관의 재지정 절차 및 방법 등은 보건복지부령으로 정한다(응급의료법 제31조의3 제2항).

※응급의료기관의 재지정 절차 및 방법 등(시행규칙 제18조의2)

① 보건복지부장관 및 시·도지사, 시장·군수·구청장은 법 제31조의3 제1항에 따라 응급의료기관을 재지정하려는 경우에는 재지정 예정일 6개월 전에 다음 각 호의 사항을 포함하여 응급의료기관 재지정 계획을 공고하여야 한다.
  1. 재지정 대상 응급의료기관
  2. 재지정 신청 절차
  3. 재지정 심사의 기준 및 절차
  4. 그 밖에 재지정에 필요한 사항
② 응급의료기관의 재지정은 3년마다 같은 해에 시행하며, 재지정 이후에 응급의료기관의 종류가 변경되는 사항을 고려하여 모든 응급의료기관의 재지정일은 같은 날로 정한다.
③ 제1항의 응급의료기관 재지정 계획에 따른 심사 및 결정은 중앙응급의료센터 및 권역응급의료센터, 지역응급의료센터, 지역응급의료기관의 순서로 실시한다.
④ 그 밖에 응급의료기관의 재지정 기준·방법 및 절차에 관하여는 제12조, 제13조, 제16조, 제17조 및 제18조의 응급의료기관의 지정 기준·방법 및 절차에 관한 사항을 준용한다. 이 경우 "지정"은 "재지정"으로 본다.
⑤ 보건복지부장관 및 시·도지사, 시장·군수·구청장은 응급의료기관 재지정 심사에 필요한 자료 수집과 사실 조사 등을 관계 전문기관에 의뢰하여 실시할 수 있다.
⑥ 법 제31조의3 제1항 제3호에서 "보건복지부령으로 정하는 사항"이란 응급의료기관이 거짓이나 그 밖의 부정한 방법으로 법 제17조에 따른 평가를 방해하는 행위를 하였는지에 관한 사항을 말한다.

13. 환자의 중증도 분류 및 감염병 의심환자 등의 선별

(1) 응급의료기관의 장 및 구급차 등의 운용자는 응급환자 등에 대한 신속하고 적절한 이송·진료와 응급실의 감염예방을 위하여 보건복지부령으로 정하는 바에 따라 응급환자 등의 중증도를 분류하고 감염병 의심환자 등을 선별하여야 한다(응급의료법 제31조의4 제1항).

(2) 응급의료기관의 장은 선별된 감염병 의심환자 등을 격리 진료할 수 있도록 시설 등을 확보하여야 한다(응급의료법 제31조의4 제2항).

(3) 분류·선별기준 및 격리 시설 기준 등에 관한 사항은 보건복지부령으로 정한다(응급의료법 제31조의4 제3항).

> ※응급환자의 중증도 분류(시행규칙 제18조의3)
> ① 중앙응급의료센터의 장, 권역응급의료센터의 장 및 지역응급의료센터의 장은 응급환자에 대한 신속한 진료와 의료자원의 우선배정을 위하여 응급실 전담 의사, 간호사 및 1급 응급구조사에게 응급환자를 중증도에 따라 분류하도록 하여야 한다.
> ② 제1항에 따른 중증도 분류는 환자의 주요증상, 활력징후(호흡, 맥박, 혈압, 체온), 의식장애, 사고기전, 통증 등을 고려하여 수행되어야 하며 그 세부적인 절차와 방법, 중증응급환자의 범위 등은 보건복지부장관이 고시하는 한국 응급환자 중증도 분류기준에 따른다.

14. 응급실 출입 제한

(1) 응급환자의 신속한 진료와 응급실 감염예방 등을 위하여 다음 각 호의 어느 하나에 해당하는 사람 외에는 응급실에 출입하여서는 아니 된다(응급의료법 제31조의5 제1항).

> 1. 응급실 환자
> 2. 응급의료종사자(이에 준하는 사람을 포함한다)
> 3. 응급실 환자의 보호자로서 진료의 보조에 필요한 사람

(2) 응급의료기관의 장은 응급실 출입이 제한된 사람이 응급실에 출입할 수 없도록 관리하여야 하고, 응급실에 출입하는 사람의 성명 등을 기록·관리하여야 한다(응급의료법 제31조의5 제2항).

(3) 응급실 출입기준 및 출입자의 명단 기록·관리에 필요한 사항은 보건복지부령으로 정한다(응급의료법 제31조의5 제3항).

> ※응급실 출입 제한(시행규칙 제18조의4)
> ① 법 제31조의5 제1항 제3호에 따라 응급의료기관의 장이 응급실 출입을 허용할 수 있는 환자의 보호자는 1명으로 한다. 다만, 다음 각 호의 경우에는 2명으로 할 수 있다.
> 1. 소아·장애인·주취자 또는 정신질환자의 진료 보조를 위하여 필요한 경우
> 2. 그 밖에 진료 보조를 위하여 응급의료기관의 장이 필요하다고 인정하는 경우

② 응급실 환자의 보호자로서 다음 각 호의 어느 하나에 해당하는 사람은 응급실에 출입하여서는 아니 된다.
 1. 발열·기침 등 감염병의 의심 증상이 있는 사람
 2. 응급의료종사자에게 위해를 끼치거나 끼칠 위험이 있는 사람
 3. 주취자·폭력행위자 등 다른 환자의 진료에 방해가 될 수 있는 사람
 4. 그 밖에 응급의료기관의 장이 응급환자의 신속한 진료와 응급실 감염예방 등을 위하여 출입을 제한할 필요가 있다고 인정하는 사람
③ 응급의료기관의 장은 법 제31조의5 제1항 제3호에 따라 응급실에 출입하는 사람에게 출입증을 교부하여야 한다.
④ 응급의료기관의 장은 제1항에 따라 응급실에 출입하는 사람의 성명, 환자와의 관계, 입실·퇴실 일시, 연락처, 발열·기침 여부 등을 기록(전자문서로 된 기록을 포함한다)·관리하고, 1년간 보존하여야 한다.
⑤ 응급의료기관의 장은 응급실 출입 제한에 관한 세부 사항을 응급실 입구 등에 게시하여야 한다.

15. 비상진료체계

(1) 응급의료기관은 공휴일과 야간에 당직응급의료종사자를 두고 응급환자를 언제든지 진료할 준비체계(이하 "비상진료체계"라 한다)를 갖추어야 한다(응급의료법 제32조 제1항).
(2) 응급의료기관의 장으로부터 비상진료체계의 유지를 위한 근무명령을 받은 응급의료종사자는 이를 성실히 이행하여야 한다(응급의료법 제32조 제2항).
(3) 응급의료기관의 장은 당직응급의료종사자로서 인력기준을 유지하는 것과는 별도로 보건복지부령으로 정하는 바에 따라 당직전문의 또는 당직전문의를 갈음할 수 있는 당직의사(이하 "당직전문의 등"이라 한다)를 두어야 한다(응급의료법 제32조 제3항).
(4) 응급의료기관의 장은 응급실에 근무하는 의사가 요청하는 경우 다음 각 호의 어느 하나에 해당하는 자가 응급환자를 직접 진료하게 하여야 한다(응급의료법 제32조 제4항).

1. 당직전문의 등
2. 해당 응급환자의 진료에 적합한 자로서 보건복지부령에 따라 당직전문의 등과 동등한 자격을 갖춘 것으로 인정되는 자

(5) 비상진료체계에 관하여 필요한 사항은 보건복지부령으로 정한다(응급의료법 제32조 제5항).

※비상진료체계(시행규칙 제19조)

① 법 제32조 제3항에 따라 응급의료기관의 장은 다음 각 호의 구분에 따른 당직전문의를 두어야 한다. 다만, 권역응급의료센터가 아닌 응급의료기관이 해당 진료과목을 설치·운영하지 않는 경우에는 그 진료과목의 당직전문의를 두지 않을 수 있다.
 1. 권역응급의료센터: 내과·외과·산부인과·소아청소년과·정형외과·신경외과·흉부

외과 · 마취통증의학과 · 신경과 및 영상의학과 전문의 각 1명 이상
2. 지역응급의료센터: 내과 · 외과 · 산부인과 · 소아청소년과 및 마취통증의학과 전문의 각 1명 이상
3. 지역응급의료기관: 내과계열 및 외과계열 전문의 각 1명 이상
② 법 제32조 제4항 제2호에 따른 당직전문의 등과 동등한 자격을 갖춘 것으로 인정되는 자는 제1항 각 호의 진료과목별 전문의 중 당직전문의가 아닌 전문의로 한다.
③ 응급의료기관의 장은 제1항에 따른 당직전문의의 명단을 환자 및 환자의 보호자가 쉽게 볼 수 있도록 응급실 내부에 게시하여야 하며, 인터넷 홈페이지를 운영하는 경우에는 제1항에 따라 당직전문의를 둔 진료과목을 인터넷 홈페이지에 따로 표시하여야 한다.

16. 예비병상의 확보

(1) 응급의료기관은 응급환자를 위한 예비병상을 확보하여야 하며 예비병상을 응급환자가 아닌 사람이 사용하게 하여서는 아니 된다(응급의료법 제33조 제1항).

(2) 예비병상의 확보 및 유지에 필요한 사항은 보건복지부령으로 정한다(응급의료법 제33조 제2항).

※ 예비병상의 확보 및 유지(시행규칙 제20조)
① 응급의료기관이 법 제33조의 규정에 따라 확보하여야 하는 예비병상의 수는 「의료법」 제33조 제4항에 따라 허가받은 병상 수의 100분의 1 이상(병 · 의원의 경우에는 1병상 이상)으로 한다.
② 응급의료기관은 응급실을 전담하는 의사(이하 "전담의사"라 한다)가 입원을 의뢰한 응급환자에 한하여 제1항의 규정에 의한 예비병상을 사용하게 하여야 한다. 다만, 최근의 응급환자 발생상황과 다음 날의 예비병상 확보가능성 등을 감안하여 매일 오후 10시 이후에는 응급실에 있는 응급환자 중 입원 등의 필요성이 더 많이 요구되는 환자의 순으로 예비병상을 사용하도록 할 수 있다.

17. 응급실 체류 제한

(1) 응급의료기관의 장은 환자의 응급실 체류시간을 최소화하고 입원진료가 필요한 응급환자는 신속하게 입원되도록 조치하여야 한다(응급의료법 제33조의2 제1항).

(2) 권역응급의료센터 및 지역응급의료센터의 장은 24시간을 초과하여 응급실에 체류하는 환자의 비율을 보건복지부령으로 정하는 기준 미만으로 유지하여야 한다(응급의료법 제33조의2 제2항).

※ 응급실 체류 제한(시행규칙 제20조의2)
법 제33조의2 제2항에서 "보건복지부령으로 정하는 기준"이란 연 100분의 5를 말한다.

18. 당직의료기관의 지정

보건복지부장관, 시·도지사 또는 시장·군수·구청장은 공휴일 또는 야간이나 그 밖에 응급환자 진료에 지장을 줄 우려가 있다고 인정할 만한 이유가 있는 경우에는 응급환자에 대한 응급의료를 위하여 보건복지부령으로 정하는 바에 따라 의료기관의 종류별·진료과목별 및 진료기간별로 당직의료기관을 지정하고 이들로 하여금 응급의료를 하게 할 수 있다(응급의료법 제34조).

※ 당직의료기관의 지정(시행규칙 제21조)

① 법 제34조의 규정에 의한 당직의료기관의 지정대상은 응급의료기관을 제외한 의료기관으로 한다.
② 보건복지부장관, 시·도지사 또는 시장·군수·구청장은 당직의료기관을 지정하고자 하는 경우에는 다음 각호의 구분에 따라 시·군·구(자치구를 말한다. 이하 같다)별로 의료기관의 신청을 받아 지정하여야 한다.
 1. 시장·군수·구청장이 지정하는 경우
  재해 또는 사고 그 밖에 불가피한 사유로 관할 구역에서 응급환자의 진료에 지장을 발생할 우려가 있는 경우
 2. 시·도지사가 지정하는 경우
  가. 당직의료기관을 지정하여야 하는 지역이 관할 시·도의 전체 지역이거나 2 이상의 시·군·구에 해당하는 경우
  나. 의료기관의 분포 등을 고려하여 시·군·구별로 지정하여 운영하는 것이 불합리하다고 판단하여 당직의료권역을 정한 경우
  다. 시장·군수·구청장이 지정한 당직의료기관이 충분하지 아니하다고 인정되는 경우
 3. 보건복지부장관이 지정하는 경우
  가. 당직의료기관을 지정하여야 하는 범위가 전국 또는 2 이상의 시·도에 해당하는 경우
  나. 의료기관의 분포 등을 고려하여 시·도별로 지정하여 운영하는 것이 불합리하다고 판단하여 당직의료권역을 정한 경우
  다. 시·도지사가 지정한 당직의료기관이 충분하지 아니하다고 인정되는 경우
③ 보건복지부장관, 시·도지사 또는 시장·군수·구청장은 제2항의 규정에 따라 당직의료기관을 지정함에 있어 지정신청을 한 의료기관이 충분하지 아니한 경우에는 지정신청을 한 의료기관외의 의료기관을 당직의료기관으로 직접 지정할 수 있다.
④ 보건복지부장관, 시·도지사 또는 시장·군수·구청장이 제2항의 규정에 따라 당직의료기관을 지정하는 때에는 당직 근무개시일 전에 미리 해당 의료기관에 지정사실을 통보하여야 한다.

19. 응급의료기관의 지정 취소 등

(1) 응급의료기관 및 권역외상센터, 지역외상센터가 다음 각 호의 어느 하나에 해당하는 경우에는 보건복지부장관 시·도지사 또는 시장·군수·구청장 중 해당 지정권자가 그 지정을 취소할 수 있다(응급의료법 제35조 제1항).

1. 지정기준에 미달한 경우
2. 이 법에 따른 업무를 수행하지 아니한 경우
3. 이 법 또는 이 법에 따른 처분이나 명령을 위반한 경우

(2) 보건복지부장관, 시·도지사 또는 시장·군수·구청장은 응급의료기관 및 권역외상센터, 지역외상센터가 제1항 각 호의 어느 하나에 해당하는 경우에는 일정한 기간을 정하여 위반한 사항을 시정하도록 명하여야 한다(응급의료법 제35조 제2항).

(3) 보건복지부장관, 시·도지사 또는 시장·군수·구청장은 제2항의 시정명령을 한 경우 명령의 성실한 이행을 위하여 명령이 이행될 때까지 제16조 제1항, 제17조 제4항 및 제30조의4에 따른 재정 지원의 전부 또는 일부를 중단할 수 있다(응급의료법 제35조 제3항).

(4) 보건복지부장관은 응급의료기관 및 권역외상센터, 지역외상센터가 제2항에 따른 시정명령을 이행하지 아니한 경우 일정한 기간을 정하여 제23조에 따른 응급의료수가를 차감할 수 있다(응급의료법 제35조 제4항).

20. 응급의료기관 외의 의료기관

이 법에 따른 응급의료기관으로 지정받지 아니한 의료기관이 응급의료시설을 설치·운영하려면 보건복지부령으로 정하는 시설·인력 등을 갖추어 시장·군수·구청장에게 신고하여야 한다. 다만, 종합병원의 경우에는 그러하지 아니하다(응급의료법 제35조의2).

▬▬▬ 예상문제

Q1. '군' 지역에 위치한 종합병원이 법령에서 정한 응급의료 시설·인력 및 장비 등을 갖추어 지역응급의료기관 지정을 받고자 한다. 필요한 조치는?
  ① 군수에게 지역응급의료기관 지정신청서 제출
  ② 도지사에게 지역응급의료기관 지정신청서 제출
  ③ 별도의 조치 없이 지역응급의료기관 설치 운영
  ④ 지역 내 권역응급의료센터의 장에게 지역응급의료기관 지정 신청서 제출
  ⑤ 지역 내 응급의료지원센터의 장에게 지역응급의료기관 지정 신청서 제출

> 해설 §응급의료법 제31조 제1항(지역응급의료기관의 지정)
> 시장·군수·구청장은 응급의료에 관한 다음 각 호의 업무를 수행하게 하기 위하여 종합병원 중에서 지역응급의료기관을 지정할 수 있다. 다만, 시·군의 경우에는 「의료법」 제3조

제2항 제3호 가목의 병원 중에서 지정할 수 있다.

§응급의료 시행규칙 제18조 제2항(지역응급의료기관의 지정기준·방법 및 절차)

지역응급의료기관으로 지정을 받고자 하는 종합병원, 병원 또는 의원의 장은 별지 제6호서식의 지역응급의료기관 지정신청서에 다음 각호의 서류를 첨부하여 관할 시장·군수·구청장(자치구의 구청장을 말한다. 이하 같다)에게 제출하여야 한다.

해설

1. 응급의료시설의 도면 1부
2. 응급의료 시설·인력 및 장비 등의 현황 및 운영계획서 1부

※ 따라서 시장, 군수, 구청장이 종합병원, 병원, 의원 중에서 지역응급의료기관을 지정할 수 있다.

Q2. 응급의료기관으로 지정받지 아니한 A 병원이 응급의료시설을 설치·운영하려고 할 때 법령에 정한 시설, 인력 등을 갖춘 후 A병원은 누구에게 신고해야 하는가?

① 관할 보건소장
② 시장·군수·구청장
③ 권역응급의료센터장
④ 응급의료지원센터장
⑤ 중앙응급의료센터장

§응급의료법 제35조의2(응급의료기관 외의 의료기관)

해설

이 법에 따른 응급의료기관으로 지정받지 아니한 의료기관이 응급의료시설을 설치·운영하려면 보건복지부령으로 정하는 시설·인력 등을 갖추어 시장·군수·구청장에게 신고하여야 한다. 다만, 종합병원의 경우에는 그러하지 아니하다.

정답   1. ①   2. ②

제 7 장

응급구조사

1. 응급구조사의 자격

(1) 응급구조사는 업무의 범위에 따라 1급 응급구조사와 2급 응급구조사로 구분한다(응급의료법 제36조 제1항).

(2) 1급 응급구조사가 되려는 사람은 다음 각 호의 어느 하나에 해당하는 사람으로서 보건복지부장관이 실시하는 시험에 합격한 후 보건복지부장관의 자격인정을 받아야 한다(응급의료법 제36조 제2항).

　　1. 대학 또는 전문대학에서 응급구조학을 전공하고 졸업한 사람

　　2. 보건복지부장관이 인정하는 외국의 응급구조사 자격인정을 받은 사람

　　3. 2급 응급구조사로서 응급구조사의 업무에 3년 이상 종사한 사람

(3) 2급 응급구조사가 되려는 사람은 다음 각 호의 어느 하나에 해당하는 사람으로서 보건복지부장관이 실시하는 시험에 합격한 후 보건복지부장관의 자격인정을 받아야 한다(응급의료법 제36조 제3항).

　　1. 보건복지부장관이 지정하는 응급구조사 양성기관에서 대통령령으로 정하는 양성과정을 마친 사람

> ※ 응급구조사의 양성과정(시행령 제25조)
>
> ① 법 제36조 제3항 제1호의 규정에 의한 응급구조사 양성과정은 강의 · 실습 및 실무수습과정으로 구분하고, 각 과정에 따른 교육과목 및 시간은 보건복지부령으로 정한다.
> ② 제1항의 규정에 의한 양성과정을 이수할 수 있는 자는 「초 · 중등교육법」 제2조 제4호의 규정에 의한 고등학교 졸업자(당해 연도 졸업예정자를 포함한다) 또는 이와 동등 이상의 학력이 있는 자로 한다.
> ③ 양성기관의 장은 보건복지부령이 정하는 바에 따라 양성과정을 이수중인 자의 학력 · 경력 및 자격에 따라 제1항의 규정에 의한 교육과목 및 시간의 일부를 감면하여 실시할 수 있다.

　　2. 보건복지부장관이 인정하는 외국의 응급구조사 자격인정을 받은 사람

(4) 보건복지부장관은 제2항과 제3항에 따른 응급구조사시험의 실시에 관한 업무를 대

통령령으로 정하는 바에 따라 「한국보건의료인국가시험원법」에 따른 한국보건의료인 국가시험원에 위탁할 수 있다(응급의료법 제36조 제4항).

(5) 1급 응급구조사 및 2급 응급구조사의 시험과목, 시험방법 및 자격인정에 관하여 필요한 사항은 보건복지부령으로 정한다(응급의료법 제36조 제5항).

2. 응급구조사 자격증의 교부 등

(1) 보건복지부장관은 제36조 제2항 또는 제3항에 따른 응급구조사시험에 합격한 사람에게 응급구조사 자격증을 교부하여야 한다(응급의료법 제36조의2 제1항).

(2) 응급구조사 자격증을 교부받은 사람은 응급구조사 자격증의 분실 또는 훼손으로 사용할 수 없게 된 경우에는 보건복지부장관에게 재교부 신청을 할 수 있다(응급의료법 제36조의2 제2항).

(3) 응급구조사는 다른 사람에게 자기의 성명을 사용하여 제41조에 따른 응급구조사의 업무를 수행하게 하거나 응급구조사 자격증을 다른 사람에게 빌려주어서는 아니 된다(응급의료법 제36조의2 제3항).

(4) 응급구조사 자격증의 교부·재교부 및 관리에 필요한 사항은 보건복지부령으로 정한다(응급의료법 제36조의2 제4항).

3. 응급구조사 실태 등의 신고

(1) 응급구조사는 대통령령으로 정하는 바에 따라 최초로 자격을 받은 후부터 3년마다 그 실태와 취업상황을 보건복지부장관에게 신고하여야 한다(응급의료법 제36조의3 제1항).

(2) 보건복지부장관은 보수교육을 받지 아니한 응급구조사에 대하여 제1항에 따른 신고를 반려할 수 있다(응급의료법 제36조의3 제2항).

(3) 보건복지부장관은 신고 수리 업무를 대통령령으로 정하는 바에 따라 관련 기관 등에 위탁할 수 있다(응급의료법 제36조의3 제3항).

※ 업무의 위탁(시행령 제26조의3)

① 보건복지부장관은 법 제36조의3 제3항에 따라 같은 조 제1항에 따른 응급구조사 실태와 취업상황의 신고 수리 업무를 다음 각 호의 기관 또는 단체에 위탁할 수 있다.
　1.「공공기관의 운영에 관한 법률」제4조에 따른 공공기관 중 그 설립 목적이 보건의료 또는 인력개발과 관련되는 공공기관
　2. 응급구조사를 구성원으로 하여 설립된 기관으로서 전국적 조직을 갖추고 있는 기관 또는 단체
　3. 위탁 업무 수행에 필요한 조직·인력 및 전문성 등을 갖춘 기관 또는 단체로서 보건복지부장관이 정하여 고시하는 기관 또는 단체
② 보건복지부장관은 법 제36조의3 제3항에 따라 응급구조사 실태와 취업상황의 신고 수리 업무를 위탁하려는 경우에는 그 위탁 기준·절차 및 방법 등에 관한 사항을 미리 공고하여야 한다.
③ 보건복지부장관은 법 제36조의3 제3항에 따라 응급구조사 실태와 취업상황의 신고 수리 업무를 위탁한 경우에는 그 위탁 내용 및 수탁자 등에 관한 사항을 관보에 고시하고, 보건복지부 인터넷 홈페이지에 게재하여야 한다.
④ 법 제36조의3 제3항에 따라 응급구조사 실태와 취업상황의 신고 수리 업무를 위탁받은 기관은 사업운영계획, 사업집행현황, 자금운용계획 및 자금집행내역 등에 관한 사항을 보건복지부장관에게 보고하여야 한다.
⑤ 제2항부터 제4항까지의 규정에 따른 위탁 기준 등의 공고, 위탁 내용 등의 고시 또는 위탁 업무의 보고 등에 필요한 세부 사항은 보건복지부장관이 정하여 고시한다.

4. 결격사유

다음 각 호의 어느 하나에 해당하는 사람은 응급구조사가 될 수 없다(응급의료법 제37조).

1.「정신건강증진 및 정신질환자 복지서비스 지원에 관한 법률」제3조 제1호에 따른 정신질환자. 다만, 전문의가 응급구조사로서 적합하다고 인정하는 사람은 그러하지 아니하다.
2. 마약·대마 또는 향정신성의약품 중독자
3. 피성년후견인·피한정후견인
4. 다음 각 목의 어느 하나에 해당하는 법률을 위반하여 금고 이상의 실형을 선고받고 그 집행이 끝나지 아니하거나 면제되지 아니한 사람
　가. 이 법
　나.「형법」제233조, 제234조, 제268조(의료과실만 해당한다), 제269조, 제270조 제1항부터 제3항까지, 제317조 제1항

다. 「보건범죄 단속에 관한 특별조치법」, 「지역보건법」, 「국민건강증진법」, 「후천성면역결핍증 예방법」, 「의료법」, 「의료기사 등에 관한 법률」, 「시체해부 및 보존에 관한 법률」, 「혈액관리법」, 「마약류 관리에 관한 법률」, 「모자보건법」, 「국민건강보험법」

5. 부정행위에 대한 제재

(1) 부정한 방법으로 응급구조사시험에 응시한 사람 또는 응급구조사시험에서 부정행위를 한 사람에 대하여는 그 수험을 정지시키거나 합격을 무효로 한다(응급의료법 제38조 제1항).

(2) 수험이 정지되거나 합격이 무효로 된 사람은 그 처분이 있은 날부터 2년간 응급구조사시에 응시할 수 없다(응급의료법 제38조 제2항).

6. 응급구조사의 준수 사항

응급구조사는 응급환자의 안전을 위하여 그 업무를 수행할 때 응급처치에 필요한 의료장비, 무선통신장비 및 구급의약품의 관리 · 운용과 응급구조사의 복장 · 표시 등 응급환자 이송 · 처치에 필요한 사항에 대하여 보건복지부령으로 정하는 사항을 지켜야 한다(응급의료법 제39조).

7. 비밀 준수 의무

응급구조사는 직무상 알게 된 비밀을 누설하거나 공개하여서는 아니 된다(응급의료법 제40조).

8. 응급구조사의 업무

응급구조사는 응급환자가 발생한 현장에서 응급환자에 대하여 상담 · 구조 및 이송 업무를 수행하며, 「의료법」 제27조의 무면허 의료행위 금지 규정에도 불구하고 보건복지부령으로 정하는 범위에서 현장에 있거나 이송 중이거나 의료기관 안에 있을 때에는 응급처치의 업무에 종사할 수 있다(응급의료법 제41조).

9. 응급구조사 업무지침의 개발 및 보급

(1) 보건복지부장관은 응급구조사 업무의 체계적 · 전문적 관리를 위하여 보건복지부령으로 정하는 절차 · 내용 · 방법에 따라 응급구조사 업무지침을 작성하여 보급하여야 한다(응급의료법 제41조의2 제1항).

(2) 응급구조사는 제41조에 따른 업무를 수행할 때 제1항에 따른 업무지침을 활용하여야 한다(응급의료법 제41조의2 제2항).

10. 업무의 제한

응급구조사는 의사로부터 구체적인 지시를 받지 아니하고는 제41조에 따른 응급처치를 하여서는 아니 된다. 다만, 보건복지부령으로 정하는 응급처치를 하는 경우와 급박한 상황에서 통신의 불능(不能) 등으로 의사의 지시를 받을 수 없는 경우에는 그러하지 아니하다(응급의료법 제42조).

11. 응급구조사의 보수교육 등

(1) 보건복지부장관은 응급구조사의 자질향상을 위하여 필요한 보수교육을 매년 실시하여야 한다(응급의료법 제42조 제1항).

(2) 보건복지부장관은 제1항에 따른 보수교육에 관한 업무를 보건복지부령으로 정하는 관계 기관 또는 단체에 위탁할 수 있다(응급의료법 제42조 제2항).

(3) 보건복지부장관은 제2항에 따라 보수교육에 관한 업무를 위탁하는 경우 보수교육의 실효성을 확보하기 위한 평가 및 점검을 매년 1회 이상 정기적으로 실시하여야 한다(응급의료법 제42조 제3항).

(4) 제1항에 따른 보수교육의 내용·대상과 제3항에 따른 평가 및 점검에 필요한 사항은 보건복지부령으로 정한다(응급의료법 제42조 제4항).

12. 응급구조학을 전공하는 학생의 응급처치 허용

대학 또는 전문대학에서 응급구조학을 전공하는 학생은 보건복지부령으로 정하는 경우에 한하여 의사로부터 구체적인 지시를 받아 응급처치를 할 수 있다. 이 경우 제39조부터 제41조까지 및 제41조의2에 따른 응급구조사에 관한 규정을 준용한다(응급의료법 제42조의2).

제 8 장

응급환자 이송 등

1. 구급차 등의 운용자

(1) 다음 각 호의 어느 하나에 해당하는 자 외에는 구급차 등을 운용할 수 없다(응급의료법 제44조 제1항).

1. 국가 또는 지방자치단체
2. 「의료법」제3조에 따른 의료기관
3. 다른 법령에 따라 구급차 등을 둘 수 있는 자
4. 이 법에 따라 응급환자이송업(이하 "이송업"이라 한다)의 허가를 받은 자
5. 응급환자의 이송을 목적사업으로 하여 보건복지부장관의 설립허가를 받은 비영리법인

(2) 의료기관은 구급차 등의 운용을 제1항 제4호에 따른 이송업의 허가를 받은 자(이하 "이송업자"라 한다) 또는 제1항 제5호에 따른 비영리법인에 위탁할 수 있다(응급의료법 제44조 제2항).

(3) 제2항에 따라 구급차 등의 운용을 위탁한 의료기관과 그 위탁을 받은 자는 보건복지부령으로 정하는 구급차 등의 위탁에 대한 기준 및 절차를 지켜야 한다(응급의료법 제44조 제3항).

2. 구급차 등의 운용신고 등

(1) 제44조 제1항 제1호의 국가 또는 지방자치단체가 구급차 등을 운용하고자 할 때에는 해당 구급차 등을 관계 법령에 따라 등록한 후 지체 없이 보건복지부령으로 정하는 바에 따라 시장·군수·구청장에게 통보하여야 한다. 그 통보 후 보건복지부령으로 정하는 중요 사항을 변경할 때에도 같다(응급의료법 제44조의2 제1항).

(2) 제44조 제1항 제2호부터 제5호까지에 해당하는 자가 구급차 등을 운용하고자 할 때에는 해당 구급차 등을 관계 법령에 따라 등록한 후 지체 없이 보건복지부령으로 정하는 바에 따라 시장·군수·구청장에게 신고하여야 한다. 그 신고 후 보건복지부령으로 정하는 중요 사항을 변경할 때에도 같다(응급의료법 제44조의2 제2항).

3. 구급차 등의 말소신고 등

(1) 제44조 제1항 제1호의 구급차 등 운용자는 구급차 등이 다음 각 호의 어느 하나에 해당하는 경우에는 보건복지부령으로 정하는 바에 따라 시장·군수·구청장에게 구급차 등의 말소 통보를 하여야 한다(응급의료법 제44조의3 제1항).

1. 「자동차관리법」 제13조, 「항공안전법」 제15조 등 관계 법령에 따라 구급차 등의 등록이 말소된 경우
2. 제46조의2에 따른 운행연한 또는 운행거리가 초과된 경우

(2) 제44조 제1항 제2호부터 제5호까지의 구급차 등 운용자는 구급차 등이 제1항 각 호의 어느 하나에 해당하는 경우에는 보건복지부령으로 정하는 바에 따라 시장·군수·구청장에게 구급차 등의 말소 신고를 하여야 한다(응급의료법 제44조의3 제2항).

(3) 시장·군수·구청장은 제1항 및 제2항에 따라 말소 통보 또는 신고를 하여야 하는 자가 말소 통보 또는 신고를 하지 아니할 경우 직권으로 말소할 수 있다(응급의료법 제44조의3 제3항).

4. 다른 용도에의 사용 금지

(1) **구급차 등은 다음 각 호의 용도 외에는 사용할 수 없다**(응급의료법 제45조 제1항).

1. 응급환자 이송
2. 응급의료를 위한 혈액, 진단용 검사대상물 및 진료용 장비 등의 운반
3. 응급의료를 위한 응급의료종사자의 운송
4. 사고 등으로 현장에서 사망하거나 진료를 받다가 사망한 사람을 의료기관 등에 이송
5. 그 밖에 보건복지부령으로 정하는 용도

> ※ 구급차 등의 용도(시행규칙 제37조)
> 1. 지역보건법에 의한 보건소 등 **지역보건의료기관에서 행하는 보건사업의 수행에 필요한 업무**
> 2. **구급차 등의 이용이 불가피한 척추장애환자 또는 거동이 불편한 환자의 이송**
> 3. **다수인이 모이는 행사 등에서 발생되는 응급환자 이송을 위한 대기**

(2) 시·도지사 또는 시장·군수·구청장은 제1항 또는 제44조의2 제2항을 위반한 구급차 등의 운용자에 대하여는 그 운용의 정지를 명하거나 구급차 등의 등록기관의 장에게 해당 구급차 등의 말소등록을 요청할 수 있다. 이 경우 말소등록을 요청받은 등록기관의 장은 해당 구급차 등에 대한 등록을 말소하여야 한다(응급의료법 제45조 제2항).

(3) 시·도지사 또는 시장·군수·구청장은 관할 구역에서 운용되는 구급차의 제1항에 따른 용도 외의 사용 여부를 확인하기 위하여 필요한 경우 지방경찰청장 또는 경찰서장

에게 구급차의 교통법규 위반사항 확인을 요청할 수 있다. 이 경우 요청을 받은 지방경찰청장 또는 경찰서장은 정당한 사유가 없으면 이에 따라야 한다(응급의료법 제45조 제3항).

5. 구급차 등의 기준

(1) 구급차 등은 환자이송 및 응급의료를 하는 데에 적합하게 설계 · 제작되어야 한다(응급의료법 제46조 제1항).

(2) 구급차의 형태, 표시, 내부장치 등에 관한 기준은 보건복지부와 국토교통부의 공동부령으로 정한다(응급의료법 제46조 제2항).

6. 구급차 운행연한

(1) 구급차는 보건복지부와 국토교통부의 공동부령으로 정하는 운행연한 및 운행거리를 초과하여 운행하지 못한다. 다만, 시장 · 군수 · 구청장은 관할 구역 내 구급차의 운행여건 등을 고려하여 보건복지부와 국토교통부의 공동부령으로 정하는 안전성 요건이 충족되는 경우에는 2년의 범위에서 운행연한을 연장할 수 있다(응급의료법 제46조의2 제1항).

(2) 시장 · 군수 · 구청장은 구급차의 제작 · 조립이 중단되거나 출고가 지연되는 등 부득이한 사유로 구급차의 수급이 현저히 곤란하다고 인정되는 때에는 보건복지부와 국토교통부의 공동부령으로 정하는 안전성 요건이 충족되는 경우 6개월의 범위에서 제1항에 따른 운행연한을 초과하여 운행하게 할 수 있다(응급의료법 제46조의2 제2항).

7. 응급의료 전용헬기

(1) 보건복지부장관 또는 시 · 도지사는 응급의료 취약지역 응급환자의 신속한 이송 및 응급처치 등을 위하여 응급환자 항공이송을 전담하는 헬리콥터(이하 "응급의료 전용헬기"라 한다)를 운용할 수 있다(응급의료법 제46조의3 제1항).

(2) 보건복지부장관 또는 시 · 도지사는 응급의료 전용헬기의 환자인계점에 누구든지 쉽게 인식할 수 있도록 해당 인계점이 응급환자 이송을 위하여 사용된다는 사실과 환자인계점에서 제한되는 행위 등을 알리는 안내표지를 설치할 수 있다(응급의료법 제46조의3 제2항).

(3) 응급의료 전용헬기의 장비 · 의약품 · 환자인계점 관리 등에 필요한 사항은 보건복지부령으로 정한다(응급의료법 제46조의3 제3항).

8. 구급차 등의 장비

(1) 구급차 등에는 응급환자에게 응급처치를 할 수 있도록 의료장비 및 구급의약품 등을 갖추어야 하며, 구급차 등이 속한 기관 · 의료기관 및 응급의료지원센터와 통화할 수

있는 통신장비를 갖추어야 한다(응급의료법 제47조 제1항).

(2) 구급차에는 응급환자의 이송 상황과 이송 중 응급처치의 내용을 파악하기 위하여 보건복지부령으로 정하는 기준에 적합한 다음 각 호의 장비를 장착하여야 한다. 이 경우 보건복지부령으로 정하는 바에 따라 장비 장착에 따른 정보를 수집 · 보관하여야 하며, 보건복지부장관이 해당 정보의 제출을 요구하는 때에는 이에 따라야 한다(응급의료법 제47조 제2항).

1. 구급차 운행기록장치 및 영상기록장치(차량 속도, 위치정보 등 구급차의 운행과 관련된 정보를 저장하고 충돌 등 사고발생 시 사고 상황을 영상 등으로 저장하는 기능을 갖춘 장치를 말한다)
2. 구급차 요금미터장치(거리를 측정하여 이를 금액으로 표시하는 장치를 말하며, 보건복지부령으로 정하는 구급차에 한정한다)
3. 「개인정보 보호법」 제2조 제7호에 따른 영상정보처리기기

(3) 제1항에 따라 갖추어야 하는 의료장비 · 구급의약품 및 통신장비 등의 관리와 구급차 등의 관리 및 제2항에 따른 장비의 장착 · 관리 등에 필요한 사항은 보건복지부령으로 정한다(응급의료법 제47조 제3항).

(4) 장비는 보건복지부령으로 정하는 구급차 이용자 등의 동의 절차를 거쳐 개인영상정보를 수집하도록 하고, 이 법에서 정한 것 외에 영상정보처리기기의 설치 등에 관한 사항은 「개인정보 보호법」에 따른다(응급의료법 제47조 제4항).

9. 심폐소생을 위한 응급장비의 구비 등의 의무

(1) 다음 각 호의 어느 하나에 해당하는 시설 등의 소유자 · 점유자 또는 관리자는 자동심장충격기 등 심폐소생술을 할 수 있는 응급장비를 갖추어야 한다(응급의료법 제47조의2 제1항).

1. 「공공보건의료에 관한 법률」 제2조 제3호에 따른 공공보건의료기관
2. 「119구조 · 구급에 관한 법률」 제10조에 따른 구급대에서 운용 중인 구급차
3. 「항공안전법」 제2조 제1호에 따른 항공기 중 항공운송사업에 사용되는 여객항공기 및 「공항시설법」 제2조 제3호에 따른 공항
4. 「철도산업발전 기본법」 제3조 제4호에 따른 철도차량 중 객차
5. 「선박법」 제1조의2 제1항 제1호 및 제2호에 따른 선박 중 총톤수 20톤 이상인 선박
6. 대통령령으로 정하는 규모 이상의 「건축법」 제2조 제2항 제2호에 따른 공동주택
7. 그 밖에 대통령령으로 정하는 다중이용시설

(2) 자동심장충격기 등 심폐소생술을 할 수 있는 응급장비를 갖춘 경우 해당 시설 등의 소유 자 · 점유자 또는 관리자는 그 사실을 보건복지부령으로 정하는 바에 따라 시장 ·

군수・구청장에게 신고하여야 한다. 신고한 응급장비의 양도・폐기・이전 등 보건복지부령으로 정하는 중요 사항을 변경하려는 경우에도 또한 같다(응급의료법 제47조의2 제2항).

(3) 응급장비를 설치한 자는 해당 응급장비를 매월 1회 이상 점검하여야 한다(응급의료법 제47조의2 제3항).

(4) 응급장비의 관리 등에 필요한 사항은 보건복지부령으로 정한다(응급의료법 제47조의2 제4항).

※응급장비의 구비의무가 있는 공동주택 등(시행령 제26조의4)

① 법 제47조의2 제1항 제6호에서 "대통령령으로 정하는 규모"란 500세대를 말한다.
② 법 제47조의2 제1항 제7호에서 "대통령령으로 정하는 다중이용시설"이란 다음 각 호의 시설을 말한다.
 1. 철도역사(「대도시권 광역교통 관리에 관한 특별법」 제2조 제2호 나목에 따른 광역철도 및 「도시철도법」 제2조 제2호에 따른 도시철도 구간에 있는 철도역사는 제외한다)의 대합실 중 연면적이 2천제곱미터 이상이거나 전년도 일일 평균이용객수가 1만명 이상인 대합실
 2. 「여객자동차 운수사업법」 제2조 제5호에 따른 여객자동차터미널의 대합실 중 연면적이 2천제곱미터 이상이거나 전년도 일일 평균이용객수가 3천명 이상인 대합실
 3. 「항만법」 제2조 제5호나목(3)에 따른 대합실 중 연면적이 2천제곱미터 이상이거나 전년도 일일 평균이용객수가 1천명 이상인 대합실
 4. 「관광진흥법」 제5조 제1항에 따른 카지노 시설 중 영업장의 전용면적이 2천제곱미터 이상인 카지노 시설
 5. 「한국마사회법」 제4조에 따른 경마장
 6. 「경륜・경정법」 제5조 제1항에 따른 경주장
 7. 「형의 집행 및 수용자의 처우에 관한 법률」 제11조에 따른 교도소, 소년교도소 및 구치소, 「출입국관리법」 제2조 제13호에 따른 외국인보호소, 「보호소년 등의 처우에 관한 법률」에 따른 소년원
 8. 「체육시설의 설치・이용에 관한 법률」 제5조에 따른 전문체육시설 중 총 관람석 수가 5천석 이상인 운동장 및 종합운동장
 9. 중앙행정기관의 청사 중 보건복지부장관이 정하는 청사
 10. 시・도의 청사 중 보건복지부장관이 정하는 청사

10. 응급구조사 등의 탑승의무

구급차 등의 운용자는 구급차등이 출동할 때에는 보건복지부령으로 정하는 바에 따라 응급구조사를 탑승시켜야 한다. 다만, 의사나 간호사가 탑승한 경우는 제외한다(응급의료법 제48조).

11. 수용능력 확인 등

(1) 응급환자 등을 이송하는 자(구급차 등의 운전자와 제48조에 따라 구급차 등에 동승하는 응급구조사, 의사 또는 간호사를 말한다)는 특별한 사유가 없는 한 보건복지부령으로 정하는 방법에 따라 이송하고자 하는 응급의료기관의 응급환자 수용 능력을 확인하고 응급환자의 상태와 이송 중 응급처치의 내용 등을 미리 통보하여야 한다(응급의료법 제48조의2 제1항).

(2) 응급의료기관의 장은 응급환자를 수용할 수 없는 경우에는 그 소재지를 관할하는 응급의료지원센터를 통하여 구급차 등의 운용자에게 지체 없이 통보하여야 한다(응급의료법 제48조의2 제2항).

12. 출동 및 처치 기록 등

(1) 응급구조사가 출동한 때에는 보건복지부령으로 정하는 바에 따라 지체 없이 출동사항과 처치 내용을 기록하고 이를 소속 구급차 등의 운용자와 해당 응급환자의 진료의사에게 제출하여야 한다. 다만, 응급구조사를 갈음하여 의사나 간호사가 탑승한 경우에는 탑승한 의사(간호사만 탑승한 경우에는 탑승 간호사)가 출동 및 처치 기록과 관련한 응급구조사의 임무를 수행하여야 한다(응급의료법 제49조 제1항).

(2) 구급차 등의 운용자는 구급차 등의 운행과 관련하여 보건복지부령으로 정하는 바에 따라 운행기록대장을 작성하여야 한다(응급의료법 제49조 제2항).

(3) 제1항에 따른 기록을 제출받은 구급차 등의 운용자는 그 기록을 보건복지부령으로 정하는 바에 따라 그 소재지를 관할하는 응급의료지원센터에 제출하여야 한다(응급의료법 제49조 제3항).

(4) 구급차 등의 운용자는 제1항에 따라 제출받은 기록 및 제2항에 따라 작성한 운행기록대장을, 응급환자의 진료의사가 소속된 의료기관의 장은 제1항에 따라 제출받은 기록을 각각 보건복지부령으로 정하는 기간 동안 보존하여야 한다(응급의료법 제49조 제4항).

(5) 출동 및 처치 기록의 내용 및 방법 등에 관하여 필요한 사항은 보건복지부령으로 정한다(응급의료법 제49조 제5항).

13. 지도·감독

(1) 시·도지사 또는 시장·군수·구청장은 관할 구역에서 운용되는 구급차 등에 대하여 매년 한 번 이상 구급차등의 운용상황과 실태를 점검하여 그 결과에 따라 시정명령·정지명령 등 필요한 조치를 할 수 있다(응급의료법 제50조 제1항).

(2) 시·도지사 또는 시장·군수·구청장은 관할 구역 내에 있는 제47조의2 제1항 각 호의 시설 등에 대하여 매년 한 번 이상 자동심장충격기 등 심폐소생술을 할 수 있는 응

급장비의 구비현황과 관리실태를 점검하여야 하며, 그 결과에 따라 시정명령 등 필요한 조치를 할 수 있다(응급의료법 제50조 제2항).

14. 이송업의 허가 등

(1) 이송업을 하려는 자는 보건복지부와 국토교통부의 공동부령으로 정하는 시설 등을 갖추어 관할 시·도지사의 허가를 받아야 한다. 이 경우 둘 이상의 시·도에서 영업을 하려는 경우에는 해당 시·도별로 시·도지사의 허가를 받아야 한다(응급의료법 제51조 제1항).

(2) 시·도지사는 제1항에 따라 허가를 하는 경우에는 시설의 규모 등을 고려하여 영업 지역을 제한하여 허가할 수 있다(응급의료법 제51조 제2항).

(3) 이송업자가 대통령령으로 정하는 중요한 사항을 변경하려는 경우에는 관할 시·도 지사의 변경허가를 받아야 한다(응급의료법 제51조 제3항).

> ※응급환자이송업 허가사항의 변경사항(시행령 제27조)
> ① 응급환자이송업의 허가를 받은 자가 법 제51조 제3항의 규정에 따라 관할 시·도지사의 변경허가를 받아야 하는 중요한 사항은 다음 각호의 1과 같다.
> 1. 영업지역의 변경
> 2. 구급차의 증감
> ② 응급환자이송업의 허가를 받은 자가 법 제51조 제6항에 따라 관할 시·도지사에게 신고해야 하는 사항은 다음 각 호와 같다.
> 1. 대표자 또는 상호의 변경
> 2. 사무소(분사무소 또는 사업장을 포함한다)의 명칭 및 위치변경

(4) 시·도지사는 제3항에 따른 변경허가의 신청을 받은 날부터 15일 이내에 변경허가 여부를 신청인에게 통지하여야 한다(응급의료법 제51조 제4항).

(5) 시·도지사는 제4항에서 정한 기간 내에 변경허가 여부 또는 민원 처리 관련 법령에 따른 처리기간의 연장 여부를 신청인에게 통지하지 아니하면 그 기간(민원 처리 관련 법령에 따라 처리기간이 연장 또는 재연장된 경우에는 해당 처리기간을 말한다)이 끝난 날의 다음 날에 변경허가를 한 것으로 본다(응급의료법 제51조 제5항).

(6) 이송업자가 제3항의 사항 외에 대통령령으로 정하는 사항을 변경하려는 경우에는 관할 시·도지사에게 신고하여야 한다(응급의료법 제51조 제6항).

(7) 이송업자는 제1항에 따른 시설 등의 기준을 지켜야 한다(응급의료법 제51조 제7항).

15. 지도의사

(1) 구급차 등의 운용자(제44조 제1항 제2호에 따른 의료기관을 제외한다. 이하 이 조에서 같

다)는 응급환자를 이송하기 위하여 구급차 등을 사용하는 경우 상담·구조·이송 및 응급처치를 지도받기 위하여 지도의사(指導醫師)를 두거나 응급의료지원센터 또는 응급의료기관의 의사를 지도의사로 위촉하여야 한다(응급의료법 제52조 제1항).

(2) 구급차 등의 운용자에 따른 지도의사의 수(數)와 업무 및 선임(選任) 등에 관하여 필요한 사항은 보건복지부령으로 정한다(응급의료법 제52조 제2항).

16. 휴업 등의 신고

이송업자는 이송업의 전부 또는 일부를 휴업·폐업 또는 재개업하려는 경우에는 보건복지부령으로 정하는 바에 따라 관할 시·도지사에게 신고하여야 한다(응급의료법 제53조).

17. 영업의 승계

(1) 다음 각 호의 어느 하나에 해당하는 자는 이송업자의 지위를 승계한다(응급의료법 제54조 제1항).

1. 이송업자가 사망한 경우 그 상속인
2. 이송업자가 그 사업을 양도한 경우 그 양수인
3. 법인인 이송업자가 합병한 경우 합병 후 존속하는 법인이나 합병으로 설립되는 법인

(2) 다음 각 호의 어느 하나에 해당하는 절차에 따라 영업시설의 전부를 인수한 자는 그 이송업자의 지위를 승계한다(응급의료법 제54조 제2항).

1. 「민사집행법」에 따른 강제경매
2. 「채무자 회생 및 파산에 관한 법률」에 따른 환가(換價)
3. 「국세징수법」, 「관세법」 또는 「지방세징수법」에 따른 압류재산의 매각
4. 그 밖에 제1호부터 제3호까지의 규정에 준하는 절차

(3) 제1항이나 제2항에 따라 이송업자의 지위를 승계한 자는 60일 이내에 보건복지부령으로 정하는 바에 따라 관할 시·도지사에게 신고하여야 한다(응급의료법 제54조 제3항).

18. 유인·알선 등 금지

제44조 제1항에 따른 구급차 등의 운용자는 영리를 목적으로 응급환자를 특정 의료기관 또는 의료인에게 이송 또는 소개·알선하거나 그 밖에 유인하거나 사주하는 행위를 하여서는 아니 된다(응급의료법 제54조의2).

Q1. 다음 중 응급 의료법상 구급차를 사용할 수 있는 경우로 옳지 않은 것은?

① 응급 환자의 이송

② 응급의료를 위한 혈액, 진단용 검사대상물 및 진료용 장비 등의 운반

③ 응급의료를 위한 응급의료종사자의 운송

④ 진료를 받다가 사망한 환자의 의료기관으로의 이송

⑤ 사고에 의해 현장에서 사망한 환자의 화장지로의 운구

해 설

§응급의료법 제45조(다른 용도에의 사용 금지)

① 구급차등은 다음 각 호의 용도 외에는 사용할 수 없다.

1. 응급환자 이송

2. 응급의료를 위한 혈액, 진단용 검사대상물 및 진료용 장비 등의 운반

3. 응급의료를 위한 응급의료종사자의 운송

4. 사고 등으로 현장에서 사망하거나 진료를 받다가 사망한 사람을 의료기관 등에 이송

5. 그 밖에 보건복지부령으로 정하는 용도

정답   1. ⑤

제 9 장

보 칙

1. 응급의료종사자의 면허 · 자격 정지 등

(1) 보건복지부장관은 응급의료종사자가 다음 각 호의 어느 하나에 해당하는 경우에는 그 면허 또는 자격을 취소하거나 6개월 이내의 기간을 정하여 그 면허 또는 자격을 정지시킬 수 있다(응급의료법 제55조 제1항).

1. 제6조 제2항, 제8조, 제18조 제2항, 제39조, 제40조 또는 제49조 제1항을 위반한 경우
2. 제24조 제1항에 따른 이송처치료를 과다하게 징수하거나 같은 조 제2항을 위반하여 이송처치료 외에 별도의 비용을 징수한 때
3. 제32조 제2항을 위반하여 응급환자에게 중대한 불이익을 끼친 경우
3의2. 제36조의2 제3항을 위반하여 다른 사람에게 자기의 성명을 사용하여 제41조에 따른 응급구조사의 업무를 수행하게 하거나 응급구조사 자격증을 다른 사람에게 빌려준 경우
4. 제37조의 결격사유에 해당하게 된 경우
5. 제42조를 위반하여 의사로부터 구체적인 지시를 받지 아니하고 응급처치를 한 경우
6. 제43조 제1항에 따른 보수교육을 받지 아니한 경우
7. 그 밖에 이 법 또는 이 법에 따른 명령을 위반한 경우

(2) 보건복지부장관은 응급구조사가 제36조의3에 따른 신고를 하지 아니한 때에는 신고할 때까지 그 자격을 정지시킬 수 있다(응급의료법 제55조 제2항).

(3) 보건복지부장관, 시 · 도지사 또는 시장 · 군수 · 구청장은 의료기관이나 이송업자 또는 구급차 등을 운용하는 자가 다음 각 호의 어느 하나에 해당하는 경우에는 의료기관 등의 개설 또는 영업에 관한 허가를 취소(신고대상인 경우에는 폐쇄를 말한다. 이하 제4항에서 같다)하거나 6개월 이내의 기간을 정하여 그 업무의 정지를 명할 수 있다(응급의료법 제55조 제3항).

1. 제18조 제2항, 제28조 제3항, 제32조 제1항, 제33조 제1항, 제35조의2, 제44조 제3항, 제44조의2 제2항, 제45조 제1항, 제46조의2, 제47조 제1항 · 제2항, 제48조, 제49조 제3항 · 제4항, 제51조 제3항부터 제5항까지, 제52조 제1항, 제53조, 제54조 제3항, 제54조의2 또는 제59조를 위반한 경우

(4) 제3항에 따라 영업허가의 취소처분을 받은 자는 그 처분을 받은 날부터 1년 이내에
는 그 업을 개설·운영하지 못한다(응급의료법 제55조 제4항).

(5) 제1항과 제3항에 따른 행정처분의 세부 사항은 보건복지부령으로 정한다(응급의료
법 제55조 제5항).

2. 청 문

보건복지부장관, 시·도지사 또는 시장·군수·구청장은 다음 각 호의 어느 하나에 해
당하는 처분을 하려면 청문을 하여야 한다(응급의료법 제56조).

3. 과징금

(1) 보건복지부장관, 시·도지사 또는 시장·군수·구청장은 의료기관이나 이송업자
또는 구급차 등을 운용하는 자가 제55조 제3항 각 호의 어느 하나에 해당하는 경우로서
그 업무의 정지가 국민보건의료에 커다란 위해를 가져올 우려가 있다고 인정되는 경우
에는 업무정지처분을 갈음하여 3억원 이하의 과징금을 부과할 수 있다. 이 경우 과징금
의 부과 횟수는 세 번을 초과할 수 없다(응급의료법 제57조 제1항).

(2) 제1항에 따라 과징금을 부과하는 위반행위의 종류, 위반 정도에 따른 과징금의 금액
과 그 밖에 필요한 사항은 대통령령으로 정한다(응급의료법 제57조 제2항).

(3) 제1항에 따른 과징금을 내야 할 자가 납부기한까지 이를 내지 아니하면 보건복지부

장관은 국세 체납처분의 예에 따라 징수하고, 시·도지사 및 시장·군수·구청장은 「지방세외수입금의 징수 등에 관한 법률」에 따라 징수한다(응급의료법 제57조 제3항).

4. 권한의 위임

이 법에 따른 보건복지부장관의 권한은 그 일부를 대통령령으로 정하는 바에 따라 시·도지사 또는 시장·군수·구청장에게 위임할 수 있다(응급의료법 제58조).

5. 유사명칭 사용 금지

(1) 이 법에 따른 응급구조사, 구급차, 중앙응급의료센터·권역응급의료센터·권역외상센터·전문응급의료센터·지역응급의료센터·지역외상센터·지역응급의료기관 또는 응급의료지원센터가 아니면 각각의 명칭 또는 이와 유사한 명칭을 사용하지 못한다(응급의료법 제59조 제1항).

(2) 다음 각 호 외의 의료기관은 응급환자 진료와 관련된 명칭이나 표현을 사용하거나 외부에 표기하여서는 아니 된다(응급의료법 제59조 제2항).

1. 이 법에 따라 지정받은 응급의료기관
2. 제35조의2에 따라 신고한 의료기관
3. 종합병원

제10장

벌 칙

1. 벌 칙

(1) 10년 이하의 징역 또는 1천만원 이상 1억원 이하의 벌금

「의료법」제3조에 따른 의료기관의 응급실에서 응급의료종사자(「의료기사 등에 관한 법률」제2조에 따른 의료기사와「의료법」제80조에 따른 간호조무사를 포함한다)를 폭행하여 상해에 이르게 한 사람은 10년 이하의 징역 또는 1천만원 이상 1억원 이하의 벌금에 처하고, 중상해에 이르게 한 사람은 3년 이상의 유기징역에 처하며, 사망에 이르게 한 사람은 무기 또는 5년 이상의 징역에 처한다(응급의료법 제60조 제1항).

(2) 5년 이하의 징역 또는 5천만원 이하의 벌금

다음 각 호의 어느 하나에 해당하는 자는 5년 이하의 징역 또는 5천만원 이하의 벌금에 처한다(응급의료법 제60조 제2항).

1. 제12조를 위반하여 응급의료를 방해하거나 의료용 시설 등을 파괴·손상 또는 점거한 사람
2. 제36조에 따른 응급구조사의 자격인정을 받지 못하고 응급구조사를 사칭하여 제41조에 따른 응급구조사의 업무를 한 사람
3. 제51조 제1항을 위반하여 이송업 허가를 받지 아니하고 이송업을 한 자

(3) 3년 이하의 징역 또는 3천만원 이하의 벌금

다음 각 호의 어느 하나에 해당하는 사람은 3년 이하의 징역 또는 3천만원 이하의 벌금에 처한다(응급의료법 제60조 제3항).

1. 제6조 제2항을 위반하여 응급의료를 거부 또는 기피한 응급의료종사자
1의2. 제36조의2 제3항을 위반하여 다른 사람에게 자기의 성명을 사용하여 제41조에 따른 응급구조사의 업무를 수행하게 하거나 응급구조사 자격증을 다른 사람에게 빌려준 사람
2. 제40조의 비밀 준수 의무를 위반한 사람. 다만, 고소가 있어야 공소를 제기할 수 있다.
3. 제42조를 위반하여 의사로부터 구체적인 지시를 받지 아니하고 응급처치를 한 응급구조사

(4) 1년 이하의 징역 또는 1천만원 이하의 벌금

다음 각 호의 어느 하나에 해당하는 자는 1년 이하의 징역 또는 1천만원 이하의 벌금에

처한다(응급의료법 제60조 제4항).

1. 제18조 제2항을 위반한 응급의료종사자, 의료기관의 장 및 구급차 등을 운용하는 자
2. 제44조 제1항을 위반하여 구급차 등을 운용한 자
3. 제45조 제1항을 위반하여 구급차 등을 다른 용도에 사용한 자

2. 양벌규정

법인의 대표자나 법인 또는 개인의 대리인, 사용인, 그 밖의 종업원이 그 법인 또는 개인의 업무에 관하여 제60조의 위반행위를 하면 그 행위자를 벌하는 외에 그 법인 또는 개인에게도 해당 조문의 벌금형을 과(科)한다. 다만, 법인 또는 개인이 그 위반행위를 방지하기 위하여 해당 업무에 관하여 상당한 주의와 감독을 게을리하지 아니한 경우에는 그러하지 아니하다(응급의료법 제61조).

3. 과태료

(1) 300만원 이하의 과태료

다음 각 호의 어느 하나에 해당하는 자에게는 300만원 이하의 과태료를 부과한다(응급의료법 제62조 제1항).

1. 제31조의2를 위반하여 응급의료기관의 지정기준에 따른 시설·인력·장비 등을 유지·운영하지 아니한 자
1의2. 제31조의5 제2항을 위반하여 응급실에 출입하는 보호자 등의 명단을 기록 또는 관리하지 아니한 자
2. 제32조 제4항을 위반하여 당직전문의 등 또는 당직전문의 등과 동등한 자격을 갖춘 것으로 인정되는 자로 하여금 응급환자를 진료하게 하지 아니한 자
3. 제33조를 위반하여 예비병상을 확보하지 아니하거나 응급환자가 아닌 사람에게 예비병상을 사용하게 한 자
3의2. 제47조의2 제1항을 위반하여 자동심장충격기 등 심폐소생술을 할 수 있는 응급장비를 갖추지 아니한 자
3의3. 제48조 본문을 위반하여 응급구조사를 탑승시키지 아니한 자
3의4. 제47조의2 제2항을 위반하여 자동심장충격기 등 심폐소생술을 할 수 있는 응급장비의 설치신고 또는 변경 신고를 하지 아니한 자
4. 제39조 또는 제49조 제1항부터 제4항까지를 위반하여 준수 사항을 지키지 아니하거나 출동 및 처치 기록 등에 관한 의무를 이행하지 아니한 자
4의2. 제44조의2 제2항에 따른 신고를 하지 아니하고 구급차등을 운용한 자
4의3. 제44조의3 제1항 및 제2항을 위반하여 말소 통보 또는 신고를 하지 아니한 자
4의4. 제46조의2에 따른 운행연한 또는 운행거리를 초과하여 구급차를 운용한 자
5. 제51조 제3항, 제53조 또는 제54조 제3항에 따른 변경허가를 받지 아니하거나 신고를 하지 아니한 자

(2) 제1항에 따른 과태료는 대통령령으로 정하는 바에 따라 보건복지부장관, 시 · 도지사 또는 시장 · 군수 · 구청장이 부과 · 징수한다(응급의료법 제62조 제2항).

4. 응급처치 및 의료행위에 대한 형의 감면

(1) 응급의료종사자가 응급환자에게 발생한 생명의 위험, 심신상의 중대한 위해 또는 증상의 악화를 방지하기 위하여 긴급히 제공하는 응급의료로 인하여 응급환자가 사상(死傷)에 이른 경우 그 응급의료행위가 불가피하였고 응급의료행위자에게 중대한 과실이 없는 경우에는 정상을 고려하여 「형법」 제268조의 형을 감경(減輕)하거나 면제할 수 있다(응급의료법 제63조 제1항).

(2) 제5조의2 제1호 나목에 따른 응급처치 제공의무를 가진 자가 응급환자에게 발생한 생명의 위험, 심신상의 중대한 위해 또는 증상의 악화를 방지하기 위하여 긴급히 제공하는 응급처치(자동심장충격기를 사용하는 경우를 포함한다)로 인하여 응급환자가 사상에 이른 경우 그 응급처치행위가 불가피하였고 응급처치행위자에게 중대한 과실이 없는 경우에는 정상을 고려하여 형을 감경하거나 면제할 수 있다(응급의료법 제63조 제2항).

5. 「형법」상 감경규정에 관한 특례

음주로 인한 심신장애 상태에서 제12조를 위반하는 죄를 범한 때에는 「형법」 제10조 제1항을 적용하지 아니할 수 있다(응급의료법 제64조).

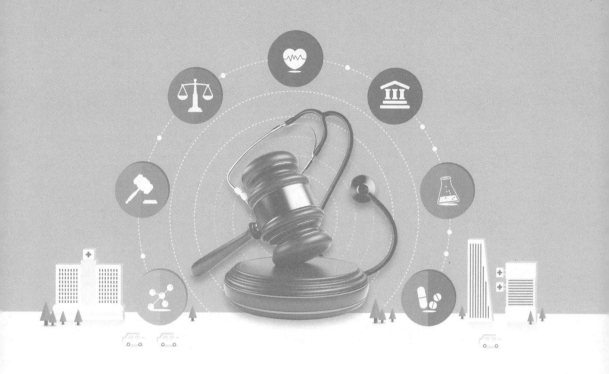

제 5 편

감염병의 예방 및 관리에 관한 법률

제 1 장

총 칙

1. 목 적

이 법은 국민 건강에 위해(危害)가 되는 감염병의 발생과 유행을 방지하고, 그 예방 및 관리를 위하여 필요한 사항을 규정함으로써 국민 건강의 증진 및 유지에 이바지함을 목적으로 한다(감염예방법 제1조). 감염병의 예방 및 관리를 효율적으로 수행하기 위하여「기생충질환 예방법」과「전염병예방법」을 통합하여 법 제명을「감염병의 예방 및 관리에 관한 법률」로 바꾸고, 전염병이라는 용어를 사람들 사이에 전파되지 않는 질환을 포괄할 수 있는 감염병이라는 용어로 정비하며, 최근 국제보건환경의 변화에 따라 세계보건기구가 마련한「국제보건규칙」의 관리 대상 질환에 신종 감염병 등이 포함됨에 따라 세계보건기구 감시대상 감염병을 국가적으로 관리하도록 하고, 감염병의 예방·관리에 관한 주요 사항을 심의하기 위하여 감염병관리위원회를 설치하는 한편, 감염병의 대유행이 우려되면 예방·치료 의약품 및 장비 등을 미리 비축하거나 구매를 위한 계약을 할 수 있도록 함으로써 신종 감염병 및 생물테러감염병 등에 효율적으로 대응할 수 있도록 하였다.[1]

2. 정 의

질환의 특성별 '군(群)'별로 구분되어 있는 감염병 분류체계를 <u>감염병의 심각도·전파력·격리수준·신고시기 등을 중심으로 한 '급(級)'별 분류체계로 개편하였다</u>.[2] 이 법에서 사용하는 용어의 뜻은 다음과 같다(감염예방법 제2조).

(1) 감염병

감염병이란 제1급감염병, 제2급감염병, 제3급감염병, 제4급감염병, 기생충감염병, 세계보건기구 감시대상 감염병, 생물테러감염병, 성매개감염병, 인수(人獸)공통감염병 및 의료관련감염병을 말한다(감염예방법 제2조 제1호).

---

1 [시행 2010. 12. 30.] [법률 제9847호, 2009. 12. 29, 전부개정]
2 **법률 제15534호, 2018. 3. 27, 시행 2020.1.1.**

(2) 제1급감염병

제1급감염병이란 생물테러감염병 또는 치명률이 높거나 집단 발생의 우려가 커서 발생 또는 유행 즉시 신고하여야 하고, 음압격리와 같은 높은 수준의 격리가 필요한 감염병으로서 다음 각 목의 감염병을 말한다. 다만, 갑작스러운 국내 유입 또는 유행이 예견되어 긴급한 예방·관리가 필요하여 보건복지부장관이 지정하는 감염병을 포함한다(감염예방법 제2조 제2호).

> 가. 에볼라바이러스병
> 나. 마버그열
> 다. 라싸열
> 라. 크리미안콩고출혈열
> 마. 남아메리카출혈열
> 바. 리프트밸리열
> 사. 두창
> 아. 페스트
> 자. 탄저
> 차. 보툴리눔독소증
> 카. 야토병
> 타. 신종감염병증후군
> 파. 중증급성호흡기증후군(SARS)
> 하. 중동호흡기증후군(MERS)
> 거. 동물인플루엔자 인체감염증
> 너. 신종인플루엔자
> 더. 디프테리아

(3) 제2급감염병

제2급감염병이란 전파가능성을 고려하여 발생 또는 유행 시 24시간 이내에 신고하여야 하고, 격리가 필요한 다음 각 목의 감염병을 말한다. 다만, 갑작스러운 국내 유입 또는 유행이 예견되어 긴급한 예방·관리가 필요하여 보건복지부장관이 지정하는 감염병을 포함한다(감염예방법 제2조 제3호).

> 가. 결핵(結核)
> 나. 수두(水痘)
> 다. 홍역(紅疫)
> 라. 콜레라
> 마. 장티푸스
> 바. 파라티푸스
> 사. 세균성이질
> 아. 장출혈성대장균감염증

자. A형간염
차. 백일해(百日咳)
카. 유행성이하선염(流行性耳下腺炎)
타. 풍진(風疹)
파. 폴리오
하. 수막구균 감염증
거. b형헤모필루스인플루엔자
너. 폐렴구균 감염증
더. 한센병
러. 성홍열
머. 반코마이신내성황색포도알균(VRSA) 감염증
버. 카바페넴내성장내세균속균종(CRE) 감염증

(4) 제3급감염병

제3급감염병이란 그 발생을 계속 감시할 필요가 있어 발생 또는 유행 시 <u>24시간 이내에 신고</u>하여야 하는 다음 각 목의 감염병을 말한다. 다만, 갑작스러운 국내 유입 또는 유행이 예견되어 긴급한 예방·관리가 필요하여 보건복지부장관이 지정하는 감염병을 포함한다(감염예방법 제2조 제4호).

가. 파상풍(破傷風)
나. B형간염
다. 일본뇌염
라. C형간염
마. 말라리아
바. 레지오넬라증
사. 비브리오패혈증
아. 발진티푸스
자. 발진열(發疹熱)
차. 쯔쯔가무시증
카. 렙토스피라증
타. 브루셀라증
파. 공수병(恐水病)
하. 신증후군출혈열(腎症侯群出血熱)
거. 후천성면역결핍증(AIDS)
너. 크로이츠펠트-야콥병(CJD) 및 변종크로이츠펠트-야콥병(vCJD)
더. 황열
러. 뎅기열
머. 큐열(Q熱)
버. 웨스트나일열

서. 라임병

어. 진드기매개뇌염

저. 유비저(類鼻疽)

처. 치쿤구니야열

커. 중증열성혈소판감소증후군(SFTS)

터. 지카바이러스 감염증

(5) 제4급감염병

제4급감염병이란 제1급감염병부터 제3급감염병까지의 감염병 외에 <u>유행 여부를 조사하기 위하여 표본감시 활동이 필요한</u> 다음 각 목의 감염병을 말한다(감염예방법 제2조 제5호).

가. <u>**인플루엔자**</u>

나. 매독(梅毒)

다. 회충증

라. 편충증

마. 요충증

바. 간흡충증

사. 폐흡충증

아. 장흡충증

자. 수족구병

차. 임질

카. 클라미디아감염증

타. 연성하감

파. 성기단순포진

하. 첨규콘딜롬

거. 반코마이신내성장알균(VRE) 감염증

너. 메티실린내성황색포도알균(MRSA) 감염증

더. 다제내성녹농균(MRPA) 감염증

러. 다제내성아시네토박터바우마니균(MRAB) 감염증

머. 장관감염증

버. 급성호흡기감염증

서. 해외유입기생충감염증

어. 엔테로바이러스감염증

저. 사람유두종바이러스 감염증

(6) 기생충감염병

기생충감염병이란 기생충에 감염되어 발생하는 감염병 중 보건복지부장관이 고시하는 감염병을 말한다(감염예방법 제2조 제6호).

(7) 세계보건기구 감시대상 감염병

"세계보건기구 감시대상 감염병"이란 세계보건기구가 국제공중보건의 비상사태에 대비하기 위하여 감시대상으로 정한 질환으로서 보건복지부장관이 고시하는 감염병을 말한다(감염예방법 제2조 제8호).

(8) 생물테러감염병

생물테러감염병이란 고의 또는 테러 등을 목적으로 이용된 병원체에 의하여 발생된 감염병 중 보건복지부장관이 고시하는 감염병을 말한다(감염예방법 제2조 제9호).

(9) 성매개감염병

성매개감염병이란 성 접촉을 통하여 전파되는 감염병 중 보건복지부장관이 고시하는 감염병을 말한다(감염예방법 제2조 제10호).

(10) 인수공통감염병

인수공통감염병 이란 동물과 사람 간에 서로 전파되는 병원체에 의하여 발생되는 감염병 중 보건복지부장관이 고시하는 감염병을 말한다(감염예방법 제2조 제11호).

(11) 의료관련감염병

의료관련감염병이란 환자나 임산부 등이 의료행위를 적용받는 과정에서 발생한 감염병으로서 감시활동이 필요하여 보건복지부장관이 고시하는 감염병을 말한다(감염예방법 제2조 제12호).

(12) 감염병환자

감염병환자란 감염병의 병원체가 인체에 침입하여 증상을 나타내는 사람으로서 제11조 제6항의 진단 기준에 따른 의사, 치과의사 또는 한의사의 진단이나 보건복지부령으로 정하는 기관(이하 "감염병병원체 확인기관"이라 한다)의 실험실 검사를 통하여 확인된 사람을 말한다(감염예방법 제2조 제13호).

(13) 감염병의사환자

감염병의사환자란 감염병병원체가 인체에 침입한 것으로 의심이 되나 감염병환자로 확
인되기 전 단계에 있는 사람을 말한다(감염예방법 제2조 제14호).

(14) 병원체보유자

병원체보유자란 임상적인 증상은 없으나 감염병병원체를 보유하고 있는 사람을 말한다
(감염예방법 제2조 제15호).

(15) 감시

감시란 감염병 발생과 관련된 자료 및 매개체에 대한 자료를 체계적이고 지속적으로 수
집, 분석 및 해석하고 그 결과를 제때에 필요한 사람에게 배포하여 감염병 예방 및 관리
에 사용하도록 하는 일체의 과정을 말한다(감염예방법 제2조 제16호).

(16) 역학조사

역학조사란 감염병환자, 감염병의사환자 또는 병원체보유자(이하 "감염병환자 등"이라 한
다)가 발생한 경우 감염병의 차단과 확산 방지 등을 위하여 감염병환자 등의 발생 규모
를 파악하고 감염원을 추적하는 등의 활동과 감염병 예방접종 후 이상반응 사례가 발생
한 경우 그 원인을 규명하기 위하여 하는 활동을 말한다(감염예방법 제2조 제17호).

(17) 예방접종 후 이상반응

예방접종 후 이상반응이란 예방접종 후 그 접종으로 인하여 발생할 수 있는 모든 증상
또는 질병으로서 해당 예방접종과 시간적 관련성이 있는 것을 말한다(감염예방법 제2조
제18호).

(18) 고위험병원체

고위험병원체란 생물테러의 목적으로 이용되거나 사고 등에 의하여 외부에 유출될 경
우 국민 건강에 심각한 위험을 초래할 수 있는 감염병병원체로서 보건복지부령으로 정
하는 것을 말한다(감염예방법 제2조 제19호).

※고위험병원체의 종류(시행규칙 제5조)

법 제2조 제19호에 따른 고위험병원체의 종류는 별표 1과 같다.

[별표 1] <u>고위험병원체의 종류</u>(제5조 관련)

1. 세균 및 진균
   가. 페스트균(*Yersinia pestis*)
   나. 탄저균(*Bacillus anthracis*). 다만, 탄저균 중 탄저균 스턴(*Bacillus anthracis Sterne*)은 제외한다.
   다. 브루셀라균(*Brucella melitensis, Brucella suis*)
   라. 비저균(*Burkholderia mallei*)
   마. 멜리오이도시스균(*Burkholderia pseudomallei*)
   바. 보툴리눔균(*Clostridium botulinum*)
   사. 이질균(*Shigella dysenteriae* type 1)
   아. 클라미디아 시타시(*Chlamydia psittaci*)
   자. 큐열균(*Coxiella burnetii*)
   차. 야토균(*Francisella tularensis*)
   카. 발진티푸스균(*Rickettsia prowazekii*)
   타. 홍반열 리케치아균(*Rickettsia rickettsii*)
   파. 콕시디오이데스균(*Coccidioides immitis, Coccidioides posadasii*)
   하. 콜레라균(*Vibrio cholerae* O1 · O139)
2. 바이러스 및 프리온
   가. 헤르페스 B 바이러스(Cercopithecine herpesvirus 1, Herpes B virus)
   나. 크리미안 콩고 출혈열 바이러스(Crimean-Congo haemorrhagic fever virus)
   다. 이스턴 이콰인 뇌염 바이러스(Eastern equine encephalitis virus)
   라. 에볼라 바이러스(Ebola virus)
   마. 헨드라 바이러스(Hendra virus)
   바. 라싸 바이러스(Lassa virus)
   사. 마버그 바이러스(Marbug virus)
   아. 원숭이폭스 바이러스(Monkeypox virus)
   자. 니파 바이러스(Nipah virus)
   차. 리프트 벨리열 바이러스(Rift Valley fever virus)
   카. 남아메리카 출혈열 바이러스(South American haemorrhagic fever; Flexal, Guanarito, Junin, Machupo, Sabia)
   타. 황열 바이러스 (Yellow fever virus)
   파. 서부 마 뇌염 바이러스 (Western equine encephalitis virus)
   하. 진드기 매개뇌염 바이러스(Tick-borne encephalitis complex virus; Central European tick-borne encephalitis virus, Far Eastern tick-borne encephalitis virus, Siberian tick-borne encephalitis virus, Kyasanur Forest disease virus, Omsk haemorrhagic fever virus)

거. 두창 바이러스(Variola virus)

너. 소두창 바이러스(Variola minor virus, Alastrim)

더. 베네주엘라 이콰인 뇌염 바이러스(Venezuelan equine encephalitis virus)

러. 중증 급성호흡기 증후군 코로나 바이러스(SARS-CoV)

머. 조류 인플루엔자 인체감염증 바이러스(인체 유래 H5N1, H7N7, H7N9). 다만, 해당 바이러스 중 세계보건기구가 백신 후보로 인정하는 바이러스(백신 후보주) 제외한다.

버. 고위험 인플루엔자 바이러스(1918 influenza virus의 8개 병원성 유전자중 하나 이상의 유전자를 포함하는 influenza virus)

서. 전염성 해면상 뇌병증 병원체(Transmission of spongiform encephalopathy agent; Bovine spongiform encephalopathy prion, variant Creutzfeldt-Jakob disease prion)

어. 중동 호흡기 증후군 코로나 바이러스(MERS-CoV)

3. 그 밖에 보건복지부장관이 외부에 유출될 경우 공중보건상 위해 우려가 큰 세균, 진균, 바이러스 또는 프리온으로서 긴급한 관리가 필요하다고 인정하여 지정·공고하는 병원체

(19) 관리대상 해외 신종감염병

관리대상 해외 신종감염병이란 기존 감염병의 변이 및 변종 또는 기존에 알려지지 아니한 새로운 병원체에 의해 발생하여 국제적으로 보건문제를 야기하고 국내 유입에 대비하여야 하는 감염병으로서 보건복지부장관이 지정하는 것을 말한다(감염예방법 제2조 제20호).

3. 다른 법률과의 관계

감염병의 예방 및 관리에 관하여는 다른 법률에 특별한 규정이 있는 경우를 제외하고는 이 법에 따른다(감염예방법 제3조).

4. 국가 및 지방자치단체의 책무

(1) 국가 및 지방자치단체는 감염병환자 등의 인간으로서의 존엄과 가치를 존중하고 그 기본적 권리를 보호하며, 법률에 따르지 아니하고는 취업 제한 등의 불이익을 주어서는 아니 된다(감염예방법 제4조 제1항).

(2) 국가 및 지방자치단체는 감염병의 예방 및 관리를 위하여 다음 각 호의 사업을 수행하여야 한다(감염예방법 제4조 제2항).

1. 감염병의 예방 및 방역대책
2. 감염병환자 등의 진료 및 보호
3. 감염병 예방을 위한 예방접종계획의 수립 및 시행
4. 감염병에 관한 교육 및 홍보
5. 감염병에 관한 정보의 수집·분석 및 제공

6. 감염병에 관한 조사·연구
7. 감염병병원체 검사·보존·관리 및 약제내성 감시(藥劑耐性 監視)
8. 감염병 예방을 위한 전문인력의 양성
9. 감염병 관리정보 교류 등을 위한 국제협력
10. 감염병의 치료 및 예방을 위한 약품 등의 비축
11. 감염병 관리사업의 평가
12. 기후변화, 저출산·고령화 등 인구변동 요인에 따른 감염병 발생조사·연구 및 예방대책 수립
13. 한센병의 예방 및 진료 업무를 수행하는 법인 또는 단체에 대한 지원
14. 감염병 예방 및 관리를 위한 정보시스템의 구축 및 운영
15. 해외 신종감염병의 국내 유입에 대비한 계획 준비, 교육 및 훈련
16. 해외 신종감염병 발생 동향의 지속적 파악, 위험성 평가 및 관리대상 해외 신종감염병의 지정
17. 관리대상 해외 신종감염병에 대한 병원체 등 정보 수집, 특성 분석, 연구를 통한 예방과 대응체계 마련, 보고서 발간 및 지침(매뉴얼을 포함한다) 고시

(3) 국가·지방자치단체(교육감을 포함한다)는 감염병의 효율적 치료 및 확산방지를 위하여 질병의 정보, 발생 및 전파 상황을 공유하고 상호 협력하여야 한다(감염예방법 제4조 제3항).

(4) 국가 및 지방자치단체는「의료법」에 따른 의료기관 및 의료인단체와 감염병의 발생 감시·예방을 위하여 관련 정보를 공유하여야 한다(감염예방법 제4조 제4항).

5. 의료인 등의 책무와 권리

(1)「의료법」에 따른 의료인 및 의료기관의 장 등은 감염병 환자의 진료에 관한 정보를 제공받을 권리가 있고, 감염병 환자의 진단 및 치료 등으로 인하여 발생한 피해에 대하여 보상받을 수 있다(감염예방법 제5조 제1항).

(2)「의료법」에 따른 의료인 및 의료기관의 장 등은 감염병 환자의 진단·관리·치료 등에 최선을 다하여야 하며, 보건복지부장관 또는 지방자치단체의 장의 행정명령에 적극 협조하여야 한다(감염예방법 제5조 제2항).

(3)「의료법」에 따른 의료인 및 의료기관의 장 등은 국가와 지방자치단체가 수행하는 감염병의 발생 감시와 예방·관리 및 역학조사 업무에 적극 협조하여야 한다(감염예방법 제5조 제3항).

6. 국민의 권리와 의무

(1) 국민은 감염병으로 격리 및 치료 등을 받은 경우 이로 인한 피해를 보상받을 수 있다

(감염예방법 제6조 제1항).

(2) 국민은 감염병 발생 상황, 감염병 예방 및 관리 등에 관한 정보와 대응방법을 알 권리가 있고, 국가와 지방자치단체는 신속하게 정보를 공개하여야 한다(감염예방법 제6조 제2항).

(3) 국민은 의료기관에서 이 법에 따른 감염병에 대한 진단 및 치료를 받을 권리가 있고, 국가와 지방자치단체는 이에 소요되는 비용을 부담하여야 한다(감염예방법 제6조 제3항).

(4) 국민은 치료 및 격리조치 등 국가와 지방자치단체의 감염병 예방 및 관리를 위한 활동에 적극 협조하여야 한다(감염예방법 제6조 제4항).

■■■ 예상문제

Q1 감염병의 분류가 모두 옳게 연결된 것은?
① 제1급 감염병 – 콜레라, 두창, 페스트
② 제2급 감염병 – 디프테리아, 파라티푸스, 장티푸스
③ 제3급 감염병 – 중증열성혈소판감소증후군(SFTS), 파상풍, B형간염
④ 제4급 감염병 – A형간염, 폴리오, 한센병
⑤ 제4급 감염병 – 인플루엔자, 매독, 신종인플루엔자

해설

§감염병예방법 제2조 제2호 "제1급감염병"이란 생물테러감염병 또는 치명률이 높거나 집단 발생의 우려가 커서 발생 또는 유행 즉시 신고하여야 하고, 음압격리와 같은 높은 수준의 격리가 필요한 감염병으로서 다음 각 목의 감염병을 말한다. 다만, 갑작스러운 국내 유입 또는 유행이 예견되어 긴급한 예방·관리가 필요하여 보건복지부장관이 지정하는 감염병을 포함한다.
가. 에볼라바이러스병, 나. 마버그열, 다. 라싸열, 라. 크리미안콩고출혈열, 마. 남아메리카출혈열, 바. 리프트밸리열, 사. 두창, 아. 페스트, 자. 탄저, 차. 보툴리눔독소증, 카. 야토병, 타. 신종감염병증후군, 파. 중증급성호흡기증후군(SARS), 하. 중동호흡기증후군(MERS), 거. 동물인플루엔자 인체감염증, 너. 신종인플루엔자, 더. 디프테리아

§감염병예방법 제2조 제3호 "제2급감염병"이란 전파가능성을 고려하여 발생 또는 유행 시 24시간 이내에 신고하여야 하고, 격리가 필요한 다음 각 목의 감염병을 말한다. 다만, 갑작스러운 국내 유입 또는 유행이 예견되어 긴급한 예방·관리가 필요하여 보건복지부장관이 지정하는 감염병을 포함한다.
가. 결핵(結核), 나. 수두(水痘), 다. 홍역(紅疫), 라. 콜레라, 마. 장티푸스, 바. 파라티푸스, 사. 세균성이질, 아. 장출혈성대장균감염증, 자. A형간염, 차. 백일해(百日咳), 카. 유행성이하선염(流行性耳下腺炎), 타. 풍진(風疹), 파. 폴리오, 하. 수막구균 감염증, 거. b형헤모필루스인

플루엔자, 너. 폐렴구균 감염증, 더. 한센병, 러. 성홍열, 머. 반코마이신내성황색포도알균(VRSA) 감염증, 버. 카바페넴내성장내세균속균종(CRE) 감염증

§감염병예방법 제2조 제4호　 "제3급감염병"이란 그 발생을 계속 감시할 필요가 있어 발생 또는 유행 시 24시간 이내에 신고하여야 하는 다음 각 목의 감염병을 말한다. 다만, 갑작스 러운 국내 유입 또는 유행이 예견되어 긴급한 예방·관리가 필요하여 보건복지부장관이 지 정하는 감염병을 포함한다.

가. 파상풍(破傷風), 나. B형간염, 다. 일본뇌염, 라. C형간염, 마. 말라리아, 바. 레지오넬라증, 사. 비브리오패혈증, 아. 발진티푸스, 자. 발진열(發疹熱), 차. 쯔쯔가무시증, 카. 렙토스피라 증, 타. 브루셀라증, 파. 공수병(恐水病), 하. 신증후군출혈열(腎症侯群出血熱), 거. 후천성면역 결핍증(AIDS), 너. 크로이츠펠트-야콥병(CJD) 및 변종크로이츠펠트-야콥병(vCJD), 더. 황열, 러. 뎅기열, 머. 큐열(Q熱), 버. 웨스트나일열, 서. 라임병, 어. 진드기매개뇌염, 저. 유비저(類鼻疽), 처. 치쿤구니야열, 커. 중증열성혈소판감소증후군(SFTS), 터. 지카바이러스 감염증

※24시간 이내 신고, 격리는 불필요

§감염병예방법 제2조 제5호　 "제4급감염병"이란 제1급감염병부터 제3급감염병까지의 감염 병 외에 유행 여부를 조사하기 위하여 표본감시 활동이 필요한 다음 각 목의 감염병을 말한다. 가. 인플루엔자, 나. 매독(梅毒), 다. 회충증, 라. 편충증, 마. 요충증, 바. 간흡충증, 사. 폐흡충 증, 아. 장흡충증, 자. 수족구병, 차. 임질, 카. 클라미디아감염증, 타. 연성하감, 파. 성기단순 포진, 하. 첨규콘딜롬, 거. 반코마이신내성장알균(VRE) 감염증, 너. 메티실린내성황색포도알 균(MRSA) 감염증, 더. 다제내성녹농균(MRPA) 감염증, 러. 다제내성아시네토박터바우마니 균(MRAB) 감염증, 머. 장관감염증, 버. 급성호흡기감염증, 서. 해외유입기생충감염증, 어. 엔테로바이러스감염증, 저. 사람유두종바이러스 감염증

Q2 감염병중 환자발생 즉시 신고해야 할 것은?

㉮ 페스트	㉯ 두창
㉰ 야토병	㉱ 동물인플루엔자 인체감염증

① ㉮, ㉯, ㉰　　　　　② ㉮, ㉰　　　　　③ ㉯, ㉱

④ ㉱　　　　　⑤ ㉮, ㉯, ㉰, ㉱

해설　 Q1. 해설 참조

Q3. 제1급감염병부터 제3급감염병까지의 감염병 외에 유행여부를 위하여 표본감시활
　　동이 필요한 감염병으로 옳은 것은?

① 에볼라바이러스병

② 페스트

③ 중증급성호흡기증후군(SARS)

④ 중동호흡기증후군(MERS)

⑤ 편충증

해설　Q1. 해설 참조

Q4. 표본감시 대상이 되는 감염병은?

① 황열

② 인플루엔자

③ 유행성이하선염

④ b형헤모필루스인플루엔자

⑤ 중증열성혈소판감소증후군(SFTS)

해설　Q1. 해설 참조

정답　1. ③　2. ⑤　3. ⑤　4. ②

제 2 장
기본계획 및 사업

1. 감염병 예방 및 관리 계획의 수립 등

(1) 보건복지부장관은 감염병의 예방 및 관리에 관한 기본계획(이하 "기본계획"이라 한다)을 5년마다 수립 · 시행하여야 한다(감염예방법 제7조 제1항).

(2) 기본계획에는 다음 각 호의 사항이 포함되어야 한다(감염예방법 제7조 제2항).

1. 감염병 예방 · 관리의 기본목표 및 추진방향
2. 주요 감염병의 예방 · 관리에 관한 사업계획 및 추진방법
3. 감염병 전문인력의 양성 방안
3의2. 「의료법」 제3조 제2항 각 호에 따른 의료기관 종별 감염병 위기대응역량의 강화 방안
4. 감염병 통계 및 정보의 관리 방안
5. 감염병 관련 정보의 의료기관 간 공유 방안
6. 그 밖에 감염병의 예방 및 관리에 필요한 사항

(3) 특별시장 · 광역시장 · 도지사 · 특별자치도지사(이하 "시 · 도지사"라 한다)와 시장 · 군수 · 구청장(자치구의 구청장을 말한다. 이하 같다)은 기본계획에 따라 시행계획을 수립 · 시행하여야 한다(감염예방법 제7조 제3항).

(4) 보건복지부장관, 시 · 도지사 또는 시장 · 군수 · 구청장은 기본계획이나 제3항에 따른 시행계획의 수립 · 시행에 필요한 자료의 제공 등을 관계 행정기관 또는 단체에 요청할 수 있다(감염예방법 제7조 제4항).

(5) 요청받은 관계 행정기관 또는 단체는 특별한 사유가 없으면 이에 따라야 한다(감염예방법 제7조 제5항).

2. 감염병관리사업지원기구의 운영

(1) 보건복지부장관 및 시 · 도지사는 제7조에 따른 기본계획 및 시행계획의 시행과 국제협력 등의 업무를 지원하기 위하여 민간전문가로 구성된 감염병관리사업지원기구를

둘 수 있다(감염예방법 제8조 제1항).

(2) 국가 및 지방자치단체는 감염병관리사업지원기구의 운영 등에 필요한 예산을 지원할 수 있다(감염예방법 제8조 제2항).

(3) 감염병관리사업지원기구의 설치·운영 및 지원 등에 필요한 사항은 대통령령으로 정한다(감염예방법 제8조 제3항).

※감염병관리사업지원기구의 설치·운영 등(시행령 제1조의2)

① 「감염병의 예방 및 관리에 관한 법률」(이하 "법"이라 한다) 제8조 제1항에 따라 보건복지부에 중앙감염병사업지원기구를, 특별시·광역시·도·특별자치도(이하 "시·도"라 한다)에 보건복지부장관이 정하는 바에 따라 시·도감염병사업지원기구를 둔다.

② 중앙감염병사업지원기구의 구성원은 다음 각 호의 어느 하나에 해당하는 사람 중에서 보건복지부장관이 위촉한다.

 1. 「의료법」 제2조 제1호에 따른 의료인으로서 감염병 관련 분야에서 근무한 사람

 2. 「고등교육법」에 따른 대학 또는 「공공기관의 운영에 관한 법률」에 따른 공공기관의 감염병 관련 분야에서 근무한 사람

 3. 감염병 예방 및 관리에 관한 전문지식과 경험이 풍부한 사람

 4. 역학조사 및 방역 분야 등에 관한 전문지식과 경험이 풍부한 사람

 5. 그 밖에 보건복지부장관이 감염병관리사업의 지원에 필요하다고 인정하는 사람

③ 중앙감염병사업지원기구는 그 업무수행에 필요한 경우에는 관계 기관·단체 및 전문가 등에게 자료 또는 의견의 제출 등을 요청할 수 있다.

④ 중앙감염병사업지원기구는 매 반기별로 보건복지부장관이 정하는 바에 따라 그 활동현황 등을 보건복지부장관에게 보고하여야 한다.

⑤ 보건복지부장관은 중앙감염병사업지원기구에 예산의 범위에서 다음 각 호의 비용을 지원을 할 수 있다.

 1. 자료수집, 조사, 분석 및 자문 등에 소요되는 비용

 2. 국내외 협력사업의 추진에 따른 여비 및 수당 등의 경비

 3. 그 밖에 보건복지부장관이 업무수행을 위하여 특히 필요하다고 인정하는 경비

⑥ 제2항부터 제5항까지에서 규정한 사항 외에 중앙감염병사업지원기구의 설치·운영 및 지원 등에 필요한 세부사항은 보건복지부장관이 정한다.

⑦ 시·도감염병사업지원기구의 구성원 위촉, 자료제출 요청, 활동현황 보고 및 비용지원 등에 관하여는 제2항부터 제6항까지의 규정을 준용한다. 이 경우 "보건복지부장관"은 "특별시장·광역시장·도지사·특별자치도지사(이하 "시·도지사"라 한다)"로, "중앙감염병사업지원기구"는 "시·도감염병사업지원기구"로 본다.

---

3. 감염병병원

(1) 국가는 감염병의 연구·예방, 전문가 양성 및 교육, 환자의 진료 및 치료 등을 위한 시설, 인력 및 연구능력을 갖춘 감염병전문병원 또는 감염병연구병원을 설립하거나 지정하여 운영한다(감염예방법 제8조의2 제1항).

① 법 제8조의2 제1항에 따른 감염병전문병원(이하 "중앙감염병병원"이라 한다)으로 지정받을 수 있는 의료기관(「의료법」 제3조에 따른 의료기관을 말한다. 이하 "의료기관"이라 한다)은 「의료법」 제3조의3 또는 제3조의4에 따른 종합병원 또는 상급종합병원으로서 보건복지부장관이 정하여 고시하는 의료기관으로 한다.
② 중앙감염병병원의 지정기준은 별표 1과 같다.
③ 보건복지부장관은 중앙감염병병원을 지정하는 경우에는 그 지정기준 또는 업무수행 등에 필요한 조건을 붙일 수 있다.
④ 보건복지부장관은 중앙감염병병원을 지정한 경우에는 지정서를 교부하고, 보건복지부 인터넷 홈페이지에 그 지정내용을 게시하여야 한다.
⑤ 중앙감염병병원은 매 분기별로 보건복지부장관이 정하는 바에 따라 그 업무추진 현황 등을 보건복지부장관에게 보고하여야 한다.
⑥ 보건복지부장관은 법 제8조의2 제3항에 따라 중앙감염병병원에 대해서는 기획재정부장관과 협의하여 건축비용, 운영비용 및 설비비용 등을 지원할 수 있다.
⑦ 제3항부터 제6항까지에서 규정한 사항 외에 중앙감염병병원의 지정절차 및 경비지원 등에 필요한 세부사항은 보건복지부장관이 정하여 고시한다.

(2) 국가는 감염병환자의 진료 및 치료 등을 위하여 권역별로 보건복지부령으로 정하는 일정규모 이상의 병상(음압병상 및 격리병상을 포함한다)을 갖춘 감염병전문병원을 설립하거나 지정하여 운영한다(감염예방법 제8조의2 제2항).

① 법 제8조의2 제2항에 따른 권역별 감염병전문병원(이하 "권역별 감염병병원"이라 한다)으로 지정받을 수 있는 의료기관은 「의료법」 제3조의3 또는 제3조의4에 따른 **종합병원 또는 상급종합병원으로서 보건복지부장관이 정하여 고시하는 의료기관으로 한다.**
② 권역별 감염병병원의 지정기준은 별표 1의2와 같다.
③ 보건복지부장관은 법 제8조의2 제2항에 따라 권역별 감염병병원을 지정하는 경우에는 다음 각 호의 사항을 종합적으로 고려하여야 한다.
 1. **해당 권역에서의 의료자원의 분포 수준**
 2. **해당 권역에서의 주민의 인구와 생활권의 범위**
 3. **해당 권역에서의 감염병의 발생 빈도 및 관리 수준**
 4. **해당 권역에서의 항만 및 공항 등의 인접도**
 5. 그 밖에 보건복지부장관이 권역별 감염병 관리와 관련하여 특히 필요하다고 인정하는 사항
④ 보건복지부장관은 권역별 감염병병원을 지정하기 위하여 필요한 경우에는 지방자치단체의 장, 관계 공공기관 또는 관계 단체 등의 의견을 듣거나 자료의 제출을 요청할 수 있다.
⑤ 권역별 감염병병원에 대한 지정조건의 부과, 지정서의 교부, 지정사실의 공표, 업무추진 현황 보고, 경비 지원, 지정절차 등에 필요한 세부사항의 고시 등에 관하여는 제1조의3 제3항부터 제7항까지의 규정을 준용한다.

법 제8조의2 제2항에서 "보건복지부령으로 정하는 일정규모 이상의 병상"이란 **36병상 이상의 병상을 말한다.**

(3) 국가는 예산의 범위에서 감염병전문병원 또는 감염병연구병원을 설립하거나 지정하여 운영하는 데 필요한 예산을 지원할 수 있다(감염예방법 제8조의2 제3항).

(4) 감염병전문병원 또는 감염병연구병원을 설립하거나 지정하여 운영하는 데 필요한 절차, 방법, 지원내용 등의 사항은 대통령령으로 정한다(감염예방법 제8조의2 제4항).

4. 내성균 관리대책

(1) 보건복지부장관은 내성균 발생 예방 및 확산 방지 등을 위하여 제9조에 따른 감염병 관리위원회의 심의를 거쳐 내성균 관리대책을 5년마다 수립·추진하여야 한다(감염예방법 제8조의3 제1항).

① 보건복지부장관은 법 제8조의3 제1항에 따른 내성균 관리대책(이하 "내성균 관리대책"이라 한다)에 포함된 사항 중 보건복지부장관이 정하는 중요 사항을 변경하려는 경우에는 법 제9조 제1항에 따른 감염병관리위원회의 심의를 거쳐야 한다.

② 보건복지부장관은 내성균 관리대책을 수립하거나 변경한 경우에는 보건복지부의 인터넷 홈페이지에 게재하고, 관계 중앙행정기관의 장, 「국민건강보험법」에 따른 건강보험심사평가원의 원장, 그 밖에 내성균 관련 기관·법인·단체의 장에게 그 내용을 알려야 한다.

③ 제1항 및 제2항에서 규정한 사항 외에 내성균 관리대책의 수립 및 변경에 필요한 세부 사항은 보건복지부장관이 정한다.

(2) 내성균 관리대책에는 정책목표 및 방향, 진료환경 개선 등 내성균 확산 방지를 위한 사항 및 감시체계 강화에 관한 사항, 그 밖에 내성균 관리대책에 필요하다고 인정되는 사항이 포함되어야 한다(감염예방법 제8조의3 제2항).

(3) 내성균 관리대책의 수립 절차 등에 관하여 필요한 사항은 대통령령으로 정한다(감염예방법 제8조의3 제3항).

5. 업무의 협조

(1) 보건복지부장관은 내성균 관리대책의 수립·시행을 위하여 관계 공무원 또는 관계 전문가의 의견을 듣거나 관계 기관 및 단체 등에 필요한 자료제출 등 협조를 요청할 수 있다(감염예방법 제8조의4 제1항).

(2) 보건복지부장관은 내성균 관리대책의 작성을 위하여 관계 중앙행정기관의 장에게 내성균 관리대책의 정책목표 및 방향과 관련한 자료 또는 의견의 제출 등 필요한 협조

를 요청할 수 있다(감염예방법 제8조의4 제2항).

(3) 협조 요청을 받은 자는 정당한 사유가 없으면 이에 따라야 한다(감염예방법 제8조의4 제3항).

6. 긴급상황실

(1) 질병관리본부장은 감염병 정보의 수집·전파, 상황관리, 감염병이 유입되거나 유행하는 긴급한 경우의 초동조치 및 지휘 등의 업무를 수행하기 위하여 상시 긴급상황실을 설치·운영하여야 한다(감염예방법 제8조의5 제1항). 감염병 위기상황 발생 시 컨트롤타워 역할을 수행할 수 있는 긴급상황실 설치·운영의 법적 근거를 마련하였다.

(2) 긴급상황실의 설치·운영에 필요한 사항은 대통령령으로 정한다(감염예방법 제8조의5 제2항).

※긴급상황실의 설치·운영(시행령 제1조의6)
① 법 제8조의5에 따라 설치하는 긴급상황실(이하 "긴급상황실"이라 한다)은 다음 각 호의 설치·운영 요건을 모두 갖추어야 한다.
 1. 신속한 감염병 정보의 수집·전파와 감염병 위기상황의 종합관리 등을 위한 정보통신체계를 갖출 것
 2. 감염병 위기상황의 효율적 대처를 위한 시설·장비 및 그 운영·관리체계를 갖출 것
 3. 긴급상황실의 24시간 운영에 필요한 전담인력을 확보할 것
 4. 긴급상황실의 업무를 원활하게 수행하기 위한 운영규정 및 업무매뉴얼을 마련할 것
② 긴급상황실의 설치·운영에 관한 세부사항은 질병관리본부장이 정한다.

7. 감염병관리위원회

(1) 감염병의 예방 및 관리에 관한 주요 시책을 심의하기 위하여 보건복지부에 감염병관리위원회(이하 "위원회"라 한다)를 둔다(감염예방법 제9조 제1항).

※감염병관리위원회 위원의 임무 및 임기(시행령 제2조)
① 법 제9조 제1항에 따른 감염병관리위원회(이하 "위원회"라 한다) 위원장은 위원회를 대표하고 위원회의 사무를 총괄한다.
② 위원회 부위원장은 위원장을 보좌하며 위원장이 부득이한 사유로 직무를 수행할 수 없을 때에는 그 직무를 대행한다.
③ 위원회 위원 중 위촉위원의 임기는 2년으로 한다.
④ 위원회 위원의 자리가 빈 경우 그 보궐위원의 임기는 전임위원 임기의 남은 기간으로 한다.

※회의(시행령 제3조)
① 위원회의 회의는 보건복지부장관 또는 위원 과반수가 요구하거나 위원장이 필요하다고 인정할 때에 소집한다.
② 위원회의 회의는 재적위원 과반수의 출석으로 개의(開議)하고 출석위원 과반수의 찬성으

로 의결한다.

③ 위원회 위원장은 위원회에서 의결된 사항을 보건복지부장관에게 보고하여야 한다.

④ 위원회는 그 업무 수행에 필요하다고 인정할 때에는 관계 공무원 또는 관계 전문가를 위원회에 출석하게 하여 그 의견을 들을 수 있다.

※간사(시행령 제4조)

위원회의 사무 처리를 위하여 위원회에 간사 1명을 두며, 간사는 보건복지부 소속 공무원 중에서 위원장이 임명한다.

※수당의 지급 등(시행령 제5조)

위원회의 회의에 출석한 위원에게 예산의 범위에서 수당과 여비를 지급할 수 있다. 다만, 공무원인 위원이 그 소관 업무와 직접 관련하여 출석하는 경우에는 그러하지 아니하다.

※운영세칙(시행령 제6조)

이 영에서 규정한 사항 외에 위원회의 운영에 필요한 사항은 위원회의 의결을 거쳐 위원장이 정한다.

(2) 위원회는 다음 각 호의 사항을 심의한다(감염예방법 제9조 제2항).

1. 기본계획의 수립
2. 감염병 관련 의료 제공
3. 감염병에 관한 조사 및 연구
4. 감염병의 예방·관리 등에 관한 지식 보급 및 감염병환자등의 인권 증진
5. 제20조에 따른 해부명령에 관한 사항
6. 제32조 제2항에 따른 예방접종의 실시기준과 방법에 관한 사항
7. 제34조에 따른 감염병 위기관리대책의 수립 및 시행
8. 제40조 제1항 및 제2항에 따른 예방·치료 의약품 및 장비 등의 사전 비축, 장기 구매 및 생산에 관한 사항
8의2. 제40조의2에 따른 의약품 공급의 우선순위 등 분배기준, 그 밖에 필요한 사항의 결정
9. 제71조에 따른 예방접종 등으로 인한 피해에 대한 국가보상에 관한 사항
10. 내성균 관리대책에 관한 사항
11. 그 밖에 감염병의 예방 및 관리에 관한 사항으로서 위원장이 위원회의 회의에 부치는 사항

8. 위원회의 구성

(1) 위원회는 위원장 1명과 부위원장 1명을 포함하여 <u>30명 이내의 위원으로 구성한다</u>(감염예방법 제10조 제1항).

(2) 위원장은 질병관리본부장이 되고, 부위원장은 위원 중에서 위원장이 지명하며, 위원은 다음 각 호의 어느 하나에 해당하는 사람 중에서 보건복지부장관이 임명하거나 위촉하는 사람으로 한다(감염예방법 제10조 제2항).

1. 감염병의 예방 또는 관리 업무를 담당하는 공무원
2. 감염병 또는 감염관리를 전공한 의료인
3. 감염병과 관련된 전문지식을 소유한 사람
4. 「비영리민간단체 지원법」제2조에 따른 비영리민간단체가 추천하는 사람
5. 그 밖에 감염병에 관한 지식과 경험이 풍부한 사람

(3) 위원회의 업무를 효율적으로 수행하기 위하여 위원회의 위원과 외부 전문가로 구성되는 분야별 전문위원회를 둘 수 있다(감염예방법 제10조 제3항).

※전문위원회의 구성(시행령 제7조)
① 법 제10조 제3항에 따라 위원회에 다음 각 호의 분야별 전문위원회를 둔다.
  1. 예방접종 전문위원회
  2. 예방접종피해보상 전문위원회
  3. 후천성면역결핍증 전문위원회
  4. 결핵 전문위원회
  5. 역학조사 전문위원회
  6. 인수(人獸)공통감염 전문위원회
  7. 감염병 위기관리대책 전문위원회
  8. 감염병 연구기획 전문위원회
  9. 항생제 내성(耐性) 전문위원회
② 전문위원회는 각각 위원장 1명을 포함한 15명 이내의 위원으로 구성한다.
③ 전문위원회 위원장은 위원회 위원 중에서 위원회의 위원장이 임명한다.
④ 전문위원회 위원은 위원회 위원 중에서 위원회 위원장이 임명하거나 관련 학회와 단체 또는 위원회 위원의 추천을 받아 위원회의 위원장이 위촉한다.

(4) 제1항부터 제3항까지에서 규정한 사항 외에 위원회 및 전문위원회의 구성·운영 등에 관하여 필요한 사항은 대통령령으로 정한다(감염예방법 제10조 제4항).

※전문위원회의 회의 및 운영(시행령 제8조)
① 전문위원회의 회의는 위원회 위원장 또는 전문위원회 위원 과반수가 요구하거나 전문위원회 위원장이 필요하다고 인정할 때에 소집한다.
② 전문위원회의 회의는 재적위원 과반수의 출석으로 개의하고 출석위원 과반수의 찬성으로 의결한다.
③ 전문위원회 위원장은 전문위원회에서 심의·의결한 사항을 위원회 위원장에게 보고하여야 한다.
④ 이 영에서 규정한 사항 외에 전문위원회의 운영에 필요한 사항은 전문위원회의 의결을 거쳐 전문위원회 위원장이 정한다.

제 3 장

신고 및 보고

1. 의사 등의 신고

(1) **의사, 치과의사 또는 한의사는** 다음 각 호의 어느 하나에 해당하는 사실(제16조 제6항에 따라 표본감시 대상이 되는 제4급감염병으로 인한 경우는 제외한다)이 있으면 소속 의료기관의 장에게 보고하여야 하고, 해당 환자와 그 동거인에게 보건복지부장관이 정하는 감염 방지 방법 등을 지도하여야 한다. **다만,** 의료기관에 소속되지 아니한 의사, 치과의사 또는 한의사는 그 사실을 관할 보건소장에게 신고하여야 한다(감염예방법 제11조 제1항).

1. 감염병환자 등을 진단하거나 그 사체를 검안(檢案)한 경우
2. 예방접종 후 이상반응자를 진단하거나 그 사체를 검안한 경우
3. 감염병환자 등이 제1급감염병부터 제3급감염병까지에 해당하는 감염병으로 사망한 경우

(2) 감염병병원체 확인기관의 소속 직원은 실험실 검사 등을 통하여 보건복지부령으로 정하는 **감염병환자 등을 발견한 경우** 그 사실을 감염병병원체 확인기관의 장에게 보고하여야 한다(감염예방법 제11조 제2항).

※감염병의 병원체를 확인할 수 있는 기관(감염예방법 시행규칙 제4조)

법 제2조 제13호에서 "보건복지부령으로 정하는 기관"이란 다음 각 호의 기관을 말한다.
 1. 질병관리본부
 2. 국립검역소
 3. 「보건환경연구원법」 제2조에 따른 보건환경연구원
 4. 「지역보건법」 제10조에 따른 보건소
 5. 「의료법」 제3조에 따른 의료기관(이하 "의료기관"이라 한다) 중 진단검사의학과 전문의가 상근(常勤)하는 기관
 6. 「고등교육법」 제4조에 따라 설립된 의과대학
 7. 「결핵예방법」 제21조에 따라 설립된 대한결핵협회(결핵환자의 병원체를 확인하는 경우만 해당한다)
 8. 「민법」 제32조에 따라 한센병환자 등의 치료·재활을 지원할 목적으로 설립된 기관(한센병

환자의 병원체를 확인하는 경우만 해당한다)

9. 인체에서 채취한 가검물에 대한 검사를 국가, 지방자치단체, 의료기관 등으로부터 위탁받아 처리하는 기관 중 <u>진단검사의학과 전문의가 상근(常勤)하는 기관</u>

(3) <u>보고를 받은 의료기관의 장 및 감염병병원체 확인기관의 장은 제1급감염병의 경우에는 즉시</u>, 제2급감염병 및 제3급감염병의 경우에는 24시간 이내에, 제4급감염병의 경우에는 7일 이내에 보건복지부장관 또는 관할 보건소장에게 신고하여야 한다(감염예방법 제11조 제3항).

(4) **육군, 해군, 공군 또는 국방부 직할 부대에 소속된 군의관은 제1항 각 호의 어느 하나에 해당하는 사실**(제16조 제6항에 따라 **표본감시 대상이 되는 제4급감염병으로 인한 경우는 제외**한다)**이 있으면 소속 부대장에게 보고하여야 하고, 보고를 받은 소속 부대장은 제1급감염병의 경우에는 즉시, 제2급감염병 및 제3급감염병의 경우에는 24시간 이내에 관할 보건소장에게 신고하여야 한다**(감염예방법 제11조 제4항).

(5) **감염병 표본감시기관은 표본감시 대상이 되는 제4급감염병**으로 인하여 제1항 제1호[1] 또는 제3호[2]**에 해당하는 사실이 있으면 보건복지부령으로 정하는 바에 따라 보건복지부장관 또는 관할 보건소장에게 신고하여야 한다**(감염예방법 제11조 제5항).

(6) 감염병환자 등의 진단 기준, 신고의 방법 및 절차 등에 관하여 필요한 사항은 보건복지부령으로 정한다(감염예방법 제11조 제6항).

※ 의사 등의 감염병 발생신고(시행규칙 제6조)

① 법 제11조 제1항 각 호 외의 부분 단서, 제3항 및 제4항에 따라 같은 조 제1항 제1호 및 제3호에 해당하는 사실을 신고하려는 의사, 한의사, 의료기관의 장 또는 소속 부대장은 다음 각 호의 구분에 따른 신고서(전자문서로 된 신고서를 포함한다)를 질병관리본부장 또는 감염병환자, 감염병의사환자 또는 병원체보유자(이하 "감염병환자 등"이라 한다)의 소재지를 관할하는 보건소장에게 정보시스템을 이용하여 제출하여야 한다. 다만, 해당 보건소장에게는 팩스를 통하여 제출할 수 있다.

  1. 법 제11조 제1항 제1호에 따른 감염병환자 등을 진단한 경우: 별지 제1호의3서식의 감염병 발생 신고서
  2. 법 제11조 제1항 제1호에 따른 사체를 검안한 경우와 같은 항 제3호에 해당하는 사실을 신고하는 경우: 별지 제1호의4서식의 감염병환자 등 사망(검안) 신고서

② 법 제11조 제3항에 따라 신고를 하려는 감염병병원체확인기관의 장은 별지 제1호의5서식의 병원체 검사결과 신고서(전자문서로 된 신고서를 포함한다)를 질병관리본부장 또는 해당 감염병병원체 확인을 의뢰한 기관의 소재지를 관할하는 보건소장에게 정보시스템을 이용하여 제출하여야 한다. 다만, 해당 보건소장에게는 팩스를 통하여 제출할 수 있다.

③ 법 제11조 제1항부터 제4항까지의 규정에 따라 보고 및 신고를 해야 하는 감염병은 제1군

---

1 감염병환자 등을 진단하거나 그 사체를 검안(檢案)한 경우.
2 감염병환자 등이 제1급감염병부터 제3급감염병까지에 해당하는 감염병으로 사망한 경우.

감염병부터 제5군감염병까지 및 지정감염병으로 한다.

④ 법 제11조 제5항에 따라 같은 조 제1항 제1호 및 제3호에 해당하는 사실을 신고하려는 감염병 표본감시기관은 질병관리본부장이 정하는 표본감시기관용 신고서(전자문서로 된 신고서를 포함한다)를 질병관리본부장 또는 감염병환자등의 소재지를 관할하는 보건소장에게 제출하여야 한다.

⑤ 법 제11조 제6항에 따른 감염병의 진단 기준은 별표 2와 같으며, 그 밖의 세부 사항은 질병관리본부장이 정하여 고시한다.

※의사 등의 예방접종 후 이상반응 신고(시행규칙 제7조)

① 법 제11조 제1항 각 호 외의 부분 단서, 제3항 및 제4항에 따라 같은 조 제1항 제2호에 해당하는 사실을 **신고하려는 의사, 한의사, 의료기관의 장 또는 소속 부대장은** 별지 제2호서식의 예방접종 후 이상반응 발생신고서(전자문서로 된 신고서를 포함한다)를 질병관리본부장 또는 이상반응자의 소재지를 관할하는 보건소장에게 정보시스템을 이용하여 제출하여야 한다. 다만, 해당 보건소장에게는 팩스를 통하여 제출할 수 있다.

② 법 제11조 제1항부터 제5항까지의 규정에 따라 신고하여야 하는 예방접종 후 이상반응자의 범위는 별표 3과 같다.

2. 그 밖의 신고의무자

(1) 다음 각 호의 어느 하나에 해당하는 사람은 **제1급감염병부터 제3급감염병까지**에 해당하는 감염병 중 보건복지부령으로 정하는 감염병이 발생한 경우에는 **의사, 치과의사 또는 한의사의** 진단이나 검안을 요구하거나 해당 주소지를 관할하는 보건소장에게 신고하여야 한다(감염예방법 제12조 제1항).

1. 일반가정에서는 세대를 같이하는 세대주. 다만, 세대주가 부재 중인 경우에는 그 세대원
2. 학교, 병원, 관공서, 회사, 공연장, 예배장소, 선박·항공기·열차 등 운송수단, 각종사무소·사업소, 음식점, 숙박업소 또는 그 밖에 여러 사람이 모이는 장소로서 보건복지부령으로 정하는 장소의 관리인, 경영자 또는 대표자

(2) 제1항에 따른 신고의무자가 아니더라도 감염병환자 등 또는 감염병으로 인한 사망자로 의심되는 사람을 발견하면 보건소장에게 알려야 한다(감염예방법 제12조 제2항).

(3) 신고의 방법과 기간 및 제2항에 따른 통보의 방법과 절차 등에 관하여 필요한 사항은 보건복지부령으로 정한다(감염예방법 제12조 제3항).

※그 밖의 신고대상 감염병(시행규칙 제8조)

① 법 제12조 제1항 각 호 외의 부분 중에서 "보건복지부령으로 정하는 감염병"이란 다음 각 호의 감염병을 말한다.
  1. 홍역
  2. 결핵

② 법 제12조 제1항 제2호에서 "보건복지부령으로 정하는 장소"란 다음 각 호의 장소를 말한다.
 1. 「약사법」 제2조 제3호에 따른 약국(이하 "약국"이라 한다)
 2. 「사회복지사업법」 제2조 제4호에 따른 사회복지시설
 3. 「모자보건법」 제2조 제11호에 따른 산후조리원
 4. 「공중위생관리법」 제2조에 따른 목욕장업소, 이용업소, 미용업소

※ 그 밖의 신고의무자의 신고(시행규칙 제9조)

법 제12조 제1항 및 제2항에 따라 그 밖의 신고의무자는 다음 각 호의 사항을 서면, 구두(口頭), 전보, 전화 또는 컴퓨터통신의 방법으로 보건소장에게 지체 없이 신고하거나 알려야 한다.
 1. 신고인의 성명, 주소와 감염병환자등 또는 사망자와의 관계
 2. 감염병환자 등 또는 사망자의 성명, 주소 및 직업
 3. 감염병환자 등 또는 사망자의 주요 증상 및 발병일

3. 보건소장 등의 보고

(1) 제11조 및 제12조에 따라 신고를 받은 보건소장은 그 내용을 관할 특별자치도지사 또는 시장·군수·구청장에게 보고하여야 하며, 보고를 받은 특별자치도지사 또는 시장·군수·구청장은 이를 보건복지부장관 및 시·도지사에게 각각 보고하여야 한다(감염예방법 제13조 제1항).

(2) 보고의 방법 및 절차 등에 관하여 필요한 사항은 보건복지부령으로 정한다(감염예방법 제13조 제2항).

※ 보건소장 등의 보고(시행규칙 제10조)

법 제13조 제1항에 따라 보고하려는 보건소장은 다음 각 호의 구분에 따른 시기에 별지 제1호의3서식의 감염병 발생 신고서, 별지 제1호의4서식의 감염병환자 등 사망(검안) 신고서, 별지 제1호의5서식의 병원체 검사결과 신고서[전자문서로 된 신고서를 포함한다](전자문서로 된 보고서를 포함한다) 또는 별지 제2호서식의 예방접종 후 이상반응 발생보고서(전자문서로 된 보고서를 포함한다)를 특별자치도지사 또는 시장·군수·구청장(자치구의 구청장을 말한다. 이하 같다)에게 제출하여야 하고, 보고를 받은 특별자치도지사 또는 시장·군수·구청장은 해당 보고서를 질병관리본부장 및 특별시장·광역시장·도지사(이하 "시·도지사"라 한다)에게 각각 제출하여야 한다.
 1. 제1군감염병부터 제4군감염병까지의 발생, 사망, 병원체검사결과 및 예방접종 후 이상반응의 보고: 법 제11조 및 제12조에 따라 신고를 받은 후 지체 없이
 2. 제5군감염병 및 지정감염병의 발생 보고: 매주 1회

4. 인수공통감염병의 통보

(1) 「가축전염병예방법」에 따른 신고를 받은 특별자치도지사(특별자치도의 동지역에 한정된다)·시장(구를 두지 아니하는 시의 시장을 말하며, 도농복합형태의 시에 있어서는 가축 등

의 소재지가 동지역인 경우에 한정된다) · 구청장(도농복합형태의 시의 구에 있어서는 가축 등의 소재지가 동지역인 경우에 한정된다) · 읍장 또는 면장은 같은 법에 따른 가축전염병 중 다음 각 호의 어느 하나에 해당하는 감염병의 경우에는 즉시 질병관리본부장에게 통보하여야 한다(감염예방법 제14조 제1항).

> 1. 탄저
> 2. 고병원성조류인플루엔자
> 3. 광견병
> 4. 그 밖에 대통령령으로 정하는 인수공통감염병
>
> ※그 밖의 인수공통감염병(시행령 제9조)
> 법 제14조 제1항 제4호에서 "대통령령으로 정하는 인수공통감염병"이란 동물인플루엔자를 말한다.
>
> ※인수공통감염병 발생 시 통보 절차(시행규칙 제11조)
> 법 제14조 제1항에 따라 인수공통감염병을 통보하려는 특별자치도지사 등은 별지 제3호서식의 인수공통감염병 의사환축(擬似患畜) 발생신고서를 질병관리본부장에게 제출하여야 한다.

(2) 통보를 받은 질병관리본부장은 감염병의 예방 및 확산 방지를 위하여 이 법에 따른 적절한 조치를 취하여야 한다(감염예방법 제14조 제2항).

(3) 신고 또는 통보를 받은 행정기관의 장은 신고자의 요청이 있는 때에는 신고자의 신원을 외부에 공개하여서는 아니 된다(감염예방법 제14조 제3항).

(4) 통보의 방법 및 절차 등에 관하여 필요한 사항은 보건복지부령으로 정한다(감염예방법 제14조 제4항).

5. 감염병환자 등의 파악 및 관리

보건소장은 관할구역에 거주하는 감염병환자 등에 관하여 제11조 및 제12조에 따른 신고를 받았을 때에는 보건복지부령으로 정하는 바에 따라 기록하고 그 명부(전자문서를 포함한다)를 관리하여야 한다(감염예방법 제15조).

> ※감염병환자 등의 명부 작성 및 관리(시행규칙 제12조)
> ① 보건소장은 법 제15조에 따라 별지 제4호서식의 감염병환자 등의 명부를 작성하고 이를 3년간 보관하여야 한다.
> ② 보건소장은 법 제15조에 따라 별지 제5호서식의 예방접종 후 이상반응자의 명부를 작성하고 이를 10년간 보관하여야 한다.

Q1. A 종합병원에 근무하는 내과의사 '갑'은 발열로 의원에 온 30세 환자를 A형 간염으로 진단하고 입원시켜 치료하였다. 치료를 받던 이 환자가 사망하였을 때 내과의사 '갑'이 취하여야 할 조치는?

① 관할 보건소장에게 신고
② 관할 경찰서장에게 신고
③ 관할 지역 역학조사반장에게 신고
④ 관할 지역 내 감염병전문병원장에게 신고
⑤ 소속 기관의 장에게 보고

§감염병예방법 제2조 제3호(정의) "제2급감염병"이란 전파가능성을 고려하여 발생 또는 유행 시 24시간 이내에 신고하여야 하고, 격리가 필요한 다음 각 목의 감염병을 말한다. 다만, 갑작스러운 국내 유입 또는 유행이 예견되어 긴급한 예방·관리가 필요하여 보건복지부장관이 지정하는 감염병을 포함한다.

가. 결핵(結核), 나. 수두(水痘), 다. 홍역(紅疫), 라. 콜레라, 마. 장티푸스, 바. 파라티푸스, 사. 세균성이질, 아. 장출혈성대장균감염증, 자. A형간염, 차. 백일해(百日咳), 카. 유행성이하선염(流行性耳下腺炎), 타. 풍진(風疹), 파. 폴리오, 하. 수막구균 감염증, 거. b형헤모필루스인플루엔자, 너. 폐렴구균 감염증, 더. 한센병, 러. 성홍열, 머. 반코마이신내성황색포도알균(VRSA) 감염증, 버. 카바페넴내성장내세균속균종(CRE) 감염증

해설　§감염예방법 제11조(의사 등의 신고) ① 의사, 치과의사 또는 한의사는 다음 각 호의 어느 하나에 해당하는 사실(제16조 제6항에 따라 표본감시 대상이 되는 제4급감염병으로 인한 경우는 제외한다)이 있으면 소속 의료기관의 장에게 보고하여야 하고, 해당 환자와 그 동거인에게 보건복지부장관이 정하는 감염 방지 방법 등을 지도하여야 한다. 다만, 의료기관에 소속되지 아니한 의사, 치과의사 또는 한의사는 그 사실을 관할 보건소장에게 신고하여야 한다.

1. 감염병환자 등을 진단하거나 그 사체를 검안(檢案)한 경우
2. 예방접종 후 이상반응자를 진단하거나 그 사체를 검안한 경우
3. 감염병환자 등이 제1급감염병부터 제3급감염병까지에 해당하는 감염병으로 사망한 경우

② 감염병병원체 확인기관의 소속 직원은 실험실 검사 등을 통하여 보건복지부령으로 정하는 감염병환자 등을 발견한 경우 그 사실을 감염병병원체 확인기관의 장에게 보고하여야 한다.

③ 제1항 및 제2항에 따라 보고를 받은 의료기관의 장 및 감염병병원체 확인기관의 장은 제1급감염병의 경우에는 즉시, 제2급감염병 및 제3급감염병의 경우에는 24시간 이내에, 제4급감염병의 경우에는 7일 이내에 보건복지부장관 또는 관할 보건소장에게 신고하여야 한다.

Q2. 생활관에 거주하는 23세 대학생이 미열, 두통, 얼굴의 홍반 발진으로 내과의원에 왔다. 풍진으로 진단한 의사 '갑'이 취해야 할 조치는?

① 관할 보건소장에게 신고
② 질병관리본부장에게 신고
③ 주소지 국가지정 감염병전문병원장에게 신고
④ 주소지 관할 보건소장에게 신고하라고 세대주에게 지도
⑤ 주소지 관할 보건소장에게 신고하라고 생활관장에게 통보

Q3. 다음 중 발견 즉시 관할 보건소장에게 신고하지 않아도 되는 감염병은?

① 에볼라바이러스병
② 중증급성호흡기증후군(SARS)
③ 중동호흡기증후군(MERS)
④ 신종인플루엔자
⑤ b형헤모필루스인플루엔자

해 설
Q1. 해설 참조
§감염병예방법 제2조 제2호(정의) "제1급감염병"이란 생물테러감염병 또는 치명률이 높거나 집단 발생의 우려가 커서 발생 또는 유행 즉시 신고하여야 하고, 음압격리와 같은 높은 수준의 격리가 필요한 감염병으로서 다음 각 목의 감염병을 말한다. 다만, 갑작스러운 국내 유입 또는 유행이 예견되어 긴급한 예방·관리가 필요하여 보건복지부장관이 지정하는 감염병을 포함한다.
가. 에볼라바이러스병, 나. 마버그열, 다. 라싸열, 라. 크리미안콩고출혈열, 마. 남아메리카출혈열, 바. 리프트밸리열, 사. 두창, 아. 페스트, 자. 탄저, 차. 보툴리눔독소증, 카. 야토병, 타. 신종감염병증후군, 파. 중증급성호흡기증후군(SARS), 하. 중동호흡기증후군(MERS), 거. 동물인플루엔자 인체감염증, 너. 신종인플루엔자, 더. 디프테리아

Q4. 다음 중 진단 혹은 검안 후 24시간 이내 관할 보건소장에게 신고해야 하는 감염병이 아닌 것은?

① 결핵   ② 콜레라   ③ 파상풍
④ 공수병   ⑤ 인플루엔자

§감염병예방법 제2조 제3호(정의)　"제2급감염병"이란 전파가능성을 고려하여 발생 또는 유행 시 24시간 이내에 신고하여야 하고, 격리가 필요한 다음 각 목의 감염병을 말한다. 다만, 갑작스러운 국내 유입 또는 유행이 예견되어 긴급한 예방·관리가 필요하여 보건복지부장관이 지정하는 감염병을 포함한다.

가. 결핵(結核), 나. 수두(水痘), 다. 홍역(紅疫), 라. 콜레라, 마. 장티푸스, 바. 파라티푸스, 사. 세균성이질, 아. 장출혈성대장균감염증, 자. A형간염, 차. 백일해(百日咳), 카. 유행성이하선염(流行性耳下腺炎), 타. 풍진(風疹), 파. 폴리오, 하. 수막구균 감염증, 거. b형헤모필루스인플루엔자, 너. 폐렴구균 감염증, 더. 한센병, 러. 성홍열, 머. 반코마이신내성황색포도알균(VRSA) 감염증, 버. 카바페넴내성장내세균속균종(CRE) 감염증

§감염병예방법 제2조 제4호　"제3급감염병"이란 그 발생을 계속 감시할 필요가 있어 발생 또는 유행 시 24시간 이내에 신고하여야 하는 다음 각 목의 감염병을 말한다. 다만, 갑작스러운 국내 유입 또는 유행이 예견되어 긴급한 예방·관리가 필요하여 보건복지부장관이 지정하는 감염병을 포함한다.

가. 파상풍(破傷風), 나. B형간염, 다. 일본뇌염, 라. C형간염, 마. 말라리아, 바. 레지오넬라증, 사. 비브리오패혈증, 아. 발진티푸스, 자. 발진열(發疹熱), 차. 쯔쯔가무시증, 카. 렙토스피라증, 타. 브루셀라증, 파. 공수병(恐水病), 하. 신증후군출혈열(腎症侯群出血熱), 거. 후천성면역결핍증(AIDS), 너. 크로이츠펠트-야콥병(CJD) 및 변종크로이츠펠트-야콥병(vCJD), 더. 황열, 러. 뎅기열, 머. 큐열(Q熱), 버. 웨스트나일열, 서. 라임병, 어. 진드기매개뇌염, 저. 유비저(類鼻疽), 처. 치쿤구니야열, 커. 중증열성혈소판감소증후군(SFTS), 터. 지카바이러스 감염증

§감염병예방법 제2조 제5호　"제4급감염병"이란 제1급감염병부터 제3급감염병까지의 감염병 외에 유행 여부를 조사하기 위하여 표본감시 활동이 필요한 다음 각 목의 감염병을 말한다.

가. 인플루엔자, 나. 매독(梅毒), 다. 회충증, 라. 편충증, 마. 요충증, 바. 간흡충증, 사. 폐흡충증, 아. 장흡충증, 자. 수족구병, 차. 임질, 카. 클라미디아감염증, 타. 연성하감, 파. 성기단순포진, 하. 첨규콘딜롬, 거. 반코마이신내성장알균(VRE) 감염증, 너. 메티실린내성황색포도알균(MRSA) 감염증, 더. 다제내성녹농균(MRPA) 감염증, 러. 다제내성아시네토박터바우마니균(MRAB) 감염증, 머. 장관감염증, 버. 급성호흡기감염증, 서. 해외유입기생충감염증, 어. 엔테로바이러스감염증, 저. 사람유두종바이러스 감염증

§감염예방법 제11조(의사 등의 신고)　① 의사, 치과의사 또는 한의사는 다음 각 호의 어느 하나에 해당하는 사실(제16조 제6항에 따라 표본감시 대상이 되는 제4급감염병으로 인한 경우는 제외한다)이 있으면 소속 의료기관의 장에게 보고하여야 하고, 해당 환자와 그 동거인에게 보건복지부장관이 정하는 감염 방지 방법 등을 지도하여야 한다. 다만, 의료기관에 소속되지 아니한 의사, 치과의사 또는 한의사는 그 사실을 관할 보건소장에게 신고하여야 한다.

1. 감염병환자 등을 진단하거나 그 사체를 검안(檢案)한 경우
2. 예방접종 후 이상반응자를 진단하거나 그 사체를 검안한 경우
3. 감염병환자 등이 제1급감염병부터 제3급감염병까지에 해당하는 감염병으로 사망한 경우

② 감염병병원체 확인기관의 소속 직원은 실험실 검사 등을 통하여 보건복지부령으로 정하는 감염병환자 등을 발견한 경우 그 사실을 감염병병원체 확인기관의 장에게 보고하여야 한다. ③ **보고를 받은 의료기관의 장 및 감염병병원체 확인기관의 장**은 제1급감염병의 경우에는 즉시, 제2급감염병 및 제3급감염병의 경우에는 24시간 이내에, 제4급감염병의 경우에는 7일 이내에 보건복지부장관 또는 관할 보건소장에게 신고하여야 한다.

Q5. 유행여부를 조사하기 위하여 표본감시활동이 필요한 감염병이 아닌 것은?

① 인플루엔자　　　　　② 편충증　　　　　③ 수족구병

④ 해외유입기생충감염병　　　⑤ 라싸열

Q4. 해설 참조

Q6. 50세 환자가 아나필락시스 증상으로 ○○종합병원 응급실로 내원하였다. 특이한 질병력이나 약물 복용력은 없었고, 당일 오전 A내과에서 인플루엔자 예방접종을 받았다고 하였다. ○○종합병원에 근무하고 있는 의사 '갑'은 예방접종 후 이상반응으로 진단하였다. 의사 '갑'이 해야 할 옳은 조치는?

① 내과 원장에게 통보　　　　② 소속 의료기관의 장에게 보고

③ 질병관리본부장에게 신고　　④ 국민건강보험공단 지방사무소에 신고

⑤ 환자 대신 A내과에 손해배상청구

§감염예방법 제11조(의사 등의 신고)　① <u>의사, 치과의사 또는 한의사는</u> 다음 각 호의 어느 하나에 해당하는 사실(제16조 제6항에 따라 표본감시 대상이 되는 제4급감염병으로 인한 경우는 제외한다)이 있으면 <u>소속 의료기관의 장에게 보고하여야 하고,</u> 해당 환자와 그 동거인에게 보건복지부장관이 정하는 감염 방지 방법 등을 지도하여야 한다. 다만, <u>의료기관에 소속되지 아니한 의사, 치과의사 또는 한의사는 그 사실을 관할 보건소장에게 신고하여야 한다.</u>

1. 감염병환자 등을 진단하거나 그 사체를 검안(檢案)한 경우

2. <u>예방접종 후 이상반응자를 진단하거나</u> 그 사체를 검안한 경우

3. 감염병환자 등이 제1급감염병부터 제3급감염병까지에 해당하는 감염병으로 사망한 경우

§감염예방법 시행규칙 제7조 제1항 (의사 등의 예방접종 후 이상반응 신고)

① 법 제11조 제1항 각 호 외의 부분 단서, 제3항 및 제4항에 따라 같은 조 제1항 제2호에 해당하는 사실을 신고하려는 의사, 한의사, 의료기관의 장 또는 소속 부대장은 별지 제2호서식의 <u>예방접종 후 이상반응 발생신고서(전자문서로 된 신고서를 포함한다)를</u> 질병관리본부장 또는 <u>이상반응자의 소재지를 관할하는 보건소장에게</u> 정보시스템을 이용하여 제출하여야 한다. 다만, 해당 보건소장에게는 팩스를 통하여 제출할 수 있다.

Q7. '군' 지역에서 내과의원을 개설하고 있는 의사 '갑'은 55세의 남자를 파상풍으로 진단하였다. 이때 감염병 발생 신고서는 누구에게 제출하는가?

① 도 방역관
② 군 예방위원
③ 국민건강보험공단 지방사무소장
④ 보건복지부 감염병관리위원회
④ 환자의 소재지 관할 보건소장

해설 Q6. 해설 참조

Q8. '군'지역에서 진료하고 있는 내과의원 원장 '갑'은 소아에게 디티에이피(DTaP) 예방접종을 하였다. 예방접종 후 2시간 만에 소아가 호흡곤란으로 아나필락시스 양성반응을 보여 응급조치를 시행한 후 상급 종합병원으로 이송 조치하였다. '갑'은 예방접종 후 이상반응 발생신고서를 누구에게 제출해야 하는가?

① 권역감염병전문병원장
② 보건복지부 감염병관리위원회
③ 의료기관 소재지 관할 역학조사관
④ 의료기관 소재지 관할 보건소장
⑤ 질병관리본부장 또는 이상반응자의 소재지 관할 보건소장

해설 Q6. 해설 참조

제 4 장

감염병감시 및 역학조사 등

1. 감염병 표본감시 등

(1) 보건복지부장관은 감염병 발생의 의과학적인 감시를 위하여 질병의 특성과 지역을 고려하여 「보건의료기본법」에 따른 보건의료기관이나 그 밖의 기관 또는 단체를 감염병 표본감시기관으로 지정할 수 있다(감염예방법 제16조 제1항).

※감염병 표본감시기관의 지정 등(시행규칙 제14조)

① 법 제16조 제1항에 따라 **질병관리본부장은** 표본감시 대상 감염병별로 다음 각 호의 구분에 따른 기관·시설·단체 또는 법인 중에서 시·도지사의 추천을 받아 감염병 표본감시기관(이하 **"표본감시기관"**이라 한다)을 지정할 수 있다.

1. 인플루엔자: 다음 각 목의 기관·시설·단체 또는 법인
   가. 「지역보건법」 제10조에 따른 보건소 중 보건의료원
   나. 제4조 제3호·제5호 및 제9호에 따른 기관
   다. 의료기관 중 소아과·내과·가정의학과·이비인후과 진료과목이 있는 의료기관
2. 지정감염병: 다음 각 목의 기관·시설·단체 또는 법인
   가. 「지역보건법」 제10조에 따른 보건소
   나. 제4조 제3호·제5호 및 제9호에 따른 기관
   다. 의료기관 중 의원·병원 및 종합병원
   라. 지정감염병에 관한 연구 및 학술발표 등을 목적으로 결성된 학회
3. 제5군감염병: 다음 각 목의 기관·시설·단체 또는 법인
   가. 「지역보건법」 제10조에 따른 보건소
   나. 제4조 제3호·제5호 및 제9호에 따른 기관
   다. 의료기관 중 의원·병원 및 종합병원
   라. 제5군감염병에 관한 연구 및 학술발표 등을 목적으로 결성된 학회
   마. 제5군감염병의 예방 및 관리를 목적으로 설립된 비영리법인

② 질병관리본부장은 법 제16조 제5항에 따라 표본감시기관이 다음 각 호의 어느 하나에 해당하는 경우에는 그 지정을 취소할 수 있다.

1. 표본감시 관련 자료 제출 요구와 감염병의 예방 및 관리에 필요한 협조 요청에 불응하는 경우
2. 폐업 등으로 감염병의 발생 감시 업무를 계속하여 수행할 수 없는 경우

---

3. 그 밖에 감염병의 발생 감시 업무를 게을리 하는 경우

(2) 보건복지부장관, 시·도지사 또는 시장·군수·구청장은 제1항에 따라 지정받은 감염병 표본감시기관(이하 "표본감시기관"이라 한다)의 장에게 감염병의 표본감시와 관련하여 필요한 자료의 제출을 요구하거나 감염병의 예방·관리에 필요한 협조를 요청할 수 있다. 이 경우 표본감시기관은 특별한 사유가 없으면 이에 따라야 한다(감염예방법 제16조 제2항).

(3) 보건복지부장관, 시·도지사 또는 시장·군수·구청장은 제2항에 따라 수집한 정보 중 국민 건강에 관한 중요한 정보를 관련 기관·단체·시설 또는 국민들에게 제공하여야 한다(감염예방법 제16조 제3항).

(4) 보건복지부장관, 시·도지사 또는 시장·군수·구청장은 표본감시활동에 필요한 경비를 표본감시기관에 지원할 수 있다(감염예방법 제16조 제4항).

(5) 보건복지부장관은 표본감시기관이 감염병의 발생 감시 업무를 게을리하는 등 보건복지부령으로 정하는 사유에 해당하는 경우 그 지정을 취소할 수 있다(감염예방법 제16조 제5항).

(6) <u>표본감시의 대상이 되는 감염병은 제4급감염병으로 하고</u>[1], 표본감시기관의 지정 및 지정취소의 사유 등에 관하여 필요한 사항은 보건복지부령으로 정한다(감염예방법 제16조 제6항).

(7) 질병관리본부장은 감염병이 발생하거나 유행할 가능성이 있어 관련 정보를 확보할 긴급한 필요가 있다고 인정하는 경우 「공공기관의 운영에 관한 법률」에 따른 공공기관 중 대통령령으로 정하는 공공기관의 장에게 정보 제공을 요구할 수 있다. 이 경우 정보 제공을 요구받은 기관의 장은 정당한 사유가 없는 한 이에 따라야 한다(감염예방법 제16조 제7항).

※공공기관(시행령 제10조)

법 제16조 제7항 전단에서 "대통령령으로 정하는 공공기관"이란 「국민건강보험법」에 따른 건강보험심사평가원 및 국민건강보험공단을 말한다.

---

1 §감염병예방법 제2조 제5호 "제4급감염병"이란 제1급감염병부터 제3급감염병까지의 감염병 외에 유행 여부를 조사하기 위하여 표본감시 활동이 필요한 다음 각 목의 감염병을 말한다.
가. 인플루엔자, 나. 매독(梅毒), 다. 회충증, 라. 편충증, 마. 요충증, 바. 간흡충증, 사. 폐흡충증, 아. 장흡충증, 자. 수족구병, 차. 임질, 카. 클라미디아감염증, 타. 연성하감, 파. 성기단순포진, 하. 첨규콘딜롬, 거. 반코마이신내성장알균(VRE) 감염증, 너. 메티실린내성황색포도알균(MRSA) 감염증, 더. 다제내성녹농균(MRPA) 감염증, 러. 다제내성아시네토박터바우마니균(MRAB) 감염증, 머. 장관감염증, 버. 급성호흡기감염증, 서. 해외유입기생충감염증, 어. 엔테로바이러스감염증, 저. 사람유두종바이러스 감염증.

※제공 정보의 내용(시행령 제11조)

법 제16조 제7항에 따라 요구할 수 있는 정보의 내용에는 다음 각 호의 사항이 포함될 수 있다.
 1. 감염병환자, 감염병의사환자 또는 병원체보유자(이하 "감염병환자 등"이라 한다)의 성명·주민등록번호·성별·주소·전화번호·직업·감염병명·발병일 및 진단일
 2. 감염병환자 등을 진단한 의료기관의 명칭·주소지·전화번호 및 의사 이름

(8) 제7항에 따라 제공되는 정보의 내용, 절차 및 정보의 취급에 필요한 사항은 대통령령으로 정한다(감염예방법 제16조 제8항).

2. 실태조사

(1) 보건복지부장관 및 시·도지사는 감염병의 관리 및 감염 실태와 내성균 실태를 파악하기 위하여 실태조사를 실시할 수 있다(감염예방법 제17조 제1항).

(2) 실태조사에 포함되어야 할 사항과 실태조사의 방법과 절차 등에 관하여 필요한 사항은 보건복지부령으로 정한다(감염예방법 제17조 제2항).

※실태조사의 방법 및 절차 등(시행규칙 제15조)

① 법 제17조 제1항에 따른 실태조사(이하 "실태조사"라 한다)에 포함되어야 할 사항은 다음 각 호의 구분에 따른다.
 1. 의료기관 감염관리 실태조사
  가. 「의료법」 제47조에 따라 의료기관에 두는 감염관리위원회와 감염관리실의 설치·운영 등에 관한 사항
  나. 의료기관의 감염관리 인력·장비 및 시설 등에 관한 사항
  다. 의료기관의 감염관리체계에 관한 사항
  라. 의료기관의 감염관리 교육 및 감염예방에 관한 사항
  마. 그 밖에 의료기관의 감염관리에 관하여 질병관리본부장이 특히 필요하다고 인정하는 사항
 2. 감염병 실태조사
  가. 감염병환자 등의 연령별·성별·지역별 분포 등에 관한 사항
  나. 감염병환자 등의 임상적 증상 및 경과 등에 관한 사항
  다. 감염병환자 등의 진단·검사·처방 등 진료정보에 관한 사항
  라. 감염병의 진료 및 연구와 관련된 인력·시설 및 장비 등에 관한 사항
  마. 감염병에 대한 각종 문헌 및 자료 등의 조사에 관한 사항
  바. 그 밖에 감염병의 관리를 위하여 질병관리본부장이 특히 필요하다고 인정하는 사항
 3. 내성균 실태조사
  가. 항생제 사용 실태에 관한 사항
  나. 내성균의 유형 및 발생경로 등에 관한 사항
  다. 내성균의 연구와 관련된 인력·시설 및 장비 등에 관한 사항
  라. 내성균에 대한 각종 문헌 및 자료 등의 조사에 관한 사항

마. 그 밖에 내성균의 관리를 위하여 질병관리본부장이 특히 필요하다고 인정하는 사항
② 실태조사의 방법은 다음 각 호와 같다.
  1. 감염병환자 등 또는 내성균과 관련된 환자에 대한 설문조사 및 검체(檢體) 검사
  2. 의료기관의 진료기록부 등에 대한 자료조사
  3. 국민건강보험 및 의료급여 청구 명세 등에 대한 자료조사
  4. 일반 국민에 대한 표본 설문조사 및 검체 검사
③ 질병관리본부장 또는 시·도지사는 실태조사를 전문연구기관·단체나 관계 전문가에게 의뢰하여 실시할 수 있다.
④ 제1항부터 제3항까지에 규정한 사항 외에 실태조사에 필요한 사항은 질병관리본부장이 정한다.

3. 역학조사

(1) 질병관리본부장, 시·도지사 또는 시장·군수·구청장은 감염병이 발생하여 유행할 우려가 있다고 인정하면 지체 없이 역학조사를 하여야 하고, 그 결과에 관한 정보를 필요한 범위 에서 해당 의료기관에 제공하여야 한다. 다만, 지역확산 방지 등을 위하여 필요한 경우 다른 의료기관에 제공하여야 한다(감염예방법 제18조 제1항).

(2) 질병관리본부장, 시·도지사 또는 시장·군수·구청장은 역학조사를 하기 위하여 역학조사반을 각각 설치하여야 한다(감염예방법 제18조 제2항).

(3) 누구든지 질병관리본부장, 시·도지사 또는 시장·군수·구청장이 실시하는 역학조사에서 다음 각 호의 행위를 하여서는 아니 된다(감염예방법 제18조 제3항).

  1. 정당한 사유 없이 역학조사를 거부·방해 또는 회피하는 행위
  2. 거짓으로 진술하거나 거짓 자료를 제출하는 행위
  3. 고의적으로 사실을 누락·은폐하는 행위

(4) 제1항에 따른 역학조사의 내용과 시기·방법 및 제2항에 따른 역학조사반의 구성·임무 등에 관하여 필요한 사항은 대통령령으로 정한다(감염예방법 제18조 제4항).

※ 역학조사의 내용(시행령 제12조)
① 법 제18조 제1항에 따른 역학조사에 포함되어야 하는 내용은 다음 각 호와 같다.
 1. 감염병환자 등의 인적 사항
 2. 감염병환자 등의 발병일 및 발병 장소
 3. 감염병의 감염원인 및 감염경로
 4. 감염병환자 등에 관한 진료기록
 5. 그 밖에 감염병의 원인 규명과 관련된 사항
② 법 제29조에 따른 역학조사에 포함되어야 하는 내용은 다음 각 호와 같다.
 1. 예방접종 후 이상반응자의 인적 사항
 2. 예방접종기관, 접종일시 및 접종내용

3. 예방접종 후 이상반응에 관한 진료기록
4. 예방접종약에 관한 사항
5. 그 밖에 예방접종 후 이상반응의 원인 규명과 관련된 사항

※ 역학조사의 시기(시행령 제13조)

법 제18조 제1항 및 제29조에 따른 역학조사는 다음 각 호의 구분에 따라 해당 사유가 발생하면 실시한다.
1. 질병관리본부장이 역학조사를 하여야 하는 경우
　가. 둘 이상의 시·도에서 역학조사가 동시에 필요한 경우
　나. 감염병 발생 및 유행 여부 또는 예방접종 후 이상반응에 관한 조사가 긴급히 필요한 경우
　다. 시·도지사의 역학조사가 불충분하였거나 불가능하다고 판단되는 경우
2. 시·도지사 또는 시장·군수·구청장(자치구의 구청장을 말한다. 이하 같다)이 역학조사를 하여야 하는 경우
　가. 관할 지역에서 감염병이 발생하여 유행할 우려가 있는 경우
　나. 관할 지역 밖에서 감염병이 발생하여 유행할 우려가 있는 경우로서 그 감염병이 관할 구역과 역학적 연관성이 있다고 의심되는 경우
　다. 관할 지역에서 예방접종 후 이상반응 사례가 발생하여 그 원인 규명을 위한 조사가 필요한 경우

※ 역학조사의 방법(시행령 제14조)

법 제18조 제1항 및 제29조에 따른 역학조사의 방법은 별표 1의3과 같다.

■ 감염병의 예방 및 관리에 관한 법률 시행령 [별표 1의3]

역학조사의 방법(제14조 관련)

---

1. 법 제18조 제1항에 따른 역학조사의 방법
가. 설문조사 및 면접조사
　1) 설문조사
　　가) 설문조사는 감염병환자 등, 이들과 접촉한 사람 및 같은 감염 위험요소에 노출되었거나 노출된 것으로 추정되는 사람을 대상으로 실시한다.
　　나) 설문조사지는 질병관리본부장이 정하는 역학조사서로 하며, 유행의 양상에 따라 역학조사반에서 수정하여 사용할 수 있다.
　　다) 역학조사서는 해당 감염병의 감염경로 및 감염원을 규명하기 위한 항목으로 구성한다.
　　라) 설문조사지는 역학조사반원이 설문조사 대상자를 직접 면접하여 작성한다. 다만, 감염병환자의 상태나 감염병 발생 장소의 특성 등을 고려하여 부득이한 경우에는 전화나 우편, 전자우편 등을 이용하여 실시할 수 있다.
　2) 면접조사
　　가) 면접조사는 감염병이 발생한 시설 또는 기관의 보건·위생·환경 관리자를 대상으로 실시한다.
　　나) 면접은 감염병 발생과 관련된 보건·위생·환경 관리에 관한 사항을 그 내용으로 한다.

다) 면접조사는 역학조사반원이 면접조사 대상자와 대면하여 실시해야 한다.

나. 인체검체(人體檢體) 채취 및 시험

1) 인체검체의 채취 및 시험은 감염병환자 등, 이들과 접촉한 사람 및 같은 감염 위험요소에 노출되었거나 노출된 것으로 추정되는 사람을 대상으로 실시한다.

2) 인체검체의 채취 및 시험방법 등은 보건복지부령으로 정하는 감염병 진단기준에 따라 실시해야 한다.

3) 인체검체의 시험기관은 감염병환자 및 감염병의사환자를 확인할 수 있는 기관으로서 보건복지부령으로 정하는 기관으로 한다.

4) 역학조사반은 시험기관에 검사의뢰서와 검체를 제출하여 시험을 의뢰한다.

5) 1군 감염병환자 등에 대한 역학조사 시에는 대변검체를 채취한다. 다만, 부득이한 경우에는 직장채변검사로 대체할 수 있다.

다. 환경검체(環境檢體) 채취 및 시험

1) 환경검체는 병원체에 오염되었거나 오염되었다고 추정되는 토양, 물(상수도, 지하수, 냉각탑·수영장·온천·목욕탕 등의 공중시설의 물을 말한다), 식품, 도구(조리도구 등 병원체를 전파할 수 있는 물건을 말한다), 장비 등에서 채취한다.

2) 환경검체에 대해서는 해당 감염병의 원인 병원체 검출시험 또는 감염을 유발할 수 있는 오염을 간접적으로 확인할 수 있는 시험을 하며, 검체 대상에 따른 시험 종류는 다음과 같다.

시험 종류	검체 대상
레지오넬라균 검출 시험	상수도, 지하수, 공중시설의 물
장출혈성대장균 검출 시험	수영장, 냉·온수기의 물
노로바이러스 검출 시험	상수도, 지하수, 보존식(保存食)
「먹는 물 관리법」에 따른 먹는물 검사	상수도, 지하수, 냉·온수기의 물
식품공전(食品公典)에 따른 식품 규격 시험	장관감염증 집단발생 시 보존식
식품공전에 따른 조리기구 규격 시험	장관감염증 집단발생 시 조리도구(도마, 칼, 행주, 식기, 수족관 물 등을 말한다)
수인성(水因性) 원충 검출 시험	상수도, 지하수, 수영장

3) 역학조사반은 시험기관에 검사의뢰서와 검체를 제출하여 시험을 의뢰한다.

4) 환경검체의 시험기관은 감염병환자 및 감염병의사환자를 확인할 수 있는 기관으로서 보건복지부령으로 정하는 기관으로 한다. 다만, 상수도나 지하수의 노로바이러스 검출 시험 기관은 국립환경과학원 또는 식품의약품안전처로 한다.

라. 감염병 매개 곤충 및 동물의 검체 채취 및 시험

1) 감염병환자 등 또는 이들과 같은 위험에 노출된 것으로 추정되는 사람과 역학적 연관성이 있다고 판단되는 감염병 매개 곤충(모기, 진드기, 이, 벼룩 등을 말한다) 또는 동물(소, 돼지, 닭, 사슴, 멧돼지, 야생고양이, 들쥐 등을 말한다)에서 해당 감염병의 병원체를 검출하기 위한 시험을 한다.

2) 역학조사반은 시험기관에 검사의뢰서와 검체를 제출하여 시험을 의뢰한다.

3) 감염병 매개 곤충 및 동물의 검체에 대한 시험기관은 감염병환자 및 감염병의사환자를 확인할 수 있는 기관으로서 보건복지부령으로 정하는 기관 또는 「가축전염병예방법」

제12조 제1항에 따른 가축의 질병진단 등 병성(病性)감정을 하는 국립수의과학검역원이나 시·도 가축방역기관으로 한다.

마. 의료기록 조사 및 의사 면접

역학조사반은 감염병환자등이 병원·의원 치료를 받은 경우, 해당 감염병의 감염경로, 임상양상, 치료결과, 타인으로의 확산 여부 등을 파악하기 위하여 감염병환자등의 의료기록을 열람하거나 담당 의사와 면접할 수 있다.

2. 법 제29조에 따른 역학조사의 방법

가. 예방접종 후 이상반응 의심자에 대한 조사

1) 역학조사반이 예방접종 후 이상반응 의심자에 대하여 조사할 수 있는 사항은 다음과 같다.

　가) 인적 사항 : 성명, 나이, 주민등록번호, 보호자 성명, 가족사항, 주소, 연락처

　나) 과거력 : 출생력, 발달력, 과거 병력, 이전 예방접종력

2) 역학조사반이 예방접종 후 이상반응 발생 및 임상 경과 파악을 위하여 조사할 수 있는 사항은 다음과 같다.

　가) 진단 및 치료 기관의 의무기록 확인과 담당 의사의 면접

　나) 보호자 면접을 통한 환자 경과 파악

　다) 예진 여부 및 예진 당시 환자 상태 확인을 위한 예진 의사 면접 및 관련 의무기록 확인

　라) 주요 임상검사 및 실험실 검사 내용 및 결과

나. 기록 및 자료수집

1) 역학조사반이 원인규명과 관련하여 수집할 수 있는 기록 및 자료는 다음과 같다.

　가) 접종 백신 관련 사항

　　① 접종 여부 및 접종일

　　② 접종 백신의 이름, 제조번호, 제조회사, 유효기간

　나) 백신 보관 상태

　　① 장기 보관 냉장(동)고와 임시 보관 냉장고의 운영 여부 및 적정온도 유지 여부

　　② 온도 측정 방법(외부에서 온도 확인 가능 여부)과 측정 기록 확인

　　③ 백신 외의 다른 물건과 공동 사용 여부

　　④ 냉장(동)고 고장 혹은 정전 유무 및 정전 시 대책

　　⑤ 냉장(동)고 주위에 혼란을 일으킬 수 있는 물건 혹은 장비 여부

　다) 접종 과정 파악

　　① 접종자, 접종장소, 접종부위, 접종방법

　　② 접종과정의 재현

　라) 동일 제조번호 백신 접종자 조사

　　① 동일 제조번호 접종자에 대해서 이상반응 유무 확인과 분석

　　② 동일 제조번호 접종자에 대한 이상반응 사례 유무 및 발현 빈도 조사

　마) 접종기록 등 관련 기록의 관리 상태

　　① 백신 출납 대장

　　② 백신 국가검정성적서

　　③ 백신 생물학적제제출하증명서

　　④ 예방접종약품보관냉장고점검표

　　⑤ 예방접종 사전 예진표 작성 여부 및 결과 확인

⑥ 예방접종 후 이상반응 명부 확인
　⑦ 예방접종 실시대장 및 실적보고 확인
2) 역학조사관은 필요시 접종 백신에 대한 재검정을 식품의약품안전처에 요청하여 백신 관련 자료를 수집할 수 있다.

※ 역학조사반의 구성(시행령 제15조)

① 법 제18조 제1항 및 제29조에 따른 역학조사를 하기 위하여 질병관리본부에 중앙역학조사반을 두고, 시·도에 시·도역학조사반을 두며, 시·군·구(자치구를 말한다. 이하 같다)에 시·군·구역학조사반을 둔다.

② 중앙역학조사반은 30명 이상, 시·도역학조사반 및 시·군·구역학조사반은 각각 20명 이내의 반원으로 구성하고, 각 역학조사반의 반장은 법 제60조에 따른 방역관 또는 법 제60조의2에 따른 역학조사관으로 한다.

③ 역학조사반원은 다음 각 호의 어느 하나에 해당하는 사람 중에서 질병관리본부장, 시·도지사 및 시장·군수·구청장이 각각 임명하거나 위촉한다.

 1. 방역, 역학조사 또는 예방접종 업무를 담당하는 공무원
 2. 법 제60조의2에 따른 역학조사관
 3. 「농어촌 등 보건의료를 위한 특별조치법」에 따라 채용된 공중보건의사
 4. 「의료법」 제2조 제1항에 따른 의료인
 5. 그 밖에 감염병 등과 관련된 분야의 전문가

④ 역학조사반은 감염병 분야와 예방접종 후 이상반응 분야로 구분하여 운영하되, 분야별 운영에 필요한 사항은 질병관리본부장이 정한다.

※ 역학조사반의 임무 등(시행령 제16조)

① 역학조사반의 임무는 다음 각 호와 같다.

 1. 중앙역학조사반
 　가. 역학조사 계획의 수립, 시행 및 평가
 　나. 역학조사의 실시 기준 및 방법의 개발
 　다. 시·도역학조사반 및 시·군·구역학조사반에 대한 교육·훈련
 　라. 감염병에 대한 역학적인 연구
 　마. 감염병의 발생·유행 사례 및 예방접종 후 이상반응의 발생 사례 수집, 분석 및 제공
 　바. 시·도역학조사반에 대한 기술지도 및 평가
 2. 시·도 역학조사반
 　가. 관할 지역 역학조사 계획의 수립, 시행 및 평가
 　나. 관할 지역 역학조사의 세부 실시 기준 및 방법의 개발
 　다. 중앙역학조사반에 관할 지역 역학조사 결과 보고
 　라. 관할 지역 감염병의 발생·유행 사례 및 예방접종 후 이상반응의 발생 사례 수집, 분석 및 제공
 　마. 시·군·구역학조사반에 대한 기술지도 및 평가
 3. 시·군·구 역학조사반
 　가. 관할 지역 역학조사 계획의 수립 및 시행

4. 역학조사의 요청

(1) 「의료법」에 따른 의료인 또는 의료기관의 장은 감염병 또는 알 수 없는 원인으로 인한 질병이 발생하였거나 발생할 것이 우려되는 경우 보건복지부장관 또는 시·도지사에게 제18조에 따른 역학조사를 실시할 것을 요청할 수 있다(감염예방법 제18조의2 제1항).

(2) 요청을 받은 보건복지부장관 또는 시·도지사는 역학조사의 실시 여부 및 그 사유 등을 지체 없이 해당 의료인 또는 의료기관 개설자에게 통지하여야 한다(감염예방법 제18조의2 제2항).

(3) 역학조사 실시 요청 및 제2항에 따른 통지의 방법·절차 등 필요한 사항은 보건복지부령으로 정한다(감염예방법 제18조의2 제3항).

5. 역학조사인력의 양성

(1) 보건복지부장관은 제60조의2 제2항 각 호에 해당하는 사람에 대하여 정기적으로 역학조사에 관한 교육·훈련을 실시할 수 있다(감염예방법 제18조의3 제1항).

[별표 3의2] 역학조사관 교육·훈련 과정(제16조의3 관련)

> 1. 역학조사관 교육은 2년 과정의 현장 중심 직무간 훈련(On-the-Job Training, OJT)으로 1회의 기본교육(3주)과 6회의 지속교육(각 3일), 학술발표 1회(학술대회 발표 또는 논문게재) 등으로 정한다.

2. 교육 · 훈련 내용

　가. 기본교육: 역학조사관 제도, 역학조사관의 권한 및 책임, 감염병별 역학적 특성, 역학통계, 유행역학조사, 결핵 역학조사, 접촉자 조사, 위험도 평가, 감염병 감시체계와 정보관리, 국가예방접종 정책, 예방접종 이상반응 역학조사, 역학조사 기법(면접조사, 의무기록 조사, 환경 및 매개체 조사, 정보기술 활용 등), 감염확산 방지를 위한 조치(소독 등), 감염병 실험실 진단, 검체채취 및 수송 등 역학조사 관련 이론 및 실습

　나. 지속교육: 감염병 역학조사 및 대응, 감염병 대응지침 검토, 역학조사를 위한 통계이론 및 실습 등 현안, 사례 중심의 실무교육훈련

　다. 학술발표: 역학조사 결과를 교육과정 기간 동안 관련 학술지에 발표(논문 게재)하거나 학술대회에서 구연발표하여야 함

　라. 그 밖에 질병관리본부장이 정하는 사항

3. 교육 이수 시간

　가. 신규자 기본교육: 120시간 이상

　나. 임명된 역학조사관 대상 지속교육: 50시간 이상

(2) 제1항에 따른 교육 · 훈련 과정 및 그 밖에 필요한 사항은 보건복지부령으로 정한다 (감염예방법 제18조의3 제2항).

6. 자료제출 요구 등

(1) 보건복지부장관은 역학조사 등을 효율적으로 시행하기 위하여 관계 중앙행정기관의 장, 대통령령으로 정하는 기관 · 단체 등에 대하여 역학조사에 필요한 자료제출을 요구할 수 있다(감염예방법 제18조의4 제1항).

※자료제출 요구 대상 기관 · 단체(시행령 제16조의2)

법 제18조의4 제1항에서 "대통령령으로 정하는 기관 · 단체"란 다음 각 호의 기관 · 단체를 말한다.

　1. 의료기관

　2. 「국민건강보험법」 제13조에 따른 국민건강보험공단

　3. 「국민건강보험법」 제62조에 따른 건강보험심사평가원

(2) 보건복지부장관은 역학조사를 실시하는 경우 필요에 따라 관계 중앙행정기관의 장에게 인력 파견 등 필요한 지원을 요청할 수 있다(감염예방법 제18조의4 제2항).

※지원 요청 등의 범위(시행령 제16조의3)

법 제18조의4 제2항에 따라 보건복지부장관은 관계 중앙행정기관의 장에게 역학조사를 실시하는 데 필요한 인력 파견 및 물자 지원, 역학조사 대상자 및 대상 기관에 대한 관리, 감염원 및 감염경로 조사를 위한 검사 · 정보 분석 등의 지원을 요청할 수 있다.

(3) 자료제출 요구 및 지원 요청 등을 받은 자는 특별한 사정이 없으면 이에 따라야 한다

(감염예방법 제18조의4 제3항).

(4) 자료제출 요구 및 지원 요청 등의 범위와 방법 등에 관하여 필요한 사항은 대통령령으로 정한다(감염예방법 제18조의4 제4항).

7. 건강진단

성매개감염병의 예방을 위하여 종사자의 건강진단이 필요한 직업으로 보건복지부령으로 정하는 직업에 종사하는 자와 성매개감염병에 감염되어 그 전염을 매개할 상당한 우려가 있다고 시장·군수·구청장이 인정한 자는 보건복지부령으로 정하는 바에 따라 성매개감염병에 관한 건강진단을 받아야 한다(감염예방법 제19조).

8. 해부명령

(1) **질병관리본부장은** 국민 건강에 중대한 위협을 미칠 우려가 있는 감염병으로 사망한 것으로 의심이 되어 시체를 해부(解剖)하지 아니하고는 감염병 여부의 진단과 사망의 원인 규명을 할 수 없다고 인정하면 그 시체의 해부를 명할 수 있다(감염예방법 제20조 제1항).

(2) 해부를 하려면 미리 「장사 등에 관한 법률」 제2조 제16호에 따른 연고자(같은 호 각 목에 규정된 선순위자가 없는 경우에는 그 다음 순위자를 말한다. 이하 "연고자"라 한다)의 동의를 받아야 한다. 다만, 소재불명 및 연락두절 등 미리 연고자의 동의를 받기 어려운 특별한 사정이 있고 해부가 늦어질 경우 감염병 예방과 국민 건강의 보호라는 목적을 달성하기 어렵다고 판단되는 경우에는 연고자의 동의를 받지 아니하고 해부를 명할 수 있다(감염예방법 제20조 제2항).

(3)질병관리본부장은 감염병 전문의, 해부학, 병리학 또는 법의학을 전공한 사람을 해부를 담당하는 의사로 지정하여 해부를 하여야 한다(감염예방법 제20조 제3항).

(4) 해부는 사망자가 걸린 것으로 의심되는 감염병의 종류별로 보건복지부장관이 정하여 고시한 생물학적 안전 등급을 갖춘 시설에서 실시하여야 한다(감염예방법 제20조 제4항).

(5) 해부를 담당하는 의사의 지정, 감염병 종류별로 갖추어야 할 시설의 기준, 해당 시체의 관리 등에 관하여 필요한 사항은 보건복지부령으로 정한다(감염예방법 제20조 제5항).

※해부시설 기준 등(시행규칙 제17조)
① 법 제20조 제5항에 따라 감염병 종류별로 갖추어야 할 시설의 기준이란 크로이츠펠트-야콥병(CJD) 및 변종크로이츠펠트-야콥병(vCJD)의 경우 「유전자변형생물체의 국가간 이동 등에 관한 법률 시행령」 제23조 제1항에 따른 안전관리등급 2등급에 해당하는 연구시설을 말한다.
② 법 제20조 제5항에 따른 시체의 관리 방법은 다음 각 호와 같으며, 그 밖의 세부 사항은 질병관리본부장이 정한다.
  1. 시체의 이동이나 보관 시 시체 및 시체의 일부가 외부에 노출되지 않도록 밀봉할 것

2. 해부를 통해 외부로 배출된 시체의 체액으로 인한 오염에 주의할 것
3. 시체 취급 시 일회용 마스크, 가운, 장갑 등 개인보호장구를 착용할 것
4. 크로이츠펠트-야콥병(CJD) 및 변종크로이츠펠트-야콥병(vCJD)으로 사망한 시체의 장례 시 작업장과 관계자의 안전을 확보할 것

9. 시신의 장사방법 등

(1) 보건복지부장관은 감염병환자 등이 사망한 경우(사망 후 감염병병원체를 보유하였던 것으로 확인된 사람을 포함한다) 감염병의 차단과 확산 방지 등을 위하여 필요한 범위에서 그 시신의 장사방법 등을 제한할 수 있다(감염예방법 제20조의2 제1항).

(2) 보건복지부장관은 제한을 하려는 경우 연고자에게 해당 조치의 필요성 및 구체적인 방법 · 절차 등을 미리 설명하여야 한다(감염예방법 제20조의2 제2항).

(3) 보건복지부장관은 화장시설의 설치 · 관리자에게 제1항에 따른 조치에 협조하여 줄 것을 요청할 수 있으며, 요청을 받은 화장시설의 설치 · 관리자는 이에 적극 협조하여야 한다(감염예방법 제20조의2 제3항).

(4) 제한의 대상 · 방법 · 절차 등 필요한 사항은 보건복지부령으로 정한다(감염예방법 제 20조의2 제4항).

제 5 장

고위험병원체

1. 고위험병원체의 분리 및 이동 신고 등

(1) 감염병환자, 식품, 동식물, 그 밖의 환경 등으로부터 **고위험병원체를 분리하거나 이미 분리된 고위험병원체를 이동하려는 자는** 지체 없이 고위험병원체의 명칭, 분리된 검체명, 분리 일시 또는 이동계획을 보건복지부장관에게 신고하여야 한다(감염예방법 제21조 제1항).

(2) **고위험병원체를 보존·관리하는 자는** 매년 고위험병원체 보존현황에 대한 기록을 작성하여 질병관리본부장에게 제출하여야 한다(감염예방법 제21조 제2항).

(3) 신고 및 기록 작성·제출의 방법 및 절차 등에 관하여 필요한 사항은 보건복지부령으로 정한다(감염예방법 제21조 제3항).

> ※고위험병원체 분리·이동 신고 등(시행규칙 제18조)
>
> ① 법 제21조 제1항에 따라 고위험병원체의 분리신고를 하려는 자는 별지 제7호서식의 고위험병원체 분리신고서(전자문서로 된 신고서를 포함한다)에 별지 제7호의2서식의 고위험병원체 분리경위서를 첨부하여 질병관리본부장에게 제출하여야 한다.
>
> ② 제1항에 따라 신고를 받은 질병관리본부장은 관리번호를 매기고 이를 신고자에게 알려야 한다.
>
> ③ 법 제21조 제1항에 따라 고위험병원체의 이동신고를 하려는 자는 별지 제8호서식의 고위험병원체 이동신고서(전자문서로 된 신고서를 포함한다)에 다음 각 호의 서류를 첨부하여 질병관리본부장에게 제출하여야 한다.
>
> 1. 이동하는 고위험병원체의 정보 및 사용계획서
>
> 2. 이동하는 고위험병원체의 운반계획서(운반경로, 운반수단 및 운반자에 관한 사항을 포함하여야 한다)
>
> 3. 이동대행계약서(대행기관이 고위험병원체의 이동을 대행하는 경우만 해당한다)
>
> ④ 법 제21조 제2항에 따라 고위험병원체를 보존·관리하는 자는 별지 제8호의2서식의 고위험병원체 보존현황보고서(전자문서로 된 보고서를 포함한다)를 작성하여 매년 1월 31일까지 질병관리본부장에게 제출하여야 한다.

2. 고위험병원체의 반입 허가 등

(1) 감염병의 진단 및 학술 연구 등을 목적으로 고위험병원체를 국내로 반입하려는 자는 대통령령으로 정하는 요건을 갖추어 보건복지부장관의 허가를 받아야 한다(감염예방법 제22조 제1항).

※고위험병원체의 반입 허가 요건(시행령 제17조)

법 제22조 제1항에 따라 고위험병원체의 반입 허가를 받으려는 자는 다음 각 호의 요건을 모두 갖추어야 한다.
 1. 법 제23조 제1항에 따른 고위험병원체 취급시설(이하 "고위험병원체 취급시설"이라 한다)을 설치·운영할 것
 2. 고위험병원체의 안전한 수송 및 비상조치 계획을 수립할 것
 3. 고위험병원체 전담관리자를 둘 것

※고위험병원체 반입 허가 신청 등(시행규칙 제19조)

① 법 제22조 제1항에 따라 고위험병원체의 반입 허가를 받으려는 자는 별지 제9호서식의 고위험병원체 반입허가신청서(전자문서로 된 신청서를 포함한다)에 다음 각 호의 서류를 첨부하여 질병관리본부장에게 제출하여야 한다.
 1. 반입계약서(반입을 대행하는 경우에는 반입대행계약서를 말한다) 또는 주문서
 2. 반입하려는 고위험병원체 사용계획서
 3. 운반경로·운반수단 및 운반업자가 기록된 운반계약서 또는 자가 운반계획서
 4. 법 제23조 제1항에 따른 고위험병원체 취급시설 보유를 확인할 수 있는 증명자료
② 제1항에 따라 신청을 받은 질병관리본부장이 그 허가를 하는 경우에는 별지 제10호서식의 고위험병원체 반입허가서를 해당 신청자에게 발급하여야 한다.
③ 법 제22조 제2항 본문에 따라 변경 허가를 받으려는 자는 별지 제11호서식의 고위험병원체 반입허가 변경신청서(전자문서로 된 신청서를 포함한다)에 다음 각 호의 서류를 첨부하여 질병관리본부장에게 제출하여야 한다.
 1. 반입허가서 또는 조건부 반입허가서 사본
 2. 변경 내용을 증명하는 서류
④ 제3항에 따라 신청을 받은 질병관리본부장이 그 변경 허가를 하는 경우에는 변경 허가 사항을 반영한 고위험병원체 반입허가서를 해당 신청자에게 재발급하여야 한다.
⑤ 법 제22조 제2항 단서에 따라 변경신고를 하려는 자는 별지 제11호서식의 고위험병원체 반입허가 변경신청서에 제3항 각 호의 서류를 첨부하여 질병관리본부장에게 제출하여야 한다.

(2) 허가받은 사항을 변경하려는 자는 보건복지부장관의 허가를 받아야 한다. 다만, 대통령령으로 정하는 경미한 사항을 변경하려는 경우에는 보건복지부장관에게 신고하여야 한다(감염예방법 제22조 제2항).

(3) 고위험병원체의 반입 허가를 받은 자가 해당 고위험병원체를 인수하여 이동하려면 대통령령으로 정하는 바에 따라 그 인수 장소를 지정하고 제21조 제1항에 따라 이동계획을 보건복지부장관에게 미리 신고하여야 한다(감염예방법 제22조 제3항).

① 법 제22조 제3항에 따라 고위험병원체를 인수하여 이동하려는 자는 별지 제12호서식의 고위험병원체 인수신고서(전자문서로 된 신고서를 포함한다)에 다음 각 호의 서류를 첨부하여 질병관리본부장에게 제출하여야 한다.
 1. 인수하려는 병원체별 상세 정보 및 사용 목적
 2. 대행기관이 고위험병원체의 인수를 대행하는 경우 다음 각 목의 서류
  가. 인수대행계약서
  나. 운반경로·운반수단·운반업자 및 보관정보가 기록된 운반계약서 또는 운반계획서
② 제1항에 따라 신고를 받은 질병관리본부장은 별지 제13호서식의 고위험병원체 인수신고 확인서를 신고자에게 발급하여야 한다.

(4) 허가 또는 신고의 방법과 절차 등에 관하여 필요한 사항은 보건복지부령으로 정한다(감염예방법 제21조 제4항).

법 제22조 제2항 단서에서 "대통령령으로 정하는 경미한 사항"이란 다음 각 호의 사항을 말한다.
 1. 고위험병원체의 반입 허가를 받은 자의 성명(법인인 경우에는 명칭을 말한다) 및 주소
 2. 고위험병원체 전담관리자의 성명 및 소속

법 제22조 제3항에 따라 고위험병원체를 인수하여 이동하려는 자는 보건복지부장관이 정하는 장소 중에서 인수 장소를 지정하여야 한다.

① 고위험병원체 취급시설의 안전관리 등급의 분류와 허가 또는 신고의 대상이 되는 고위험병원체 취급시설은 별표 1의4와 같다.
② 보건복지부장관은 고위험병원체 취급시설의 안전관리 등급별로 다음 각 호의 사항에 대한 설치·운영의 허가 및 신고수리 기준을 정하여 고시하여야 한다.
 1. 고위험병원체 취급시설의 종류
 2. 고위험병원체의 검사·보존·관리 및 이동에 필요한 설비·인력 및 안전관리
 3. 고위험병원체의 검사·보존·관리 및 이동의 과정에서 인체에 대한 위해(危害)가 발생하는 것을 방지할 수 있는 시설(이하 "인체 위해방지시설"이라 한다)의 설비·인력 및 안전관리
③ 법 제23조 제2항 및 별표 1의4에 따라 허가대상이 되는 고위험병원체 취급시설을 설치·운영하려는 자는 보건복지부령으로 정하는 허가신청서에 다음 각 호의 서류를 첨부하여 보건복지부장관에게 제출하여야 한다.
 1. 고위험병원체 취급시설의 설계도서 또는 그 사본
 2. 고위험병원체 취급시설의 범위와 그 소유 또는 사용에 관한 권리를 증명하는 서류
 3. 인체 위해방지시설의 기본설계도서 또는 그 사본
 4. 제2항에 따른 허가기준을 갖추었음을 증명하는 서류
④ 보건복지부장관은 제3항에 따른 허가신청서를 제출받은 날부터 60일 이내에 허가 여부를 신청인에게 통지하여야 한다. 이 경우 허가를 하는 때에는 보건복지부령으로 정하는 고위험

병원체 취급시설 설치·운영허가서를 발급하여야 한다.

⑤ 법 제23조 제2항 및 별표 1의4에 따라 신고대상이 되는 고위험병원체 취급시설을 설치·운영하려는 자는 보건복지부령으로 정하는 신고서에 다음 각 호의 서류를 첨부하여 보건복지부장관에게 제출하여야 한다.

  1. 제2항에 따른 신고수리 기준을 갖추었음을 증명하는 서류

  2. 제3항 제1호부터 제3호까지의 서류

⑥ 보건복지부장관은 제5항에 따른 신고서를 제출받은 날부터 60일 이내에 신고수리 여부를 신고인에게 통지하여야 한다. 이 경우 신고수리를 하는 때에는 보건복지부령으로 정하는 고위험병원체 취급시설 설치·운영 신고확인서를 발급하여야 한다.

※고위험병원체 취급시설 변경허가 등(시행령 제19조의3)

① 법 제23조 제3항 본문에 따라 변경허가를 받으려는 자는 보건복지부령으로 정하는 변경허가신청서에 허가사항의 변경사유와 변경내용을 증명하는 서류를 첨부하여 보건복지부장관에게 제출하여야 한다.

② 보건복지부장관은 제1항에 따른 변경허가신청서를 제출받은 날부터 60일 이내에 변경허가 여부를 신청인에게 통지하여야 한다. 이 경우 변경허가를 하는 때에는 보건복지부령으로 정하는 변경허가서를 발급하여야 한다.

③ 법 제23조 제3항 단서에서 "대통령령으로 정하는 경미한 사항"이란 다음 각 호의 어느 하나에 해당하는 사항을 말한다.

  1. 고위험병원체 취급시설을 설치·운영하는 자(자연인인 경우로 한정한다)의 성명·주소 및 연락처

  2. 고위험병원체 취급시설을 설치·운영하는 자(법인인 경우로 한정한다)의 명칭·주소 및 연락처와 그 대표자의 성명·연락처

  3. 제19조의6 제1항 제1호에 따른 고위험병원체 취급시설의 설치·운영 책임자, 고위험병원체의 전담관리자 및 생물안전관리책임자의 성명·연락처

④ 법 제23조 제3항 단서에 따라 변경신고를 하려는 자는 보건복지부령으로 정하는 허가사항 변경신고서를 보건복지부장관에게 제출하여야 한다.

⑤ 보건복지부장관은 제4항에 따른 허가사항 변경신고서를 제출받은 때에는 보건복지부령으로 정하는 변경신고확인서를 발급하여야 한다.

※고위험병원체 취급시설 변경신고(시행령 제19조의4)

① 법 제23조 제4항에 따라 변경신고를 하려는 자는 보건복지부령으로 정하는 변경신고서를 보건복지부장관에게 제출하여야 한다.

② 보건복지부장관은 제1항에 따른 변경신고서를 제출받은 때에는 보건복지부령으로 정하는 변경신고확인서를 발급하여야 한다.

※고위험병원체 취급시설의 폐쇄신고 등(시행령 제19조의5)

① 법 제23조 제5항에 따라 고위험병원체 취급시설의 폐쇄신고를 하려는 자는 보건복지부령으로 정하는 폐쇄신고서에 고위험병원체의 폐기처리를 증명하는 서류를 첨부하여 보건복지부장관에게 제출하여야 한다.

② 보건복지부장관은 제1항에 따른 폐쇄신고서를 제출받은 날부터 10일 이내에 신고수리 여

부를 신고인에게 통지하여야 한다. 이 경우 신고를 수리하는 때에는 보건복지부령으로 정하는 폐쇄신고확인서를 발급하여야 한다.

③ 법 제23조 제5항에 따라 고위험병원체 취급시설을 폐쇄하는 경우 고위험병원체 취급시설의 소독과 고위험병원체에 대한 폐기처리 등 고위험병원체 취급시설의 폐쇄방법과 절차 등은 보건복지부장관이 정하여 고시한다.

※고위험병원체 취급시설 설치·운영의 안전관리 준수사항(시행령 제19조의6)

① 법 제23조 제6항에서 "대통령령으로 정하는 안전관리 준수사항"이란 다음 각 호의 사항을 말한다.

1. 고위험병원체 취급시설의 설치·운영 책임자, 고위험병원체의 전담관리자 및 생물안전관리책임자를 둘 것

2. 고위험병원체의 검사·보존·관리 및 이동과 관련된 안전관리에 대한 사항을 심의하기 위하여 고위험병원체 취급시설에 외부전문가, 생물안전관리책임자 등으로 구성되는 심의기구를 설치·운영할 것

3. 고위험병원체는 보존 단위용기에 고위험병원체의 이름, 관리번호 등 식별번호, 제조일 등 관련 정보를 표기하여 보안 잠금장치가 있는 별도의 보존상자 또는 보존장비에 보존할 것

4. 고위험병원체의 취급구역 및 보존구역에 대한 출입제한 및 고위험병원체의 취급을 확인할 수 있는 보안시스템을 운영할 것

5. 고위험병원체를 불활성화(폐기하지 아니하면서 영구적으로 생존하지 못하게 하는 처리를 말한다)하여 이용하려는 경우에는 제2호에 따른 심의기구의 심의를 거칠 것

6. 제19조의2 제2항에 따른 허가 및 신고수리 기준을 준수할 것

② 제1항에서 규정한 사항 외에 안전관리 세부사항 및 제1항 제2호에 따른 심의기구의 구성·운영 등의 사항은 보건복지부장관이 정하여 고시한다.

※고위험병원체 취급시설 허가 및 신고사항의 자료보완(시행령 제19조의7)

보건복지부장관은 제19조의2에 따른 고위험병원체 취급시설 설치·운영 허가 또는 신고, 제19조의3에 따른 고위험병원체 취급시설 설치·운영 허가사항의 변경허가 및 변경신고, 제19조의4에 따른 고위험병원체 취급시설의 변경신고 및 제19조의5에 따른 고위험병원체 취급시설의 폐쇄신고를 위하여 제출된 자료의 보완이 필요하다고 판단하는 경우 30일 이내의 기간을 정하여 필요한 자료를 제출하게 할 수 있다. 이 경우 보완에 걸리는 기간은 제19조의2 제4항·제6항, 제19조의3 제2항 및 제19조의5 제2항에 따른 결정기간에 산입하지 아니한다.

3. 고위험병원체의 안전관리 등

(1) 고위험병원체를 검사, 보존, 관리 및 이동하려는 자는 그 검사, 보존, 관리 및 이동에 필요한 시설(이하 "고위험병원체 취급시설"이라 한다)을 설치·운영하여야 한다(감염예방법 제23조 제1항).

(2) 고위험병원체 취급시설을 설치·운영하려는 자는 고위험병원체 취급시설의 안전관리 등급별로 보건복지부장관의 허가를 받거나 보건복지부장관에게 신고하여야 한다(감염예방법 제23조 제2항).

(3) 허가를 받은 자는 허가받은 사항을 변경하려면 변경허가를 받아야 한다. 다만, 대통령령으로 정하는 경미한 사항을 변경하려면 변경신고를 하여야 한다(감염예방법 제23조 제3항).

(4) 신고한 자는 신고한 사항을 변경하려면 변경신고를 하여야 한다(감염예방법 제23조 제4항).

(5) 허가를 받거나 신고한 자는 고위험병원체 취급시설을 폐쇄하는 경우 그 내용을 보건복지부장관에게 신고하여야 한다(감염예방법 제23조 제5항).

(6) 허가를 받거나 신고한 자는 고위험병원체 취급시설의 안전관리 등급에 따라 대통령령으로 정하는 안전관리 준수사항을 지켜야 한다(감염예방법 제23조 제6항).

(7) 보건복지부장관은 고위험병원체를 검사, 보존, 관리 및 이동하는 자가 제6항에 따른 안전관리 준수사항 및 제8항에 따른 허가 및 신고 기준을 지키고 있는지 여부 등을 점검할 수 있다(감염예방법 제23조 제7항).

(8) 고위험병원체 취급시설의 안전관리 등급, 설치·운영 허가 및 신고의 기준과 절차, 폐쇄 신고의 기준과 절차 등에 필요한 사항은 대통령령으로 정한다(감염예방법 제23조 제8항).

4. 고위험병원체 취급시설의 허가취소 등

보건복지부장관은 제23조 제2항에 따라 고위험병원체 취급시설 설치·운영의 허가를 받거나 신고를 한 자가 다음 각 호의 어느 하나에 해당하는 경우에는 그 허가를 취소하거나 고위험병원체 취급시설의 폐쇄를 명하거나 1년 이내의 기간을 정하여 그 시설의 운영을 정지하도록 명할 수 있다. 다만, 제1호에 해당하는 경우에는 허가를 취소하거나 고위험병원체 취급시설의 폐쇄를 명하여야 한다(감염예방법 제23조의2).

1. 속임수나 그 밖의 부정한 방법으로 허가를 받거나 신고한 경우
2. 제23조 제3항 또는 제4항에 따른 변경허가를 받지 아니하거나 변경신고를 하지 아니하고 허가 내용 또는 신고 내용을 변경한 경우
3. 제23조 제6항에 따른 안전관리 준수사항을 지키지 아니한 경우
4. 제23조 제8항에 따른 허가 또는 신고의 기준에 미달한 경우

제 6 장

예방접종

1. 필수예방접종

(1) **특별자치도지사 또는 시장·군수·구청장은** 다음 각 호의 질병에 대하여 관할 보건소를 통하여 필수예방접종(이하 "필수예방접종"이라 한다)을 실시하여야 한다(감염예방법 제24조 제1항).

1. 디프테리아
2. 폴리오
3. 백일해
4. 홍역
5. 파상풍
6. 결핵
7. B형간염
8. 유행성이하선염
9. 풍진
10. 수두
11. 일본뇌염
12. b형헤모필루스인플루엔자
13. 폐렴구균
14. 인플루엔자
15. A형간염
16. 사람유두종바이러스 감염증
17. 그 밖에 보건복지부장관이 감염병의 예방을 위하여 필요하다고 인정하여 지정하는 감염병

(2) 특별자치도지사 또는 시장·군수·구청장은 제1항에 따른 필수예방접종업무를 대통령령으로 정하는 바에 따라 관할구역 안에 있는 「의료법」에 따른 의료기관에 위탁할 수 있다(감염예방법 제24조 제2항).

① 특별자치도지사 또는 시장·군수·구청장은 법 제24조 제2항 및 제25조 제2항에 따라 보건소에서 시행하기 어렵거나 보건소를 이용하기 불편한 주민 등에 대한 예방접종업무를 「의료법」 제3조에 따른 종합병원, 병원, 요양병원(의사가 의료행위를 하는 곳만 해당한다) 또는 의원 중에서 특별자치도지사 또는 시장·군수·구청장이 지정하는 의료기관에 위탁할 수 있다. 이 경우 특별자치도지사 또는 시장·군수·구청장은 위탁한 기관을 공고하여야 한다.
② 특별자치도지사 또는 시장·군수·구청장은 제1항에 따라 예방접종업무를 위탁할 때에는 다음 각 호의 사항이 포함된 위탁계약서를 작성하여야 한다.
  1. 예방접종업무의 위탁범위에 관한 사항
  2. 위탁계약 기간에 관한 사항
  3. 위탁계약 조건에 관한 사항
  4. 위탁계약 해지에 관한 사항
③ 제1항에 따라 예방접종업무를 위탁한 경우의 예방접종 비용 산정 및 비용 상환 절차 등에 관하여 필요한 사항은 보건복지부장관이 정하여 고시한다.

법 제24조 제1항 및 제25조 제1항에 따라 예방접종을 하는 보건소장과 법 제24조 제2항(법 제25조 제2항에서 준용하는 경우를 포함한다)에 따라 예방접종을 위탁받은 의료기관의 장(이하 "보건소장 등"이라 한다)은 법 제26조의2 제1항 본문에 따라 예방접종을 받으려는 사람 또는 법정대리인에게 다음 각 호의 사항에 대하여 서면으로 동의를 받아야 한다.
  1. 예방접종 내역을 확인한다는 사실
  2. 예방접종 내역에 대한 확인 방법

(3) 특별자치도지사 또는 시장·군수·구청장은 필수예방접종 대상 아동 부모에게 보건복지부령으로 정하는 바에 따라 필수예방접종을 사전에 알려야 한다. 이 경우 「개인정보 보호법」 제24조에 따른 고유식별정보를 처리할 수 있다(감염예방법 제24조 제3항).

① 특별자치도지사 또는 시장·군수·구청장은 법 제24조 제3항에 따라 필수예방접종을 사전에 알리는 경우 휴대전화에 의한 문자전송, 전자메일, 전화, 우편 또는 이에 상당하는 방법으로 알려야 한다. 다만, 사전 알림에 동의한 사람에만 해당한다.
② 제1항에 따른 사전 알림에 동의하지 않거나 필요한 개인 정보가 없는 경우에는 해당 지방자치단체의 인터넷 홈페이지에 공고함으로써 필수예방접종을 사전에 알려야 한다.

2. 임시예방접종

(1) 특별자치도지사 또는 시장·군수·구청장은 다음 각 호의 어느 하나에 해당하면 관할 보건소를 통하여 임시예방접종(이하 "임시예방접종"이라 한다)을 하여야 한다(감염예방법 제25조 제1항).
  1. 보건복지부장관이 감염병 예방을 위하여 특별자치도지사 또는 시장·군수·구청

장에게 예방접종을 실시할 것을 요청한 경우

2. 특별자치도지사 또는 시장·군수·구청장이 감염병 예방을 위하여 예방접종이 필요하다고 인정하는 경우

(2) 임시예방접종업무의 위탁에 관하여는 제24조 제2항을 준용한다(감염예방법 제25조 제2항).

3. 예방접종의 공고

특별자치도지사 또는 시장·군수·구청장은 임시예방접종을 할 경우에는 **예방접종의 일시 및 장소, 예방접종의 종류, 예방접종을 받을 사람의 범위를 정하여 미리 공고하여야 한다.** 다만, 제32조 제2항에 따른 예방접종의 실시기준 등이 변경될 경우에는 그 변경 사항을 미리 공고하여야 한다(감염예방법 제26조).

4. 예방접종 내역의 사전확인

(1) 보건소장 및 제24조 제2항(제25조 제2항에서 준용하는 경우를 포함한다)에 따라 예방접종업무를 위탁받은 의료기관의 장은 예방접종을 하기 전에 대통령령으로 정하는 바에 따라 예방접종을 받으려는 사람 본인 또는 법정대리인의 동의를 받아 해당 예방접종을 받으려는 사람의 예방접종 내역을 확인하여야 한다. 다만, 예방접종을 받으려는 사람 또는 법정대리인의 동의를 받지 못한 경우에는 그러하지 아니하다(감염예방법 제26조의2 제1항).

(2) 예방접종을 확인하는 경우 예방접종통합관리시스템을 활용하여 그 내역을 확인할 수 있다(감염예방법 제26조의2 제2항).

5. 예방접종증명서

(1) 보건복지부장관, 특별자치도지사 또는 시장·군수·구청장은 필수예방접종 또는 임시예방접종을 받은 사람 본인 또는 법정대리인에게 보건복지부령으로 정하는 바에 따라 예방접종증명서를 발급하여야 한다(감염예방법 제27조 제1항).

(2) 특별자치도지사나 시장·군수·구청장이 아닌 자가 이 법에 따른 예방접종을 한 때에는 보건복지부장관, 특별자치도지사 또는 시장·군수·구청장은 보건복지부령으로 정하는 바에 따라 해당 예방접종을 한 자로 하여금 예방접종증명서를 발급하게 할 수 있다(감염예방법 제27조 제2항).

(3) 예방접종증명서는 전자문서를 이용하여 발급할 수 있다(감염예방법 제27조 제3항).

6. 예방접종 기록의 보존 및 보고 등

(1) 특별자치도지사 또는 시장·군수·구청장은 필수예방접종 및 임시예방접종을 하거나, 제2항에 따라 보고를 받은 경우에는 보건복지부령으로 정하는 바에 따라 예방접종에 관한 기록을 작성·보관하여야 하고, 그 내용을 시·도지사 및 보건복지부장관에게 각각 보고하여야 한다(감염예방법 제28조 제1항).

(2) 특별자치도지사나 시장·군수·구청장이 아닌 자가 이 법에 따른 예방접종을 하면 보건복지부령으로 정하는 바에 따라 특별자치도지사 또는 시장·군수·구청장에게 보고하여야 한다(감염예방법 제28조 제2항).

> ※예방접종에 관한 기록의 작성 및 보고(시행규칙 제23조)
>
> ① 법 제28조 제1항에 따라 특별자치도지사 또는 시장·군수·구청장은 필수예방접종 및 임시예방접종을 한 경우 별지 제17호서식의 예방접종 실시 기록 및 보고서(전자문서를 포함한다. 이하 이 조에서 같다)에 예방접종에 관한 기록을 작성하여야 한다.
>
> ② 법 제28조 제2항에 따라 특별자치도지사나 시장·군수·구청장이 아닌 자가 예방접종을 실시하면 별지 제17호서식의 예방접종 실시 기록 및 보고서에 예방접종에 관한 기록을 작성하고, 예방접종 실시 기록 및 보고서를 특별자치도지사 또는 시장·군수·구청장에게 제출하여야 한다.
>
> ③ 특별자치도지사 또는 시장·군수·구청장은 제1항에 따라 예방접종에 관한 기록을 작성하거나 제2항에 따라 제출받은 예방접종 실시 기록 및 보고서를 시·도지사 및 질병관리본부장에게 각각 제출하여야 한다.
>
> ④ 질병관리본부장은 필수예방접종 또는 임시예방접종을 받은 사람(미성년자의 경우에는 그 부모를 말한다)에게 제3항에 따라 제출받은 예방접종에 관한 기록을 인터넷 홈페이지를 통하여 열람하게 하거나 전자문서를 이용하여 예방접종증명서를 발급할 수 있다.
>
> ⑤ 질병관리본부장은 예방접종 대상자의 중복접종 등을 예방하기 위하여 다음 각 호의 어느 하나에 해당하는 사람에게 제3항에 따라 제출받은 예방접종에 관한 기록을 열람하게 할 수 있다.
>
> 1. 법 제24조 제1항 및 제25조 제1항에 따라 예방접종을 실시하는 보건소에서 예방접종을 하는 의료인
>
> 2. 법 제24조 제2항 및 제25조 제2항에 따라 예방접종을 실시하는 의료기관에서 예방접종을 하는 의료인
>
> 3. 「영유아보육법」 제31조의3에 따라 영유아의 예방접종 여부를 확인하여야 하는 어린이집의 원장

7. 예방접종에 관한 역학조사

질병관리본부장, 시·도지사 또는 시장·군수·구청장은 다음 각 호의 구분에 따라 조사를 실시하고, 예방접종 후 이상반응 사례가 발생하면 그 원인을 밝히기 위하여 제18조에 따라 역학조사를 하여야 한다(감염예방법 제29조).

1. 질병관리본부장: 예방접종의 효과 및 예방접종 후 이상반응에 관한 조사
2. 시·도지사 또는 시장·군수·구청장: 예방접종 후 이상반응에 관한 조사

8. 예방접종피해조사반

(1) 예방접종으로 인한 질병·장애·사망의 원인 규명 및 피해 보상 등을 조사하고 제72조 제1항에 따른 제3자의 고의 또는 과실 유무를 조사하기 위하여 질병관리본부에 **예방접종피해조사반을 둔다**(감염예방법 제30조 제1항).

(2) 예방접종피해조사반의 설치 및 운영 등에 관하여 필요한 사항은 대통령령으로 정한다(감염예방법 제30조 제2항).

※예방접종피해조사반의 구성 등(시행령 제21조)

① 법 제30조 제2항에 따른 예방접종피해조사반(이하 "피해조사반"이라 한다)은 10명 이내의 반원으로 구성한다.

② 피해조사반원은 질병관리본부장이 소속 공무원이나 다음 각 호의 어느 하나에 해당하는 사람 중에서 임명하거나 위촉한다.

1. 예방접종 및 예방접종 후 이상반응 분야의 전문가
2. 「의료법」 제2조 제1항에 따른 의료인

③ 피해조사반은 다음 각 호의 사항을 조사하고, 그 결과를 예방접종피해보상 전문위원회에 보고하여야 한다.

1. 제31조 제2항에 따라 시·도지사가 제출한 기초조사 결과에 대한 평가 및 보완
2. 법 제72조 제1항에서 규정하는 제3자의 고의 또는 과실 유무
3. 그 밖에 예방접종으로 인한 피해보상과 관련하여 예방접종피해보상 전문위원회가 결정하는 사항

④ 제3항에 따라 피해조사를 하는 피해조사반원은 보건복지부령으로 정하는 예방접종피해조사반원증을 지니고 관계인에게 보여 주어야 한다.

⑤ 질병관리본부장은 피해조사반원에게 예산의 범위에서 피해조사 활동에 필요한 수당과 여비를 지급할 수 있다.

⑥ 피해조사반의 운영에 관한 세부사항은 예방접종피해보상 전문위원회의 의결을 거쳐 질병관리본부장이 정한다.

---

9. 예방접종 완료 여부의 확인

(1) 특별자치도지사 또는 시장·군수·구청장은 초등학교와 중학교의 장에게 「학교보건법」 제10조에 따른 예방접종 완료 여부에 대한 검사 기록을 제출하도록 요청할 수 있다(감염예방법 제31조 제1항).

(2) 특별자치도지사 또는 시장·군수·구청장은 「유아교육법」에 따른 유치원의 장과 「영유아보육법」에 따른 어린이집의 원장에게 보건복지부령으로 정하는 바에 따라 영유아의 예방접종 여부를 확인하도록 요청할 수 있다(감염예방법 제31조 제2항).

법 제31조 제2항에 따라 특별자치도지사 또는 시장·군수·구청장은 「유아교육법」에 따른 유치원의 장과 「영유아보육법」에 따른 어린이집의 원장으로 하여금 영유아의 예방접종 여부를 확인하기 위하여 필수예방접종을 받은 영유아의 예방접종증명서를 확인하도록 요청할 수 있다.

법 제32조 제2항에 따른 예방접종의 실시기준과 방법 등에 관한 사항은 「약사법」 제58조 제1호에 따른 용법 및 용량 등을 따르되, 예방접종의 실시 대상·시기 및 주의사항은 영 제7조 제1항 제1호에 따른 예방접종 전문위원회의 심의를 거쳐 질병관리본부장이 고시한다.

(3) 특별자치도지사 또는 시장·군수·구청장은 제1항에 따른 제출 기록 및 제2항에 따른 확인 결과를 확인하여 예방접종을 끝내지 못한 영유아, 학생 등이 있으면 그 영유아 또는 학생 등에게 예방접종을 하여야 한다(감염예방법 제31조 제3항).

10. 예방접종의 실시주간 및 실시기준 등

(1) 보건복지부장관은 국민의 예방접종에 대한 관심을 높여 감염병에 대한 예방접종을 활성화하기 위하여 예방접종주간을 설정할 수 있다(감염예방법 제32조 제1항).
(2) 예방접종의 실시기준과 방법 등에 관하여 필요한 사항은 보건복지부령으로 정한다 (감염예방법 제32조 제2항).

11. 예방접종약품의 계획 생산

(1) 보건복지부장관은 예산의 범위에서 감염병의 예방접종에 필요한 수량의 예방접종약품을 미리 계산하여 「약사법」 제31조에 따른 의약품 제조업자(이하 "의약품 제조업자"라 한다)에게 생산하게 할 수 있으며, 예방접종약품을 연구하는 자 등을 지원할 수 있다 (감염예방법 제33조 제1항).
(2) 보건복지부장관은 예방접종약품의 생산에 드는 비용의 전부 또는 일부를 해당 의약품 제조업자에게 미리 지급할 수 있다(감염예방법 제33조 제2항).

의 구분에 따라 의약품 제조업자에게 미리 지급할 수 있다.

1. 제1항 제1호에 따른 원료의 수입에 드는 금액의 전액
2. 제1항 제2호에 따른 예방접종약품의 제조에 드는 금액의 전액
3. 제1항 제3호에 따른 예방접종약품의 제조에 드는 금액의 2분의 1

12. 예방접종통합관리시스템의 구축·운영 등

(1) 보건복지부장관은 예방접종업무에 필요한 각종 자료 또는 정보의 효율적 처리와 기록·관리업무의 전산화를 위하여 예방접종통합관리시스템(이하 "통합관리시스템"이라 한다)을 구축·운영하여야 한다(감염예방법 제33조의2 제1항).

(2) 보건복지부장관은 통합관리시스템을 구축·운영하기 위하여 다음 각 호의 자료를 수집·관리·보유할 수 있으며, 관련 기관 및 단체에 필요한 자료의 제공을 요청할 수 있다. 이 경우 자료의 제공을 요청받은 기관 및 단체는 정당한 사유가 없으면 이에 따라야 한다(감염예방법 제33조의2 제2항).

1. 예방접종 대상자의 인적사항(「개인정보 보호법」 제24조에 따른 고유식별정보 등 대통령령으로 정하는 개인정보를 포함한다)

※ 예방접종 대상자의 개인정보 등(시행령 제21조의2)

① 법 제33조의2 제2항 제1호에 따라 보건복지부장관이 관련 기관 및 단체에 요청할 수 있는 예방접종 대상자의 인적사항에 대한 자료는 다음 각 호의 구분에 따른다.
1. 예방접종 대상자가 국민인 경우: 다음 각 목의 자료
가. 예방접종 대상자의 성명, 주민등록번호 및 주소
나. 예방접종 대상자의 소속에 관한 다음의 자료
1) 「초·중등교육법」 제2조에 따른 소속 학교에 관한 자료
2) 「유아교육법」 제2조 제2호에 따른 소속 유치원에 관한 자료
3) 「영유아보육법」 제2조 제3호에 따른 소속 어린이집에 관한 자료
4) 「아동복지법」 제3조 제10호에 따른 소속 아동복지시설에 관한 자료
다. 그 밖에 예방접종 대상자에 대한 다음의 자료
1) 「장애인복지법」 제32조에 따라 등록된 장애인인지 여부
2) 「다문화가족지원법」 제2조 제1호에 따른 다문화가족의 구성원인지 여부
3) 「국민기초생활 보장법」 제2조 제2호에 따른 수급자(같은 조 제10호에 따른 차상위계층을 포함한다) 또는 수급자의 자녀인지 여부
2. 예방접종 대상자가 외국인 또는 외국국적동포인 경우: 다음 각 목의 자료
가. 「출입국관리법」 제31조에 따른 외국인등록에 관한 정보
나. 「재외동포의 출입국과 법적 지위에 관한 법률」 제6조에 따른 외국국적동포의 국내거소신고에 관한 정보
3. 그 밖에 예방접종 대상자의 인적사항에 관한 정보로서 예방접종업무의 수행과 관련하여 보건복지부장관이 특히 필요하다고 인정하여 고시하는 정보

② 법 제33조의2 제2항 제3호에 따라 보건복지부장관이 예방접종업무를 하는 데 필요한 자료로서 관련 기관 및 단체에 요청할 수 있는 자료는 다음 각 호와 같다.

　1. 법 제24조 제2항(법 제25조 제2항에서 준용하는 경우를 포함한다)에 따라 예방접종업무를 위탁받은 의료기관의 개설정보

　2. 예방접종 피해보상 신청내용에 관한 자료

　3. 예방접종을 하는 데에 현저히 곤란한 질병이나 질환 또는 감염병의 관리 등에 관한 정보

　2. 예방접종을 받은 사람의 이름, 접종명, 접종일시 등 예방접종 실시 내역

　3. 예방접종 위탁 의료기관 개설 정보, 예방접종 피해보상 신청 내용 등 그 밖에 예방접종업무를 하는 데에 필요한 자료로서 대통령령으로 정하는 자료

(3) 보건소장 및 제24조 제2항(제25조 제2항에서 준용하는 경우를 포함한다)에 따라 예방접종업무를 위탁받은 의료기관의 장은 이 법에 따른 예방접종을 하면 제2항 제2호의 정보를 대통령령으로 정하는 바에 따라 통합관리시스템에 입력하여야 한다(감염예방법 제33조의2 제3항).

　　　　　　※ 예방접종 정보의 입력(시행령 제21조의3)

보건소장 등이 예방접종을 실시한 경우에는 법 제33조의2 제3항에 따라 같은 조 제1항에 따른 예방접종통합관리시스템(이하 "통합관리시스템"이라 한다)에 다음 각 호의 정보를 지체 없이 입력하여야 한다.

　1. 예방접종을 받은 사람에 대한 다음 각 목의 정보

　가. 성명

　나. 주민등록번호. 다만, 예방접종을 받은 사람이 외국인이거나 외국국적동포인 경우에는 외국인등록번호 또는 국내거소신고번호를 말한다.

　2. 예방접종의 내용에 대한 다음 각 목의 정보

　가. 예방접종 명칭

　나. 예방접종 차수

　다. 예방접종 연월일

　라. 예방접종에 사용된 백신의 이름

　마. 예진(豫診)의사 및 접종의사의 성명

(4) 보건복지부장관은 대통령령으로 정하는 바에 따라 통합관리시스템을 활용하여 예방접종 대상 아동 부모에게 자녀의 예방접종 내역을 제공하거나 예방접종증명서 발급을 지원할 수 있다. 이 경우 예방접종 내역 제공 또는 예방접종증명서 발급의 적정성을 확인하기 위하여 법원행정처장에게 「가족관계의 등록 등에 관한 법률」 제11조에 따른 등록전산정보자료를 요청할 수 있으며, 법원행정처장은 정당한 사유가 없으면 이에 따라야 한다(감염예방법 제33조의2 제4항).

① 보건복지부장관은 법 제33조의2 제4항 전단에 따라 예방접종 대상 아동 부모에게 자녀의 예방접종 내역을 제공하는 경우에는 통합관리시스템을 활용한 열람의 방법으로 제공한다. 다만, 보건복지부장관이 필요하다고 인정하는 경우에는 통합관리시스템을 활용하여 문자전송, 전자메일, 전화, 우편 또는 이에 상응하는 방법으로 제공할 수 있다.

② 보건복지부장관은 법 제33조의2 제4항 전단에 따라 예방접종증명서를 발급하는 경우에는 보건복지부장관이 정하는 바에 따라 통합관리시스템에서 직접 발급하거나 「전자정부법」 제9조 제3항에 따른 전자민원창구와 연계하여 발급할 수 있다.

(5) 통합관리시스템은 예방접종업무와 관련된 다음 각 호의 정보시스템과 전자적으로 연계하여 활용할 수 있다(감염예방법 제33조의2 제5항).

1. 「초·중등교육법」 제30조의4에 따른 교육정보시스템
2. 「유아교육법」 제19조의2에 따른 유아교육정보시스템
3. 「전자정부법」 제9조에 따른 통합전자민원창구 등 그 밖에 보건복지부령으로 정하는 정보시스템

(6) 정보의 보호 및 관리에 관한 사항은 이 법에서 규정된 것을 제외하고는 「개인정보보호법」의 규정에 따른다(감염예방법 제33조의2 제6항).

■■■ 예상문제

Q1. 다음 중 특별자치도지사 또는 시장·군수·구청장이 관할 보건소를 통하여 필수예방접종을 실시하여야 하는 감염병으로 옳은 것은?

① 파라디푸스   ② 장티푸스   ③ 대상포진
④ C형간염   ⑤ A형간염

> **해설**
>
> §감염병예방법 제24조 제1항 (필수예방접종)특별자치도지사 또는 시장·군수·구청장은 다음 각 호의 질병에 대하여 관할 보건소를 통하여 필수예방접종(이하 "필수예방접종"이라 한다)을 실시하여야 한다.
>
> 1. 디프테리아, 2. 폴리오, 3. 백일해, 4. 홍역, 5. 파상풍, 6. 결핵, 7. B형간염, 8. 유행성이하선염, 9. 풍진, 10. 수두, 11. 일본뇌염, 12. b형헤모필루스인플루엔자, 13. 폐렴구균, 14. 인플루엔자, 15. A형간염, 16. 사람유두종바이러스 감염증, 17. 그 밖에 보건복지부장관이 감염병의 예방을 위하여 필요하다고 인정하여 지정하는 감염병

Q2. 다음 중 특별자치도지사 또는 시장·군수·구청장이 관할 보건소를 통하여 필수예방접종을 실시하여야 하는 감염병이 아닌 것은?

① 디프테리아　　　　　② 폴리오　　　　　③ 파상풍
④ 풍진　　　　　　　　⑤ 유행성 출혈열

해설　Q1. 해설 참조

정답　1. ⑤　　2. ⑤

제 7 장

감염 전파의 차단 조치

1. 감염병 위기관리대책의 수립 · 시행

(1) 보건복지부장관은 감염병의 확산 또는 해외 신종감염병의 국내 유입으로 인한 재난 상황에 대처하기 위하여 위원회의 심의를 거쳐 감염병 위기관리대책(이하 "감염병 위기관리대책"이라 한다)을 수립 · 시행하여야 한다(감염예방법 제34조 제1항).

※감염병 위기관리대책 수립 절차 등(시행령 제22조)
① 보건복지부장관은 법 제34조 제1항에 따라 감염병 위기관리대책을 수립하기 위하여 관계 행정기관, 지방자치단체 및 「공공기관의 운영에 관한 법률」 제4조에 따른 공공기관 등에 자료의 제출을 요청할 수 있다.
② 보건복지부장관은 법 제34조 제1항에 따라 수립한 감염병 위기관리대책을 관계 중앙행정기관의 장에게 통보하여야 한다.

(2) 감염병 위기관리대책에는 다음 각 호의 사항이 포함되어야 한다(감염예방법 제34조 제2항).

1. 재난상황 발생 및 해외 신종감염병 유입에 대한 대응체계 및 기관별 역할
2. 재난 및 위기상황의 판단, 위기경보 결정 및 관리체계
3. 감염병위기 시 동원하여야 할 의료인 등 전문인력, 시설, 의료기관의 명부 작성
4. 의료용품의 비축방안 및 조달방안
5. 재난 및 위기상황별 국민행동요령, 동원 대상 인력, 시설, 기관에 대한 교육 및 도상연습 등 실제 상황대비 훈련
6. 그 밖에 재난상황 및 위기상황 극복을 위하여 필요하다고 보건복지부장관이 인정하는 사항

(3) 보건복지부장관은 감염병 위기관리대책에 따른 정기적인 훈련을 실시하여야 한다(감염예방법 제34조 제3항).

(4) 감염병 위기관리대책의 수립 및 시행 등에 필요한 사항은 대통령령으로 정한다(감염예방법 제34조 제4항).

2. 감염병위기 시 정보공개

(1) 보건복지부장관은 국민의 건강에 위해가 되는 감염병 확산 시 감염병 환자의 이동경로, 이동수단, 진료의료기관 및 접촉자 현황 등 국민들이 감염병 예방을 위하여 알아야 하는 정보를 신속히 공개하여야 한다. 다만, 공개된 사항 중 사실과 다르거나 의견이 있는 당사자는 보건복지부장관에게 이의신청을 할 수 있다(감염예방법 제34조의2 제1항).

(2) 정보공개의 범위, 절차 및 방법 등에 관하여 필요한 사항은 보건복지부령으로 정한다(감염예방법 제34조의2 제2항).

> ※감염병위기 시 정보공개 범위 및 절차 등(시행규칙 제27조의3)
> ① 감염병에 관하여 「재난 및 안전관리 기본법」 제38조 제2항에 따른 주의 이상의 예보 또는 경보가 발령된 후에는 법 제34조의2에 따라 감염병 환자의 이동경로, 이동수단, 진료의료기관 및 접촉자 현황 등을 정보통신망에 게재하거나 보도자료를 배포하는 등의 방법으로 국민에게 공개하여야 한다.
> ② 제1항에 따른 정보의 당사자는 공개된 사항 중 사실과 다르거나 의견이 있는 경우 보건복지부장관에게 구두, 서면 등의 방법으로 이의신청을 할 수 있으며, 보건복지부장관은 이에 따라 공개된 정보의 정정 등 필요한 조치를 하여야 한다.

3. 시 · 도별 감염병 위기관리대책의 수립 등

(1) 보건복지부장관은 제34조 제1항에 따라 수립한 감염병 위기관리대책을 시 · 도지사에게 알려야 한다(감염예방법 제35조 제1항).

(2) 시 · 도지사는 제1항에 따라 통보된 감염병 위기관리대책에 따라 특별시 · 광역시 · 도 · 특별자치도(이하 "시 · 도"라 한다)별 감염병 위기관리대책을 수립 · 시행하여야 한다(감염예방법 제35조 제2항).

4. 재난 시 의료인에 대한 거짓 진술 등의 금지

누구든지 감염병에 관하여 「재난 및 안전관리 기본법」 제38조 제2항에 따른 주의 이상의 예보 또는 경보가 발령된 후에는 의료인에 대하여 의료기관 내원(內院)이력 및 진료이력 등 감염 여부 확인에 필요한 사실에 관하여 거짓 진술, 거짓 자료를 제출하거나 고의적으로 사실을 누락 · 은폐하여서는 아니 된다(감염예방법 제35조의2).

5. 감염병관리기관의 지정 등

(1) 시 · 도지사 또는 시장 · 군수 · 구청장은 보건복지부령으로 정하는 바에 따라 「의료법」에 따른 의료기관을 감염병관리기관으로 지정할 수 있다(감염예방법 제36조 제1항).

① 법 제36조 제1항에 따라 시·도지사 또는 시장·군수·구청장은 「의료법」 제3조 제2항 제3호에 따른 병원 및 종합병원을 감염병관리기관으로 지정할 수 있다.
② 제1항에 따라 감염병관리기관을 지정한 시·도지사 또는 시장·군수·구청장은 해당 감염병관리기관의 장에게 별지 제19호서식의 감염병관리기관 지정서를 발급하여야 한다.

(2) 지정받은 의료기관(이하 "감염병관리기관"이라 한다)의 장은 감염병을 예방하고 감염병환자등을 진료하는 시설(이하 "감염병관리시설"이라 한다)을 설치하여야 한다. 이 경우 보건복지부령으로 정하는 일정규모 이상의 감염병관리기관에는 감염병의 전파를 막기 위하여 전실(前室) 및 음압시설(陰壓施設) 등을 갖춘 1인 병실을 보건복지부령으로 정하는 기준에 따라 설치하여야 한다(감염예방법 제36조 제2항).

(3) 시·도지사 또는 시장·군수·구청장은 감염병관리시설의 설치 및 운영에 드는 비용을 감염병관리기관에 지원하여야 한다(감염예방법 제36조 제3항).

(4) 감염병관리기관이 아닌 의료기관이 감염병관리시설을 설치·운영하려면 보건복지부령으로 정하는 바에 따라 특별자치도지사 또는 시장·군수·구청장에게 신고하여야 한다(감염예방법 제36조 제4항).

※감염병관리기관이 아닌 의료기관의 감염병관리시설의 설치(시행규칙 제29조)
① 법 제36조 제4항에 따라 감염병관리기관이 아닌 의료기관이 법 제36조 제2항에 따른 감염병관리시설(이하 "감염병관리시설"이라 한다)을 설치·운영하려면 별지 제20호서식의 비지정 감염병관리시설 설치신고서에 사업계획서를 첨부하여 관할하는 특별자치도지사 또는 시장·군수·구청장에게 제출하여야 한다. 이 경우 특별자치도지사 또는 시장·군수·구청장은 「전자정부법」 제36조 제1항에 따른 행정정보의 공동이용을 통하여 법인 등기사항증명서(법인인 경우만 해당한다)를 확인하여야 한다.
② 특별자치도지사 또는 시장·군수·구청장은 제1항에 따른 신고를 받은 경우에는 별지 제21호서식의 비지정 감염병관리시설 설치신고확인증을 신고자에게 발급하여야 한다.

(5) 시·도지사 또는 시장·군수·구청장은 감염병 발생 등 긴급상황 발생 시 감염병관리기관에 진료개시 등 필요한 사항을 지시할 수 있다(감염예방법 제36조 제5항).

6. 감염병위기 시 감염병관리기관의 설치 등

(1) 보건복지부장관, 시·도지사 또는 시장·군수·구청장은 감염병환자가 대량으로 발생하거나 제36조에 따라 지정된 감염병관리기관만으로 감염병환자등을 모두 수용하기 어려운 경우에는 다음 각 호의 조치를 취할 수 있다(감염예방법 제37조 제1항).

1. 제36조에 따라 지정된 감염병관리기관이 아닌 의료기관을 일정 기간 동안 감염병관리기관으로 지정[1]

(2) 지정된 감염병관리기관의 장은 보건복지부령으로 정하는 바에 따라 감염병관리시설을 설치하여야 한다(감염예방법 제37조 제2항).

(3) 보건복지부장관, 시·도지사 또는 시장·군수·구청장은 제2항에 따른 시설의 설치 및 운영에 드는 비용을 감염병관리기관에 지원하여야 한다(감염예방법 제37조 제3항).

(4) 지정된 감염병관리기관의 장은 정당한 사유 없이 제2항의 명령을 거부할 수 없다(감염예방법 제37조 제4항).

(5) 보건복지부장관, 시·도지사 또는 시장·군수·구청장은 감염병 발생 등 긴급상황 발생 시 감염병관리기관에 진료개시 등 필요한 사항을 지시할 수 있다(감염예방법 제37조 제5항).

7. 감염병환자 등의 입소 거부 금지

감염병관리기관은 정당한 사유 없이 감염병환자 등의 입소(入所)를 거부할 수 없다(감염예방법 제38조).

8. 감염병관리시설 등의 설치 및 관리방법

감염병관리시설 및 제37조에 따른 격리소·요양소 또는 진료소의 설치 및 관리방법 등에 관하여 필요한 사항은 보건복지부령으로 정한다(감염예방법 제39조).

> ※감염병관리시설 등의 설치 기준 등(시행규칙 제31조)
> ① 법 제36조 제2항 후단 및 법 제39조에 따른 감염병관리시설, 격리소·요양소 또는 진료소의 설치 기준은 다음 각 호와 같으며, 그 밖의 세부 사항은 질병관리본부장이 정한다.
> 1. 감염병관리시설: 다음 각 목의 구분에 따른다.
>   가. 300개 이상의 병상을 갖춘 감염병관리기관: 별표 4의2의 기준에 적합한 음압병실을 1개 이상 설치할 것
>   나. 300개 미만의 병상을 갖춘 감염병관리기관: 외부와 격리된 진료실 또는 격리된 병실을 1개 이상 설치할 것
> 2. 격리소·요양소: 「의료법 시행규칙」 제34조에 따른 의료기관의 시설 기준 중 의원에 해당하는 시설을 갖추거나 임시숙박시설 및 간이진료시설을 갖출 것
> 3. 진료소: 「의료법 시행규칙」 제34조에 따른 의료기관의 시설 기준 중 의원에 해당하는 시설을 갖추거나 「지역보건법」 제13조에 따른 보건지소일 것
> ② 삭제

---

1 법 제37조 제1항 제1호에 따른 감염병관리기관의 지정에 관하여는 제28조를 준용한다. 이 경우 "시·도지사 또는 시장·군수·구청장"은 "질병관리본부장, 시·도지사 또는 시장·군수·구청장"으로 본다(시행규칙 제30조).

9. 감염병관리시설 평가

보건복지부장관, 시·도지사 및 시장·군수·구청장은 감염병관리시설을 정기적으로 평가하고 그 결과를 시설의 감독·지원 등에 반영할 수 있다. 이 경우 평가의 방법, 절차, 시기 및 감독·지원의 내용 등은 보건복지부령으로 정한다(감염예방법 제39조의2).

> ※감염병관리시설 평가(시행규칙 제31조의2)
> ① 법 제39조의2에 따른 감염병관리시설에 대한 정기적 평가의 평가항목은 다음 각 호와 같다.
>   1. 감염병관리시설의 시설기준 적합성
>   2. 감염병관리시설의 근무인력 적정성
>   3. 감염병관리시설의 진료 및 운영실적
>   4. 그 밖에 감염병관리시설의 설치·운영 및 관리의 적정성을 위하여 질병관리본부장이 필요하다고 인정하는 사항
> ② 법 제39조의2에 따른 감염병관리시설에 대한 정기적 평가는 모든 감염병관리시설을 대상으로 서면평가의 방법에 따라 실시한다. 다만, 감염병관리기관의 장이 요청하거나 서면평가 결과 추가적 확인이 필요한 경우에는 방문평가의 방법으로 실시할 수 있다.
> ③ 질병관리본부장, 시·도지사 또는 시장·군수·구청장은 법 제39조의2에 따른 감염병관리시설의 평가를 위하여 필요한 경우에는 감염병관리기관의 장에게 자료의 제출을 요청할 수 있다.
> ④ 질병관리본부장, 시·도지사 또는 시장·군수·구청장은 제2항에 따른 평가를 실시하는 경우에는 감염병관리기관의 장에게 다음 각 호의 구분에 따라 평가실시일, 평가항목 및 세부 평가일정에 관한 사항을 알려야 한다.
>   1. 평가실시일 및 평가항목: 평가실시일 90일 전
>   2. 세부 평가일정: 평가실시일 7일 전
> ⑤ 질병관리본부장, 시·도지사 또는 시장·군수·구청장은 필요하다고 인정하는 경우에는 감염병관리시설에 대한 평가를 관계 전문기관 또는 전문단체에 의뢰하여 실시할 수 있다.
> ⑥ 질병관리본부장, 시·도지사 또는 시장·군수·구청장은 감염병관리시설에 대한 평가결과에 따라 시정을 요구하거나 운영비를 차등하여 지원할 수 있다.
> ⑦ 제2항부터 제6항까지에서 정한 사항 외에 감염병관리시설에 대한 평가방법, 평가절차 및 지도·감독 등에 필요한 세부사항은 질병관리본부장이 정하여 고시한다.

10. 접촉자 격리시설 지정

(1) 시·도지사는 감염병 발생 또는 유행 시 감염병환자등의 접촉자를 격리하기 위한 시설(이하 "접촉자 격리시설"이라 한다)을 지정하여야 한다. 다만, 「의료법」 제3조에 따른 의료기관은 접촉자 격리시설로 지정할 수 없다(감염예방법 제39조의3 제1항).

(2) 보건복지부장관 또는 시·도지사는 감염병환자 등의 접촉자가 대량으로 발생하거나 제1항에 따라 지정된 접촉자 격리시설만으로 접촉자를 모두 수용하기 어려운 경우에는 제1항에 따라 접촉자 격리시설로 지정되지 아니한 시설을 일정기간 동안 접촉자 격리시설로 지정할 수 있다(감염예방법 제39조의3 제2항).

(3) 접촉자 격리시설의 지정 및 관리 방법 등에 필요한 사항은 보건복지부령으로 정한 다(감염예방법 제39조의3 제3항).

> ※접촉자 격리시설 지정 기준 등(시행규칙 제31조의3)
>
> ① 법 제39조의3 제1항 및 제2항에 따른 감염병환자 등의 접촉자(이하 "접촉자"라 한다)를 격 리하기 위한 시설(이하 "접촉자 격리시설"이라 한다)의 지정 기준은 다음 각 호와 같다.
>
> 　1. 독립된 건물로서 여러 개의 방으로 구획되어 있을 것
>
> 　2. 구획된 각 방마다 샤워시설과 화장실이 모두 구비되어 있을 것
>
> 　3. 음압병상을 보유한 「의료법」에 따른 의료기관에 근접하여, 접촉자의 이송이 가능한 거리 에 위치할 것
>
> 　4. 접촉자 격리시설의 규모는 해당 특별시·광역시·도·특별자치도의 인구, 지리적 여건, 교통 등을 고려하여 정할 것
>
> ② 시·도지사는 감염병 확산을 방지하기 위하여 접촉자와 다른 사람과의 접촉을 차단하여야 하며, 격리기간 동안 접촉자의 생활에 불편함이 없도록 필요한 조치를 하여야 한다.

11. 생물테러감염병 등에 대비한 의약품 및 장비의 비축

(1) 보건복지부장관은 생물테러감염병 및 그 밖의 감염병의 대유행이 우려되면 위원회 의 심의를 거쳐 예방·치료 의약품 및 장비 등의 품목을 정하여 미리 비축하거나 장기 구매를 위한 계약을 미리 할 수 있다(감염예방법 제40조 제1항).

(2) 보건복지부장관은 「약사법」 제31조에도 불구하고 생물테러감염병이나 그 밖의 감 염병의 대유행이 우려되면 예방·치료 의약품을 정하여 의약품 제조업자에게 생산하게 할 수 있다(감염예방법 제40조 제2항).

(3) 보건복지부장관은 예방·치료 의약품의 효과와 이상반응에 관하여 조사하고, 이상 반응 사례가 발생하면 제18조에 따라 역학조사를 하여야 한다(감염예방법 제40조 제3항).

12. 감염병 대비 의약품 공급의 우선순위 등 분배기준

보건복지부장관은 생물테러감염병이나 그 밖의 감염병의 대유행에 대비하여 제40조 제 1항 및 제2항에 따라 비축하거나 생산한 의약품 공급의 우선순위 등 분배기준, 그 밖에 필요한 사항을 위원회의 심의를 거쳐 정할 수 있다(감염예방법 제40조의2).

13. 감염병환자 등의 관리

(1) 감염병 중 특히 전파 위험이 높은 감염병으로서 제1급감염병 및 보건복지부장관이 고시한 감염병에 걸린 감염병환자 등은 감염병관리기관에서 입원치료를 받아야 한다 (감염예방법 제41조 제1항).

(2) 보건복지부장관, 시·도지사 또는 시장·군수·구청장은 감염병관리기관의 병상

(病床)이 포화상태에 이르러 감염병환자 등을 수용하기 어려운 경우에는 감염병관리기관이 아닌 다른 의료기관에서 입원치료하게 할 수 있다(감염예방법 제41조 제2항).

(3) 보건복지부장관, 시·도지사 또는 시장·군수·구청장은 다음 각 호의 어느 하나에 해당하는 사람에게 자가(自家) 또는 감염병관리시설에서 치료하게 할 수 있다(감염예방법 제41조 제3항).

  1. 제1항 및 제2항에 따른 입원치료 대상자가 아닌 사람

  2. 감염병환자 등과 접촉하여 감염병이 감염되거나 전파될 우려가 있는 사람

(4) 자가치료 및 입원치료의 방법 및 절차 등에 관하여 필요한 사항은 대통령령으로 정한다(감염예방법 제41조 제4항).

※자가치료 및 입원치료의 방법 및 절차 등(시행령 제23조)

법 제41조 제4항에 따른 자가치료 및 입원치료의 방법 및 절차 등은 별표 2와 같다.

[별표 2] 자가치료 및 입원치료의 방법 및 절차 등(제23조 관련)

  1. 자가치료의 방법
  가. 자가치료 기간 동안 여러 사람이 함께 쓰는 공간이 아닌 곳(독립된 방)에 있어야 한다.
  나. 가목에 따른 자가치료가 곤란할 경우에는 같은 질환을 앓는 사람이나 재감염의 우려가 적은 환자와 공동 격리한다.
  다. 진료 등을 위해 불가피하게 외출하는 경우를 제외하고, 자가치료 중인 사람은 자가 격리장소를 이탈하거나 이동하지 않아야 한다.
  라. 자가치료 중인 사람은 가능하면 다른 사람과 별도의 화장실을 사용하고, 분비물 및 배설물 등은 철저히 관리해야 하며, 화장실 및 오염된 물품은 소독을 해야 한다.
  마. 간병인을 포함한 방문자들의 출입을 최소화하고, 방문자에 대해서는 1회용 장갑 등의 개인보호구를 착용하게 하며, 손 씻기 등 감염병 전파를 차단하기 위한 적절한 조치를 하게 해야 한다.
  바. 자가치료 중인 사람이 사용한 1회용 물품은 사용한 후 폐기처분하고, 1회용으로 하는 것이 적합하지 않은 체온계 등의 물품은 자가치료 중인 사람 전용으로 사용하도록 하여야 한다.
  2. 자가치료의 절차 등
  가. 법 제11조 제1항에 따라 신고를 받은 관할 보건소장은 입원치료 대상이 아닌 사람과 감염병환자 등과 접촉한 사람들 중 자가치료가 필요한 사람을 결정하여 당사자에게 알려야 하며 자가치료 여부를 확인해야 한다.
  나. 자가치료 대상자의 자가치료 기간은 감염병환자 등의 경우에는 증상 및 감염력이 소멸된 시점까지로 하고, 접촉자의 경우에는 마지막 접촉 시점부터 해당 감염병의 최대 잠복기간까지로 한다. 다만, 보건소장의 판단으로 그 기간을 줄일 수 있다.
  다. 관할 보건소장은 자가치료의 해제가 가능한 사람에 대하여 자가치료를 해제해야 한다.
  3. 입원치료의 방법
  가. 호흡기를 통한 감염의 우려가 있는 감염병(이하 "호흡기 감염병"이라 한다)을 제외

한 감염병의 경우 입원치료 기간 동안 감염병관리기관이나 특별자치도지사·시장·군수·구청장이 지정한 의료기관의 1인실(세면대와 화장실을 갖추어야 한다. 이하 같다)에 입원시켜야 한다. 다만, 1인실 입원이 곤란할 경우에는 같은 질환을 앓는 사람이나 재감염의 우려가 적은 환자와 공동 격리한다.

나. 호흡기 감염병의 경우 입원치료 기간 동안 감염병관리기관이나 특별자치도지사·시장·군수·구청장이 지정한 의료기관의 1인실에 입원시키되, 그 1인실은 문을 닫은 상태에서 음압시설(陰壓施設)이 갖추어져 있고 공기 순환이 독립적으로 이루어져야 한다. 다만, 음압시설이 갖추어지지 않은 경우에는 단독 시설에 입원시켜야 하고, 단독 시설 입원이 곤란할 경우에는 옆 병상의 환자에게 호흡기를 통해 전파되지 않도록 차단 조치를 한 상태에서 공동 격리한다.

다. 입원치료 중인 사람에 대하여 입원치료 기간 동안 병실 이탈 및 이동을 제한하도록 한다.

라. 입원치료 중인 사람의 분비물 및 배설물 등은 철저히 관리하고, 오염된 물품은 소독을 해야 한다.

마. 의료진을 포함한 입원실 출입자들을 최소한으로 제한하고, 방문자에 대하여 1회용 장갑 등의 개인보호구를 착용하게 하며, 손 씻기 등 감염병 전파를 차단하기 위한 적절한 조치를 하게 해야 한다.

바. 환자의 진료에 사용되는 의료기구는 1회용 기구를 사용한 후 폐기처분하고, 1회용으로 하는 것이 적합하지 않은 체온계 등의 물품은 환자 전용으로 사용하도록 하여야 한다.

4. 입원치료의 절차 등

가. 입원치료 대상 환자 등을 진찰 또는 진단한 의료인이나 감염병관리기관 또는 의료기관의 장은 환자를 입원시설에 입원시키고, 지체 없이 관할 보건소장에게 신고해야 한다.

나. 신고를 받은 관할 보건소장은 입원치료 여부를 지체 없이 확인해야 한다.

다. 입원치료 대상자의 입원치료 기간은 감염병환자 등으로 밝혀진 시점부터 증상 및 감염력이 소멸된 시점까지로 한다.

라. 입원시설의 장 및 시설에 종사하는 의료인은 치료를 통하여 입원 해제가 가능한 사람에 대해 입원을 해제하고, 그 내용을 관할 보건소장에게 지체 없이 신고해야 하며, 관할 보건소장은 지체 없이 입원 해제 여부를 확인해야 한다.

마. 증상은 소멸되었으나 감염력이 있는 회복기 병원체보유자의 경우에는 보건소장의 관리하에 지속적인 치료를 받도록 하고, 감염력이 소멸될 때까지 의료기관에 입원치료를 받거나 자가치료를 하도록 해야 한다.

14. 사업주의 협조의무

(1) 사업주는 근로자가 이 법에 따라 입원 또는 격리되는 경우 「근로기준법」 제60조 외에 그 입원 또는 격리기간 동안 유급휴가를 줄 수 있다. 이 경우 사업주가 국가로부터 유급휴가를 위한 비용을 지원 받을 때에는 유급휴가를 주어야 한다(감염예방법 제41조의2 제1항).

(2) 사업주는 유급휴가를 이유로 해고나 그 밖의 불리한 처우를 하여서는 아니 되며, 유급휴가 기간에는 그 근로자를 해고하지 못한다. 다만, 사업을 계속할 수 없는 경우에는 그러하지 아니하다(감염예방법 제41조의2 제2항).

(3) 국가는 유급휴가를 위한 비용을 지원할 수 있다(감염예방법 제41조의2 제3항).

※유급휴가 비용 지원 등(시행령 제23조의2)

① 법 제41조의2 제3항에 따라 사업주에게 주는 유급휴가 지원비용은 보건복지부장관이 기획재정부장관과 협의하여 고시하는 금액에 근로자가 법에 따라 입원 또는 격리된 기간을 곱한 금액으로 한다.
② 법 제41조의2 제3항에 따라 비용을 지원받으려는 사업주는 보건복지부령으로 정하는 신청서(전자문서로 된 신청서를 포함한다)에 다음 각 호의 서류(전자문서로 된 서류를 포함한다)를 첨부하여 보건복지부장관에게 제출하여야 한다.
  1. 근로자가 입원 또는 격리된 사실과 기간을 확인할 수 있는 서류
  2. 재직증명서 등 근로자가 계속 재직하고 있는 사실을 증명하는 서류
  3. 보수명세서 등 근로자에게 유급휴가를 준 사실을 증명하는 서류
  4. 그 밖에 보건복지부장관이 유급휴가 비용지원을 위하여 특히 필요하다고 인정하는 서류
③ 보건복지부장관은 제2항에 따른 신청서를 제출받은 경우에는 「전자정부법」 제36조 제1항에 따라 행정정보의 공동이용을 통하여 사업자등록증을 확인하여야 한다. 다만, 사업주가 확인에 동의하지 아니하는 경우에는 그 서류를 첨부하도록 하여야 한다.
④ 보건복지부장관은 제2항에 따른 신청서를 제출받은 경우에는 유급휴가 비용지원 여부와 지원금액을 결정한 후 해당 사업주에게 서면으로 알려야 한다.
⑤ 제2항부터 제4항까지에서 규정한 사항 외에 유급휴가 비용지원의 신청절차 및 결과통보 등에 필요한 사항은 보건복지부령으로 정한다.

(4) 비용의 지원 범위 및 신청·지원 절차 등 필요한 사항은 대통령령으로 정한다(감염예방법 제41조의2 제4항).

15. 감염병에 관한 강제처분

(1) 보건복지부장관, 시·도지사 또는 시장·군수·구청장은 해당 공무원으로 하여금 다음 각 호의 어느 하나에 해당하는 감염병환자 등이 있다고 인정되는 주거시설, 선박·항공기·열차 등 운송수단 또는 그 밖의 장소에 들어가 필요한 조사나 진찰을 하게 할 수 있으며, 그 진찰 결과 감염병환자 등으로 인정될 때에는 동행하여 치료받게 하거나 입원시킬 수 있다(감염예방 법 제42조 제1항).

1. 제1급감염병
2. 제2급감염병 중 결핵, 홍역, 콜레라, 장티푸스, 파라티푸스, 세균성이질, 장출혈성대장균 감염증, A형간염, 수막구균 감염증, 폴리오, 성홍열 또는 보건복지부장관이 정하는 감염병
3. 삭제
4. 제3급감염병 중 보건복지부장관이 정하는 감염병
5. 세계보건기구 감시대상 감염병
6. 삭제

(2) 보건복지부장관, 시·도지사 또는 시장·군수·구청장은 제1항에 따른 감염병환자 등의 확인을 위한 조사·진찰을 거부하는 사람(이하 이 조에서 "조사거부자"라 한다)에 대해서는 해당 공무원으로 하여금 감염병관리기관에 동행하여 필요한 조사나 진찰을 받게 하여야 한다(감염예방법 제42조 제2항).

(3) 조사·진찰을 하거나 동행하는 공무원은 그 권한을 증명하는 증표를 지니고 이를 관계인에게 보여주어야 한다(감염예방법 제42조 제3항).

(4) 보건복지부장관, 시·도지사 또는 시장·군수·구청장은 제2항에 따른 조사·진찰을 위하여 필요한 경우에는 관할 경찰서장에게 이에 필요한 협조를 요청할 수 있다. 이 경우 요청을 받은 관할 경찰서장은 정당한 사유가 없으면 이에 따라야 한다(감염예방법 제42조 제4항).

(5) 보건복지부장관, 시·도지사 또는 시장·군수·구청장은 조사거부자를 자가 또는 감염병관리시설에 격리할 수 있으며, 제2항에 따른 조사·진찰 결과 감염병환자 등으로 인정될 때에는 감염병관리시설에서 치료받게 하거나 입원시켜야 한다(감염예방법 제42조 제5항).

(6) 보건복지부장관, 시·도지사 또는 시장·군수·구청장은 조사거부자가 감염병환자 등이 아닌 것으로 인정되면 격리조치를 즉시 해제하여야 한다(감염예방법 제42조 제6항).

(7) 보건복지부장관, 시·도지사 또는 시장·군수·구청장은 제5항에 따라 조사거부자를 치료·입원시킨 경우 그 사실을 조사거부자의 보호자에게 통지하여야 한다(감염예방법 제42조 제7항).

(8) 정당한 사유 없이 격리조치가 해제되지 아니하는 경우 조사거부자는 구제청구를 할 수 있으며, 그 절차 및 방법 등에 대해서는 「인신보호법」을 준용한다. 이 경우 "조사거부자"는 "피수용자"로, 격리조치를 명한 "보건복지부장관, 시·도지사 또는 시장·군수·구청장"은 "수용자"로 본다(다만, 「인신보호법」 제6조 제1항 제3호는 적용을 제외한다)(감염예방법 제42조 제8항).

(9) 조사 또는 진찰을 하거나 격리 등을 하는 기관의 지정 및 기준 등 필요한 사항은 대통령령으로 정한다(감염예방법 제42조 제9항).

※감염병환자등의 격리 등을 위한 감염병관리기관의 지정(시행령 제23조의3)
① 법 제42조 제2항 및 제5항에 따라 감염병환자등에 대한 조사·진찰을 하거나 격리·치료 등을 하는 감염병관리기관으로 지정받을 수 있는 기관은 법 제36조 제1항에 따라 지정받은 감염병관리기관(이하 "감염병관리기관"이라 한다)으로서 감염병환자등을 위한 1인 병실[전실(前室) 및 음압시설(陰壓施設)을 갖춘 병실을 말한다]을 설치한 감염병관리기관으로 한다.
② 보건복지부장관, 시·도지사 또는 시장·군수·구청장은 법 제42조 제9항에 따라 감염병관리기관을 지정하는 경우에는 법 제39조의2에 따른 감염병관리시설에 대한 평가 결과를 고

려하여야 한다.

③ 보건복지부장관, 시·도지사 또는 시장·군수·구청장은 법 제42조 제9항에 따라 감염병 관리기관을 지정한 경우에는 보건복지부장관이 정하는 바에 따라 지정서를 발급하여야 한다.

16. 감염병환자 등의 입원 통지

(1) 보건복지부장관, 시·도지사 또는 시장·군수·구청장은 감염병환자 등이 제41조에 따른 입원치료가 필요한 경우에는 그 사실을 입원치료 대상자와 그 보호자에게 통지하여야 한다(감염예방법 제43조 제1항).

(2) 통지의 방법·절차 등에 관하여 필요한 사항은 보건복지부령으로 정한다(감염예방법 제43조 제2항).

17. 수감 중인 환자의 관리

교도소장은 수감자로서 감염병에 감염된 자에게 감염병의 전파를 차단하기 위한 조치와 적절한 의료를 제공하여야 한다(감염예방법 제44조).

18. 업무 종사의 일시 제한

(1) 감염병환자 등은 보건복지부령으로 정하는 바에 따라 업무의 성질상 일반인과 접촉하는 일이 많은 직업에 종사할 수 없고, 누구든지 감염병환자등을 그러한 직업에 고용할 수 없다(감염예방법 제45조 제1항).

※업무 종사의 일시 제한(시행규칙 제33조)

① 법 제45조 제1항에 따라 일시적으로 업무 종사의 제한을 받는 감염병환자 등은 제1군감염병환자 등으로 하고, 그 제한 기간은 증상 및 감염력이 소멸되는 날까지로 한다.

② 법 제45조 제1항에 따라 업무 종사의 제한을 받는 업종은 다음 각 호와 같다.

1. 「식품위생법」제2조 제12호에 따른 집단급식소
2. 「식품위생법」제36조 제1항 제3호에 따른 식품접객업

(2) 성매개감염병에 관한 건강진단을 받아야 할 자가 건강진단을 받지 아니한 때에는 같은 조에 따른 직업에 종사할 수 없으며 해당 영업을 영위하는 자는 건강진단을 받지 아니한 자를 그 영업에 종사하게 하여서는 아니 된다(감염예방법 제45조 제2항).

19. 건강진단 및 예방접종 등의 조치

보건복지부장관, 시·도지사 또는 시장·군수·구청장은 보건복지부령으로 정하는 바에 따라 다음 각 호의 어느 하나에 해당하는 사람에게 건강진단을 받거나 감염병 예방에 필요한 예방접종을 받게 하는 등의 조치를 할 수 있다(감염예방법 제46조).

1. 감염병환자 등의 가족 또는 그 동거인

2. 감염병 발생지역에 거주하는 사람 또는 그 지역에 출입하는 사람으로서 감염병에 감염되었을 것으로 의심되는 사람

3. 감염병환자 등과 접촉하여 감염병에 감염되었을 것으로 의심되는 사람

※건강진단 등의 조치(시행규칙 제34조)

법 제46조에 따라 질병관리본부장, 시·도지사 또는 시장·군수·구청장이 건강진단을 받거나 감염병 예방에 필요한 예방접종을 받게 하는 등의 조치를 할 때에는 별지 제23호서식의 건강진단(예방접종) 명령서를 발급하여야 한다.

20. 감염병 유행에 대한 방역 조치

보건복지부장관, 시·도지사 또는 시장·군수·구청장은 감염병이 유행하면 감염병 전파를 막기 위하여 다음 각 호에 해당하는 모든 조치를 하거나 그에 필요한 일부 조치를 하여야 한다(감염예방법 제47조).

1. 감염병환자 등이 있는 장소나 감염병병원체에 오염되었다고 인정되는 장소에 대한 다음 각 목의 조치
   가. 일시적 폐쇄
   나. 일반 공중의 출입금지
   다. 해당 장소 내 이동제한
   라. 그 밖에 통행차단을 위하여 필요한 조치
2. 의료기관에 대한 업무 정지
3. 감염병병원체에 감염되었다고 의심되는 사람을 적당한 장소에 일정한 기간 입원 또는 격리시키는 것
4. 감염병병원체에 오염되었거나 오염되었다고 의심되는 물건을 사용·접수·이동하거나 버리는 행위 또는 해당 물건의 세척을 금지하거나 태우거나 폐기처분하는 것
5. 감염병병원체에 오염된 장소에 대한 소독이나 그 밖에 필요한 조치를 명하는 것
6. 일정한 장소에서 세탁하는 것을 막거나 오물을 일정한 장소에서 처리하도록 명하는 것

21. 오염장소 등의 소독 조치

(1) 육군·해군·공군 소속 부대의 장, 국방부직할부대의 장 및 제12조 제1항 각 호의 어느 하나에 해당하는 사람은 감염병환자 등이 발생한 장소나 감염병병원체에 오염되었다고 의심되는 장소에 대하여 의사, 한의사 또는 관계 공무원의 지시에 따라 소독이나 그 밖에 필요한 조치를 하여야 한다(감염예방법 제48조 제1항).

(2) 소독 등의 조치에 관하여 필요한 사항은 보건복지부령으로 정한다(감염예방법 제48조 제2항).

※소독의 기준 및 방법(시행규칙 제35조)

① 법 제48조 제2항에 따른 소독 등 조치의 기준은 별표 5와 같다.

[별표 5] 소독의 기준(제35조 제1항, 제36조 제2항 및 제40조 제1항 관련)

1. 콜레라, 장티푸스, 파라티푸스, 세균성이질, 장출혈성대장균, A형간염의 경우
   가. 분뇨, 토사물(吐瀉物) 및 이의 처치에 사용한 기구·천·종이 등
   나. 시체
   다. 감염병환자 또는 시체에 사용한 의류, 침구, 운반기구 등
   라. 간호인 또는 감염병환자와 접촉한 사람 및 이들이 사용한 의류, 침구 등
   마. 감염병환자의 음식물찌꺼기, 감염병환자가 사용한 식기, 기구, 서적 등
   바. 병실의 바닥 등
   사. 우물, 주방, 주방기구, 물통 등
   아. 화장실, 수세변기구, 쓰레기통, 하수구 등 불결한 장소
   자. 옥내 및 옥외에 대한 청소
   차. 고인 물이나 습기가 찬 장소에 대한 매몰 또는 배수
   카. 실내의 충분한 채광 및 환기

2. 성홍열, 디프테리아, 수막구균성수막염의 경우
   가. 콧물, 가래침, 고름, 부스럼딱지 및 이의 처치에 사용한 기구, 천, 종이 등
   나. 시체
   다. 감염병환자 또는 시체에 사용한 의류, 침구, 운반기구 등
   라. 간호인 또는 감염병환자와 접촉한 사람 및 이들이 사용한 의류, 침구 등
   마. 감염병환자의 음식물찌꺼기, 감염병환자가 사용한 식기, 기구, 서적 등
   바. 병실의 바닥, 기구, 벽 등
   사. 옥내 및 옥외에 대한 청소
   아. 고인 물이나 습기가 찬 장소에 대한 매몰 또는 배수
   자. 실내의 충분한 채광 및 환기

3. 발진티푸스의 경우
   가. 콧물, 가래침 및 이의 처치에 사용한 기구·천·종이 등
   나. 시체
   다. 감염병환자 또는 시체에 사용한 의류, 침구, 운반기구 등
   라. 간호인 또는 감염병환자와 접촉한 사람 및 이들이 사용한 의류, 침구 등
   마. 병실의 바닥 등
   바. 이가 서식하기 쉬운 물건
   사. 옥내 및 옥외에 대한 청소
   아. 고인 물이나 습기가 찬 장소에 대한 매몰 또는 배수
   자. 실내의 충분한 채광 및 환기

4. 페스트의 경우
   가. 혈액, 콧물, 가래침, 고름 및 이의 처치에 사용한 기구·천·종이 등
   나. 시체

다. 감염병환자 또는 시체에 사용한 의류, 침구, 운반기구 등

라. 간호인 또는 감염병환자와 접촉한 사람 및 이들이 사용한 의류, 침구 등

마. 감염병환자가 사용한 식기, 기구, 서적 등

바. 병실의 바닥, 기구, 벽 등

사. 서족(鼠族)이 서식하거나 지나다니는 장소

아. 이가 서식하기 쉬운 물건 또는 장소

자. 옥내 및 옥외에 대한 청소

차. 고인 물이나 습기가 찬 장소에 대한 매몰 또는 배수

카. 실내의 충분한 채광 및 환기

5. 일본뇌염, 말라리아의 경우

가. 하수구, 고인 물, 잡초, 농수로 등

나. 모기가 발생하고 서식하기 쉬운 장소

다. 옥내 및 옥외에 대한 청소

라. 고인 물이나 습기가 찬 장소에 대한 매몰 또는 배수

마. 실내의 충분한 채광 및 환기

② 법 제48조 제2항에 따른 소독 등 조치의 방법은 별표 6과 같다.

[별표 6] 소독의 방법(제35조 제2항, 제36조 제3항 및 제40조 제1항 관련)

1. 청소

오물 또는 오염되었거나 오염이 의심되는 물건을 수집하여 「폐기물관리법」에 따라 위생적인 방법으로 안전하게 처리해야 한다.

2. 소독

가. 소각

오염되었거나 오염이 의심되는 소독대상 물건 중 소각해야 할 물건을 불에 완전히 태워야 한다.

나. 증기소독

유통증기(流通蒸氣)를 사용하여 소독기 안의 공기를 빼고 1시간 이상 섭씨 100도 이상의 습열소독을 해야 한다. 다만, 증기소독을 할 경우 더럽혀지고 손상될 우려가 있는 물건은 다른 방법으로 소독을 해야 한다.

다. 끓는 물 소독

소독할 물건을 30분 이상 섭씨 100도 이상의 물속에 넣어 살균해야 한다.

라. 약물소독

다음의 약품을 소독대상 물건에 뿌려야 한다.

1) 석탄산수(석탄산 3% 수용액)

2) 크레졸수(크레졸액 3% 수용액)

3) 승홍수(승홍 0.1%, 식염수 0.1%, 물 99.8% 혼합액)

4) 생석회(대한약전 규격품)

5) 크롤칼키수(크롤칼키 5% 수용액)

6) 포르마린(대한약전 규격품)

7) 그 밖의 소독약을 사용하려는 경우에는 석탄산 3% 수용액에 해당하는 소독력이 있는 약제를 사용해야 한다.

마. 일광소독

의류, 침구, 용구, 도서, 서류나 그 밖의 물건으로서 가목부터 라목까지의 규정에 따른 소독방법을 따를 수 없는 경우에는 일광소독을 해야 한다.

3. 질병매개곤충 방제(防除)

가. 물리적·환경적 방법

1) 서식 장소를 완전히 제거하여 질병매개곤충이 서식하지 못하게 한다.

2) 질병매개곤충의 발생이나 유입을 막기 위한 시설을 설치해야 한다.

3) 질병매개곤충의 종류에 따른 적절한 덫을 사용하여 밀도를 낮추어야 한다.

나. 화학적 방법

1) 질병매개곤충에 맞는 곤충 성장 억제제 또는 살충제를 사용하여 유충과 성충을 제거해야 한다.

2) 잔류성 살충제를 사용하여 추가적인 유입을 막아야 한다.

3) 살충제 처리가 된 창문스크린이나 모기장을 사용해야 하다.

다. 생물학적 방법

1) 모기 방제를 위하여 유충을 잡아먹는 천적(미꾸라지, 송사리, 잠자리 유충 등)을 이용한다.

2) 모기유충 서식처에 미생물 살충제를 사용한다.

4. 쥐의 방제

가. 위생적 처리

1) 음식 찌꺼기통이나 쓰레기통의 용기는 밀폐하거나 뚜껑을 덮어 먹이 제공을 방지해야 한다.

2) 쓰레기 더미, 퇴비장, 풀이 우거진 담장 등의 쥐가 숨어있는 곳을 사전에 제거함으로써 서식처를 제거한다.

나. 건물의 출입문, 환기통, 배관, 외벽, 외벽과 창문 및 전선 등을 통하여 쥐가 침입하지 못하도록 방서처리(防鼠處理)를 해야 한다.

다. 살서제(殺鼠劑)를 적당량 사용하여 쥐를 방제한다.

5. 소독약품의 사용

살균·살충·구서 등의 소독에 사용하는 상품화된 약품은 「약사법」 제2조 제7호 다목에 해당하는 의약외품으로서 식품의약품안전처장의 허가를 받은 제품을 용법·용량에 따라 안전하게 사용해야 한다.

1. 감염병의 예방 조치

(1) 보건복지부장관, 시·도지사 또는 시장·군수·구청장은 감염병을 예방하기 위하여 다음 각 호에 해당하는 모든 조치를 하거나 그에 필요한 일부 조치를 하여야 한다(감염예방법 제49조 제1항).

1. 관할 지역에 대한 교통의 전부 또는 일부를 차단하는 것
2. 흥행, 집회, 제례 또는 그 밖의 여러 사람의 집합을 제한하거나 금지하는 것
3. 건강진단, 시체 검안 또는 해부를 실시하는 것
4. 감염병 전파의 위험성이 있는 음식물의 판매·수령을 금지하거나 그 음식물의 폐기나 그밖에 필요한 처분을 명하는 것
5. 인수공통감염병 예방을 위하여 살처분(殺處分)에 참여한 사람 또는 인수공통감염병에 드러난 사람 등에 대한 예방조치를 명하는 것
6. 감염병 전파의 매개가 되는 물건의 소지·이동을 제한·금지하거나 그 물건에 대하여 폐기, 소각 또는 그 밖에 필요한 처분을 명하는 것
7. 선박·항공기·열차 등 운송 수단, 사업장 또는 그 밖에 여러 사람이 모이는 장소에 의사를 배치하거나 감염병 예방에 필요한 시설의 설치를 명하는 것
8. 공중위생에 관계있는 시설 또는 장소에 대한 소독이나 그 밖에 필요한 조치를 명하거나 상수도·하수도·우물·쓰레기장·화장실의 신설·개조·변경·폐지 또는 사용을 금지하는 것
9. 쥐, 위생해충 또는 그 밖의 감염병 매개동물의 구제(驅除) 또는 구제시설의 설치를 명하는 것
10. 일정한 장소에서의 어로(漁撈)·수영 또는 일정한 우물의 사용을 제한하거나 금지하는 것
11. 감염병 매개의 중간 숙주가 되는 동물류의 포획 또는 생식을 금지하는 것
12. 감염병 유행기간 중 의료인·의료업자 및 그 밖에 필요한 의료관계요원을 동원하는 것
13. 감염병병원체에 오염된 건물에 대한 소독이나 그 밖에 필요한 조치를 명하는 것
14. 감염병병원체에 감염되었다고 의심되는 자를 적당한 장소에 일정한 기간 입원 또는 격리시키는 것

(2) 시·도지사 또는 시장·군수·구청장은 제1항 제8호 및 제10호에 따라 식수를 사용하지 못하게 하려면 그 사용금지기간 동안 별도로 식수를 공급하여야 하며, 제1항 제1

호·제2호·제6호·제8호·제10호 및 제11호에 따른 조치를 하려면 그 사실을 주민에게 미리 알려야 한다(감염예방법 제49조 제2항).

2. 그 밖의 감염병 예방 조치

(1) 육군·해군·공군 소속 부대의 장, 국방부직할부대의 장 및 제12조 제1항 제2호에 해당하는 사람은 감염병환자 등이 발생하였거나 발생할 우려가 있으면 소독이나 그 밖에 필요한 조치를 하여야 하고, 특별자치도지사 또는 시장·군수·구청장과 협의하여 감염병 예방에 필요한 추가 조치를 하여야 한다(감염예방법 제50조 제1항).

(2) 교육부장관 또는 교육감은 감염병 발생 등을 이유로 「학교보건법」 제2조 제2호의 학교에 대하여 「초·중등교육법」 제64조에 따른 휴업 또는 휴교를 명령하거나 「유아교육법」 제31조에 따른 휴업 또는 휴원을 명령할 경우 보건복지부장관과 협의하여야 한다(감염예방법 제50조 제2항).

3. 소독 의무

(1) 특별자치도지사 또는 시장·군수·구청장은 감염병을 예방하기 위하여 보건복지부령으로 정하는 바에 따라 청소나 소독을 실시하거나 쥐, 위생해충 등의 구제조치(이하 "소독"이라 한다)를 하여야 한다(감염예방법 제51조 제1항).

(2) 공동주택, 숙박업소 등 여러 사람이 거주하거나 이용하는 시설 중 대통령령으로 정하는 시설을 관리·운영하는 자는 보건복지부령으로 정하는 바에 따라 감염병 예방에 필요한 소독을 하여야 한다(감염예방법 제51조 제2항).

※소독을 하여야 하는 시설(시행령 제24조)

법 제51조 제2항에 따라 감염병 예방에 필요한 소독을 하여야 하는 시설은 다음 각 호와 같다.
1. 「공중위생관리법」에 따른 숙박업소(객실 수 20실 이상인 경우만 해당한다), 「관광진흥법」에 따른 관광숙박업소
2. 「식품위생법 시행령」 제21조 제8호(마목은 제외한다)에 따른 식품접객업 업소(이하 "식품접객업소"라 한다) 중 연면적 300제곱미터 이상의 업소
3. 「여객자동차 운수사업법」에 따른 시내버스·농어촌버스·마을버스·시외버스·전세버스·장의자동차, 「항공안전법」에 따른 항공기 및 「공항시설법」에 따른 공항시설, 「해운법」에 따른 여객선, 「항만법」에 따른 연면적 300제곱미터 이상의 대합실, 「철도사업법」 및 「도시철도법」에 따른 여객운송 철도차량과 역사(驛舍) 및 역 시설
4. 「유통산업발전법」에 따른 대형마트, 전문점, 백화점, 쇼핑센터, 복합쇼핑몰, 그 밖의 대규모 점포와 「전통시장 및 상점가 육성을 위한 특별법」에 따른 전통시장
5. 「의료법」 제3조 제3호에 따른 종합병원·병원·요양병원·치과병원 및 한방병원
6. 「식품위생법」 제2조 제12호에 따른 집단급식소(한 번에 100명 이상에게 계속적으로 식사를 공급하는 경우만 해당한다)

6의2.「식품위생법 시행령」제21조 제8호 마목에 따른 위탁급식영업을 하는 식품접객업소 중 연면적 300제곱미터 이상의 업소

7.「건축법 시행령」별표 1 제2호 라목에 따른 기숙사

7의2.「화재예방, 소방시설 설치·유지 및 안전관리에 관한 법률 시행령」별표 2 제8호 가목에 따른 합숙소(50명 이상을 수용할 수 있는 경우만 해당한다)

8.「공연법」에 따른 공연장(객석 수 300석 이상인 경우만 해당한다)

9.「초·중등교육법」제2조 및「고등교육법」제2조에 따른 학교

10.「학원의 설립·운영 및 과외교습에 관한 법률」에 따른 연면적 1천제곱미터 이상의 학원

11. 연면적 2천제곱미터 이상의 사무실용 건축물 및 복합용도의 건축물

12.「영유아보육법」에 따른 어린이집 및「유아교육법」에 따른 유치원(50명 이상을 수용하는 어린이집 및 유치원만 해당한다)

13.「공동주택관리법」에 따른 공동주택(300세대 이상인 경우만 해당한다)

(3) 소독을 하여야 하는 시설의 관리·운영자는 제52조 제1항에 따라 소독업의 신고를 한 자에게 소독하게 하여야 한다. 다만,「공동주택관리법」제2조 제1항 제15호에 따른 주택관리업자가 제52조 제1항에 따른 소독장비를 갖추었을 때에는 그가 관리하는 공동주택은 직접 소독할 수 있다(감염예방법 제51조 제3항).

4. 소독업의 신고 등

(1) 소독을 업으로 하려는 자(제51조 제3항 단서에 따른 주택관리업자는 제외한다)는 보건복지부령으로 정하는 시설·장비 및 인력을 갖추어 특별자치도지사 또는 시장·군수·구청장에게 신고하여야 한다. 신고한 사항을 변경하려는 경우에도 또한 같다(감염예방법 제52조 제1항).

※소독업의 신고(시행규칙 제37조)

① 법 제52조 제1항 전단에 따라 소독을 업(業)으로 하려는 자가 갖추어야 하는 시설·장비 및 인력 기준은 별표 8과 같다.

② 법 제52조 제1항에 따라 소독을 업으로 하려는 자는 별지 제24호서식의 소독업 신고서에 시설·장비 및 인력 명세서를 첨부하여 특별자치도지사 또는 시장·군수·구청장에게 제출하여야 한다.

③ 특별자치도지사 또는 시장·군수·구청장은 제1항에 따라 신고를 수리(受理)하였을 때에는 별지 제25호서식의 소독업 신고증을 신고자에게 발급하여야 한다.

※신고사항의 변경(시행규칙 제38조)

① 법 제52조 제1항 후단에 따라 소독업자가 신고사항을 변경하려는 경우에는 별지 제26호서식의 소독업 신고사항 변경신고서에 소독업 신고증과 변경사항을 증명할 수 있는 서류를 첨부하여 특별자치도지사 또는 시장·군수·구청장에게 제출하여야 한다.

② 제1항에 따른 변경신고를 받은 특별자치도지사 또는 시장·군수·구청장은 신고사항을 소독업 신고증 뒷면에 적어 이를 신고자에게 발급하여야 한다.

(2) 특별자치도지사 또는 시장·군수·구청장은 제1항에 따라 소독업의 신고를 한 자(이하 "소독업자"라 한다)가 다음 각 호의 어느 하나에 해당하면 소독업 신고가 취소된 것으로 본다(감염예방법 제52조 제2항).

　1.「부가가치세법」제8조 제7항에 따라 관할 세무서장에게 폐업 신고를 한 경우

　2.「부가가치세법」제8조 제8항에 따라 관할 세무서장이 사업자등록을 말소한 경우

　3. 제53조에 따른 휴업이나 폐업 신고를 하지 아니하고 소독업에 필요한 시설 등이 없어진상태가 6개월 이상 계속된 경우

(3) 특별자치도지사 또는 시장·군수·구청장은 제2항에 따른 소독업 신고가 취소된 것으로 보기 위하여 필요한 경우 관할 세무서장에게 소독업자의 폐업여부에 대한 정보 제공을 요청할 수 있다. 이 경우 요청을 받은 관할 세무서장은 「전자정부법」제36조 제1항에 따라 소독업자의 폐업여부에 대한 정보를 제공하여야 한다(감염예방법 제52조 제3항).

5. 소독업의 휴업 등의 신고

소독업자가 그 영업을 30일 이상 휴업하거나 폐업 또는 재개업하려면 보건복지부령으로 정하는 바에 따라 특별자치도지사 또는 시장·군수·구청장에게 신고하여야 한다(감염예방법 제53조).

> ※소독업의 휴업 등의 신고(시행규칙 제39조)
> ① 법 제53조에 따라 휴업·폐업 또는 재개업을 신고하려는 소독업자는 별지 제27호서식의 신고서(전자문서로 된 신고서를 포함한다)에 소독업 신고증을 첨부하여 특별자치도지사 또는 시장·군수·구청장에게 제출하여야 한다.
> ② 제1항에도 불구하고 「부가가치세법 시행령」제13조 제5항에 따라 관할 세무서장이 송부한 제1항의 신고서를 관할 특별자치도지사 또는 시장·군수·구청장이 접수한 경우에는 제1항에 따라 신고서를 제출한 것으로 본다.
> ③ 제1항 또는 제2항에 따른 신고서를 접수한 특별자치도지사 또는 시장·군수·구청장은 신고사항을 소독업 신고증 뒷면에 적어 이를 신고자에게 발급하여야 한다. 다만, 폐업신고인 경우에는 발급하지 아니한다.

6. 소독의 실시 등

(1) 소독업자는 보건복지부령으로 정하는 기준과 방법에 따라 소독하여야 한다(감염예방법 제54조 제1항).

> ※소독의 기준 및 소독에 관한 사항의 기록 등(시행규칙 제40조)
> ① 법 제54조 제1항에 따른 소독의 기준과 방법은 각각 별표 5 및 별표 6과 같다.
> ② 법 제54조 제1항에 따라 소독을 실시한 소독업자는 별지 제28호서식의 소독증명서를 소독을 실시한 시설의 관리·운영자에게 발급하여야 한다.

③ 소독업자는 법 제54조 제2항에 따라 별지 제29호서식의 소독실시대장에 소독에 관한 사항을 기록하고, 이를 2년간 보존하여야 한다.

(2) 소독업자가 소독하였을 때에는 보건복지부령으로 정하는 바에 따라 그 소독에 관한 사항을 기록 · 보존하여야 한다(감염예방법 제54조 제2항).

7. 소독업자 등에 대한 교육

(1) 소독업자(법인인 경우에는 그 대표자를 말한다. 이하 이 조에서 같다)는 소독에 관한 교육을 받아야 한다(감염예방법 제55조 제1항).

(2) 소독업자는 소독업무 종사자에게 소독에 관한 교육을 받게 하여야 한다(감염예방법 제55조 제2항).

(3) 따른 교육의 내용과 방법, 교육시간, 교육비 부담 등에 관하여 필요한 사항은 보건복지부령으로 정한다(감염예방법 제55조 제3항).

※소독업자 등에 대한 교육(시행규칙 제41조)

① 법 제55조 제1항에 따라 소독업자는 소독업의 신고를 한 날부터 6개월 이내에 별표 9의 교육과정에 따른 소독에 관한 교육을 받아야 한다. 다만, 신고를 한 날이 본문에 따른 교육을 받은 날(해당 교육이 종료된 날을 말한다)부터 3년이 지나지 아니한 경우에는 그러하지 아니하다.
② 법 제55조 제2항에 따라 소독업자는 소독업무 종사자에게 소독업무에 종사한 날부터 6개월 이내에 별표 9의 교육과정에 따른 소독에 관한 교육을 받게 하여야 하고, 그 후에는 직전의 교육이 종료된 날부터 3년 이내에 1회 이상 보수교육을 받게 하여야 한다.
③ 제1항과 제2항에 따른 소독업자 등에 대한 교육은 보건복지부장관이 지정하는 기관이 실시하며, 보건복지부장관이 교육기관을 지정하는 경우에는 별지 제30호서식의 교육기관 지정서를 교육기관에 발급하여야 한다.
④ 제1항과 제2항에 따른 교육에 필요한 경비는 교육을 받는 자가 부담한다.

8. 소독업무의 대행

특별자치도지사 또는 시장 · 군수 · 구청장은 제47조 제5호, 제48조 제1항, 제49조 제1항 제8호 · 제9호 · 제13호, 제50조 및 제51조 제1항 · 제2항에 따라 소독을 실시하여야 할 경우에는 그 소독업무를 소독업자가 대행하게 할 수 있다(감염예방법 제56조).

9. 서류제출 및 검사 등

(1) 특별자치도지사 또는 시장 · 군수 · 구청장은 소속 공무원으로 하여금 소독업자에게 소독의 실시에 관한 관계 서류의 제출을 요구하게 하거나 검사 또는 질문을 하게 할 수 있다(감염예방법 제57조 제1항).

(2) 제1항에 따라 서류제출을 요구하거나 검사 또는 질문을 하려는 소속 공무원은 그 권한을 표시하는 증표를 지니고 이를 관계인에게 보여주어야 한다(감염예방법 제57조 제2항).

10. 시정명령

특별자치도지사 또는 시장·군수·구청장은 소독업자가 다음 각 호의 어느 하나에 해당하면 1개월 이상의 기간을 정하여 그 위반 사항을 시정하도록 명하여야 한다(감염예방법 제58조).

1. 제52조 제1항에 따른 시설·장비 및 인력 기준을 갖추지 못한 경우
2. 제55조 제1항에 따른 교육을 받지 아니하거나 소독업무 종사자에게 같은 조 제2항에 따른 교육을 받게 하지 아니한 경우

11. 영업정지 등

(1) 특별자치도지사 또는 시장·군수·구청장은 소독업자가 다음 각 호의 어느 하나에 해당하면 영업소의 폐쇄를 명하거나 6개월 이내의 기간을 정하여 영업의 정지를 명할 수 있다. 다만, 제5호에 해당하는 경우에는 영업소의 폐쇄를 명하여야 한다(감염예방법 제59조 제1항).

1. 제52조 제1항 후단에 따른 변경 신고를 하지 아니하거나 제53조에 따른 휴업, 폐업 또는 재개업 신고를 하지 아니한 경우
2. 제54조 제1항에 따른 소독의 기준과 방법에 따르지 아니하고 소독을 실시하거나 같은 조 제2항을 위반하여 소독실시 사항을 기록·보존하지 아니한 경우
3. 제57조에 따른 관계 서류의 제출 요구에 따르지 아니하거나 소속 공무원의 검사 및 질문을 거부·방해 또는 기피한 경우
4. 제58조에 따른 시정명령에 따르지 아니한 경우
5. 영업정지기간 중에 소독업을 한 경우

(2) 특별자치도지사·시장·군수·구청장은 제1항에 따른 영업소의 폐쇄명령을 받고도 계속하여 영업을 하거나 제52조 제1항에 따른 신고를 하지 아니하고 소독업을 하는 경우에는 관계 공무원에게 해당 영업소를 폐쇄하기 위한 다음 각 호의 조치를 하게 할 수 있다(감염예방법 제59조 제2항).

1. 해당 영업소의 간판이나 그 밖의 영업표지 등의 제거·삭제
2. 해당 영업소가 적법한 영업소가 아님을 알리는 게시물 등의 부착

(3) 행정처분의 기준은 그 위반행위의 종류와 위반 정도 등을 고려하여 보건복지부령으로 정한다(감염예방법 제59조 제3항).

제 9 장

방역관, 역학조사관, 검역위원 및 예방위원 등

1. 방역관

(1) 보건복지부장관 및 시·도지사는 감염병 예방 및 방역에 관한 업무를 담당하는 방역관을 소속 공무원 중에서 임명한다. 다만, 시·도지사는 감염병 예방 및 방역에 관한 업무를 처리하기 위하여 필요한 경우 시·군·구에도 방역관을 배치할 수 있다(감염예방법 제60조 제1항).

(2) 방역관은 제4조 제2항 제1호부터 제7호까지의 업무를 담당한다. 다만, 보건복지부 소속 방역관은 같은 항 제8호의 업무도 담당한다(감염예방법 제60조 제2항).

(3) 방역관은 감염병의 국내 유입 또는 유행이 예견되어 긴급한 대처가 필요한 경우 제4조 제2항 제1호 및 제2호에 따른 업무를 수행하기 위하여 통행의 제한 및 주민의 대피, 감염병의 매개가 되는 음식물·물건 등의 폐기·소각, 의료인 등 감염병 관리인력에 대한 임무부여 및 방역물자의 배치 등 감염병 발생지역의 현장에 대한 조치권한을 가진다(감염예방법 제60조 제3항).

(4) 감염병 발생지역을 관할하는 「경찰법」 제2조에 따른 경찰관서 및 「소방기본법」 제3조에 따른 소방관서의 장, 「지역보건법」 제10조에 따른 보건소의 장 등 관계 공무원 및 그 지역 내의 법인·단체·개인은 정당한 사유가 없으면 제3항에 따른 방역관의 조치에 협조하여야 한다(감염예방법 제60조 제4항).

(5) 방역관의 자격·직무·조치권한의 범위 등에 관하여 필요한 사항은 대통령령으로 정한다(감염예방법 제60조 제5항).

> ※방역관의 자격 및 직무 등(시행령 제25조)
> ① 법 제60조 제1항에 따른 방역관은 감염병 관련 분야의 경험이 풍부한 4급 이상 공무원 중에서 임명한다. 다만, 시·군·구 소속 방역관은 감염병 관련 분야의 경험이 풍부한 5급 이상 공무원 중에서 임명할 수 있다.
> ② 법 제60조 제3항에 따른 조치권한 외에 방역관이 가지는 감염병 발생지역의 현장에 대한 조치권한은 다음 각 호와 같다.

1. 감염병병원체에 감염되었다고 의심되는 사람을 적당한 장소에 일정한 기간 입원조치 또는 격리조치
2. 감염병병원체에 오염된 장소 또는 건물에 대한 소독이나 그 밖에 필요한 조치
3. 일정한 장소에서 세탁하는 것을 막거나 오물을 일정한 장소에서 처리하도록 명하는 조치
4. 인수공통감염병 예방을 위하여 살처분에 참여한 사람 또는 인수공통감염병에 드러나 사람 등에 대한 예방조치
③ 삭제

※ 역학조사관의 자격 및 직무 등(시행령 제26조)

① 삭제
② 역학조사관은 다음 각 호의 업무를 담당한다.
1. 역학조사 계획 수립
2. 역학조사 수행 및 결과 분석
3. 역학조사 실시 기준 및 방법의 개발
4. 역학조사 기술지도
5. 역학조사 교육훈련
6. 감염병에 대한 역학적인 연구
③ 삭제
④ 보건복지부장관 및 시·도지사는 역학조사관에게 예산의 범위에서 연구비와 여비를 지급할 수 있다.

2. 역학조사관

(1) 감염병 역학조사에 관한 사무를 처리하기 위하여 보건복지부 소속 공무원으로 30명 이상, 시·도 소속 공무원으로 각각 2명 이상의 역학조사관을 둔다. 다만, 시·도 역학조사관 중 1명 이상은 「의료법」 제2조 제1항에 따른 의료인 중 의사로 임명하여야 하며, 시·도지사는 역학조사에 관한 사무를 처리하기 위하여 필요한 경우 시·군·구에도 역학조사관을 둘 수 있다(감염예방법 제60조의2 제1항).

(2) 역학조사관은 다음 각 호의 어느 하나에 해당하는 사람으로서 제18조의3에 따른 역학조사 교육·훈련 과정을 이수한 사람 중에서 임명한다(감염예방법 제60조의2 제2항).

1. 방역, 역학조사 또는 예방접종 업무를 담당하는 공무원
2. 「의료법」 제2조 제1항에 따른 의료인
3. 그 밖에 「약사법」 제2조 제2호에 따른 약사, 「수의사법」 제2조 제1호에 따른 수의사 등 감염병·역학 관련 분야의 전문가

(3) 역학조사관은 감염병의 확산이 예견되는 긴급한 상황으로서 즉시 조치를 취하지 아니하면 감염병이 확산되어 공중위생에 심각한 위해를 가할 것으로 우려되는 경우 일시적으로 제47조 제1호 각 목의 조치를 할 수 있다(감염예방법 제60조의2 제3항).

(4) 「경찰법」 제2조에 따른 경찰관서 및 「소방기본법」 제3조에 따른 소방관서의 장, 「지역보건법」 제10조에 따른 보건소의 장 등 관계 공무원은 정당한 사유가 없으면 제3항에 따른 역학조사관의 조치에 협조하여야 한다(감염예방법 제60조의2 제4항).

(5) 역학조사관은 제3항에 따른 조치를 한 경우 즉시 보건복지부장관 또는 시·도지사에게 보고하여야 한다(감염예방법 제60조의2 제5항).

(6) 보건복지부장관 또는 시·도지사는 제2항에 따라 임명된 역학조사관에게 예산의 범위에서 직무 수행에 필요한 비용 등을 지원할 수 있다(감염예방법 제60조의2 제6항).

(7) 역학조사관의 자격·직무·권한·비용지원 등에 관하여 필요한 사항은 대통령령으로 정한다(감염예방법 제60조의2 제7항).

3. 한시적 종사명령

(1) 보건복지부장관 또는 시·도지사는 감염병의 유입 또는 유행이 우려되거나 이미 발생한 경우 기간을 정하여 「의료법」 제2조 제1항의 의료인에게 제36조 및 제37조에 따라 감염병관리기관으로 지정된 의료기관 또는 제8조의2에 따라 설립되거나 지정된 감염병전문병원 또는 감염병연구병원에서 방역업무에 종사하도록 명할 수 있다(감염예방법 제60조의3 제1항).

(2) 보건복지부장관은 감염병이 유입되거나 유행하는 긴급한 경우 제60조의2 제2항 제2호 또는 제3호에 해당하는 자를 기간을 정하여 방역관으로 임명하여 방역업무를 수행하게 할 수 있다(감염예방법 제60조의3 제2항).

(3) 보건복지부장관 또는 시·도지사는 감염병의 유입 또는 유행으로 역학조사인력이 부족한 경우 제60조의2 제2항 제2호 또는 제3호에 해당하는 자를 기간을 정하여 역학조사관으로 임명하여 역학조사에 관한 직무를 수행하게 할 수 있다(감염예방법 제60조의3 제3항).

(4) 보건복지부장관 또는 시·도지사가 임명한 방역관 또는 역학조사관은 「국가공무원법」 제26조의5에 따른 임기제공무원으로 임용된 것으로 본다(감염예방법 제60조의3 제4항).

(5) 종사명령 및 임명의 기간·절차 등 필요한 사항은 대통령령으로 정한다(감염예방법 제60조의3 제5항).

※의료인에 대한 방역업무 종사명령(시행령 제26조의2)
① 보건복지부장관 또는 시·도지사는 법 제60조의3 제1항에 따라 방역업무 종사명령을 하는 경우에는 방역업무 종사명령서를 발급하여야 한다. 이 경우 해당 명령서에는 방역업무 종사기관, 종사기간 및 종사업무 등이 포함되어야 한다.
② 법 제60조의3 제1항에 따른 방역업무 종사기간은 30일 이내로 한다. 다만, 본인이 사전에 서면으로 동의하는 경우에는 그 기간을 달리 정할 수 있다.

4. 검역위원

(1) 시 · 도지사는 감염병을 예방하기 위하여 필요하면 검역위원을 두고 검역에 관한 사무를 담당하게 하며, 특별히 필요하면 운송수단 등을 검역하게 할 수 있다(감염예방법 제61조 제1항).

(2) 검역위원은 사무나 검역을 수행하기 위하여 운송수단 등에 무상으로 승선하거나 승차할 수 있다(감염예방법 제61조 제2항).

(3) 검역위원의 임명 및 직무 등에 관하여 필요한 사항은 보건복지부령으로 정한다(감염예방법 제61조 제3항).

5. 예방위원

(1) 특별자치도지사 또는 시장 · 군수 · 구청장은 감염병이 유행하거나 유행할 우려가 있으면 특별자치도 또는 시 · 군 · 구(자치구를 말한다. 이하 같다)에 감염병 예방 사무를 담당하는 예방위원을 둘 수 있다(감염예방법 제62조 제1항).

(2) 예방위원은 무보수로 한다. 다만, 특별자치도 또는 시·군·구의 인구 2만명당 1명의 비율로 유급위원을 둘 수 있다(감염예방법 제62조 제2항).

(3) 예방위원의 임명 및 직무 등에 관하여 필요한 사항은 보건복지부령으로 정한다(감염예방법 제62조 제3항).

※예방위원의 임명 및 직무(시행규칙 제44조)

① 법 제62조 제1항에 따라 특별자치도지사 또는 시장·군수·구청장은 다음 각 호의 어느 하나에 해당하는 사람 중에서 예방위원을 임명 또는 위촉할 수 있다.
  1. 의사, 한의사, 수의사, 약사 또는 간호사
  2. 「고등교육법」 제2조에 따른 학교에서 공중보건 분야 학과를 졸업한 사람
  3. 공중보건 분야에 근무하고 있는 소속 공무원
  4. 그 밖에 공중보건 분야에 관한 학식과 경험이 풍부하다고 인정하는 사람
② 예방위원의 직무는 다음 각 호와 같다.
  1. 역학조사에 관한 사항
  2. 감염병 발생의 정보 수집 및 판단에 관한 사항
  3. 위생교육에 관한 사항
  4. 감염병환자등의 관리 및 치료에 관한 기술자문에 관한 사항
  5. 그 밖에 감염병 예방을 위하여 필요한 사항

---

6. 한국건강관리협회

(1) 제2조 제6호에 따른 기생충감염병에 관한 조사·연구 등 예방사업을 수행하기 위하여 한국건강관리협회(이하 "협회"라 한다)를 둔다(감염예방법 제63조 제1항).

(2) 협회는 법인으로 한다(감염예방법 제63조 제2항).

(3) 협회에 관하여는 이 법에서 정한 사항 외에는 「민법」 중 사단법인에 관한 규정을 준용한다(감염예방법 제63조 제3항).

제10장

경 비

1. 특별자치도 · 시 · 군 · 구가 부담할 경비

다음 각 호의 경비는 특별자치도와 시 · 군 · 구가 부담한다(감염예방법 제64조).

> 1. 제4조 제2항 제13호에 따른 한센병의 예방 및 진료 업무를 수행하는 법인 또는 단체에 대한 지원 경비의 일부
> 2. 제24조 제1항 및 제25조 제1항에 따른 예방접종에 드는 경비
> 3. 제24조 제2항 및 제25조 제2항에 따라 의료기관이 예방접종을 하는 데 드는 경비의 전부 또는 일부
> 4. 제36조에 따라 특별자치도지사 또는 시장 · 군수 · 구청장이 지정한 감염병관리기관의 감염병관리시설의 설치 · 운영에 드는 경비
> 5. 제37조에 따라 특별자치도지사 또는 시장 · 군수 · 구청장이 설치한 격리소 · 요양소 또는 진료소 및 같은 조에 따라 지정된 감염병관리기관의 감염병관리시설 설치 · 운영에 드는 경비
> 6. 제47조 제1호 및 제3호에 따른 교통 차단 또는 입원으로 인하여 생업이 어려운 사람에 대한 「국민기초생활 보장법」 제2조 제6호에 따른 최저보장수준 지원
> 7. 제47조, 제48조, 제49조 제1항 제8호 · 제9호 · 제13호 및 제51조 제1항에 따라 특별자치도 · 시 · 군 · 구에서 실시하는 소독이나 그 밖의 조치에 드는 경비
> 8. 제49조 제1항 제7호 및 제12호에 따라 특별자치도지사 또는 시장 · 군수 · 구청장이 의사를 배치하거나 의료인 · 의료업자 · 의료관계요원 등을 동원하는 데 드는 수당 · 치료비 또는 조제료
> 9. 제49조 제2항에 따른 식수 공급에 드는 경비
> 10. 제62조에 따른 예방위원의 배치에 드는 경비
> 11. 그 밖에 이 법에 따라 특별자치도 · 시 · 군 · 구가 실시하는 감염병 예방 사무에 필요한 경비

2. 시 · 도가 부담할 경비

다음 각 호의 경비는 시 · 도가 부담한다(감염예방법 제65조).

> 1. 제4조 제2항 제13호에 따른 한센병의 예방 및 진료 업무를 수행하는 법인 또는 단체에 대한 지원 경비의 일부
> 2. 제36조에 따라 시 · 도지사가 지정한 감염병관리기관의 감염병관리시설의 설치 · 운영에

드는 경비

3. 제37조에 따른 시·도지사가 설치한 격리소·요양소 또는 진료소 및 같은 조에 따라 지정된 감염병관리기관의 감염병관리시설 설치·운영에 드는 경비

3의2. 제39조의3에 따라 시·도지사가 지정한 접촉자 격리시설의 설치·운영에 드는 경비

4. 제41조 및 제42조에 따라 내국인 감염병환자등의 입원치료, 조사, 진찰 등에 드는 경비

5. 제46조에 따른 건강진단, 예방접종 등에 드는 경비

6. 제49조 제1항 제1호에 따른 교통 차단으로 생업이 어려운 자에 대한 「국민기초생활보장법」 제2조 제6호에 따른 최저보장수준 지원

6의2. 제49조 제1항 제12호에 따라 시·도지사가 의료인·의료업자·의료관계요원 등을 동원하는 데 드는 수당·치료비 또는 조제료

7. 제49조 제2항에 따른 식수 공급에 드는 경비

7의2. 제60조의3 제1항 및 제3항에 따라 시·도지사가 의료인 등을 방역업무에 종사하게 하는 데 드는 수당 등 경비

8. 제61조에 따른 검역위원의 배치에 드는 경비

9. 그 밖에 이 법에 따라 시·도가 실시하는 감염병 예방 사무에 필요한 경비

3. 시·도가 보조할 경비

시·도(특별자치도는 제외한다)는 제64조에 따라 시·군·구가 부담할 경비에 관하여 대통령령으로 정하는 바에 따라 보조하여야 한다(감염예방법 제66조).

※시·도의 보조 비율(시행령 제27조)

법 제66조에 따른 시·도(특별자치도는 제외한다)의 경비 보조액은 시·군·구가 부담하는 금액의 3분의 2로 한다.

4. 국고 부담 경비

다음 각 호의 경비는 국가가 부담한다(감염예방법 제67조).

1. 제4조 제2항 제2호에 따른 감염병환자등의 진료 및 보호에 드는 경비

2. 제4조 제2항 제4호에 따른 감염병 교육 및 홍보를 위한 경비

3. 제4조 제2항 제8호에 따른 감염병 예방을 위한 전문인력의 양성에 드는 경비

4. 제16조 제4항에 따른 표본감시활동에 드는 경비

4의2. 제18조의3에 따른 교육·훈련에 드는 경비

5. 제20조에 따른 해부에 필요한 시체의 운송과 해부 후 처리에 드는 경비

5의2. 제20조의2에 따라 시신의 장사를 치르는 데 드는 경비

6. 제33조에 따른 예방접종약품의 생산 및 연구 등에 드는 경비

7. 제37조에 따라 보건복지부장관이 설치한 격리소·요양소 또는 진료소 및 같은 조에 따라 지정된 감염병관리기관의 감염병관리시설 설치·운영에 드는 경비

7의2. 제39조의3에 따라 보건복지부장관이 지정한 접촉자 격리시설의 설치·운영에 드는 경비

8. 제40조 제1항에 따라 위원회의 심의를 거친 품목의 비축 또는 장기구매를 위한 계약에 드

는 경비

9. 제41조 및 제42조에 따라 외국인 감염병환자 등의 입원치료, 조사, 진찰 등에 드는 경비

9의2. 제49조 제1항 제12호에 따라 국가가 의료인·의료업자·의료관계요원 등을 동원하는 데 드는 수당·치료비 또는 조제료

9의3. 제60조의3 제1항부터 제3항까지에 따라 국가가 의료인 등을 방역업무에 종사하게 하는 데 드는 수당 등 경비

10. 제71조에 따른 예방접종 등으로 인한 피해보상을 위한 경비

5. 국가가 보조할 경비

국가는 다음 각 호의 경비를 보조하여야 한다(감염예방법 제68조).

1. 제4조 제2항 제13호에 따른 한센병의 예방 및 진료 업무를 수행하는 법인 또는 단체에 대한 지원 경비의 일부

2. 제65조 및 제66조에 따라 시·도가 부담할 경비의 2분의 1 이상

6. 본인으로부터 징수할 수 있는 경비

특별자치도지사 또는 시장·군수·구청장은 보건복지부령으로 정하는 바에 따라 제41조 및 제42조에 따른 입원치료비 외에 본인의 지병이나 본인에게 새로 발병한 질환 등으로 입원, 진찰, 검사 및 치료 등에 드는 경비를 본인이나 그 보호자로부터 징수할 수 있다(감염예방법 제69조).

※본인으로부터 징수할 수 있는 경비(시행규칙 제45조)

법 제69조에 따라 본인이나 그 보호자로부터 징수할 수 있는 경비는 다음 각 호와 같다.

1. 진찰비, 치료비, 검사료
2. 수술비
3. 입원료
4. 그 밖에 진료에 든 경비

7. 손실보상

(1) 보건복지부장관, 시·도지사 및 시장·군수·구청장은 다음 각 호의 어느 하나에 해당하는 손실을 입은 자에게 제70조의2의 손실보상심의위원회의 심의·의결에 따라 그 손실을 보상하여야 한다(감염예방법 제70조 제1항).

1. 제36조 및 제37조에 따른 감염병관리기관의 지정 또는 격리소 등의 설치·운영으로 발생한 손실

1의2. 제39조의3에 따른 접촉자 격리시설의 설치·운영으로 발생한 손실

2. 이 법에 따른 조치에 따라 감염병환자, 감염병의사환자 등을 진료한 의료기관의 손실

3. 이 법에 따른 의료기관의 폐쇄 또는 업무 정지 등으로 의료기관에 발생한 손실

4. 제47조 제1호, 제4호 및 제5호, 제48조 제1항, 제49조 제1항 제4호, 제6호부터 제10호까지, 제12호 및 제13호에 따른 조치로 인하여 발생한 손실

5. 감염병환자 등이 발생·경유하거나 보건복지부장관, 시·도지사 또는 시장·군수·구청장이 그 사실을 공개하여 발생한 「국민건강보험법」 제42조에 따른 요양기관의 손실로서 제1호부터 제4호까지의 손실에 준하고, 제70조의2에 따른 손실보상심의위원회가 심의·의결하는 손실

(2) 제1항에 따른 손실보상금을 받으려는 자는 보건복지부령으로 정하는 바에 따라 손실보상 청구서에 관련 서류를 첨부하여 보건복지부장관, 시·도지사 또는 시장·군수·구청장에게 청구하여야 한다(감염예방법 제70조 제2항).

※손실보상 청구(시행규칙 제46조)

① 법 제70조 제2항에 따라 손실보상을 청구하려는 자는 별지 제31호서식의 손실보상청구서(전자문서로 된 청구서를 포함한다)에 손실을 증명하는 서류(전자문서로 된 서류를 포함한다)를 첨부하여 보건복지부장관, 시·도지사 또는 시장·군수·구청장에게 제출하여야 한다.

② 제1항에 따른 청구서를 받은 보건복지부장관, 시·도지사 또는 시장·군수·구청장은 제출서류에 흠결이 있거나 사실 확인 등이 필요한 경우에는 추가 자료의 제출을 요청할 수 있다.

③ 제1항 및 제2항에서 정한 사항 외에 손실보상 청구방법 및 청구절차에 필요한 세부사항은 보건복지부장관이 정하여 고시한다.

(3) 보상액을 산정함에 있어 손실을 입은 자가 이 법 또는 관련 법령에 따른 조치의무를 위반하여 그 손실을 발생시켰거나 확대시킨 경우에는 보상금을 지급하지 아니하거나 보상금을 감액하여 지급할 수 있다(감염예방법 제70조 제3항).

(4) 보상의 대상·범위와 보상액의 산정, 제3항에 따른 지급 제외 및 감액의 기준 등에 관하여 필요한 사항은 대통령령으로 정한다(감염예방법 제70조 제4항).

※손실보상의 대상 및 범위 등(시행령 제28조)

① 법 제70조 제1항에 따른 손실보상의 대상 및 범위는 별표 2의2와 같다.

② 법 제70조의2 제1항에 따른 손실보상심의위원회(이하 "심의위원회"라 한다)는 법 제70조 제1항에 따라 손실보상액을 산정하기 위하여 필요한 경우에는 관계 분야의 전문기관이나 전문가로 하여금 손실 항목에 대한 감정, 평가 또는 조사 등을 하게 할 수 있다.

③ 심의위원회는 법 제70조 제1항 제1호부터 제3호까지의 손실에 대하여 보상금을 산정하는 경우에는 해당 의료기관의 연평균수입 및 영업이익 등을 고려하여야 한다.

※손실보상금의 지급제외 및 감액기준(시행령 제28조의2)

① 법 제70조 제3항에 따라 법 또는 관련 법령에 따른 조치의무를 위반하여 손실보상금을 지급하지 아니하거나 손실보상금을 감액하여 지급할 수 있는 위반행위의 종류는 다음 각 호와 같다.

1. 법 제11조에 따른 보고·신고를 게을리하거나 방해한 경우 또는 거짓으로 보고·신고한 경우

2. 법 제12조에 따른 신고의무를 게을리하거나 같은 조 제1항 각 호에 따른 신고의무자의 신고를 방해한 경우

3. 법 제18조 제3항에 따른 역학조사 시 금지행위를 한 경우

4. 법 제36조 제2항 또는 제37조 제2항에 따른 감염병관리시설을 설치하지 아니한 경우

5. 법 제60조 제4항에 따른 협조의무를 위반한 경우

6. 「의료법」 제59조 제1항에 따른 지도와 명령을 위반한 경우

7. 그 밖에 법령상의 조치의무로서 보건복지부장관이 특히 중요하다고 인정하여 고시하는 조치의무를 위반한 경우

② 법 제70조 제3항에 따라 손실보상금을 지급하지 아니하거나 감액을 하는 경우에는 제1항 각 호의 위반행위가 그 손실의 발생 또는 확대에 직접적으로 관련되는지 여부와 중대한 원인인지의 여부를 기준으로 한다.

③ 심의위원회는 제2항에 따라 제1항 각 호의 위반행위와 손실 발생 또는 손실 확대와의 인과관계를 인정하는 경우에는 해당 위반행위의 동기, 경위, 성격 및 유형 등을 종합적으로 고려하여야 한다.

④ 제2항 및 제3항에 따른 손실보상금 지급제외 및 감액기준 등에 필요한 세부사항은 보건복지부장관이 정하여 고시한다.

8. 손실보상심의위원회

(1) 손실보상에 관한 사항을 심의·의결하기 위하여 보건복지부 및 시·도에 손실보상심의위원회(이하 "심의위원회"라 한다)를 둔다(감염예방법 제70조2 제1항).

(2) 위원회는 위원장 2인을 포함한 20인 이내의 위원으로 구성하되, 보건복지부에 설치된 심의위원회의 위원장은 보건복지부차관과 민간위원이 공동으로 되며, 시·도에 설치된 심의위원회의 위원장은 부시장 또는 부지사와 민간위원이 공동으로 된다(감염예방법 제70조2 제2항).

(3) 심의위원회 위원은 관련 분야에 대한 학식과 경험이 풍부한 사람과 관계 공무원 중에서 대통령령으로 정하는 바에 따라 보건복지부장관 또는 시·도지사가 임명하거나 위촉한다(감염예방법 제70조2 제3항).

(4) 심의위원회는 심의·의결을 위하여 필요한 경우 관계자에게 출석 또는 자료의 제출 등을 요구할 수 있다(감염예방법 제70조2 제4항).

(5) 그 밖의 심의위원회의 구성과 운영 등에 관하여 필요한 사항은 대통령령으로 정한다(감염예방법 제70조2 제5항).

※손실보상심의위원회의 구성 및 운영(시행령 제28조의3)

① 보건복지부에 두는 심의위원회의 위원은 보건복지부장관이 성별을 고려하여 다음 각 호의 사람 중에서 임명하거나 위촉한다.

1. 「의료법」에 따라 설립된 의료인 단체 및 의료기관 단체와 「약사법」에 따라 설립된 대한

약사회 및 대한한약사회에서 추천하는 사람

2. 「비영리민간단체 지원법」에 따른 비영리민간단체로서 보건의료분야와 밀접한 관련이 있다고 보건복지부장관이 인정하는 단체에서 추천하는 사람

3. 「국민건강보험법」에 따른 국민건강보험공단의 이사장 또는 건강보험심사평가원의 원장이 추천하는 사람

4. 「고등교육법」에 따른 대학의 보건의료 관련 학과에서 부교수 이상 또는 이에 상당하는 직위에 재직 중이거나 재직하였던 사람

5. 감염병 예방 및 관리에 관한 전문지식과 경험이 풍부한 사람

6. 손실보상에 관한 전문지식과 경험이 풍부한 사람

7. 보건의료 정책을 담당하는 고위공무원단에 속하는 공무원

② 제1항 제1호부터 제6호까지의 규정에 따른 위촉위원의 임기는 3년으로 한다. 다만, 위원의 해촉(解囑) 등으로 인하여 새로 위촉된 위원의 임기는 전임 위원 임기의 남은 기간으로 한다.

③ 보건복지부장관은 제1항에 따른 심의위원회의 위촉위원이 다음 각 호의 어느 하나에 해당하는 경우에는 해당 위촉위원을 해촉할 수 있다.

1. 심신장애로 인하여 직무를 수행할 수 없게 된 경우

2. 직무와 관련된 비위사실이 있는 경우

3. 직무태만, 품위손상이나 그 밖의 사유로 인하여 위원으로 적합하지 아니하다고 인정되는 경우

4. 위원 스스로 직무를 수행하는 것이 곤란하다고 의사를 밝히는 경우

④ 제1항에 따른 심의위원회의 위원장은 심의위원회를 대표하고, 심의위원회의 업무를 총괄한다.

⑤ 제1항에 따른 심의위원회의 회의는 재적위원 과반수의 요구가 있거나 심의위원회의 위원장이 필요하다고 인정할 때에 소집하고, 심의위원회의 위원장이 그 의장이 된다.

⑥ 제1항에 따른 심의위원회의 회의는 재적위원 과반수의 출석으로 개의(開議)하고, 출석위원 과반수의 찬성으로 의결한다.

⑦ 제1항에 따른 심의위원회는 업무를 효율적으로 수행하기 위하여 심의위원회에 관계 분야의 전문가로 구성되는 전문위원회를 둘 수 있다.

⑧ 제1항부터 제7항까지에서 규정한 사항 외에 제1항에 따른 심의위원회 및 전문위원회의 구성·운영 등에 필요한 사항은 심의위원회의 의결을 거쳐 심의위원회의 위원장이 정한다.

⑨ 법 제70조의2 제1항에 따라 시·도에 두는 심의위원회의 구성·운영 등에 관하여는 제1항부터 제8항까지를 준용한다. 이 경우 "보건복지부장관"은 "시·도지사"로 본다.

9. 의료인 또는 의료기관 개설자에 대한 재정적 지원

(1) 보건복지부장관, 시·도지사 및 시장·군수·구청장은 이 법에 따른 감염병의 발생 감시, 예방·관리 및 역학조사업무에 조력한 의료인 또는 의료기관 개설자에 대하여 예산의 범위에서 재정적 지원을 할 수 있다(감염예방법 제70조의3 제1항).

(2) 지원 내용, 절차, 방법 등 지원에 필요한 사항은 대통령령으로 정한다(감염예방법 제70조의3 제2항).

10. 감염병환자 등에 대한 생활지원

(1) 보건복지부장관, 시·도지사 및 시장·군수·구청장은 이 법에 따라 입원 또는 격리된 사람에 대하여 예산의 범위에서 치료비, 생활지원 및 그 밖의 재정적 지원을 할 수 있다(감염예방법 제70조의4 제1항).

(2) 시·도지사 및 시장·군수·구청장은 제1항에 따른 사람 및 제70조의3 제1항에 따른 의료인이 입원 또는 격리조치, 감염병의 발생 감시, 예방·관리 및 역학조사업무에 조력 등으로 자녀에 대한 돌봄 공백이 발생한 경우 「아이돌봄 지원법」에 따른 아이돌봄 서비스를 제공하는 등 필요한 조치를 하여야 한다(감염예방법 제70조의4 제2항).

(3) 지원·제공을 위하여 필요한 사항은 대통령령으로 정한다(감염예방법 제70조의3 제3항).

11. 예방접종 등에 따른 피해의 국가보상

(1) 국가는 예방접종을 받은 사람 또는 제40조 제2항에 따라 생산된 예방·치료 의약품을 투여받은 사람이 그 예방접종 또는 예방·치료 의약품으로 인하여 질병에 걸리거나 장애인이 되거나 사망하였을 때에는 대통령령으로 정하는 기준과 절차에 따라 다음 각 호의 구분에 따른 보상을 하여야 한다(감염예방법 제71조 제1항).

1. 질병으로 진료를 받은 사람: 진료비 전액 및 정액 간병비
2. 장애인이 된 사람: 일시보상금

3. 사망한 사람: 대통령령으로 정하는 유족에 대한 일시보상금 및 장제비

(2) 보상받을 수 있는 질병, 장애 또는 사망은 예방접종약품의 이상이나 예방접종 행위자 및 예방·치료 의약품 투여자 등의 과실 유무에 관계없이 해당 예방접종 또는 예방·치료 의약품을 투여받은 것으로 인하여 발생한 피해로서 보건복지부장관이 인정하는 경우로 한다(감염예방법 제71조 제2항).

(3) 보건복지부장관은 보상청구가 있는 날부터 120일 이내에 제2항에 따른 질병, 장애 또는 사망에 해당하는지를 결정하여야 한다. 이 경우 미리 위원회의 의견을 들어야 한다(감염예방법 제71조 제3항).

(4) 보상의 청구, 결정의 방법과 절차 등에 관하여 필요한 사항은 대통령령으로 정한다(감염예방법 제71조 제4항).

※예방접종 등에 따른 피해의 보상 기준(시행령 제29조)

법 제71조 제1항에 따라 보상하는 보상금의 지급 기준은 다음 각 호와 같다.

1. 진료비: 예방접종피해로 발생한 질병의 진료비 중 「국민건강보험법」에 따라 보험자가 부담하거나 지급한 금액을 제외한 잔액 또는 「의료급여법」에 따라 의료급여기금이 부담한 금액을 제외한 잔액. 다만, 제3호에 따른 일시보상금을 지급받은 경우에는 진료비를 지급하지 아니한다.

2. 간병비: 입원진료의 경우에 한정하여 1일당 5만원

3. 장애인이 된 사람에 대한 일시보상금

 가. 「장애인복지법」에 따른 장애인

  1) 장애의 정도가 심한 장애인: 사망한 사람에 대한 일시보상금의 100분의 100

  2) 장애의 정도가 심하지 않은 장애인: 사망한 사람에 대한 일시보상금의 100분의 55

 나. 가목 외의 장애인으로서 「국민연금법」, 「공무원연금법」, 「공무원 재해보상법」 및 「산업재해보상보험법」 등 보건복지부장관이 정하여 고시하는 법률에서 정한 장애 등급이나 장해 등급에 해당하는 경우에는 사망한 사람에 대한 일시보상금의 100분의 20 범위에서 해당 장애 등급이나 장해 등급의 기준별로 보건복지부장관이 정하여 고시하는 금액

4. 사망한 사람에 대한 일시보상금: 사망 당시의 「최저임금법」에 따른 월 최저임금액에 240을 곱한 금액에 상당하는 금액

5. 장제비: 30만원

※예방접종 등에 따른 피해의 보상대상자(시행령 제30조)

① 법 제71조 제1항에 따라 보상을 받을 수 있는 사람은 다음 각 호의 구분에 따른다.

 1. 법 제71조 제1항 제1호 및 제2호의 경우: 본인

 2. 법 제71조 제1항 제3호의 경우: 유족 중 우선순위자

② 법 제71조 제1항 제3호에서 "대통령령으로 정하는 유족"이란 배우자(사실상 혼인관계에 있는 사람을 포함한다), 자녀, 부모, 손자·손녀, 조부모, 형제자매를 말한다.

③ 유족의 순위는 제2항에 열거한 순위에 따르되, 행방불명 등으로 지급이 어려운 사람은 제외하며, 우선순위의 유족이 2명 이상일 때에는 사망한 사람에 대한 일시보상금을 균등하게 배

분한다.

① 법 제71조 제1항에 따라 보상을 받으려는 사람은 보건복지부령으로 정하는 바에 따라 보상청구서에 피해에 관한 증명서류를 첨부하여 관할 특별자치도지사 또는 시장·군수·구청장에게 제출하여야 한다.

② 시장·군수·구청장은 제1항에 따라 받은 서류(이하 "피해보상청구서류"라 한다)를 시·도지사에게 제출하고, 피해보상청구서류를 받은 시·도지사와 제1항에 따라 피해보상청구서류를 받은 특별자치도지사는 지체 없이 예방접종으로 인한 피해에 관한 기초조사를 한 후 피해보상청구서류에 기초조사 결과 및 의견서를 첨부하여 보건복지부장관에게 제출하여야 한다.

③ 보건복지부장관은 예방접종피해보상 전문위원회의 의견을 들어 보상 여부를 결정한 후 그 사실을 시·도지사에게 통보하고, 시·도지사(특별자치도지사는 제외한다)는 시장·군수·구청장에게 통보하여야 한다. 이 경우 통보를 받은 특별자치도지사 또는 시장·군수·구청장은 제1항에 따라 보상을 받으려는 사람에게 결정 내용을 통보하여야 한다.

④ 보건복지부장관은 제3항에 따라 보상을 하기로 결정한 사람에 대하여 제29조의 보상 기준에 따른 보상금을 지급한다.

⑤ 이 영에서 규정한 사항 외에 예방접종으로 인한 피해보상 심의의 절차 및 방법에 관하여 필요한 사항은 보건복지부장관이 정한다.

① 법 제71조 제1항 및 영 제31조 제1항에 따라 진료비 및 간병비를 신청하려는 사람은 별지 제32호서식의 진료비 및 간병비 신청서에 다음 각 호의 서류를 첨부하여 관할 특별자치도지사 또는 시장·군수·구청장에게 제출하여야 한다. 이 경우 특별자치도지사 또는 시장·군수·구청장은 「전자정부법」 제36조 제1항에 따른 행정정보의 공동이용을 통하여 주민등록표 등본 또는 가족관계증명서를 확인하여야 하며, 신청인이 확인에 동의하지 않는 경우에는 이를 첨부하도록 하여야 한다.

 1. 별지 제33호서식의 진료확인서 1부

 2. 신청인과 본인과의 관계를 증명하는 서류 1부(주민등록표 등본 또는 가족관계증명서로 신청인과 본인의 관계를 증명할 수 없는 경우만 해당한다)

② 법 제71조 제1항 및 영 제31조 제1항에 따라 일시보상금 및 장제비를 신청하려는 사람은 별지 제34호서식의 일시보상금 및 장제비 신청서에 다음 각 호의 서류를 첨부하여 관할 특별자치도지사 또는 시장·군수·구청장에게 제출하여야 한다. 이 경우 특별자치도지사 또는 시장·군수·구청장은 「전자정부법」 제36조 제1항에 따른 행정정보의 공동이용을 통하여 주민등록표 등본 또는 가족관계증명서를 확인하여야 하며, 신청인이 확인에 동의하지 않는 경우에는 이를 첨부하도록 하여야 한다.

 1. 사망 일시보상금 및 장제비의 경우

  가. 사망진단서

  나. 부검소견서

  다. 보상금 신청인이 유족임을 증명하는 서류(주민등록표 등본 또는 가족관계증명서로 유족임을 증명할 수 없는 경우만 해당한다)

 2. 장애인 일시보상금의 경우

12. 손해배상청구권과의 관계 등

(1) 국가는 예방접종약품의 이상이나 예방접종 행위자, 예방·치료 의약품의 투여자 등 제3자의 고의 또는 과실로 인하여 제71조에 따른 피해보상을 하였을 때에는 보상액의 범위에서 보상을 받은 사람이 제3자에 대하여 가지는 손해배상청구권을 대위한다(감염예방법 제72조 제1항).

(2) 예방접종을 받은 자, 예방·치료 의약품을 투여받은 자 또는 제71조 제1항 제3호에 따른 유족이 제3자로부터 손해배상을 받았을 때에는 국가는 그 배상액의 범위에서 제71조에 따른 보상금을 지급하지 아니하며, 보상금을 잘못 지급하였을 때에는 해당 금액을 국세 징수의 예에 따라 징수할 수 있다(감염예방법 제72조 제2항).

13. 국가보상을 받을 권리의 양도 등 금지

제70조 및 제71조에 따라 보상받을 권리는 양도하거나 압류할 수 없다(감염예방법 제73조).

제11장

보 칙

1. 비밀누설의 금지

이 법에 따라 건강진단, 입원치료, 진단 등 감염병 관련 업무에 종사하는 자 또는 종사하였던 자는 그 업무상 알게 된 비밀을 다른 사람에게 누설하여서는 아니 된다(감염예방법 제74조).

2. 자료의 제공 요청 및 검사

(1) 보건복지부장관, 시·도지사 또는 시장·군수·구청장은 감염병관리기관의 장 등에게 감염병관리시설, 제37조에 따른 격리소·요양소 또는 진료소, 제39조의3에 따른 접촉자 격리시설의 설치 및 운영에 관한 자료의 제공을 요청할 수 있으며, 소속 공무원으로 하여금 해당 시설에 출입하여 관계 서류나 시설·장비 등을 검사하게 하거나 관계인에게 질문을 하게 할 수 있다(감염예방법 제74조의2 제1항).

(2) 출입·검사를 행하는 공무원은 그 권한을 표시하는 증표를 지니고 이를 관계인에게 제시하여야 한다(감염예방법 제74조의2 제2항).

3. 청문

특별자치도지사 또는 시장·군수·구청장은 제59조 제1항에 따라 영업소의 폐쇄를 명하려면 청문을 하여야 한다(감염예방법 제75조).

4. 위임 및 위탁

(1)이 법에 따른 보건복지부장관의 권한은 대통령령으로 정하는 바에 따라 그 일부를 질병관리본부장 또는 시·도지사에게 위임할 수 있다(감염예방법 제76조 제1항).

(2)보건복지부장관은 이 법에 따른 업무의 일부를 대통령령으로 정하는 바에 따라 관련 기관 또는 관련 단체에 위탁할 수 있다(감염예방법 제76조 제2항).

5. 정보 제공 요청 등

(1) 보건복지부장관 또는 질병관리본부장은 감염병 예방 및 감염 전파의 차단을 위하여 필요한 경우 관계 중앙행정기관(그 소속기관 및 책임운영기관을 포함한다)의 장, 지방자치단체의 장(「지방교육자치에 관한 법률」 제18조에 따른 교육감을 포함한다), 「공공기관의 운영에 관한 법률」 제4조에 따른 공공기관, 의료기관 및 약국, 법인·단체·개인에 대하여 감염병환자등 및 감염이 우려되는 사람에 관한 다음 각 호의 정보 제공을 요청할 수 있으며, 요청을 받은 자는 이에 따라야 한다(감염예방법 제76조의2 제1항).

1. 성명, 「주민등록법」 제7조의2 제1항에 따른 주민등록번호, 주소 및 전화번호(휴대전화번호를 포함한다) 등 인적사항
2. 「의료법」 제17조에 따른 처방전 및 같은 법 제22조에 따른 진료기록부등
3. 보건복지부장관이 정하는 기간의 출입국관리기록
4. 그 밖에 이동경로를 파악하기 위하여 대통령령으로 정하는 정보

(2) 보건복지부장관은 감염병 예방 및 감염 전파의 차단을 위하여 필요한 경우 감염병환자 등 및 감염이 우려되는 사람의 위치정보를 「경찰법」 제2조에 따른 경찰청, 지방경찰청 및 경찰서(이하 이 조에서 "경찰관서"라 한다)의 장에게 요청할 수 있다. 이 경우 보건복지부장관의 요청을 받은 경찰관서의 장은 「위치정보의 보호 및 이용 등에 관한 법률」 제15조 및 「통신비밀보호법」 제3조에도 불구하고 「위치정보의 보호 및 이용 등에 관한 법률」 제5조 제7항에 따른 개인위치정보사업자, 「전기통신사업법」 제2조 제8호에 따른 전기통신사업자에게 감염병환자 등 및 감염이 우려되는 사람의 위치정보를 요청할 수 있고, 요청을 받은 위치정보사업자와 전기통신사업자는 정당한 사유가 없으면 이에 따라야 한다(감염예방법 제76조의2 제2항).

(3) 보건복지부장관은 수집한 정보를 관련 중앙행정기관의 장, 지방자치단체의 장, 국민건강보험공단 이사장, 건강보험심사평가원 원장 및 감염병 관련 업무를 수행 중인 의료인, 의료기관, 그 밖의 단체 등에게 제공할 수 있다. 이 경우 감염병 예방 및 감염 전파의 차단을 위하여 해당 기관의 업무에 관련된 정보로 한정한다(감염예방법 제76조의2 제3항).

(4) 제3항에 따라 정보를 제공받은 자는 이 법에 따른 감염병 관련 업무 이외의 목적으로 정보를 사용할 수 없으며, 업무 종료 시 지체 없이 파기하고 보건복지부장관에게 통보하여야 한다(감염예방법 제76조의2 제4항).

(5) 보건복지부장관은 제1항 및 제2항에 따라 수집된 정보의 주체에게 다음 각 호의 사실을 통지하여야 한다(감염예방법 제76조의2 제5항).

1. 감염병 예방 및 감염 전파의 차단을 위하여 필요한 정보가 수집되었다는 사실
2. 제1호의 정보가 다른 기관에 제공되었을 경우 그 사실
3. 제2호의 경우에도 이 법에 따른 감염병 관련 업무 이외의 목적으로 정보를 사용할 수 없으

며, 업무 종료 시 지체 없이 파기된다는 사실

(6) 제3항에 따라 정보를 제공받은 자가 이 법의 규정을 위반하여 해당 정보를 처리한 경우에는 「개인정보 보호법」에 따른다(감염예방법 제76조의2 제6항).

(7) 제3항에 따른 정보 제공의 대상·범위 및 제5항에 따른 통지의 방법 등에 관하여 필요한 사항은 보건복지부령으로 정한다(감염예방법 제76조의2 제7항).

제12장

벌 칙

1. 벌 칙

(1) 5년 이하의 징역 또는 5천만원 이하의 벌금

제22조 제1항 또는 제2항을 위반하여 고위험병원체의 반입 허가를 받지 아니하고 반입한 자는 5년 이하의 징역 또는 5천만원 이하의 벌금에 처한다(감염예방법 제77조).

(2) 3년 이하의 징역 또는 3천만원 이하의 벌금

다음 각 호의 어느 하나에 해당하는 자는 3년 이하의 징역 또는 3천만원 이하의 벌금에 처한다(감염예방법 제78조).

1. 제23조 제2항에 따른 허가를 받지 아니하거나 같은 조 제3항 본문에 따른 변경허가를 받지 아니하고 고위험병원체 취급시설을 설치·운영한 자
2. 제74조를 위반하여 업무상 알게 된 비밀을 누설한 자

(3) 2년 이하의 징역 또는 2천만원 이하의 벌금

다음 각 호의 어느 하나에 해당하는 자는 2년 이하의 징역 또는 2천만원 이하의 벌금에 처한다(감염예방법 제79조).

1. 제18조 제3항을 위반한 자
2. 제21조 또는 제22조 제3항에 따른 신고를 하지 아니하거나 거짓으로 신고한 자
2의2. 제23조 제2항에 따른 신고를 하지 아니하고 고위험병원체 취급시설을 설치·운영한 자
3. 제23조 제7항에 따른 안전관리 점검을 거부·방해 또는 기피한 자
3의2. 제23조의2에 따른 고위험병원체 취급시설의 폐쇄명령 또는 운영정지명령을 위반한 자
4. 제60조 제4항을 위반한 자(다만, 공무원은 제외한다)
5. 제76조의2 제4항을 위반한 자

(4) 1년 이하의 징역 또는 2천만원 이하의 벌금

제76조의2 제2항 후단을 위반하여 경찰관서의 요청을 거부한 자는 1년 이하의 징역 또는 2천만원 이하의 벌금에 처한다(감염예방법 제79조의2).

(5) 300만원 이하의 벌금

다음 각 호의 어느 하나에 해당하는 자는 300만원 이하의 벌금에 처한다(감염예방법 제80조).

1. 제3급감염병 및 제4급감염병에 대하여 제11조에 따른 보고 또는 신고 의무를 위반하거나 거짓으로 보고 또는 신고한 의사, 치과의사, 한의사, 군의관, 의료기관의 장, 감염병병원체 확인기관의 장 또는 감염병 표본감시기관
2. 제3급감염병 및 제4급감염병에 대하여 제11조에 따른 의사, 치과의사, 한의사, 군의관, 의료기관의 장, 감염병병원체 확인기관의 장 또는 감염병 표본감시기관의 보고 또는 신고를 방해한 자
3. 제37조 제4항을 위반하여 감염병관리시설을 설치하지 아니한 자
4. 제41조 제1항을 위반하여 입원치료를 받지 아니하거나 같은 조 제2항 및 제3항을 위반하여 입원 또는 치료를 거부한 자
5. 제42조에 따른 강제처분에 따르지 아니한 자
6. 제45조를 위반하여 일반인과 접촉하는 일이 많은 직업에 종사한 자 또는 감염병환자 등을 그러한 직업에 고용한 자
7. 제47조 또는 제49조 제1항(같은 항 제3호 중 건강진단에 관한 사항은 제외한다)에 따른 조치에 위반한 자
8. 제52조 제1항에 따른 소독업 신고를 하지 아니하거나 거짓이나 그 밖의 부정한 방법으로 신고하고 소독업을 영위한 자
9. 제54조 제1항에 따른 기준과 방법에 따라 소독하지 아니한 자

(6) 200만원 이하의 벌금

다음 각 호의 어느 하나에 해당하는 자는 200만원 이하의 벌금에 처한다(감염예방법 제81조).

1. 삭제
2. 삭제
3. 제12조 제1항에 따른 신고를 게을리한 자
4. 세대주, 관리인 등으로 하여금 제12조 제1항에 따른 신고를 하지 아니하도록 한 자
5. 삭제
6. 제20조에 따른 해부명령을 거부한 자
7. 제27조에 따른 예방접종증명서를 거짓으로 발급한 자
8. 제29조를 위반하여 역학조사를 거부·방해 또는 기피한 자
9. 제45조 제2항을 위반하여 성매개감염병에 관한 건강진단을 받지 아니한 자를 영업에 종사하게 한 자
10. 제46조 또는 제49조 제1항 제3호에 따른 건강진단을 거부하거나 기피한 자

2. 양벌규정

법인의 대표자나 법인 또는 개인의 대리인, 사용인, 그 밖의 종업원이 그 법인 또는 개인의 업무에 관하여 제77조부터 제81조까지의 어느 하나에 해당하는 위반행위를 하면 그

행위자를 벌하는 외에 그 법인 또는 개인에게도 해당 조문의 벌금형을 과(科)한다. 다만, 법인 또는 개인이 그 위반행위를 방지하기 위하여 해당 업무에 관하여 상당한 주의와 감독을 게을리하지 아니한 경우에는 그러하지 아니하다(감염예방법 제82조).

3. 과태료

(1) 1천만원 이하의 과태료

다음 각 호의 어느 하나에 해당하는 자에게는 1천만원 이하의 과태료를 부과한다(감염예방법 제83조 제1항).

1. 제23조 제3항 단서 또는 같은 조 제4항에 따른 변경신고를 하지 아니한 자
2. 제23조 제5항에 따른 신고를 하지 아니한 자
3. 제35조의2를 위반하여 거짓 진술, 거짓 자료를 제출하거나 고의적으로 사실을 누락·은폐한 자

(2) 100만원 이하의 과태료

다음 각 호의 어느 하나에 해당하는 자에게는 100만원 이하의 과태료를 부과한다(감염예방법 제83조 제2항).

1. 제28조 제2항에 따른 보고를 하지 아니하거나 거짓으로 보고한 자
2. 제51조 제2항에 따른 소독을 하지 아니한 자
3. 제53조에 따른 휴업·폐업 또는 재개업 신고를 하지 아니한 자
4. 제54조 제2항에 따른 소독에 관한 사항을 기록·보존하지 아니하거나 거짓으로 기록한 자

(3) 과태료는 대통령령으로 정하는 바에 따라 보건복지부장관, 관할 시·도지사 또는 시장·군수·구청장이 부과·징수한다(감염예방법 제83조 제3항).

※과태료의 부과(시행령 제33조)
법 제83조 제1항 및 제2항에 따른 과태료의 부과기준은 별표 3과 같다.
■ 감염병의 예방 및 관리에 관한 법률 시행령 [별표 3]
과태료의 부과기준(제33조 관련)

1. 일반기준
  가. 위반행위의 횟수에 따른 과태료의 가중된 부과기준은 최근 1년간 같은 위반행위로 과태료 부과처분을 받은 경우에 적용한다. 이 경우 기간의 계산은 위반행위에 대하여 과태료 부과처분을 받은 날과 그 처분 후 다시 같은 위반행위를 하여 적발된 날을 기준으로 한다.
  나. 가목에 따라 가중된 부과처분을 하는 경우 가중처분의 적용차수는 그 위반행위 전 부과처분 차수(가목에 따른 기간 내에 과태료 부과처분이 둘 이상 있었던 경우에는 높은 차수를 말한다)의 다음 차수로 한다.
  다. 보건복지부장관, 시·도지사 또는 시장·군수·구청장(이하 "부과권자"라 한다)은

위반행위자가 다음의 어느 하나에 해당하는 경우에는 제2호의 개별기준에 따른 과태료 금액의 2분의 1 범위에서 그 금액을 감경할 수 있다. 다만, 과태료를 체납하고 있는 위반행위자에 대해서는 그렇지 않다.

 1) 위반행위자가 「질서위반행위규제법 시행령」 제2조의2 제1항 각 호의 어느 하나에 해당하는 경우

 2) 위반행위자가 자연재해·화재 등으로 재산에 현저한 손실이 발생하거나 사업 여건의 악화로 사업이 중대한 위기에 처하는 등의 사정이 있는 경우

 3) 위반행위가 사소한 부주의나 오류 등 과실로 인한 것으로 인정되는 경우

 4) 위반행위자가 해당 위반행위로 이 법에 따른 제재 처분을 받거나 다른 법률에 따른 과태료·벌금 등의 처분을 받은 경우

 5) 그 밖에 위반행위의 정도, 위반행위의 동기와 그 결과 등을 고려하여 감경할 필요가 있다고 인정되는 경우

라. 부과권자는 위반행위의 정도, 위반행위의 동기와 그 결과 등을 고려하여 제2호의 개별기준에 따른 과태료 금액의 2분의 1 범위에서 그 금액을 늘려 부과할 수 있다. 다만, 늘려 부과하는 경우에도 법 제83조 제1항 및 제2항에 따른 과태료 금액의 상한을 넘을 수 없다.

2. 개별기준

위반행위	근거 법조문	과태료 금액(단위: 만원)	
		1차 위반	2차 이상 위반
가. 법 제23조 제3항 단서 또는 같은 조 제4항에 따른 변경신고를 하지 않은 경우	법 제83조 제1항 제1호	100	200
나. 법 제23조 제5항에 따른 신고를 하지 않은 경우	법 제83조 제1항 제2호	100	200
다. 법 제28조 제2항에 따른 보고를 하지 않거나 거짓으로 보고한 경우	법 제83조 제2항 제1호	50	100
라. 법 제35조의2를 위반하여 거짓 진술, 거짓 자료를 제출하거나 고의적으로 사실을 누락·은폐한 경우	법 제83조 제1항 제3호	500	1,000
마. 법 제51조 제2항에 따른 소독을 하지 않은 경우	법 제83조 제2항 제2호	50	100
바. 법 제53조에 따른 휴업·폐업 또는 재개업 신고를 하지 않은 경우	법 제83조 제2항 제3호	25	50
사. 법 제54조 제2항에 따른 소독에 관한 사항을 기록·보존하지 않거나 거짓으로 기록한 경우	법 제83조 제2항 제4호	15	30

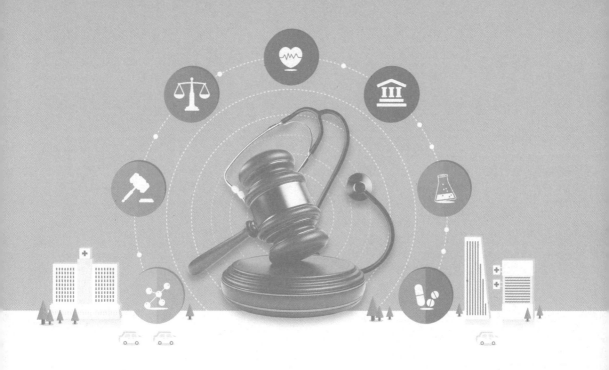

제 6 편

검역법

제 1 장

총 칙

1. 목 적

이 법은 우리나라로 들어오거나 외국으로 나가는 운송수단, 사람 및 화물을 검역(檢疫)하는 절차와 감염병을 예방하기 위한 조치에 관한 사항을 규정하여 국내외로 감염병이 번지는 것을 방지함으로써 국민의 건강을 유지·보호하는 것을 목적으로 한다(검역법 제1조).

2. 정 의

이 법에서 사용하는 용어의 뜻은 다음과 같다(검역법 제2조).

(1) 검역감염병

검역감염병이란 다음 각 목의 어느 하나에 해당하는 것을 말한다(검역법 제2조 제1호).

　가. 콜레라
　나. 페스트
　다. 황열
　라. 중증 급성호흡기 증후군(SARS)
　마. 동물인플루엔자 인체감염증
　바. 신종인플루엔자
　사. 중동 호흡기 증후군(MERS)
　아. 가목에서 사목까지의 것 외의 감염병으로서 외국에서 발생하여 국내로 들어올 우려가 있거나 우리나라에서 발생하여 외국으로 번질 우려가 있어 보건복지부장관이 긴급검역조치가 필요하다고 인정하여 고시하는 감염병

> ※보건복지부장관이 긴급검역조치가 필요하다고 인정하는 감염병
> (보건복지부고시 제2016-244호)
>
> 제1조(긴급검역조치가 필요하다고 인정하는 감염병)
> ① 검역법 제2조 제1호의 규정에 따른 보건복지부장관이 긴급검역조치가 필요하다고 인정하는 감염병은 다음 호와 같다.

(2) 운송수단

운송수단이란 선박, 항공기, 열차 또는 자동차를 말한다(검역법 제2조 제2호).

(3) 검역감염병 환자

검역감염병 환자란 검역감염병 병원체가 인체에 침입하여 증상을 나타내는 사람으로서 의사의 진단 및 검사를 통하여 확인된 사람을 말한다(검역법 제2조 제3호).

(4) 검역감염병 의사환자

검역감염병 의사환자란 검역감염병 병원체가 인체에 침입한 것으로 의심되나 검역감염병 환자로 확인되기 전 단계에 있는 사람을 말한다(검역법 제2조 제4호).

(5) 검역감염병 의심자

검역감염병 의심자란 검역감염병 환자나 **검역감염병** 의사환자와 접촉하거나 **검역감염병 병원체에** 노출된 사람으로서 검역감염병의 증상은 없으나 **검역감염병의 발생이 의심되는 사람을 말한다**(검역법 제2조 제5호).

(6) 감염병 매개체

감염병 매개체란 공중보건에 위험한 감염성 물질을 전달하는 **쥐나 위생해충을 말한다**(검역법 제2조 제6호).

3. 책 무

(1) 국가는 검역 업무를 수행할 때에 검역 대상자의 인권을 보호하여야 한다(검역법 제3조 제1항).

(2) 국가는 검역감염병이 국내외로 번지는 것에 신속하게 대처하기 위한 대응 방안을 수립하여야 한다(검역법 제3조 제2항).

(3) 국민은 검역감염병이 국내외로 번지는 것을 막기 위한 국가의 시책에 적극 협력하여야 한다(검역법 제3조 제3항).

4. 다른 법률과의 관계

검역 관련 업무에 관하여는 다른 법률에 특별한 규정이 있는 경우 외에는 이 법에 따른다(검역법 제4조).

5. 오염지역의 지정 및 해제

(1) 보건복지부장관은 검역감염병이 발생하여 유행하고 있거나 세계보건기구가 정한 공중보건 위기관리 대상이 되는 감염병환자가 발생하고 있는 지역을 오염지역으로 지정할 수 있다(검역법 제5조 제1항).

(2) 제1항에 따른 오염지역 지정절차 등에 관하여 필요한 사항은 보건복지부령으로 정한다(검역법 제5조 제2항).

> ※오염지역의 지정 절차 등(시행규칙 제2조)
> ① 질병관리본부장은 「검역법」(이하 "법"이라 한다) 제5조에 따라 다음 각 호의 어느 하나에 해당하는 지역을 오염지역으로 지정할 수 있다.
> 1. 세계보건기구(WHO)가 「국제보건규칙(IHR)」에 따라 검역감염병 발생 정보를 제공한 지역
> 2. 검역감염병이 발생한 날부터 1년이 지나지 않은 지역
> ② 질병관리본부장은 제1항에 따라 지정한 오염지역의 지정 사유가 소멸되었을 때에는 그 지정을 해제하여야 한다.
> ③ 질병관리본부장은 제1항 또는 제2항에 따라 오염지역을 지정하거나 지정 해제한 경우에는 질병관리본부 인터넷 홈페이지에 그 사실을 게시하여야 한다.

6. 오염인근지역의 관리

(1) 보건복지부장관은 검역감염병을 예방하기 위하여 필요한 경우에는 제5조 제1항에 따른 오염지역의 인근지역으로서 검역감염병이 발생할 우려가 있는 지역(이하 "오염인근지역"이라 한다)에 체류하거나 경유한 자에 대하여 건강상태 질문서를 제출하게 하거나 발열 여부를 검사하는 등 검역조치를 할 수 있다(검역법 제5조의2 제1항).

(2) 제1항에 따른 오염인근지역의 범위 및 오염인근지역의 선정 등에 관하여 필요한 사항은 보건복지부령으로 정한다(검역법 제5조의2 제2항).

> ※오염인근지역의 관리(시행규칙 제2조의2)
> ① 질병관리본부장은 다음 각 호의 어느 하나에 해당하는 오염지역의 인근지역으로서 검역감염병이 발생할 우려가 있는 지역을 법 제5조의2 제1항에 따른 오염인근지역(이하 "오염인근지역"이라 한다)으로 선정할 수 있다.
> 1. 세계보건기구가 「국제보건규칙」에 따라 공중보건 위기상황으로 결정한 검역감염병이 발생하여 유행하고 있는 지역
> 2. 국내에 유입되어 확산될 우려가 있거나 국내에 유입되어 확산되고 있는 검역감염병이 발생하여 유행하고 있는 지역

② 질병관리본부장은 제1항에 따라 선정한 오염인근지역의 선정 사유가 소멸된 경우에는 그 선정을 해제하여야 한다.

③ 질병관리본부장은 제1항 또는 제2항에 따라 오염인근지역을 선정하거나 선정 해제한 경우에는 질병관리본부 인터넷 홈페이지에 그 사실을 게시하여야 한다.

━━ 예상문제

Q1. 다음 중 검역법의 목적으로 맞은 것은?

① 출국자에 대한 정기 예방접종을 실시하는 것

② 선박이나 항공기의 환경 위생 감시

③ 전염병을 방지하여 국민보건을 증진함

④ 국외 전염병에 대한 치료를 위한 것

⑤ 국내 또는 국외로 감염병이 번지는 것을 방지하는 것

> **해설** §검역법 제1조(목적)　이 법은 우리나라로 들어오거나 외국으로 나가는 운송수단, 사람 및 화물을 검역(檢疫)하는 절차와 감염병을 예방하기 위한 조치에 관한 사항을 규정하여 국내외로 감염병이 번지는 것을 방지함으로써 국민의 건강을 유지·보호하는 것을 목적으로 한다.

Q2. 다음 중 검역감염병으로 바르게 짝지어진 것은 ?

① 황열, AIDS, 두창　　　　② 두창, 장티푸스, 파라티푸스

③ AIDS, 콜레라, 페스트　　④ 황열, 페스트, 두창

⑤ 중증 급성호흡기 증후군(SARS), 동물인플루엔자 인체감염증, 중동 호흡기 증후군(MERS)

> **해설** §검역법 제2조 제1항 제1호(정의)
> 검역감염병이란 다음 각 목의 어느 하나에 해당하는 것을 말한다.
> 가. 콜레라, 나. 페스트, 다. 황열, 라. 중증 급성호흡기 증후군(SARS), 마. 동물인플루엔자 인체감염증, 바. 신종인플루엔자, 사. 중동 호흡기 증후군(MERS), 아. 가목에서 사목까지의 것 외의 감염병으로서 외국에서 발생하여 국내로 들어올 우려가 있거나 우리나라에서 발생하여 외국으로 번질 우려가 있어 보건복지부장관이 긴급 검역조치가 필요하다고 인정하여 고시하는 감염병

정답　1. ⑤　　2. ⑤

제 2 장

검역조사

1. 검역이 필요한 운송수단 등

(1) 다음 각 호의 어느 하나에 해당하는 운송수단과 사람 및 화물(운송수단 내의 컨테이너, 운송수단 내 비치용품, 소모용품 및 개인 소지 물품을 포함한다. 이하 같다)은 제12조에 따른 검역조사를 받아야 한다. 다만, 외국으로 나가는 운송수단과 사람 및 화물에 대하여는 보건복지부장관이 우리나라에서 검역감염병이 발생하여 국외로 번질 우려가 있다고 인정하는 경우가 아니면 생략할 수 있다(검역법 제6조 제1항).

1. 우리나라로 들어오거나 외국으로 나가는 운송수단과 사람 및 화물
2. 범죄의 예방, 수사 업무나 피의자 체포 업무를 수행할 때에 제1호에 해당하는 운송수단과 접촉한 운송수단과 사람 및 화물

(2) 검역조사를 받지 아니한 운송수단과 사람 및 화물은 검역 절차가 끝나기 전에는 우리나라로 들어오거나 외국으로 나갈 수 없다(검역법 제6조 제2항).

(3) 연료나 자재 및 생활필수품 등을 공급받을 목적으로 우리나라에 일시 머무르는 운송수단 중 보건복지부령으로 정하는 운송수단에 대하여는 보건복지부령으로 정하는 바에 따라 검역조사의 전부 또는 일부를 생략할 수 있다(검역법 제6조 제3항).

※검역조사의 생략 등(시행규칙 제3조)

① 법 제6조 제3항에서 "보건복지부령으로 정하는 운송수단"이란 검역감염병 환자와 검역감염병 의사환자(이하 "검역감염병 환자 등"이라 한다)가 없는 운송수단으로서 승무원, 승객 또는 화물을 내리지 아니하며 다음 각 호의 어느 하나의 사유로 우리나라에 일시 머무르는 운송수단을 말한다.
 1. 급유 또는 급수를 위한 경우
 2. 운행에 필요한 물품을 공급받기 위한 경우
 3. 도착 또는 출발 증명서를 받기 위한 경우
 4. 운송수단을 수리하기 위한 경우
② 법 제6조 제3항에 따라 검역조사의 전부 또는 일부를 생략하여 줄 것을 신청하려는 운송수단의 장은 별지 제1호서식에 따른 검역조사 생략 신청서를 검역소장에게 제출하여야 한다.

2. 군용 운송수단에 대한 검역

검역소장은 군용(軍用) 운송수단에 대하여는 해당 운송수단의 장이 다음 각 호의 사실을 통보하면 검역조사를 생략할 수 있다(검역법 제7조).

1. 운송수단 안에 검역감염병 환자나 검역감염병 의사환자(擬似患者)가 없다는 사실
2. 운송수단 안에 감염병 매개체가 없다는 사실

3. 피난 운송수단에 대한 검역

(1) 운송수단을 운행 또는 조종하는 사람이나 운행 또는 조종의 책임자(이하 "운송수단의 장"이라 한다)는 운송수단이 긴급한 위난을 피하기 위하여 부득이하게 검역 장소가 아닌 곳에 도착한 경우에는 그 도착 장소와 가장 가까운 검역구역을 관할하는 검역소장에게 검역감염병 환자의 유무와 위생 상태 등 보건복지부령으로 정하는 사항을 보건복지부령으로 정하는 바에 따라 보고하여야 한다(검역법 제8조 제1항).

(2) 보고를 받은 검역소장은 운송수단의 장에게 검역감염병 환자에 대한 조치 등 필요한 조치를 하도록 지시할 수 있다(검역법 제8조 제2항).

(3) 지시를 받은 운송수단의 장은 그 지시에 따라야 한다(검역법 제8조 제3항).

4. 검역 통보

운송수단의 장은 해당 운송수단이 검역 장소에 접근하였을 때에는 해당 검역 장소를 관할하는 검역소장에게 검역감염병 환자의 유무와 위생 상태 등 보건복지부령으로 정하는 사항을 보건복지부령으로 정하는 바에 따라 통보하여야 한다. 다만, 나포(拿捕), 귀순 및 조난 등으로 들어오는 경우에는 조사 관련 기관의 장이 통보할 수 있다(검역법 제9조).

5. 검역 장소

(1) 보건복지부장관은 관계 중앙행정기관의 장과 협의하여 검역 장소를 정한다(검역법 제10조 제1항).

(2) 검역을 받으려는 운송수단은 검역 장소에 도착하여 검역조사를 받아야 한다. 이 경우 선박은 노란색 기(旗)를 달거나 노란색 전조등을 켜는 등 검역 표시를 한 후 검역조사를 받아야 한다(검역법 제10조 제2항).

(3) 검역소장은 날씨나 그 밖의 부득이한 사유로서 보건복지부령으로 정하는 경우에는 제1항에 따른 검역 장소가 아닌 곳에서도 검역조사를 할 수 있다(검역법 제10조 제3항).

(4) 외국으로 나가는 운송수단은 보건복지부령으로 정하는 검역구역(이하 "검역구역"이라 한다) 안에서 검역조사를 받아야 한다(검역법 제10조 제4항).

6. 검역 시각

(1) 검역소장은 날씨나 그 밖의 부득이한 사유가 없는 경우에는 해가 뜰 때부터 해가 질 때까지 검역 장소에 들어온 선박에 대하여 즉시 검역조사를 하여야 하고, 해가 진 후 검역 장소에 들어온 선박으로서 다음 각 호의 어느 하나에 해당하는 선박에 대하여도 즉시 검역조사를 하여야 한다(검역법 제11조 제1항).

1. 선박 안에 응급환자가 있는 경우
2. 선박의 화물을 긴급하게 하역(荷役)할 필요가 있는 경우
3. 그 밖에 안전사고 등 긴급한 상황이 발생한 경우

(2) 검역소장은 선박을 제외한 운송수단에 대하여는 들어오는 즉시 검역조사를 하여야 하며, 즉시 검역조사를 하지 못하는 부득이한 사유가 있는 경우에는 검역구역에 대기하거나 격리할 것을 조건으로 승객, 승무원 및 화물을 내리게 할 수 있다(검역법 제11조 제2항).

(3) 외국으로 나가는 운송수단의 장은 검역소장에게 출발 예정 시각을 통보하여야 한다(검역법 제11조 제3항).

(4) 검역소장은 통보받은 출발 예정 시각 전에 검역조사를 마쳐야 한다(검역법 제11조 제4항).

7. 검역조사

(1) 검역소장은 다음 각 호의 사항에 대하여 검역조사를 한다. 다만, 자동차의 경우에는 제2호 외의 사항을 생략할 수 있다(검역법 제12조 제1항).

1. 운송수단의 보건·위생 상태에 대한 경과(經過)와 현황
2. 승객, 승무원 및 육로로 걸어서 출입하려는 사람(이하 "도보출입자"라 한다)에 대한 검역감염병의 예방관리에 관한 사항
3. 운송수단의 식품 보관 상태 및 화물의 실린 상태
4. 감염병 매개체의 서식 유무와 번식 상태

(2) 도보출입자는 출입하기 전에 검역구역이나 보건복지부령으로 정하는 장소에서 검역조사를 받아야 한다(검역법 제12조 제2항).

(3) 검역소장은 검역조사를 하기 위하여 운송수단의 장, 그 승객 및 승무원 또는 도보출입자에게 필요한 서류를 제출하거나 제시하도록 요구할 수 있으며, 필요한 사항을 질문할 수 있다(검역법 제12조 제3항).

(4) 검역조사의 방법과 절차 등에 관하여 필요한 사항은 보건복지부령으로 정한다(검역법 제12조 제4항).

8. 검역 전의 승선·탑승

(1) 검역조사를 받아야 할 운송수단에 검역증이 발급되기 전에는 제30조에 따른 검역공무원이 아닌 사람은 승선하거나 탑승할 수 없다. 다만, 미리 보건복지부령으로 정하는 바에 따라 검역소장의 허가를 받은 경우에는 그러하지 아니한다(검역법 제13조 제1항).

(2) 검역소장의 허가를 받지 아니하고 승선하거나 탑승한 사람은 검역조사를 받아야 한다(검역법 제13조 제2항).

※검역 전 승선·탑승의 허가(시행규칙 제7조)

① 법 제13조 제1항 단서에 따라 검역증이 발급되기 전에 도선(導船) 등 부득이한 사유로 승선·탑승하기 위하여 검역소장의 허가를 받으려는 사람은 별지 제11호서식에 따른 검역 전 승선·탑승 허가 신청서를 검역소장에게 제출하여야 한다.

② 제1항에도 불구하고 다음 각 호의 경우에는 검역소장의 허가를 받은 것으로 본다.
 1. 긴급한 위기·위난으로부터 구조하기 위한 경우
 2. 범죄의 예방·수사 또는 피의자의 체포에 관한 업무를 수행하는 경우

9. 전자 검역

(1) 검역소장은 운송수단의 장이 전산으로 검역을 신청한 경우 신청받은 운송수단과 관련한 검역 정보를 확인하여 검역감염병이 국내에 번질 우려가 없다고 인정되면, 도착과 동시에 검역 절차가 끝났음을 알리고 검역증을 내줄 수 있다(검역법 제14조 제1항).

(2) 전산으로 접수된 운송수단의 검역 정보가 사실과 다른 것으로 확인된 운송수단에 대하여는 보건복지부령으로 정하는 바에 따라 재검역 등 필요한 조치를 할 수 있다(검역법 제14조 제2항).

(3) 전자 검역의 절차·방법 등에 관하여 필요한 사항은 보건복지부령으로 정한다(검역법 제14조 제3항).

10. 검역조치

(1) 검역소장은 검역감염병에 감염되었거나 감염된 것으로 의심되는 사람, 검역감염병 병원체에 오염되었거나 오염된 것으로 의심되거나 감염병 매개체가 서식하는 것으로 의심되는 운송수단이나 화물에 대하여 다음 각 호의 전부 또는 일부의 조치를 할 수 있다(검역법 제15조 제1항).

1. 검역감염병 환자와 검역감염병 의사환자(이하 "검역감염병 환자 등"이라 한다)를 격리시키는 것
2. 검역감염병 의심자를 감시하거나 격리시키는 것
3. 검역감염병 병원체에 오염되었거나 오염된 것으로 의심되는 화물을 소독 또는 폐기하거나 옮기지 못하게 하는 것

4. 검역감염병 병원체에 오염되었거나 오염된 것으로 의심되는 곳을 소독하거나 사용을 금지 또는 제한하는 것
5. 검역감염병에 감염되었거나 감염된 것으로 의심되는 시체(죽은 태아를 포함한다. 이하 같다)를 검사하기 위하여 해부하는 것
6. 운송수단과 화물을 소독하고 감염병 매개체를 없애도록 운송수단의 장이나 화물의 소유자 또는 관리자에게 명하는 것
7. 검역감염병의 감염 여부를 확인할 필요가 있다고 인정되는 사람을 진찰하거나 검사하는 것
8. 검역감염병의 예방이 필요한 사람에게 예방접종을 하는 것

(2) 시체를 해부하려면 「장사 등에 관한 법률」 제2조 제16호에 따른 연고자(같은 호 각 목에 규정된 선순위자가 없는 경우에는 그 다음 순위자를 말한다. 이하 "연고자"라 한다)의 승낙을 받아야 한다. 다만, 다음 각 호의 어느 하나에 해당하는 경우에는 연고자의 승낙을 받지 아니할 수 있다(검역법 제15조 제2항).

1. 연고자가 국외 또는 섬, 벽지(僻地) 등에 있거나 사는 곳을 알지 못할 때
2. 그 밖의 사유로 연고자의 승낙을 받을 수 없을 때
3. 연고자의 승낙을 받을 때까지 기다리면 해부의 목적을 이룰 수 없을 때

(3) 명령을 받은 운송수단의 장이나 화물의 소유자 또는 관리자는 보건복지부령으로 정하는 자격이 있는 자에게 소독 등의 업무를 대신하게 하고 그 결과에 대하여 검역소장의 확인을 받아야 한다(검역법 제15조 제3항).

(4) 해당 검역소장이 적절한 조치를 시행할 수 없는 경우에는 운송수단의 장에게 그 이유를 알리고 회항(回航)하거나 다른 검역 장소로 이동할 것을 지시할 수 있다. 이 경우 해당 운송수단의 장은 그 지시에 따라야 한다(검역법 제15조 제4항).

(5) 검역소장은 검역조치를 할 때에 필요하면 관계 기관에 협조를 요청할 수 있으며, 그 요청을 받은 관계 기관의 장은 부득이한 사유가 없으면 협조하여야 한다(검역법 제15조 제5항).

11. 검역감염병 환자 등의 격리

(1) 검역소장은 제15조 제1항 제1호에 따라 검역감염병 환자 등을 다음 각 호의 어느 하나에 해당하는 시설에 격리한다(검역법 제16조 제1항).

1. 보건복지부장관이 지정한 검역소 내 격리병동(隔離病棟)
2. 「감염병의 예방 및 관리에 관한 법률」 제36조 또는 제37조에 따른 감염병관리기관, 격리소·요양소 또는 진료소
3. 자가(自家)
4. 「감염병의 예방 및 관리에 관한 법률」 제8조의2에 따른 감염병전문병원

(2) 검역소장은 검역감염병 환자등이 많이 발생하여 제1항에 따른 격리병동이나 감염병 관리기관 등이 부족한 경우에는 보건복지부령으로 정하는 바에 따라 임시 격리시설을 설치·운영할 수 있다(검역법 제16조 제2항).

(3) 검역소장은 격리조치(이송을 포함한다)를 할 때에 필요하면 특별시장·광역시장·도지사·특별자치도지사(이하 "시·도지사"라 한다) 또는 시장·군수·구청장(자치구의 구청장을 말한다. 이하 같다)에게 협조를 요청할 수 있다. 이 경우 시·도지사 또는 시장·군수·구청장은 특별한 사유가 없으면 협조하여야 한다(검역법 제16조 제3항).

(4) 검역감염병 환자 등의 격리 기간은 검역감염병 환자 등의 감염력이 없어질 때까지로 한다(검역법 제16조 제4항).

(5) 격리 기간 동안 격리된 사람은 검역소장의 허가를 받지 아니하고는 다른 사람과 접촉할 수 없다(검역법 제16조 제5항).

(6) 검역소장은 검역감염병 환자 등을 격리 수용하였을 때에는 보건복지부령으로 정하는 바에 따라 격리 사실을 격리 대상자의 가족, 보호자 또는 격리 대상자가 지정한 사람에게 알려야 한다(검역법 제16조 제6항).

※격리 사실의 통지(시행규칙 제13조)

법 제16조 제1항에 따라 검역소장이 검역감염병 환자등을 격리 수용하였을 때에는 별지 제16호서식에 따른 격리통지서로 격리 대상자의 가족, 보호자 또는 격리 대상자가 지정한 사람에게 알려야 한다.

※임시 격리시설의 설치·운영 등(시행규칙 제14조)

법 제16조 제2항에 따라 검역소장은 다음 각 호의 시설에 임시 격리시설을 설치·운영할 수 있다.

1. 검역소 내의 별도로 구획된 임시 격리시설
2. 검역감염병 환자등이 발생한 운송수단
3. 국제공항 및 국제여객터미널 등 검역구역 내에 관계 행정기관의 장과 협의하여 지정하는 시설
4. 간이 진료시설 설치와 격리가 가능한 숙박시설로서 특별시장·광역시장·도지사·특별자치도지사 또는 시장·군수·구청장(자치구의 구청장을 말한다)과 협의하여 지정하는 시설

※격리 기간 동안 다른 사람과의 접촉(시행규칙 제14조의2)

① 법 제16조 제5항에 따라 격리된 사람이 다른 사람을 접촉하려는 경우나 다른 사람이 격리된 사람을 접촉하려는 경우에는 별지 제16호의2서식에 따른 접촉 허가 신청서를 검역소장에게 제출하여야 한다.

② 제1항에 따른 허가 신청을 받은 검역소장은 해당 검역감염병의 특성과 허가 신청인의 상태 등을 고려하여 지체 없이 허가 여부를 결정하고 이를 허가 신청인에게 통지하여야 한다.

12. 검역감염병 의심자에 대한 감시 등

(1) 검역소장은 검역감염병 의심자가 입국 후 거주하거나 체류하는 지역의 특별자치도지사·시장·군수·구청장에게 그 **검역감염병 의심자의 건강 상태를 감시하도록 요청하거나** 검역감염병 의심자를 제16조 제1항 또는 제2항에 따른 시설에 격리시킬 수 있다(검역법 제17조 제1항).

(2) 특별자치도지사·시장·군수·구청장은 감시하는 동안 검역감염병 의심자가 검역감염병 환자나 검역감염병 의사환자로 확인된 경우에는 지체 없이 격리 등 필요한 조치를 하고 즉시 그 사실을 해당 검역소장에게 통보하여야 한다(검역법 제17조 제2항).

(3) 감시 또는 격리 기간은 다음 각 호의 어느 하나를 초과할 수 없다(검역법 제17조 제3항).

1. 콜레라: 5일
2. 페스트: 6일
3. 황열: 6일
4. 중증 급성호흡기 증후군(SARS): 10일
5. 동물인플루엔자 인체감염증: 10일
6. 제2조 제1호 바목부터 아목까지의 감염병: 그 최대 잠복기
   바. 신종인플루엔자(제2조 제1호 바목)
   사. 중동 호흡기 증후군(MERS)(제2조 제1호 사목)
   아. 가목에서 사목까지의 것 외의 감염병으로서 외국에서 발생하여 국내로 들어올 우려가 있거나 우리나라에서 발생하여 외국으로 번질 우려가 있어 보건복지부장관이 긴급 검역조치가 필요하다고 인정하여 고시하는 감염병(제2조 제1호 아목)

13. 격리시설 등에서 화물 반출의 금지

제16조에 따른 격리병동과 임시 격리시설에서 사용하거나 보관 중인 화물은 검역소장의 허락을 지 아니하고 반출하여서는 아니 된다(검역법 제18조).

14. 오염운송수단 등의 이동금지 등의 조치

(1) 검역소장은 검역감염병에 감염되었거나 감염이 의심되는 승객, 승무원 및 도보출입자, 검역감염병 병원체에 오염되었거나 오염이 의심되는 운송수단 및 화물(이하 이 조에서 "오염운송수단 등"이라 한다)에 대하여는 검역소장이 지정하는 장소에서 검역감염병 유무에 관한 검사, 소독 및 물건의 폐기 등의 조치가 끝날 때까지 보건복지부령으로 정하는 바에 따라 이동금지 등의 조치를 할 수 있다(검역법 제19조 제1항).

(2) 검역소장은 오염운송수단 등에 대한 조치를 하여 검역감염병이 국내로 번질 우려가 없다고 인정되면 그 이동금지 등의 조치를 해제하여야 한다. 이 경우 이동금지 등의 조치를 해제하기 위한 인정 기준은 보건복지부령으로 정한다(검역법 제19조 제2항).

① 법 제19조 제1항에 따라 검역소장이 이동금지 등의 조치를 할 때에는 운송수단의 장 또는
그 소유자에게 별지 제17호서식에 따른 오염운송수단 등의 이동금지 등의 통보서로 알려야
한다.
② 검역소장은 검역감염병이 국내로 번질 우려가 없다고 인정되는 다음 각 호의 경우에는 제1
항에 따른 조치를 지체 없이 해제하고 이를 운송수단의 장 또는 그 소유자에게 알려야 한다.
  1. 검역감염병 검사 결과 이상이 없다고 판명된 경우
  2. 제12조 제4항에 따라 소독 결과 보고서를 제출한 경우
  3. 「폐기물관리법」 제13조에 따라 물건의 폐기를 완료한 경우
  4. 그 밖에 법 제19조 제1항의 조치사항을 이행하였다고 검역소장이 인정한 경우

15. 검역감염병 외의 감염병에 대한 예방조치

검역소장은 검역조사에서 검역감염병 외의 감염병에 걸린 환자나 검역감염병 외의 감
염병으로 죽은 사람의 시체를 발견하였거나, 해당 운송수단이 검역감염병 외의 감염병
병원체에 오염되었거나 오염되었을 가능성이 있는 경우에는 보건복지부령으로 정하는
바에 따라 진찰, 검사, 소독 및 그 밖에 필요한 예방조치를 할 수 있다(검역법 제20조).

법 제20조에 따라 검역소장은 해당 검역감염병 외의 감염병 환자 및 감염병 의사환자의 거주
지 관할 특별시·광역시·도·특별자치도에 통보하여 진찰, 검사, 소독 및 그 밖에 필요한 예
방조치를 하도록 하고, 해당 운송수단의 장에게는 감염 방지 방법 등을 지도할 수 있다.

16. 소독이 필요한 화물의 보관

검역소장은 운송수단의 화물선적 목록에 적힌 화물 중 소독할 필요가 있다고 인정되는
화물은 다른 화물과 접촉되지 아니하게 따로 보관할 것을 해당 세관장에게 요구할 수
있다(검역법 제21조).

17. 검역증

검역소장은 검역조사 결과 운송수단, 사람 또는 화물에 이상이 없으면 운송수단의 장에
게 보건복지부령으로 정하는 바에 따라 검역증을 내주어야 한다(검역법 제22조).

18. 조건부 검역증

(1) 검역소장은 검역조사 결과 검역소독 등을 실시할 것을 조건으로 도착을 허가한 운
송수단의 장에게 조건부 검역증을 내줄 수 있다(검역법 제23조 제1항).
(2) 검역소장은 조건부 검역증을 받은 운송수단의 장이 해당 조건을 이행하였을 때에는

그 운송수단의 장으로부터 조건부 검역증을 돌려받고 검역증을 내주어야 한다(검역법 제23조 제2항).

(3) 검역소장은 운송수단의 장이 조건부 검역증에 제시된 조건을 이행하지 아니하면 이동금지 등의 조치를 할 수 있다(검역법 제23조 제3항).

(4) 검역소장은 운송수단의 장이 조건부 검역증을 받은 운송수단에 대한 조건을 이행하는 것이 곤란하다고 판단될 경우에는 운송수단의 장에게 그 이유를 밝히고 보건복지부령으로 정하는 바에 따라 회항시키거나 다른 검역구역으로 이동할 것을 지시할 수 있다. 이 경우 해당 운송수단의 장은 그 지시에 따라야 한다(검역법 제23조 제4항).

19. 출입국의 금지 또는 정지 요청

보건복지부장관은 공중위생상 큰 위해를 끼칠 염려가 있다고 인정되는 검역감염병 환자 등 또는 검역감염병 의심자에 대하여는 법무부장관에게 출국 또는 입국의 금지 또는 정지를 요청할 수 있다. 다만, 입국의 금지 또는 정지의 요청은 외국인의 경우에만 해당한다(검역법 제24조).

20. 시체 등의 반입 및 조사

(1) 국내로 시체를 반입하려는 자는 검역감염병으로 인한 사망 여부를 확인하기 위하여 보건복지부령으로 정하는 바에 따라 필요한 서류를 제출하거나 제시하여야 한다(검역법 제25조 제1항).

(2) 검역소장은 검역감염병으로 죽은 사람의 시체, 유골 및 유물로서, 방부처리(防腐處理) 후 불침투성(不浸透性) 관(棺)에 밀봉되어 있지 아니하거나 화장조치(火葬措置)가 되어 있지 아니한 것에 대하여는 국내 반입을 허용하지 아니한다(검역법 제25조 제2항).

(3) 운송수단의 운행 중 발생한 사망자의 시체는 보건복지부령으로 정하는 바에 따라 검역조사를 받아야 한다(검역법 제25조 제3항).

※ 시체 반입에 필요한 서류 등(시행규칙 제19조)

법 제25조 제1항에 따라 시체를 반입하려는 자는 다음 각 호의 서류를 검역소장에게 제출하여야 한다.
  1. 사망진단서 또는 사체검안서(死體檢案書)
  2. 방부처리 증명서류(검역감염병으로 사망한 경우만 해당한다)
  3. 항공화물운송장 사본 또는 선하증권(船荷證券) 사본
  4. 그 밖에 검역소장이 검역감염병으로 인한 사망 여부를 확인하기 위하여 제출을 요구하는 서류

21. 공중보건조치

검역소장은 검역감염병의 전파가 우려될 경우에는 우리나라로 들어오거나 외국으로 나가는 사람에게 다음 각 호에 해당하는 조치를 할 수 있다(검역법 제26조).

1. 여행지역과 시기에 관한 정보의 요구
2. 검역감염병 관련 건강 상태에 관한 정보의 요구
3. 예방접종을 증명할 수 있는 서류의 요구
4. 검역감염병의 감염 여부를 파악하기 위한 검사 또는 검진

22. 선박위생관리 증명서 등의 발급 등

(1) 검역소장은 선장 또는 선박의 소유자가 선박위생관리 증명서 발급을 신청하면 그 선박에 대하여 검역감염병 병원체의 오염 여부와 감염병 매개체 유무에 관한 검사를 하고, 그 결과 검역감염병 병원체의 오염이 의심되거나 감염병 매개체의 서식이 의심되면 보건복지부령으로 정하는 자격이 있는 자에게 소독을 하게 하거나 감염병 매개체를 없애도록 한 후 6개월간 유효한 선박위생관리 증명서를 내준다(검역법 제27조 제1항).

(2) 검역소장은 검사 결과 해당 선박에 검역감염병 병원체의 오염 의심이 없고 감염병 매개체가 서식하지 아니한 경우에는 6개월간 유효한 선박위생관리 면제증명서를 내준다(검역법 제27조 제2항).

(3) 검역소장은 조치명령을 받아 소독하거나 감염병 매개체를 없앤 선장 또는 선박의 소유자가 명령 이행에 대한 증명서 발급을 신청하면 6개월간 유효한 선박위생관리 증명서를 내준다(검역법 제27조 제3항).

(4) 검역소장은 선박이 선적지(船籍地)로 돌아가거나 제12조와 제15조에 따른 검역조사 및 검역조치를 이행할 수 없는 특별한 사유가 있는 경우에는 제2항에 따른 선박위생관리 면제증명서의 유효기간을 1개월의 범위에서 연장할 수 있다(검역법 제27조 제4항).

(5) 검역소장은 발급된 증명서의 유효기간이 지난 선박이나 그 증명서를 지니지 아니하고 도착한 선박 또는 그 증명서에 재검사가 필요한 것으로 기재되어 있는 선박에 대하여는 제12조에 따른 검역조사를 하여야 한다(검역법 제27조 제5항).

(6) 선박위생관리 증명서와 선박위생관리 면제증명서의 신청 절차 및 발급 방법 등에

관하여 필요한 사항은 보건복지부령으로 정한다(검역법 제27조 제6항).

23. 그 밖의 증명서 발급

(1) 검역소장은 운송수단의 장 또는 그 소유자가 감염병 매개체 구제증명서(驅除證明書) 발급을 신청하면 해당 운송수단에 대하여 보건복지부령으로 정하는 바에 따라 소독 등 감염병 매개체를 없애는 조치를 하고 그 증명서를 내주어야 한다(검역법 제28조 제1항).

(2) 검역소장은 물품을 수출하려는 사람이 다음 각 호에 해당하는 증명서의 발급을 신청하면 그에 해당하는 검역감염병에 대한 예방조치를 하고 보건복지부령으로 정하는 바에 따라 해당 증명서를 내주어야 한다(검역법 제28조 제2항).

(3) 검역소장은 승객 및 승무원 등 외국으로 나가는 사람이 다음 각 호에 해당하는 증명서의 발급을 신청하면 그에 해당하는 검역감염병에 대한 예방조치를 하고 보건복지부령으로 정하는 바에 따라 해당 증명서를 내주어야 한다(검역법 제28조 제3항).

(4) 증명서의 발급 신청 및 그에 따른 예방조치 내용과 증명서 발급 절차에 관하여 필요한 사항은 보건복지부령으로 정한다(검역법 제28조 제4항).

(5) 소독 및 감염병 매개체를 없애는 일은 보건복지부령으로 정하는 자격이 있는 자가 하여야 한다(검역법 제28조 제5항).

② 제1항에 따라 발급 신청을 받은 검역소장은 예방접종을 한 후 별지 제32호서식에 따른 국제공인 예방접종증명서를 발급한다. 다만, 신청인이 「감염병의 예방 및 관리에 관한 법률」에 따른 예방접종을 받았거나 제24조 제1항에 따른 국제공인 예방접종지정기관(이하 "국제공인 예방접종지정기관"이라 한다)에서 예방접종을 받고 「감염병의 예방 및 관리에 관한 법률 시행규칙」 제22조에 따른 예방접종증명서나 국제공인 예방접종지정기관의 장으로부터 발급받은 별지 제33호서식에 따른 예방접종증명서를 제출한 경우에는 그 사실을 확인한 후 증명서를 발급한다.

③ 제2항에 따라 국제공인 예방접종증명서를 발급한 검역소장은 별지 제34호서식에 따른 **국제공인 예방접종증명서 발급 처리부에 접종 상황을 기록하고 10년간 보관하여야 한다.**

24. 국제공인예방접종지정기관의 지정 등

(1) 보건복지부장관은 검역소에서 제28조 제3항에 따른 국제공인 예방접종을 하기 어렵거나 주민이 검역소를 이용하기에 불편한 경우 등에는 다음 각 호의 어느 하나에 해당하는 기관 중에서 국제공인 예방접종을 실시할 수 있는 기관(이하 "국제공인예방접종지정기관"이라 한다)을 지정할 수 있다. 이 경우 보건복지부장관은 이를 공고하여야 한다(검역법 제28조의2 제1항).

1. 「의료법」 제3조에 따른 의료기관
2. 의무실이 설치되어 있고 의사가 항상 근무하는 국가 및 지방자치단체의 기관, 「공공기관의 운영에 관한 법률」에 따른 공공기관

(2) 보건복지부장관은 국제공인예방접종지정기관이 다음 각 호의 어느 하나에 해당하는 경우에는 그 지정을 취소할 수 있다(검역법 제28조의2 제2항).

1. 최근 3년간 검역감염병에 대한 예방접종 실적이 없는 경우
2. 검역감염병 예방접종과 관련하여 이 법이나 의료 관계 법령을 위반한 경우

(3) 국제공인예방접종지정기관의 지정 및 지정취소의 기준ㆍ절차 등에 필요한 사항은 보건복지부령으로 정한다(검역법 제28조의2 제3항).

※국제공인예방접종지정기관의 지정 및 지정취소(시행령 제24조)
① 법 제28조의2 제1항에 따라 국제공인 예방접종을 실시할 수 있는 기관(이하 "국제공인예방접종지정기관"이라 한다)으로 지정받으려는 자(이하 이 조에서 "신청인"이라 한다)는 별지 제35호서식의 국제공인예방접종지정기관 지정신청서에 예방접종을 담당할 의사의 이력서를 첨부하여 질병관리본부장에게 제출하여야 한다.
② 법 제28조의2 제3항에 따른 국제공인예방접종지정기관의 지정기준은 다음 각 호와 같다.
 1. 예방접종에 필요한 약품을 안전하게 보관할 수 있는 장비를 갖출 것
 2. 국제공인예방접종지정기관의 지정이 취소된 기관의 경우에는 그 지정이 취소된 날부터 1년이 경과될 것

③ 질병관리본부장은 신청인이 제2항에 따른 지정기준에 맞는지를 검토한 후 지정 여부를 신청인에게 문서로 통지하여야 한다.

④ 질병관리본부장이 법 제34조의2에 따른 청문 절차를 거쳐 국제공인예방접종지정기관의 지정을 취소하는 경우에는 그 사유를 명시하여 해당 국제공인예방접종지정기관에 문서로 통지하여야 한다.

⑤ 제1항부터 제4항까지에서 규정한 사항 외에 국제공인예방접종지정기관의 지정에 필요한 세부적인 사항은 질병관리본부장이 정한다.

※관인 날인(제25조)

① 검역소장은 이 규칙에 따라 발급하는 증명서(국제공인 예방접종증명서는 제외한다)에는 별지 제36호서식에 따른 관인을 찍어야 한다.

② 검역소장은 제23조 제2항에 따라 발급하는 국제공인 예방접종증명서에는 별지 제37호서식에 따른 국제공인 예방접종확인 관인을 찍어야 한다.

25. 검역구역의 보건위생관리

(1) 검역소장은 검역감염병이나 검역감염병 외의 감염병이 유행하거나 유행할 우려가 있다고 인정하면 검역구역 내 운송수단, 시설, 건물, 물품 및 그 밖의 장소와 그 관계인에 대하여 다음 각 호의 조치를 하거나 필요한 지시를 할 수 있다(검역법 제29조 제1항).

1. 검역감염병 및 검역감염병 외의 감염병에 관한 역학조사(疫學調査)
2. 살충·살균을 위한 소독과 감염병 매개체를 없애는 일
3. 검역감염병 보균자 및 검역감염병 외의 감염병 보균자 색출 검사와 예방접종
4. 운송수단에 실리는 식재료, 식품 및 식수검사
5. 어패류와 식품을 다루는 사람에 대한 위생지도와 교육·홍보
6. 검역구역 안의 감염병 매개체의 서식 분포 등에 대한 조사
7. 선박의 균형을 유지하기 위하여 선박에 실은 물에 대한 조사
8. 그 밖에 보건복지부장관이 검역감염병 및 검역감염병 외의 감염병을 예방하기 위하여 필요하다고 인정하는 사항

(2) 검역소장은 조치와 지시를 할 때에 필요하면 관계 기관이나 해당 사업주에게 협조를 요청할 수 있으며, 그 요청을 받은 관계 기관의 장이나 해당 사업주는 부득이한 사유가 없으면 협조하여야 한다(검역법 제29조 제2항).

26. 검역정보시스템의 구축·운영

(1) 보건복지부장관은 검역감염병에 감염되었거나 감염되었을 것으로 우려되는 사람을 신속히 발견하는 등 효율적 검역업무의 수행을 위하여 검역대상자 등의 정보를 전자적으로 처리할 수 있는 정보시스템을 구축·운영할 수 있다(검역법 제29조의2 제1항).

(2) 보건복지부장관은 시스템을 통하여 운영하는 정보를 효율적인 검역 업무의 수행 이

외의 목적에는 활용할 수 없으며, 사생활의 비밀을 침해하지 아니하도록 관리하여야 한다(검역법 제29조의2 제2항).

(3) 시스템의 구축·운영 등에 필요한 사항은 보건복지부령으로 정한다(검역법 제29조의2 제3항).

▬▬▬ 예상문제

Q1. 아랍에미레이트(UAE)을 여행 후 입국한 대한민국 국민인 'A'가 고열과 기침, 발열, 근육통 증상을 호소하였다. 검역소장은 'A'를 중동 호흡기 증후군(MERS) 감염병 의사환자로 진단하고, 'A'를 감염병관리기관으로 지정받은 종합병원에 격리했다. 이때 격리 기간은?

① 5일   ② 6일   ③ 14일
④ 최대 잠복기   ⑤ 감염력이 없어질 때까지

> 해설 §검역법 제16조 제4항(검역감염병 환자등의 격리)
> 검역감염병 환자 등의 격리 기간은 검역감염병 환자등의 감염력이 없어질 때까지로 한다.

Q2. 검역소장은 중증 급성호흡기 증후군(SARS) 환자 또는 의사환자는 언제까지 격리해야 하는가?

① 120시간   ② 240시간   ③ 완치될 때까지
④ 증상 소실 때까지   ⑤ 감염력이 없어질 때까지

> 해설 §검역법 제16조 제4항(검역감염병 환자등의 격리)
> 검역감염병 환자 등의 격리 기간은 검역감염병 환자등의 감염력이 없어질 때까지로 한다.

Q3. 항공기를 통해 우리나라에 들어온 승객이 증동 호흡기 증후군(MERS)감염되었다고 인정될 때 격리시킬 수 있는 시간은?

① 120시간   ② 144시간   ③ 240시간
④ 최대잠복기   ⑤ 감염력이 없어질 때까지

> 해설 §검역법 제16조 제4항(검역감염병 환자등의 격리)
> 검역감염병 환자 등의 격리 기간은 검역감염병 환자등의 감염력이 없어질 때까지로 한다.

Q4. 중증급성호흡기증후군(SARS)이 유행하고 있는 유럽지역을 여행한 후 공항을 통하여 입국한 A는 감염병의 증상은 없으나, 환자와 접촉하여 발병이 의심된다. 검역소장이 격리할 수 있는 최대 기간은?

① 5일   ② 6일   ③ 10일

④ 최대 잠복기   ⑤ 감염력이 없어질 때까지

해설

§검역법 제17조 제3항(검역감염병 의심자에 대한 감시 등)

제1항에 따른 감시 또는 격리 기간은 다음 각 호의 어느 하나를 초과할 수 없다.

1. 콜레라: 5일
2. 페스트: 6일
3. 황열: 6일
4. 중증 급성호흡기 증후군(SARS): 10일
5. 동물인플루엔자 인체감염증: 10일
6. 제2조 제1호 바목부터 아목까지의 감염병: 그 최대 잠복기

> 바. 신종인플루엔자(제2조 제1호 바목)
> 사. 중동 호흡기 증후군(MERS)(제2조 제1호 사목)
> 아. 가목에서 사목까지의 것 외의 감염병으로서 외국에서 발생하여 국내로 들어올 우려가 있거나 우리나라에서 발생하여 외국으로 번질 우려가 있어 보건복지부장관이 긴급 검역조치가 필요하다고 인정하여 고시하는 감염병(제2조 제1호 아목)

Q5. A는 중동호흡기 증후군(MERS)이 유행하는 지역을 다니며 낙타와 접촉한 사람이 여행을 마친 후 입국하였다. A는 현재 증상은 없으나, 환자와 접촉하여 발생이 의심된다. 거주지역의 지방자치단체장에게 A의 건강상태를 감시하도록 요청할 때 최대 감시기간은?

① 5일
② 6일
③ 10일
④ 최대 잠복기까지
⑤ 감염력이 없어질 때까지

해설   Q1. 해설 참조

Q6. 50세 A는 아랍에미레이트(UAE)에서 귀국할 때 검역소 검역관에게 설사 증세와 기침, 가래 등 호흡기 증상이 있다고 신고하였다. 검역소장은 A를 중동호흡기증후군(MERS) 의사환자로 분류하고 가까운 감염병관리기관에 격리하고, 항공기 동승자의 거주지역 지방자치단체장에게 동승자의 건강 상태를 감시하도록 요청하였다. 의사환자는 환자로 진단되었다. 이때 동승자에 대한 감시 또는 격리할 수 있는 최대기간은?

① 5일　　　　　　　② 6일　　　　　　　③ 10일
④ MERS 최대 잠복기　　⑤ MERS 환자의 감염력이 없어질 때까지

해 설　Q1. 해설 참조

Q7. 검역소장이 콜레라 유행지역의 검역구역 안에서 행할 수 있는 조치로 옳지 않은 것은?
① 콜레라에 관한 역학조사(疫學調査)
② 살충·살균을 위한 소독과 감염병 매개체를 없애는 일
③ 감염병 보균자 색출 검사와 예방접종
④ 운송수단에 실리는 식재료, 식품 및 식수검사
⑤ 어패류의 유통제한 조치

해 설

§검역법 제29조 제1항(**검역구역의 보건위생관리**)
검역소장은 검역감염병이나 검역감염병 외의 감염병이 유행하거나 유행할 우려가 있다고 인정하면 검역구역 내 운송수단, 시설, 건물, 물품 및 그 밖의 장소와 그 관계인에 대하여 다음 각 호의 조치를 하거나 필요한 지시를 할 수 있다.
1. 검역감염병 및 검역감염병 외의 감염병에 관한 역학조사(疫學調査)
2. 살충·살균을 위한 소독과 감염병 매개체를 없애는 일
3. 검역감염병 보균자 및 검역감염병 외의 감염병 보균자 색출 검사와 예방접종
4. 운송수단에 실리는 식재료, 식품 및 식수검사
5. 어패류와 식품을 다루는 사람에 대한 위생지도와 교육·홍보
6. 검역구역 안의 감염병 매개체의 서식 분포 등에 대한 조사
7. 선박의 균형을 유지하기 위하여 선박에 실은 물에 대한 조사
8. 그 밖에 보건복지부장관이 검역감염병 및 검역감염병 외의 감염병을 예방하기 위하여 필요하다고 인정하는 사항

정답　1.⑤　2.⑤　3.⑤　4.③　5.④　6.④　7.⑤

자료제출 요청 등

1. 신고의무

(1) 오염지역에 체류하거나 그 지역을 경유하여 국내에 입국하는 사람은 그 지역을 출발한 후 제17조 제3항 각 호에 해당하는 기간이 경과하지 아니한 경우 그 사실을 검역소장에게 신고하여야 한다(검역법 제29조의3 제1항).

(2) 신고 절차·방법 등 필요한 사항은 보건복지부령으로 정한다(검역법 제29조의3 제2항).

※오염지역의 체류·경유 신고(시행규칙 제25조의3)

① 법 제29조의3 제1항에 따라 오염지역에 체류하거나 그 지역을 경유한 사실을 신고하려는 사람은 별지 제37호의2 서식의 오염지역 체류·경유 신고서를 검역소장에게 제출하여야 한다.

② 제1항에 불구하고 다음 각 호의 어느 하나에 해당하는 경우에는 제1항에 따른 신고서를 제출한 것으로 본다.

  1. 제6조 제1항 제1호 다목 1), 같은 호 라목 및 같은 조 제2항에 따라 별지 제9호서식의 건강상태 질문서를 검역소장에게 제출한 경우

  2. 선의가 있는 선박의 선장이 별지 제8호서식에 따른 승무원 및 승객 명부를 검역소장에게 제출한 경우

※오염지역 등의 안내(시행규칙 제25조의4)

① 「항공법」 제2조 제7호에 따른 공항 또는 「항만법」 제2조 제1호에 따른 항만 등의 시설관리자(이하 "시설관리자"라 한다)가 법 제29조의6 제1항에 따라 오염지역 등에 대한 검역 관련 정보를 안내하는 경우에는 다음 각 호의 방법에 따른다.

  1. 해당 시설의 이용자가 알아보기 쉬운 형태(영상물을 포함한다)로 눈에 잘 띄는 장소에 게시할 것

  2. 해당 시설의 이용자가 알아듣기 용이한 방법으로 방송할 것

② 검역소장은 법 제29조의6 제1항에 따른 시설관리자의 안내 업무를 위하여 필요하다고 인정하는 경우에는 해당 시설관리자에게 구체적인 검역 관련 정보를 제공할 수 있다.

2. 승객예약자료의 요청

(1) 보건복지부장관은 다음 각 호의 업무를 수행하기 위하여 필요한 경우에는 제6조에 따른 운송수단을 운용하는 자(이하 "운송인"이라 한다)에게 운송인이 보유하고 있는 승객 예약자료를 정보통신망을 통하여 열람하거나 지체 없이 문서(전자문서를 포함한다)로 제 출할 것을 요청할 수 있다(검역법 제29조의4 제1항).

1. 검역감염병 발생국가에서 입국하거나 검역감염병 발생국가를 경유하여 입국한 것으로 의 심되는 사람에 대한 검역업무
2. 검역감염병에 감염되었거나 감염되었을 것으로 우려되는 사람이 출국 또는 입국하는 경우 의 검역업무
3. 제12조에 따른 검역조사 업무
4. 제26조에 따른 공중보건조치 업무

※승객예약자료의 관리(시행령 제2조)
① 보건복지부장관은 「검역법」(이하 "법"이라 한다) 제29조의4 제1항에 따라 승객예약자료를 제출받은 경우에는 다음 각 호의 조치를 하여야 한다.
  1. 승객예약자료에 접근할 수 있는 사람 및 그 권한을 분명히 할 것
  2. 승객예약자료에 대해서는 물리적 잠금장치(전자문서의 경우에는 보안프로그램을 말한 다)를 설치할 것
② 보건복지부장관은 법 제29조의4 제1항에 따라 **승객예약자료를 제출받은 경우에는 그 제출 받은 날부터 2개월 동안 해당 승객예약자료를 보관하여야 한다.**
③ 보건복지부장관은 제2항에 따른 승객예약자료의 보존기한이 지났을 때에는 **보존기한이 지 난 날부터 7일 이내에 다음 각 호의 구분에 따라 해당 승객예약자료를 파기하여야 한다.**
  1. 전자문서로 되어 있는 승객예약자료: 복구 또는 재생이 불가능한 방법으로 영구 삭제할 것
  2. 제1호를 제외한 승객예약자료: 파쇄 또는 소각의 방법으로 파기할 것

(2) 요청을 받은 운송인은 정당한 사유가 없으면 이에 따라야 한다(검역법 제29조의4 제2항).

(3) 열람하거나 제출받을 수 있는 자료의 범위는 다음 각 호로 한정한다(검역법 제29조의 4 제3항).

1. 성명, 국적, 생년월일, 여권번호 및 예약번호
2. 주소 및 전화번호
3. 운송수단의 편명, 입항일시
4. 예약 및 탑승수속 시점
5. 탑승권 번호 · 좌석번호 · 발권일 · 발권장소
6. 여행경로 및 여행사
7. 가족, 단체여행객 등 동반탑승자 및 동반탑승자의 좌석번호
8. 수하물에 관한 자료

(4) 제공받은 승객예약자료의 보관방법, 보존기한, 파기 등에 관하여 필요한 사항은 대통령령으로 정한다(검역법 제29조의4 제4항).

3. 관계 기관의 협조

보건복지부장관은 검역감염병의 예방·관리를 위하여 검역감염병에 감염되었거나 감염되었을 것으로 우려되는 사람의 주민등록번호, 출입국관리기록, 여행자 휴대품 신고 내용 및 금융정보, 그 밖의 긴급하게 필요한 자료·정보로서 대통령령으로 정하는 자료·정보를 다음 각 호의 어느 하나에 해당하는 관계 중앙행정기관의 장에게 요청할 수 있다. 이 경우 요청을 받은 관계 중앙행정기관의 장은 정당한 사유가 없으면 이에 따라야 한다(검역법 제29조의5).

1. 법무부장관
2. 행정안전부장관
3. 국토교통부장관
4. 금융위원회위원장
5. 관세청장
6. 그 밖에 대통령령으로 정하는 중앙행정기관의 장

※관계 기관의 협조(시행령 제2조의2)
① 법 제29조의5 각 호 외의 부분 전단에서 "대통령령으로 정하는 자료·정보"란 다음 각 호의 자료·정보를 말한다.
 1.「출입국관리법」제12조 제1항에 따른 외국인 입국심사 정보 및 같은 법 제32조에 따른 외국인등록 정보
 2.「재외동포의 출입국과 법적 지위에 관한 법률」제6조에 따른 외국국적동포의 국내거소신고 정보
 3.「주민등록법」제7조의2 제1항에 따른 주민등록번호와 같은 법 제10조 제1항 또는 제10조의2 제1항에 따라 신고한 주소 정보
 4.「관세법」제241조 제2항 제1호에 따른 휴대품 또는 별송품에 관한 신고 정보
 5.「여권법」제7조 제1항에 따른 여권 수록 정보
② 법 제29조의5 제6호에서 "대통령령으로 정하는 중앙행정기관의 장"이란 외교부장관을 말한다.

4. 안내·교육

(1)「공항시설법」제2조 제3호에 따른 공항 또는「항만법」제2조 제1호에 따른 항만 등의 시설관리자는 보건복지부령으로 정하는 바에 따라 제5조 제1항의 오염지역 및 제5조의2의 오염인근지역의 위치, 그 지역에서 발생하고 있는 검역감염병의 종류 및 예방방법, 검역감염병에 감염되었거나 감염이 의심되는 경우 조치방법 등에 관하여 시설을 이

용하는 자에게 안내하여야 한다(검역법 제29조의6 제1항).

(2) 검역소장은 오염지역 및 오염인근지역에 대한 안내와 검역감염병의 예방에 관한 교육 등이 필요한 경우 운송인에게 승무원 및 승객을 대상으로 오염지역 및 오염인근지역의 위치, 그 지역에서 발생하고 있는 검역감염병의 종류 및 예방방법, 검역감염병에 감염되었거나 감염이 의심되는 경우 조치방법 등에 관하여 안내 및 교육을 실시하도록 요청할 수 있다. 이 경우 검역소장은 운송인에게 실시할 안내 및 교육의 구체적인 내용을 제공하여야 하고, 요청을 받은 운송인은 정당한 사유가 없으면 이에 따라야 한다(검역법 제29조의6 제2항).

제 3 장

검역공무원

1. 검역공무원

(1) 이 법에 규정된 사무를 맡기기 위하여 검역소에 검역소장, 검역관 및 그 밖의 공무원 (이하 "검역공무원"이라 한다)을 둔다(검역법 제30조 제1항).

(2) 검역공무원의 자격 등에 관하여 필요한 사항은 보건복지부령으로 정한다(검역법 제30조 제2항).

※검역공무원의 자격 등(시행규칙 제26조)

① 법 제30조 제1항에 따른 검역소장은 기술서기관 중에서 임명한다. 다만, 국립인천공항검역소장은 고위공무원단에 속하는 일반직공무원으로 임명한다.

② 제1항 본문에 따른 검역소장을 충원하기 어려운 경우에는 감염병 관련 분야 근무경력이 5년 이상인 4급 공무원 중에서 임명할 수 있다.

③ 법 제30조 제1항에 따른 검역관은 의무직·보건직·약무직·간호직 또는 의료기술직 공무원으로서 보건복지부장관이 정한 검역 관련 전문교육을 이수한 사람이어야 한다.

④ 법 제30조 제1항에 따른 그 밖의 공무원 중 검역관의 업무를 지원 또는 보조하는 공무원은 검역소장이 실시하는 검역 관련 기본교육을 이수한 사람이어야 한다.

2. 검역공무원의 권한

검역공무원은 이 법에 규정된 직무를 수행하기 위하여 검역 대상이 되는 운송수단과 그 밖에 필요한 장소에 출입할 수 있다(검역법 제31조).

3. 검역선 등의 운용

(1) 검역소장은 검역 사무를 수행하기 위하여 검역선(檢疫船), 검역차량 등을 운용할 수 있으며, 이에 필요한 세부 사항은 보건복지부령으로 정한다(검역법 제32조 제1항).

(2) 검역소장은 환자가 발생한 경우 등 긴급한 검역조치가 필요한 경우에는 관계 기관의 장에게 검역 업무의 수행에 필요한 검역선 등을 제공하도록 요청할 수 있으며, 그 요청을 받은 관계 기관의 장은 부득이한 사유가 없으면 요청에 따라야 한다(검역법 제32조

제2항).

4. 검역공무원의 제복 등

(1) 검역공무원은 이 법에 규정된 직무를 수행할 때에는 제복을 입어야 하며, 권한을 표시하는 증표를 지니고 관계인이 요구하면 보여주어야 한다(검역법 제33조 제1항).

(2) 검역공무원의 복제(服制)에 관한 사항은 보건복지부령으로 정한다(검역법 제33조 제2항).

제 4 장

보 칙

1. 수수료의 징수

검역소장은 다음 각 호의 조치를 한 경우에는 운송수단의 장이나 그 소유자, 화물의 소유자 또는 관리자 및 승객·승무원 등으로부터 보건복지부령으로 정하는 바에 따라 수수료를 받을 수 있다(검역법 제34조).

1. 제15조 제1항 제3호부터 제5호까지, 제7호 및 제8호에 따른 조치를 한 경우
2. 제27조 및 제28조에 따른 조치를 하거나 그에 대한 증명서를 발급한 경우

2. 청 문

보건복지부장관은 제28조의2에 따라 국제공인예방접종지정기관의 지정을 취소하려는 경우에는 청문을 하여야 한다(검역법 제34조의2).

3. 비용 부담

제16조 및 제17조의 **격리 및 감시에 드는 경비는 국가가 부담한다**(검역법 제35조).

4. 질병관리조직의 설치·운영

보건복지부장관은 검역 사무와 다른 법률에서 정하는 사무를 맡기기 위하여 「정부조직법」 제3조와 제4조에도 불구하고 대통령령으로 정하는 바에 따라 질병관리조직을 설치·운영할 수 있다(검역법 제36조).

5. 권한의 위임

이 법에 따른 보건복지부장관의 권한은 대통령령으로 정하는 바에 따라 그 일부를 소속기관의 장에게 위임할 수 있다(검역법 제37조).

6. 비밀누설 금지

검역조사 등 검역 관련 업무에 종사하거나 종사하였던 사람은 제12조에 따른 검역조사, 제26조에 따른 공중보건조치, 제29조의2에 따른 검역정보시스템의 구축·운영, 제29조의4에 따른 승객예약자료 제공 요청 및 제29조의5에 따른 협조 요청 등에서 업무상 알게 된 다른 사람의 비밀을 누설하여서는 아니 된다(검역법 제38조).

제 5 장

벌 칙

1. 벌 칙

(1) 1년 이하의 징역 또는 1천만원 이하의 벌금

다음 각 호의 어느 하나에 해당하는 자는 1년 이하의 징역 또는 1천만원 이하의 벌금에 처한다(검역법 제39조 제1항).

1. 제6조 제1항에 따른 검역조사를 받지 아니하고 우리나라로 들어오거나 외국으로 나간 운송수단의 장, 사람, 화물의 소유자 또는 관리자
2. 제12조 제3항에 따른 서류의 제출 또는 제시 요구를 거부·방해·기피하거나 거짓 서류를 제출 또는 제시한 자
3. 제15조 제1항에 따른 검역소장의 조치에 따르지 아니한 자
4. 제16조 제1항 및 제17조 제1항에 따른 격리조치에 따르지 아니한 자
5. 제38조를 위반하여 업무상 알게 된 다른 사람의 비밀을 누설한 사람

(2) 500만원 이하의 벌금

다음 각 호의 어느 하나에 해당하는 자는 500만원 이하의 벌금에 처한다(검역법 제39조 제2항).

1. 제15조 제3항을 위반하여 소독 실시 등의 명령을 이행하지 아니하거나 그 실시 결과에 대하여 검역소장의 확인을 받지 아니한 자
2. 제15조 제4항 또는 제23조 제4항에 따른 회항 또는 이동 지시를 거부한 운송수단의 장
3. 제18조를 위반하여 격리병동과 임시 격리시설에서 사용하거나 보관 중인 화물을 검역소장의 허락을 받지 아니하고 반출한 자
4. 제19조 제1항에 따른 이동금지 등의 조치에 따르지 아니한 자

2. 양벌규정

법인의 대표자나 법인 또는 개인의 대리인, 사용인, 그 밖의 종업원이 그 법인 또는 개인의 업무에 관하여 제39조의 위반행위를 하면 그 행위자를 벌하는 외에 그 법인 또는 개인에게도 해당 조문의 벌금형을 과(科)한다. 다만, 법인 또는 개인이 그 위반행위를 방지

하기 위하여 해당 업무에 관하여 상당한 주의와 감독을 게을리하지 아니한 경우에는 그러하지 아니하다(검역법 제40조).

3. 과태료

(1) 1천만원 이하의 과태료

다음 각 호의 어느 하나에 해당하는 자에게는 1천만원 이하의 과태료를 부과한다(검역법 제41조 제1항).

1. 제29조의3을 위반하여 신고를 하지 아니하거나 허위로 신고한 자
2. 제29조의4에 따른 승객예약자료 제공 요청에 불응하거나 거짓 자료를 제출한 자

(2) 500만원 이하의 과태료

다음 각 호의 어느 하나에 해당하는 자에게는 500만원 이하의 과태료를 부과한다(검역법 제41조 제2항).

1. 제8조 제1항에 따른 보고를 하지 아니하거나 거짓 보고를 한 운송수단의 장
2. 제9조에 따른 검역 통보를 하지 아니한 운송수단의 장
3. 제13조를 위반하여 검역 전에 승선하거나 탑승한 자
4. 제16조 제5항을 위반하여 격리 기간 동안 다른 사람과 접촉한 격리 대상자
5. 제26조에 따른 공중보건조치에 따르지 아니한 자
6. 제29조 제1항에 따른 조치나 지시에 따르지 아니한 자
7. 제29조의6 제2항을 위반하여 정당한 사유 없이 요청에 응하지 아니한 자

(3) 과태료는 대통령령으로 정하는 바에 따라 검역소장이 부과·징수한다(검역법 제41조 제3항).

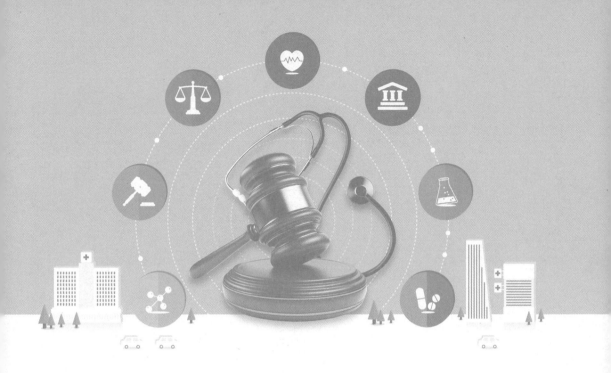

제 7 편

후천성면역결핍증 예방법
(에이즈예방법)

제 1 장

총 칙

1. 목 적

이 법은 후천성면역결핍증의 예방·관리와 그 감염인의 보호·지원에 필요한 사항을
정함으로써 국민건강의 보호에 이바지함을 목적으로 한다(후천성면역결핍증 예방법 제1
조).

2. 정 의

이 법에서 사용하는 용어의 뜻은 다음과 같다(후천성면역결핍증 예방법 제2조).

(1) 감염인

감염인이란 인체면역결핍바이러스에 감염된 사람을 말한다(후천성면역결핍증 예방법 제2조
제1호).

(2) 후천성면역결핍증환자

후천성면역결핍증환자란 감염인 중 대통령령으로 정하는 **후천성면역결핍증** 특유의 임상증
상이 나타난 사람을 말한다(후천성면역결핍증 예방법 제2조 제2호).

> ※ 임상증상(시행령 제2조)
>
> 「후천성면역결핍증 예방법」(이하 "법"이라 한다) 제2조 제2호에서 "대통령령으로 정하는 후
> 천성면역결핍증 특유의 임상증상"**이란** 세포면역기능에 결함이 있고, 주폐포자충폐렴(住肺胞子
> 蟲肺炎), 결핵 등의 기회감염 또는 기회질환이 있는 경우를 말한다.

3. 국가·지방자치단체 및 국민의 의무

(1) 국가와 지방자치단체는 후천성면역결핍증의 예방·관리와 감염인의 보호·지원을
위한 대책을 수립·시행하고 감염인에 대한 차별 및 편견의 방지와 후천성면역결핍증
의 예방을 위한 교육과 홍보를 하여야 한다(후천성면역결핍증 예방법 제3조 제1항).

(2) 국가와 지방자치단체는 국제사회와 협력하여 후천성면역결핍증의 예방과 치료를
위한 활동에 이바지하여야 한다(후천성면역결핍증 예방법 제3조 제2항).

(3) 국민은 후천성면역결핍증에 관한 올바른 지식을 가지고 예방을 위한 주의를 하여야

하며, 국가나 지방자치단체가 이 법에 따라 하는 조치에 적극 협력하여야 한다(후천성면역결핍증 예방법 제3조 제3항).

(4) 국가·지방자치단체 및 국민은 감염인의 인간으로서의 존엄과 가치를 존중하고 그 기본적 권리를 보호하며, 이 법에서 정한 사항 외의 불이익을 주거나 차별대우를 하여서는 아니 된다(후천성면역결핍증 예방법 제3조 제4항).

(5) 사용자는 근로자가 감염인이라는 이유로 근로관계에 있어서 법률에서 정한 사항 외의 불이익을 주거나 차별대우를 하여서는 아니 된다(후천성면역결핍증 예방법 제3조 제5항).

━━ 예상문제

Q1. 다음 중 후천성면역결핍증 환자는?

① 바이러스에 감염 후 세포면역기능에 결함이 있고 주폐포자충 폐렴, 결핵 등의 기회감염 또는 기회질환이 있는 자

② 바이러스에 감염된 자와 동거중인 자

③ 바이러스를 보유하고 있는 자

④ AIDS 환자와 성 접촉을 가진 자

⑤ 바이러스에 감염 후 항체가 형성된 자

해설

§후천성면역결핍증예방법 제2조 제2호(정의)

"후천성면역결핍증환자"란 감염인 중 대통령령으로 정하는 후천성면역결핍증 특유의 임상증상이 나타난 사람을 말한다.

§후천성면역결핍증예방법 시행령 제2조(임상증상)

제2조(임상증상) 「후천성면역결핍증 예방법」(이하 "법"이라 한다) 제2조 제2호에서 "대통령령으로 정하는 후천성면역결핍증 특유의 임상증상"이란 세포면역기능에 결함이 있고, 주폐포자충폐렴(住肺胞子蟲肺炎), 결핵 등의 기회감염 또는 기회질환이 있는 경우를 말한다.

정답 1.①

제 2 장

신고 및 보고

1. 의사 또는 의료기관 등의 신고

(1) 감염인[1]을 <u>진단하거나</u> 감염인의 <u>사체를 검안한 의사 또는 의료기관은 24시간 이내에 진단·검안 사실을 관할 보건소장에게 신고하고</u>, 감염인과 그 배우자(사실혼 관계에 있는 사람을 포함한다. 이하 같다) 및 성 접촉자에게 후천성면역결핍증의 전파 방지에 필요한 사항을 알리고 이를 준수하도록 지도하여야 한다. 이 경우 가능하면 감염인의 의사(意思)를 참고하여야 한다(후천성면역결핍증 예방법 제5조 제1항).

(2) 학술연구 또는 혈액 및 혈액제제(血液製劑)에 대한 검사에 의하여 감염인을 발견한 사람이나 해당 연구 또는 검사를 한 기관의 장은 <u>24시간 이내에 보건복지부장관에게 신고하여야</u> 한다(후천성면역결핍증 예방법 제5조 제2항).

(3) 감염인이 사망한 경우 이를 처리한 의사 또는 의료기관은 24시간 이내에 관할 보건소장에게 신고하여야 한다(후천성면역결핍증 예방법 제5조 제3항).

(4) <u>신고를 받은 보건소장은 특별자치시장·특별자치도지사·시장·군수 또는 구청장</u>(자치구의 구청장을 말한다. 이하 같다)에게 이를 보고하여야 하고, <u>보고를 받은 특별자치시장·특별자치도지사는 보건복지부장관에게</u>, 시장·군수·구청장은 특별시장·광역시장 또는 도지사를 거쳐 보건복지부장관에게 이를 보고하여야 한다(후천성면역결핍증 예방법 제5조 제4항).

> ※ 의사 또는 의료기관 등의 신고(시행규칙 제2조)
>
> ① 「후천성면역결핍증 예방법」(이하 "법"이라 한다) 제5조 제1항에 따라 감염인을 진단하거나 감염인의 사체를 검안한 의사 또는 의료기관은 다음 각 호의 사항을 별지 제1호 서식에 따라 관할 보건소장에게 신고하여야 한다.
>
> 1. 감염인에 대한 진단방법, 주요 증상 및 주요 감염경로
> 2. 감염인에 대한 진단 및 초진연월일
> 3. 가검물번호
> 4. 감염인의 사망 및 검안연월일과 검안 내용(사체를 검안한 경우로 한정한다)
> 5. 진단한 의사의 성명과 그가 종사하는 의료기관의 주소 및 명칭

---

[1] 감염인이란 인체면역결핍바이러스에 감염된 사람을 말한다(후천성면역결핍증 예방법 제2조 제1호).

② 법 제5조 제2항에 따라 학술연구 또는 혈액 및 혈액제제에 대한 검사에 의하여 감염인을 발견한 자나 해당 연구 또는 검사를 실시한 기관의 장은 다음 각 호의 사항을 별지 제1호의2 서식에 따라 **즉시 보건복지부장관에게 신고하여야 한다.**
  1. 연구 또는 검사의 방법 및 연구 또는 검사연월일
  2. 연구 또는 검사자의 성명과 그가 종사하는 기관의 주소 및 명칭
③ 법 제5조 제3항에 따라 감염인이 사망한 경우 이를 처리한 의사 또는 의료기관은 다음 각 호의 사항을 별지 제1호서식에 따라 즉시 관할 보건소장에게 신고하여야 한다.
  1. 사망자의 성명·주민등록번호 및 주소
  2. 사망연월일 및 사망 전의 주요증상
  3. 사망 전 감염인을 진단한 의료기관의 명칭 및 소재지와 진단한 의사의 성명
④ 제1항부터 제3항까지의 규정에도 불구하고 필요한 경우 **구두·전화 등의 방법으로 신고할 수 있되**, 신고 후 지체 없이 별지 제1호서식 또는 별지 제1호의2서식에 따라 신고서를 제출하여야 한다.

2. 비밀 누설 금지

다음 각 호의 어느 하나에 해당하는 사람은 이 법 또는 이 법에 따른 명령이나 다른 법령에서 정하고 있는 경우 또는 본인의 동의가 있는 경우를 제외하고는 재직 중에는 물론 퇴직 후에도 감염인에 대하여 업무상 알게 된 비밀을 누설하여서는 아니 된다(후천성면역결핍증 예방법 제7조).

1. 국가 또는 지방자치단체에서 후천성면역결핍증의 예방·관리와 감염인의 보호·지원에 관한 사무에 종사하는 사람
2. 감염인의 진단·검안·진료 및 간호에 참여한 사람
3. 감염인에 관한 기록을 유지·관리하는 사람

▬▬▬ 예상문제

Q1. '군' 지역에서 내과의원을 개설하고 있는 의사 '갑'은 내원한 배우자가 있는 35세 남자환자 A에 대한 정기검진을 시행하였다. 검사결과 인체면역 결핍바이러스 감염이 의심되어 확인 검사를 거친 후 감염인으로 진단하였다. 의사 '갑'이 해야 할 조치로 옳은 것은?
  ① 군수에게 검진자의 검진결과를 면접통보
  ② 감염인에게 지역 내 요양시설에서 요양 및 치료를 받도록 권고
  ③ 감염인이 국민기초생활 보장을 받을 수 있도록 지방자치 단체장에게 신고

④ 가능하면 감염인의 의사(意思)를 참고하여 배우자 및 성 접촉자에게 후천성면역 결핍증 전파 방지에 필요한 사항을 준수하도록 지도

⑤ 감염인의 성 접촉자에게 에이즈에 관한 익명검진을 검진기일 7일 전까지 받을 것을 통지

> **해설**
>
> §에이즈예방법 제5조(의사 또는 의료기관 등의 신고)
> ① 감염인을 진단하거나 감염인의 사체를 검안한 의사 또는 의료기관은 보건복지부령으로 정하는 바에 따라 24시간 이내에 진단·검안 사실을 관할 보건소장에게 신고하고, 감염인과 그 배우자(사실혼 관계에 있는 사람을 포함한다. 이하 같다) 및 성 접촉자에게 후천성면역결 핍증의 전파 방지에 필요한 사항을 알리고 이를 준수하도록 지도하여야 한다. 이 경우 가능하면 감염인의 의사(意思)를 참고하여야 한다.
> ② 학술연구 또는 제9조에 따른 혈액 및 혈액제제(血液製劑)에 대한 검사에 의하여 감염인을 발견한 사람이나 해당 연구 또는 검사를 한 기관의 장은 24시간 이내에 보건복지부장관에게 신고하여야 한다.
> ③ 감염인이 사망한 경우 이를 처리한 의사 또는 의료기관은 24시간 이내에 관할 보건소장 에게 신고하여야 한다.
> ④ 제1항 및 제3항에 따라 신고를 받은 보건소장은 특별자치시장·특별자치도지사·시 장·군수 또는 구청장(자치구의 구청장을 말한다. 이하 같다)에게 이를 보고하여야 하고, 보 고를 받은 특별자치시장·특별자치도지사는 보건복지부장관에게, 시장·군수·구청장은 특별시장·광역시장 또는 도지사를 거쳐 보건복지부장관에게 이를 보고하여야 한다.

Q2. '시'지역에서 개설하고 있는 내과 의사 '갑'은 유흥업소에 근무하는 배우자가 있는 45세의 남자를 후천성면역결핍증 감염인으로 진단하였다. 이때 의사 '갑'이 행할 조치로 옳은 것은?

① 해당 시장에게 검진자의 검진결과를 면접통보

② 전파경로 파악을 위한 역학조사 실시

③ 감염인의 배우자 및 성접촉자에 대한 검진 실시

④ 감염인에게 전파방지에 필요한 사항을 알리고 준수하도록 지도

⑤ 해당 유흥업소 사업주에게 통보하고 해당 업소 종사자 검진 실시

> **해설** Q1. 해설 참조

Q3. '시'지역에 개설 중인 ○○내과의사 갑은 유흥업소에 근무하는 배우자가 있는 35세의 남자 A를 후천성면역결핍증 감염인으로 진단하였다. 이때 내과의사 갑이 해야 조치로 옳은 것은?

① 해당 유흥업소 사업주에게 통보하고 해당 업소 종사자 검진 실시

② 24시간 이내에 관할 보건소장에게 신고 후 A에게 전파방지에 필요한 사항을 교육

③ 감염인의 배우자 및 성접촉자에 대한 검진 실시

④ 전파경로 파악을 위한 역학조사 실시

⑤ 후천성면역결핍증 대책위원회에 즉시 신고

해설 Q1. 해설 참조

Q4. ○○시에 사는 30세 여성 'A'가 갑자기 골반과 아랫배의 통증을 느껴 ○○시에 개설 중인 산부인과병원에서 검진을 받았다. 산부인과병원에서 근무 중인 의사 '갑'은 검사 결과 'A'의 인체면역결핍 바이러스 감염을 의심하고 즉시 관할 보건환경연구원에 검사를 의뢰하였다. 검사결과 'A'는 인체면역결핍 바이러스 양성 판정을 받았다. 이를 진단한 의사 '갑'이 취하여야 할 조치 중 옳은 것은?

① 'A'의 감염경로에 대한 역학조사

② 'A'를 권역감염병전문병원에 입원 의뢰

③ 'A'를 민간단체에서 운영하는 쉼터에 보호조치

④ 'A'와의 성 접촉자를 확인하여 후천성면역결핍증 익명검진

⑤ 'A'에게 전파 방지에 필요한 사항을 알리고 이를 준수하도록 지도

해설 Q1. 해설 참조

Q5. ○○종합병원에서 후천성면역결핍증으로 입원치료를 받던 환자가 사망하였다면 담당의사는 누구에게 언제까지 신고하여야 하는가?

① 관할 경찰서장, 즉시

② 관할 보건소장, 즉시

③ 관할 보건소장, 24시간 이내

④ 관할 시·도지사, 즉시

⑤ 관할 시·도지사, 24시간 이내

해설 Q1. 해설 참조

Q6. 후천성면역결핍증 예방법에 의하여 진단한 의사가 관할 보건소장에게 신고해야 하는 것은?

① 감염경로　　　　　② 감염인의 직업　　　　　③ 입원

④ 퇴원　　　　　　　⑤ 완치

해설
§에이즈예방법 시행규칙 제2조 제1항(의사 또는 의료기관 등의 신고)　① 「후천성면역결핍증 예방법」(이하 "법"이라 한다) 제5조 제1항에 따라 감염인을 진단하거나 감염인의 사체를 검안한 의사 또는 의료기관은 다음 각 호의 사항을 별지 제1호서식에 따라 관할 보건소장에게 신고하여야 한다.

1. 감염인에 대한 진단방법, 주요 증상 및 주요 감염경로

2. 감염인에 대한 진단 및 초진연월일

3. 가검물번호

4. 감염인의 사망 및 검안연월일과 검안 내용(사체를 검안한 경우로 한정한다)

5. 진단한 의사의 성명과 그가 종사하는 의료기관의 주소 및 명칭

정답　1. ④　2. ④　3. ②　4. ⑤　5. ③　6. ①

제 3 장

검 진

1. 검진

(1) 보건복지부장관, 특별시장·광역시장·특별자치시장·도지사 또는 특별자치도지사(이하 "시·도지사"라 한다), 시장·군수·구청장은 공중(公衆)과 접촉이 많은 업소에 종사하는 사람으로서 제2항에 따른 검진 대상이 되는 사람에 대하여 후천성면역결핍증에 관한 정기검진 또는 수시검진을 하여야 한다(후천성면역결핍증 예방법 제8조 제1항).

※검진대상자(시행령 제10조)

① 법 제8조 제1항에 따른 정기 또는 수시검진 대상자는 「전염병예방법」 제8조에 따라 성병에 관한 건강진단을 받아야 할 사람으로 한다.

② 법 제8조 제3항 전단에서 "대통령령이 정하는 장기체류자"란 다음 각 호의 어느 하나에 해당하는 사람을 말한다. 다만, 배우자를 동반하는 사람은 제외한다.

 1. 91일 이상 국내에 체류하기 위하여 입국하는 사람(체류기간을 연장하여 91일 이상 체류하는 사람을 포함한다)으로서 수입을 목적으로 한 연예·운동경기, 그 밖의 흥행업을 하려는 사람(다른 목적으로 입국하여 수입을 목적으로 한 연예·운동경기, 그 밖의 흥행업을 하는 사람을 포함한다)

 2. 「출입국관리법」에 따른 재난상륙허가의 대상자로서 보건복지부장관이 후천성면역결핍증의 예방을 위하여 필요하다고 인정하는 사람

③ 법 제8조 제3항에 따른 후천성면역결핍증 음성확인서(이하 "검사음성확인서"라 한다)는 각국의 공공검사기관이나 의료기관에서 영문으로 발급한 것이어야 한다.

※정기검진(시행령 제11조)

법 제8조 제1항에 따른 정기검진은 6개월 간격으로 1년에 2회 실시한다.

※확인검사(시행규칙 제9조)

확인검사기관의 장은 제7조 제2항 및 제8조 제1항의 규정에 의하여 검사기관 또는 의료기관 등으로부터 후천성면역결핍증 감염여부의 확인검사를 의뢰받은 때에는 지체 없이 검사를 실시하고 검사결과를 의뢰기관에 통지하며, 감염 사실을 발견한 때에는 즉시 보건복지부장관에게 보고하여야 한다.

(2) 보건복지부장관, 시·도지사, 시장·군수·구청장은 후천성면역결핍증에 감염되었다고 판단되는 충분한 사유가 있는 사람 또는 후천성면역결핍증에 감염되기 쉬운 환경에 있는 사람으로서 다음 각 호의 어느 하나에 해당하는 사람에 대하여 후천성면역결핍증에 관한 검진을 할 수 있다(후천성면역결핍증 예방법 제8조 제2항).

1. 감염인의 배우자 및 성 접촉자
2. 그 밖에 후천성면역결핍증의 예방을 위하여 검진이 필요하다고 보건복지부장관이 인정하는 사람

(3) 해외에서 입국하는 외국인 중 대통령령으로 정하는 장기체류자는 입국 전 1개월 이내에 발급받은 후천성면역결핍증 음성확인서를 보건복지부장관에게 보여주어야 한다. 이를 보여주지 못하는 경우에는 입국 후 72시간 이내에 검진을 받아야 한다(후천성면역결핍증 예방법 제8조 제3항).

(4) 후천성면역결핍증에 관한 검진을 하는 자는 검진 전에 검진 대상자에게 이름·주민등록번호·주소 등을 밝히지 아니하거나 가명을 사용하여 검진(이하 "익명검진"이라 한다)할 수 있다는 사실을 알려 주어야 하고, 익명검진을 신청하는 경우에도 검진을 하여야 한다(후천성면역결핍증 예방법 제8조 제4항).

(5) 검진을 하는 자는 검진 결과 감염인으로 밝혀진 사람이 있는 경우에는 보건복지부령으로 정하는 바에 따라 관할 보건소장에게 신고하여야 한다. 이 경우 감염인의 정보는 익명으로 관리하여야 한다(후천성면역결핍증 예방법 제8조 제5항).

이 경우 감염인의 정보는 익명으로 관리하여야 한다.
 1. 감염인의 성별
 2. 확인진단일
 3. 가검물번호
 4. 검진의사의 성명과 검진기관의 주소 및 명칭
④ 제3항에 따라 신고를 받은 보건소장은 별지 제5호의2서식에 따라 특별자치도지사·시장·군수 또는 구청장에게 이를 보고하여야 하고, 보고를 받은 특별자치도지사는 보건복지부장관에게, 시장·군수·구청장은 특별시장·광역시장 또는 도지사를 경유하여 보건복지부장관에게 이를 보고하여야 한다.

2. 검진 결과의 통보

(1) 후천성면역결핍증에 관한 검진을 한 자는 검진 대상자 본인 외의 사람에게 검진 결과를 통보할 수 없다. 다만, 검진 대상자가 군(軍), 교정시설 등 공동생활자인 경우에는 해당 기관의 장에게 통보하고, 미성년자, 심신미약자, 심신상실자인 경우에는 그 법정대리인에게 통보한다(후천성면역결핍증 예방법 제8조의2 제1항).

(2) 검진 결과 통보의 경우 감염인으로 판정을 받은 사람에게는 면접통보 등 검진 결과의 비밀이 유지될 수 있는 방법으로 하여야 한다(후천성면역결핍증 예방법 제8조의2 제2항).

(3) 사업주는 근로자에게 후천성면역결핍증에 관한 검진결과서를 제출하도록 요구할 수 없다(후천성면역결핍증 예방법 제8조의2 제3항).

※검진통지(시행령 제12조)

① 보건복지부장관이나 특별시장·광역시장·특별자치시장·도지사 또는 특별자치도지사(이하 "시·도지사"라 한다) 또는 시장·군수·구청장(자치구의 구청장을 말한다. 이하 같다)이 법 제8조 제1항에 따라 수시검진을 실시할 때와 법 제8조 제2항에 따라 검진을 실시할 때에는 검진대상자에게 검진받을 것을 검진기일 5일전까지 통지하여야 한다.
② 제1항의 규정에 의하여 검진통지를 받은 검진대상자는 부득이한 사유로 인하여 검진을 받을 수 없는 경우에는 그 사유를 명시하여 검진통지를 한 행정기관의 장에게 검진기일의 연기를 신청할 수 있다.
③ 제2항의 규정에 의하여 검진기일의 연기신청을 받은 행정기관의 장은 이를 심사한 후 정당한 사유가 있다고 인정될 경우에는 다시 검진기일을 정하여 검진을 받을 것을 통지하여야 한다.
④ 검진통지 등 검진에 관하여 필요한 사항은 보건복지부령으로 정한다.

3. 혈액·장기·조직 등의 검사

(1) 「혈액관리법」 제2조 제3호의 **혈액원(血液院)**과 같은 조 제8호의 **혈액제제**[혈액과 혈장(血漿)을 포함한다. 이하 같다]**를 수입하는 자는 해당 혈액원에서 채혈된 혈액이나 수입**

혈액제제에 대하여 보건복지부령으로 정하는 바에 따라 인체면역결핍바이러스의 감염 여부를 검사하여야 한다. 다만, 인체면역결핍바이러스에 감염되어 있지 아니하다는 해당 제품 수출국가의 증명서류가 첨부되어 있는 수입 혈액제제로서 보건복지부장관이 그 검사가 필요 없다고 인정하는 경우에는 그러하지 아니하다(후천성면역결핍증 예방법 제9조 제1항).

(2) 의사 또는 의료기관은 다음 각 호의 어느 하나에 해당하는 행위를 하기 전에 인체면역결핍바이러스의 감염 여부를 검사하여야 한다(후천성면역결핍증 예방법 제9조 제2항).

1. 장기(인공장기를 포함한다. 이하 같다)·조직의 이식
2. 정액의 제공
3. 그 밖에 인체면역결핍바이러스 감염의 위험이 있는 매개체(이하 "매개체"라 한다)의 사용

(3) 검사를 받지 아니하거나 검사를 한 결과 인체면역결핍바이러스에 감염된 것으로 나타난 혈액·수입 혈액제제·장기·조직·정액·매개체는 이를 유통·판매하거나 사용하여서는 아니 된다(후천성면역결핍증 예방법 제9조 제3항).

※혈액·장기·조직 등의 검사(시행규칙 제8조)
① 법 제9조의 규정에 의하여 혈액원은 채혈된 모든 혈액에 대하여, 의사 또는 의료기관은 장기·조직 및 정액 기타 매개체에 대하여 각각 후천성면역결핍증 감염여부를 검사하고 감염이 의심되는 혈액·장기·조직·정액 및 매개체에 대하여는 확인검사기관의 장에게 검사를 의뢰하여 확인검사를 받아야 한다.
② 수입혈액제제 또는 원료혈액제제를 수입하는 자가 법 제9조 제1항 단서의 규정에 해당하는 서류를 첨부하지 아니하고 당해제품을 수입한 때에는 통관 이전에 식품의약품안전처장의 검사를 받아야 한다.

4. 역학조사
보건복지부장관, 시·도지사, 시장·군수·구청장은 감염인 및 감염이 의심되는 충분한 사유가 있는 사람에 대하여 후천성면역결핍증에 관한 검진이나 전파 경로의 파악 등을 위한 역학조사를 할 수 있다(후천성면역결핍증 예방법 제10조).

5. 증표 제시
제8조에 따른 검진 및 제10조에 따른 역학조사를 하는 사람은 그 권한을 나타내는 증표를 지니고 이를 관계인에게 보여주어야 한다(후천성면역결핍증 예방법 제11조).

6. 증명서 발급
제8조에 따른 검진 및 제10조에 따른 역학조사를 받은 사람에게는 보건복지부령으로 정

하는 바에 따라 그 결과를 나타내는 증명서를 발급하여야 한다(후천성면역결핍증 예방법 제12조).

■■■ 예상문제

Q1. 공중(公衆)과 접촉이 많은 업소에 종사하는 사람으로서 **후천성면역결핍증** 검진 대상이 되는 대상자가 보건소에 자신의 이름, 주민등록번호, 주소 등을 밝히지 아니하고 익명으로 검사를 신청한 경우 의사 '갑'이 취할 조치 중 옳은 것은?

① 익명으로 검진 실시
② 대학병원에서 검진을 받도록 조치
③ 적십자혈액원에서 헌혈하도록 권장
④ 질병관리본부에 신고하고 검진 실시
⑤ 보건환경연구원에 신고하고 검진 실시

> 해설
>
> §후천성면역결핍증 예방법 제8조 제4항(검진)
> 후천성면역결핍증에 관한 검진을 하는 자는 검진 전에 검진 대상자에게 이름·주민등록번호·주소 등을 밝히지 아니하거나 가명을 사용하여 검진(이하 "익명검진"이라 한다)할 수 있다는 사실을 알려 주어야 하고, 익명검진을 신청하는 경우에도 검진을 하여야 한다.

Q2. 검진을 목적으로 혈액검사를 실시하는 기관에서 검사 결과 후천성면역결핍증 감염이 의심되는 가검물을 발견하였다. 당해 검진기관은 누구에게 검사를 의뢰하여 확인검사를 받아야 하는가?

① 보건소장
② 국립검역소장
③ 「보건환경연구원법」에 의한 보건환경연구원의 장
④ 식품의약품안전처장
⑤ 보건복지부 후천성면역결핍증대책위원회 위원장

> 해설
>
> §후천성면역결핍증 예방법 시행규칙 제7조 제2항(검진절차 및 신고 등)
> 검사기관은 검사 결과 감염이 의심되는 가검물을 발견한 때에는 다음 각 호의 어느 하나에 해당하는 자(이하 "확인검사기관의 장"이라 한다)에게 검사를 의뢰하여 확인검사를 받아야 한다.
> 1. 질병관리본부장

해 설

2. 「보건환경연구원법」에 의한 보건환경연구원의 장

3. 보건복지부장관이 지정·고시하는 확인검사기관의 장

Q3. 의사 또는 의료기관이 후천성면역결핍증 감염 여부를 검사하여 감염이 의심되는 경우 누구에게 검사를 의뢰하여 확인검사를 받는가?

① 보건소장   ② 국립검역소장   ③ 질병관리본부장

④ 경찰청장   ⑤ 검역소장

해 설   **Q2. 해설 참조**

Q4. 의사나 의료기관이 이식할 장기를 검사하여 후천성면역결핍증 감염이 의심될 때 취하는 조치로 적법한 것은?

① 보건복지부장관에게 검사를 의뢰

② 보건소장에게 검시를 의뢰

③ 시장, 군수, 구청장에게 검사를 의뢰

④ 서울특별시장, 광역시장, 도지사에게 검사를 의뢰

⑤ 질병관리본부장에게 검사를 의뢰

해 설   **Q2. 해설 참조**

Q5. 후천성면역결핍예방법에 근거하여 다음 중 행위를 하기 전에 인체면역결핍바이러스의 감염여부를 검사하여야 하는 것이 아닌 것은?

① 장기이식   ② 조직의 이식

③ 혈핵원에서 채혈된 혈액제제   ④ 정액의 제공

⑤ 비감염 증빙서류가 부착된 혈액제제

해 설   §후천성면역결핍증 예방법 제9조(혈액·장기·조직 등의 검사)   ① 「혈액관리법」 제2조 제3호의 혈액원(血液院)과 같은 조 제8호의 혈액제제[혈액과 혈장(血漿)을 포함한다. 이하 같다]를 수입하는 자는 해당 혈액원에서 채혈된 혈액이나 수입 혈액제제에 대하여 보건복지부령으로 정하는 바에 따라 인체면역결핍바이러스의 감염 여부를 검사하여야 한다. 다만, 인체면역결핍바이러스에 감염되어 있지 아니하다는 해당 제품 수출국가의 증명서류가 첨부되어 있는 수입 혈액제제로서 보건복지부장관이 그 검사가 필요 없다고 인정하는 경우에는 그러하지 아니하다.

해 설

② 의사 또는 의료기관은 다음 각 호의 어느 하나에 해당하는 행위를 하기 전에 보건복지부령으로 정하는 바에 따라 인체면역결핍바이러스의 감염 여부를 검사하여야 한다.

1. 장기(인공장기를 포함한다. 이하 같다)·조직의 이식
2. 정액의 제공
3. 그 밖에 인체면역결핍바이러스 감염의 위험이 있는 매개체(이하 "매개체"라 한다)의 사용

정답 1. ① 2. ③ 3. ③ 4. ⑤ 5. ⑤

제 4 장

감염인의 보호 · 지원

1. 전문진료기관 등의 설치

(1) 보건복지부장관은 후천성면역결핍증의 예방 · 관리와 그 감염인의 보호 · 지원 또는 치료를 위하여 필요한 전문진료기관 또는 연구기관을 설치 · 운영할 수 있다(후천성면역결핍증 예방법 제13조 제1항).

(2) 전문진료기관 또는 연구기관의 설치 및 운영에 필요한 사항은 대통령령으로 정한다(후천성면역결핍증 예방법 제13조 제2항).

2. 치료 권고

보건복지부장관, 시 · 도지사 또는 시장 · 군수 · 구청장은 인체면역결핍바이러스의 전염을 방지하기 위하여 감염인 중 다른 사람에게 감염시킬 우려가 있는 사람 등 다음 각호로 정하는 감염인에게 제13조에 따른 전문진료기관 또는 제16조에 따른 요양시설에서 치료를 받거나 요양을 하도록 권고할 수 있다(후천성면역결핍증 예방법 제14조).

1. 검진 결과 감염인으로 판명된 사람으로서 검진을 받아야 할 업소에 종사하거나 종사할 가능성이 높은 감염인
2. 주의 능력과 주위 환경 등으로 보아 다른 사람에게 감염시킬 우려가 있다고 인정되는 감염인
3. 생계유지 능력이 없고, 다른 사람에 의하여 부양 또는 보호를 받고 있지 아니한 감염인

3. 치료 및 보호조치 등

(1) 보건복지부장관, 시 · 도지사 또는 시장 · 군수 · 구청장은 제14조에 따른 치료 권고에 따르지 아니하는 감염인 중 감염인의 주의 능력과 주위 환경 등으로 보아 다른 사람에게 감염시킬 우려가 높다고 인정되는 감염인에 대하여는 치료 및 보호조치를 강제할 수 있다(후천성면역결핍증 예방법 제15조 제1항).

(2) 강제할 경우 이를 집행하는 사람은 그 권한을 나타내는 증표를 지니고 이를 관계인에게 보여주어야 한다(후천성면역결핍증 예방법 제15조 제2항).

4. 요양시설 등의 설치 · 운영

(1) 보건복지부장관 또는 시 · 도지사는 감염인의 요양 및 치료 등을 위한 시설(이하 "요양시설"이라 한다)과 감염인에 대한 정보 제공, 상담 및 자활 등을 위한 시설(이하 "쉼터"라 한다)을 설치 · 운영할 수 있다(후천성면역결핍증 예방법 제16조 제1항).

(2) 요양시설 및 쉼터의 설치 · 운영에 필요한 사항은 보건복지부령으로 정한다(후천성면역결핍증 예방법 제16조 제2항).

5. 예방치료기술의 확보 등

(1) 보건복지부장관은 후천성면역결핍증의 예방과 치료를 위한 의약품 및 기술을 확보하기 위하여 노력하여야 한다(후천성면역결핍증 예방법 제17조의2 제1항).

(2) 보건복지부장관은 의약품 및 기술 확보를 위한 연구 사업을 지원할 수 있다(후천성면역결핍증 예방법 제17조의2 제2항).

6. 취업의 제한

(1) 감염인은 제8조 제1항에 따라 그 종사자가 정기검진을 받아야 하는 업소에 종사할 수 없다(후천성면역결핍증 예방법 제18조 제1항).

(2) 업소를 경영하는 자는 감염인 또는 검진을 받지 아니한 사람을 그 업소에 종사하게 하여서는 아니 된다(후천성면역결핍증 예방법 제18조 제2항).

7. 전파매개행위의 금지

감염인은 혈액 또는 체액을 통하여 다른 사람에게 전파매개행위를 하여서는 아니 된다(후천성면역결핍증 예방법 제19조).

■■■ 예상문제

Q1. 후천성면역결핍증 예방법에서 후천성면역결핍증 감염자를 보호 · 지원하기 위한 조치로 틀린 것은?

① 보건복지부장관은 후천성면역결핍증의 예방 · 관리와 그 감염인의 보호 · 지원 또는 치료를 위하여 필요한 전문진료기관 또는 연구기관을 설치 · 운영할 수 있다.

② 보건복지부장관, 시 · 도지사 또는 시장 · 군수 · 구청장은 인체면역결핍바이러스의 전염을 방지하기 위하여 감염인 중 다른 사람에게 감염시킬 우려가 있는 사람

으로서 생계유지능력이 없는 경우의 전문진료기관 또는 요양시설에서 치료를 받
거나 요양을 하도록 권고할 수 있다.

③ 정보 제공 및 상담을 위한 시설의 설치·운영

④ 특정 업소 취업제한

⑤ 치료 지시에 대한 거부 시 강제 격리

제 5 장

보 칙

1. 부양가족의 보호

특별자치시장·특별자치도지사·시장·군수 또는 구청장은 감염인 중 그 부양가족의 생계유지가 곤란하다고 인정할 때에는 대통령령으로 정하는 바에 따라 그 부양가족의 생활보호에 필요한 조치를 하여야 한다(후천성면역결핍증 예방법 제20조).

2. 협조 의무

(1) 보건복지부장관은 후천성면역결핍증의 예방·관리와 그 감염인의 보호·지원에 필요한 협조를 관계 기관의 장에게 요구할 수 있다(후천성면역결핍증 예방법 제21조 제1항).
(2) 요구를 받은 기관의 장은 적극적으로 이에 협조하여야 하며 정당한 사유 없이 그 요구를 거부할 수 없다(후천성면역결핍증 예방법 제21조 제2항).

3. 비용 부담

다음 각 호의 어느 하나에 해당하는 비용은 대통령령으로 정하는 바에 따라 국가 또는 지방자치단체가 부담하거나 그 전부 또는 일부를 보조한다(후천성면역결핍증 예방법 제22조).

※

1. 제8조에 따른 검진 비용
2. 제10조에 따른 역학조사 비용
3. 제13조에 따른 전문진료기관 또는 연구기관의 설치·운영 비용
4. 제13조에 따른 전문진료기관에서의 진료 비용
5. 제20조에 따른 생활보호 비용
6. 제23조 제2항에 따라 위탁받은 단체 또는 기관의 후천성면역결핍증 예방을 위한 교육과 홍보 비용
7. 제23조 제3항에 따라 위탁받은 단체 또는 기관의 요양시설 및 쉼터의 설치·운영 비용

법 제22조에 따른 비용부담은 다음과 같이 한다.

1. 법 제22조 제3호의 규정에 의한 연구기관 또는 전문진료기관의 설치·운영비용은 국가가 이를 부담한다.

2. 법 제22조 제1호·제2호 및 제4호의 규정에 의한 검진비용, 역학조사비용 및 전문진료기관에서의 진료비용은 당해 업무를 국가기관이 행할 경우에는 국가에서 이를 부담하고, 지방자치단체가 행할 경우에는 국가가 당해 지방자치단체에 그 비용의 2분의1을 보조한다.

3. 법 제22조 제5호에 따른 생활보호비용의 부담비율은 「국민기초생활 보장법」에서 정하는 바에 의한다.

4. 법 제22조 제6호의 규정에 의한 홍보 및 교육비용과 동조 제7호의 규정에 의한 요양시설 및 쉼터의 설치·운영비용은 국가 또는 지방자치단체가 그 전부 또는 일부를 보조한다.

4. 권한의 위임·위탁

(1) 이 법에 따른 보건복지부장관의 권한은 그 일부를 대통령령으로 정하는 바에 따라 시·도지사 또는 국립검역소장에게 위임할 수 있다(후천성면역결핍증 예방법 제23조 제1항).

(2) 보건복지부장관 또는 지방자치단체의 장은 대통령령으로 정하는 바에 따라 제3조 제1항에 따른 예방을 위한 교육과 홍보를 민간단체 또는 관계 전문기관에 위탁할 수 있다(후천성면역결핍증 예방법 제23조 제2항).

(3) 보건복지부장관 또는 시·도지사는 대통령령으로 정하는 바에 따라 요양시설 및 쉼터의 설치·운영을 민간단체 또는 관계 전문기관에 위탁할 수 있다(후천성면역결핍증 예방법 제23조 제3항).

제 6 장

벌 칙

1. 벌 칙

(1) 다음 각 호의 어느 하나에 해당하는 사람은 3년 이하의 징역에 처한다(후천성면역결핍증 예방법 제25조).

> 1. 제9조 제3항을 위반하여 혈액 · 수입 혈액제제 · 장기 · 조직 · 정액 또는 매개체를 유통 · 판매하거나 사용한 사람
> 2. 제19조를 위반하여 전파매개행위를 한 사람

(2) 다음 각 호의 어느 하나에 해당하는 자는 3년 이하의 징역 또는 3천만원 이하의 벌금에 처한다(후천성면역결핍증 예방법 제26조).

> 1. 제7조를 위반하여 비밀을 누설한 사람
> 2. 제9조 제1항 또는 제2항을 위반하여 검사를 하지 아니한 자
> 3. 제18조 제2항을 위반하여 감염인을 해당 업소에 종사하도록 한 자

(3) 다음 각 호의 어느 하나에 해당하는 자는 1년 이하의 징역 또는 1천만원 이하의 벌금에 처한다(후천성면역결핍증 예방법 제27조).

> 1. 제5조를 위반하여 신고를 하지 아니하거나 거짓으로 신고를 한 자
> 2. 제8조에 따른 검진 또는 제10조에 따른 역학조사에 응하지 아니한 사람
> 3. 제8조의2 제1항 및 제2항을 위반하여 검진 결과를 통보하거나 같은 조 제3항을 위반하여 검진결과서 제출을 요구한 자
> 4. 제15조 제1항에 따른 치료 및 보호조치에 응하지 아니한 사람
> 5. 제18조 제1항을 위반하여 취업이 제한되는 업소에 종사한 사람 또는 같은 조 제2항을 위반하여 검진을 받지 아니한 사람을 해당 업소에 종사하도록 한 자

2. 양벌규정

법인의 대표자나 법인 또는 개인의 대리인, 사용인, 그 밖의 종업원이 그 법인 또는 개인의 업무에 관하여 제26조 또는 제27조의 위반행위를 하면 그 행위자를 벌하는 외에 그

법인 또는 개인에게도 해당 조문의 벌금형을 과(科)하고, 제25조 제1호의 위반행위를 하면 그 행위자를 벌하는 외에 그 법인 또는 개인을 3천만원 이하의 벌금에 처한다. 다만, 법인 또는 개인이 그 위반행위를 방지하기 위하여 해당 업무에 관하여 상당한 주의와 감독을 게을리하지 아니한 경우에는 그러하지 아니하다(후천성면역결핍증 예방법 제28조).

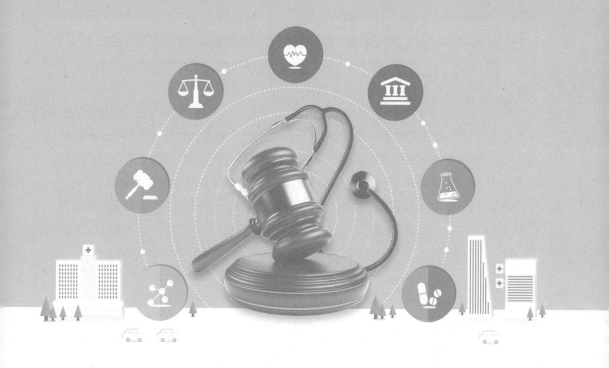

제 8 편

국민건강보험법

제 1 장

총 칙

1. 목 적

이 **법은 국민의** 질병 · 부상에 대한 예방 · 진단 · 치료 · 재활과 출산 · 사망 및 건강증진에 대하여 보험 급여를 실시함으로써 국민보건 향상과 사회보장 증진에 이바지함을 목적으로 한다(국민건강보험법 제1조).

2. 관 장

이 법에 따른 건강보험사업은 **보건복지부장관이 맡아 주관한다**(국민건강보험법 제2조).

3. 정 의

이 법에서 사용하는 용어의 뜻은 다음과 같다(국민건강보험법 제3조).

(1) 근로자

근로자란 직업의 종류와 관계없이 근로의 대가로 보수를 받아 생활하는 사람(법인의 이사와 그 밖의 임원을 포함한다)으로서 공무원 및 교직원을 제외한 사람을 말한다(국민건강보험법 제3조 제1호).

(2) 사용자

사용자란 다음 각 목의 어느 하나에 해당하는 자를 말한다(국민건강보험법 제3조 제2호).

가. 근로자가 소속되어 있는 사업장의 사업주
나. 공무원이 소속되어 있는 기관의 장으로서 대통령령으로 정하는 사람
다. 교직원이 소속되어 있는 사립학교(「사립학교교직원 연금법」 제3조에 규정된 사립학교를 말한다. 이하 이 조에서 같다)를 설립 · 운영하는 자

(3) 사업장

사업장이란 사업소나 사무소를 말한다(국민건강보험법 제3조 제3호).

(4) 공무원

공무원이란 국가나 지방자치단체에서 상시 공무에 종사하는 사람을 말한다(국민건강보

험법 제3조 제4호).

(5) 교직원

교직원이란 사립학교나 사립학교의 경영기관에서 근무하는 교원과 직원을 말한다(국민
건강보험법 제3조 제5호).

4. 국민건강보험종합계획의 수립 등

(1) 보건복지부장관은 이 법에 따른 건강보험(이하 "건강보험"이라 한다)의 건전한 운영을
위하여 제4조에 따른 건강보험정책심의위원회(이하 이 조에서 "건강보험정책심의위원회"라
한다)의 심의를 거쳐 5년마다 국민건강보험종합계획(이하 "종합계획"이라 한다)을 수립하
여야 한다. 수립된 종합계획을 변경할 때도 또한 같다(국민건강보험법 제3조의2 제1항).

(2) 종합계획에는 다음 각 호의 사항이 포함되어야 한다(국민건강보험법 제3조의2 제2항).

1. 건강보험정책의 기본목표 및 추진방향
2. 건강보험 보장성 강화의 추진계획 및 추진방법
3. 건강보험의 중장기 재정 전망 및 운영
4. 보험료 부과체계에 관한 사항
5. 요양급여비용에 관한 사항
6. 건강증진 사업에 관한 사항
7. 취약계층 지원에 관한 사항
8. 건강보험에 관한 통계 및 정보의 관리에 관한 사항
9. 그 밖에 건강보험의 개선을 위하여 필요한 사항으로 대통령령으로 정하는 사항

※종합계획에 포함될 사항(시행령 제2조의3)

법 제3조의2 제2항 제9호에서 "대통령령으로 정하는 사항"이란 다음 각 호의 사항을 말한다.
1. 건강보험의 제도적 기반 조성에 관한 사항
2. 건강보험과 관련된 국제협력에 관한 사항
3. 그 밖에 건강보험의 개선을 위하여 보건복지부장관이 특히 필요하다고 인정하는 사항

(3) 보건복지부장관은 종합계획에 따라 매년 연도별 시행계획(이하 "시행계획"이라 한다)
을 건강보험정책심의위원회의 심의를 거쳐 수립·시행하여야 한다(국민건강보험법 제3
조의2 제3항).

(4) 보건복지부장관은 매년 시행계획에 따른 추진실적을 평가하여야 한다(국민건강보험
법 제3조의2 제4항).

(5) 보건복지부장관은 다음 각 호의 사유가 발생한 경우 관련 사항에 대한 보고서를 작
성하여 지체 없이 국회 소관 상임위원회에 보고하여야 한다(국민건강보험법 제3조의2 제
5항).

1. 제1항에 따른 종합계획의 수립 및 변경
2. 제3항에 따른 시행계획의 수립
3. 제4항에 따른 시행계획에 따른 추진실적의 평가

(6) 보건복지부장관은 종합계획의 수립, 시행계획의 수립·시행 및 시행계획에 따른 추진실적의 평가를 위하여 필요하다고 인정하는 경우 관계 기관의 장에게 자료의 제출을 요구할 수 있다. 이 경우 자료의 제출을 요구받은 자는 특별한 사유가 없으면 이에 따라야 한다(국민건강보험법 제3조의2 제6항).

(7) 종합계획의 수립 및 변경, 시행계획의 수립·시행 및 시행계획에 따른 추진실적의 평가 등에 필요한 사항은 대통령령으로 정한다(국민건강보험법 제3조의2 제7항).

5. 건강보험정책심의위원회

(1) 건강보험정책에 관한 다음 각 호의 사항을 심의·의결하기 위하여 보건복지부장관 소속으로 건강보험정책심의위원회(이하 "심의위원회"라 한다)를 둔다(국민건강보험법 제4조 제1항).

1. 제3조의2 제1항 및 제3항에 따른 종합계획 및 시행계획에 관한 사항(심의에 한정한다)
2. 제41조 제3항에 따른 요양급여의 기준
3. 제45조 제3항 및 제46조에 따른 요양급여비용에 관한 사항
4. 제73조 제1항에 따른 직장가입자의 보험료율
5. 제73조 제3항에 따른 지역가입자의 보험료부과점수당 금액
6. 그 밖에 건강보험에 관한 주요 사항으로서 대통령령으로 정하는 사항

(2) 심의위원회는 위원장 1명과 부위원장 1명을 포함하여 25명의 위원으로 구성한다(국민건강보험법 제4조 제2항).

(3) 심의위원회의 위원장은 보건복지부차관이 되고, 부위원장은 제4항 제4호의 위원 중에서 위원장이 지명하는 사람이 된다(국민건강보험법 제4조 제3항).

(4) 심의위원회의 위원은 다음 각 호에 해당하는 사람을 보건복지부장관이 임명 또는 위촉한다(국민건강보험법 제4조 제4항).

1. 근로자단체 및 사용자단체가 추천하는 각 2명
2. 시민단체(「비영리민간단체지원법」 제2조에 따른 비영리민간단체를 말한다. 이하 같다), 소비자단체, 농어업인단체 및 자영업자단체가 추천하는 각 1명
3. 의료계를 대표하는 단체 및 약업계를 대표하는 단체가 추천하는 8명
4. 다음 각 목에 해당하는 8명
   가. 대통령령으로 정하는 중앙행정기관 소속 공무원 2명
   나. 국민건강보험공단의 이사장 및 건강보험심사평가원의 원장이 추천하는 각 1명
   다. 건강보험에 관한 학식과 경험이 풍부한 4명

(5) 심의위원회 위원(제4항 제4호 가목에 따른 위원은 제외한다)의 임기는 3년으로 한다. 다만, 위원의 사임 등으로 새로 위촉된 위원의 임기는 전임위원 임기의 남은 기간으로 한다(국민건강보험법 제4조 제5항).

(6) 심의위원회의 운영 등에 필요한 사항은 대통령령으로 정한다(국민건강보험법 제4조 제6항).

예상문제

Q1. 다음 중 국민건강보험법상 보험급여 대상이 아닌 것은?

① 질병

② 부상

③ 사고

④ 출산

⑤ 사망

해 설

§국민건강보험법 제1조(목적)

이 법은 국민의 **질병·부상**에 대한 예방·진단·치료·재활과 출산·사망 및 건강증진에 대하여 **보험급여**를 실시함으로써 국민보건 향상과 사회보장 증진에 이바지함을 목적으로 한다.

정답　1. ③

제 2 장

가입자

1. 적용 대상 등

(1) 국내에 거주하는 국민은 건강보험의 가입자(이하 "가입자"라 한다) 또는 피부양자가 된다. 다만, 다음 각 호의 어느 하나에 해당하는 사람은 제외한다(국민건강보험법 제5조 제1항).

1. 「의료급여법」에 따라 의료급여를 받는 사람(이하 "수급권자"라 한다)
2. 「독립유공자예우에 관한 법률」 및 「국가유공자 등 예우 및 지원에 관한 법률」에 따라 의료보호를 받는 사람(이하 "유공자 등 의료보호대상자"라 한다). 다만, 다음 각 목의 어느 하나에 해당하는 사람은 가입자 또는 피부양자가 된다.
   가. 유공자 등 의료보호대상자 중 건강보험의 적용을 보험자에게 신청한 사람
   나. 건강보험을 적용받고 있던 사람이 유공자 등 의료보호대상자로 되었으나 건강보험의 적용배제신청을 보험자에게 하지 아니한 사람

(2) 피부양자는 다음 각 호의 어느 하나에 해당하는 사람 중 직장가입자에게 주로 생계를 의존하는 사람으로서 소득 및 재산이 보건복지부령으로 정하는 기준 이하에 해당하는 사람을 말한다(국민건강보험법 제5조 제2항).

1. 직장가입자의 배우자
2. 직장가입자의 직계존속(배우자의 직계존속을 포함한다)
3. 직장가입자의 직계비속(배우자의 직계비속을 포함한다)과 그 배우자
4. 직장가입자의 형제 · 자매

(3) 피부양자 자격의 인정 기준, 취득 · 상실시기 및 그 밖에 필요한 사항은 보건복지부령으로 정한다(국민건강보험법 제5조 제3항).

2. 가입자의 종류

(1) **가입자는 직장가입자와 지역가입자로 구분한다**(국민건강보험법 제6조 제1항).
(2) **모든 사업장의 근로자 및 사용자와 공무원 및 교직원은 직장가입자가 된다.** 다만, 다음

각 호의 어느 하나에 해당하는 사람은 제외한다(국민건강보험법 제6조 제2항).

1. 고용 기간이 1개월 미만인 일용근로자
2. 「병역법」에 따른 현역병(지원에 의하지 아니하고 임용된 하사를 포함한다), 전환복무된 사람 및 군간부후보생
3. 선거에 당선되어 취임하는 공무원으로서 매월 보수 또는 보수에 준하는 급료를 받지 아니하는 사람
4. 그 밖에 사업장의 특성, 고용 형태 및 사업의 종류 등을 고려하여 대통령령으로 정하는 사업장의 근로자 및 사용자와 공무원 및 교직원

(3) 지역가입자는 직장가입자와 그 피부양자를 제외한 가입자를 말한다(국민건강보험법 제6조 제3항).

3. 사업장의 신고

사업장의 사용자는 다음 각 호의 어느 하나에 해당하게 되면 그 때부터 14일 이내에 보건복지부령으로 정하는 바에 따라 보험자에게 신고하여야 한다. 제1호에 해당되어 보험자에게 신고한 내용이 변경된 경우에도 또한 같다(국민건강보험법 제7조).

1. 제6조 제2항에 따라 직장가입자가 되는 근로자ㆍ공무원 및 교직원을 사용하는 사업장(이하 "적용대상사업장"이라 한다)이 된 경우
2. 휴업ㆍ폐업 등 보건복지부령으로 정하는 사유가 발생한 경우

4. 자격의 취득 시기 등

(1) 가입자는 국내에 거주하게 된 날에 직장가입자 또는 지역가입자의 자격을 얻는다. 다만, 다음 각 호의 어느 하나에 해당하는 사람은 그 해당되는 날에 각각 자격을 얻는다(국민건강보험법 제8조 제1항).

1. 수급권자이었던 사람은 그 대상자에서 제외된 날
2. 직장가입자의 피부양자이었던 사람은 그 자격을 잃은 날
3. 유공자 등 의료보호대상자이었던 사람은 그 대상자에서 제외된 날
4. 제5조 제1항 제2호 가목에 따라 보험자에게 건강보험의 적용을 신청한 유공자 등 의료보호대상자는 그 신청한 날

(2) 자격을 얻은 경우 그 직장가입자의 사용자 및 지역가입자의 세대주는 그 명세를 보건복지부령으로 정하는 바에 따라 자격을 취득한 날부터 14일 이내에 보험자에게 신고하여야 한다(국민건강보험법 제8조 제2항).

5. 자격의 변동 시기 등

(1) 가입자는 다음 각 호의 어느 하나에 해당하게 된 날에 그 자격이 변동된다(국민건강보험법 제9조 제1항).

> 1. 지역가입자가 적용대상사업장의 사용자로 되거나, 근로자·공무원 또는 교직원(이하 "근로자 등"이라 한다)으로 사용된 날
> 2. 직장가입자가 다른 적용대상사업장의 사용자로 되거나 근로자 등으로 사용된 날
> 3. 직장가입자인 근로자 등이 그 사용관계가 끝난 날의 다음 날
> 4. 적용대상사업장에 제7조 제2호에 따른 사유가 발생한 날의 다음 날
> 5. 지역가입자가 다른 세대로 전입한 날

(2) 자격이 변동된 경우 직장가입자의 사용자와 지역가입자의 세대주는 다음 각 호의 구분에 따라 그 명세를 보건복지부령으로 정하는 바에 따라 자격이 변동된 날부터 14일 이내에 보험자에게 신고하여야 한다(국민건강보험법 제9조 제2항).

> 1. 제1항 제1호 및 제2호에 따라 자격이 변동된 경우: 직장가입자의 사용자
> 2. 제1항 제3호부터 제5호까지의 규정에 따라 자격이 변동된 경우: 지역가입자의 세대주

(3) 법무부장관 및 국방부장관은 직장가입자나 지역가입자가 제54조 제3호 또는 제4호에 해당하면 보건복지부령으로 정하는 바에 따라 그 사유에 해당된 날부터 1개월 이내에 보험자에게 알려야 한다(국민건강보험법 제9조 제3항).

(4) 공단은 제96조 제1항에 따라 제공받은 자료를 통하여 가입자 자격의 취득 또는 변동 여부를 확인하는 경우에는 자격 취득 또는 변동 후 최초로 제79조에 따른 납부의무자에게 보험료 납입 고지를 할 때 보건복지부령으로 정하는 바에 따라 자격 취득 또는 변동에 관한 사항을 알려야 한다(국민건강보험법 제9조의2). [본조신설 2019.1.15.]

6. 자격의 상실 시기 등

(1) 가입자는 다음 각 호의 어느 하나에 해당하게 된 날에 그 자격을 잃는다(국민건강보험법 제10조 제1항).

> 1. 사망한 날의 다음 날
> 2. 국적을 잃은 날의 다음 날
> 3. 국내에 거주하지 아니하게 된 날의 다음 날
> 4. 직장가입자의 피부양자가 된 날
> 5. 수급권자가 된 날
> 6. 건강보험을 적용받고 있던 사람이 유공자 등 의료보호대상자가 되어 건강보험의 적용배제 신청을 한 날

(2) 자격을 잃은 경우 직장가입자의 사용자와 지역가입자의 세대주는 그 명세를 보건복

지부령으로 정하는 바에 따라 자격을 잃은 날부터 14일 이내에 보험자에게 신고하여야 한다(국민건강보험법 제10조 제2항).

7. 자격취득 등의 확인

(1) 가입자 자격의 취득·변동 및 상실은 제8조부터 제10조까지의 규정에 따른 자격의 취득·변동 및 상실의 시기로 소급하여 효력을 발생한다. 이 경우 보험자는 그 사실을 확인할 수 있다(국민건강보험법 제11조 제1항).

(2) 가입자나 가입자이었던 사람 또는 피부양자나 피부양자이었던 사람은 제1항에 따른 확인을 청구할 수 있다(국민건강보험법 제11조 제2항).

8. 건강보험증

(1) 국민건강보험공단은 가입자 또는 피부양자가 신청하는 경우 건강보험증을 발급하여야 한다(국민건강보험법 제12조 제1항).

(2) 가입자 또는 피부양자가 요양급여를 받을 때에는 제1항의 건강보험증을 제42조 제1항에 따른 요양기관(이하 "요양기관"이라 한다)에 제출하여야 한다. 다만, 천재지변이나 그 밖의 부득이한 사유가 있으면 그러하지 아니하다(국민건강보험법 제12조 제2항).

(3) 가입자 또는 피부양자는 주민등록증, 운전면허증, 여권, 그 밖에 보건복지부령으로 정하는 본인 여부를 확인할 수 있는 신분증명서(이하 "신분증명서"라 한다)로 요양기관이 그 자격을 확인할 수 있으면 건강보험증을 제출하지 아니할 수 있다(국민건강보험법 제12조 제3항).

(4) 가입자·피부양자는 자격을 잃은 후 자격을 증명하던 서류를 사용하여 보험급여를 받아서는 아니 된다(국민건강보험법 제12조 제4항).

(5) 누구든지 건강보험증이나 신분증명서를 다른 사람에게 양도(讓渡)하거나 대여하여 보험급여를 받게 하여서는 아니 된다(국민건강보험법 제12조 제5항).

(6) 누구든지 건강보험증이나 신분증명서를 양도 또는 대여를 받거나 그 밖에 이를 부정하게 사용하여 보험급여를 받아서는 아니 된다(국민건강보험법 제12조 제6항).

(7) 건강보험증의 신청 절차와 방법, 서식과 그 교부 및 사용 등에 필요한 사항은 보건복지부령으로 정한다(국민건강보험법 제12조 제7항).

※건강보험증의 발급 신청 등(시행규칙 제5조)
① 가입자 또는 피부양자는 법 제12조 제1항에 따른 건강보험증을 발급받으려면 별지 제10호서식의 건강보험증 발급 신청서를 공단에 제출해야 한다. 이 경우 「정보통신망 이용촉진 및 정보보호 등에 관한 법률」 제2조 제1항 제1호에 따른 정보통신망(이하 "정보통신망"이라 한다)을 통하여 해당 서류를 제출할 수 있다.

② 공단은 제1항에 따른 신청을 받으면 지체 없이 별지 제11호서식의 건강보험증을 신청인에게 발급해야 한다.

③ 공단은 법 제96조에 따라 제공받은 자료를 이용하여 가입자 또는 피부양자의 자격 취득·변동 사실을 확인한 경우에는 제2항에도 불구하고 가입자 또는 피부양자의 신청 없이 별지 제11호서식의 건강보험증을 발급할 수 있다.

④ 제2항 또는 제3항에 따라 건강보험증을 발급받은 가입자 또는 피부양자는 건강보험증에 기재된 내용이 변경된 경우에는 변경된 날부터 30일 이내에 별지 제10호서식의 건강보험증 기재사항 변경 신청서를 공단에 제출해야 한다.

※ 건강보험증을 대체하는 신분증명서(시행규칙 제7조)

법 제12조 제3항에서 "보건복지부령으로 정하는 본인 여부를 확인할 수 있는 신분증명서"란 다음 각 호의 증명서 또는 서류를 말한다. 이 경우 그 증명서 또는 서류에 유효기간이 적혀 있는 경우에는 그 유효기간이 지나지 아니하여야 한다.

1. 행정기관이나 공공기관이 발행한 증명서로서 사진이 붙어 있어 본인임을 확인할 수 있는 공무원증, 국가유공자증, 장애인 등록증, 외국인 등록증, 국가기술자격증, 그 밖에 신분을 확인할 수 있는 증명서

2. 행정기관이나 공공기관이 기록·관리하는 것으로서 사진이 붙어 있어 본인을 확인할 수 있는 서류

제 3 장

국민건강보험공단

1. 보험자

건강보험의 보험자는 국민건강보험공단(이하 "공단"이라 한다)으로 한다(국민건강보험법 제13조).

2. 업무 등

(1) 공단은 다음 각 호의 업무를 관장한다(국민건강보험법 제14조 제1항).

1. 가입자 및 피부양자의 자격 관리
2. 보험료와 그 밖에 이 법에 따른 징수금의 부과·징수
3. 보험급여의 관리
4. 가입자 및 피부양자의 질병의 조기발견·예방 및 건강관리를 위하여 요양급여 실시 현황과 건강검진 결과 등을 활용하여 실시하는 예방사업으로서 대통령령으로 정하는 사업
5. 보험급여 비용의 지급
6. 자산의 관리·운영 및 증식사업
7. 의료시설의 운영
8. 건강보험에 관한 교육훈련 및 홍보
9. 건강보험에 관한 조사연구 및 국제협력
10. 이 법에서 공단의 업무로 정하고 있는 사항
11. 「국민연금법」, 「고용보험 및 산업재해보상보험의 보험료징수 등에 관한 법률」, 「임금채권보장법」 및 「석면피해구제법」(이하 "징수위탁근거법"이라 한다)에 따라 위탁받은 업무
12. 그 밖에 이 법 또는 다른 법령에 따라 위탁받은 업무
13. 그 밖에 건강보험과 관련하여 보건복지부장관이 필요하다고 인정한 업무

※공단의 업무(시행령 제9조의2)

법 제14조 제1항 제4호에서 "대통령령으로 정하는 사업"이란 다음 각 호의 사업을 말한다.
1. 가입자 및 피부양자의 건강관리를 위한 전자적 건강정보시스템의 구축·운영
2. 생애주기별·사업장별·직능별 건강관리 프로그램 또는 서비스의 개발 및 제공
3. 연령별·성별·직업별 주요 질환에 대한 정보 수집, 분석·연구 및 관리방안 제공

4. 고혈압·당뇨 등 주요 만성질환에 대한 정보 제공 및 건강관리 지원
5. 「지역보건법」제2조 제1호에 따른 지역보건의료기관과의 연계·협력을 통한 지역별 건강
관리 사업 지원
6. 그 밖에 제1호부터 제5호까지에 준하는 사업으로서 가입자 및 피부양자의 건강관리를 위
하여 보건복지부장관이 특히 필요하다고 인정하는 사업

(2) 자산의 관리·운영 및 증식사업은 안정성과 수익성을 고려하여 다음 각 호의 방법
에 따라야 한다(국민건강보험법 제14조 제2항).

1. 체신관서 또는 「은행법」에 따른 은행에의 예입 또는 신탁
2. 국가·지방자치단체 또는 「은행법」에 따른 은행이 직접 발행하거나 채무이행을 보증하는
유가증권의 매입
3. 특별법에 따라 설립된 법인이 발행하는 유가증권의 매입
4. 「자본시장과 금융투자업에 관한 법률」에 따른 신탁업자가 발행하거나 같은 법에 따른 집
합투자업자가 발행하는 수익증권의 매입
5. 공단의 업무에 사용되는 부동산의 취득 및 일부 임대
6. 그 밖에 공단 자산의 증식을 위하여 대통령령으로 정하는 사업

(3) 공단은 특정인을 위하여 업무를 제공하거나 공단 시설을 이용하게 할 경우 공단의
정관으로 정하는 바에 따라 그 업무의 제공 또는 시설의 이용에 대한 수수료와 사용료
를 징수할 수 있다(국민건강보험법 제14조 제3항).
(4) 공단은 「공공기관의 정보공개에 관한 법률」에 따라 건강보험과 관련하여 보유·관
리하고 있는 정보를 공개한다(국민건강보험법 제14조 제4항).

3. 법인격 등
(1) 공단은 법인으로 한다(국민건강보험법 제15조 제1항).
(2) 공단은 주된 사무소의 소재지에서 설립등기를 함으로써 성립한다(국민건강보험법 제
15조 제2항).

4. 사무소
(1) 공단의 주된 사무소의 소재지는 정관으로 정한다(국민건강보험법 제16조 제1항).
(2) 공단은 필요하면 정관으로 정하는 바에 따라 분사무소를 둘 수 있다(국민건강보험법
제16조 제2항).

5. 정 관
(1) 공단의 정관에는 다음 각 호의 사항을 적어야 한다(국민건강보험법 제17조 제1항).

1. 목적
2. 명칭
3. 사무소의 소재지
4. 임직원에 관한 사항
5. 이사회의 운영
6. 재정운영위원회에 관한 사항
7. 보험료 및 보험급여에 관한 사항
8. 예산 및 결산에 관한 사항
9. 자산 및 회계에 관한 사항
10. 업무와 그 집행
11. 정관의 변경에 관한 사항
12. 공고에 관한 사항

(2) 공단은 정관을 변경하려면 보건복지부장관의 인가를 받아야 한다(국민건강보험법 제17조 제2항).

6. 등 기

공단의 설립등기에는 다음 각 호의 사항을 포함하여야 한다(국민건강보험법 제18조).

1. 목적
2. 명칭
3. 주된 사무소 및 분사무소의 소재지
4. 이사장의 성명 · 주소 및 주민등록번호

7. 해 산

공단의 해산에 관하여는 법률로 정한다(국민건강보험법 제19조).

8. 임 원

(1) 공단은 임원으로서 이사장 1명, 이사 14명 및 감사 1명을 둔다. 이 경우 이사장, 이사 중 5명 및 감사는 상임으로 한다(국민건강보험법 제20조 제1항).

(2) 이사장은 「공공기관의 운영에 관한 법률」 제29조에 따른 임원추천위원회(이하 "임원추천위원회"라 한다)가 복수로 추천한 사람 중에서 보건복지부장관의 제청으로 대통령이 임명한다(국민건강보험법 제20조 제2항).

(3) 상임이사는 보건복지부령으로 정하는 추천 절차를 거쳐 이사장이 임명한다(국민건강보험법 제20조 제3항).

(4) 비상임이사는 다음 각 호의 사람을 보건복지부장관이 임명한다(국민건강보험법 제20

조 제4항).

1. 노동조합 · 사용자단체 · 시민단체 · 소비자단체 · 농어업인 단체 및 노인단체가 추천하는 각 1명
2. 대통령령으로 정하는 바에 따라 추천하는 관계 공무원 3명

(5) 감사는 임원추천위원회가 복수로 추천한 사람 중에서 기획재정부장관의 제청으로 대통령이 임명한다(국민건강보험법 제20조 제5항).

(6) 비상임이사는 정관으로 정하는 바에 따라 실비변상(實費辨償)을 받을 수 있다(국민건강보험법 제20조 제6항).

(7) 이사장의 임기는 3년, 이사(공무원인 이사는 제외한다)와 감사의 임기는 각각 2년으로 한다(국민건강보험법 제20조 제7항).

9. 징수이사

(1) 상임이사 중 제14조 제1항 제2호 및 제11호의 업무를 담당하는 이사(이하 "징수이사" 라 한다)는 경영, 경제 및 사회보험에 관한 학식과 경험이 풍부한 사람으로서 보건복지부령으로 정하는 자격을 갖춘 사람 중에서 선임한다(국민건강보험법 제21조 제1항).

(2) 징수이사 후보를 추천하기 위하여 공단에 이사를 위원으로 하는 징수이사추천위원회(이하 "추천위원회"라 한다)를 둔다. 이 경우 추천위원회의 위원장은 이사장이 지명하는 이사로 한다(국민건강보험법 제21조 제2항).

(3) 추천위원회는 주요 일간신문에 징수이사 후보의 모집 공고를 하여야 하며, 이와 별도로 적임자로 판단되는 징수이사 후보를 조사하거나 전문단체에 조사를 의뢰할 수 있다(국민건강보험법 제21조 제3항).

(4) 추천위원회는 모집한 사람을 보건복지부령으로 정하는 징수이사 후보 심사기준에 따라 심사하여야 하며, 징수이사 후보로 추천될 사람과 계약 조건에 관하여 협의하여야 한다(국민건강보험법 제21조 제4항).

(5) 이사장은 심사와 협의 결과에 따라 징수이사 후보와 계약을 체결하여야 하며, 이 경우 제20조 제3항에 따른 상임이사의 임명으로 본다(국민건강보험법 제21조 제5항).

(6) 계약 조건에 관한 협의, 제5항에 따른 계약 체결 등에 필요한 사항은 보건복지부령으로 정한다(국민건강보험법 제21조 제6항).

10. 임원의 직무

(1) 이사장은 공단을 대표하고 업무를 총괄하며, 임기 중 공단의 경영성과에 대하여 책임을 진다(국민건강보험법 제22조 제1항).

(2) 상임이사는 이사장의 명을 받아 공단의 업무를 집행한다(국민건강보험법 제22조 제2항).

(3) 이사장이 부득이한 사유로 그 직무를 수행할 수 없을 때에는 정관으로 정하는 바에 따라 상임이사 중 1명이 그 직무를 대행하고, 상임이사가 없거나 그 직무를 대행할 수 없을 때에는 정관으로 정하는 임원이 그 직무를 대행한다(국민건강보험법 제22조 제3항).

(4) 감사는 공단의 업무, 회계 및 재산 상황을 감사한다(국민건강보험법 제22조 제4항).

11. 임원 결격사유

다음 각 호의 어느 하나에 해당하는 사람은 공단의 임원이 될 수 없다(국민건강보험법 제23조).

1. 대한민국 국민이 아닌 사람
2. 「공공기관의 운영에 관한 법률」 제34조 제1항 각 호의 어느 하나에 해당하는 사람

12. 임원의 당연퇴임 및 해임

(1) 임원이 제23조 각 호의 어느 하나에 해당하게 되거나 임명 당시 그에 해당하는 사람으로 확인되면 그 임원은 당연 퇴임한다(국민건강보험법 제24조 제1항).

(2) 임명권자는 임원이 다음 각 호의 어느 하나에 해당하면 그 임원을 해임할 수 있다(국민건강보험법 제24조 제2항).

1. 신체장애나 정신장애로 직무를 수행할 수 없다고 인정되는 경우
2. 직무상 의무를 위반한 경우
3. 고의나 중대한 과실로 공단에 손실이 생기게 한 경우
4. 직무 여부와 관계없이 품위를 손상하는 행위를 한 경우
5. 이 법에 따른 보건복지부장관의 명령을 위반한 경우

13. 임원의 겸직 금지 등

(1) 공단의 상임임원과 직원은 그 직무 외에 영리를 목적으로 하는 사업에 종사하지 못한다(국민건강보험법 제25조 제1항).

(2) 공단의 상임임원이 임명권자 또는 제청권자의 허가를 받거나 공단의 직원이 이사장의 허가를 받은 경우에는 비영리 목적의 업무를 겸할 수 있다(국민건강보험법 제25조 제2항).

14. 이사회

(1) 공단의 주요 사항(「공공기관의 운영에 관한 법률」 제17조 제1항 각 호의 사항을 말한다)을 심의 · 의결하기 위하여 공단에 이사회를 둔다(국민건강보험법 제26조 제1항).

(2) 이사회는 이사장과 이사로 구성한다(국민건강보험법 제26조 제2항).

(3) 감사는 이사회에 출석하여 발언할 수 있다(국민건강보험법 제26조 제3항).

(4) 이사회의 의결 사항 및 운영 등에 필요한 사항은 대통령령으로 정한다(국민건강보험법 제26조 제4항).

15. 직원의 임면

이사장은 정관으로 정하는 바에 따라 직원을 임면(任免)한다(국민건강보험법 제27조).

16. 벌칙 적용 시 공무원 의제

공단의 임직원은 「형법」 제129조부터 제132조까지의 규정을 적용할 때 공무원으로 본다(국민건강보험법 제28조).

17. 규정 등

공단의 조직·인사·보수 및 회계에 관한 규정은 이사회의 의결을 거쳐 보건복지부장관의 승인을 받아 정한다(국민건강보험법 제29조).

18. 대리인의 선임

이사장은 공단 업무에 관한 모든 재판상의 행위 또는 재판 외의 행위를 대행하게 하기 위하여 공단의 이사 또는 직원 중에서 대리인을 선임할 수 있다(국민건강보험법 제30조).

19. 대표권의 제한

(1) 이사장은 공단의 이익과 자기의 이익이 상반되는 사항에 대하여는 공단을 대표하지 못한다. 이 경우 감사가 공단을 대표한다(국민건강보험법 제31조 제1항).

(2) 공단과 이사장 사이의 소송은 제1항을 준용한다(국민건강보험법 제31조 제2항).

20. 이사장 권한의 위임

이 법에 규정된 이사장의 권한 중 급여의 제한, 보험료의 납입고지 등 대통령령으로 정하는 사항은 정관으로 정하는 바에 따라 분사무소의 장에게 위임할 수 있다(국민건강보험법 제32조).

21. 재정운영위원회

(1) 요양급여비용의 계약 및 결손처분 등 보험재정에 관련된 사항을 심의·의결하기 위하여 공단에 재정운영위원회를 둔다(국민건강보험법 제33조 제1항).

(2) 재정운영위원회의 위원장은 제34조 제1항 제3호에 따른 위원 중에서 호선(互選)한다(국민건강보험법 제33조 제2항).

22. 재정운영위원회의 구성 등
(1) 재정운영위원회는 다음 각 호의 위원으로 구성한다(국민건강보험법 제34조 제1항).

1. 직장가입자를 대표하는 위원 10명
2. 지역가입자를 대표하는 위원 10명
3. 공익을 대표하는 위원 10명

(2) 위원은 다음 각 호의 사람을 보건복지부장관이 임명하거나 위촉한다(국민건강보험법 제34조 제2항).

1. 제1항 제1호의 위원은 노동조합과 사용자단체에서 추천하는 각 5명
2. 제1항 제2호의 위원은 대통령령으로 정하는 바에 따라 농어업인 단체 · 도시자영업자단체 및 시민단체에서 추천하는 사람
3. 제1항 제3호의 위원은 대통령령으로 정하는 관계 공무원 및 건강보험에 관한 학식과 경험이 풍부한 사람

(3) 재정운영위원회 위원(공무원인 위원은 제외한다)의 임기는 2년으로 한다. 다만, 위원의 사임 등으로 새로 위촉된 위원의 임기는 전임위원 임기의 남은 기간으로 한다(국민건강보험법 제34조 제3항).
(4) 재정운영위원회의 운영 등에 필요한 사항은 대통령령으로 정한다(국민건강보험법 제34조 제4항).

23. 회 계
(1) 공단의 회계연도는 정부의 회계연도에 따른다(국민건강보험법 제35조 제1항).
(2) 공단은 직장가입자와 지역가입자의 재정을 통합하여 운영한다(국민건강보험법 제35조 제2항).
(3) 공단은 건강보험사업 및 징수위탁근거법의 위탁에 따른 국민연금사업 · 고용보험사업 · 산업재해보상보험사업 · 임금채권보장사업에 관한 회계를 공단의 다른 회계와 구분하여 각각 회계처리하여야 한다(국민건강보험법 제35조 제3항).

24. 예 산
공단은 회계연도마다 예산안을 편성하여 이사회의 의결을 거친 후 보건복지부장관의 승인을 받아야 한다. 예산을 변경할 때에도 또한 같다(국민건강보험법 제36조).

25. 차입금

공단은 지출할 현금이 부족한 경우에는 차입할 수 있다. 다만, 1년 이상 장기로 차입하려면 보건복지부장관의 승인을 받아야 한다(국민건강보험법 제37조).

26. 준비금

(1) 공단은 회계연도마다 결산상의 잉여금 중에서 그 연도의 보험급여에 든 비용의 100분의 5 이상에 상당하는 금액을 그 연도에 든 비용의 100분의 50에 이를 때까지 준비금으로 적립하여야 한다(국민건강보험법 제38조 제1항).

(2) 준비금은 부족한 보험급여 비용에 충당하거나 지출할 현금이 부족할 때 외에는 사용할 수 없으며, 현금 지출에 준비금을 사용한 경우에는 해당 회계연도 중에 이를 보전(補塡)하여야 한다(국민건강보험법 제38조 제2항).

(3) 준비금의 관리 및 운영 방법 등에 필요한 사항은 보건복지부장관이 정한다(국민건강보험법 제38조 제3항).

27. 결 산

(1) 공단은 회계연도마다 결산보고서와 사업보고서를 작성하여 다음해 2월 말일까지 보건복지부장관에게 보고하여야 한다(국민건강보험법 제39조 제1항).

(2) 공단은 결산보고서와 사업보고서를 보건복지부장관에게 보고하였을 때에는 보건복지부령으로 정하는 바에 따라 그 내용을 공고하여야 한다(국민건강보험법 제39조 제2항).

※ 결산보고서 등의 공고(시행규칙 제10조)
공단은 법 제39조 제2항에 따라 결산보고서 및 사업보고서를 작성하여 보건복지부장관에게 보고한 경우에는 그 개요를 「신문 등의 진흥에 관한 법률」 제9조 제1항 제9호에 따른 보급지역을 전국으로 하여 등록한 1개 이상의 일반일간신문에 공고하여야 한다.

28. 재난적 의료비 지원사업에 대한 출연

공단은 「재난적 의료비 지원에 관한 법률」에 따른 재난적 의료비 지원사업에 사용되는 비용에 충당하기 위하여 매년 예산의 범위에서 출연할 수 있다. 이 경우 출연 금액의 상한 등에 필요한 사항은 대통령령으로 정한다(국민건강보험법 제39조의2).

29. 「민법」의 준용

공단에 관하여 이 법과 「공공기관의 운영에 관한 법률」에서 정한 사항 외에는 「민법」 중 재단법인에 관한 규정을 준용한다(국민건강보험법 제40조).

제 4 장

보험급여

1. 요양급여

(1) 가입자와 피부양자의 질병, 부상, 출산 등에 대하여 다음 각 호의 요양급여를 실시한다(국민건강보험법 제41조 제1항).

1. 진찰 · 검사
2. 약제(藥劑) · 치료재료의 지급
3. 처치 · 수술 및 그 밖의 치료
4. 예방 · 재활
5. 입원
6. 간호
7. 이송(移送)

(2) 요양급여(이하 "요양급여"라 한다)의 범위(이하 "요양급여대상"이라 한다)는 다음 각 호와 같다(국민건강보험법 제41조 제2항).

1. **요양급여**(제1항 제2호의 약제는 제외한다): 제4항에 따라 보건복지부장관이 **비급여대상으로 정한 것을 제외한 일체의 것**
2. **약제**: 제41조의3에 따라 요양급여대상으로 보건복지부장관이 결정하여 고시한 것

(3) 요양급여의 방법 · 절차 · 범위 · 상한 등의 기준은 보건복지부령으로 정한다(국민건강보험법 제41조 제3항).

(4) 보건복지부장관은 요양급여의 기준을 정할 때 업무나 일상생활에 지장이 없는 질환에 대한 치료 등 보건복지부령으로 정하는 사항은 요양급여대상에서 제외되는 사항(이하 "비급여대상"이라 한다)으로 정할 수 있다(국민건강보험법 제41조 제4항).

2. 약제에 대한 요양급여비용 상한금액의 감액 등

(1) 보건복지부장관은 「약사법」 제47조 제2항의 위반과 관련된 제41조 제1항 제2호의 약제에 대하여는 요양급여비용 상한금액(제41조 제3항에 따라 약제별 요양급여비용의 상한

으로 정한 금액을 말한다. 이하 같다)의 100분의 20을 넘지 아니하는 범위에서 그 금액의 일부를 감액할 수 있다(국민건강보험법 제41조의2 제1항).

(2) 보건복지부장관은 요양급여비용의 상한금액이 감액된 약제가 감액된 날부터 5년의 범위에서 대통령령으로 정하는 기간 내에 다시 감액의 대상이 된 경우에는 요양급여비용 상한금액의 100분의 40을 넘지 아니하는 범위에서 요양급여비용 상한금액의 일부를 감액할 수 있다(국민건강보험법 제41조의2 제2항).

(3) 보건복지부장관은 요양급여비용의 상한금액이 감액된 약제가 감액된 날부터 5년의 범위에서 대통령령으로 정하는 기간 내에 다시 「약사법」 제47조 제2항의 위반과 관련된 경우에는 해당 약제에 대하여 1년의 범위에서 기간을 정하여 요양급여의 적용을 정지할 수 있다(국민건강보험법 제41조의2 제3항).

(4) 요양급여비용 상한금액의 감액 및 요양급여 적용 정지의 기준, 절차, 그 밖에 필요한 사항은 대통령령으로 정한다(국민건강보험법 제41조의2 제4항).

3. 행위·치료재료 및 약제에 대한 요양급여대상 여부의 결정

(1) 제42조에 따른 요양기관, 치료재료의 제조업자·수입업자 등 보건복지부령으로 정하는 자는 요양급여대상 또는 비급여대상으로 결정되지 아니한 제41조 제1항 제1호·제3호·제4호의 요양급여에 관한 행위 및 제41조 제1항 제2호의 치료재료(이하 "행위·치료재료"라 한다)에 대하여 요양급여대상 여부의 결정을 보건복지부장관에게 신청하여야 한다(국민건강보험법 제41조의3 제1항).

(2) 「약사법」에 따른 약제의 제조업자·수입업자 등 보건복지부령으로 정하는 자는 요양급여대상에 포함되지 아니한 제41조 제1항 제2호의 약제(이하 이 조에서 "약제"라 한다)에 대하여 보건복지부장관에게 요양급여대상 여부의 결정을 신청할 수 있다(국민건강보험법 제41조의3 제2항).

(3) 신청을 받은 보건복지부장관은 정당한 사유가 없으면 보건복지부령으로 정하는 기간 이내에 요양급여대상 또는 비급여대상의 여부를 결정하여 신청인에게 통보하여야 한다(국민건강보험법 제41조의3 제3항).

(4) **보건복지부장관은 신청이 없는 경우에도 환자의 진료상 반드시 필요하다고 보건복지부령으로 정하는 경우에는 직권으로 행위·치료재료 및 약제의 요양급여대상의 여부를 결정할 수 있다**(국민건강보험법 제41조의3 제4항).

(5) 요양급여대상 여부의 결정 신청의 시기, 절차, 방법 및 업무의 위탁 등에 필요한 사항과 요양급여대상 여부의 결정 절차 및 방법 등에 관한 사항은 보건복지부령으로 정한다(국민건강보험법 제41조의3 제5항).

4. 선별급여

(1) 요양급여를 결정함에 있어 경제성 또는 치료효과성 등이 불확실하여 그 검증을 위하여 추가적인 근거가 필요하거나, 경제성이 낮아도 가입자와 피부양자의 건강회복에 잠재적 이득이 있는 등 대통령령으로 정하는 경우에는 예비적인 요양급여인 선별급여로 지정하여 실시할 수 있다(국민건강보험법 제41조의4 제1항).

※선별급여(시행령 제18조의4)

① 법 제41조의4 제1항에 따른 선별급여(이하 "선별급여"라 한다)를 실시할 수 있는 경우는 다음 각 호와 같다.
 1. 경제성 또는 치료효과성 등이 불확실하여 그 검증을 위하여 추가적인 근거가 필요한 경우
 2. 경제성이 낮아도 가입자와 피부양자의 건강회복에 잠재적 이득이 있는 경우
 3. 제1호 또는 제2호에 준하는 경우로서 요양급여에 대한 사회적 요구가 있거나 국민건강 증진의 강화를 위하여 보건복지부장관이 특히 필요하다고 인정하는 경우
② 법 제41조의4 제2항에 따른 선별급여의 적합성평가(이하 "적합성평가"라 한다)는 다음 각 호의 구분에 따른다.
 1. **평가주기: 선별급여를 실시한 날부터 5년마다 평가할 것**. 다만, 보건복지부장관은 해당 선별급여의 내용·성격 또는 효과 등을 고려하여 신속한 평가가 필요하다고 인정하는 경우에는 그 평가주기를 달리 정할 수 있다.
 2. 평가항목: 다음 각 목의 사항을 평가할 것
  가. 치료 효과 및 치료 과정의 개선에 관한 사항
  나. 비용 효과에 관한 사항
  다. 다른 요양급여와의 대체가능성에 관한 사항
  라. 국민건강에 대한 잠재적 이득에 관한 사항
  마. 그 밖에 가목부터 라목까지의 규정에 준하는 사항으로서 보건복지부장관이 적합성평가를 위하여 특히 필요하다고 인정하는 사항
 3. 평가방법: 서면평가의 방법으로 실시할 것. 다만, 보건복지부장관이 필요하다고 인정하는 경우에는 현장조사·문헌조사 또는 설문조사 등의 방법을 추가하여 실시할 수 있다.
③ 보건복지부장관은 적합성평가와 관련하여 전문적·심층적 검토가 필요하다고 인정하는 경우에는 보건의료 관련 연구기관·단체 또는 전문가 등에게 그 평가를 의뢰하여 실시할 수 있다.
④ 보건복지부장관은 적합성평가를 위하여 필요하다고 인정하는 경우에는 관계 중앙행정기관, 지방자치단체, 「공공기관의 운영에 관한 법률」에 따른 공공기관 또는 보건의료 관련 법인·단체·전문가 등에게 필요한 자료 또는 의견의 제출을 요청할 수 있다.
⑤ 제2항부터 제4항까지에서 규정한 사항 외에 적합성평가의 절차 및 방법 등에 필요한 사항은 보건복지부장관이 정하여 고시한다.

(2) 보건복지부장관은 대통령령으로 정하는 절차와 방법에 따라 선별급여(이하 "선별급여"라 한다)에 대하여 주기적으로 요양급여의 적합성을 평가하여 요양급여 여부를 다시 결정하고, 요양급여의 기준을 조정하여야 한다(국민건강보험법 제41조의4 제2항).

5. 방문요양급여

가입자 또는 피부양자가 질병이나 부상으로 거동이 불편한 경우 등 보건복지부령으로 정하는 사유에 해당하는 경우에는 가입자 또는 피부양자를 직접 방문하여 제41조에 따른 요양급여를 실시할 수 있다(국민건강보험법 제41조의5).

6. 요양기관

(1) 요양급여(간호와 이송은 제외한다)는 다음 각 호의 요양기관에서 실시한다. 이 경우 보건복지부장관은 공익이나 국가정책에 비추어 요양기관으로 적합하지 아니한 대통령령으로 정하는 의료기관 등은 요양기관에서 제외할 수 있다(국민건강보험법 제42조 제1항).

1. 「의료법」에 따라 개설된 의료기관
2. 「약사법」에 따라 등록된 약국
3. 「약사법」 제91조에 따라 설립된 한국희귀 · 필수의약품센터
4. 「지역보건법」에 따른 보건소 · 보건의료원 및 보건지소
5. 「농어촌 등 보건의료를 위한 특별조치법」에 따라 설치된 보건진료소

※요양기관에서 제외되는 의료기관 등(시행령 제18조)

① 법 제42조 제1항 각 호 외의 부분 후단에서 "대통령령으로 정하는 의료기관 등"이란 다음 각 호의 의료기관 또는 약국을 말한다.
1. 「의료법」 제35조에 따라 개설된 부속 의료기관
2. 「사회복지사업법」 제34조에 따른 사회복지시설에 수용된 사람의 진료를 주된 목적으로 개설된 의료기관
3. 제19조 제1항에 따른 본인일부부담금을 받지 아니하거나 경감하여 받는 등의 방법으로 가입자나 피부양자를 유인(誘引)하는 행위 또는 이와 관련하여 과잉 진료행위를 하거나 부당하게 많은 진료비를 요구하는 행위를 하여 다음 각 목의 어느 하나에 해당하는 업무정지 처분 등을 받은 의료기관
  가. 법 제98조에 따른 업무정지 또는 법 제99조에 따른 과징금 처분을 5년 동안 2회 이상 받은 의료기관
  나. 「의료법」 제66조에 따른 면허자격정지 처분을 5년 동안 2회 이상 받은 의료인이 개설 · 운영하는 의료기관
4. 법 제98조에 따른 업무정지 처분 절차가 진행 중이거나 업무정지 처분을 받은 요양기관의 개설자가 개설한 의료기관 또는 약국
② 제1항 제1호 및 제2호에 따른 의료기관은 요양기관에서 제외되려면 보건복지부장관이 정하는 바에 따라 요양기관 제외신청을 하여야 한다.
③ 의료기관 등이 요양기관에서 제외되는 기간은 제1항 제3호의 경우에는 1년 이하로 하고, 제1항 제4호의 경우에는 해당 업무정지기간이 끝나는 날까지로 한다.

(2) 보건복지부장관은 효율적인 요양급여를 위하여 필요하면 보건복지부령으로 정하는

바에 따라 시설·장비·인력 및 진료과목 등 보건복지부령으로 정하는 기준에 해당하는 요양기관을 전문요양기관으로 인정할 수 있다. 이 경우 해당 전문요양기관에 인정서를 발급하여야 한다(국민건강보험법 제42조 제2항).

※요양기관의 인정 등(시행규칙 제11조)
① 법 제42조 제2항에 따른 전문요양기관의 인정기준은 별표 2와 같다.
② 법 제42조 제2항에 따라 전문요양기관으로 인정받으려는 요양기관은 별지 제12호서식의 전문요양기관 인정신청서에 다음 각 호의 서류를 첨부하여 보건복지부장관에게 제출하여야 한다.
  1. 시설, 장비 및 진료과목별 인력 현황 1부
  2. 최근 6개월 동안의 입원환자 진료실적 1부
③ 보건복지부장관은 요양기관을 전문요양기관으로 인정한 경우에는 별지 제13호서식의 전문요양기관 인정서를 발급하여야 한다.
④ 제1항부터 제3항까지의 규정에 따른 인정기준의 세부 내용, 그 밖에 전문요양기관의 인정에 필요한 사항은 보건복지부장관이 정하여 고시한다.

(3) 보건복지부장관은 제2항에 따라 인정받은 요양기관이 다음 각 호의 어느 하나에 해당하는 경우에는 그 인정을 취소한다(국민건강보험법 제42조 제3항).

1. 제2항 전단에 따른 인정기준에 미달하게 된 경우
2. 제2항 후단에 따라 발급받은 인정서를 반납한 경우

(4) 전문요양기관으로 인정된 요양기관 또는 「의료법」 제3조의4에 따른 상급종합병원에 대하여는 제41조 제3항에 따른 요양급여의 절차 및 제45조에 따른 요양급여비용을 다른 요양기관과 달리 할 수 있다(국민건강보험법 제42조 제4항).
(5) 요양기관은 정당한 이유 없이 요양급여를 거부하지 못한다(국민건강보험법 제42조 제5항).

7. 요양기관의 선별급여 실시에 대한 관리

(1) 제42조 제1항에도 불구하고, 선별급여 중 자료의 축적 또는 의료 이용의 관리가 필요한 경우에는 보건복지부장관이 해당 선별급여의 실시 조건을 사전에 정하여 이를 충족하는 요양기관만이 해당 선별급여를 실시할 수 있다(국민건강보험법 제42조의2 제1항).
(2) 선별급여를 실시하는 요양기관은 제41조의4 제2항에 따른 해당 선별급여의 평가를 위하여 필요한 자료를 제출하여야 한다(국민건강보험법 제42조의2 제2항).
(3) 보건복지부장관은 요양기관이 선별급여의 실시 조건을 충족하지 못하거나 제2항에 따른 자료를 제출하지 아니할 경우에는 해당 선별급여의 실시를 제한할 수 있다(국민건강보험법 제42조의2 제3항).

(4) 선별급여의 실시 조건, 자료의 제출, 제3항에 따른 선별급여의 실시 제한 등에 필요한 사항은 보건복지부령으로 정한다(국민건강보험법 제42조의2 제4항).

8. 요양기관 현황에 대한 신고

(1) 요양기관은 요양급여비용을 최초로 청구하는 때에 요양기관의 시설·장비 및 인력 등에 대한 현황을 건강보험심사평가원(이하 "심사평가원"이라 한다)에 신고하여야 한다(국민건강보험법 제43조 제1항).

(2) 요양기관은 **신고한 내용**(제45조에 따른 요양급여비용의 증감에 관련된 사항만 해당한다)**이 변경된 경우에는 그 변경된 날부터 15일 이내에 보건복지부령으로 정하는 바에 따라 심사평가원에 신고하여야 한다**(국민건강보험법 제43조 제2항).

(3) 신고의 범위, 대상, 방법 및 절차 등에 필요한 사항은 보건복지부령으로 정한다(국민건강보험법 제43조 제3항).

9. 비용의 일부부담

(1) 요양급여를 받는 자는 대통령령으로 정하는 바에 따라 비용의 일부(이하 "본인일부부담금"이라 한다)를 본인이 부담한다. 이 경우 선별급여에 대해서는 다른 요양급여에 비하여 본인일부부담금을 상향 조정할 수 있다(국민건강보험법 제44조 제1항).

(2) 본인이 연간 부담하는 본인일부부담금의 총액이 대통령령으로 정하는 금액(이하 이 조에서 "본인부담상한액"이라 한다)을 초과한 경우에는 공단이 그 초과 금액을 부담하여야 한다(국민건강보험법 제44조 제2항).

(2) 본인부담상한액은 가입자의 소득수준 등에 따라 정한다(국민건강보험법 제44조 제3항).

(4) 본인일부부담금 총액 산정 방법, 본인부담상한액을 넘는 금액의 지급 방법 및 제3항에 따른 가입자의 소득수준 등에 따른 본인부담상한액 설정 등에 필요한 사항은 대통령령으로 정한다(국민건강보험법 제44조 제4항).

> ※비용의 본인부담(시행령 제19조)
>
> ① 법 제44조 제1항에 따른 본인일부부담금(이하 "본인일부부담금"이라 한다)의 부담률 및 부담액은 별표 2와 같다.
> ② 본인일부부담금은 요양기관의 청구에 따라 요양급여를 받는 사람이 요양기관에 납부한다. 이 경우 요양기관은 법 제41조 제3항 및 제4항에 따라 보건복지부령으로 정하는 요양급여사항 또는 비급여사항 외에 입원보증금 등 다른 명목으로 비용을 청구해서는 아니 된다.
> ③ 법 제44조 제2항에 따른 본인일부부담금의 총액은 요양급여를 받는 사람이 연간 부담하는 본인일부부담금을 모두 더한 금액으로 한다. 다만, 다음 각 호의 어느 하나에 해당하는 본인일부부담금은 더하지 않는다.
> 1. 별표 2 제1호 가목 1)에 따라 상급종합병원·종합병원·병원·한방병원 일반입원실의 2

인실·3인실 및 정신과 폐쇄병실의 2인실·3인실을 이용한 경우 그 입원료로 부담한 금액

2. 별표 2 제3호 라목 5)·6)·9) 및 10)에 따라 부담한 금액

3. 별표 2 제3호 사목 및 거목에 따라 부담한 금액

4. 별표 2 제4호에 따라 부담한 금액

5. 별표 2 제6호에 따라 부담한 금액

④ 법 제44조 제2항에 따른 본인부담상한액(이하 "본인부담상한액"이라 한다)은 별표 3의 산정방법에 따라 산정된 금액을 말한다.

⑤ 법 제44조 제2항에 따라 공단이 본인부담상한액을 넘는 금액을 지급하는 경우에는 요양급여를 받은 사람이 지정하는 예금계좌(「우체국예금·보험에 관한 법률」에 따른 체신관서 및 「은행법」에 따른 은행에서 개설된 예금계좌 등 보건복지부장관이 정하는 예금계좌를 말한다)로 지급해야 한다. 다만, 해당 예금계좌로 입금할 수 없는 불가피한 사유가 있는 경우에는 보건복지부장관이 정하는 방법으로 지급할 수 있다.

⑥ 제2항 및 제5항에서 정한 사항 외에 본인일부부담금의 납부방법이나 본인부담상한액을 넘는 금액의 지급방법 등에 필요한 사항은 보건복지부장관이 정하여 고시한다.

10. 요양급여비용의 산정 등

(1) **요양급여비용**은 공단의 이사장과 의약계를 대표하는 사람들의 계약으로 정한다. 이 경우 계약기간은 1년으로 한다(국민건강보험법 제45조 제1항).

※요양급여비용계약의 당사자(시행령 제20조)

법 제45조 제1항에 따른 **요양급여비용의 계약 당사자인 의약계를 대표하는 사람**은 다음 각 호와 같다.

1. 「의료법」 제3조 제2항 제1호 가목에 따른 의원에 대한 요양급여비용: 같은 법 제28조 제1항에 따른 의사회의 장

2. 「의료법」 제3조 제2항 제1호 나목 및 제3호 나목에 따른 치과의원 및 치과병원에 대한 요양급여비용: 같은 법 제28조 제1항에 따른 치과의사회의 장

3. 「의료법」 제3조 제2항 제1호 다목 및 제3호 다목에 따른 한의원 및 한방병원에 대한 요양급여비용: 같은 법 제28조 제1항에 따른 한의사회의 장

4. 「의료법」 제3조 제2항 제2호에 따른 조산원에 대한 요양급여비용: 같은 법 제28조 제1항에 따른 조산사회 또는 간호사회의 장 중 1명

5. 「의료법」 제3조 제2항 제3호 가목·라목 및 마목에 따른 **병원·요양병원 및 종합병원에 대한 요양급여비용: 같은 법 제52조에 따른 단체의 장**

6. 「약사법」 제2조 제3호에 따른 약국 및 같은 법 제91조에 따른 **한국희귀·필수의약품센터에 대한 요양급여비용: 같은 법 제11조 제1항에 따른 대한약사회의 장**

7. 「지역보건법」에 따른 보건소·보건의료원 및 보건지소와 「농어촌 등 보건의료를 위한 특별조치법」에 따라 설치된 보건진료소에 대한 요양급여비용: 보건복지부장관이 지정하는 사람

(2) **계약이 체결되면 그 계약은 공단과 각 요양기관 사이에 체결된 것으로 본다**(국민건강보험법 제45조 제2항).

(3) **계약은 그 직전 계약기간 만료일이 속하는 연도의 5월 31일까지 체결하여야 하며**, 그 기한까지 계약이 체결되지 아니하는 경우 보건복지부장관이 그 직전 계약기간 만료일이 속하는 연도의 6월 30일까지 심의위원회의 의결을 거쳐 요양급여비용을 정한다. 이 경우 보건복지부장관이 정하는 요양급여비용은 계약으로 정한 요양급여비용으로 본다(국민건강보험법 제45조 제3항).

(4) 요양급여비용이 정해지면 보건복지부장관은 그 요양급여비용의 명세를 지체 없이 고시하여야 한다(국민건강보험법 제45조 제4항).

(5) 공단의 이사장은 재정운영위원회의 심의·의결을 거쳐 계약을 체결하여야 한다(국민건강보험법 제45조 제5항).

(6) 심사평가원은 공단의 이사장이 계약을 체결하기 위하여 필요한 자료를 요청하면 그 요청에 성실히 따라야 한다(국민건강보험법 제45조 제6항).

(7) 계약의 내용과 그 밖에 필요한 사항은 대통령령으로 정한다(국민건강보험법 제45조 제7항).

※계약의 내용 등(시행령 제21조)

① 법 제45조 제1항에 따른 계약은 공단의 이사장과 제20조 각 호에 따른 사람이 유형별 요양기관을 대표하여 체결하며, 계약의 내용은 요양급여의 각 항목에 대한 상대가치점수의 점수당 단가를 정하는 것으로 한다.

② 제1항에 따른 요양급여 각 항목에 대한 상대가치점수는 요양급여에 드는 시간·노력 등 업무량, 인력·시설·장비 등 자원의 양, 요양급여의 위험도 및 요양급여에 따른 사회적 편익 등을 고려하여 산정한 요양급여의 가치를 각 항목 사이에 상대적인 점수로 나타낸 것으로 하며, 보건복지부장관이 심의위원회의 심의·의결을 거쳐 보건복지부령으로 정하는 바에 따라 고시한다.

③ 제2항에도 불구하고 다음 각 호의 경우에는 다음 각 호의 구분에 따른 방법으로 요양급여의 상대가치점수를 산정할 수 있다.

 1.「의료법」제3조 제2항 제3호 라목에 따른 요양병원에서 입원진료를 받는 경우: 해당 진료에 필요한 요양급여 각 항목의 점수와 약제·치료재료의 비용을 합산하여 증세의 경중도(輕重度)의 구분에 따른 1일당 상대가치점수로 산정

 2.「의료법」제3조 제2항 제1호 가목에 따른 의원, 같은 항 제3호 가목에 따른 병원, 같은 호 라목에 따른 요양병원, 같은 호 마목에 따른 종합병원, 같은 법 제3조의4에 따른 상급종합병원 또는「지역보건법」제12조에 따른 보건의료원에서 보건복지부장관이 정하여 고시하는 질병군(진단명, 시술명, 중증도, 나이 등을 기준으로 분류한 환자집단을 말한다)에 대하여 입원진료를 받는 경우: 해당 진료에 필요한 요양급여 각 항목의 점수와 약제·치료재료의 비용을 포괄하여 입원 건당 하나의 상대가치점수로 산정

 3.「호스피스·완화의료 및 임종과정에 있는 환자의 연명의료결정에 관한 법률」제28조에 따라 호스피스·완화의료를 받는 경우: 해당 진료에 필요한 요양급여 각 항목의 점수와 약제·치료재료의 비용을 합산하여 1일당 상대가치점수로 산정

④ 제1항에 따라 계약을 체결할 때 상대가치점수가 고시되지 아니한 새로운 요양급여 항목의 비용에 대한 계약은 제2항에 따라 보건복지부장관이 같은 항목의 상대가치점수를 고시하는 날에 체결된 것으로 본다. 이 경우 그 계약은 그 고시일 이후 최초로 실시된 해당 항목의 요양급여부터 적용한다.

11. 약제 · 치료재료에 대한 요양급여비용의 산정

약제 · 치료재료(이하 "약제 · 치료재료"라 한다)**에 대한 요양급여비용**은 제45조에도 불구하고 **요양기관의 약제 · 치료재료 구입금액 등을 고려하여** 대통령령으로 정하는 바에 따라 **달리 산정할 수 있다**(국민건강보험법 제46조).

※약제 · 치료재료의 요양급여비용(시행령 제22조)

① 법 제46조에 따라 법 제41조 제1항 제2호의 약제 · 치료재료(제21조 제2항 및 제3항에 따른 상대가치점수가 적용되는 약제 · 치료재료는 제외한다. 이하 이 조에서 같다)에 대한 요양급여비용은 다음 각 호의 구분에 따라 결정한다. 이 경우 구입금액(요양기관이 해당 약제 및 치료재료를 구입한 금액을 말한다. 이하 이 조에서 같다)이 상한금액(보건복지부장관이 심의 위원회의 심의를 거쳐 해당 약제 및 치료재료별 요양급여비용의 상한으로 고시하는 금액을 말한다. 이하 같다)보다 많을 때에는 구입금액은 상한금액과 같은 금액으로 한다.
  1. 한약제: 상한금액
  2. 한약제 외의 약제: 구입금액
  3. 삭제
  4. 치료재료: 구입금액
② 제1항에 따른 약제 및 치료재료에 대한 요양급여비용의 결정 기준 · 절차, 그 밖에 필요한 사항은 보건복지부장관이 정하여 고시한다.

12. 요양급여비용의 청구와 지급 등

(1) 요양기관은 공단에 요양급여비용의 지급을 청구할 수 있다. 이 경우 제2항에 따른 요양급여비용에 대한 심사청구는 공단에 대한 요양급여비용의 청구로 본다(국민건강보험법 제47조 제1항).

(2) 요양급여비용을 청구하려는 요양기관은 심사평가원에 요양급여비용의 심사청구를 하여야 하며, 심사청구를 받은 심사평가원은 이를 심사한 후 지체 없이 그 내용을 공단과 요양기관에 알려야 한다(국민건강보험법 제47조 제2항).

(3) 심사 내용을 통보받은 공단은 지체 없이 그 내용에 따라 요양급여비용을 요양기관에 지급한다. 이 경우 이미 낸 본인일부부담금이 제2항에 따라 통보된 금액보다 더 많으면 요양기관에 지급할 금액에서 더 많이 낸 금액을 공제하여 해당 가입자에게 지급하여야 한다(국민건강보험법 제47조 제3항).

(4) 공단은 가입자에게 지급하여야 하는 금액을 그 가입자가 내야 하는 보험료와 그 밖

에 이 법에 따른 징수금(이하 "보험료등"이라 한다)과 상계(相計)할 수 있다(국민건강보험법 제47조 제4항).

(5) 공단은 심사평가원이 제63조에 따른 요양급여의 적정성을 평가하여 공단에 통보하면 그 평가 결과에 따라 요양급여비용을 가산하거나 감액 조정하여 지급한다. 이 경우 평가 결과에 따라 요양급여비용을 가산하거나 감액하여 지급하는 기준은 보건복지부령으로 정한다(국민건강보험법 제47조 제5항).

(6) 요양기관은 심사청구를 다음 각 호의 단체가 대행하게 할 수 있다(국민건강보험법 제47조 제6항).

1. 「의료법」 제28조 제1항에 따른 의사회・치과의사회・한의사회・조산사회 또는 같은 조 제6항에 따라 신고한 각각의 지부 및 분회
2. 「의료법」 제52조에 따른 의료기관 단체
3. 「약사법」 제11조에 따른 약사회 또는 같은 법 제14조에 따라 신고한 지부 및 분회

(7) 요양급여비용의 청구・심사・지급 등의 방법과 절차에 필요한 사항은 보건복지부령으로 정한다(국민건강보험법 제47조 제7항).

13. 요양급여비용의 지급 보류

(1) 제47조 제3항에도 불구하고 공단은 요양급여비용의 지급을 청구한 요양기관이 「의료법」 제33조 제2항[1] 또는 「약사법」 제20조 제1항[2]을 위반하였다는 사실을 수사기관의 수사 결과로 확인한 경우에는 해당 요양기관이 청구한 요양급여비용의 지급을 보류할 수 있다(국민건강보험법 제47조의2 제1항).

※요양급여비용의 지급 보류 등(시행령 제22조의2)
① 공단은 법 제47조의2 제1항에 따라 요양급여비용의 지급을 보류하려는 경우에는 해당 요양기관에 미리 다음 각 호의 사항을 적은 문서로 통지하여야 한다.
  1. 해당 요양기관의 명칭, 대표자 및 주소
  2. 지급 보류의 원인이 되는 사실과 지급 보류의 대상이 되는 요양급여비용 및 법적 근거

---

1 의료법 제33조(개설 등) ② 다음 각 호의 어느 하나에 해당하는 자가 아니면 의료기관을 개설할 수 없다. 이 경우 의사는 종합병원・병원・요양병원 또는 의원을, 치과의사는 치과병원 또는 치과의원을, 한의사는 한방병원・요양병원 또는 한의원을, 조산사는 조산원만을 개설할 수 있다.
  1. 의사, 치과의사, 한의사 또는 조산사
  2. 국가나 지방자치단체
  3. 의료업을 목적으로 설립된 법인(이하 "의료법인"이라 한다)
  4. 「민법」이나 특별법에 따라 설립된 비영리법인
  5. 「공공기관의 운영에 관한 법률」에 따른 준정부기관, 「지방의료원의 설립 및 운영에 관한 법률」에 따른 지방의료원, 「한국보훈복지의료공단법」에 따른 한국보훈복지의료공단
2 약사법 제20조(약국 개설등록) ① 약사 또는 한약사가 아니면 약국을 개설할 수 없다.

3. 제2호의 사항에 대하여 의견을 제출할 수 있다는 뜻과 의견을 제출하지 아니하는 경우의 처리방법

② 제1항에 따라 통지를 받은 요양기관은 지급 보류에 이의가 있는 경우에는 통지를 받은 날부터 7일 이내에 요양급여비용의 지급 보류에 대한 의견서에 이의 신청의 취지와 이유를 적고 필요한 자료를 첨부하여 공단에 제출하여야 한다.

③ 공단은 제2항에 따라 요양기관이 제출한 의견서를 검토한 후 그 결과를 문서로 통보하여야 한다.

④ 법 제47조의2 제3항에서 "법원의 무죄 판결이 확정되는 등 대통령령으로 정하는 사유"란 다음 각 호의 어느 하나에 해당하는 사유를 말한다.

  1. 무죄 판결의 확정

  2. 불기소처분(혐의없음 또는 죄가 안됨 처분에 한정한다. 이하 같다)

⑤ 법 제47조의2 제1항에 따라 요양급여비용의 지급 보류 결정을 받은 요양기관은 무죄판결 또는 불기소처분을 받은 경우 그 사실을 공단에 통지하여야 한다.

⑥ 제5항에 따라 통지를 받은 공단은 지체 없이 지급 보류된 요양급여비용과 지급 보류된 기간 동안의 이자를 지급하여야 한다. 이 경우 이자는 지급 보류된 요양급여비용에 지급 보류한 날부터 지급하는 날까지의 기간에 대한 「국세기본법 시행령」 제43조의3 제2항에 따른 국세환급가산금의 이자율을 곱하여 산정한 금액으로 한다.

⑦ 제1항부터 제6항까지에서 규정한 사항 외에 요양급여비용의 지급 보류 등에 필요한 해당 요양기관에 통지할 의견서 서식과 의견이 제출된 경우의 처리방법 등 세부사항은 공단이 정한다.

(2) 공단은 요양급여비용의 지급을 보류하기 전에 해당 요양기관에 의견 제출의 기회를 주어야 한다(국민건강보험법 제47조의2 제2항).

(3) 법원의 무죄 판결이 확정되는 등 대통령령으로 정하는 사유로 제1항에 따른 요양기관이 「의료법」 제33조 제2항 또는 「약사법」 제20조 제1항을 위반한 혐의가 입증되지 아니한 경우에는 공단은 지급 보류된 요양급여비용에 지급 보류된 기간 동안의 이자를 가산하여 해당 요양기관에 지급하여야 한다(국민건강보험법 제47조의2 제3항).

(4) 지급 보류 절차 및 의견 제출의 절차 등에 필요한 사항, 제3항에 따른 지급 보류된 요양급여비용 및 이자의 지급 절차와 이자의 산정 등에 필요한 사항은 대통령령으로 정한다(국민건강보험법 제47조의2 제4항).

14. 요양급여 대상 여부의 확인 등

(1) 가입자나 피부양자는 본인일부부담금 외에 자신이 부담한 비용이 제41조 제4항에 따라 요양급여 대상에서 제외되는 비용인지 여부에 대하여 심사평가원에 확인을 요청할 수 있다(국민건강보험법 제48조 제1항).

(2) 확인 요청을 받은 심사평가원은 그 결과를 요청한 사람에게 알려야 한다. 이 경우 확인을 요청한 비용이 요양급여 대상에 해당되는 비용으로 확인되면 그 내용을 공단 및

관련 요양기관에 알려야 한다(국민건강보험법 제48조 제2항).

(3) 통보받은 요양기관은 받아야 할 금액보다 더 많이 징수한 금액(이하 "과다본인부담금"이라 한다)을 지체 없이 확인을 요청한 사람에게 지급하여야 한다. 다만, 공단은 해당 요양기관이 과다본인부담금을 지급하지 아니하면 해당 요양기관에 지급할 요양급여비용에서 과다본인부담금을 공제하여 확인을 요청한 사람에게 지급할 수 있다(국민건강보험법 제48조 제3항).

15. 요양비

(1) 공단은 가입자나 피부양자가 보건복지부령으로 정하는 <u>긴급하거나 그 밖의 부득이한 사유로 요양기관과 비슷한 기능을 하는 기관으로서 보건복지부령으로 정하는 기관</u>(제98조 제1항에 따라 업무정지 기간 중인 요양기관을 포함한다)<u>에서 질병ㆍ부상ㆍ출산 등에 대하여 요양을 받거나</u> 요양기관이 아닌 장소에서 출산한 경우에는 그 요양급여에 상당하는 금액을 보건복지부령으로 정하는 바에 따라 가입자나 피부양자에게 요양비로 지급한다(국민건강보험법 제49조 제1항).

(2) 긴급하거나 그 밖의 부득이한 사유

법 제49조 제1항에서 "보건복지부령으로 정하는 긴급하거나 그 밖의 부득이한 사유"란 다음 각 호의 어느 하나에 해당하는 경우를 말한다(시행규칙 제23조 제1항).

1. 요양기관을 이용할 수 없거나 요양기관이 없는 경우
2. 만성신부전증 환자가 의사의 처방전에 따라 복막관류액 또는 자동복막투석에 사용되는 소모성 재료를 요양기관 외의 의약품판매업소에서 구입ㆍ사용한 경우
3. 산소치료를 필요로 하는 환자가 의사의 산소치료 처방전에 따라 보건복지부장관이 정하여 고시하는 방법으로 산소치료를 받는 경우
4. 당뇨병 환자가 의사의 처방전에 따라 혈당검사 또는 인슐린주사에 사용되는 소모성 재료를 요양기관 외의 의료기기판매업소에서 구입ㆍ사용한 경우
5. 신경인성 방광환자가 의사의 처방전에 따라 자가도뇨에 사용되는 소모성 재료를 요양기관 외의 의료기기판매업소에서 구입ㆍ사용한 경우
6. 보건복지부장관이 정하여 고시하는 질환이 있는 사람으로서 인공호흡기 또는 기침유발기를 필요로 하는 환자가 의사의 처방전에 따라 인공호흡기 또는 기침유발기를 대여받아 사용하는 경우
7. 수면무호흡증 환자가 의사의 처방전에 따라 양압기(수면 중 좁아진 기도에 지속적으로 공기를 불어 넣어 기도를 확보해 주는 기구를 말한다)를 대여받아 사용하는 경우

(3) 법 제49조 제1항에서 "보건복지부령으로 정하는 기관"이란 다음 각 호의 어느 하나에 해당하는 기관을 말한다(시행규칙 제23조 제2항).

1. 법 제42조 제1항 후단에 따라 요양기관에서 제외된 의료기관 등
2. 만성신부전증 환자 중 복막투석으로 요양급여를 받고 있는 사람에게 다음 각 목의 물품을 판매

하는 요양기관 외의 의약품판매업소(나목의 경우 공단에 등록한 의약품판매업소만 해당한다)
　가. 복막관류액
・나. 자동복막투석에 사용되는 소모성 재료
3. 산소치료를 필요로 하는 환자에게 의료용 산소발생기 등으로 산소치료 서비스를 제공하는 요양기관 외의 기관으로서 공단에 등록한 기관(해당 환자가 제공받는 경우만 해당한다)
4. 당뇨병 환자에게 혈당검사 또는 인슐린주사에 사용되는 소모성 재료를 판매하는 요양기관 외의 의료기기판매업소로서 공단에 등록한 업소
5. 신경인성 방광환자에게 자가도뇨에 사용되는 소모성 재료를 판매하는 요양기관 외의 의료기기판매업소로서 공단에 등록한 업소
6. 인공호흡기 또는 기침유발기를 필요로 하는 환자에게 이를 대여하는 요양기관 외의 기관으로서 공단에 등록한 기관
7. 양압기를 필요로 하는 환자에게 이를 대여하는 요양기관 외의 기관으로서 공단에 등록한 기관

(4) 요양비 지급절차

요양을 실시한 기관은 보건복지부장관이 정하는 요양비 명세서나 요양 명세를 적은 영수증을 요양을 받은 사람에게 내주어야 하며, 요양을 받은 사람은 그 명세서나 영수증을 공단에 **제출하여야 한다**(국민건강보험법 제49조 제2항).

　1) 서류제출

　가입자나 피부양자가 법 제49조 제1항에 따른 요양비를 지급받으려면 다음 각 호의 서류를 공단에 제출해야 한다. 다만, 제1항 제3호・제6호 및 제7호에 해당하여 요양비를 지급받은 사람이 같은 종류의 요양비를 지급받으려는 경우로서 이미 제출한 처방전의 처방기간이 지나지 않은 경우에는 처방전을 제출하지 않을 수 있다(국민건강보험법 시행규칙 제23조 제3항).

1. 제1항 제1호에 해당하는 사유로 질병・부상・출산[사산(死産)의 경우에는 임신 16주 이상인 경우를 말한다]에 대하여 요양을 받은 경우에는 별지 제18호서식의 요양비 지급청구서와 다음 각 목의 서류
　가. 요양비 명세서 또는 세금계산서(약국의 경우에는 처방전과 세금계산서를 말한다) 사본 1부
　나. 요양기관에서 요양을 받을 수 없었던 사유를 증명할 수 있는 서류 1부
2. 제1항 제2호 또는 제5호에 해당하는 경우에는 별지 제18호서식의 요양비 지급청구서와 다음 각 목의 서류
　가. 의사의 처방전 1부
　나. 세금계산서 1부
3. 제1항 제3호에 해당하는 경우에는 별지 제19호서식의 요양비 지급청구서와 다음 각 목의 서류
　가. 의사의 처방전 1부
　나. 산소치료를 하였음을 증명할 수 있는 서류 1부
　다. 세금계산서 1부

4. 제1항 제4호에 해당하는 경우에는 별지 제19호의2서식의 요양비 지급청구서와 다음 각 목의 서류
  가. 의사의 처방전 1부
  나. 세금계산서 1부
5. 제1항 제6호에 해당하는 경우에는 별지 제19호의3서식의 요양비지급청구서와 다음 각 목의 서류
  가. 의사의 처방전 1부
  나. 인공호흡기 또는 기침유발기를 대여하였음을 증명할 수 있는 서류 1부
  다. 세금계산서 1부
6. 제1항 제7호에 해당하는 경우에는 별지 제19호의4서식의 요양비 지급청구서와 다음 각 목의 서류
  가. 의사의 처방전 1부
  나. 양압기를 대여하였음을 증명할 수 있는 서류 1부
  다. 세금계산서 1부
7. 요양기관 외의 장소에서 출산한 경우에는 별지 제18호서식의 요양비 지급청구서와 출산사실을 증명할 수 있는 서류 1부

2) 요양비의 지급금액은 보건복지부장관이 정하여 고시하는 금액으로 한다(국민건강보험법 시행규칙 제23조 제4항).

3) 공단은 제3항에 따른 요양비의 지급청구를 받으면 제1항 각 호의 사유에 해당하는지 등을 지체 없이 확인한 후 요양비를 지급하여야 한다. 다만, 공단은 제2항 제1호에 따른 의료기관 등 및 법 제98조 제1항에 따라 업무정지 중인 요양기관에서 요양을 받은 경우의 요양비에 대해서는 심사평가원의 심사를 거쳐 지급하여야 한다(국민건강보험법 시행규칙 제23조 제5항).

4) 공단은 제3항에 따라 요양비 지급을 청구하는 사람이 제2항 제2호부터 제7호까지의 규정에 따른 판매자 또는 기관에 요양비를 지급할 것을 신청한 경우에는 그 판매자 또는 기관에 요양비를 직접 지급할 수 있다(국민건강보험법 시행규칙 제23조 제6항).

16. 부가급여

공단은 이 법에서 정한 요양급여 외에 대통령령으로 정하는 바에 따라 임신·출산 진료비, 장제비, 상병수당, 그 밖의 급여를 실시할 수 있다(국민건강보험법 제50조).

※부가급여(시행령 제23조)
① 법 제50조에 따른 부가급여는 임신·출산(유산 및 사산을 포함한다. 이하 같다) 진료비로 한다.
② 제1항에 따른 임신·출산 진료비 지원 대상은 다음 각 호와 같다.
 1. 임신·출산한 가입자 또는 피부양자
 2. 1세 미만인 가입자 또는 피부양자(이하 "1세 미만 영유아"라 한다)의 법정대리인(출산한

가입자 또는 피부양자가 사망한 경우에 한정한다)

③ 공단은 제2항 각 호의 어느 하나에 해당하는 사람에게 다음 각 호의 구분에 따른 비용을 결제할 수 있는 임신·출산 진료비 이용권(이하 "이용권"이라 한다)을 발급할 수 있다.

  1. 임신·출산과 관련된 진료에 드는 비용

  2. 1세 미만 영유아의 진료에 드는 비용

  3. 1세 미만 영유아에게 처방된 약제·치료재료의 구입에 드는 비용

④ 이용권을 발급받으려는 사람(이하 이 조에서 "신청인"이라 한다)은 보건복지부령으로 정하는 발급 신청서에 제2항 각 호의 어느 하나에 해당한다는 사실을 확인할 수 있는 증명서를 첨부해 공단에 제출해야 한다.

※임신·출산 진료비 이용권의 신청 및 발급 등(시행규칙 제24조)

① 영 제23조 제4항에 따라 임신·출산 진료비 이용권(이하 "이용권"이라 한다)의 발급을 신청하려는 사람은 산부인과전문의 또는 「의료법」 제6조에 따른 조산사가 임신·출산 사실을 확인한 신청서를 공단에 제출해야 한다. 이 경우 임신 사실은 산부인과전문의만 확인할 수 있다.

② 영 제23조 제5항에 따라 이용권을 발급받은 사람은 영 제23조 제3항 각 호의 비용을 결제하려는 경우 요양기관에 이용권을 제시해야 한다.

③ 공단은 임신·출산과 관련된 진료 등의 사실을 확인한 후 지체 없이 요양기관에게 제2항에 따라 결제된 비용을 지급해야 한다.

④ 제1항부터 제3항까지에서 규정한 사항 외에 이용권의 신청 및 발급 등에 필요한 세부적인 사항은 보건복지부장관이 정하여 고시한다.

---

⑤ 제4항에 따라 이용권 발급 신청을 받은 공단은 신청인이 제2항 각 호의 어느 하나에 해당하는지를 확인한 후 신청인에게 이용권을 발급해야 한다.

⑥ 이용권을 사용할 수 있는 기간은 제5항에 따라 이용권을 발급받은 날부터 다음 각 호의 구분에 따른 날까지로 한다.

  1. 임신·출산한 가입자 또는 피부양자: 출산일(유산 및 사산의 경우 그 해당일)부터 1년이 되는 날

  2. 1세 미만 영유아의 법정대리인: 1세 미만 영유아의 출생일부터 1년이 되는 날

⑦ 이용권으로 결제할 수 있는 금액의 상한은 다음 각 호의 구분에 따른다. 다만, 보건복지부장관이 필요하다고 인정하여 고시하는 경우에는 다음 각 호의 상한을 초과하여 결제할 수 있다.

  1. 하나의 태아를 임신·출산한 경우: 60만원

  2. 둘 이상의 태아를 임신·출산한 경우: 100만원

⑧ 제2항부터 제7항까지에서 규정한 사항 외에 임신·출산 진료비의 지급 절차와 방법, 이용권의 발급과 사용 등에 필요한 사항은 보건복지부령으로 정한다.

17. 장애인에 대한 특례

(1) 공단은 「장애인복지법」에 따라 **등록한 장애인인 가입자 및 피부양자에게는** 「장애인·노인 등을 위한 보조기기 지원 및 활용촉진에 관한 법률」 **제3조 제2호에 따른 보조기기**

(이하 이 조에서 "보조기기"라 한다)**에 대하여 보험급여를 할 수 있다**(국민건강보험법 제51조 제1항).

(2) 보조기기에 대한 보험급여의 범위 · 방법 · 절차와 그 밖에 필요한 사항은 보건복지부령으로 정한다(국민건강보험법 제51조 제2항).

※장애인보장구에 대한 보험급여기준 등(시행규칙 제26조)

① 법 제51조 제2항에 따른 **장애인보장구(소모품을 포함하며, 이하 "보장구"라 한다)**에 대한 보험급여의 범위 및 공단의 부담금액 등은 별표 7과 같다.

② 보장구[활동형 수동휠체어, 틸팅형 수동휠체어(등받이 및 좌석 경사 조절형 수동휠체어를 말한다), 리클라이닝형 수동휠체어(등받이 경사 조절형 수동휠체어를 말한다), 전동휠체어, 전동스쿠터, 자세보조용구 및 이동식전동리프트는 제외한다]에 대한 보험급여를 받으려는 사람은 별지 제21호서식의 보장구급여비 지급청구서에 다음 각 호의 서류를 첨부하여 공단에 제출하여야 한다. 다만, 지팡이 · 목발 · 흰지팡이 또는 보장구의 소모품에 대한 보험급여를 받으려는 경우에는 제1호의 서류를 첨부하지 아니하고, 일반형 수동휠체어, 욕창예방방석, 욕창예방매트리스 및 전 · 후방보행보조차에 대한 보험급여를 받으려는 경우에는 제1호의 서류 중 별지 제23호서식을 첨부하지 아니한다.

 1. 「의료법」 제77조 제3항 및 「전문의의 수련 및 자격 인정 등에 관한 규정」 제3조에 따른 전문과목 중 보장구 유형별로 보건복지부장관이 정하여 고시하는 과목의 전문의가 발행한 별지 제22호서식의 보장구 처방전 및 별지 제23호서식의 보장구 검수확인서 각 1부

 2. 요양기관 또는 보장구 제조 · 판매자가 발행한 세금계산서 1부

 3. 별표 7 제1호 나목 전단에 따른 보장구에 대한 보험급여를 받으려는 경우에는 표준코드와 바코드를 확인할 수 있는 보장구 사진 1장

③ 보장구 중 활동형 수동휠체어, 틸팅형 수동휠체어, 리클라이닝형 수동휠체어, 전동휠체어, 전동스쿠터, 자세보조용구 및 이동식전동리프트에 대한 보험급여를 받으려는 사람은 별지 제24호서식의 보장구급여 신청서에 별지 제22호서식의 보장구 처방전과 해당 검사 결과 관련 서류를 첨부하여 공단에 보장구급여 신청을 하여야 한다.

④ 공단은 제3항에 따른 신청을 받으면 해당 처방전에 적힌 장애상태 등을 확인하여 신청인이 급여 대상에 해당하는지를 결정 · 통보하여야 하고, 급여 대상으로 통보받은 신청인은 별지 제21호서식의 보장구급여비 지급청구서에 다음 각 호의 서류를 첨부하여 공단에 제출하여야 한다.

 1. 별지 제23호서식의 보장구 검수확인서(자세보조용구만 해당한다)

 2. 별표 7 제1호 나목 전단에 따른 보장구에 대한 보험급여를 받으려는 경우에는 표준코드와 바코드를 확인할 수 있는 보장구 사진 1장

 3. 별표 7 제1호 다목에 따라 공단에 등록한 보장구 업소에서 발행한 세금계산서 1부

⑤ 공단은 제2항 또는 제4항에 따라 보험급여의 지급을 청구하는 사람이 보장구의 제조 · 판매자에게 지급할 것을 신청하는 경우에는 그 제조 · 판매자에게 해당 보장구에 대한 급여비를 직접 지급할 수 있다. 이 경우 보험급여의 지급을 청구하는 사람은 다음 각 호의 어느 하나에 해당하는 경우를 제외하고는 해당 보장구의 제조 · 판매자가 「장애인복지법」에 따라 개설된 의지(義肢) · 보조기 제조 · 수리업자이거나 「의료기기법」에 따라 허가받은 수입 · 제조 · 판매업자[보장구 소모품 중 전동휠체어 및 전동스쿠터용 전지(電池)의 경우는 「의료기기법」에

따라 신고한 수리업자를 말한다)임을 증명하는 서류를 제2항 각 호 또는 제4항 각 호의 서류
와 함께 제출하여야 한다.

  1. 별표 7 제1호 다목에 따라 공단에 등록한 보장구 업소에서 구입한 경우

  2. 지체장애 및 뇌병변장애에 대한 보행보조를 위하여 지팡이 또는 목발을 구입하거나 시각
장애에 대한 보행보조를 위하여 흰지팡이를 구입한 경우

  3. 보장구를 제조 또는 수입한 업소에서 해당 보장구의 소모품 중 전동휠체어 및 전동스쿠터
용 전지를 구입한 경우

⑥ 공단은 제2항, 제4항 및 제5항에 따른 지급청구를 받으면 장애인의 보장구 구입 여부 등을
지체 없이 확인한 후 지급청구를 한 사람 또는 보장구의 제조·판매자에게 제1항에 따른 공단
의 부담금액을 지급하여야 한다.

⑦ 제1항부터 제6항까지에서 규정한 사항 외에 보장구의 급여 기준 및 방법에 관한 세부적인
사항은 보건복지부장관이 정하여 고시한다.

18. 건강검진

(1) 공단은 가입자와 피부양자에 대하여 질병의 조기 발견과 그에 따른 요양급여를 하
기 위하여 건강검진을 실시한다(국민건강보험법 제52조 제1항).

(2) 건강검진의 종류 및 대상은 다음 각 호와 같다(국민건강보험법 제52조 제2항).

**1. 일반건강검진: 직장가입자, 세대주인 지역가입자, 20세 이상인 지역가입자 및 20세 이상인 피
부양자**

2. 암검진:「암관리법」제11조 제2항에 따른 암의 종류별 검진주기와 연령 기준 등에 해당하는 사람

3. 영유아건강검진: 6세 미만의 가입자 및 피부양자

(3) 건강검진의 검진항목은 성별, 연령 등의 특성 및 생애 주기에 맞게 설계되어야 한다(국민
건강보험법 제52조 제3항).

(4) 건강검진의 횟수·절차와 그 밖에 필요한 사항은 대통령령으로 정한다(국민건강보험
법 제52조 제4항).

※ 건강검진(시행령 제25조)

① 법 제52조에 따른 건강검진(이하 "건강검진"이라 한다)은 2년마다 1회 이상 실시하되, 사무직
에 종사하지 않는 직장가입자에 대해서는 1년에 1회 실시한다. 다만, 암검진은「암관리법 시행령
」에서 정한 바에 따르며, 영유아건강검진은 영유아의 나이 등을 고려하여 보건복지부장관이 정하
여 고시하는 바에 따라 검진주기와 검진횟수를 다르게 할 수 있다.

② 건강검진은「건강검진기본법」제14조에 따라 지정된 건강검진기관(이하 "검진기관"이라 한
다)에서 실시해야 한다.

③ 공단은 건강검진을 실시하려면 건강검진의 실시에 관한 사항을 다음 각 호의 구분에 따라
통보해야 한다.

  1. 일반건강검진 및 암검진: 직장가입자에게 실시하는 건강검진의 경우에는 해당 사용자에
게, 직장가입자의 피부양자 및 지역가입자에게 실시하는 건강검진의 경우에는 검진을 받는

사람에게 통보

2. 영유아건강검진: 직장가입자의 피부양자인 영유아에게 실시하는 건강검진의 경우에는 그 직장가입자에게, 지역가입자인 영유아에게 실시하는 건강검진의 경우에는 해당 세대주에게 통보

④ 건강검진을 실시한 검진기관은 공단에 건강검진의 결과를 통보해야 하며, 공단은 이를 건강검진을 받은 사람에게 통보해야 한다. 다만, 검진기관이 건강검진을 받은 사람에게 직접 통보한 경우에는 공단은 그 통보를 생략할 수 있다.

⑤ 건강검진의 검사항목, 방법, 그에 드는 비용, 건강검진 결과 등의 통보 절차, 그 밖에 건강검진을 실시하는 데 필요한 사항은 보건복지부장관이 정하여 고시한다.

※ 보험급여의 종류: 요양급여, 요양비, 부가급여, 장애인 보장구, 건강검진

19. 급여의 제한

(1) 공단은 보험급여를 받을 수 있는 사람이 **다음 각 호의 어느 하나에 해당하면 보험급여를 하지 아니한다**(국민건강보험법 제53조 제1항).

1. 고의 또는 중대한 과실로 인한 범죄행위에 그 원인이 있거나 고의로 사고를 일으킨 경우
2. 고의 또는 중대한 과실로 공단이나 요양기관의 요양에 관한 지시에 따르지 아니한 경우
3. 고의 또는 중대한 과실로 제55조에 따른 문서와 그 밖의 물건의 제출을 거부하거나 질문 또는 진단을 기피한 경우
4. 업무 또는 공무로 생긴 질병·부상·재해로 다른 법령에 따른 보험급여나 보상(報償) 또는 보상(補償)을 받게 되는 경우

(2) 공단은 보험급여를 받을 수 있는 사람이 다른 법령에 따라 국가나 지방자치단체로부터 보험급여에 상당하는 급여를 받거나 보험급여에 상당하는 비용을 지급받게 되는 경우에는 그 한도에서 보험급여를 하지 아니한다(국민건강보험법 제53조 제2항).

(3) 공단은 가입자가 대통령령으로 정하는 기간 이상 다음 각 호의 보험료를 체납한 경우 그 체납한 보험료를 완납할 때까지 그 가입자 및 피부양자에 대하여 보험급여를 실시하지 아니할 수 있다. 다만, 월별 보험료의 총체납횟수(이미 납부된 체납보험료는 총체납횟수에서 제외하며, 보험료의 체납기간은 고려하지 아니한다)가 대통령령으로 정하는 횟수 미만이거나 가입자 및 피부양자의 소득·재산 등이 대통령령으로 정하는 기준 미만인 경우에는 그러하지 아니하다(국민건강보험법 제53조 제3항).

1. 제69조 제4항 제2호에 따른 소득월액보험료
2. 제69조 제5항에 따른 세대단위의 보험료

① 법 제53조 제3항 각 호 외의 부분 본문에서 "대통령령으로 정하는 기간"이란 1개월을 말한다.

② 법 제53조 제3항 각 호 외의 부분 단서에서 "대통령령으로 정하는 횟수"란 6회를 말한다.

③ 법 제53조 제3항 각 호 외의 부분 단서에서 "대통령령으로 정하는 기준 미만인 경우"란 다음 각 호의 요건을 모두 충족한 경우를 말한다. 이 경우 소득은 제41조 제1항에 따른 소득을 말하고, 재산은 제42조 제3항 제1호에 따른 재산을 말한다.

  1. 법 제53조 제3항 제2호의 보험료를 체납한 가입자가 속한 세대의 소득이 100만원 미만이고, 그 세대의 재산에 대한 「지방세법」 제10조에 따른 과세표준(이하 "과세표준"이라 한다)이 100만원 미만일 것. 다만, 가입자가 미성년자, 65세 이상인 사람 또는 「장애인복지법」에 따라 등록한 장애인인 경우에는 그 소득 및 재산에 대한 과세표준이 각각 공단이 정하는 금액 미만일 것

  2. 법 제53조 제3항 제2호의 보험료를 체납한 가입자가 「소득세법」 제168조 제1항에 따른 사업자등록을 한 사업에서 발생하는 소득이 없을 것

④ 제3항에 따른 소득 및 재산의 확인 절차, 방법 및 시기 등에 관한 구체적인 사항은 공단이 정한다.

(4) 공단은 납부의무를 부담하는 사용자가 보수월액보험료를 체납한 경우에는 그 체납에 대하여 직장가입자 본인에게 귀책사유가 있는 경우에 한하여 제3항의 규정을 적용한다. 이 경우 해당 직장가입자의 피부양자에게도 제3항의 규정을 적용한다(국민건강보험법 제53조 제4항).

(5) 제82조에 따라 공단으로부터 분할납부 승인을 받고 그 승인된 보험료를 1회 이상 낸 경우에는 보험급여를 할 수 있다. 다만, 제82조에 따른 분할납부 승인을 받은 사람이 정당한 사유 없이 5회(같은 조 제1항에 따라 승인받은 분할납부 횟수가 5회 미만인 경우에는 해당 분할납부 횟수를 말한다. 이하 이 조에서 같다) 이상 그 승인된 보험료를 내지 아니한 경우에는 그러하지 아니하다(국민건강보험법 제53조 제5항).

(6) 보험급여를 하지 아니하는 기간(이하 이 항에서 "급여제한기간"이라 한다)에 받은 보험급여는 다음 각 호의 어느 하나에 해당하는 경우에만 보험급여로 인정한다(국민건강보험법 제53조 제6항).

1. 공단이 급여제한기간에 보험급여를 받은 사실이 있음을 가입자에게 통지한 날부터 2개월이 지난 날이 속한 달의 납부기한 이내에 체납된 보험료를 완납한 경우
2. 공단이 급여제한기간에 보험급여를 받은 사실이 있음을 가입자에게 통지한 날부터 2개월이 지난 날이 속한 달의 납부기한 이내에 제82조에 따라 분할납부 승인을 받은 체납보험료를 1회 이상 낸 경우. 다만, 제82조에 따른 분할납부 승인을 받은 사람이 정당한 사유 없이 5회 이상 그 승인된 보험료를 내지 아니한 경우에는 그러하지 아니하다.

20. 급여의 정지

보험급여를 받을 수 있는 사람이 다음 각 호의 어느 하나에 해당하면 그 기간에는 보험급여를 하지 아니한다. 다만, 제3호 및 제4호의 경우에는 제60조에 따른 요양급여를 실시한다(국민건강보험법 제54조).

> **1. 국외에 여행 중인 경우**
> **2. 국외에서 업무에 종사하고 있는 경우**
> **3. 제6조 제2항 제2호에 해당하게 된 경우[3]**
> **4. 교도소, 그 밖에 이에 준하는 시설에 수용되어 있는 경우**

21. 급여의 확인

공단은 보험급여를 할 때 필요하다고 인정되면 보험급여를 받는 사람에게 문서와 그 밖의 물건을 제출하도록 요구하거나 관계인을 시켜 질문 또는 진단하게 할 수 있다(국민건강보험법 제55조).

22. 요양비 등의 지급

공단은 이 법에 따라 지급의무가 있는 요양비 또는 부가급여의 청구를 받으면 지체 없이 이를 지급하여야 한다(국민건강보험법 제56조).

23. 요양비 등 수급계좌

(1) 공단은 이 법에 따른 보험급여로 지급되는 현금(이하 "요양비 등"이라 한다)을 받는 수급자의 신청이 있는 경우에는 요양비 등을 수급자 명의의 지정된 계좌(이하 "요양비 등 수급계좌"라 한다)로 입금하여야 한다. 다만, 정보통신장애나 그 밖에 대통령령으로 정하는 불가피한 사유로 요양비 등 수급계좌로 이체할 수 없을 때에는 직접 현금으로 지급하는 등 대통령령으로 정하는 바에 따라 요양비 등을 지급할 수 있다(국민건강보험법 제56조의2 제1항).

---

3 「병역법」에 따른 현역병(지원에 의하지 아니하고 임용된 하사를 포함한다), 전환복무된 사람 및 군간부후보생.

① 법 제56조의2 제1항 본문에 따라 요양비 등을 수급자 명의의 지정된 계좌(이하 "요양비 등 수급계좌"라 한다)로 받으려는 사람은 요양비 지급청구서와 보조기기급여비 지급청구서 등에 요양비 등 수급계좌의 계좌번호를 기재하고, 예금통장(계좌번호가 기록되어 있는 면을 말한다) 사본을 첨부하여 공단에 제출해야 한다. 요양비 등 수급계좌를 변경하는 경우에도 또한 같다.
② 공단은 법 제56조의2 제1항 단서에 따라 수급자가 요양비 등 수급계좌를 개설한 금융기관이 폐업 또는 업무정지나 정보통신장애 등으로 정상영업이 불가능하거나 이에 준하는 불가피한 사유로 이체할 수 없을 때에는 직접 현금으로 지급한다.

(2) 요양비 등 수급계좌가 개설된 금융기관은 요양비 등 수급계좌에 요양비 등만이 입금되도록 하고, 이를 관리하여야 한다(국민건강보험법 제56조의2 제2항).

(3) 요양비 등 수급계좌의 신청 방법·절차와 관리에 필요한 사항은 대통령령으로 정한다(국민건강보험법 제56조의2 제3항).

24. 부당이득의 징수

(1) 공단은 속임수나 그 밖의 부당한 방법으로 보험급여를 받은 사람이나 보험급여 비용을 받은 요양기관에 대하여 그 보험급여나 보험급여 비용에 상당하는 금액의 전부 또는 일부를 징수한다(국민건강보험법 제57조 제1항).

(2) 공단은 속임수나 그 밖의 부당한 방법으로 보험급여 비용을 받은 요양기관이 다음 각 호의 어느 하나에 해당하는 경우에는 해당 요양기관을 개설한 자에게 그 요양기관과 연대하여 같은 항에 따른 징수금을 납부하게 할 수 있다(국민건강보험법 제57조 제2항).

1. 「의료법」제33조 제2항을 위반하여 의료기관을 개설할 수 없는 자가 의료인의 면허나 의료법인 등의 명의를 대여받아 개설·운영하는 의료기관
2. 「약사법」제20조 제1항을 위반하여 약국을 개설할 수 없는 자가 약사 등의 면허를 대여받아 개설·운영하는 약국

(3) 사용자나 가입자의 거짓 보고나 거짓 증명(제12조 제5항을 위반하여 건강보험증이나 신분증명서를 양도·대여하여 다른 사람이 보험급여를 받게 하는 것을 포함한다) 또는 요양기관의 거짓 진단에 따라 보험급여가 실시된 경우 공단은 이들에게 보험급여를 받은 사람과 연대하여 제1항에 따른 징수금을 내게 할 수 있다(국민건강보험법 제57조 제3항).

(4) 공단은 속임수나 그 밖의 부당한 방법으로 보험급여를 받은 사람과 같은 세대에 속한 가입자(속임수나 그 밖의 부당한 방법으로 보험급여를 받은 사람이 피부양자인 경우에는 그 직장가입자를 말한다)에게 속임수나 그 밖의 부당한 방법으로 보험급여를 받은 사람과 연대하여 제1항에 따른 징수금을 내게 할 수 있다(국민건강보험법 제57조 제4항).

(5) 요양기관이 가입자나 피부양자로부터 속임수나 그 밖의 부당한 방법으로 요양급여

비용을 받은 경우 공단은 해당 요양기관으로부터 이를 징수하여 가입자나 피부양자에게 지체 없이 지급하여야 한다. 이 경우 공단은 가입자나 피부양자에게 지급하여야 하는 금액을 그 가입자 및 피부양자가 내야 하는 보험료 등과 상계할 수 있다(국민건강보험법 제57조 제5항).

25. 구상권

(1) 공단은 제3자의 행위로 보험급여사유가 생겨 가입자 또는 피부양자에게 보험급여를 한 경우에는 그 급여에 들어간 비용 한도에서 그 제3자에게 손해배상을 청구할 권리를 얻는다(국민건강보험법 제58조 제1항).

(2) 보험급여를 받은 사람이 제3자로부터 이미 손해배상을 받은 경우에는 공단은 그 배상액 한도에서 보험급여를 하지 아니한다(국민건강보험법 제58조 제2항).

> ※제3자의 행위로 인한 급여 통보(시행규칙 제28조)
> 법 제58조에 따라 가입자(지역가입자의 경우에는 세대주를 포함한다)는 자신이나 피부양자에 대한 보험급여 사유가 제3자의 행위로 인한 것인 경우에는 별지 제25호서식의 제3자의 행위로 인한 급여 통보서를 지체 없이 공단에 제출하여야 한다.

26. 수급권 보호

(1) 보험급여를 받을 권리는 양도하거나 압류할 수 없다(국민건강보험법 제59조 제1항).

(2) 요양비 등 수급계좌에 입금된 요양비 등은 압류할 수 없다(국민건강보험법 제59조 제2항).

27. 현역병 등에 대한 요양급여비용 등의 지급

(1) 공단은 제54조 제3호 및 제4호에 해당[4]하는 사람이 요양기관에서 대통령령으로 정하는 치료 등(이하 이 조에서 "요양급여"라 한다)을 받은 경우 그에 따라 공단이 부담하는 비용(이하 이 조에서 "요양급여비용"이라 한다)과 제49조에 따른 요양비를 법무부장관·국방부장관·경찰청장·소방청장 또는 해양경찰청장으로부터 예탁받아 지급할 수 있다. 이 경우 법무부장관·국방부장관·경찰청장·소방청장 또는 해양경찰청장은 예산상 불

---

4 국민건강보험법 제54조(급여의 정지) 보험급여를 받을 수 있는 사람이 다음 각 호의 어느 하나에 해당하면 그 기간에는 보험급여를 하지 아니한다. 다만, 제3호 및 제4호의 경우에는 제60조에 따른 요양급여를 실시한다.
  1. 국외에 여행 중인 경우
  2. 국외에서 업무에 종사하고 있는 경우
  3. 제6조 제2항 제2호에 해당하게 된 경우
  4. 교도소, 그 밖에 이에 준하는 시설에 수용되어 있는 경우

가피한 경우 외에는 연간(年間) 들어갈 것으로 예상되는 요양급여비용과 요양비를 대통령령으로 정하는 바에 따라 미리 공단에 예탁하여야 한다(국민건강보험법 제60조 제1항).

(2) 요양급여, 요양급여비용 및 요양비 등에 관한 사항은 제41조, 제41조의4, 제42조, 제42조의2, 제44조부터 제47조까지, 제47조의2, 제48조, 제49조, 제55조, 제56조, 제56조의2 및 제59조 제2항을 준용한다(국민건강보험법 제60조 제2항).

28. 요양급여비용의 정산

공단은 「산업재해보상보험법」 제10조에 따른 근로복지공단이 이 법에 따라 요양급여를 받을 수 있는 사람에게 「산업재해보상보험법」 제40조에 따른 요양급여를 지급한 후 그 지급결정이 취소되어 해당 요양급여의 비용을 청구하는 경우에는 그 요양급여가 이 법에 따라 실시할 수 있는 요양급여에 상당한 것으로 인정되면 그 요양급여에 해당하는 금액을 지급할 수 있다(국민건강보험법 제61조).

1. 영 별표 2 제3호 라목에 따른 부양의무자(이하 "부양의무자"라 한다)와의 관계를 확인할 수 있는 가족관계등록부의 증명서(세대별 주민등록표 등본으로 부양의무자와의 관계를 확인할 수 없는 경우만 해당한다)

2. 임대차계약서(주택을 임대하거나 임차하고 있는 사람만 해당한다)

3. 요양기관이 발급한 진단서 1부(6개월 이상 치료를 받고 있거나 6개월 이상 치료가 필요한 사람만 해당한다)

② 제1항에 따른 신청인의 가족, 친족, 이해관계인 또는 「사회복지사업법」 제14조에 따른 사회복지 전담공무원은 신청인이 신체적·정신적인 이유로 신청을 할 수 없는 경우에는 신청인을 대신하여 제1항에 따른 신청을 할 수 있다. 이 경우 다음 각 호의 구분에 따른 서류를 제시하거나 제출하여야 한다.

1. 신청인의 가족·친족 또는 이해관계인: 신청인과의 관계를 증명하는 서류

2. 사회복지 전담공무원: 공무원임을 증명하는 신분증

③ 제1항과 제2항에 따른 신청을 받은 특별자치도지사·시장·군수·구청장은 신청인이 제15조에 따른 기준에 해당하는지를 확인하여 부득이한 사유가 없으면 그 결과를 신청일부터 30일 이내에 공단에 통보하여야 한다. 다만, 다음 각 호의 어느 하나에 해당하는 경우에는 신청일부터 60일 이내에 통보할 수 있다.

1. 부양의무자의 소득 조사에 시간이 걸리는 특별한 사유가 있는 경우

2. 제1항에 따른 경감 인정 신청서를 제출한 희귀난치성질환자 등 또는 부양의무자가 같은 항 또는 관계 법령에 따른 조사나 자료제출 요구를 거부·방해 또는 기피하는 경우

④ 공단은 제3항에 따른 확인 결과를 통보받았을 때에는 부득이한 사유가 없으면 통보를 받은 날부터 7일 이내에 영 별표 2 제3호 라목에 따른 인정 여부를 결정하여 그 결과를 신청인에게 통보하여야 한다.

⑤ 제1항부터 제4항까지에서 규정한 사항 외에 본인부담액의 경감 인정 절차 등에 관하여 필요한 사항은 보건복지부장관이 정한다.

※본인부담액 경감 대상자의 기준(시행규칙 제15조)

영 별표 2 제3호 라목에 따른 소득인정액 산정의 기준이 되는 세대의 범위, 소득 및 재산의 범위, 소득인정액 산정방법 및 부양의무자가 부양능력이 없거나 부양을 받을 수 없는 경우의 구체적인 기준은 별표 5와 같다.

※요양급여비용의 본인부담(시행규칙 제16조)

영 별표 2 제6호에 따라 본인이 요양급여비용을 부담하는 항목 및 부담률은 별표 6과 같다.

※본인부담액 경감 적용 시기(시행규칙 제17조)

공단은 제14조 제4항에 따라 본인부담액 경감 인정 결정을 한 사람에 대해서는 경감 인정 결정을 한 날부터 발생하는 본인부담액부터 경감한다.

※요양급여비용의 가감지급 기준(시행규칙 제18조)

법 제47조 제5항 후단에 따라 요양급여의 적정성 평가 결과에 따라 요양급여비용을 가산하거나 감액하여 지급하는 금액은 평가대상 요양기관의 평가연도(평가기간이 2개년 이상인 경우에는 마지막 연도를 말한다)에 대한 심사결정 공단부담액의 100분의 10 범위에서 보건복지부

장관이 정하여 고시한 기준에 따라 산정한 금액으로 한다.

① 법 제47조 제1항에 따라 요양기관 또는 같은 조 제6항에 따른 대행청구단체가 요양급여비용을 청구하려면 요양급여비용 심사청구서에 급여를 받은 사람에 대한 요양급여비용 명세서를 첨부하여 심사평가원에 제출하여야 한다.

② 요양기관 또는 대행청구단체는 제1항에 따른 요양급여비용 명세서에 다음 각 호의 사항을 적어야 한다.

1. 가입자(지역가입자의 경우에는 세대주를 말한다)의 성명 및 건강보험증 번호
2. 요양급여를 받은 사람의 성명 및 주민등록번호
3. 질병명 또는 부상명
4. 요양 개시 연월일 및 요양 일수
5. 요양급여비용의 내용
6. 본인부담금 및 비용청구액
7. 처방전 내용 등

③ 요양급여비용의 청구방법, 요양급여비용 심사청구서 및 요양급여비용 명세서의 서식·작성요령, 그 밖에 요양급여비용의 청구에 필요한 사항은 보건복지부장관이 정하여 고시한다.

① 심사평가원은 요양급여비용에 대한 심사청구를 받으면 그 심사청구 내용이 법 제41조 제3항 및 제4항에 따른 요양급여의 기준 및 법 제45조 제4항에 따라 보건복지부장관이 고시한 요양급여비용의 명세에 적합한지를 심사한다. 이 경우 심사평가원의 원장은 제12조, 제19조 및 법 제96조에 따라 제공받은 자료의 사실 여부를 확인할 필요가 있는 경우에는 소속 직원으로 하여금 현장 조사를 통하여 해당 사항을 확인하게 할 수 있다.

② 심사평가원의 원장은 제1항에 따라 심사를 하는 경우에는 요양급여비용에 대한 심사청구를 받은 날부터 40일(정보통신망을 통하여 통보하는 경우에는 15일) 이내에 심사하여 그 내용이 기재된 요양급여비용 심사결과통보서를 공단 및 해당 요양기관에 각각 송부해야 하며, 요양급여비용 심사결과통보서를 받은 공단은 지체 없이 요양급여비용 지급명세가 기재된 요양급여비용 지급통보서에 따른 요양급여비용을 해당 요양기관에 지급해야 한다. 이 경우 심사기간을 산정할 때 심사평가원의 원장이 요양급여비용에 대한 심사를 청구한 요양기관에 심사에 필요한 자료를 요청한 경우 등 특별한 사유가 있는 경우에는 그에 걸리는 기간은 제외한다.

③ 공단은 법 제47조 제3항에 따라 요양기관에 지급할 요양급여비용에서 과다하게 납부된 본인부담액을 공제한 경우에는 그 공제 내용을 요양기관에 통보하여야 한다.

④ 요양급여비용 심사결과통보서 및 요양급여비용 지급통보서의 서식과 요양급여비용의 심사·지급에 필요한 사항은 보건복지부장관이 정하여 고시한다.

① 보건복지부장관은 제19조 제1항에 따른 요양기관 또는 대행청구단체의 요양급여비용 청구가 있음에도 불구하고 천재지변·파업 등 특별한 사유로 심사평가원이 제20조 제2항에 따른 기간 내에 요양급여비용 심사를 하는 것이 불가능하거나 현저히 곤란하다고 판단하는 경우에는 공단으로 하여금 요양급여비용의 전부 또는 일부를 요양기관에 우선 지급하게 할 수

있다.

② 심사평가원은 공단이 제1항에 따라 요양급여비용을 요양기관에 우선 지급한 후 그 요양급여비용에 대하여 심사한 경우에는 요양급여비용 심사결과통보서를 공단 및 해당 요양기관에 각각 송부하여야 한다. 이 경우 공단은 심사평가원의 심사결과에 따라 제1항에 따라 요양기관에 지급한 요양급여비용을 정산하여야 한다.

③ 제1항과 제2항에 따른 요양급여비용의 청구, 지급 및 정산의 방법·절차 등에 관하여 필요한 사항은 보건복지부장관이 정하여 고시한다.

■■■ 예상문제

Q1. 국민건강보험법에 의해 요양급여가 가능한 항목은?

① 영유아건강검진

② 미혼모제왕절개술

③ 근로자건강검진

④ 65세 이상 인플루엔자 예방접종

⑤ 소아의 국가필수예방접종

> **해설**
> §국민건강보험법 제41조 제1항(요양급여) 가입자와 피부양자의 질병, 부상, 출산 등에 대하여 다음 각 호의 요양급여를 실시한다.
> 1. 진찰·검사, 2. 약제(藥劑)·치료재료의 지급, 3. 처치·수술 및 그 밖의 치료, 4. 예방·재활, 5. 입원, 6. 간호, 7. 이송(移送)

Q2. 다음 중 국민건강보험 요양급여 대상에 해당되는 것은?

① 체형의 교정을 위한 지방흡입술

② 소아의 필수예방접종

③ 교통사고로 인하여 골절치료

④ 근시교정을 위한 라식수술

⑤ 친자확인을 위한 DNA검사

> **해설** Q1. 해설 참조

Q3. 국민건강보험법에 따라 요양비를 지급받을 수 있는 경우를 고르면?

① 진단용 단순 방사선 촬영

② 장애인복지법에 등록된 장애인이 보장구를 구입하는 경우

③ 분만 후 산후 조리

④ 요양기관이 아닌 자택에서 출산

⑤ 입원한 환자의 건강식품 구입

§국민건강보험법 제49조(요양비)
① 공단은 가입자나 피부양자가 보건복지부령으로 정하는 긴급하거나 그 밖의 부득이한 사유로 요양기관과 비슷한 기능을 하는 기관으로서 보건복지부령으로 정하는 기관(제98조 제1항에 따라 업무정지기간 중인 요양기관을 포함한다)에서 질병·부상·출산 등에 대하여 요양을 받거나 요양기관이 아닌 장소에서 출산한 경우에는 그 요양급여에 상당하는 금액을 보건복지부령으로 정하는 바에 따라 가입자나 피부양자에게 요양비로 지급한다.
② 제1항에 따라 요양을 실시한 기관은 보건복지부장관이 정하는 요양비 명세서나 요양 명세를 적은 영수증을 요양을 받은 사람에게 내주어야 하며, 요양을 받은 사람은 그 명세서나 영수증을 공단에 제출하여야 한다.

§국민건강보험법 시행규칙 제23조(요양비)
① 법 제49조 제1항에서 "보건복지부령으로 정하는 긴급하거나 그 밖의 부득이한 사유"란 다음 각 호의 어느 하나에 해당하는 경우를 말한다.
1. 요양기관을 이용할 수 없거나 요양기관이 없는 경우
2. 만성신부전증 환자가 의사의 처방전에 따라 복막관류액 또는 자동복막투석에 사용되는 소모성 재료를 요양기관 외의 의약품판매업소에서 구입·사용한 경우
3. 산소치료를 필요로 하는 환자가 의사의 산소치료 처방전에 따라 보건복지부장관이 정하여 고시하는 방법으로 산소치료를 받는 경우
4. 당뇨병 환자가 의사의 처방전에 따라 혈당검사 또는 인슐린주사에 사용되는 소모성 재료를 요양기관 외의 의료기기판매업소에서 구입·사용한 경우
5. 신경인성 방광환자가 의사의 처방전에 따라 자가도뇨에 사용되는 소모성 재료를 요양기관 외의 의료기기판매업소에서 구입·사용한 경우
6. 보건복지부장관이 정하여 고시하는 질환이 있는 사람으로서 인공호흡기 또는 기침유발기를 필요로 하는 환자가 의사의 처방전에 따라 인공호흡기 또는 기침유발기를 대여받아 사용하는 경우
7. 수면무호흡증 환자가 의사의 처방전에 따라 양압기(수면 중 좁아진 기도에 지속적으로 공기를 불어 넣어 기도를 확보해 주는 기구를 말한다)를 대여받아 사용하는 경우

Q4. 만성신부전증 환자 A가 의사 갑의 처방전에 따라 자동복막투석에 사용되는 소모성 재료를 요양기관 외의 의료기기 판매업소에서 구입하여 사용하였다. 환자 A가 국민건강보험공단에 지급을 청구할 수 있는 것은?

① 요양비　　　　　　② 요양급여　　　　　　③ 의료기기
④ 상병수당　　　　　⑤ 부가급여

Q2. 해설 참조

Q5. 홍길동은 요양기관을 이용할 수 없는 부득이한 사유로 요양기관으로 지정받지 않은 의료기관에서 진료를 받았다. 이 의료기관이 홍길동에게 교부를 해야 하는 서류는?

① 보험료 납부 진단서
② 피보험자 자격취득 신고서
③ 요양기관 지정 신청서
④ 요양비 명세서나 요양내역을 기재한 영수증
⑤ 보험급여 비용심사 청구서

해설 **Q2. 해설 참조**

Q6. 치과의원에 대한 요양급여비용은 국민건강보험공단의 이사장과 대한치과의사협회의 장의 계약으로 정한다. 요양급여비용의 산정을 위한 계약기간은?

① 1년   ② 2년   ③ 3년
④ 4년   ⑤ 5년

해설

§국민건강보험법 **제45조 제1항(요양급여비용의 산정 등)**
요양급여비용은 공단의 이사장과 대통령령으로 정하는 의약계를 대표하는 사람들의 계약으로 정한다. 이 경우 계약기간은 1년으로 한다.

§국민건강보험법 **시행령 제20조(요양급여비용계약의 당사자)** 법 제45조 제1항에 따른 요양급여비용의 계약 당사자인 **의약계를 대표하는 사람**은 다음 각 호와 같다.
1. 「의료법」 제3조 제2항 제1호 가목에 따른 의원에 대한 요양급여비용: 같은 법 제28조 제1항에 따른 의사회의 장
2. 「의료법」 제3조 제2항 제1호 나목 및 제3호 나목에 따른 치과의원 및 치과병원에 대한 요양급여비용: 같은 법 제28조 제1항에 따른 **치과의사회의 장**
3. 「의료법」 제3조 제2항 제1호 다목 및 제3호 다목에 따른 한의원 및 한방병원에 대한 요양급여비용: 같은 법 제28조 제1항에 따른 **한의사회의 장**
4. 「의료법」 제3조 제2항 제2호에 따른 조산원에 대한 요양급여비용: 같은 법 제28조 제1항에 따른 **조산사회 또는 간호사회의 장 중 1명**
5. 「의료법」 제3조 제2항 제3호 가목·라목 및 마목에 따른 **병원·요양병원 및 종합병원**에 대한 요양급여비용: 같은 법 제52조에 따른 단체의 장
※ 병원급 의료기관의 장은 의료기관의 건전한 발전과 국민보건 향상에 기여하기 위하여 전국 조직을 두는 단체를 설립할 수 있다.
6. 「약사법」 제2조 제3호에 따른 약국 및 같은 법 제91조에 따른 한국희귀·필수의약품센터에 대한 요양급여비용: 같은 법 제11조 제1항에 따른 **대한약사회의 장**

7. 「지역보건법」에 따른 보건소·보건의료원 및 보건지소와 「농어촌 등 보건의료를 위한 특별조치법」에 따라 설치된 **보건진료소에 대한 요양급여비용**: **보건복지부장관이 지정하는 사람**

Q7. 의원에 대한 요양급여비용을 정하는 주체와 계약기간은?
① 보건복지부장관과 대한의사협회장, 1년
② 보건복지부장관과 대한의사협회장, 3년
③ 국민건강보험공단의 이사장과 보건복지부장관, 1년
④ 국민건강보험공단의 이사장과 보건복지부장관, 3년
⑤ 국민건강보험공단의 이사장과 대한의사협회장, 1년

해설 **Q5. 해설 참조**

Q8. 공무원인 홍길동은 휴가 중 사고로 우측하지를 절단당하는 사고를 당하였다. 사고지 근처의 정형외과 의원에서 치료 후 장애인복지법에 의하여 장애인으로 등록한 홍길동에게 의족을 해주었다. 이때 의족은 국민건강보험법의 보험급여에서 어떻게 처리되는가?
① 휴가 중 사고로 인한 것이므로 보험급여 대상에서 제외된다.
② 장애인복지법에 의하여 장애인으로 등록하였으므로 의족은 보험급여를 받을 수 있다
③ 보험급여에 대한 규정에는 의족에 대해서는 보험급여를 할 수 없다.
④ 의족제작 원가는 홍길동이 부담하고, 치료과정 소요비용은 보험급여를 받을 수 있다.
⑤ 공무원은 국민건강보험법의 적용을 받지 않으므로 보험급여에서 제외된다.

해설 §국민건강보험법 제51조 제1항(장애인에 대한 특례)
공단은 「장애인복지법」에 따라 등록한 장애인인 가입자 및 피부양자에게는 「장애인·노인 등을 위한 보조기기 지원 및 활용촉진에 관한 법률」 제3조 제2호에 따른 보조기기(이하 이 조에서 "보조기기"라 한다)에 대하여 보험급여를 할 수 있다.

Q9. 국민건강보험공단은 가입자와 피부양자에 대하여 건강검진을 실시하고 있다. 건강검진의 대상, 횟수, 절차에 관한 내용으로 옳은 것은?
① 6세 미만의 가입자 및 피부양자는 영유아건강검진을 받는다.

② 직장가입자는 모두 2년마다 1회 건강검진을 받는다.

③ 지역가입자의 피부양자는 모두 일반건강검진을 받는다.

④ 대상자는 모든 의료기관에서 건강검진을 받을 수 있다.

⑤ 대상자는 성별, 연령 등의 특성 및 생에 주기에 상관없이 동일한 검진항목의 건강검진을 받는다.

해 설

§국민건강보험법 제52조(건강검진)

① 공단은 가입자와 피부양자에 대하여 질병의 조기 발견과 그에 따른 요양급여를 하기 위하여 건강검진을 실시한다.

② 제1항에 따른 건강검진의 종류 및 대상은 다음 각 호와 같다.

1. 일반건강검진: 직장가입자, 세대주인 지역가입자, 20세 이상인 지역가입자 및 20세 이상인 피부양자

2. 암검진: 「암관리법」 제11조 제2항에 따른 암의 종류별 검진주기와 연령 기준 등에 해당하는 사람

3. 영유아건강검진: 6세 미만의 가입자 및 피부양자

③ 제1항에 따른 건강검진의 검진항목은 성별, 연령 등의 특성 및 생애 주기에 맞게 설계되어야 한다.

④ 제1항에 따른 건강검진의 횟수 · 절차와 그 밖에 필요한 사항은 대통령령으로 정한다.

§국민건강보험법 시행령 제25조(건강검진)

① 법 제52조에 따른 건강검진(이하 "건강검진"이라 한다)은 2년마다 1회 이상 실시하되, 사무직에 종사하지 않는 직장가입자에 대해서는 1년에 1회 실시한다. 다만, 암검진은 「암관리법 시행령」에서 정한 바에 따르며, 영유아건강검진은 영유아의 나이 등을 고려하여 보건복지부장관이 정하여 고시하는 바에 따라 검진주기와 검진횟수를 다르게 할 수 있다.

② 건강검진은 「건강검진기본법」 제14조에 따라 지정된 건강검진기관(이하 "검진기관"이라 한다)에서 실시해야 한다.

Q10. 다음 중 국민건강보험법에 정한 요양기관에 해당하지 아니한 것은?

① 학교보건법에 의한 설립된 학교 보건실

② 의료법에 따라 개설된 의원

③ 약사법에 따라 등록된 약국

④ 지역보건법에 따른 보건소 · 보건의료원 및 보건지소

⑤ 농어촌 보건의료를 위한 특별조치법에 따라 설치된 보건진료소

해설

Q11. 국민건강보험법상의 보험급여 중 옳은 것이 모두 조합된 것은?

가. 요양급여	나. 부가급여	다. 요양비	라. 건강검진

① 가, 나, 다   ② 가, 다   ③ 나, 다

④ 라   ⑤ 가, 나, 다, 라

해설

※국민건강보험법상 보험급여의 종류

1. 요양급여(제41조)

가입자와 피부양자의 **질병, 부상, 출산** 등에 대하여 다음 각 호의 요양급여를 실시한다.

1. 진찰 · 검사, 2. 약제(藥劑) · 치료재료의 지급, 3. 처치 · 수술 및 그 밖의 치료,

4. 예방 · 재활, 5. 입원, 6. 간호, 7. 이송(移送)

2. 요양비(제49조)

공단은 가입자나 피부양자가 보건복지부령으로 정하는 긴급하거나 그 밖의 부득이한 사유로 요양기관과 비슷한 기능을 하는 기관으로서 보건복지부령으로 정하는 기관(제98조 제1항에 따라 업무정지기간 중인 요양기관을 포함한다)에서 질병 · 부상 · 출산 등에 대하여 요양을 받거나 요양기관이 아닌 장소에서 출산한 경우에는 그 요양급여에 상당하는 금액을 보건복지부령으로 정하는 바에 따라 가입자나 피부양자에게 요양비로 지급한다.

3. 부가급여(제50조)

공단은 임신 · 출산 진료비, 장제비, 상병수당, 그 밖의 **급여를 실시할 수 있다.**

※**시행령제23조 제1항:** 법 제50조에 따른 부가급여는 임신 · 출산(유산 및 사산을 포함한다. 이하 같다) 진료비로 한다.

4. 장애인 특례(제51조)

공단은 「장애인복지법」에 따라 **등록한 장애인인 가입자 및 피부양자에게는** 「장애인 · 노인 등을 위한 보조기기 지원 및 활용촉진에 관한 법률」 제3조 제2호에 따른 보조기기(이하 이 조에서 "보조기기"라 한다)에 대하여 보험급여를 할 수 있다.

5. 건강검진(법 제52조)

Q12. '군'지역에서 내과의원을 개설하여 운영 중인 ○○의료기관이 국민건강보험법에 의한 요양급여비용의 지급을 최초로 청구하는 경우 당해 의료기관의시설, 장비, 인력 등에 대한 요양기관 현황신고서를 어느 기관에 제출해야 하는가 ?

① 국민건강보험공단
② 한국보건산업진흥원
③ 건강보험심사평가원
④ 보건복지부
⑤ 대한병원협회

해설

§국민건강보험법 **제43조 제1항(요양기관 현황에 대한 신고)**
요양기관은 제47조에 따라 요양급여비용을 최초로 청구하는 때에 요양기관의 시설·장비 및 인력 등에 대한 현황을 제62조에 따른 건강보험심사평가원(이하 "심사평가원"이라 한다)에 신고하여야 한다.

Q13. 보험급여를 받을 수 있는 사람이 국민건강보험법에 의해 일정 기간 동안 보험급여가 정지되는 경우가 아닌 것은?

① 장애인이 된 경우
② 병역법에 의한 군간부후보생인 경우
③ 국외에 여행 중인 경우
④ 국외에서 업무에 종사하고 있는 경우
⑤ 교도소에 수용되어 있는 경우

해설

§국민건강보험법 **제54조(급여의 정지)** 보험급여를 받을 수 있는 사람이 다음 각 호의 어느 하나에 해당하면 그 기간에는 보험급여를 하지 아니한다. 다만, 제3호 및 제4호의 경우에는 제60조에 따른 요양급여를 실시한다.
1. 국외에 여행 중인 경우
2. 국외에서 업무에 종사하고 있는 경우
3. 제6조 제2항 제2호에 해당하게 된 경우
즉, 「병역법」에 따른 현역병(지원에 의하지 아니하고 임용된 하사를 포함한다), 전환복무된 사람 및 군간부후보생
4. 교도소, 그 밖에 이에 준하는 시설에 수용되어 있는 경우

정답
1. ② 2. ③ 3. ④ 4. ① 5. ④ 6. ① 7. ⑤ 8. ② 9. ① 10. ①
11. ⑤ 12. ③ 13. ①

제 5 장

건강보험심사평가원

1. 설 립

요양급여비용을 심사하고 요양급여의 적정성을 평가하기 위하여 건강보험심사평가원을 설립한다(국민건강보험법 제62조).

2. 업무 등

(1) 심사평가원은 다음 각 호의 업무를 관장한다(국민건강보험법 제63조 제1항).

> 1. **요양급여비용의 심사**
> 2. **요양급여의 적정성 평가**
> 3. **심사기준 및 평가기준의 개발**
> 4. 제1호부터 제3호까지의 규정에 따른 **업무와 관련된 조사연구 및 국제협력**
> 5. 다른 법률에 따라 지급되는 **급여비용의 심사 또는 의료의 적정성 평가에 관하여 위탁받은 업무**
> 6. 건강보험과 관련하여 보건복지부장관이 필요하다고 인정한 업무
> 7. 그 밖에 보험급여 비용의 심사와 보험급여의 적정성 평가와 관련하여 대통령령으로 정하는 업무

> ※ 업무(시행령 제28조)
>
> ① 법 제63조 제1항 제7호에서 "대통령령으로 정하는 업무"란 다음 각 호의 업무를 말한다.
>   1. 법 제47조에 따른 요양급여비용의 심사청구와 관련된 소프트웨어의 개발·공급·검사 등 전산 관리
>   2. 법 제49조 제1항에 따라 지급되는 요양비 중 보건복지부령으로 정하는 기관에서 받은 요양비에 대한 심사
>   3. 법 제63조 제1항 제2호에 따른 요양급여의 적정성 평가 결과의 공개
>   4. 법 제63조 제1항 제1호부터 제6호까지 및 이 항 제1호부터 제3호까지의 업무를 수행하기 위한 환자 분류체계의 개발·관리
>   5. 법 제63조 제1항 제1호부터 제6호까지 및 이 항 제1호부터 제4호까지의 업무와 관련된 교육·홍보
> ② 제1항 제1호·제3호·제4호에 따른 전산 관리, 적정성 평가 결과의 공개 및 환자 분류체계

의 개발·관리의 절차·기준·방법과 그 밖에 필요한 사항은 보건복지부장관이 정하여 고시한다.

※요양급여 등의 적정성 평가(시행규칙 제29조)

① 심사평가원은 법 제63조 제1항에 따른 요양급여 등의 적정성에 대한 평가를 하는 경우에는 **의약학적 측면과 비용효과적 측면에서 요양급여를 적정하게 하였는지를 평가하여야 한다.**
② 제1항에 따른 평가는 **요양기관별·진료과목별 또는 상병(傷病)별로 구분하여 평가한다.**

※요양비의 심사 대상(시행규칙 제30조)

영 제28조 제1항 제2호에서 "보건복지부령으로 정하는 기관"이란 법 제98조 제1항에 따라 업무정지 중인 요양기관 및 영 제18조 제1항에 따라 요양기관에서 제외된 의료기관을 말한다.

※정보통신망 등에 의한 통보(시행규칙 제22조)

① 요양기관은 요양급여비용 심사청구서 및 명세서 등의 서류를 전산매체 또는 정보통신망을 통하여 공단 또는 심사평가원에 제출할 수 있다. 이 경우 영 제28조 제2항에 따라 전산 관리에 관하여 보건복지부장관이 고시한 기준에 따라 적정하다고 결정된 소프트웨어를 사용해야 한다.
② 심사평가원은 요양급여비용 심사결과통보서 등을, 공단은 요양급여비용 지급통보서 등을 전산매체 또는 정보통신망을 이용하여 요양기관에 송부할 수 있다.

(2) 요양급여 등의 적정성 평가의 기준·절차·방법 등에 필요한 사항은 보건복지부장관이 정하여 고시한다(국민건강보험법 제63조 제2항).

3. 법인격 등

(1) 심사평가원은 법인으로 한다(국민건강보험법 제64조 제1항).

(2) 심사평가원은 주된 사무소의 소재지에서 설립등기를 함으로써 성립한다(국민건강보험법 제64조 제2항).

4. 임 원

(1) 심사평가원에 임원으로서 원장, 이사 15명 및 감사 1명을 둔다. 이 경우 원장, 이사 중 4명 및 감사는 상임으로 한다(국민건강보험법 제65조 제1항).

(2) 원장은 임원추천위원회가 복수로 추천한 사람 중에서 보건복지부장관의 제청으로 대통령이 임명한다(국민건강보험법 제65조 제2항).

(3) 상임이사는 보건복지부령으로 정하는 추천 절차를 거쳐 원장이 임명한다(국민건강보험법 제65조 제3항).

(4) 비상임이사는 다음 각 호의 사람 중에서 10명과 대통령령으로 정하는 바에 따라 추천한 관계 공무원 1명을 보건복지부장관이 임명한다(국민건강보험법 제65조 제4항).

(5) 감사는 임원추천위원회가 복수로 추천한 사람 중에서 기획재정부장관의 제청으로 대통령이 임명한다(국민건강보험법 제65조 제5항).

(6) 비상임이사는 정관으로 정하는 바에 따라 실비변상을 받을 수 있다(국민건강보험법 제65조 제6항).

(7) 원장의 임기는 3년, 이사(공무원인 이사는 제외한다)와 감사의 임기는 각각 2년으로 한다(국민건강보험법 제65조 제7항).

5. 진료심사평가위원회

(1) 심사평가원의 업무를 효율적으로 수행하기 위하여 심사평가원에 진료심사평가위원회(이하 "심사위원회"라 한다)를 둔다(국민건강보험법 제66조 제1항).

(2) 심사위원회는 위원장을 포함하여 90명 이내의 상근 심사위원과 1천명 이내의 비상근 심사위원으로 구성하며, 진료과목별 분과위원회를 둘 수 있다(국민건강보험법 제66조 제2항).

(3) 상근 심사위원은 심사평가원의 원장이 보건복지부령으로 정하는 사람 중에서 임명한다(국민건강보험법 제66조 제3항).

(4) 비상근 심사위원은 심사평가원의 원장이 보건복지부령으로 정하는 사람 중에서 위촉한다(국민건강보험법 제66조 제4항).

(5) 심사평가원의 원장은 심사위원이 다음 각 호의 어느 하나에 해당하면 그 심사위원을 해임 또는 해촉할 수 있다(국민건강보험법 제66조 제5항).

(6) 심사위원회 위원의 자격·임기 및 심사위원회의 구성·운영 등에 필요한 사항은 보건복지부령으로 정한다(국민건강보험법 제66조 제6항).

6. 자금의 조달 등

(1) 심사평가원은 제63조 제1항에 따른 업무(같은 항 제5호에 따른 업무는 제외한다)를 하기 위하여 공단으로부터 부담금을 징수할 수 있다(국민건강보험법 제67조 제1항).

(2) 심사평가원은 제63조 제1항 제5호에 따라 급여비용의 심사 또는 의료의 적정성 평가에 관한 업무를 위탁받은 경우에는 위탁자로부터 수수료를 받을 수 있다(국민건강보험법 제67조 제2항).

(3) 부담금 및 수수료의 금액·징수 방법 등에 필요한 사항은 보건복지부령으로 정한다(국민건강보험법 제67조 제3항).

7. 준용 규정

심사평가원에 관하여 제14조 제3항·제4항, 제16조, 제17조(같은 조 제1항 제6호 및 제7호는 제외한다), 제18조, 제19조, 제22조부터 제32조까지, 제35조 제1항, 제36조, 제37조, 제39조 및 제40조를 준용한다. 이 경우 "공단"은 "심사평가원"으로, "이사장"은 "원장"으로 본다(국민건강보험법 제68조).

Q1. 다음 기관 중 의료기관이 청구하는 건강보험요양급여비용의 적정 여부를 판단하는
   기관은?
   ① 보건복지부 보험급여과
   ② 건강보험심의조정위원회
   ③ 건강보험공단 재정운영위원회
   ④ 건강보험심사평가원
   ⑤ 건강보험공단심사부

> 해설 §국민건강보험법 제62조(설립) 요양급여비용을 심사하고 요양급여의 적정성을 평가하기
> 위하여 건강보험심사평가원을 설립한다.

Q2. 건강보험심사평가원에서 주관하는 업무가 아닌 것은?
   ① 요양급여비용의 심사
   ② 의료행위 범위결정
   ③ 요양급여의 적정성평가
   ④ 요양급여 심사기준 및 평가기준의 개발
   ⑤ 심사업무와 관련된 조사연구 및 국제협력

> 해설 §국민건강보험법 제63조 제1항(업무 등) 심사평가원은 다음 각 호의 업무를 관장한다.
> 1. 요양급여비용의 심사
> 2. 요양급여의 적정성 평가
> 3. 심사기준 및 평가기준의 개발
> 4. 제1호부터 제3호까지의 규정에 따른 업무와 관련된 조사연구 및 국제협력
> 5. 다른 법률에 따라 지급되는 급여비용의 심사 또는 의료의 적정성 평가에 관하여 위탁받은
> 업무
> 6. 건강보험과 관련하여 보건복지부장관이 필요하다고 인정한 업무
> 7. 그 밖에 보험급여 비용의 심사와 보험급여의 적정성 평가와 관련하여 대통령령으로 정하
> 는 업무

정답 1. ④ 2. ②

제 6 장

보험료

1. 보험료

(1) 공단은 건강보험사업에 드는 비용에 충당하기 위하여 제77조에 따른 보험료의 납부의무자로부터 보험료를 징수한다(국민건강보험법 제69조 제1항).

(2) 보험료는 가입자의 자격을 취득한 날이 속하는 달의 다음 달부터 가입자의 자격을 잃은 날의 전날이 속하는 달까지 징수한다. 다만, 가입자의 자격을 매월 1일에 취득한 경우에는 그 달부터 징수한다(국민건강보험법 제69조 제2항).

(3) 보험료를 징수할 때 가입자의 자격이 변동된 경우에는 변동된 날이 속하는 달의 보험료는 변동되기 전의 자격을 기준으로 징수한다. 다만, 가입자의 자격이 매월 1일에 변동된 경우에는 변동된 자격을 기준으로 징수한다(국민건강보험법 제69조 제3항).

(4) 직장가입자의 월별 보험료액은 다음 각 호에 따라 산정한 금액으로 한다(국민건강보험법 제69조 제4항).

1. 보수월액보험료: 제70조에 따라 산정한 보수월액에 제73조 제1항 또는 제2항에 따른 보험료율을 곱하여 얻은 금액
2. 소득월액보험료: 제71조에 따라 산정한 소득월액에 제73조 제1항 또는 제2항에 따른 보험료율을 곱하여 얻은 금액

(5) 지역가입자의 월별 보험료액은 세대 단위로 산정하되, 지역가입자가 속한 세대의 월별 보험료액은 산정한 보험료부과점수에 보험료부과점수당 금액을 곱한 금액으로 한다(국민건강보험법 제69조 제5항).

(6) 월별 보험료액은 가입자의 보험료 평균액의 일정비율에 해당하는 금액을 고려하여 대통령령으로 정하는 기준에 따라 상한 및 하한을 정한다(국민건강보험법 제69조 제6항).

※월별 보험료액의 상한과 하한(시행령 제32조)

법 제69조 제6항에 따른 월별 보험료액의 상한 및 하한은 다음 각 호의 구분에 따른다.
1. 월별 보험료액의 상한은 다음 각 목과 같다.
　가. 직장가입자의 보수월액보험료: 보험료가 부과되는 연도의 전전년도 직장가입자 평균

보수월액보험료(이하 이 조에서 "전전년도 평균 보수월액보험료"라 한다)의 30배에 해당하는 금액을 고려하여 보건복지부장관이 정하여 고시하는 금액

　나. 직장가입자의 소득월액보험료 및 지역가입자의 월별 보험료액: 보험료가 부과되는 연도의 전전년도 평균 보수월액보험료의 15배에 해당하는 금액을 고려하여 보건복지부장관이 정하여 고시하는 금액

2. 월별 보험료액의 하한은 다음 각 목과 같다.

　가. 직장가입자의 보수월액보험료: 보험료가 부과되는 연도의 전전년도 평균 보수월액보험료의 1천분의 80 이상 1천분의 85 미만의 범위에서 보건복지부장관이 정하여 고시하는 금액

　나. 지역가입자의 월별 보험료액: 보험료가 부과되는 연도의 전전년도 평균 보수월액보험료의 1천분의 60 이상 1천분의 65 미만의 범위에서 보건복지부장관이 정하여 고시하는 금액

2. 보수월액

(1) 직장가입자의 보수월액은 직장가입자가 지급받는 보수를 기준으로 하여 산정한다(국민건강보험법 제70조 제1항).

(2) 휴직이나 그 밖의 사유로 보수의 전부 또는 일부가 지급되지 아니하는 가입자(이하 "휴직자 등"이라 한다)의 보수월액보험료는 해당 사유가 생기기 전 달의 보수월액을 기준으로 산정한다(국민건강보험법 제70조 제2항).

(3) 보수는 근로자 등이 근로를 제공하고 사용자·국가 또는 지방자치단체로부터 지급받는 금품(실비변상적인 성격을 갖는 금품은 제외한다)으로서 대통령령으로 정하는 것을 말한다. 이 경우 보수 관련 자료가 없거나 불명확한 경우 등 대통령령으로 정하는 사유에 해당하면 보건복지부장관이 정하여 고시하는 금액을 보수로 본다(국민건강보험법 제70조 제3항).

(4) 보수월액의 산정 및 보수가 지급되지 아니하는 사용자의 보수월액의 산정 등에 필요한 사항은 대통령령으로 정한다(국민건강보험법 제70조 제4항).

※ 직장가입자에 대한 보수월액보험료 부과의 원칙(시행령 제34조)

① 법 제70조 제1항에 따라 직장가입자에 대한 보수월액보험료는 매년 다음 각 호의 구분에 따라 산정된 보수월액을 기준으로 하여 부과하고, 다음 해에 확정되는 해당 연도의 보수 총액을 기준으로 제39조에 따라 보수월액을 다시 산정하여 정산한다. 다만, 법 제70조 제3항 후단에 따라 보건복지부장관이 고시하는 금액이 적용되는 직장가입자에 대해서는 그 고시하는 금액이 적용되는 기간 동안 부과한 보수월액보험료의 정산을 생략할 수 있다.

　1. 직장가입자의 자격을 취득하거나, 다른 직장가입자로 자격이 변동되거나, 지역가입자에서 직장가입자로 자격이 변동된 사람: 제37조에 따른 자격 취득 또는 변동 시의 보수월액

　2. 제1호에 해당하지 아니하는 직장가입자: 전년도에 받은 보수의 총액을 기준으로 제36조에 따라 산정한 보수월액

② 제1항 각 호에 따른 보수월액의 적용기간은 다음 각 호와 같다.

  1. 제1항 제1호의 가입자: 자격 취득 또는 변동일이 속하는 달(매월 2일 이후에 자격이 변동된 경우에는 그 자격 변동일이 속한 달의 다음 달을 말한다)부터 다음 해 3월까지

  2. 제1항 제2호의 가입자: 매년 4월부터 다음 해 3월까지

※보수월액 산정을 위한 보수 등의 통보(시행령 제35조)

① 사용자는 법 제70조 제1항에 따른 보수월액의 산정을 위하여 매년 3월 10일까지 전년도 직장가입자에게 지급한 보수의 총액(법 제70조 및 이 영 제33조에 따라 산정된 금액으로서 가입자별로 1월부터 12월까지 지급한 보수의 총액을 말한다. 이하 같다)과 직장가입자가 해당 사업장·국가·지방자치단체·사립학교 또는 그 학교경영기관(이하 "사업장 등"이라 한다)에 종사한 기간 등 보수월액 산정에 필요한 사항을 공단에 통보하여야 한다. 이 경우 법 제70조 제3항 후단의 적용을 받는 직장가입자에 대해서는 통보를 생략할 수 있다.

② 사용자는 법 제70조 제1항에 따른 보수월액 산정을 위하여 그 사업장이 다음 각 호의 어느 하나에 해당하면 그때까지 사용·임용 또는 채용한 모든 직장가입자(제3호의 경우에는 해당 직장가입자를 말한다)에게 지급한 보수의 총액 등 보수월액 산정에 필요한 사항을 공단에 통보하여야 한다.

  1. 사업장이 폐업·도산하거나 이에 준하는 사유가 발생한 경우

  2. 사립학교가 폐교된 경우

  3. 일부 직장가입자가 퇴직한 경우

※보수월액의 결정 등(시행령 제36조)

① 공단은 제35조에 따라 통보받은 보수의 총액을 전년도 중 직장가입자가 그 사업장 등에 종사한 기간의 개월수로 나눈 금액을 매년 보수월액으로 결정한다. 다만, 사용자가 그 사업장 등의 해당 연도 보수의 평균 인상률 또는 인하율을 공단에 통보한 경우에는 본문에 따라 계산한 금액에 그 평균 인상률 또는 인하율을 반영하여 산정한 금액을 매년 보수월액으로 결정한다.

② 사용자는 해당 직장가입자의 보수가 인상되거나 인하되었을 때에는 공단에 보수월액의 변경을 신청할 수 있다. 다만, 상시 100명 이상의 근로자가 소속되어 있는 사업장의 사용자는 다음 각 호에 따라 공단에 그 보수월액의 변경을 신청하여야 한다.

  1. 해당 월의 보수가 14일 이전에 변경된 경우: 해당 월의 15일까지

  2. 해당 월의 보수가 15일 이후에 변경된 경우: 해당 월의 다음 달 15일까지

③ 공단은 사용자가 제35조에 따른 통보를 하지 아니하거나 통보 내용이 사실과 다른 경우에는 법 제94조에 따라 그 사실을 조사하여 보수월액을 산정·변경할 수 있으며, 제2항에 따른 보수월액의 변경신청을 받은 경우에는 보수가 인상된 달 또는 인하된 달부터 보수월액을 변경할 수 있다.

④ 직장가입자가 둘 이상의 건강보험 적용 사업장에서 보수를 받고 있는 경우에는 각 사업장에서 받고 있는 보수를 기준으로 각각 보수월액을 결정한다.

⑤ 직장가입자의 보수월액을 제33조부터 제38조까지의 규정에 따라 산정하기 곤란하거나 보수를 확인할 수 있는 자료가 없는 경우 보수월액의 산정방법과 보수의 인상·인하 시 보수월액의 변경신청 등 필요한 사항은 재정운영위원회의 의결을 거쳐 공단의 정관으로 정한다.

※직장가입자의 자격 취득·변동 시 보수월액의 결정(시행령 제37조)

공단은 직장가입자의 자격을 취득하거나, 다른 직장가입자로 자격이 변동되거나, 지역가입자에서 직장가입자로 자격이 변동된 사람이 있을 때에는 다음 각 호의 구분에 따른 금액을 해당 직장가입자의 보수월액으로 결정한다.

1. 연·분기·월·주 또는 그 밖의 일정기간으로 보수가 정해지는 경우: 그 보수액을 그 기간의 총 일수로 나눈 금액의 30배에 상당하는 금액
2. 일(日)·시간·생산량 또는 도급(都給)으로 보수가 정해지는 경우: 직장가입자의 자격을 취득하거나 자격이 변동된 달의 전 1개월 동안에 그 사업장에서 해당 직장가입자와 같은 업무에 종사하고 같은 보수를 받는 사람의 보수액을 평균한 금액
3. 제1호 및 제2호에 따라 보수월액을 산정하기 곤란한 경우: 직장가입자의 자격을 취득하거나 자격이 변동된 달의 전 1개월 동안 같은 업무에 종사하고 있는 사람이 받는 보수액을 평균한 금액

※보수가 지급되지 아니하는 사용자의 보수월액 결정(시행령 제38조)

① 법 제70조 제4항에 따른 보수가 지급되지 아니하는 사용자의 보수월액은 다음 각 호의 방법으로 산정한다. 이 경우 사용자는 매년 5월 31일까지[「소득세법」제70조의2에 따라 세무서장에게 성실신고확인서를 제출한 사용자(이하 이 항에서 "성실신고사용자"라 한다)인 경우에는 6월 30일까지] 수입을 증명할 수 있는 자료를 제출하거나 수입금액을 공단에 통보하여야 하며, 산정된 보수월액은 매년 6월부터 다음 해 5월까지(성실신고사용자의 경우에는 매년 7월부터 다음 해 6월까지) 적용한다.

1. 해당 연도 중 해당 사업장에서 발생한 보건복지부령으로 정하는 수입으로서 객관적인 자료를 통하여 확인된 금액
2. 수입을 확인할 수 있는 객관적인 자료가 없는 경우에는 사용자의 신고금액

② 보수가 지급되지 아니하는 사용자의 보수월액을 결정하거나 변경하는 절차 등에 관하여는 제34조 제1항, 제35조 제2항 및 제36조를 준용한다.

③ 제1항 및 제2항에도 불구하고 제1항 제1호 및 제2호에 따른 확인금액 또는 신고금액이 해당 사업장에서 가장 높은 보수월액을 적용받는 근로자의 보수월액보다 낮은 경우에는 그 근로자의 보수월액을 해당 사용자의 보수월액으로 한다.

※보수월액보험료의 정산 및 분할납부(시행령 제39조)

① 공단은 원래 산정·징수한 보수월액보험료의 금액이 제34조부터 제38조까지의 규정에 따라 다시 산정한 보수월액보험료의 금액을 초과하는 경우에는 그 초과액을 사용자에게 반환하여야 하며, 부족한 경우에는 그 부족액을 사용자로부터 추가로 징수하여야 한다.

② 사용자는 직장가입자의 사용·임용·채용 관계가 끝난 경우에는 해당 직장가입자가 납부한 보수월액보험료를 다시 산정하여 근로자와 정산한 후 공단과 정산 절차를 거쳐야 한다. 다만, 법 제70조 제3항 후단에 따라 보건복지부장관이 고시하는 금액이 적용되는 직장가입자에 대해서는 그 고시하는 금액이 적용되는 기간에 부과한 보수월액보험료의 정산을 생략할 수 있다.

③ 사용자는 제1항에 따라 반환받은 금액 또는 추가 납부한 금액 중 직장가입자가 반환받을 금액 및 부담하여야 할 금액에 대해서는 해당 직장가입자와 정산하여야 한다.

④ 공단은 제1항에 따라 추가로 징수하여야 할 금액(이하 "추가징수금액"이라 한다) 중 직장가입자가 부담하는 금액이 해당 직장가입자가 부담하는 보수월액보험료(추가징수금액을 고지하는 날이 속하는 달의 보수월액보험료를 말한다) 이상인 경우에는 다음 각 호의 구분에 따라 납부하게 할 수 있다.

1. 제34조 제1항 본문에 따라 다음 해에 확정되는 해당 연도의 보수 총액을 기준으로 한 정산(이하 "연말정산"이라 한다)에 따른 추가징수금액: 5회로 분할하여 납부. 다만, 사용자의 신청에 따라 1회에 전액 납부하거나 10회 이내의 범위에서 분할하여 납부할 수 있다.

2. 연말정산을 제외한 정산에 따른 추가징수금액: 1회에 전액 납부. 다만, 사용자의 신청에 따라 10회 이내의 범위에서 분할하여 납부할 수 있다.

⑤ 제1항부터 제4항까지에서 규정한 사항 외에 보수월액보험료의 정산 및 분할납부에 필요한 세부 사항은 공단의 정관으로 정한다.

※공무원의 전출 시의 보수월액보험료 납부(시행령 제40조)

공무원인 직장가입자가 다른 기관으로 전출된 경우 전출된 날이 속하는 달의 보수월액보험료는 전출 전 기관의 장이 전출된 공무원에게 지급할 보수에서 이를 공제하여 납부한다. 다만, 전출한 기관의 장이 전출한 날이 속하는 달의 보수를 지급하지 아니한 경우에는 전입받은 기관의 장이 보수에서 공제하여 납부한다.

※보수 총액 등의 통보(시행규칙 제40조)

사용자는 영 제35조에 따라 직장가입자의 보수 총액 및 종사기간 등을 공단에 통보할 때에는 다음 각 호의 구분에 따른 서류를 공단에 제출하여야 한다.

1. 사용관계가 계속되는 경우: 별지 제26호서식의 직장가입자 보수 총액 통보서
2. 연도 중 영 제35조 제2항 각 호의 어느 하나에 해당하게 된 경우: 별지 제8호서식의 직장가입자 자격상실 신고서

※보수월액의 변경신청(시행규칙 제41조)

사용자는 영 제36조에 따라 직장가입자의 보수월액 변경을 신청하려면 별지 제27호서식의 직장가입자 보수월액 변경신청서를 공단에 제출하여야 한다.

※보수월액의 결정·변경 등의 통지(시행규칙 제42조)

공단은 영 제36조부터 제40조까지의 규정에 따라 가입자의 보수월액을 결정·변경한 경우 또는 보수월액보험료의 초과액을 반환하거나 보수월액보험료의 부족액을 추가 징수하는 경우에는 지체 없이 그 사실을 문서로 사용자에게 알려야 하며, 통지를 받은 사용자는 지체 없이 직장가입자에게 알려야 한다.

※보수가 지급되지 아니하는 사용자의 소득(시행규칙 제43조)

영 제38조 제1항 제1호에서 "보건복지부령으로 정하는 수입"이란 「소득세법」 제19조에 따른 사업소득을 말한다.

3. 소득월액

(1) 소득월액은 보수월액의 산정에 포함된 보수를 제외한 직장가입자의 소득(이하 "보수외소득"이라 한다)이 대통령령으로 정하는 금액을 초과하는 경우 다음의 계산식에 따라 산정한다(국민건강보험법 제71조 제1항).

> (연간 보수외소득 − 대통령령으로 정하는 금액)×1/12

(2) 소득월액을 산정하는 기준, 방법 등 소득월액의 산정에 필요한 사항은 대통령령으로 정한다(국민건강보험법 제71조 제2항).

※소득월액(시행령 제41조)

① 법 제71조 제1항에 따른 소득월액(이하 "소득월액"이라 한다) 산정에 포함되는 소득은 다음 각 호와 같다. 이 경우 「소득세법」에 따른 비과세소득은 제외한다.
 1. 이자소득: 「소득세법」 제16조에 따른 소득
 2. 배당소득: 「소득세법」 제17조에 따른 소득
 3. 사업소득: 「소득세법」 제19조에 따른 소득
 4. 근로소득: 「소득세법」 제20조에 따른 소득. 다만, 같은 법 제47조에 따른 근로소득공제는 적용하지 아니한다.
 5. 연금소득: 「소득세법」 제20조의3에 따른 소득. 다만, 같은 법 제20조의3 제2항 및 제47조의2는 적용하지 아니한다.
 6. 기타소득: 「소득세법」 제21조에 따른 소득
② 법 제71조 제1항 계산식 외의 부분 및 같은 항의 계산식에서 "대통령령으로 정하는 금액"이란 각각 연간 3,400만원을 말한다.
③ 소득월액은 법 제71조 제1항의 계산식을 적용하여 산출한 금액을 보건복지부령으로 정하는 방법에 따라 평가하여 산정한다.
④ 제1항부터 제3항까지에서 규정한 사항 외에 소득월액의 산정에 포함되는 제1항 각 호의 소득자료의 반영 시기 등 소득월액의 산정에 필요한 세부 사항은 공단의 정관으로 정한다.

※소득 평가기준(시행규칙 제44조)

① 영 제41조 제3항에 따라 소득월액(법 제71조 제1항에 따른 소득월액을 말한다)은 다음 각 호의 구분에 따라 평가한 금액을 합산한 금액으로 한다. 이 경우 각 호의 구분에 따른 소득은 법 제71조 제1항의 계산식을 적용하여 산출한 금액에 법 제71조 제1항에 따른 연간 보수외소득에서 각 호의 구분에 따른 소득이 차지하는 비율을 곱하여 산출한 금액으로 한다.
 1. 영 제41조 제1항 제1호부터 제3호까지 및 제6호의 소득: 해당 소득 전액
 2. 영 제41조 제1항 제4호 및 제5호의 소득: 해당 소득의 100분의 30
② 영 별표 4 제1호 가목에 따라 영 제42조 제2항에 따른 소득을 평가하는 방법에 관하여는 제1항 전단을 준용한다.

4. 보험료부과점수

(1) 제69조 제5항[5]에 따른 보험료부과점수는 지역가입자의 소득 및 재산을 기준으로 산정한다(국민건강보험법 제72조 제1항).

(2) 보험료부과점수의 산정방법과 산정기준을 정할 때 법령에 따라 재산권의 행사가 제한되는 재산에 대하여는 다른 재산과 달리 정할 수 있다(국민건강보험법 제72조 제2항).

(3) 보험료부과점수의 산정방법·산정기준 등에 필요한 사항은 대통령령으로 정한다(국민건강보험법 제72조 제3항).

5. 보험료부과제도개선위원회

(1) 보험료부과와 관련된 제도 개선을 위하여 보건복지부장관 소속으로 관계 중앙행정기관 소속 공무원 및 민간전문가로 구성된 보험료부과제도개선위원회(이하 "제도개선위원회"라 한다)를 둔다(국민건강보험법 제72조의2 제1항).

(2) 제도개선위원회는 다음 각 호의 사항을 심의한다(국민건강보험법 제72조의2 제2항).

1. 가입자의 소득 파악 실태에 관한 조사 및 연구에 관한 사항
2. 가입자의 소득 파악 및 소득에 대한 보험료 부과 강화를 위한 개선 방안에 관한 사항
3. 그 밖에 보험료부과와 관련된 제도 개선 사항으로서 위원장이 회의에 부치는 사항

(3) 보건복지부장관은 제도개선위원회 운영 결과를 국회에 보고하여야 한다(국민건강보험법 제72조의2 제3항).

(4) 제도개선위원회의 구성·운영 등에 관하여 필요한 사항은 대통령령으로 정한다(국민건강보험법 제72조의2 제4항).

6. 보험료 부과제도에 대한 적정성 평가

(1) 보건복지부장관은 제5조에 따른 피부양자 인정기준(이하 이 조에서 "인정기준"이라 한다)과 제69조부터 제72조까지의 규정에 따른 보험료, 보수월액, 소득월액 및 보험료부과점수의 산정 기준 및 방법 등(이하 이 조에서 "산정기준"이라 한다)에 대하여 적정성을 평가하고, 이 법 시행일로부터 4년이 경과한 때 이를 조정하여야 한다(국민건강보험법 제72조의3 제1항).

(2) 보건복지부장관은 제1항에 따른 적정성 평가를 하는 경우에는 다음 각 호를 종합적으로 고려하여야 한다(국민건강보험법 제72조의3 제2항).

---

5 국민건강보험법 제69조 제5항(보험료) 지역가입자의 월별 보험료액은 세대 단위로 산정하되, 지역가입자가 속한 세대의 월별 보험료액은 제72조에 따라 산정한 보험료부과점수에 제73조 제3항에 따른 보험료부과점수당 금액을 곱한 금액으로 한다.

1. 제72조의2 제2항 제2호에 따라 제도개선위원회가 심의한 가입자의 소득 파악 현황 및 개선 방안
2. 공단의 소득 관련 자료 보유 현황
3. 「소득세법」 제4조에 따른 종합소득(종합과세되는 종합소득과 분리과세되는 종합소득을 포함한다) 과세 현황
4. 직장가입자에게 부과되는 보험료와 지역가입자에게 부과되는 보험료 간 형평성
5. 제1항에 따른 인정기준 및 산정기준의 조정으로 인한 보험료 변동
6. 그 밖에 적정성 평가 대상이 될 수 있는 사항으로서 보건복지부장관이 정하는 사항

(3) 적정성 평가의 절차, 방법 및 그 밖에 적정성 평가를 위하여 필요한 사항은 대통령령으로 정한다(국민건강보험법 제72조의3 제3항).

※보험료 부과제도에 대한 적정성 평가(시행령 제42조의6)

① 보건복지부장관은 법 제72조의3 제1항에 따른 적정성 평가(이하 "적정성 평가"라 한다)를 위한 조사 및 연구를 실시할 수 있다.
② 보건복지부장관은 제1항에 따라 실시하는 조사 및 연구를 보험료 부과제도에 관한 전문성을 갖춘 연구기관, 대학, 비영리법인 또는 단체 등에 의뢰하여 실시할 수 있다.
③ 보건복지부장관은 관계 중앙행정기관, 지방자치단체 및 「공공기관의 운영에 관한 법률」에 따른 공공기관 등에 대하여 적정성 평가에 관한 의견 또는 자료의 제출을 요청할 수 있다.
④ 보건복지부장관은 제1항에 따른 적정성 평가를 실시한 경우 그 결과를 제도개선위원회에 알려야 한다.

※지역가입자의 세대 분리(시행령 제43조)

공단은 지역가입자가 다음 각 호의 어느 하나의 사람에 해당하는 경우에는 그 가입자를 해당 세대에서 분리하여 별도 세대로 구성할 수 있다.
 1. 해당 세대와 가계단위 및 생계를 달리하여 공단에 세대 분리를 신청한 사람
 2. 별표 2 제3호 라목에 따른 본인일부부담금의 적용을 받는 사람
 3. 「병역법」 제21조 또는 제26조에 따라 소집되어 상근예비역 또는 사회복무요원으로 복무하는 사람

7. 보험료율 등

(1) 직장가입자의 보험료율은 1천분의 80의 범위에서 심의위원회의 의결을 거쳐 대통령령으로 정한다(국민건강보험법 제73조 제1항).

※보험료율 및 보험료부과점수당 금액(시행령 제44조)

① 법 제73조 제1항에 따른 직장가입자의 보험료율은 1만분의 646으로 한다.
② 법 제73조 제3항에 따른 지역가입자의 보험료부과점수당 금액은 189.7원으로 한다.

(2) 국외에서 업무에 종사하고 있는 직장가입자에 대한 보험료율은 제1항에 따라 정해진 보험료율의 100분의 50으로 한다(국민건강보험법 제73조 제2항).

(3) 지역가입자의 보험료부과점수당 금액은 심의위원회의 의결을 거쳐 대통령령으로 정한다(국민건강보험법 제73조 제3항).

8. 보험료의 면제

(1) 공단은 직장가입자가 제54조 제2호부터 제4호까지의 어느 하나에 해당하면 그 가입자의 보험료를 면제한다. 다만, 제54조 제2호에 해당하는 직장가입자의 경우에는 국내에 거주하는 피부양자가 없을 때에만 보험료를 면제한다(국민건강보험법 제74조 제1항).

(2) 지역가입자가 제54조 제2호부터 제4호까지의 어느 하나에 해당하면 그 가입자가 속한 세대의 보험료를 산정할 때 그 가입자의 제72조에 따른 보험료부과점수를 제외한다(국민건강보험법 제74조 제2항).

(3) 보험료의 면제나 제2항에 따라 보험료의 산정에서 제외되는 보험료부과점수에 대하여는 제54조 제2호부터 제4호까지의 어느 하나에 해당하는 급여정지 사유가 생긴 날이 속하는 달의 다음 달부터 사유가 없어진 날이 속하는 달까지 적용한다. 다만, 급여정지 사유가 매월 1일에 없어진 경우에는 그 달의 보험료를 면제하지 아니하거나 보험료의 산정에서 보험료부과점수를 제외하지 아니한다(국민건강보험법 제74조 제3항).

9. 보험료의 경감 등

(1) 다음 각 호의 어느 하나에 해당하는 가입자 중 보건복지부령으로 정하는 가입자에 대하여는 그 가입자 또는 그 가입자가 속한 세대의 보험료의 일부를 경감할 수 있다(국민건강보험법 제75조 제1항).

1. 섬·벽지(僻地)·농어촌 등 대통령령으로 정하는 지역에 거주하는 사람
2. 65세 이상인 사람
3. 「장애인복지법」에 따라 등록한 장애인
4. 「국가유공자 등 예우 및 지원에 관한 법률」 제4조 제1항 제4호, 제6호, 제12호, 제15호 및 제17호에 따른 국가유공자
5. 휴직자
6. 그 밖에 생활이 어렵거나 천재지변 등의 사유로 보험료를 경감할 필요가 있다고 보건복지부장관이 정하여 고시하는 사람

(2) 제77조에 따른 보험료 납부의무자가 다음 각 호의 어느 하나에 해당하는 경우에는 대통령령으로 정하는 바에 따라 보험료를 감액하는 등 재산상의 이익을 제공할 수 있다(국민건강보험법 제75조 제2항).

(3) 보험료 경감의 방법·절차 등에 필요한 사항은 보건복지부장관이 정하여 고시한다 (국민건강보험법 제75조 제3항).

10. 보험료의 부담

(1) 직장가입자의 보수월액보험료는 직장가입자와 다음 각 호의 구분에 따른 자가 각각 보험료액의 100분의 50씩 부담한다. 다만, 직장가입자가 교직원으로서 사립학교에 근무하는 교원이면 보험료액은 그 직장가입자가 100분의 50을, 제3조 제2호 다목에 해당하는 사용자가 100분의 30을, 국가가 100분의 20을 각각 부담한다(국민건강보험법 제76조 제1항).

(2) 직장가입자의 소득월액보험료는 직장가입자가 부담한다(국민건강보험법 제76조 제2항).

(3) 지역가입자의 보험료는 그 가입자가 속한 세대의 지역가입자 전원이 연대하여 부담한다(국민건강보험법 제76조 제3항).

(4) 직장가입자가 교직원인 경우 제3조 제2호 다목에 해당하는 사용자가 부담액 전부를 부담할 수 없으면 그 부족액을 학교에 속하는 회계에서 부담하게 할 수 있다(국민건강보험법 제76조 제4항).

11. 보험료 납부의무

(1) 직장가입자의 보험료는 다음 각 호의 구분에 따라 그 각 호에서 정한 자가 납부한다 (국민건강보험법 제77조 제1항).

(2) 지역가입자의 보험료는 그 가입자가 속한 세대의 지역가입자 전원이 연대하여 납부한다. 다만, 소득 및 재산이 없는 미성년자와 소득 및 재산 등을 고려하여 대통령령으로 정하는 기준에 해당하는 미성년자는 납부의무를 부담하지 아니한다(국민건강보험법 제77조 제2항).

(3) 사용자는 보수월액보험료 중 직장가입자가 부담하여야 하는 그 달의 보험료액을 그 보수에서 공제하여 납부하여야 한다. 이 경우 직장가입자에게 공제액을 알려야 한다(국민건강보험법 제77조 제3항).

12. 제2차 납부의무

(1) 법인의 재산으로 그 법인이 납부하여야 하는 보험료, 연체금 및 체납처분비를 충당하여도 부족한 경우에는 해당 법인에게 보험료의 납부의무가 부과된 날 현재의 무한책임사원 또는 과점주주(「국세기본법」 제39조 각 호의 어느 하나에 해당하는 자를 말한다)가 그 부족한 금액에 대하여 제2차 납부의무를 진다. 다만, 과점주주의 경우에는 그 부족한 금액을 그 법인의 발행주식 총수(의결권이 없는 주식은 제외한다) 또는 출자총액으로 나눈 금액에 해당 과점주주가 실질적으로 권리를 행사하는 주식 수(의결권이 없는 주식은 제외한다) 또는 출자액을 곱하여 산출한 금액을 한도로 한다(국민건강보험법 제77조의2 제1항).
(2) 사업이 양도·양수된 경우에 양도일 이전에 양도인에게 납부의무가 부과된 보험료, 연체금 및 체납처분비를 양도인의 재산으로 충당하여도 부족한 경우에는 사업의 양수인이 그 부족한 금액에 대하여 양수한 재산의 가액을 한도로 제2차 납부의무를 진다. 이 경우 양수인의 범위 및 양수한 재산의 가액은 대통령령으로 정한다(국민건강보험법 제77조의2 제2항).

13. 보험료의 납부기한

(1) 보험료 납부의무가 있는 자는 가입자에 대한 그 달의 보험료를 그 다음 달 10일까지 납부하여야 한다. 다만, 직장가입자의 소득월액보험료 및 지역가입자의 보험료는 보건복지부령으로 정하는 바에 따라 분기별로 납부할 수 있다(국민건강보험법 제78조 제1항).

이하 이 조에서 같다)를 분기별로 납부하려는 직장가입자 및 지역가입자는 분기가 시작되는 달의 전달 말일까지 별지 제28호서식의 건강보험료 분기납부 신청서를 공단에 제출하여야 한다.

② 법 제78조 제1항 단서에 따라 분기별로 납부하는 보험료의 납부기한은 해당 분기가 끝나는 달의 다음 달 10일로 한다.

③ 공단은 분기별로 납부하는 보험료의 납부의무자가 제2항에 따른 납부기한까지 보험료를 내지 아니하면 공단의 정관으로 정하는 절차에 따라 납부 의사를 확인한 후 분기별 납부를 제한할 수 있다.

(2) 공단은 납입 고지의 송달 지연 등 보건복지부령으로 정하는 사유가 있는 경우 납부의무자의 신청에 따라 납부기한부터 1개월의 범위에서 납부기한을 연장할 수 있다. 이 경우 납부기한 연장을 신청하는 방법, 절차 등에 필요한 사항은 보건복지부령으로 정한다(국민건강보험법 제78조 제2항).

(3) 납입 고지의 송달 지연 등 보건복지부령으로 정하는 사유가 있는 경우

법 제78조 제2항 전단에서 "납입 고지의 송달 지연 등 보건복지부령으로 정하는 사유가 있는 경우"란 다음 각 호의 어느 하나에 해당하는 경우를 말한다(국민건강보험법 시행규칙 제48조의2 제1항).

1. 납부의무자의 책임 없는 사유로 납입고지서가 납부기한이 지나서 송달된 경우
2. 자동 계좌이체의 방법으로 보험료를 내는 경우로서 정보통신망의 장애 등 납부의무자의 책임 없는 사유로 납부기한까지 이체되지 아니한 경우
3. 그 밖에 보건복지부장관이 인정하는 부득이한 사유가 있는 경우

(4) 절차

1) 제1항 각 호의 사유로 납부기한의 연장을 신청하려는 사람은 해당 보험료의 납부기한으로부터 1개월 이내에 별지 제28호의2서식의 보험료 납부기한 연장신청서를 공단에 제출하여야 한다(국민건강보험법 시행규칙 제48조의2 제2항).

2) 공단은 제2항에 따른 납부기한 연장 신청을 받으면 그 연장 여부를 결정하여 지체 없이 납부의무자에게 문서 등으로 통지하여야 한다(국민건강보험법 시행규칙 제48조의2 제3항).

14. 가산금

(1) 사업장의 사용자가 대통령령으로 정하는 사유에 해당되어 직장가입자가 될 수 없는 자를 제8조 제2항 또는 제9조 제2항을 위반하여 거짓으로 보험자에게 직장가입자로 신고한 경우 공단은 제1호의 금액에서 제2호의 금액을 뺀 금액의 100분의 10에 상당하는 가산금을 그 사용자에게 부과하여 징수한다(국민건강보험법 제78조의2 제1항).

(2) 공단은 가산금이 소액이거나 그 밖에 가산금을 징수하는 것이 적절하지 아니하다고 인정되는 등 대통령령으로 정하는 경우에는 징수하지 아니할 수 있다(국민건강보험법 제78조의2 제2항).

15. 보험료 등의 납입 고지

(1) 공단은 보험료 등을 징수하려면 그 금액을 결정하여 납부의무자에게 다음 각 호의 사항을 적은 문서로 납입 고지를 하여야 한다(국민건강보험법 제79조 제1항).

(2) 공단은 납입 고지를 할 때 납부의무자의 신청이 있으면 전자문서교환방식 등에 의하여 전자문서로 고지할 수 있다. 이 경우 전자문서 고지에 대한 신청 방법·절차 등에 필요한 사항은 보건복지부령으로 정한다(국민건강보험법 제79조 제2항).

(3) 공단이 제2항에 따라 전자문서로 고지하는 경우에는 전자문서가 보건복지부령으로 정하는 정보통신망에 저장되거나 납부의무자가 지정한 전자우편주소에 입력된 때에 납입 고지가 그 납부의무자에게 도달된 것으로 본다(국민건강보험법 제79조 제3항).

(4) 직장가입자의 사용자가 2명 이상인 경우 또는 지역가입자의 세대가 2명 이상으로 구성된 경우 그중 1명에게 한 고지는 해당 사업장의 다른 사용자 또는 세대 구성원인 다른 지역가입자 모두에게 효력이 있는 것으로 본다(국민건강보험법 제79조 제4항).

(5) 휴직자 등의 보험료는 휴직 등의 사유가 끝날 때까지 보건복지부령으로 정하는 바에 따라 납입 고지를 유예할 수 있다(국민건강보험법 제79조 제5항).

(6) 공단은 제2차 납부의무자에게 납입의 고지를 한 경우에는 해당 법인인 사용자 및 사업 양도인에게 그 사실을 통지하여야 한다(국민건강보험법 제79조 제6항).

> ※보험료 등의 납입고지 기한(시행규칙 제48조)
> 공단은 법 제79조에 따라 보험료와 그 밖에 법에 따른 징수금(이하 "보험료 등"이라 한다)의 납입고지를 할 때에는 납부의무자에게 보험료 등의 납부기한 10일 전까지 납입고지서를 발급하여야 한다.

16. 신용카드 등으로 하는 보험료 등의 납부

(1) 공단이 납입 고지한 보험료 등을 납부하는 자는 보험료 등의 납부를 대행할 수 있도록 대통령령으로 정하는 기관 등(이하 이 조에서 "보험료 등 납부대행기관"이라 한다)을 통하여 신용카드, 직불카드 등(이하 이 조에서 "신용카드 등"이라 한다)으로 납부할 수 있다(국민건강보험법 제79조의2 제1항).

(2) 신용카드 등으로 보험료 등을 납부하는 경우에는 보험료 등 납부대행기관의 승인일을 납부일로 본다(국민건강보험법 제79조의2 제2항).

(3) 보험료 등 납부대행기관은 보험료 등의 납부자로부터 보험료 등의 납부를 대행하는 대가로 수수료를 받을 수 있다(국민건강보험법 제79조의2 제3항).

(4) 보험료 등 납부대행기관의 지정 및 운영, 수수료 등에 필요한 사항은 대통령령으로 정한다(국민건강보험법 제79조의2 제4항).

17. 연체금

(1) 공단은 보험료 등의 납부의무자가 납부기한까지 보험료 등을 내지 아니하면 그 납부기한이 지난 날부터 매 1일이 경과할 때마다 다음 각 호에 해당하는 연체금을 징수한다(국민건강보험법 제80조 제1항).

> 1. 제69조에 따른 보험료 또는 제53조 제3항에 따른 보험급여 제한 기간 중 받은 보험급여에 대한 징수금을 체납한 경우: 해당 체납금액의 1천500분의 1에 해당하는 금액. 이 경우 연체금은 해당 체납금액의 1천분의 20을 넘지 못한다.
> 2. 제1호 외에 이 법에 따른 징수금을 체납한 경우: 해당 체납금액의 1천분의 1에 해당하는 금액. 이 경우 연체금은 해당 체납금액의 1천분의 30을 넘지 못한다.

(2) 공단은 보험료 등의 납부의무자가 체납된 보험료 등을 내지 아니하면 납부기한 후 30일이 지난 날부터 매 1일이 경과할 때마다 다음 각 호에 해당하는 연체금을 제1항에 따른 연체금에 더하여 징수한다(국민건강보험법 제80조 제2항).

1. 제69조에 따른 보험료 또는 제53조 제3항에 따른 보험급여 제한 기간 중 받은 보험급여에 대한 징수금을 체납한 경우: 해당 체납금액의 6천분의 1에 해당하는 금액. 이 경우 연체금은 해당 체납금액의 1천분의 50을 넘지 못한다.
2. 제1호 외에 이 법에 따른 징수금을 체납한 경우: 해당 체납금액의 3천분의 1에 해당하는 금액. 이 경우 연체금은 해당 체납금액의 1천분의 90을 넘지 못한다.

(3) 공단은 천재지변이나 그 밖에 보건복지부령으로 정하는 부득이한 사유가 있으면 제1항 및 제2항에 따른 연체금을 징수하지 아니할 수 있다(국민건강보험법 제80조 제3항).

※ 연체금 징수의 예외(시행규칙 제51조)

법 제80조 제3항에서 "보건복지부령으로 정하는 부득이한 사유"란 다음 각 호의 어느 하나에 해당하는 경우를 말한다.
1. 전쟁 또는 사변으로 인하여 체납한 경우
2. 연체금의 금액이 공단의 정관으로 정하는 금액 이하인 경우
3. 사업장 또는 사립학교의 폐업·폐쇄 또는 폐교로 체납액을 징수할 수 없는 경우
4. 화재로 피해가 발생해 체납한 경우
5. 그 밖에 보건복지부장관이 연체금을 징수하기 곤란한 부득이한 사유가 있다고 인정하는 경우

18. 보험료 등의 독촉 및 체납처분

(1) 공단은 보험료 등을 내야 하는 자가 보험료 등을 내지 아니하면 기한을 정하여 독촉할 수 있다. 이 경우 직장가입자의 사용자가 2명 이상인 경우 또는 지역가입자의 세대가 2명 이상으로 구성된 경우에는 그중 1명에게 한 독촉은 해당 사업장의 다른 사용자 또는 세대 구성원인 다른 지역가입자 모두에게 효력이 있는 것으로 본다(국민건강보험법 제81조 제1항).

(2) 독촉할 때에는 10일 이상 15일 이내의 납부기한을 정하여 독촉장을 발부하여야 한다(국민건강보험법 제81조 제2항).

(3) 공단은 독촉을 받은 자가 그 납부기한까지 보험료 등을 내지 아니하면 보건복지부장관의 승인을 받아 국세 체납처분의 예에 따라 이를 징수할 수 있다(국민건강보험법 제81조 제3항).

(4) 공단은 체납처분을 하기 전에 보험료 등의 체납 내역, 압류 가능한 재산의 종류, 압류 예정 사실 및 「국세징수법」 제31조 제14호에 따른 소액금융재산에 대한 압류금지 사실 등이 포함된 통보서를 발송하여야 한다. 다만, 법인 해산 등 긴급히 체납처분을 할 필요가 있는 경우로서 대통령령으로 정하는 경우에는 그러하지 아니하다(국민건강보험법 제81조 제4항).

법 제81조 제4항 단서에서 "대통령령으로 정하는 경우"란 보험료 등을 체납한 자가 다음 각호의 어느 하나에 해당하는 경우를 말한다.

1. 국세의 체납으로 체납처분을 받는 경우
2. 지방세 또는 공과금의 체납으로 체납처분을 받는 경우
3. 강제집행을 받는 경우
4. 「어음법」 및 「수표법」에 따른 어음교환소에서 거래정지처분을 받는 경우
5. 경매가 시작된 경우
6. 법인이 해산한 경우
7. 재산의 은닉·탈루, 거짓 계약이나 그 밖의 부정한 방법으로 체납처분의 집행을 면하려는 행위가 있다고 인정되는 경우

(5) 공단은 국세 체납처분의 예에 따라 압류한 재산의 공매에 대하여 전문지식이 필요하거나 그 밖에 특수한 사정으로 직접 공매하는 것이 적당하지 아니하다고 인정하는 경우에는 「금융회사부실자산 등의 효율적 처리 및 한국자산관리공사의 설립에 관한 법률」에 따라 설립된 한국자산관리공사(이하 "한국자산관리공사"라 한다)에 공매를 대행하게 할 수 있다. 이 경우 공매는 공단이 한 것으로 본다(국민건강보험법 제81조 제5항).

(6) 공단은 한국자산관리공사가 공매를 대행하면 보건복지부령으로 정하는 바에 따라 수수료를 지급할 수 있다(국민건강보험법 제81조 제6항).

19. 체납 또는 결손처분 자료의 제공

(1) 공단은 보험료 징수 또는 공익목적을 위하여 필요한 경우에 「신용정보의 이용 및 보호에 관한 법률」 제25조 제2항 제1호의 종합신용정보집중기관이 다음 각 호의 어느 하나에 해당하는 체납자 또는 결손처분자의 인적사항·체납액 또는 결손처분액에 관한 자료(이하 이 조에서 "체납등 자료"라 한다)를 요구할 때에는 그 자료를 제공할 수 있다. 다만, 체납된 보험료나 이 법에 따른 그 밖의 징수금과 관련하여 행정심판 또는 행정소송이 계류 중인 경우, 그 밖에 대통령령으로 정하는 사유가 있을 때에는 그리하지 아니하다(국민건강보험법 제81조의2 제1항).

1. 이 법에 따른 납부기한의 다음 날부터 1년이 지난 보험료, 이 법에 따른 그 밖의 징수금과 체납처분비의 총액이 500만원 이상인 자
2. 제84조에 따라 결손처분한 금액의 총액이 500만원 이상인 자

(2) 체납 등 자료의 제공절차에 필요한 사항은 대통령령으로 정한다(국민건강보험법 제81조의2 제2항).

(3) 체납 등 자료를 제공받은 자는 이를 업무 외의 목적으로 누설하거나 이용하여서는 아니 된다(국민건강보험법 제81조의2 제3항).

20. 보험료의 납부증명

(1) 보험료의 납부의무자(이하 이 조에서 "납부의무자"라 한다)는 국가, 지방자치단체 또는 「공공기관의 운영에 관한 법률」 제4조에 따른 공공기관(이하 이 조에서 "공공기관"이라 한다)으로부터 공사·제조·구매·용역 등 대통령령으로 정하는 계약의 대가를 지급받는 경우에는 보험료와 그에 따른 연체금 및 체납처분비의 납부사실을 증명하여야 한다. 다만, 납부의무자가 계약대금의 전부 또는 일부를 체납한 보험료로 납부하려는 경우 등 대통령령으로 정하는 경우에는 그러하지 아니하다(국민건강보험법 제81조의3 제1항).

(2) 납부의무자가 납부사실을 증명하여야 할 경우 계약을 담당하는 주무관서 또는 공공기관은 납부의무자의 동의를 받아 공단에 조회하여 보험료와 그에 따른 연체금 및 체납처분비의 납부여부를 확인하는 것으로 납부증명을 갈음할 수 있다(국민건강보험법 제81조의3 제2항).

21. 체납보험료의 분할납부

(1) 공단은 보험료를 3회 이상 체납한 자가 신청하는 경우 보건복지부령으로 정하는 바에 따라 분할납부를 승인할 수 있다(국민건강보험법 제82조 제1항).

(2) 공단은 보험료를 3회 이상 체납한 자에 대하여 제81조 제3항에 따른 체납처분을 하기 전에 분할납부를 신청할 수 있음을 알리고, 보건복지부령으로 정하는 바에 따라 분할납부 신청의 절차·방법 등에 관한 사항을 안내하여야 한다(국민건강보험법 제82조 제2항).

(3) 공단은 분할납부 승인을 받은 자가 정당한 사유 없이 5회(제1항에 따라 승인받은 분할납부 횟수가 5회 미만인 경우에는 해당 분할납부 횟수를 말한다) 이상 그 승인된 보험료를 납부하지 아니하면 그 분할납부의 승인을 취소한다(국민건강보험법 제82조 제3항).

(4) 분할납부의 승인과 취소에 관한 절차·방법·기준 등에 필요한 사항은 보건복지부령으로 정한다(국민건강보험법 제82조 제4항).

22. 고액·상습체납자의 인적사항 공개

(1) 공단은 이 법에 따른 납부기한의 다음 날부터 1년이 경과한 보험료, 연체금과 체납처분비(제84조에 따라 결손 처분한 보험료, 연체금과 체납처분비로서 징수권 소멸시효가 완성되지 아니한 것을 포함한다)의 총액이 1천만원 이상인 체납자가 납부능력이 있음에도 불구하고 체납한 경우 그 인적사항·체납액 등(이하 이 조에서 "인적사항 등"이라 한다)을 공개할 수 있다. 다만, 체납된 보험료, 연체금과 체납처분비와 관련하여 제87조에 따른 이의신청, 제88조에 따른 심판청구가 제기되거나 행정소송이 계류 중인 경우 또는 그 밖에 체납된 금액의 일부 납부 등 대통령령으로 정하는 사유가 있는 경우에는 그러하지 아니하다(국민건강보험법 제83조 제1항).

(2) 체납자의 인적사항 등에 대한 공개 여부를 심의하기 위하여 공단에 보험료정보공개심의위원회를 둔다(국민건강보험법 제83조 제2항).

(3) 공단은 보험료정보공개심의위원회의 심의를 거친 인적사항 등의 공개대상자에게 공개대상자임을 서면으로 통지하여 소명의 기회를 부여하여야 하며, 통지일부터 6개월이 경과한 후 체납액의 납부이행 등을 감안하여 공개대상자를 선정한다(국민건강보험법 제83조 제3항).

(4) 체납자 인적사항 등의 공개는 관보에 게재하거나 공단 인터넷 홈페이지에 게시하는 방법에 따른다(국민건강보험법 제83조 제4항).

(5) 체납자 인적사항 등의 공개와 관련한 납부능력의 기준, 공개절차 및 위원회의 구성·운영 등에 필요한 사항은 대통령령으로 정한다(국민건강보험법 제83조 제5항).

23. 결손처분

(1) 공단은 다음 각 호의 어느 하나에 해당하는 사유가 있으면 재정운영위원회의 의결을 받아 보험료 등을 결손처분할 수 있다(국민건강보험법 제84조 제1항).

1. 체납처분이 끝나고 체납액에 충당될 배분금액이 그 체납액에 미치지 못하는 경우
2. 해당 권리에 대한 소멸시효가 완성된 경우
3. 그 밖에 징수할 가능성이 없다고 인정되는 경우로서 대통령령으로 정하는 경우

(2) 공단은 제1항 제3호에 따라 결손처분을 한 후 압류할 수 있는 다른 재산이 있는 것을 발견한 때에는 지체 없이 그 처분을 취소하고 체납처분을 하여야 한다(국민건강보험법 제84조 제2항).

※ 결손처분(시행령 제50조)
법 제84조 제1항 제3호에서 "대통령령으로 정하는 경우"란 다음 각 호의 경우를 말한다.
1. 체납자의 재산이 없거나 체납처분의 목적물인 총재산의 견적가격이 체납처분비에 충당하고 나면 남을 여지가 없음이 확인된 경우
2. 체납처분의 목적물인 총재산이 보험료 등보다 우선하는 국세, 지방세, 전세권·질권·저당권 또는 「동산·채권 등의 담보에 관한 법률」에 따른 담보권에 따라 담보된 채권 등의 변제에 충당하고 나면 남을 여지가 없음이 확인된 경우
3. 그 밖에 징수할 가능성이 없다고 재정운영위원회에서 의결한 경우

24. 보험료 등의 징수 순위

보험료 등은 국세와 지방세를 제외한 다른 채권에 우선하여 징수한다. 다만, 보험료 등의 납부기한 전에 전세권·질권·저당권 또는 「동산·채권 등의 담보에 관한 법률」에 따른 담보권의 설정을 등기 또는 등록한 사실이 증명되는 재산을 매각할 때에 그 매각

대금 중에서 보험료 등을 징수하는 경우 그 전세권·질권·저당권 또는 「동산·채권 등의 담보에 관한 법률」에 따른 담보권으로 담보된 채권에 대하여는 그러하지 아니하다(국민건강보험법 제85조).

25. 보험료 등의 충당과 환급

(1) 공단은 납부의무자가 보험료 등·연체금 또는 체납처분비로 낸 금액 중 과오납부(過誤納付)한 금액이 있으면 즉시 그 과오납금을 환급금으로 결정하여야 한다(국민건강보험법 제86조 제1항).

(2) 환급금은 대통령령으로 정하는 바에 따라 납부의무자가 내야 할 보험료 등·연체금 또는 체납처분비에 충당하여야 하며, 충당하고 남은 금액은 제1항에 따른 결정일부터 30일 이내에 납부자에게 지급하여야 한다. 이 경우 공단이 환급금을 충당하거나 지급할 때에는 환급금에 대통령령으로 정하는 이자를 가산하여야 한다(국민건강보험법 제86조 제2항).

제 7 장

이의신청 및 심판청구 등

1. 이의신청

(1) **가입자 및 피부양자의 자격, 보험료 등, 보험급여, 보험급여 비용에 관한 공단의 처분에 이의가 있는 자는** 공단에 이의신청을 할 수 있다(국민건강보험법 제87조 제1항).

(2) **요양급여비용 및 요양급여의 적정성 평가 등에 관한 심사평가원의 처분에 이의가 있는 공단, 요양기관 또는 그 밖의 자는** 심사평가원에 이의신청을 할 수 있다(국민건강보험법 제87조 제2항).

(3) 이의신청(이하 "이의신청"이라 한다)은 처분이 있음을 안 날부터 90일 이내에 문서(전자문서를 포함한다)로 하여야 하며 처분이 있은 날부터 180일을 지나면 제기하지 못한다. 다만, 정당한 사유로 그 기간에 이의신청을 할 수 없었음을 소명한 경우에는 그러하지 아니하다(국민건강보험법 제87조 제3항).

(4) 요양기관이 제48조에 따른 심사평가원의 확인에 대하여 이의신청을 하려면 같은 조 제2항에 따라 통보받은 날부터 30일 이내에 하여야 한다(국민건강보험법 제87조 제4항).

(5) 이의신청의 방법·결정 및 그 결정의 통지 등에 필요한 사항은 대통령령으로 정한다(국민건강보험법 제87조 제5항).

2. 심판청구

(1) 이의신청에 대한 결정에 불복하는 자는 제89조에 따른 건강보험분쟁조정위원회에 심판청구를 할 수 있다. 이 경우 심판청구의 제기기간 및 제기방법에 관하여는 제87조 제3항을 준용한다(국민건강보험법 제88조 제1항).

(2) 심판청구를 하려는 자는 대통령령으로 정하는 심판청구서를 제87조 제1항 또는 제2항에 따른 처분을 한 공단 또는 심사평가원에 제출하거나 제89조에 따른 건강보험분쟁조정위원회에 제출하여야 한다(국민건강보험법 제88조 제2항).

(3) 심판청구의 절차·방법·결정 및 그 결정의 통지 등에 필요한 사항은 대통령령으로 정한다(국민건강보험법 제88조 제3항).

3. 건강보험분쟁조정위원회

(1) 심판청구를 심리·의결하기 위하여 보건복지부에 건강보험분쟁조정위원회(이하 "분쟁조정위원회"라 한다)를 둔다(국민건강보험법 제89조 제1항).

(2) 분쟁조정위원회는 위원장을 포함하여 60명 이내의 위원으로 구성하고, 위원장을 제외한 위원 중 1명은 당연직위원으로 한다. 이 경우 공무원이 아닌 위원이 전체 위원의 과반수가 되도록 하여야 한다(국민건강보험법 제89조 제2항).

(3) 분쟁조정위원회의 회의는 위원장, 당연직위원 및 위원장이 매 회의마다 지정하는 7명의 위원을 포함하여 총 9명으로 구성하되, 공무원이 아닌 위원이 과반수가 되도록 하여야 한다(국민건강보험법 제89조 제3항).

(4) 분쟁조정위원회는 제3항에 따른 구성원 과반수의 출석과 출석위원 과반수의 찬성으로 의결한다(국민건강보험법 제89조 제4항).

(5) 분쟁조정위원회를 실무적으로 지원하기 위하여 분쟁조정위원회에 사무국을 둔다(국민건강보험법 제89조 제5항).

(6) 분쟁조정위원회 및 사무국의 구성 및 운영 등에 필요한 사항은 대통령령으로 정한다(국민건강보험법 제89조 제6항).

(7) 분쟁조정위원회의 위원 중 공무원이 아닌 사람은 「형법」 제129조부터 제132조까지의 규정을 적용할 때 공무원으로 본다(국민건강보험법 제89조 제7항).

4. 행정소송

공단 또는 심사평가원의 처분에 이의가 있는 자와 제87조에 따른 이의신청 또는 제88조에 따른 심판청구에 대한 결정에 불복하는 자는 「행정소송법」에서 정하는 바에 따라 행정소송을 제기할 수 있다(국민건강보험법 제90조).

Q1. '군'지역에서 산부인과의원을 운영 중인 의료기관 A가 건강보험심사평가원에 요양
급여비용의 지급을 청구하였으나 비용이 전액 삭감된 결과를 통보받았다. 이 처분에
이의가 있을 때 의료기관 A가 취할 수 있는 조치로 옳은 것은?

① 의료분쟁조정중재원에 중재신청
② 건강보험분쟁조정위원회에 심판청구
③ 국민건강보험공단 이사장에게 이의신청
④ 건강보험심사평가원 원장에게 이의신청
⑤ 대한산부인과의사협회의 장에게 이의신청

해설

§국민건강보험법 제87조(이의신청)
① 가입자 및 피부양자의 자격, 보험료 등, 보험급여, 보험급여 비용에 관한 공단의 처분에
이의가 있는 자는 공단에 이의신청을 할 수 있다.
② 요양급여비용 및 요양급여의 적정성 평가 등에 관한 심사평가원의 처분에 이의가 있는
공단, 요양기관 또는 그 밖의 자는 심사평가원에 이의신청을 할 수 있다.
③ 제1항 및 제2항에 따른 이의신청(이하 "이의신청"이라 한다)은 처분이 있음을 안 날부터
90일 이내에 문서(전자문서를 포함한다)로 하여야 하며 처분이 있은 날부터 180일을 지나면
제기하지 못한다. 다만, 정당한 사유로 그 기간에 이의신청을 할 수 없었음을 소명한 경우에
는 그러하지 아니하다.
④ 제3항 본문에도 불구하고 요양기관이 제48조에 따른 심사평가원의 확인에 대하여 이의
신청을 하려면 같은 조 제2항에 따라 통보받은 날부터 30일 이내에 하여야 한다.

정답   1.④

제 8 장

보 칙

1. 시 효

(1) 다음 각 호의 권리는 3년 동안 행사하지 아니하면 소멸시효가 완성된다(국민건강보험법 제91조 제1항).

1. 보험료, 연체금 및 가산금을 징수할 권리
2. 보험료, 연체금 및 가산금으로 과오납부한 금액을 환급받을 권리
3. 보험급여를 받을 권리
4. 보험급여 비용을 받을 권리
5. 제47조 제3항 후단에 따라 과다납부된 본인일부부담금을 돌려받을 권리
6. 제61조에 따른 근로복지공단의 권리

(2) 시효는 다음 각 호의 어느 하나의 사유로 중단된다(국민건강보험법 제91조 제2항).

1. 보험료의 고지 또는 독촉
2. 보험급여 또는 보험급여 비용의 청구

(3) 휴직자 등의 보수월액보험료를 징수할 권리의 소멸시효는 제79조 제5항에 따라 고지가 유예된 경우 휴직 등의 사유가 끝날 때까지 진행하지 아니한다(국민건강보험법 제91조 제3항).

(4) 제1항에 따른 소멸시효기간, 제2항에 따른 시효 중단 및 제3항에 따른 시효 정지에 관하여 이 법에서 정한 사항 외에는 「민법」에 따른다(국민건강보험법 제91조 제4항).

2. 기간 계산

이 법이나 이 법에 따른 명령에 규정된 기간의 계산에 관하여 이 법에서 정한 사항 외에는 「민법」의 기간에 관한 규정을 준용한다(국민건강보험법 제92조).

3. 근로자의 권익 보호

제6조 제2항 각 호의 어느 하나에 해당하지 아니하는 모든 사업장의 근로자를 고용하는

사용자는 그가 고용한 근로자가 이 법에 따른 직장가입자가 되는 것을 방해하거나 자신이 부담하는 부담금이 증가되는 것을 피할 목적으로 정당한 사유 없이 근로자의 승급 또는 임금 인상을 하지 아니하거나 해고나 그 밖의 불리한 조치를 할 수 없다(국민건강보험법 제93조).

4. 신고 등

(1) 공단은 사용자, 직장가입자 및 세대주에게 다음 각 호의 사항을 신고하게 하거나 관계 서류(전자적 방법으로 기록된 것을 포함한다. 이하 같다)를 제출하게 할 수 있다(국민건강보험법 제94조 제1항).

1. 가입자의 거주지 변경
2. 가입자의 보수ㆍ소득
3. 그 밖에 건강보험사업을 위하여 필요한 사항

(2) 공단은 신고한 사항이나 제출받은 자료에 대하여 사실 여부를 확인할 필요가 있으면 소속 직원이 해당 사항에 관하여 조사하게 할 수 있다(국민건강보험법 제94조 제2항).
(3) 조사를 하는 소속 직원은 그 권한을 표시하는 증표를 지니고 관계인에게 보여주어야 한다(국민건강보험법 제94조 제3항).

5. 소득 축소ㆍ탈루 자료의 송부 등

(1) 공단은 신고한 보수 또는 소득 등에 축소 또는 탈루(脫漏)가 있다고 인정하는 경우에는 보건복지부장관을 거쳐 소득의 축소 또는 탈루에 관한 사항을 문서로 국세청장에게 송부할 수 있다(국민건강보험법 제95조 제1항).
(2) 국세청장은 송부받은 사항에 대하여 「국세기본법」 등 관련 법률에 따른 세무조사를 하면 그 조사 결과 중 보수ㆍ소득에 관한 사항을 공단에 송부하여야 한다(국민건강보험법 제95조 제2항).
(3) 송부 절차 등에 필요한 사항은 대통령령으로 정한다(국민건강보험법 제95조 제3항).

6. 자료의 제공

(1) 공단은 국가, 지방자치단체, 요양기관, 「보험업법」에 따른 보험회사 및 보험료율 산출 기관, 「공공기관의 운영에 관한 법률」에 따른 공공기관, 그 밖의 공공단체 등에 대하여 다음 각 호의 업무를 수행하기 위하여 주민등록ㆍ가족관계등록ㆍ국세ㆍ지방세ㆍ토지ㆍ건물ㆍ출입국관리 등의 자료로서 대통령령으로 정하는 자료를 제공하도록 요청할 수 있다(국민건강보험법 제96조 제1항).

(2) 심사평가원은 국가, 지방자치단체, 요양기관, 「보험업법」에 따른 보험회사 및 보험료율 산출 기관, 「공공기관의 운영에 관한 법률」에 따른 공공기관, 그 밖의 공공단체 등에 대하여 요양급여비용을 심사하고 요양급여의 적정성을 평가하기 위하여 주민등록 · 출입국관리 · 진료기록 · 의약품공급 등의 자료로서 대통령령으로 정하는 자료를 제공하도록 요청할 수 있다(국민건강보험법 제96조 제2항).

(3) 보건복지부장관은 관계 행정기관의 장에게 제41조의2에 따른 약제에 대한 요양급여비용 상한금액의 감액 및 요양급여의 적용 정지를 위하여 필요한 자료를 제공하도록 요청할 수 있다(국민건강보험법 제96조 제3항).

(4) 자료 제공을 요청받은 자는 성실히 이에 따라야 한다(국민건강보험법 제96조 제4항).

(5) 공단 또는 심사평가원은 요양기관, 「보험업법」에 따른 보험회사 및 보험료율 산출 기관에 제1항 또는 제2항에 따른 자료의 제공을 요청하는 경우 자료 제공 요청 근거 및 사유, 자료 제공 대상자, 대상기간, 자료 제공 기한, 제출 자료 등이 기재된 자료제공요청서를 발송하여야 한다(국민건강보험법 제96조 제5항).

(6) 국가, 지방자치단체, 요양기관, 「보험업법」에 따른 보험료율 산출 기관 그 밖의 공공기관 및 공공단체가 공단 또는 심사평가원에 제공하는 자료에 대하여는 사용료와 수수료 등을 면제한다(국민건강보험법 제96조 제6항).

7. 서류의 보존

(1) 요양기관은 **요양급여가 끝난 날부터 5년간** 보건복지부령으로 정하는 바에 따라 제47조에 따른 **요양급여비용의 청구에 관한 서류를 보존하여야 한다. 다만, 약국 등 보건복지부령으로 정하는 요양기관은 처방전을 요양급여비용을 청구한 날부터 3년간 보존하여야 한다**(국민건강보험법 제96조의2 제1항).

(2) **사용자는 3년간 보건복지부령으로 정하는 바에 따라 자격 관리 및 보험료 산정 등 건강보험에 관한 서류를 보존하여야 한다**(국민건강보험법 제96조의2 제2항).

8. 보고와 검사

(1) 보건복지부장관은 사용자, 직장가입자 또는 세대주에게 가입자의 이동 · 보수 · 소득이나 그 밖에 필요한 사항에 관한 보고 또는 서류 제출을 명하거나, 소속 공무원이 관계인에게 질문하게 하거나 관계 서류를 검사하게 할 수 있다(국민건강보험법 제97조 제1항).

(2) 보건복지부장관은 요양기관(제49조에 따라 요양을 실시한 기관을 포함한다)에 대하여 요양·약제의 지급 등 보험급여에 관한 보고 또는 서류 제출을 명하거나, 소속 공무원이 관계인에게 질문하게 하거나 관계 서류를 검사하게 할 수 있다(국민건강보험법 제97조 제2항).

(3) 보건복지부장관은 보험급여를 받은 자에게 해당 보험급여의 내용에 관하여 보고하게 하거나, 소속 공무원이 질문하게 할 수 있다(국민건강보험법 제97조 제3항).

(4) 보건복지부장관은 제47조 제6항에 따라 요양급여비용의 심사청구를 대행하는 단체(이하 "대행청구단체"라 한다)에 필요한 자료의 제출을 명하거나, 소속 공무원이 대행청구에 관한 자료 등을 조사·확인하게 할 수 있다(국민건강보험법 제97조 제4항).

(5) 보건복지부장관은 제41조의2에 따른 약제에 대한 요양급여비용 상한금액의 감액 및 요양급여의 적용 정지를 위하여 필요한 경우에는 「약사법」 제47조 제2항에 따른 의약품 공급자에 대하여 금전, 물품, 편익, 노무, 향응, 그 밖의 경제적 이익 등 제공으로 인한 의약품 판매 질서 위반 행위에 관한 보고 또는 서류 제출을 명하거나, 소속 공무원이 관계인에게 질문하게 하거나 관계 서류를 검사하게 할 수 있다(국민건강보험법 제97조 제5항).

(6) 질문·검사·조사 또는 확인을 하는 소속 공무원은 그 권한을 표시하는 증표를 지니고 관계인에게 보여주어야 한다(국민건강보험법 제97조 제6항).

9. 업무정지

(1) 보건복지부장관은 요양기관이 다음 각 호의 어느 하나에 해당하면 그 요양기관에 대하여 1년의 범위에서 기간을 정하여 업무정지를 명할 수 있다(국민건강보험법 제98조 제1항).

1. 속임수나 그 밖의 부당한 방법으로 보험자·가입자 및 피부양자에게 요양급여비용을 부담하게 한 경우
2. 제97조 제2항에 따른 명령에 위반하거나 거짓 보고를 하거나 거짓 서류를 제출하거나, 소속 공무원의 검사 또는 질문을 거부·방해 또는 기피한 경우
3. 정당한 사유 없이 요양기관이 제41조의3 제1항에 따른 결정을 신청하지 아니하고 속임수나 그 밖의 부당한 방법으로 행위·치료재료를 가입자 또는 피부양자에게 실시 또는 사용하고 비용을 부담시킨 경우

(2) 업무정지 처분을 받은 자는 해당 업무정지기간 중에는 요양급여를 하지 못한다(국민건강보험법 제98조 제2항).

(3) 업무정지 처분의 효과는 그 처분이 확정된 요양기관을 양수한 자 또는 합병 후 존속하는 법인이나 합병으로 설립되는 법인에 승계되고, 업무정지 처분의 절차가 진행 중인 때에는 양수인 또는 합병 후 존속하는 법인이나 합병으로 설립되는 법인에 대하여 그

절차를 계속 진행할 수 있다. 다만, 양수인 또는 합병 후 존속하는 법인이나 합병으로 설립되는 법인이 그 처분 또는 위반사실을 알지 못하였음을 증명하는 경우에는 그러하지 아니하다(국민건강보험법 제98조 제3항).

(4) 업무정지 처분을 받았거나 업무정지 처분의 절차가 진행 중인 자는 행정처분을 받은 사실 또는 행정처분절차가 진행 중인 사실을 보건복지부령으로 정하는 바에 따라 양수인 또는 합병 후 존속하는 법인이나 합병으로 설립되는 법인에 지체 없이 알려야 한다(국민건강보험법 제98조 제4항).

(5) 업무정지를 부과하는 위반행위의 종류, 위반 정도 등에 따른 행정처분기준이나 그 밖에 필요한 사항은 대통령령으로 정한다(국민건강보험법 제98조 제5항).

10. 과징금

(1) 보건복지부장관은 요양기관이 제98조 제1항 제1호 또는 제3호에 해당하여 업무정지 처분을 하여야 하는 경우로서 그 업무정지 처분이 해당 요양기관을 이용하는 사람에게 심한 불편을 주거나 보건복지부장관이 정하는 특별한 사유가 있다고 인정되면 업무정지 처분을 갈음하여 속임수나 그 밖의 부당한 방법으로 부담하게 한 금액의 5배 이하의 금액을 과징금으로 부과·징수할 수 있다. 이 경우 보건복지부장관은 12개월의 범위에서 분할납부를 하게 할 수 있다(국민건강보험법 제99조 제1항).

(2) 보건복지부장관은 제41조의2 제3항에 따라 약제를 요양급여에서 적용 정지하는 경우 국민 건강에 심각한 위험을 초래할 것이 예상되는 등 특별한 사유가 있다고 인정되는 때에는 요양급여의 적용 정지에 갈음하여 대통령령으로 정하는 바에 따라 해당 약제에 대한 요양급여비용 총액의 100분의 60을 넘지 아니하는 범위에서 과징금을 부과·징수할 수 있다. 이 경우 보건복지부장관은 12개월의 범위에서 분할납부를 하게 할 수 있다(국민건강보험법 제99조 제2항).

(3) 보건복지부장관은 과징금 부과 대상이 된 약제가 과징금이 부과된 날부터 5년의 범위에서 대통령령으로 정하는 기간 내에 다시 제2항 전단에 따른 과징금 부과 대상이 되는 경우에는 대통령령으로 정하는 바에 따라 해당 약제에 대한 요양급여비용 총액의 100분의 100을 넘지 아니하는 범위에서 과징금을 부과·징수할 수 있다(국민건강보험법 제99조 제3항).

(4) 대통령령으로 해당 약제에 대한 요양급여비용 총액을 정할 때에는 그 약제의 과거 요양급여 실적 등을 고려하여 1년간의 요양급여 총액을 넘지 않는 범위에서 정하여야 한다(국민건강보험법 제99조 제4항).

(5) 보건복지부장관은 과징금을 납부하여야 할 자가 납부기한까지 이를 내지 아니하면 대통령령으로 정하는 절차에 따라 그 과징금 부과 처분을 취소하고 제98조 제1항에 따

른 업무정지 처분을 하거나 국세 체납처분의 예에 따라 이를 징수한다. 다만, 요양기관의 폐업 등으로 제98조 제1항에 따른 업무정지 처분을 할 수 없으면 국세 체납처분의 예에 따라 징수한다(국민건강보험법 제99조 제5항).

(6) 보건복지부장관은 제2항 또는 제3항에 따른 과징금을 납부하여야 할 자가 납부기한까지 이를 내지 아니하면 국세 체납처분의 예에 따라 징수한다(국민건강보험법 제99조 제6항).

(7) 보건복지부장관은 과징금을 징수하기 위하여 필요하면 다음 각 호의 사항을 적은 문서로 관할 세무관서의 장 또는 지방자치단체의 장에게 과세정보의 제공을 요청할 수 있다(국민건강보험법 제99조 제7항).

1. 납세자의 인적사항
2. 사용 목적
3. 과징금 부과 사유 및 부과 기준

(8) 징수한 과징금은 다음 각 호 외의 용도로는 사용할 수 없다(국민건강보험법 제99조 제8항).

1. 제47조 제3항에 따라 공단이 요양급여비용으로 지급하는 자금
2. 「응급의료에 관한 법률」에 따른 응급의료기금의 지원
3. 「재난적 의료비 지원에 관한 법률」에 따른 재난적 의료비 지원사업에 대한 지원

(9) 과징금의 금액과 그 납부에 필요한 사항 및 제8항에 따른 과징금의 용도별 지원 규모, 사용 절차 등에 필요한 사항은 대통령령으로 정한다(국민건강보험법 제99조 제9항).

11. 위반사실의 공표

(1) 보건복지부장관은 관련 서류의 위조·변조로 요양급여비용을 거짓으로 청구하여 제98조 또는 제99조에 따른 행정처분을 받은 요양기관이 다음 각 호의 어느 하나에 해당하면 그 위반 행위, 처분 내용, 해당 요양기관의 명칭·주소 및 대표자 성명, 그 밖에 다른 요양기관과의 구별에 필요한 사항으로서 대통령령으로 정하는 사항을 공표할 수 있다. 이 경우 공표 여부를 결정할 때에는 그 위반행위의 동기, 정도, 횟수 및 결과 등을 고려하여야 한다(국민건강보험법 제100조 제1항).

1. 거짓으로 청구한 금액이 1천 500만원 이상인 경우
2. 요양급여비용 총액 중 거짓으로 청구한 금액의 비율이 100분의 20 이상인 경우

(2) 보건복지부장관은 공표 여부 등을 심의하기 위하여 건강보험공표심의위원회(이하 이 조에서 "공표심의위원회"라 한다)를 설치·운영한다(국민건강보험법 제100조 제2항).

(3) 보건복지부장관은 공표심의위원회의 심의를 거친 공표대상자에게 공표대상자인 사

실을 알려 소명자료를 제출하거나 출석하여 의견을 진술할 기회를 주어야 한다(국민건강보험법 제100조 제3항).

(4) 보건복지부장관은 공표심의위원회가 제출된 소명자료 또는 진술된 의견을 고려하여 공표대상자를 재심의한 후 공표대상자를 선정한다(국민건강보험법 제100조 제4항).

(5) 공표의 절차·방법, 공표심의위원회의 구성·운영 등에 필요한 사항은 대통령령으로 정한다(국민건강보험법 제100조 제5항).

12. 제조업자 등의 금지행위 등

(1) 「약사법」에 따른 의약품의 제조업자·위탁제조판매업자·수입자·판매업자 및 「의료기기법」에 따른 의료기기 제조업자·수입업자·수리업자·판매업자·임대업자(이하 "제조업자 등"이라 한다)는 약제·치료재료와 관련하여 제41조의3에 따라 요양급여대상 여부를 결정하거나 제46조에 따라 요양급여비용을 산정할 때에 다음 각 호의 행위를 하여 보험자·가입자 및 피부양자에게 손실을 주어서는 아니 된다(국민건강보험법 제101조 제1항).

1. 제98조 제1항 제1호에 해당하는 요양기관의 행위에 개입
2. 보건복지부, 공단 또는 심사평가원에 거짓 자료의 제출
3. 그 밖에 속임수나 보건복지부령으로 정하는 부당한 방법으로 요양급여대상 여부의 결정과 요양급여비용의 산정에 영향을 미치는 행위

(2) 보건복지부장관은 제조업자 등이 제1항에 위반한 사실이 있는지 여부를 확인하기 위하여 그 제조업자 등에게 관련 서류의 제출을 명하거나, 소속 공무원이 관계인에게 질문을 하게 하거나 관계 서류를 검사하게 하는 등 필요한 조사를 할 수 있다. 이 경우 소속 공무원은 그 권한을 표시하는 증표를 지니고 이를 관계인에게 보여주어야 한다(국민건강보험법 제101조 제2항).

(3) 공단은 제1항을 위반하여 보험자·가입자 및 피부양자에게 손실을 주는 행위를 한 제조업자 등에 대하여 손실에 상당하는 금액(이하 이 조에서 "손실 상당액"이라 한다)을 징수한다(국민건강보험법 제101조 제3항).

(4) 공단은 징수한 손실 상당액 중 가입자 및 피부양자의 손실에 해당되는 금액을 그 가입자나 피부양자에게 지급하여야 한다. 이 경우 공단은 가입자나 피부양자에게 지급하여야 하는 금액을 그 가입자 및 피부양자가 내야 하는 보험료 등과 상계할 수 있다(국민건강보험법 제101조 제4항).

(5) 손실 상당액의 산정, 부과·징수절차 및 납부방법 등에 관하여 필요한 사항은 대통령령으로 정한다(국민건강보험법 제101조 제5항).

13. 정보의 유지 등

공단, 심사평가원 및 대행청구단체에 종사하였던 사람 또는 종사하는 사람은 다음 각 호의 행위를 하여서는 아니 된다(국민건강보험법 제102조).

1. 가입자 및 피부양자의 개인정보(「개인정보 보호법」 제2조 제1호의 개인정보를 말한다. 이하 "개인정보"라 한다)를 누설하거나 직무상 목적 외의 용도로 이용 또는 정당한 사유 없이 제3자에게 제공하는 행위
2. 업무를 수행하면서 알게 된 정보(제1호의 개인정보는 제외한다)를 누설하거나 직무상 목적 외의 용도로 이용 또는 제3자에게 제공하는 행위

14. 공단 등에 대한 감독 등

(1) 보건복지부장관은 공단과 심사평가원의 경영목표를 달성하기 위하여 다음 각 호의 사업이나 업무에 대하여 보고를 명하거나 그 사업이나 업무 또는 재산상황을 검사하는 등 감독을 할 수 있다(국민건강보험법 제103조 제1항).

1. 제14조 제1항 제1호부터 제13호까지의 규정에 따른 공단의 업무 및 제63조 제1항 제1호부터 제7호까지의 규정에 따른 심사평가원의 업무
2. 「공공기관의 운영에 관한 법률」 제50조에 따른 경영지침의 이행과 관련된 사업
3. 이 법 또는 다른 법령에서 공단과 심사평가원이 위탁받은 업무
4. 그 밖에 관계 법령에서 정하는 사항과 관련된 사업

(2) 보건복지부장관은 감독상 필요한 경우에는 정관이나 규정의 변경 또는 그 밖에 필요한 처분을 명할 수 있다(국민건강보험법 제103조 제2항).

15. 포상금 등의 지급

(1) 공단은 속임수나 그 밖의 부당한 방법으로 보험급여를 받은 사람이나 보험급여 비용을 지급받은 요양기관을 신고한 사람에 대하여 포상금을 지급할 수 있다(국민건강보험법 제104조 제1항).
(2) 공단은 건강보험 재정을 효율적으로 운영하는 데에 이바지한 요양기관에 대하여 장려금을 지급할 수 있다(국민건강보험법 제104조 제2항).
(3) 포상금 및 장려금의 지급 기준과 범위, 절차 및 방법 등에 필요한 사항은 대통령령으로 정한다(국민건강보험법 제104조 제3항).

16. 유사명칭의 사용금지

(1) 공단이나 심사평가원이 아닌 자는 국민건강보험공단, 건강보험심사평가원 또는 이와 유사한 명칭을 사용하지 못한다(국민건강보험법 제105조 제1항).

(2) 이 법으로 정하는 건강보험사업을 수행하는 자가 아닌 자는 보험계약 또는 보험계약의 명칭에 국민건강보험이라는 용어를 사용하지 못한다(국민건강보험법 제105조 제2항).

17. 소액 처리

공단은 징수하여야 할 금액이나 반환하여야 할 금액이 1건당 2천원 미만인 경우(제47조 제4항, 제57조 제5항 후단 및 제101조 제4항 후단에 따라 각각 상계 처리할 수 있는 본인일부부담금 환급금 및 가입자나 피부양자에게 지급하여야 하는 금액은 제외한다)에는 징수 또는 반환하지 아니한다(국민건강보험법 제106조).

18. 끝수 처리

보험료 등과 보험급여에 관한 비용을 계산할 때 「국고금관리법」 제47조에 따른 끝수는 계산하지 아니한다(국민건강보험법 제107조).

19. 보험재정에 대한 정부지원

(1) 국가는 매년 예산의 범위에서 해당 연도 보험료 예상 수입액의 100분의 14에 상당하는 금액을 국고에서 공단에 지원한다(국민건강보험법 제108조 제1항).

(2) 공단은 「국민건강증진법」에서 정하는 바에 따라 같은 법에 따른 국민건강증진기금에서 자금을 지원받을 수 있다(국민건강보험법 제108조 제2항).

(3) 공단은 지원된 재원을 다음 각 호의 사업에 사용한다(국민건강보험법 제108조 제3항).

1. 가입자 및 피부양자에 대한 보험급여
2. 건강보험사업에 대한 운영비
3. 제75조 및 제110조 제4항에 따른 보험료 경감에 대한 지원

(4) 공단은 지원된 재원을 다음 각 호의 사업에 사용한다(국민건강보험법 제108조 제4항).

1. 건강검진 등 건강증진에 관한 사업
2. 가입자와 피부양자의 흡연으로 인한 질병에 대한 보험급여
3. 가입자와 피부양자 중 65세 이상 노인에 대한 보험급여

20. 외국인 등에 대한 특례

(1) 정부는 외국 정부가 사용자인 사업장의 근로자의 건강보험에 관하여는 외국 정부와 한 합의에 따라 이를 따로 정할 수 있다(국민건강보험법 제109조 제1항).

(2) 국내에 체류하는 재외국민 또는 외국인(이하 "국내체류 외국인 등"이라 한다)이 적용대상사업장의 근로자, 공무원 또는 교직원이고 제6조 제2항 각 호의 어느 하나에 해당하

지 아니하면서 다음 각 호의 어느 하나에 해당하는 경우에는 제5조에도 불구하고 직장가입자가 된다(국민건강보험법 제109조 제2항).

1. 「주민등록법」 제6조 제1항 제3호에 따라 등록한 사람
2. 「재외동포의 출입국과 법적 지위에 관한 법률」 제6조에 따라 국내거소신고를 한 사람
3. 「출입국관리법」 제31조에 따라 외국인등록을 한 사람

(3) 직장가입자에 해당하지 아니하는 국내체류 외국인 등이 다음 각 호의 요건을 모두 갖춘 경우에는 제5조에도 불구하고 지역가입자가 된다(국민건강보험법 제109조 제3항).

1. 보건복지부령으로 정하는 기간 동안 국내에 거주하였거나 해당 기간 동안 국내에 지속적으로 거주할 것으로 예상할 수 있는 사유로서 보건복지부령으로 정하는 사유에 해당될 것
2. 다음 각 목의 어느 하나에 해당할 것
 가. 제2항 제1호 또는 제2호에 해당하는 사람
 나. 「출입국관리법」 제31조에 따라 외국인등록을 한 사람으로서 보건복지부령으로 정하는 체류자격이 있는 사람

(4) 제2항 각 호의 어느 하나에 해당하는 국내체류 외국인 등이 다음 각 호의 요건을 모두 갖춘 경우에는 제5조에도 불구하고 공단에 신청하면 피부양자가 될 수 있다(국민건강보험법 제109조 제4항).

1. 직장가입자와의 관계가 제5조 제2항 각 호의 어느 하나에 해당할 것
2. 제5조 제3항에 따른 피부양자 자격의 인정 기준에 해당할 것

(5) 다음 각 호에 해당되는 경우에는 가입자 및 피부양자가 될 수 없다(국민건강보험법 제109조 제5항).

1. 국내체류가 법률에 위반되는 경우로서 대통령령으로 정하는 사유가 있는 경우
2. 국내체류 외국인 등이 외국의 법령, 외국의 보험 또는 사용자와의 계약 등에 따라 제41조에 따른 요양급여에 상당하는 의료보장을 받을 수 있어 사용자 또는 가입자가 보건복지부령으로 정하는 바에 따라 가입 제외를 신청한 경우

(6) 국내체류 외국인 등의 가입자 또는 피부양자 자격의 취득 및 상실에 관한 시기ㆍ절차 등에 필요한 사항은 제5조부터 제11조까지의 규정을 준용한다. 다만, 국내체류 외국인 등의 특성을 고려하여 특별히 규정해야 할 사항은 대통령령으로 다르게 정할 수 있다(국민건강보험법 제109조 제6항).

(7) 가입자인 국내체류 외국인 등이 매월 2일 이후 지역가입자의 자격을 취득하고 그 자격을 취득한 날이 속하는 달에 보건복지부장관이 고시하는 사유로 해당 자격을 상실한 경우에는 제69조 제2항 본문에도 불구하고 그 자격을 취득한 날이 속하는 달의 보험료를 부과하여 징수한다(국민건강보험법 제109조 제7항).

(8) 국내체류 외국인 등(제9항 단서의 적용을 받는 사람에 한정한다)에 해당하는 지역가입자의 보험료는 제78조 제1항 본문에도 불구하고 그 직전 월 25일까지 납부하여야 한다. 다만, 다음 각 호에 해당되는 경우에는 공단이 정하는 바에 따라 납부하여야 한다(국민건강보험법 제109조 제8항).

1. 자격을 취득한 날이 속하는 달의 보험료를 징수하는 경우
2. 매월 26일 이후부터 말일까지의 기간에 자격을 취득한 경우

(9) 가입자인 국내체류 외국인 등의 보험료 부과·징수에 관한 사항은 제69조부터 제86조까지의 규정을 준용한다. 다만, 대통령령으로 정하는 국내체류 외국인등의 보험료 부과·징수에 관한 사항은 그 특성을 고려하여 보건복지부장관이 다르게 정하여 고시할 수 있다(국민건강보험법 제109조 제9항).

(10) 공단은 지역가입자인 국내체류 외국인등(제9항 단서의 적용을 받는 사람에 한정한다)이 보험료를 체납한 경우에는 제53조 제3항에도 불구하고 체납일부터 체납한 보험료를 완납할 때까지 보험급여를 하지 아니한다. 이 경우 제53조 제3항 각 호 외의 부분 단서 및 같은 조 제5항·제6항은 적용하지 아니한다(국민건강보험법 제109조 제10항).

※외국인 등의 가입자 및 피부양자 자격취득 제한(시행령 제76조)
법 제109조 제5항 제1호에서 "대통령령으로 정하는 사유"란 다음 각 호의 어느 하나에 해당하는 경우를 말한다.
  1. 「출입국관리법」 제25조 및 「재외동포의 출입국과 법적 지위에 관한 법률」 제10조 제2항에 따라 체류기간 연장허가를 받지 아니하고 체류하는 경우
  2. 「출입국관리법」 제59조 제3항에 따라 강제퇴거명령서를 발급받은 경우

※외국인 등의 가입자 자격취득 시기 등(시행령 제76조의2)
① 국내에 체류하는 재외국민 또는 외국인(이하 "국내체류 외국인 등"이라 한다)은 법 제109조 제6항 단서에 따라 다음 각 호의 구분에 따른 날에 지역가입자의 자격을 얻는다.
  1. 법 제109조 제3항 제2호에 해당하는 사람으로서 같은 항 제1호에 따른 기간 동안 국내에 거주한 경우: 해당 기간이 경과한 날
  2. 법 제109조 제3항 제2호에 해당하는 사람으로서 같은 항 제1호에 따라 국내에 지속적으로 거주할 것으로 예상할 수 있는 사유에 해당하는 경우: 국내에 입국한 날
  3. 그 밖에 보건복지부장관이 체류자격, 체류기간 및 체류경위 등을 고려하여 그 자격취득 시기를 국내거주 국민과 다르게 정할 필요가 있다고 인정하여 고시하는 경우: 해당 고시에서 정하는 날
② 국내체류 외국인 등은 법 제109조 제6항 본문에서 준용하는 법 제10조에 따라 같은 조 제1항 제1호·제4호 및 제5호에 따른 날에 가입자의 자격을 잃는다. 다만, 법 제109조 제6항 단서에 따라 다음 각 호의 구분에 따른 날에도 그 자격을 잃는다.
  1. 직장가입자: 다음 각 목의 어느 하나에 해당하는 날
    가. 「출입국관리법」 제10조의2 제1항 제2호 및 「재외동포의 출입국과 법적 지위에 관한

법률」 제10조 제1항에 따른 체류기간이 종료된 날의 다음 날

나. 「출입국관리법」 제59조 제3항에 따른 강제퇴거명령서를 발급받은 날의 다음 날

다. 법 제109조 제5항 제2호에 따라 사용자가 직장가입자의 가입 제외를 신청한 날. 다만, 법 제8조 제2항에 따라 직장가입자 자격취득 신고를 한 날부터 14일 이내에 가입 제외를 신청한 경우에는 그 자격취득일로 한다.

라. 그 밖에 보건복지부장관이 체류자격, 체류기간 및 체류경위 등을 고려하여 그 자격상실 시기를 국내거주 국민과 다르게 정할 필요가 있다고 인정하여 고시하는 경우: 해당 고시에서 정하는 날

2. 지역가입자: 다음 각 목의 어느 하나에 해당하는 날

가. 제1호 가목 및 나목에 따른 날

나. 재외국민 또는 체류기간이 종료되지 아니한 외국인이 출국 후 1개월이 지난 경우: 그 출국한 날의 다음 날

다. 법 제109조 제5항 제2호에 따라 지역가입자가 가입 제외를 신청한 날. 다만, 보험료를 납부하지 않은 지역가입자 또는 최초로 보험료를 납부한 날부터 14일이 지나지 않은 지역가입자가 보건복지부장관이 정하여 고시하는 요건을 갖추고 가입 제외를 신청하는 경우에는 그 자격을 취득한 날로 한다.

라. 그 밖에 보건복지부장관이 체류자격, 체류기간 및 체류경위 등을 고려하여 그 자격상실 시기를 국내 거주 국민과 다르게 정할 필요가 있다고 인정하여 고시하는 경우: 해당 고시에서 정하는 날

※외국인 등의 피부양자 자격취득 시기 등(시행령 제76조의3)

① 국내체류 외국인 등은 법 제109조 제6항 단서에 따라 다음 각 호의 구분에 따른 날에 피부양자의 자격을 얻는다.

1. 신생아의 경우: 출생한 날

2. 법 제109조 제2항 각 호에 따른 주민등록, 국내거소신고 또는 외국인등록(이하 이 조에서 "주민등록 등"이라 한다)을 한 날부터 90일 이내에 피부양자 자격취득을 신청한 경우: 해당 주민등록 등을 한 날. 다만, 주민등록 등을 한 이후에 직장가입이 된 경우에는 해당 직장가입이 된 날로 한다.

3. 주민등록 등을 한 날부터 90일이 경과하여 피부양자 자격취득을 신청한 경우: 그 자격취득을 신청한 날. 다만, 주민등록 등을 한 이후에 직장가입이 된 경우로서 해당 직장가입이 된 날부터 90일 이내에 신청이 있는 때에는 그 직장가입이 된 날로 한다.

4. 그 밖에 보건복지부장관이 체류자격, 체류기간 및 체류경위 등을 고려하여 그 자격취득 시기를 국내거주 국민과 다르게 정할 필요가 있다고 인정하여 고시하는 경우: 해당 고시에서 정하는 날

② 국내체류 외국인 등은 법 제109조 제6항 본문에서 준용하는 법 제5조에 따라 같은 조 제3항에서 정한 날(사망, 부양자의 직장가입자 자격상실 또는 의료급여를 받는 경우만 해당한다)에 피부양자의 자격을 잃는다. 다만, 법 제109조 제6항 단서에 따라 다음 각 호의 어느 하나에 해당하는 날에도 그 자격을 잃는다.

1. 「출입국관리법」 제10조의2 제1항 제2호 및 「재외동포의 출입국과 법적 지위에 관한 법률」 제10조 제1항에 따른 체류기간이 종료된 날의 다음 날

2. 「출입국관리법」 제59조 제3항에 따른 강제퇴거명령서를 발급받은 날의 다음 날
3. 그 밖에 보건복지부장관이 체류자격, 체류기간 및 체류경위 등을 고려하여 그 자격상실 시기를 국내거주 국민과 다르게 정할 필요가 있다고 인정하여 고시하는 경우: 해당 고시에서 정하는 날

※보험료 부과 · 징수 특례 대상 외국인(시행령 제76조의4)

법 제109조 제9항 단서에서 "대통령령으로 정하는 국내체류 외국인 등"이란 지역가입자인 국내체류 외국인 등 중에서 다음 각 호의 어느 하나에 해당하지 않는 사람을 말한다.
1. 「출입국관리법 시행령」 별표 1의2에 따른 결혼이민(F-6)의 체류자격이 있는 사람
2. 「출입국관리법 시행령」 별표 1의3에 따른 영주(F-5)의 체류자격이 있는 사람
3. 그 밖에 보건복지부장관이 체류경위, 체류목적 및 체류기간 등을 고려하여 국내거주 국민과 같은 보험료 부과 · 징수 기준을 적용할 필요가 있다고 인정하여 고시하는 체류자격이 있는 사람

21. 실업자에 대한 특례

(1) 사용관계가 끝난 사람 중 직장가입자로서의 자격을 유지한 기간이 보건복지부령으로 정하는 기간 동안 통산 1년 이상인 사람은 지역가입자가 된 이후 최초로 제79조에 따라 지역가입자 보험료를 고지받은 날부터 그 납부기한에서 2개월이 지나기 이전까지 공단에 직장가입자로서의 자격을 유지할 것을 신청할 수 있다(국민건강보험법 제110조 제1항).

※임의계속가입을 위한 직장가입자 자격 유지 기간(시행규칙 제62조)

법 제110조 제1항에서 "보건복지부령으로 정하는 기간"이란 사용관계가 끝난 날 이전 18개월 간을 말한다.

(2) 제1항에 따라 공단에 신청한 가입자(이하 "임의계속가입자"라 한다)는 제9조에도 불구하고 대통령령으로 정하는 기간 동안 직장가입자의 자격을 유지한다. 다만, 신청 후 최초로 내야 할 직장가입자 보험료를 그 납부기한부터 2개월이 지난 날까지 내지 아니한 경우에는 그 자격을 유지할 수 없다(국민건강보험법 제110조 제2항).

※임의계속가입 · 탈퇴 및 자격 변동 시기 등(시행규칙 제63조)

① 법 제110조 제2항에 따른 임의계속가입자(이하 "임의계속가입자"라 한다)가 되려는 사람은 별지 제39호서식의 임의계속가입 신청서에 다음 각 호의 서류를 첨부하여 공단에 제출하여야 한다.
1. 제2조 제4항 제1호에 따른 서류(주민등록표 등본으로 피부양자와 해당 임의계속가입자의 관계를 확인할 수 없는 경우만 해당한다)
2. 제2조 제4항 제2호에 따른 서류(피부양자가 장애인, 국가유공자 등 또는 보훈보상대상자의 경우만 해당한다)
3. 제2조 제4항 제3호에 따른 서류(피부양자가 별표 1의2 제1호 다목에 따른 인정을 받으려는 경우만 해당한다)

4. 제61조 제1항 제1호 또는 제2호에 따른 서류 1부(재외국민 또는 외국인인 경우만 해당한다)
② 임의계속가입자로서의 자격을 더 이상 유지하지 않으려는 사람은 별지 제39호서식의 임의계속탈퇴 신청서를 공단에 제출하여야 한다.
③ 임의계속가입자는 다음 각 호의 어느 하나에 해당하는 날에 지역가입자 또는 직장가입자로 그 자격이 변동된다.
 1. 영 제77조에 따른 기간이 끝나는 날의 다음 날
 2. 제2항에 따른 임의계속탈퇴 신청서가 접수된 날의 다음 날
 3. 직장가입자인 사용자, 근로자, 공무원 또는 교직원이 된 날

(3) 임의계속가입자의 보수월액은 보수월액보험료가 산정된 최근 12개월간의 보수월액을 평균한 금액으로 한다(국민건강보험법 제110조 제3항).

(4) 임의계속가입자의 보험료는 보건복지부장관이 정하여 고시하는 바에 따라 그 일부를 경감할 수 있다(국민건강보험법 제110조 제4항).

(5) 임의계속가입자의 보수월액보험료는 제76조 제1항 및 제77조 제1항 제1호에도 불구하고 그 임의계속가입자가 전액을 부담하고 납부한다(국민건강보험법 제110조 제5항).

(6) 임의계속가입자가 보험료를 납부기한까지 내지 아니하는 경우 그 급여제한에 관하여는 제53조 제3항ㆍ제5항 및 제6항을 준용한다. 이 경우 "제69조 제5항에 따른 세대단위의 보험료"는 "제110조 제5항에 따른 보험료"로 본다(국민건강보험법 제110조 제6항).

(7) 임의계속가입자의 신청 방법ㆍ절차 등에 필요한 사항은 보건복지부령으로 정한다(국민건강보험법 제110조 제7항).

※임의계속가입자 적용기간(시행령제77조)

① 법 제110조 제2항 본문에서 "대통령령으로 정하는 기간"이란 사용관계가 끝난 날의 다음 날부터 기산(起算)하여 36개월이 되는 날을 넘지 아니하는 범위에서 다음 각 호의 구분에 따른 기간을 말한다.
 1. 법 제110조 제1항에 따라 공단에 신청한 가입자(이하 "임의계속가입자"라 한다)가 법 제9조 제1항 제2호에 따라 자격이 변동되기 전날까지의 기간
 2. 임의계속가입자가 법 제10조 제1항에 따라 그 자격을 잃기 전날까지의 기간
②「의료급여법」제3조 제1항 제2호에 따른 수급권자가 되어 법 제10조 제1항 제5호에 따라 가입자의 자격이 상실된 임의계속가입자가 법 제8조 제1항 제1호에 따라 가입자의 자격을 다시 취득한 경우로서 다시 취득한 날이 제1항에 따른 사용관계가 끝난 날의 다음 날부터 36개월 이내이면 공단이 정하는 기간 안에 임의계속가입의 재적용을 신청할 수 있다. 이 경우 신청자는 가입자의 자격을 다시 취득한 날부터 제1항에 따른 기간 동안 임의계속가입자로서의 자격을 유지한다.
③ 제2항에서 규정한 사항 외에 임의계속가입의 재적용 신청에 필요한 신청기간, 절차, 방법 등은 공단이 정하는 바에 따른다.

22. 권한의 위임 및 위탁

(1) 이 법에 따른 보건복지부장관의 권한은 대통령령으로 정하는 바에 따라 그 일부를 특별시장·광역시장·도지사 또는 특별자치도지사에게 위임할 수 있다(국민건강보험법 제111조 제1항).

(2) 제97조 제2항에 따른 보건복지부장관의 권한은 대통령령으로 정하는 바에 따라 공단이나 심사평가원에 위탁할 수 있다(국민건강보험법 제111조 제2항).

23. 업무의 위탁

(1) 공단은 대통령령으로 정하는 바에 따라 다음 각 호의 업무를 체신관서, 금융기관 또는 그 밖의 자에게 위탁할 수 있다(국민건강보험법 제112조 제1항).

1. 보험료의 수납 또는 보험료납부의 확인에 관한 업무
2. 보험급여비용의 지급에 관한 업무
3. 징수위탁근거법의 위탁에 따라 징수하는 연금보험료, 고용보험료, 산업재해보상보험료, 부담금 및 분담금 등(이하 "징수위탁보험료 등"이라 한다)의 수납 또는 그 납부의 확인에 관한 업무

(2) 공단은 그 업무의 일부를 국가기관, 지방자치단체 또는 다른 법령에 따른 사회보험 업무를 수행하는 법인이나 그 밖의 자에게 위탁할 수 있다. 다만, 보험료와 징수위탁보험료 등의 징수 업무는 그러하지 아니하다(국민건강보험법 제112조 제2항).

(3) 공단이 위탁할 수 있는 업무 및 위탁받을 수 있는 자의 범위는 보건복지부령으로 정한다(국민건강보험법 제112조 제3항).

24. 징수위탁보험료 등의 배분 및 납입 등

(1) 공단은 자신이 징수한 보험료와 그에 따른 징수금 또는 징수위탁보험료 등의 금액이 징수하여야 할 총액에 부족한 경우에는 대통령령으로 정하는 기준, 방법에 따라 이를 배분하여 납부 처리하여야 한다. 다만, 납부의무자가 다른 의사를 표시한 때에는 그에 따른다(국민건강보험법 제113조 제1항).

(2) 공단은 징수위탁보험료 등을 징수한 때에는 이를 지체 없이 해당 보험별 기금에 납입하여야 한다(국민건강보험법 제113조 제2항).

※보험료 및 징수위탁보험료 등의 배분 등(시행령 제79조)
공단이 납부의무자의 신청에 따라 보험료 및 징수위탁보험료 등을 1개의 납입고지서로 통합하여 징수한 경우(법 제81조 및 징수위탁근거법에 따라 체납처분의 방법으로 징수한 경우는 제외한다)에 징수한 보험료와 그에 따른 징수금 또는 징수위탁보험료 등의 금액이 징수하여야 할 총액에 미치지 못하는 경우로서 납부의무자가 이를 납부하는 날까지 특별한 의사를 표시하지 아니한 경우에는 법 제113조 제1항 본문에 따라 공단이 징수하려는 각 보험별 금액(법

및 징수위탁근거법에 따른 연체금 및 가산금을 제외한 금액을 말한다)의 비율로 배분하여 납부 처리하여야 한다.

25. 출연금의 용도 등

(1) 공단은 「국민연금법」, 「산업재해보상보험법」, 「고용보험법」 및 「임금채권보장법」에 따라 국민연금기금, 산업재해보상보험 및 예방기금, 고용보험기금 및 임금채권보장기금으로부터 각각 지급받은 출연금을 제14조 제1항 제11호에 따른 업무에 소요되는 비용에 사용하여야 한다(국민건강보험법 제114조 제1항).

(2) 지급받은 출연금의 관리 및 운용 등에 필요한 사항은 대통령령으로 정한다(국민건강보험법 제114조 제2항).

※출연금의 관리(시행령 제80조)

공단은 법 제114조 제1항에 따른 출연금을 각각 별도의 계정을 설정하여 관리하여야 한다.

26. 벌칙 적용에서 공무원 의제

제4조 제1항에 따른 심의위원회 및 제100조 제2항에 따른 건강보험공표심의위원회 위원 중 공무원이 아닌 사람은 「형법」 제127조 및 제129조부터 제132조까지의 규정을 적용할 때에는 공무원으로 본다(국민건강보험법 제114조의2).

27. 벌 칙

(1) 5년 이하의 징역 또는 5천만원 이하의 벌금

제102조 제1호를 위반하여 가입자 및 피부양자의 개인정보를 누설하거나 직무상 목적 외의 용도로 이용 또는 정당한 사유 없이 제3자에게 제공한 자는 5년 이하의 징역 또는 5천만원 이하의 벌금에 처한다(국민건강보험법 제115조 제1항).

(2) 3년 이하의 징역 또는 3천만원 이하의 벌금

다음 각 호의 어느 하나에 해당하는 자는 3년 이하의 징역 또는 3천만원 이하의 벌금에 처한다(국민건강보험법 제115조 제2항).

1. 대행청구단체의 종사자로서 거짓이나 그 밖의 부정한 방법으로 요양급여비용을 청구한 자
2. 제102조 제2호를 위반하여 업무를 수행하면서 알게 된 정보를 누설하거나 직무상 목적 외의 용도로 이용 또는 제3자에게 제공한 자

(3) 2년 이하의 징역 또는 2천만원 이하의 벌금

거짓이나 그 밖의 부정한 방법으로 보험급여를 받거나 타인으로 하여금 보험급여를 받게 한 사람은 2년 이하의 징역 또는 2천만원 이하의 벌금에 처한다(국민건강보험법 제115

조 제3항).

(4) 1년 이하의 징역 또는 1천만원 이하의 벌금

다음 각 호의 어느 하나에 해당하는 자는 1년 이하의 징역 또는 1천만원 이하의 벌금에 처한다(국민건강보험법 제115조 제4항).

1. 제42조의2 제1항 및 제3항을 위반하여 선별급여를 제공한 요양기관의 개설자
2. 제47조 제6항을 위반하여 대행청구단체가 아닌 자로 하여금 대행하게 한 자
3. 제93조를 위반한 사용자
4. 제98조 제2항을 위반한 요양기관의 개설자

(5) 1천만원 이하의 벌금

제97조 제2항을 위반하여 보고 또는 서류 제출을 하지 아니한 자, 거짓으로 보고하거나 거짓 서류를 제출한 자, 검사나 질문을 거부·방해 또는 기피한 자는 1천만원 이하의 벌금에 처한다 (국민건강보험법 제116조).

(6) 500만원 이하의 벌금

제42조 제5항을 위반한 자 또는 제49조 제2항을 위반하여 요양비 명세서나 요양 명세를 적은 영수증을 내주지 아니한 자는 500만원 이하의 벌금에 처한다(국민건강보험법 제117조).

28. 양벌 규정

(1) 법인의 대표자나 법인 또는 개인의 대리인, 사용인, 그 밖의 종사자가 그 법인 또는 개인의 업무에 관하여 제115조부터 제117조까지의 규정 중 어느 하나에 해당하는 위반행위를 하면 그 행위자를 벌하는 외에 그 법인 또는 개인에게도 해당 조문의 벌금형을 과(科)한다. 다만, 법인 또는 개인이 그 위반행위를 방지하기 위하여 해당 업무에 관하여 상당한 주의와 감독을 게을리하지 아니한 경우에는 그러하지 아니하다(국민건강보험법 제118조 제1항).

29. 과태료

(1) 500만원 이하의 과태료

다음 각 호의 어느 하나에 해당하는 자에게는 500만원 이하의 과태료를 부과한다(국민건강보험법 제119조 제3항).

1. 제7조를 위반하여 신고를 하지 아니하거나 거짓으로 신고한 사용자
2. 정당한 사유 없이 제94조 제1항을 위반하여 신고·서류제출을 하지 아니하거나 거짓으로 신고·서류제출을 한 자

3. 정당한 사유 없이 제97조 제1항, 제3항, 제4항, 제5항을 위반하여 보고·서류제출을 하지 아니하거나 거짓으로 보고·서류제출을 한 자
4. 제98조 제4항을 위반하여 행정처분을 받은 사실 또는 행정처분절차가 진행 중인 사실을 지체 없이 알리지 아니한 자
5. 정당한 사유 없이 제101조 제2항을 위반하여 서류를 제출하지 아니하거나 거짓으로 제출한 자

(2) 100만원 이하의 과태료

다음 각 호의 어느 하나에 해당하는 자에게는 100만원 이하의 과태료를 부과한다(국민건강보험법 제119조 제4항).

1. 삭제
2. 삭제
3. 삭제
4. 제96조의2를 위반하여 서류를 보존하지 아니한 자
5. 제103조에 따른 명령을 위반한 자
6. 제105조를 위반한 자

(3) 과태료는 대통령령으로 정하는 바에 따라 보건복지부장관이 부과·징수한다(국민건강보험법 제119조 제5항).

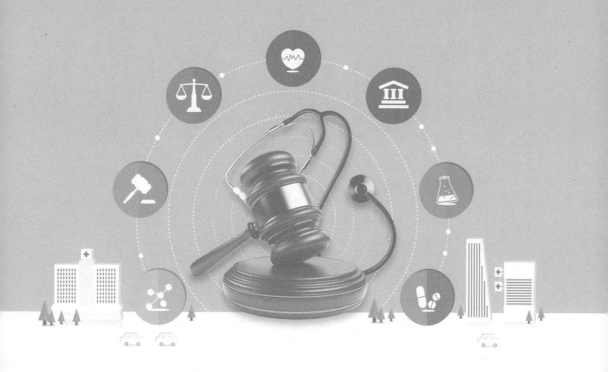

제 9 편

지역보건법

제 1 장

총 칙

1. 목 적

이 법은 **보건소 등 지역보건의료기관의 설치·운영에 관한 사항과 보건의료 관련기관·단체와의 연계·협력을 통하여 지역보건의료기관의 기능을 효과적으로 수행하는 데 필요한 사항**을 규정함으로써 지역보건의료정책을 효율적으로 추진하여 <u>지역주민의 건강 증진에 이바지함을 목적으로 한다</u>(지역보건법 제1조).

2. 정 의

이 법에서 사용하는 용어의 뜻은 다음과 같다(지역보건법 제2조).

(1) 지역보건의료기관

지역보건의료기관이란 지역주민의 건강을 증진하고 질병을 예방·관리하기 위하여 이 법에 따라 설치·운영하는 보건소, 보건의료원, 보건지소 및 건강생활지원센터를 말한다.

(2) 지역보건의료서비스

지역보건의료서비스란 지역주민의 건강을 증진하고 질병을 예방·관리하기 위하여 지역보건의료기관이 직접 제공하거나 보건의료 관련기관·단체를 통하여 제공하는 서비스로서 보건의료인(「보건의료기본법」 제3조 제3호에 따른 보건의료인을 말한다. 이하 같다)이 행하는 모든 활동을 말한다.

(3) 보건의료 관련기관·단체

보건의료 관련기관·단체란 지역사회 내에서 공중(公衆) 또는 특정 다수인을 위하여 지역보건의료서비스를 제공하는 의료기관, 약국, 보건의료인 단체 등을 말한다.

3. 국가와 지방자치단체의 책무

(1) 국가 및 지방자치단체는 지역보건의료에 관한 조사·연구, 정보의 수집·관리·활용·보호, 인력의 양성·확보 및 고용 안정과 자질 향상 등을 위하여 노력하여야 한다

(지역보건법 제3조 제1항).

(2) 국가 및 지방자치단체는 지역보건의료 업무의 효율적 추진을 위하여 기술적·재정적 지원을 하여야 한다(지역보건법 제3조 제2항).

(3)국가 및 지방자치단체는 지역주민의 건강 상태에 격차가 발생하지 아니하도록 필요한 방안을 마련하여야 한다(지역보건법 제3조 제3항).

4. 지역사회 건강실태조사

(1) 국가와 지방자치단체는 지역주민의 건강 상태 및 건강 문제의 원인 등을 파악하기 위하여 매년 지역사회 건강실태조사를 실시하여야 한다(지역보건법 제4조 제1항).

(2) 지역사회 건강실태조사의 방법, 내용 등에 관하여 필요한 사항은 대통령령으로 정한다(지역보건법 제4조 제2항).

(3) **지역사회 건강실태조사의 방법**

    1) **보건복지부장관은** 「지역보건법」(이하 "법"이라 한다) 제4조 제1항에 따른 지역사회 건강실태조사(이하 "지역사회 건강실태조사"라 한다)를 **매년 지방자치단체의 장에게 협조를 요청하여 실시한다**(지역보건법 시행령 제2조 제1항).

    2) 협조 요청을 받은 **지방자치단체의 장은 매년 보건소**(보건의료원을 포함한다. 이하 같다)**를 통하여 지역 주민을 대상으로 지역사회 건강실태조사를 실시하여야 한다.** 이 경우 지방자치단체의 장은 지역사회 건강실태조사의 결과를 보건복지부장관에게 통보하여야 한다(지역보건법 시 행령 제2조 제2항).

    3) 지역사회 건강실태조사는 **표본조사를 원칙으로 하되, 필요한 경우에는 전수조사를 할 수 있다**(지역보건법 시행령 제2조 제3항).

(4) **지역사회 건강실태조사의 내용**

지역사회 건강실태조사의 내용에는 다음 각 호의 사항이 포함되어야 한다(**지역보건법 시행령 제2조 제4항).**

    1. 흡연, 음주 등 건강 관련 생활습관에 관한 사항
    2. 건강검진 및 예방접종 등 질병 예방에 관한 사항
    3. 질병 및 보건의료서비스 이용 실태에 관한 사항
    4. 사고 및 중독에 관한 사항
    5. 활동의 제한 및 삶의 질에 관한 사항
    6. 그 밖에 지역사회 건강실태조사에 포함되어야 한다고 보건복지부장관이 정하는 사항

5. 지역보건의료업무의 전자화

(1) 보건복지부장관은 지역보건의료기관(「농어촌 등 보건의료를 위한 특별조치법」 제2조 제

4호에 따른 보건진료소를 포함한다. 이하 이 조에서 같다)의 기능을 수행하는 데 필요한 각종 자료 및 정보의 효율적 처리와 기록·관리 업무의 전자화를 위하여 지역보건의료정보 시스템을 구축·운영할 수 있다(지역보건법 제5조 제1항).

(2) 보건복지부장관은 제1항에 따른 지역보건의료정보시스템을 구축·운영하는 데 필요한 자료로서 다음 각 호의 어느 하나에 해당하는 자료를 수집·관리·보유·활용(실적보고 및 통계산출을 말한다)할 수 있으며, 관련 기관 및 단체에 필요한 자료의 제공을 요청할 수 있다. 이 경우 요청을 받은 기관 및 단체는 정당한 사유가 없으면 그 요청에 따라야 한다(지역보건법 제5조 제2항).

1. 제11조 제1항 제5호에 따른 지역보건의료서비스의 제공에 관한 자료
2. 제19조부터 제21조까지의 규정에 따른 지역보건의료서비스 제공의 신청, 조사 및 실시에 관한 자료
3. 그 밖에 지역보건의료기관의 기능을 수행하는 데 필요한 것으로서 대통령령으로 정하는 자료

(3) 누구든지 정당한 접근 권한 없이 또는 허용된 접근 권한을 넘어 지역보건의료정보 시스템의 정보를 훼손·멸실·변경·위조·유출하거나 검색·복제하여서는 아니 된다(지역보건법 제5조 제3항).

6. 지역보건의료심의위원회

(1) 지역보건의료에 관한 다음 각 호의 사항을 심의하기 위하여 특별시·광역시·도(이하 "시·도"라 한다) 및 특별자치시·특별자치도·시·군·구(구는 자치구를 말하며, 이하 "시·군·구"라 한다)에 지역보건의료심의위원회(이하 "위원회"라 한다)를 둔다(지역보건법 제6조 제1항).

1. 지역사회 건강실태조사 등 지역보건의료의 실태조사에 관한 사항
2. 지역보건의료계획 및 연차별 시행계획의 수립·시행 및 평가에 관한 사항
3. 지역보건의료계획의 효율적 시행을 위하여 보건의료 관련기관·단체, 학교, 직장 등과의 협력이 필요한 사항
4. 그 밖에 지역보건의료시책의 추진을 위하여 필요한 사항

(2) 위원회는 위원장 1명을 포함한 20명 이내의 위원으로 구성하며, 위원장은 해당 지방자치단체의 부단체장(부단체장이 2명 이상인 지방자치단체에서는 대통령령으로 정하는 부단체장을 말한다)이 된다. 다만, 제4항에 따라 다른 위원회가 위원회의 기능을 대신하는 경우 위원장은 조례로 정한다(지역보건법 제6조 제2항).

(3) 위원회의 위원은 지역주민 대표, 학교보건 관계자, 산업안전·보건 관계자, 보건의료 관련기관·단체의 임직원 및 관계 공무원 중에서 해당 위원회가 속하는 지방자치단

체의 장이 임명하거나 위촉한다(지역보건법 제6조 제3항).

(4) 위원회는 그 기능을 담당하기에 적합한 다른 위원회가 있고 그 위원회의 위원이 제3항에 따른 자격을 갖춘 경우에는 시 · 도 또는 시 · 군 · 구의 조례에 따라 위원회의 기능을 통합하여 운영할 수 있다(지역보건법 제6조 제4항).

(5) 위원회의 구성과 운영 등에 필요한 사항은 대통령령으로 정한다(지역보건법 제6조 제5항).

▬▬▬ 예상문제

Q1. 다음 중 「지역보건법」에 따른 지역사회 건강실태조사에 포함하여야 할 내용은?

① 보건의료 인력 사항

② 보건의료 시설 사항

③ 흡연, 음주 등 건강 관련 생활습관에 관한 사항

④ 일정한 기간의 식품 섭취 사항

⑤ 일정한 기간에 사용한 식품의 조달 사항

해 설

§지역보건법 시행령 제2조 제4항(지역사회 건강실태조사의 방법 및 내용)

지역사회 건강실태조사의 내용에는 다음 각 호의 사항이 포함되어야 한다.

1. 흡연, 음주 등 건강 관련 생활습관에 관한 사항
2. 건강검진 및 예방접종 등 질병 예방에 관한 사항
3. 질병 및 보건의료서비스 이용 실태에 관한 사항
4. 사고 및 중독에 관한 사항
5. 활동의 제한 및 삶의 질에 관한 사항
6. 그 밖에 지역사회 건강실태조사에 포함되어야 한다고 보건복지부장관이 정하는 사항

정답   1. ③

제 2 장

지역보건의료계획의 수립 · 시행

1. 지역보건의료계획의 수립 등

(1) 특별시장 · 광역시장 · 도지사(이하 "시 · 도지사"라 한다) 또는 특별자치시장 · 특별자치도지사 · 시장 · 군수 · 구청장(구청장은 자치구의 구청장을 말하며, 이하 "시장 · 군수 · 구청장"이라 한다)은 **지역주민의 건강 증진을 위하여 다음 각 호의 사항이 포함된 지역보건의료계획을** 4년마다 따라 수립하여야 한다(지역보건법 제7조 제1항).

1. 보건의료 수요의 측정
2. 지역보건의료서비스에 관한 장기 · 단기 공급대책
3. 인력 · 조직 · 재정 등 보건의료자원의 조달 및 관리
4. 지역보건의료서비스의 제공을 위한 전달체계 구성 방안
5. 지역보건의료에 관련된 통계의 수집 및 정리

(2) 시 · 도지사 또는 시장 · 군수 · 구청장은 매년 **지역보건의료계획에 따라 연차별 시행계획을 수립하여야 한다**(지역보건법 제7조 제2항).

(3) 시장 · 군수 · 구청장(특별자치시장 · 특별자치도지사는 제외한다. 이하 이 조에서 같다)은 해당 시 · 군 · 구(특별자치시 · 특별자치도는 제외한다. 이하 이 조에서 같다) 위원회의 심의를 거쳐 지역보건의료계획(연차별 시행계획을 포함한다. 이하 이 조에서 같다)을 수립한 후 해당 시 · 군 · 구의회에 보고하고 시 · 도지사에게 제출하여야 한다(**지역보건법 제7조 제3항**).

(4) 특별자치시장 · 특별자치도지사 및 **관할 시 · 군 · 구의 지역보건의료계획을 받은 시 · 도지사는** 해당 위원회의 심의를 거쳐 시 · 도(특별자치시 · 특별자치도를 포함한다. 이하 이 조에서 같다)의 지역보건의료계획을 수립한 후 해당 시 · 도의회에 보고하고 보건복지부장관에게 제출하여야 한다(지역보건법 제7조 제4항).

(5) 지역보건의료계획은 「사회보장기본법」 사회보장 기본계획, 「사회보장급여의 이용 · 제공 및 수급권자 발굴에 관한 법률」에 따른 지역사회보장계획 및 「국민건강증진법」 국민건강증진종합계획과 연계되도록 하여야 한다(지역보건법 제7조 제5항).

(6) 특별자치시장 · 특별자치도지사, 시 · 도지사 또는 시장 · 군수 · 구청장은 제3항 또

는 제4항에 따라 지역보건의료계획을 수립하는 데에 필요하다고 인정하는 경우에는 보건의료 관련기관·단체, 학교, 직장 등에 중복·유사 사업의 조정 등에 관한 의견을 듣거나 자료의 제공 및 협력을 요청할 수 있다. 이 경우 요청을 받은 해당 기관은 정당한 사유가 없으면 그 요청에 협조하여야 한다(지역보건법 제7조 제6항).

(7) 지역보건의료계획의 내용에 관하여 필요하다고 인정하는 경우 보건복지부장관은 특별자치시장·특별자치도지사 또는 시·도지사에게, 시·도지사는 시장·군수·구청장에게 각각 보건복지부령으로 정하는 바에 따라 **그 조정을 권고할 수 있다**(지역보건법 제7조 제7항).

(8) 지역보건의료계획의 세부 내용, 수립 방법·시기 등에 관하여 필요한 사항은 대통령령으로 정한다(지역보건법 제7조 제8항).

※지역보건의료계획의 세부 내용(시행령 제4조)

① 특별시장·광역시장·도지사(이하 "시·도지사"라 한다) 및 특별자치시장·특별자치도지사는 법 제7조 제1항에 따라 수립하는 지역보건의료계획(이하 "지역보건의료계획"이라 한다)에 다음 각 호의 내용을 포함시켜야 한다.
 1. 지역보건의료계획의 달성 목표
 2. 지역현황과 전망
 3. 지역보건의료기관과 보건의료 관련기관·단체 간의 기능 분담 및 발전 방향
 4. 법 제11조에 따른 보건소의 기능 및 업무의 추진계획과 추진현황
 5. 지역보건의료기관의 인력·시설 등 자원 확충 및 정비 계획
 6. 취약계층의 건강관리 및 지역주민의 건강 상태 격차 해소를 위한 추진계획
 7. 지역보건의료와 사회복지사업 사이의 연계성 확보 계획
 8. 의료기관의 병상(病床)의 수요·공급
 9. 정신질환 등의 치료를 위한 전문치료시설의 수요·공급
 10. 특별자치시·특별자치도·시·군·구(구는 자치구를 말하며, 이하 "시·군·구"라 한다) 지역보건의료기관의 설치·운영 지원
 11. 시·군·구 지역보건의료기관 인력의 교육훈련
 12. 지역보건의료기관과 보건의료 관련기관·단체 간의 협력·연계
 13. 그 밖에 시·도지사 및 특별자치시장·특별자치도지사가 지역보건의료계획을 수립함에 있어서 필요하다고 인정하는 사항
② 시장·군수·구청장(구청장은 자치구의 구청장을 말한다. 이하 같다)은 지역보건의료계획에 다음 각 호의 내용을 포함시켜야 한다.
 1. 제1항 제1호부터 제7호까지의 내용
 2. 그 밖에 시장·군수·구청장이 지역보건의료계획을 수립함에 있어서 필요하다고 인정하는 사항

※지역보건의료계획의 수립 방법 등(시행령 제5조)

① 시·도지사 또는 특별자치시장·특별자치도지사·시장·군수·구청장(이하 "시장·군수·구청장"이라 한다)은 지역보건의료계획을 수립하기 전에 지역 내 보건의료실태와 지역주

민의 보건의료의식·행동양상 등에 대하여 조사하고 자료를 수집하여야 한다.

② 시·도지사 또는 시장·군수·구청장은 제1항에 따른 지역 내 보건의료실태 조사 결과에 따라 해당 지역에 필요한 사업 계획을 포함하여 지역보건의료계획을 수립하되 국가 또는 특별시·광역시·도(이하 "시·도"라 한다)의 보건의료시책에 맞춰 수립하여야 한다.

③ 시·도지사 또는 시장·군수·구청장은 지역보건의료계획을 수립하는 경우에 그 주요 내용을 시·도 또는 시·군·구의 홈페이지 등에 2주 이상 공고하여 지역주민의 의견을 수렴하여야 한다.

※지역보건의료계획의 제출 시기 등(시행령 제6조)

① 시장·군수·구청장(특별자치시장·특별자치도지사는 제외한다. 이하 이 조 및 제7조에서 같다)은 법 제7조 제3항에 따라 지역보건의료계획(연차별 시행계획을 포함한다. 이하 이 조에서 같다)을 계획 시행연도 1월 31일까지 시·도지사에게 제출하여야 한다.

② 시·도지사(특별자치시장·특별자치도지사를 포함한다)는 법 제7조 제4항에 따라 지역보건의료계획을 계획 시행연도 2월 말일까지 보건복지부장관에게 제출하여야 한다.

③ 시장·군수·구청장은 지역 내 인구의 급격한 변화 등 예측하지 못한 보건의료환경 변화에 따라 지역보건의료계획을 변경할 필요가 있는 경우에는 시·군·구(특별자치시·특별자치도는 제외한다. 이하 이 조 및 제7조에서 같다) 위원회의 심의를 거쳐 변경한 후 시·군·구 의회에 변경 사실 및 변경 내용을 보고하고, 시·도지사에게 지체 없이 변경 사실 및 변경 내용을 제출하여야 한다.

④ 시·도지사(특별자치시장·특별자치도지사를 포함한다)는 지역 내 인구의 급격한 변화 등 예측하지 못한 보건의료환경 변화에 따라 지역보건의료계획을 변경할 필요가 있는 경우에는 시·도(특별자치시·특별자치도를 포함한다. 이하 이 조 및 제7조에서 같다) 위원회의 심의를 거쳐 변경한 후 시·도 의회에 변경 사실 및 변경 내용을 보고하고, 보건복지부장관에게 지체 없이 변경 사실 및 변경 내용을 제출하여야 한다.

※지역보건의료계획 시행 결과의 평가(시행령 제7조)

① 시장·군수·구청장은 법 제9조 제1항에 따른 지역보건의료계획 시행 결과의 평가를 위하여 해당 시·군·구 지역보건의료계획의 연차별 시행계획에 따른 시행 결과를 매 시행연도 다음 해 1월 31일까지 시·도지사에게 제출하여야 한다.

② 시·도지사(특별자치시장·특별자치도지사를 포함한다)는 법 제9조 제1항에 따른 지역보건의료계획 시행 결과의 평가를 위하여 해당 시·도 지역보건의료계획의 연차별 시행계획에 따른 시행 결과를 매 시행연도 다음 해 2월 말일까지 보건복지부장관에게 제출하여야 한다.

③ 보건복지부장관 또는 시·도지사는 제1항 또는 제2항에 따라 제출받은 지역보건의료계획의 연차별 시행계획에 따른 시행 결과를 평가하려는 경우에는 다음 각 호의 기준에 따라 평가하여야 한다.

 1. 지역보건의료계획 내용의 충실성
 2. 지역보건의료계획 시행 결과의 목표달성도
 3. 보건의료자원의 협력 정도
 4. 지역주민의 참여도와 만족도
 5. 그 밖에 지역보건의료계획의 연차별 시행계획에 따른 시행 결과를 평가하기 위하여 보건복지부장관이 필요하다고 정하는 기준

④ 보건복지부장관 또는 시·도지사는 제3항에 따라 지역보건의료계획의 연차별 시행계획에 따른 시행 결과를 평가한 경우에는 그 평가 결과를 공표할 수 있다.

※지역보건의료계획의 조정 권고(시행규칙 제2조)

① 「지역보건법」(이하 "법"이라 한다) 제7조 제7항에 따라 같은 조 제1항에 따른 지역보건의료계획(같은 조 제2항에 따른 연차별 시행계획을 포함한다. 이하 이 조에서 같다)의 내용에 대한 조정 권고가 필요한 경우는 다음 각 호의 어느 하나에 해당하는 경우로 한다.
  1. 지역보건의료계획의 내용이 관계 법령을 위반한 경우
  2. 지역보건의료계획의 내용이 국가 또는 특별시·광역시·특별자치시·특별자치도·도의 보건의료정책에 부합하지 아니하는 경우
  3. 지방자치단체의 생활권역과 행정구역이 서로 다름에도 불구하고 해당 지방자치단체에서 그 사실을 고려하지 아니한 경우
  4. 2개 이상의 지방자치단체에 걸친 광역보건의료행정에 대하여 해당 지방자치단체에서 그 사정을 고려하지 아니한 경우
  5. 지방자치단체 간 지역보건의료계획의 내용에 현저한 불균형이 있는 경우
② 보건복지부장관 또는 특별시장·광역시장·도지사(이하 "시·도지사"라 한다)는 법 제7조 제7항에 따라 지역보건의료계획의 조정 권고를 하는 경우에는 해당 지방자치단체의 장에게 관련 자료의 제출을 요구할 수 있다.

2. 지역보건의료계획의 시행

(1) 시·도지사 또는 시장·군수·구청장은 지역보건의료계획을 시행할 때에는 제7조 제2항에 따라 수립된 연차별 시행계획에 따라 시행하여야 한다(지역보건법 제8조 제1항).

(2) 시·도지사 또는 시장·군수·구청장은 지역보건의료계획을 시행하는 데에 필요하다고 인정하는 경우에는 보건의료 관련기관·단체 등에 인력·기술 및 재정 지원을 할 수 있다(지역보건법 제8조 제2항).

3. 지역보건의료계획 시행 결과의 평가

(1) 시역보건의료계획을 시행한 때에는 보건복지부장관은 특별자치시·특별자치도 또는 시·도의 지역보건의료계획의 시행결과를, 시·도지사는 시·군·구(특별자치시·특별자치도는 제외한다)의 지역보건의료계획의 시행 결과를 대통령령으로 정하는 바에 따라 각각 평가할 수 있다(지역보건법 제9조 제1항).

(2) 보건복지부장관 또는 시·도지사는 필요한 경우 제1항에 따른 평가 결과를 제24조에 따른 비용의 보조에 반영할 수 있다(지역보건법 제9조 제2항).

Q1. 지역보건법에 규정한 지역보건의료계획에 관한 설명으로 옳은 것은?

① 시·군·구청장은 지역보건의료계획을 5년마다 수립한다.

② 시·군·구청장은 지역보건의료계획을 수립 한 후 다음해 의회의 의결을 거쳐 시 도지사에게 제출한다.

③ 보건복지부는 시도의 지역보건의료계획을 취합하여 중앙보건의료계획을 작성 한다.

④ 지역보건의료계획에는 보건의료의 수요측정, 보건의료에 관한 장단기공급대책, 보건의료자원의 조달 및 관리 등의 내용이 포함 된다.

⑤ 확정된 지역보건의료계획은 해당기간 동안 변경할 수 없다.

해 설 §지역보건법 **제7조(지역보건의료계획의 수립 등) 참조(이 책 605면)**

제 3 장

지역보건의료기관의 설치 · 운영

1. 보건소의 설치

(1) 지역주민의 건강을 증진하고 질병을 예방 · 관리하기 위하여 시 · 군 · 구에 대통령령으로 정하는 기준에 따라 해당 **지방자치단체의 조례로 보건소(보건의료원을 포함한다. 이하 같다)를 설치한다**(지역보건법 제10조 제1항).

(2) **동일한 시 · 군 · 구에 2개 이상의 보건소가 설치되어 있는 경우** 해당 지방자치단체의 조례로 정하는 바에 따라 업무를 총괄하는 보건소를 지정하여 운영할 수 있다(지역보건법 제10조 제2항).

※보건소의 설치(시행령 제8조)

① 법 제10조에 따른 <u>보건소는 시 · 군 · 구별로 1개씩 설치한다.</u> 다만, 지역주민의 보건의료를 위하여 특별히 필요하다고 인정되는 경우에는 필요한 지역에 보건소를 추가로 설치 · 운영할 수 있다.
② 제1항 단서에 따라 <u>보건소를 추가로 설치하려는 경우</u>에는 「지방자치법 시행령」 제75조에 따른다. 이 경우 <u>행정안전부장관은 보건복지부장관과 미리 협의하여야 한다.</u>

2. 보건소의 기능 및 업무

(1) 보건소는 해당 지방자치단체의 관할 구역에서 **다음 각 호의 기능 및 업무를 수행한다**(지역보건법 세11조 세1항).

1. 건강 친화적인 지역사회 여건의 조성
2. 지역보건의료정책의 기획, 조사 · 연구 및 평가
3. 보건의료인 및 「보건의료기본법」 제3조 제4호에 따른 보건의료기관 등에 대한 지도 · 관리 · 육성과 국민보건 향상을 위한 지도 · 관리
4. 보건의료 관련기관 · 단체, 학교, 직장 등과의 협력체계 구축
5. 지역주민의 건강증진 및 질병예방 · 관리를 위한 다음 각 목의 지역보건의료서비스의 제공
　가. 국민건강증진 · 구강건강 · 영양관리사업 및 보건교육
　나. 감염병의 예방 및 관리
　다. 모성과 영유아의 건강유지 · 증진

라. 여성·노인·장애인 등 보건의료 취약계층의 건강유지·증진

마. 정신건강증진 및 생명존중에 관한 사항

바. 지역주민에 대한 진료, 건강검진 및 만성질환 등의 질병관리에 관한 사항

사. 가정 및 사회복지시설 등을 방문하여 행하는 보건의료 및 건강관리사업

(2) 보건소 기능 및 업무 등에 관하여 필요한 세부 사항은 대통령령으로 정한다(지역보건법 제11조 제2항).

※보건소의 기능 및 업무의 세부 사항(시행령 제9조)

① 법 제11조 제1항 제2호에 따른 지역보건의료정책의 기획, 조사·연구 및 평가의 세부 사항은 다음 각 호와 같다.

 1. 지역보건의료계획 등 보건의료 및 건강증진에 관한 중장기 계획 및 실행계획의 수립·시행 및 평가에 관한 사항

 2. 지역사회 건강실태조사 등 보건의료 및 건강증진에 관한 조사·연구에 관한 사항

 3. 보건에 관한 실험 또는 검사에 관한 사항

② 법 제11조 제1항 제3호에 따른 보건의료인 및 「보건의료기본법」 제3조 제4호에 따른 보건의료기관 등에 대한 지도·관리·육성과 국민보건 향상을 위한 지도·관리의 세부 사항은 다음 각 호와 같다.

 1. 의료인 및 의료기관에 대한 지도 등에 관한 사항

 2. 의료기사·보건의료정보관리사 및 안경사에 대한 지도 등에 관한 사항

 3. 응급의료에 관한 사항

 4. 「농어촌 등 보건의료를 위한 특별조치법」에 따른 공중보건의사, 보건진료 전담공무원 및 보건진료소에 대한 지도 등에 관한 사항

 5. 약사에 관한 사항과 마약·향정신성의약품의 관리에 관한 사항

 6. 공중위생 및 식품위생에 관한 사항

3. 보건의료원

보건소 중 「의료법」 제3조 제2항 제3호 가목에 따른 <u>병원의 요건을 갖춘 보건소는</u> **보건의료원이라는 명칭을 사용할 수 있다**(지역보건법 제12조).

4. 보건지소의 설치

지방자치단체는 보건소의 업무수행을 위하여 필요하다고 인정하는 경우에는 대통령령으로 정하는 기준에 따라 해당 **지방자치단체의 조례로 보건소의 지소**(이하 "보건지소"라 한다)**를 설치할 수 있다**(지역보건법 제13조).

※보건지소의 설치(시행령 제10조)

법 제13조에 따른 **보건지소는 읍·면**(보건소가 설치된 읍·면은 제외한다)**마다 1개씩 설치할 수 있다.** 다만, 지역주민의 보건의료를 위하여 특별히 필요하다고 인정되는 경우에는 필요한 지역에

보건지소를 설치 · 운영하거나 여러 개의 보건지소를 통합하여 설치 · 운영할 수 있다.

5. 건강생활지원센터의 설치

지방자치단체는 보건소의 업무 중에서 특별히 지역주민의 만성질환 예방 및 건강한 생활습관 형성을 지원하는 건강생활지원센터를 대통령령으로 정하는 기준에 따라 해당 지방자치단체의 조례로 설치할 수 있다(지역보건법 제14조).

※건강생활지원센터의 설치(시행령 제11조)

법 제14조에 따른 건강생활지원센터는 읍 · 면 · 동(보건소가 설치된 읍 · 면 · 동은 제외한다)마다 1개씩 설치할 수 있다.

6. 지역보건의료기관의 조직

지역보건의료기관의 조직은 대통령령으로 정하는 사항 외에는 「지방자치법」 제112조에 따른다(지역보건법 제15조).

※지역보건의료기관의 조직 기준(시행령 제12조)

① 행정안전부장관은 법 제15조에 따라 지역보건의료기관의 조직 기준을 정하는 경우에 미리 보건복지부장관과 협의하여야 한다.

② 행정안전부장관은 제1항에 따른 지역보건의료기관의 조직 기준을 정하는 경우에 해당 시 · 군 · 구의 인구 규모, 지역 특성, 보건의료 수요 등을 고려하여야 하고, 다른 지방자치단체와의 균형을 유지하도록 합리적으로 정하여야 한다.

③ 지역보건의료기관의 기능과 업무량이 변경될 경우에는 그에 따라 지역보건의료기관의 조직과 정원도 조정하여야 한다.

※보건소장(시행령 제13조)

① 보건소에 보건소장(보건의료원의 경우에는 원장을 말한다. 이하 같다) 1명을 두되, 의사 면허가 있는 사람 중에서 보건소장을 임용한다. 다만, 의사 면허가 있는 사람 중에서 임용하기 어려운 경우에는 「지방공무원 임용령」 별표 1에 따른 보건 · 식품위생 · 의료기술 · 의무 · 약무 · 간호 · 보건진료(이하 "보건등"이라 한다) 직렬의 공무원을 보건소장으로 임용할 수 있다.

② 제1항 단서에 따라 보건 등 직렬의 공무원을 보건소장으로 임용하려는 경우에 해당 보건소에서 실제로 보건등과 관련된 업무를 하는 보건 등 직렬의 공무원으로서 보건소장으로 임용되기 이전 최근 5년 이상 보건 등의 업무와 관련하여 근무한 경험이 있는 사람 중에서 임용하여야 한다.

③ 보건소장은 시장 · 군수 · 구청장의 지휘 · 감독을 받아 보건소의 업무를 관장하고 소속 공무원을 지휘 · 감독하며, 관할 보건지소, 건강생활지원센터 및 「농어촌 등 보건의료를 위한 특별조치법」 제2조 제4호에 따른 보건진료소(이하 "보건진료소"라 한다)의 직원 및 업무에 대하여 지도 · 감독한다.

7. 전문인력의 적정 배치 등

(1) 지역보건의료기관에는 기관의 장과 해당 기관의 기능을 수행하는 데 필요한 면허·자격 또는 전문지식을 가진 인력(이하 "전문인력"이라 한다)을 두어야 한다(지역보건법 제16조 제1항).

(2) 시·도지사(특별자치시장·특별자치도지사를 포함한다)는 지역보건의료기관의 전문인력을 적정하게 배치하기 위하여 필요한 경우 「지방공무원법」 제30조의2 제2항에 따라 지역보건의료기관 간에 전문인력의 교류를 할 수 있다(지역보건법 제16조 제2항).

(3) 보건복지부장관과 시·도지사(특별자치시장·특별자치도지사를 포함한다)는 지역보건의료기관의 전문인력의 자질 향상을 위하여 필요한 교육훈련을 시행하여야 한다(지역보건법 제16조 제3항).

(4) 보건복지부장관은 지역보건의료기관의 전문인력의 배치 및 운영 실태를 조사할 수 있으며, 그 배치 및 운영이 부적절하다고 판단될 때에는 그 시정을 위하여 시·도지사 또는 시장·군수·구청장에게 권고할 수 있다(지역보건법 제16조 제4항).

(5) 전문인력의 배치 및 임용자격 기준과 교육훈련의 대상·기간·평가 및 그 결과 처리 등에 필요한 사항은 대통령령으로 정한다(지역보건법 제16조 제5항).

8. 지역보건의료기관의 시설·장비 등

(1) 지역보건의료기관은 보건복지부령으로 정하는 기준에 적합한 시설·장비 등을 갖추어야 한다(지역보건법 제17조 제1항).

(2) 지역보건의료기관의 장은 지역주민이 지역보건의료기관을 쉽게 알아볼 수 있고 이용하기에 편리하도록 보건복지부령으로 정하는 표시를 하여야 한다(지역보건법 제17조 제2항).

9. 시설의 이용

지역보건의료기관은 보건의료에 관한 실험 또는 검사를 위하여 의사·치과의사·한의사·약사 등에게 그 시설을 이용하게 하거나, 타인의 의뢰를 받아 실험 또는 검사를 할 수 있다(지역보건법 제18조).

> ※시설이용의 편의제공 등(시행령 제22조)
> ① 지역보건의료기관의 장은 법 제18조에 따른 지역보건의료기관의 시설 이용, 타인이 의뢰한 실험 또는 검사를 정당한 사유 없이 거부할 수 없으며 편의를 제공하여야 한다.
> ② 지역보건의료기관의 장은 제1항에 따라 타인의 의뢰를 받아 실험 또는 검사를 하였을 때에는 그 결과를 지체 없이 의뢰인에게 통지하여야 한다.

■■■ 예상문제

Q1. 다음은 보건소에 대한설명이다. 옳게 설명한 것은?

① 보건소는 시·군·구별로 1개소 이상 설치하여야 한다.
② 보건소는 추가설치가 불가능하다.
③ 보건소장이 될 수 있는 사람은 의료인뿐이다.
④ 보건의료원은 분만시설을 갖춘 보건소이다.
⑤ 보건소의 설치, 운영 주체는 보건복지부장관이다

해설

§ 지역보건법 제10조 제1항(보건소의 설치)
지역주민의 건강을 증진하고 질병을 예방·관리하기 위하여 시·군·구에 대통령령으로 정하는 기준에 따라 해당 지방자치단체의 조례로 보건소(보건의료원을 포함한다. 이하 같다)를 설치한다.

§ 지역보건법 시행령 제8조(보건소의 설치)
① 법 제10조에 따른 보건소는 시·군·구별로 1개씩 설치한다. 다만, 지역주민의 보건의료를 위하여 특별히 필요하다고 인정되는 경우에는 필요한 지역에 보건소를 추가로 설치·운영할 수 있다.
② 제1항 단서에 따라 보건소를 추가로 설치하려는 경우에는 「지방자치법 시행령」제75조에 따른다. 이 경우 행정안전부장관은 보건복지부장관과 미리 협의하여야 한다.

§ 지역보건법 시행령 제13조(보건소장)
① 보건소에 보건소장(보건의료원의 경우에는 원장을 말한다. 이하 같다) 1명을 두되, 의사

면허가 있는 사람 중에서 보건소장을 임용한다. 다만, 의사 면허가 있는 사람 중에서 임용하기 어려운 경우에는 「지방공무원 임용령」 별표 1에 따른 보건 · 식품위생 · 의료기술 · 의무 · 약무 · 간호 · 보건진료(이하 "보건 등"이라 한다) 직렬의 공무원을 보건소장으로 임용할 수 있다.

② 제1항 단서에 따라 보건 등 직렬의 공무원을 보건소장으로 임용하려는 경우에 해당 보건소에서 실제로 보건 등과 관련된 업무를 하는 보건 등 직렬의 공무원으로서 보건소장으로 임용되기 이전 최근 5년 이상 보건 등의 업무와 관련하여 근무한 경험이 있는 사람 중에서 임용하여야 한다.

③ 보건소장은 시장 · 군수 · 구청장의 지휘 · 감독을 받아 보건소의 업무를 관장하고 소속 공무원을 지휘 · 감독하며, 관할 보건지소, 건강생활지원센터 및 「농어촌 등 보건의료를 위한 특별조치법」 제2조 제4호에 따른 보건진료소(이하 "보건진료소"라 한다)의 직원 및 업무에 대하여 지도 · 감독한다.

§ 지역보건법 제12조(보건의료원)
보건소 중 「의료법」 제3조 제2항 제3호 가목에 따른 병원의 요건을 갖춘 보건소는 보건의료원이라는 명칭을 사용할 수 있다.

정답   1. ①

제 4 장

지역보건의료서비스의 실시

1. 지역보건의료서비스의 신청

(1) 지역보건의료서비스 중 보건복지부령으로 정하는 서비스를 필요로 하는 사람(이하 "서비스대상자"라 한다)과 그 친족, 그 밖의 관계인은 관할 시장·군수·구청장에게 지역 보건의료서비스의 제공(이하 "서비스 제공"이라 한다)을 신청할 수 있다(지역보건법 제19조 제1항).

(2) 시장·군수·구청장이 서비스 제공 신청을 받는 경우 제20조에 따라 조사하려 하거나 제출받으려는 자료 또는 정보에 관하여 서비스대상자와 그 서비스대상자의 1촌 직계 혈족 및 그 배우자(이하 "부양의무자"라 한다)에게 다음 각 호의 사항을 알리고, 해당 자료 또는 정보의 수집에 관한 동의를 받아야 한다(지역보건법 제19조 제2항).

1. 법적 근거, 이용 목적 및 범위
2. 이용 방법
3. 보유기간 및 파기방법

(3) 서비스 제공의 신청인은 서비스 제공 신청을 철회하는 경우 시장·군수·구청장에게 조사하거나 제출한 자료 또는 정보의 반환 또는 삭제를 요청할 수 있다. 이 경우 요청을 받은 시장·군수·구청장은 특별한 사유가 없으면 그 요청에 따라야 한다(지역보건법 제19조 제3항).

(4) 서비스 제공의 신청·철회 및 고지·동의 방법 등에 관하여 필요한 사항은 보건복지부령으로 정한다(지역보건법 제19조 제4항).

2. 신청에 따른 조사

(1) 시장·군수·구청장은 서비스 제공 신청을 받으면 서비스대상자와 부양의무자의 소득·재산 등에 관하여 조사하여야 한다(지역보건법 제20조 제1항).

(2) 시장·군수·구청장은 조사에 필요한 자료를 확보하기 위하여 서비스대상자 또는 그 부양의무자에게 필요한 자료 또는 정보의 제출을 요구할 수 있다(지역보건법 제20조

제2항).

(3) 조사의 실시는 「사회복지사업법」 제33조의3에 따른다(지역보건법 제20조 제3항).

3. 서비스 제공의 결정 및 실시

(1) 시장·군수·구청장은 제20조에 따른 조사를 하였을 때에는 예산 상황 등을 고려하여 서비스 제공의 실시 여부를 결정한 후 이를 서면이나 전자문서로 신청인에게 통보하여야 한다(지역보건법 제21조 제1항).

(2) 시장·군수·구청장은 서비스대상자에게 서비스 제공을 하기로 결정하였을 때에는 서비스 제공기간 등을 계획하여 그 계획에 따라 지역보건의료서비스를 제공하여야 한다(지역보건법 제21조 제2항).

4. 정보의 파기

(1) 시장·군수·구청장은 조사하거나 제출받은 정보 중 서비스대상자가 아닌 **사람의 정보는 5년을 초과하여 보유할 수 없다.** 이 경우 시장·군수·구청장은 정보의 보유기한이 지나면 지체 없이 이를 파기하여야 한다(지역보건법 제22조 제1항).

(2) 시장·군수·구청장은 정보가 지역보건의료정보시스템 또는 「사회복지사업법」 제6조의2에 따른 정보시스템에 수집되어 있는 경우 보건복지부장관에게 해당 정보의 파기를 요청할 수 있다. 이 경우 보건복지부장관은 지체 없이 이를 파기하여야 한다(지역보건법 제22조 제2항).

5. 건강검진 등의 신고

(1) 「의료법」 제27조 제1항 각 호의 어느 하나에 해당하는 사람이 지역주민 다수를 대상으로 건강검진 또는 순회 진료 등 주민의 건강에 영향을 미치는 행위(이하 "건강검진 등"이라 한다)를 하려는 경우에는 보건복지부령으로 정하는 바에 따라 건강검진 등을 하려는 지역을 관할하는 보건소장에게 신고하여야 한다(지역보건법 제23조 제1항).

> ※무면허 의료행위 등 금지(의료법 제27조 제1항)
> ① 의료인이 아니면 누구든지 의료행위를 할 수 없으며 의료인도 면허된 것 이외의 의료행위를 할 수 없다. 다만, 다음 각 호의 어느 하나에 해당하는 자는 보건복지부령으로 정하는 범위에서 의료행위를 할 수 있다.
> 1. 외국의 의료인 면허를 가진 자로서 일정 기간 국내에 체류하는 자
> 2. **의과대학, 치과대학, 한의과대학, 의학전문대학원, 치의학전문대학원, 한의학전문대학원, 종합병원 또는 외국 의료원조기관의** 의료봉사 또는 연구 및 시범사업을 위하여 의료행위를 하는 자
> 3. **의학·치과의학·한방의학 또는 간호학을 전공하는** 학교의 학생

(2) 의료기관이 「의료법」 제33조 제1항 각 호의 어느 하나에 해당하는 사유로 의료기관 외의 장소에서 지역주민 다수를 대상으로 건강검진 등을 하려는 경우에도 제1항에 따른 신고를 하여야 한다(지역보건법 제23조 제2항).

(3) 보건소장은 신고를 받은 경우에는 그 내용을 검토하여 이 법에 적합하면 신고를 수리하여야 한다(지역보건법 제23조 제3항).

※건강검진 등의 신고(시행규칙 제9조)

① 법 제23조에 따른 신고는 건강검진 등을 실시하기 10일 전까지 별지 제1호서식의 건강검진 등 신고서를 관할 보건소장(보건의료원장을 포함한다. 이하 같다)에게 제출하는 방법으로 해야 한다. 이 경우 관할 보건소장은 「전자정부법」 제36조 제1항에 따른 행정정보의 공동이용을 통하여 의료기관 개설허가증 또는 의료기관 개설신고증명서(의료기관만 해당한다)와 의사·치과의사 또는 한의사 면허증을 확인할 수 있는 경우에는 그 확인으로 첨부자료의 제공을 갈음할 수 있고, 신고인이 자료 확인에 동의하지 않는 경우에는 해당 자료를 첨부하도록 해야 한다. 〈개정 2019. 8. 19.〉

② 보건소장은 제1항에 따른 건강검진 등 신고서를 제출받은 날부터 7일 이내에 신고의 수리 여부를 신고인에게 통지해야 한다. 이 경우 신고를 수리하는 때에는 별지 제1호의2서식의 건강검진 등 신고확인서를 발급해야 한다. 〈신설 2019. 8. 19.〉

Q1. 인천광역시에서 종합병원을 개설하고 있는 의사 '갑'은 의사, 한의사, 간호사, 물리치료사, 미용사 등으로 구성한 봉사단체 회원들과 함께 강원도 양양지역 주민을 대상으로 순회 진료봉사를 계획하였다. '갑'이 이를 실시하기 전에 취해야 할 조치는?

① 3일 전까지 인천광역시장에게 신고

② 3일 전까지 병원 소재지 관할 보건소장에게 신고

③ **7일 전까지 강원도지사에게 신고**

④ 10일 전까지 **양양지역 관할 보건소장에게 신고**

⑤ 자신의 병원이 행하는 진료가 아니므로 별도 조치 불필요

해설	§지역보건법 **시행규칙 제9조(건강검진 등의 신고)** ① 법 제23조에 따른 **신고는 건강검진 등을** 실시하기 10일 전까지 별지 제1호서식의 건강검진 등 신고서를 관할 보건소장(보건의료원장을 포함한다. 이하 같다)에게 제출하는 방법으로 해야 한다. 이 경우 관할 보건소장은 「전자정부법」 제36조 제1항에 따른 행정정보의 공동이용을 통하여 의료기관 개설허가증 또는 의료기관 개설신고증명서(의료기관만 해당한다)와 의사·치과의사 또는 한의사 면허증을 확인할 수 있는 경우에는 그 확인으로 첨부자료의 제공을 갈음할 수 있고, 신고인이 자료 확인에 동의하지 않는 경우에는 해당 자료를 첨부하도록 해야 한다. 〈개정 2019. 8. 19.〉 ② 보건소장은 제1항에 따른 건강검진 등 신고서를 제출받은 날부터 7일 이내에 신고의 수리 여부를 신고인에게 통지해야 한다. 이 경우 신고를 수리하는 때에는 별지 제1호의2서식의 건강검진 등 신고확인서를 발급해야 한다. 〈신설 2019. 8. 19.〉

Q2. 경기도 고양시에 위치한 ○○종합병원 원장 '갑'은 2019년 12월에 내과의사, 물리치료사 등으로 진료팀을 만들어 전라남도 신안군으로 건강검진과 순회진료를 하려고 한다. 건강검진 등을 실시하기 전에 취할 조치는?

① 3일 전까지 강원도지사에게 신고한다.

② 7일 전까지 신안군 보건소장에게 신고한다.

③ 7일 전까지 고양시 보건소장에게 신고한다.

④ 10일 전까지 신안군 보건소장에게 신고한다.

⑤ 10일 전까지 고양시 보건소장에게 신고한다.

해설	**Q1. 해설 참조**

정답   1. ④   2. ④

제 5 장

보 칙

1. 비용의 보조

(1) 국가와 시·도는 지역보건의료기관의 설치와 운영에 필요한 비용 및 지역보건의료계획의 시행에 필요한 비용의 일부를 보조할 수 있다(지역보건법 제24조 제1항).

(2) 보조금을 지급하는 경우 설치비와 부대비에 있어서는 그 3분의 2 이내로 하고, 운영비 및 지역보건의료계획의 시행에 필요한 비용에 있어서는 그 2분의 1 이내로 한다(지역보건법 제24조 제2항).

2. 수수료 등

(1) 지역보건의료기관은 그 시설을 이용한 자, 실험 또는 검사를 의뢰한 자 또는 진료를 받은 자로부터 수수료 또는 진료비를 징수할 수 있다(지역보건법 제25조 제1항).

(2) 수수료와 진료비는 보건복지부령으로 정하는 기준에 따라 해당 지방자치단체의 조례로 정한다(지역보건법 제25조 제2항).

3. 지역보건의료기관의 회계

지역보건의료기관의 수수료 및 진료비의 수입은 「지방회계법」 제26조에 따른 수입 대체 경비로 직접 지출할 수 있으며, 회계 사무는 해당 지방자치단체의 규칙으로 정하는 바에 따라 간소화할 수 있다(지역보건법 제26조).

4. 보고 등

보건복지부장관은 지방자치단체에 대하여 보건복지부령으로 정하는 바에 따라 지역보건의료기관의 설치·운영에 관한 사항을 보고하게 하거나 소속 공무원으로 하여금 지역보건의료기관에 대하여 실태조사 등 지도·감독을 할 수 있다(지역보건법 제27조).

5. 개인정보의 누설금지

지역보건의료기관(「농어촌 등 보건의료를 위한 특별조치법」 제2조 제4호에 따른 보건진료소를 포함한다)의 기능 수행과 관련한 업무에 종사하였거나 종사하고 있는 사람 또는 지역보건의료정보시스템을 구축·운영하였거나 구축·운영하고 있는 자(제30조 제2항 및 제4항에 따라 위탁받거나 대행하는 업무에 종사하거나 종사하였던 자를 포함한다)는 업무상 알게 된 다음 각 호의 정보를 업무 외의 목적으로 사용하거나 다른 사람에게 제공 또는 누설하여서는 아니 된다(지역보건법 제28조).

　　1. 보건의료인이 진료과정(건강검진을 포함한다)에서 알게 된 개인 및 가족의 진료 정보
　　2. 제20조에 따라 조사하거나 제출받은 다음 각 호의 정보
　　　가. 금융정보(「국민기초생활 보장법」 제21조 제3항 제1호의 금융정보를 말한다. 이하 같다)
　　　나. 신용정보 또는 보험정보(「국민기초생활 보장법」 제21조 제3항 제2호·제3호의 신용정보 및 보험정보를 말한다. 이하 같다)
　　3. 제1호 및 제2호를 제외한 개인정보(「개인정보 보호법」 제2조 제1호의 개인정보를 말한다. 이하 같다)

6. 동일 명칭 사용금지

이 법에 따른 보건소, 보건의료원, 보건지소 또는 건강생활지원센터가 아닌 자는 각각 보건소, 보건의료원, 보건지소 또는 건강생활지원센터라는 명칭을 사용하지 못한다(지역보건법 제29조).

7. 권한의 위임 등

(1) 이 법에 따른 보건복지부장관의 권한은 대통령령으로 정하는 바에 따라 그 일부를 시·도지사 또는 시장·군수·구청장에게 위임할 수 있다(지역보건법 제30조 제1항).
(2) 시·도지사 또는 시장·군수·구청장은 이 법에 따른 지역보건의료기관의 기능 수행에 필요한 업무의 일부를 대통령령으로 정하는 바에 따라 보건의료 관련기관·단체에 위탁하거나, 「의료법」 제2조에 따른 의료인에게 대행하게 할 수 있다(지역보건법 제30조 제2항).
(3) 시·도지사 또는 시장·군수·구청장은 제2항에 따라 업무를 위탁한 경우에는 그 비용의 전부 또는 일부를 보조할 수 있고, 의료인에게 그 업무의 일부를 대행하게 한 경우에는 그 업무수행에 드는 실비(實費)를 보조할 수 있다(지역보건법 제30조 제3항).
(4) 보건복지부장관은 지역보건의료정보시스템의 구축·운영 등에 관한 업무를 「사회복지사업법」 제6조의3에 따른 전담기구에 대행하게 할 수 있다(지역보건법 제30조 제4항).
(5) 보건복지부장관은 업무를 대행하게 한 경우에는 예산의 범위에서 그에 필요한 비용

을 보조할 수 있다(지역보건법 제30조 제5항).

8. 「의료법」에 대한 특례

제12조에 따른 보건의료원은 「의료법」 제3조 제2항 제3호 가목에 따른 병원 또는 같은 항 제1호 나목·다목에 따른 치과의원 또는 한의원으로 보고, 보건소·보건지소 및 건강생활지원센터는 같은 호에 따른 의원·치과의원 또는 한의원으로 본다(지역보건법 제31조).

제 6 장

벌 칙

1. 벌 칙

(1) 5년 이하의 징역 또는 5천만원 이하의 벌금

다음 각 호의 어느 하나에 해당하는 자는 5년 이하의 징역 또는 5천만원 이하의 벌금에 처한다(지역보건법 제32조 제1항).

1. 제5조 제3항을 위반하여 정당한 접근 권한 없이 또는 허용된 접근 권한을 넘어 지역보건의료 정보시스템의 정보를 훼손·멸실·변경·위조 또는 유출한 자
2. 제28조를 위반하여 같은 조 제1호, 제2호 또는 제3호에 따른 정보를 사용·제공·누설한 자 및 그 사정을 알면서도 영리 목적 또는 부정한 목적으로 해당 정보를 제공받은 자

(2) 3년 이하의 징역 또는 3천만원 이하의 벌금

제5조 제3항을 위반하여 정당한 접근 권한 없이 또는 허용된 접근 권한을 넘어 지역보건의료정보시스템의 정보를 검색 또는 복제한 자는 3년 이하의 징역 또는 3천만원 이하의 벌금에 처한다(지역보건법 제32조 제3항).

2. 양벌규정

법인의 대표자나 법인 또는 개인의 대리인·사용인, 그 밖의 종업원이 그 법인 또는 개인의 업무에 관하여 제32조의 위반행위를 하면 그 행위자를 벌하는 외에 그 법인 또는 개인에게도 해당 조문의 벌금형을 과(科)한다. 다만, 법인 또는 개인이 그 위반행위를 방지하기 위하여 해당 업무에 관하여 상당한 주의와 감독을 게을리하지 아니한 경우에는 그러하지 아니하다(지역보건법 제33조).

3. 과태료

(1) 300만원 이하의 과태료

다음 각 호의 어느 하나에 해당하는 자에게는 300만원 이하의 과태료를 부과한다(지역보건법 제34조 제1항).

1. 제23조에 따른 신고를 하지 아니하거나 거짓으로 신고하고 건강검진 등을 한 자
2. 제29조를 위반하여 동일 명칭을 사용한 자

※ 건강검진 등의 신고(지역보건법 제23조)

① 「의료법」 제27조 제1항 각 호의 어느 하나에 해당하는 사람이 지역주민 다수를 대상으로 건강검진 또는 순회 진료 등 주민의 건강에 영향을 미치는 행위(이하 "건강검진 등"이라 한다)를 하려는 경우에는 보건복지부령으로 정하는 바에 따라 건강검진 등을 하려는 지역을 관할하는 보건소장에게 신고하여야 한다.
② 의료기관이 「의료법」 제33조 제1항 각 호의 어느 하나에 해당하는 사유로 의료기관 외의 장소에서 지역주민 다수를 대상으로 건강검진 등을 하려는 경우에도 제1항에 따른 신고를 하여야 한다.
③ 보건소장은 제1항 및 제2항에 따른 신고를 받은 경우에는 그 내용을 검토하여 이 법에 적합하면 신고를 수리하여야 한다.

※ 지역보건법 제29조(동일 명칭 사용금지)

이 법에 따른 보건소, 보건의료원, 보건지소 또는 건강생활지원센터가 아닌 자는 각각 보건소, 보건의료원, 보건지소 또는 건강생활지원센터라는 명칭을 사용하지 못한다.

(2) 과태료는 해당 지방자치단체의 조례에서 정하는 바에 따라 해당 시장·군수·구청장이 부과·징수한다(지역보건법 제34조 제2항).

예상문제

Q1. ○○병원 건강검진센터장인 의사 '갑'은 주민자치센터에서 지역주민을 대상으로 건강검진을 실시하였다. 「지역보건법」상 그 지역을 관할하는 보건소장에게 이를 신고하지 않았을 때 '갑'이 받게 되는 벌칙은?
① 벌금　　　　　　　② 과징금　　　　　　③ 과태료
④ 면허정지　　　　　⑤ 의료업 업무정지

해설 §지역보건법 제 34조 제1항(과태료)　다음 각 호의 어느 하나에 해당하는 자에게는 300만 원 이하의 과태료를 부과한다.
1. 제23조에 따른 신고를 하지 아니하거나 거짓으로 신고하고 건강검진 등을 한 자

정답　1. ③

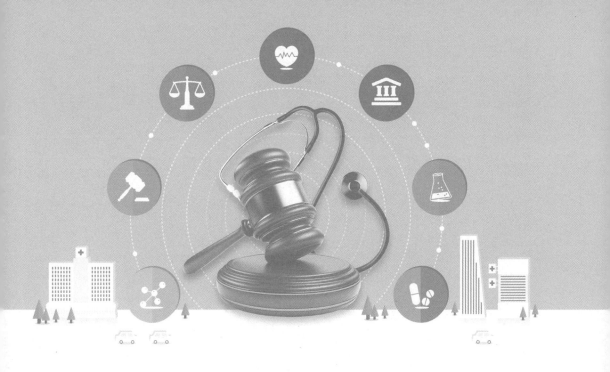

제 10 편

마약류 관리에 관한 법률

제 1 장

총 칙

1. 목 적

이 법은 마약·향정신성의약품(向精神性醫藥品)·대마(大麻) 및 원료물질의 취급·관리를 적정하게 함으로써 그 오용 또는 남용으로 인한 보건상의 위해(危害)를 방지하여 국민보건 향상에 이바지함을 목적으로 한다(마약관리법 제1조).

2. 정 의

이 법에서 사용하는 용어의 뜻은 다음과 같다(마약관리법 제2조).

(1) 마약류

마약류란 마약·향정신성의약품 및 대마를 말한다(마약관리법 제2조 제1호).

(2) 마약

마약이란 다음 각 목의 어느 하나에 해당하는 것을 말한다(마약관리법 제2조 제2호).

> 가. **양귀비**: 양귀비과(科)의 파파베르 솜니페룸 엘(Papaver somniferum L.), 파파베르 세티게룸 디시(Papaver setigerum DC.) 또는 파파베르 브락테아툼(Papaver bracteatum)
> 나. **아편**: 양귀비의 액즙(液汁)이 응결(凝結)된 것과 이를 가공한 것. 다만, 의약품으로 가공한 것은 제외한다.
> 다. **코카 잎[엽]**: 코카 관목[(灌木): 에리드록시론속(屬)의 모든 식물을 말한다]의 잎. 다만, 엑고닌·코카인 및 엑고닌 알칼로이드 성분이 모두 제거된 잎은 제외한다.
> 라. 양귀비, 아편 또는 코카 잎에서 추출되는 모든 알카로이드 및 그와 동일한 화학적 합성품으로서 대통령령으로 정하는 것

> ■ 마약류 관리에 관한 법률 시행령 [별표 1]
> **법 제2조 제2호 라목에 해당하는 마약(제2조 제1항 관련)**
> 법 제2조 제2호 라목에 해당하는 마약은 다음의 것과 그 염류로 한다.
>
> | 구분 | 품 명 | 화학명 또는 구조식 |
> |---|---|---|
> | 1 | 아세토르핀(Acetorphine) | $(5\alpha,7\alpha)$-7-[(2R)-2-hydroxy-2-pentanyl]-6-methoxy-17-methyl-4,5-epoxy-6,14-ethenomorphinan-3-yl acetate |

2	벤질모르핀(Benzylmorphine)	$(5\alpha,6\alpha)$-3-(benzyloxy)-17-methyl-7,8-didehydro-4,5-epoxymorphinan-6-ol
3	코카인(Cocaine)	methyl-(1R,2R,3S,5S)-3-(benzoyloxy)-8-methyl-8-azabicyclo[3.2.1]octane-2-carboxylate
4	코독심(Codoxime)	({(E)-[(5α,6E)-3-methoxy-17-methyl-4,5-epoxymorphinan-6-ylidene]amino}oxy)acetic acid
5	데소모르핀(Desomorphine)	(5α)-17-methyl-4,5-epoxymorphinan-3-ol
6	디히드로모르핀 (Dihydromorphine)	$(5\alpha,6\alpha)$-17-methyl-4,5-epoxymorphinan-3,6-diol
7	엑고닌(Ecgonine) 및 그 유도체. 다만, 별표 1부터 별표 6까지에서 별도로 규정한 엑고닌 유도체는 제외한다.	Ecgonine: (1R,2R,3S,5S)-3-hydroxy-8-methyl-8-azabicyclo[3.2.1]octane-2-carboxylic acid 아래의 기본구조를 가지고, R 위치에 다음의 작용기를 가지는 물질 기본구조 / R ○R1: 알킬옥시[a], OH, NH2, 알킬아민[a] ○R2: 수소, 알킬기[a], 아실기[a] ○R3: 수소, 알킬기[a] ※ a: R에 규정된 것에 결합 가능한 작용기를 포함
8	에토르핀(Etorphine)	$(5\alpha,6\beta,14\beta,18R)$-18-[(2R)-2-hydroxy-2-pentanyl]-6-methoxy-17-methyl-7,8-didehydro-18,19-dihydro-4,5-epoxy-6,14-ethenomorphinan-3-ol
9	헤로인(Heroin)	$(5\alpha,6\alpha)$-17-methyl-7,8-didehydro-4,5-epoxymorphinan-3,6-diyl diacetate
10	히드로코돈(Hydrocodone)	(5α)-3-methoxy-17-methyl-4,5-epoxymorphinan-6-one
11	히드로모르피놀 (Hydromorphinol)	$(5\alpha,6\alpha)$-17-methyl-4,5-epoxymorphinan-3,6,14-triol
12	히드로모르폰(Hydromorphone)	(5α)-3-hydroxy-17-methyl-4,5-epoxymorphinan-6-one
13	메틸데소르핀 (Methyldesorphine)	(5α)-6,17-dimethyl-6,7-didehydro-4,5-epoxymorphinan-3-ol
14	메틸디히드로모르핀 (Methyldihydromorphine)	$(5\alpha,6\alpha)$-6,17-dimethyl-4,5-epoxymorphinan-3,6-diol
15	메토폰(Metopon)	3-Hydroxy-5,17-dimethyl-4,5-epoxymorphinan-6-one

16	모르핀(Morphine)	(5α,6α)-17-methyl-7,8-didehydro-4,5-epoxymorphinan-3,6-diol
17	모르핀-엔-옥사이드 (Morphine-N-Oxide)	(1S,4R,5R,13R,14S,17R)-4-methyl-12-oxa-4-azapentacyclo[9.6.1.0^{1,13}.0^{5,17}.0^{7,18}]octadeca-7(18),8,10,15-tetraene-10,14-diol 4-oxide
18	미로핀(Myrophine)	(5α,6α)-3-(benzyloxy)-17-methyl-7,8-didehydro-4,5-epoxymorphinan-6-yl myristate
19	니코디코딘(Nicodicodine)	3-methoxy-17-methyl-4,5-epoxymorphinan-6-yl nicotinate
20	니코모르핀(Nicomorphine)	(5α,6α)-17-methyl-7,8-didehydro-4,5-epoxymorphinan-3,6-diyl dinicotinate
21	노르모르핀(Normorphine)	(5α,6α)-7,8-didehydro-4,5-epoxymorphinan-3,6-diol
22	옥시코돈(Oxycodone)	(5α)-14-hydroxy-3-methoxy-17-methyl-4,5-epoxymorphinan-6-one
23	옥시모르폰(Oxymorphone)	(5α)-3,14-dihydroxy-17-methyl-4,5-epoxymorphinan-6-one
24	테바콘(Thebacon)	(5α)-3-methoxy-17-methyl-6,7-didehydro-4,5-epoxymorphinan-6-yl acetate
25	테바인(Thebaine)	(5α)-3,6-dimethoxy-17-methyl-6,7,8,14-tetradehydro-4,5-epoxymorphinan
26	아세틸디히드로코데인 (Acetyldihydrocodeine)	(5α,6α)-3-methoxy-17-methyl-4,5-epoxymorphinan-6-yl acetate
27	코데인(Codeine)	(5α,6α)-3-methoxy-17-methyl-7,8-didehydro-4,5-epoxymorphinan-6-ol
28	디히드로코데인 (Dihydrocodeine)	(5α,6α)-3-methoxy-17-methyl-4,5-epoxymorphinan-6-ol
29	에틸모르핀(Ethylmorphine)	(5α,6α)-3-ethoxy-17-methyl-7,8-didehydro-4,5-epoxymorphinan-6-ol
30	니코코딘(Nicocodine)	(5α,6α)-3-methoxy-17-methyl-7,8-didehydro-4,5-epoxymorphinan-6-yl nicotinate
31	노르코데인(Norcodeine)	(5α,6α)-3-methoxy-7,8-didehydro-4,5-epoxymorphinan-6-ol
32	폴코딘(Pholcodine)	(5α,6α)-17-methyl-3-[2-(4-morpholinyl)ethoxy]-7,8-didehydro-4,5-epoxymorphinan-6-ol

33	엔-옥사이드 또는 4급 암모늄 구조를 가지는 모르핀 유도체. 다만, 별표 1부터 별표 6까지에서 별도로 규정한 것은 제외한다.	아래의 기본구조를 가지고, R 위치에 다음의 작용기를 가지는 모르핀 유도체	
		기본구조	R
			○ O⁻ ○ 메틸
34	디히드로에토르핀 (Dihydroetorphine)	(5α,6β,14β,18R)-18- [(2R)-2-hydroxy-2-pentanyl]-6-methoxy-17-methyl-18,19-dihydro-4,5-epoxy-6,14-ethenomorphinan-3-ol	
35	오리파빈(Oripavine)	6,7,8,14-Tetradehydro-4,5α-epoxy-6-methoxy-17-methylmorphinan-3-ol	

마. 가목부터 라목까지에 규정된 것 외에 그와 동일하게 남용되거나 해독(害毒) 작용을 일으킬 우려가 있는 화학적 합성품으로서 대통령령으로 정하는 것

　예: 아세틸메타돌, 벤제티딘, 펜타닐, 메타조신, 매타돈 등 91가지(마약류 관리에 관한 법률 시행령 [별표 2] 〈개정 2018. 9. 11.〉)

바. 가목부터 마목까지에 열거된 것을 함유하는 혼합물질 또는 혼합제제. 다만, 다른 약물이나 물질과 혼합되어 가목부터 마목까지에 열거된 것으로 다시 제조하거나 제제(製劑)할 수 없고, 그것에 의하여 신체적 또는 정신적 의존성을 일으키지 아니하는 것으로서 총리령으로 정하는 것[이하 "한외마약"(限外麻藥)이라 한다]은 제외한다.

※한외마약(시행규칙 제2조)

「마약류 관리에 관한 법률」(이하 "법"이라 한다) 제2조 제2호 바목 단서에 따른 한외마약은 다음 각호의 1에 해당하는 마약의 제제(주사제의 제제를 제외한다)로 한다.

1. 100그램당 코데인, 디히드로코데인 및 그 염류는 염기로서 1그램이하(수제인 경우에는 100밀리리터당 100밀리그램 이하)이고, 1회 용량이 코데인 및 그 염류는 염기로서 20밀리그램 이히, 디히드로코데인 및 그 염류는 염기로서 10밀리그램 이하이며, 마약성분외의 유효성분이 3종 이상 배합된 제제

2. 100밀리리터당 또는 100그램당 의료용 아편이 100밀리그램 이하이고, 동일한 양의 토근이 배합된 제제

3. 디펜옥시레이트가 염기로서 1회용량이 2.5밀리그램 이하이고, 당해 디펜옥시레이트 용량의 1퍼센트 이상에 해당하는 양의 아트로핀설페이트를 함유하는 제제

4. 디펜옥신 1회 용량이 0.5밀리그램 이하이고, 당해 디펜옥신 용량의 5퍼센트이상에 해당하는 양의 아트로핀설페이트를 함유하는 제제

5. 마약류취급학술연구자가 학술연구목적에 사용하는 연구시험용 시약으로서 식품의약품안전처장이 인정한 제제

(3) 향정신성의약품

향정신성의약품이란 인간의 중추신경계에 작용하는 것으로서 이를 오용하거나 남용할 경우 인체에 심각한 위해가 있다고 인정되는 다음 각 목의 어느 하나에 해당하는 것으로서 대통령령으로 정하는 것을 말한다(마약관리법 제2조 제3호).

가. 오용하거나 남용할 우려가 심하고 의료용으로 쓰이지 아니하며 안전성이 결여되어 있는 것으로서 이를 오용하거나 남용할 경우 심한 신체적 또는 정신적 의존성을 일으키는 약물 또는 이를 함유하는 물질

■ 마약류 관리에 관한 법률 시행령 [별표 3] 〈개정 2018. 9. 11.〉
　　　법 제2조 제3호 가목에 해당하는 향정신성의약품(제2조 제3항 관련)
법 제2조 제3호 가목에 해당하는 향정신성의약품은 다음의 것과 그 염 및 이성체(異性體) 또는 이성체의 염으로 한다.

구분	품명	화학명 또는 구조식
1	디메톡시브로모암페타민 (Dimethoxybromoamphetamine)	1-(4-bromo-2,5-dimethoxyphenyl)-2-propanamine
2	2,5-디메톡시암페타민 (2,5-Dimethoxyamphetamine, 2,5-DMA)	1-(2,5-dimethoxyphenyl)-2-propanamine
3	4-메톡시암페타민 (4-Methoxyamphetamine, PMA)	1-(4-methoxyphenyl)-2-propanamine
4	5-메톡시-3,4-메틸렌디옥시암페타민 (5-Methoxy-3,4-methylenedioxyamphetamine, MMDA)	1-(7-methoxy-1,3-benzodioxol-5-yl)-2-propanamine
5	4-메틸-2,5-디메톡시암페타민 (4-Methyl-2,5-dimethoxyamphetamine, STP, DOM)	1-(2,5-dimethoxy-4-methylphenyl)-2-propanamine
6	3,4-메틸렌디옥시암페타민 (3,4-Methylenedioxyamphetamine, MDA)	1-(1,3-benzodioxol-5-yl)-2-propanamine
7	3,4,5-트리메톡시암페타민 (3,4,5-trimethoxyamphetamine, TMA)	1-(3,4,5-trimethoxyphenyl)-2-propanamine
8	부포테닌(Bufotenine)	3-[2-(dimethylamino)ethyl]-1H-indol-5-ol
9	디에틸트립타민 (Diethyltryptamine, DET)	N,N-diethyl-2-(1H-indol-3-yl)ethanamine
10	디메틸트립타민 (Dimethyltryptamine, DMT)	2-(1H-indol-3-yl)-N,N-dimethylethanamine
11	디메틸헵틸피란 (Dimethylheptylpyran, DMHP)	6,6,9-trimethyl-3-(3-methyl-2-octanyl)-7,8,9,10-tetrahydro-6H-benzo[c]chromen-1-ol

12	엔-에틸-3-피페리딜 벤질레이트 (N-ethyl-3-piperidyl benzilate)	1-ethyl-3-piperidinyl hydroxy (diphenyl)acetate
13	이보게인(Ibogaine)	12-methoxyibogamine
14	리서직산 디에틸아마이드 (Lisergic acid diethylamide, LSD, LSD-25)	(8β)-N,N-diethyl-6-methyl-9,10-didehydroergoline-8-carboxamide
15	메스칼린(Mescaline)	2-(3,4,5-trimethoxyphenyl)ethanamine
16	엔-메틸-3-피페리딜 벤질레이트 (N-methyl-3-piperidyl benzilate)	1-methyl-3-piperidinyl hydroxy(diphenyl)acetate
17	파라헥실(Parahexyl)	3-hexyl-6,6,9-trimethyl-7,8,9,10-tetrahydro-6H-benzo[c]chromen-1-ol
18	페이오트(Peyote)	*Lophophora williamsii*
19	사일로시빈(Psilocybin)	3-[2-(dimethylamino)ethyl]-1H-indol-4-yl dihydrogen phosphate
20	사일로신(Psilocyn)	3-[2-(dimethylamino)ethyl]-1H-indol-4-ol
21	펜사이클리딘의 유사체 [Phencyclidine analogues]	1-(1-phenylcyclohexyl)piperidine
22	메스케치논(Methcathinone) 및 그 유사체. 다만, 별표 1부터 별표 6까지에서 별도로 규정한 메스케치논 유사체 및 「약사법」 제31조·제42조에 따라 의약품으로 허가받거나 신고한 물질은 제외한다.	Methcathinone: 2-(methylamino)-1-phenyl-1-propanone 아래의 기본구조를 가지고, R 위치에 다음의 작용기를 가지는 물질
23	에트립타민(Etryptamine)	1-(1H-indol-3-yl)-2-butanamine
24	4-메틸티오암페타민 (4-Methylthioamphetamine, 4-MTA)	1-[4-(methylsulfanyl)phenyl]-2-propanamine
25	크라톰(Kratom)	*Mitragyna speciosa*

22번 항목의 세부 표:

기본구조	R
	○R1: 1-피롤리디닐, 1-피페리디닐, N-알킬아미노, N-알킬-N'-알킬아미노, NH2 ○R2: 수소 또는 알킬 ○R3: 수소 또는 알킬, 알콕시, 메틸렌 디옥시 및 할로겐(각 작용기가 2곳 이상 도입된 것을 포함한다) ※R에 규정된 알킬은 고리형을 포함

26	5-메톡시-디이소프로필트립타민 (5-Methoxy-diisopropyltryptamine, 5-Meo-DiPT)	N-isopropyl-N-[2-(5-methoxy-1H-indol-3-yl)ethyl]-2-propanamine
27	5-메톡시-메틸이소프로필트립타민 (5-Methoxy-methyliso propyltryptamine, 5-MeO-MiPT)	N-[2-(5-methoxy-1H-indol-3-yl)ethyl]-N-methyl-2-propanamine
28	5-메톡시디메틸트립타민 (5-Methoxydimethyltryptamine, 5-MeO-DMT)	2-(5-methoxy-1H-indol-3-yl)-N,N-dimethylethanamine
29	메틸이소프로필트립타민 (Methylisopropyltryptamine, MiPT)	N-[2-(1H-indol-3-yl)ethyl]-N-methyl-2-propanamine
30	5-메톡시-알파-메틸트립타민 (5-Methoxy-α-methyltryptamine, 5-MeO-AMT)	1-(5-methoxy-1H-indol-3-yl)-2-propanamine
31	디이소프로필트립타민 (Diisopropyltryptamine, DiPT)	N-[2-(1H-indol-3-yl)ethyl]-N-isopropyl-2-propanamine
32	4-아세톡시-디이소프로필트립타민 (4-Acetoxy-diisopropyltryptamine, 4-Acetoxy-DiPT)	3-[2-(diethylamino)ethyl]-1H-indol-4-yl acetate

33 제이더블유에이치(JWH)-018 및 그 유사체. 다만, 별표 1부터 별표 6까지에서 별도로 규정한 제이더블유에이치-018 유사체는 제외한다.

JWH-018:
1-naphthyl(1-pentyl-1H-indol-3-yl)
methanone
아래의 기본구조를 가지고, R 또는 X 위치에 다음의 작용기를 가지는 물질

기본구조	R 또는 X
	○R1: (헤테로)방향족 고리[a], 테트라메틸사이클로프로필, 아다만틸, 아다만틸아민, 알킬[a](작용기가 에스테르 또는 아마이드 결합하는 것을 포함한다) ○R2: 알킬[a] ○X: 탄소 또는 질소 ○R3: 수소 또는 알킬a ※a: R에 규정된 것에 결합 가능한 작용기를 포함

34	제이더블유에이치-030 및 그 유사체. 다만, 별표 1부터 별표 6까지에서 별도로 규정한 제이더블유에이치-030 유사체는 제외한다.	JWH-030: 1-naphthyl(1-pentyl-1H-pyrrol-3-yl)methanone 아래의 기본구조를 가지고, R 또는 X 위치에 다음의 작용기를 가지는 물질 기본구조 / R 또는 X ○R1: 알킬[a] ○X: 탄소 또는 질소 ○R_2, R_3: 수소 또는 알킬[a] 및 방향족 고리 ※a: R에 규정된 것에 결합 가능한 작용기를 포함
35	제이더블유에이치-175 및 그 유사체. 다만, 별표 1부터 별표 6까지에서 별도로 규정한 제이더블유에이치-175 유사체는 제외한다.	JWH-175: 3-(1-naphthylmethyl)-1-pentyl-1H-indole 아래의 기본구조를 가지고, R 또는 X 위치에 다음의 작용기를 가지는 물질 기본구조 / R 또는 X ○R1: 알킬[a] ○X: 탄소 또는 질소 ○R2: 수소 또는 알킬a ○R3: 수소 또는 알킬a 및 알콕시 ※a: R에 규정된 것에 결합 가능한 작용기를 포함
36	제이더블유에이치-176 및 그 유사체. 다만, 별표 1부터 별표 6까지에서 별도로 규정한 제이더블유에이치-176 유사체는 제외한다.	JWH-176: 1-[(Z)-(3-pentyl-1H-inden-1-ylidene)methyl]naphthalene 아래의 기본구조를 가지고, R 위치에 다음의 작용기를 가지는 물질 기본구조 / R ○R1: 알킬[a] ○R2: 수소 또는 알킬a ※ a: R에 규정된 것에 결합 가능한 작용기를 포함

37	에이치유-210(HU-210)	9-(hydroxymethyl)-6,6-dimethyl-3-(2-methyl-2-octanyl)-6a,7,10,10a-tetrahydro-6H-benzo[c]chromen-1-ol
38	시피(CP)-47497 및 그 유사체. 다만, 별표 1부터 별표 6까지에서 별도로 규정한 시피-47497 유사체는 제외한다.	CP-47497: 2-[(1S,3R)-3-hydroxycyclohexyl]-5-(2-methyl-2-octanyl)phenol 아래의 기본구조를 가지고, R 위치에 다음의 작용기를 가지는 물질 기본구조 / R ○R1: 알킬a ○R2: 수소 또는 알킬a ※a: R에 규정된 것에 결합 가능한 작용기를 포함
39	메틸렌디옥시피로발레론 (Methylenedioxypyrovalerone, MDPV)	1-(1,3-benzodioxol-5-yl)-2-(1-pyrrolidinyl)-1-pentanone
40	4-플루오로암페타민 (4-Fluoroamphetamine, 4-FA)	1-(4-fluorophenyl)-2-propanamine
41	4-메틸암페타민 (4-Methylamphetamine, 4-MA)	1-(4-methylphenyl)-2-propanamine
42	엔-히드록시 메틸렌디옥시암페타민 (N-hydroxy methylenedioxy amphetamine, N-hydroxy MDA)	1-(1,3-benzodioxol-5-yl)-N-hydroxy-2-propanamine
43	메틸렌디옥시에틸암페타민 (Methylenedioxyethylamphetamine, MDE)	1-(1,3-benzodioxol-5-yl)-N-ethyl-2-propanamine
44	4-메틸아미노렉스 (4-Methylaminorex)	4-methyl-5-phenyl-4,5-dihydro-1,3-oxazol-2-amine
45	5-에이피비(5-APB)	5-(2-aminopropyl)benzofuran
46	피엠엠에이(PMMA, para-methoxymethamphetamine)	1-(4-methoxyphenyl)-N-methyl-propan-2-amine
47	엠엠디에이-2(MMDA-2)	1-(6-methoxy-1,3-benzodioxol-5-yl)propan-2-amine
48	메톡세타민(methoxetamine)	(RS)2-(3-methoxyphenyl)-2-(ethylamino)cyclohexanone
49	시비-13(CB-13)	Naphthalen-1-yl-(4-pentyloxynaphthalen-1-yl)methanone

50	5-메오-디에이엘티(5-MeO-DALT)	N-allyl-N-[2-(5-methoxy-1H-indol-3-yl) ethyl]prop-2-en-1-amine
51	메티오프로파민(methiopropamine)	1-(thiophen-2-yl)-2-methylaminopropane
52	5-에이피디비(5-APDB)	5-(2-aminopropyl)-2,3-dihydrobenzofuran
53	파라 -클로로암페타민 (p-chloroamphetamine)	1-(4-chlorophenyl)propan-2-amine
54	알파- 피브이티(α-PVT)	2-(pyrrolidin-1-yl)-1-(thiophen-2-yl)pentan -1-one
55	알파- 메틸트립타민 (α-methyltryptamine)	2-(1H-indole-3-yl)-1-methyl-ethylamine
56	4-오에이치-디이티(4-OH-DET)	3-(2-diethylaminoethyl)-1H-indol-4-ol
57	데스옥시-디2피엠(Dexoxy-D2PM)	(RS)-2-(Diphenylmethyl)pyrrolidine
58	5-엠에이피비 (5-MAPB)	1-(benzofuran-5-yl)-N-methylpropan-2- amine
59	엠디에이아이 (MDAI)	6,7-dihydro-5H-cyclopenta[f][1,3] benzodioxol-6-amine
60	25시-엔비오엠이 (25C-NBOMe)	2-(4-chloro-2,5-dimethoxyphenyl)-N- [(2-methoxyphenyl)methyl]ethanamine
61	3-플루오로메트암페타민 (3-fluoromethamphetamine, 3-FMA)	1-(3-fluorophenyl)-N-methylpropan-2- amine
62	5-에이피아이 (5-API)	2-(1H-indol-5-yl)-1-methyl-ethylamine
63	5-아이에이아이 (5-IAI)	5-iodo-2,3-dihydro-1H-inden-2-amine
64	디메톡시-메트암페타민 (Dimethoxy-methamphetamine, DMMA)	2-(3,4-dimethoxyphenyl)-N- methylpropylamine
65	에틸페니데이트 (Ethylphenidate)	ethyl 2-phenyl-2-piperidin-2-ylacetate
66	엠티-45 (MT-45)	1-cyclohexyl-4-(1,2-diphenylethyl) piperazine
67	5-엠이오-이피티 (5-MeO-EPT)	5-methoxy-N-ethyl-N-propyltryptamine
68	디오시 (DOC)	1-(4-chloro-2,5-dimethoxy-phenyl)propan- 2-amine
69	25아이-엔비오엠이 (25I-NBOMe)	2-(4-iodo-2,5-dimethoxyphenyl)-N- [(2-methoxyphenyl)methyl]ethanamine
70	2-벤즈히드릴피페리딘 (2-Benzhydrylpiperidine, 2-DPMP)	2-benzhydrylpiperidine

71	에이-836,339(A-836,339)	N-[3-(2-methoxyethyl)-4,5-dimethyl-1,3-thiazol-2-ylidene]-2,2,3,3-tetramethylcyclopropane-1-carboxamide
72	파라-클로로메트암페타민 (p-Chloromethamphetamine, PCMA)	1-(4-chlorophenyl)-N-methylpropan-2-amine
73	파라-브로모암페타민 (p-Bromoamphetamine, PBA)	1-(4-bromophenyl)propan-2-amine
74	25디-엔비오엠이(25D-NBOMe)	2-(2,5-dimethoxy-4-methylphenyl)-N-[(2-methoxyphenyl)methyl]ethanamine
75	5-이에이피비(5-EAPB)	1-(benzofuran-5-yl)-N-ethylpropan-2-amine
76	2시-시(2C-C)	2-(4-chloro-2,5-dimethoxyphenyl)ethanamine
77	2시-피(2C-P)	2-(2,5-dimethoxy-4-(n)-propylphenyl)ethanamine
78	엔-메틸-2-에이아이 (N-Methyl-2-AI)	N-methyl-2,3-dihydro-1H-inden-2-amine
79	아르에이치-34(RH-34)	3-{2-[(2-methoxyphenyl)methylamino]ethyl}-1H-quinazoline-2,4-dione
80	엔-에틸노르케타민 (N-Ethylnorketamine)	2-(2-chlorophenyl)-2-(ethylamino)cyclohexan-1-one
81	메피라핌(Mepirapim)	(4-methylpiperazin-1-yl)-(1-pentylindol-3-yl)methanone
82	25비-엔비오엠이(25B-NBOMe)	2-(4-bromo-2,5-dimethoxyphenyl)-N-(2-methoxybenzyl)ethanamine
83	4,4'-디엠에이아르(4,4'-DMAR)	para-methyl-4-methylaminorex

나. 오용하거나 남용할 우려가 심하고 매우 제한된 의료용으로만 쓰이는 것으로서 이를 오용하거나 남용할 경우 심한 신체적 또는 정신적 의존성을 일으키는 약물 또는 이를 함유하는 물질

다. 가목과 나목에 규정된 것보다 오용하거나 남용할 우려가 상대적으로 적고 의료용으로 쓰이는 것으로서 이를 오용하거나 남용할 경우 그리 심하지 아니한 신체적 의존성을 일으키거나 심한 정신적 의존성을 일으키는 약물 또는 이를 함유하는 물질

라. 다목에 규정된 것보다 오용하거나 남용할 우려가 상대적으로 적고 의료용으로 쓰이는 것으로서 이를 오용하거나 남용할 경우 다목에 규정된 것보다 신체적 또는 정신적 의존성을 일으킬 우려가 적은 약물 또는 이를 함유하는 물질

마. 가목부터 라목까지에 열거된 것을 함유하는 혼합물질 또는 혼합제제. 다만, 다른 약물 또는 물질과 혼합되어 가목부터 라목까지에 열거된 것으로 다시 제조하거나 제제할 수 없고, 그것에 의하여 **신체적 또는 정신적 의존성을 일으키지 아니하는 것으로서 총리령으로 정하는 것은 제외한다.**

※신체적 또는 정신적 의존성을 야기하지 아니하는 제제(시행규칙 제3조)

① 법 제2조 제3호 마목 단서에 따라 신체적 또는 정신적 의존성을 야기하지 아니하는 제제로 인정하는 기준은 다음 각호와 같다. 다만, 법 제2조 제3호 나목에 해당하는 향정신성의약품을 함유한 제제는 제1호 내지 제3호의 요건에 해당하더라도 이를 신체적 또는 정신적 의존성을 야기하는 제제로 본다.

  1. 법 제2조 제3호 다목 또는 라목의 향정신성의약품이 복합제제의 주성분이 아니어야 하며, 향정신성의약품의 성분이 2종 이상 함유한 것이 아닐 것

  2. 복합제제에 함유되는 향정신성의약품의 함량은 복합제제의 1일 복용량에 함유된 향정신성의약품의 양이 당해 향정신성의약품 제조품목허가시 허가된 1일 용량(이하 "허가용량"이라 한다)의 2분의 1 이하로 치료효과를 기대할 수 있는 양일 것

  3. 향정신성의약품에 신경계 작용약물이 함유된 복합제제는 그 함유된 성분 상호간에 상승작용을 야기하지 아니할 것

  4. 피라비탈, 알로피라비탈, 싸이크로피라비탈 등 바르비탈류의 분자화합물의 제제는 이에 함유된 바르비탈류의 용량을 계산하여 그 제제의 1일 복용량에 함유된 당해 성분의 함량이 각각 허가용량의 2분의 1 이하로서 치료효과를 기대할 수 있는 양일 것

  5. 학술연구목적의 시약은 연구시험용으로 제조되고 단위당 함량이 1그램 이하일 것

② 제1항의 규정에 적합하여 신체적 또는 정신적 의존성을 야기하지 아니하는 제제로 인정받고자 하는 경우에는 당해 품목마다 별지 제1호 서식에 의한 신청서(전자문서로 된 신청서를 포함한다)에 이를 입증하는 근거서류(전자문서를 포함한다)를 첨부하여 **식품의약품안전처장에게 제출하여야 한다.**

※취급승인 신청(시행규칙 제4조)

「마약류 관리에 관한 법률 시행령」(이하 "영"이라 한다) 제3조에 따라 취급승인을 받으려는 자는 별지 제2호서식의 마약류·원료물질 취급승인 신청서(전자문서로 된 신청서를 포함한다)에 그 자격을 증명하는 서류 사본(전자문서를 포함한다) 및 취급계획서(전자문서를 포함한다)를 첨부하여 식품의약품안전처장에게 제출하여야 한다.

다만, 영 제3조 제3항 제4호에 해당하는 자가 취급승인을 받으려는 경우에는 별지 제2호서식의 마약류·원료물질 취급승인 신청서에 제5조 제2항 제2호의2의 서류(전자문서를 포함한다)를 첨부하여 식품의약품안전처장에게 제출해야 한다.

(4) 대마

대마란 다음 각 목의 어느 하나에 해당하는 것을 말한다. **다만, 대마초[칸나비스 사티바 엘(Cannabis sativa L)을 말한다. 이하 같다]의 종자(種子)·뿌리 및 성숙한 대마초의 줄기와 그 제품은 제외한다(마약관리법 제2조 제4호).**

가. 대마초와 그 수지(樹脂)
나. 대마초 또는 그 수지를 원료로 하여 제조된 모든 제품
다. 가목 또는 나목에 규정된 것과 동일한 화학적 합성품으로서 대통령령으로 정하는 것
라. 가목부터 다목까지에 규정된 것을 함유하는 혼합물질 또는 혼합제제

(5) 마약류취급자

마약류취급자란 다음 가목부터 사목까지의 어느 하나에 해당하는 자로서 이 법에 따라 허가 또는 지정을 받은 자와 아목 및 자목에 해당하는 자를 말한다(마약관리법 제2조 제5호).

가. 마약류수출입업자: 마약 또는 향정신성의약품의 수출입을 업(業)으로 하는 자
나. 마약류제조업자: 마약 또는 향정신성의약품의 제조[제제 및 소분(小分)을 포함한다. 이하 같다]를 업으로 하는 자
다. 마약류원료사용자: 한외마약 또는 의약품을 제조할 때 마약 또는 향정신성의약품을 원료로 사용하는 자
라. 대마재배자: 섬유 또는 종자를 채취할 목적으로 대마초를 재배하는 자
마. 마약류도매업자: 마약류소매업자, 마약류취급의료업자, 마약류관리자 또는 마약류취급학술연구자에게 마약 또는 향정신성의약품을 판매하는 것을 업으로 하는 자
바. **마약류관리자:** 「의료법」에 따른 의료기관(이하 "의료기관"이라 한다)에 종사하는 **약사로서 그 의료기관에서 환자에게 투약하거나 투약하기 위하여 제공하는 마약 또는 향정신성의약품을 조제·수수(授受)하고 관리하는 책임을 진 자**
※ 4명 이상의 마약류취급의료업자가 의료에 종사하는 의료기관의 대표자는 그 의료기관에 마약류관리자를 두어야 한다. 다만, 향정신성의약품만을 취급하는 의료기관의 경우에는 그러하지 아니하다(마약관리법 제33조 제1항).
사. 마약류취급학술연구자: 학술연구를 위하여 마약 또는 향정신성의약품을 사용하거나, 대마초를 재배하거나 대마를 수입하여 사용하는 자
아. 마약류소매업자: 「약사법」에 따라 등록한 약국개설자로서 마약류취급의료업자의 처방전에 따라 마약 또는 향정신성의약품을 조제하여 판매하는 것을 업으로 하는 자
자. 마약류취급의료업자: 의료기관에서 의료에 종사하는 의사·치과의사·한의사 또는 「수의사법」에 따라 동물 진료에 종사하는 수의사로서 **의료나 동물 진료를 목적으로 마약 또는 향정신성의약품을 투약하거나 투약하기 위하여 제공하거나 마약 또는 향정신성의약품을 기재한 처방전을 발급하는 자**

(6) 원료물질

원료물질이란 마약류가 아닌 물질 중 마약 또는 향정신성의약품의 제조에 사용되는 물질로서 대통령령으로 정하는 것을 말한다(마약관리법 제2조 제6호).

(7) 원료물질취급자

원료물질취급자란 원료물질의 제조·수출입·매매에 종사하거나 이를 사용하는 자를 말한다(마약관리법 제2조 제7호).

(8) 군수용마약류

군수용마약류란 국방부 및 그 직할 기관과 육군·해군·공군에서 관리하는 마약류를 말한다(마약관리법 제2조 제8호).

(9) 치료보호

치료보호란 마약류 중독자의 마약류에 대한 정신적·신체적 의존성을 극복시키고 재발

을 예방하여 건강한 사회인으로 복귀시키기 위한 입원 치료와 통원(通院) 치료를 말한다
(마약관리법 제2조 제9호).

3. 국가 등의 책임

(1) 국가와 지방자치단체는 국민이 마약류 등을 남용하는 것을 예방하고, 마약류 중독자에 대한 치료보호와 사회복귀 촉진을 위하여 연구 · 조사 등 필요한 조치를 하여야 한다
(마약관리법 제2조의2 제1항).

(2) 국민은 마약류 중독자에 대하여 치료의 대상으로 인식하고 건강한 사회구성원으로 자립할 수 있도록 협조하여야 한다(마약관리법 제2조의2 제2항).

4. 마약퇴치의 날

(1) 마약류 등의 오남용에 대한 사회적 경각심을 높이고 마약류에 관한 범죄를 예방하기 위하여 매년 6월 26일을 마약퇴치의 날로 정한다(마약관리법 제2조의3 제1항).

(2) 국가와 지방자치단체는 마약퇴치의 날 취지에 적합한 행사와 교육 · 홍보사업을 실시할 수 있다(마약관리법 제2조의3 제2항).

(3) 마약퇴치의 날 행사 및 교육 · 홍보사업에 필요한 사항은 대통령령으로 정한다(마약관리법 제2조의3 제3항).

5. 일반 행위의 금지

누구든지 다음 각 호의 어느 하나에 해당하는 행위를 하여서는 아니 된다(마약관리법 제3조).

1. 이 법에 따르지 아니한 마약류의 사용
2. 마약의 원료가 되는 식물을 재배하거나 그 성분을 함유하는 원료 · 종자 · 종묘(種苗)를 소지, 소유, 관리, 수출입, 수수, 매매 또는 매매의 알선을 하거나 그 성분을 추출하는 행위. 다만, 대통령령으로 정하는 바에 따라 식품의약품안전처장의 승인을 받은 경우는 제외한다.
3. 헤로인, 그 염류(鹽類) 또는 이를 함유하는 것을 소지, 소유, 관리, 수입, 제조, 매매, 매매의 알선, 수수, 운반, 사용, 투약하거나 투약하기 위하여 제공하는 행위. 다만, 대통령령으로 정하는 바에 따라 식품의약품안전처장의 승인을 받은 경우는 제외한다.
4. 마약 또는 향정신성의약품을 제조할 목적으로 원료물질을 제조, 수출입, 매매, 매매의 알선, 수수, 소지, 소유 또는 사용하는 행위. 다만, 대통령령으로 정하는 바에 따라 식품의약품안전처장의 승인을 받은 경우는 제외한다.
5. 제2조 제3호 가목의 향정신성의약품 또는 이를 함유하는 향정신성의약품을 소지, 소유, 사용, 관리, 수출입, 제조, 매매, 매매의 알선 또는 수수하는 행위. 다만, 대통령령으로 정하는 바에 따라 식품의약품안전처장의 승인을 받은 경우는 제외한다.
6. 제2조 제3호 가목의 향정신성의약품의 원료가 되는 식물 또는 버섯류에서 그 성분을 추출하거나 그 식물 또는 버섯류를 수출입, 매매, 매매의 알선, 수수, 흡연 또는 섭취하거나 흡연

또는 섭취할 목적으로 그 식물 또는 버섯류를 소지·소유하는 행위. 다만, 대통령령으로 정하는 바에 따라 식품의약품안전처장의 승인을 받은 경우는 제외한다.

7. 대마를 수출입·제조·매매하거나 매매를 알선하는 행위. 다만, 공무, 학술연구 또는 의료 목적을 위하여 대통령령으로 정하는 바에 따라 식품의약품안전처장의 승인을 받은 경우는 제외한다.

8. 삭제

9. 삭제

10. 다음 각 목의 어느 하나에 해당하는 행위

　가. 대마 또는 대마초 종자의 껍질을 흡연 또는 섭취하는 행위(제7호 단서에 따라 의료 목적으로 섭취하는 행위는 제외한다)

　나. 가목의 행위를 할 목적으로 대마, 대마초 종자 또는 대마초 종자의 껍질을 소지하는 행위

　다. 가목 또는 나목의 행위를 하려 한다는 정(情)을 알면서 대마초 종자나 대마초 종자의 껍질을 매매하거나 매매를 알선하는 행위

11. 제4조 제1항 또는 제1호부터 제10호까지의 규정에서 금지한 행위를 하기 위한 장소·시설·장비·자금 또는 운반 수단을 타인에게 제공하는 행위

12. 다음 각 목의 어느 하나에 해당하는 규정에서 금지하는 행위에 관한 정보를 「표시·광고의 공정화에 관한 법률」 제2조 제2호에서 정하는 방법으로 타인에게 널리 알리거나 제시하는 행위

　가. 제1호부터 제11호까지의 규정

　나. 제4조 제1항 또는 제3항

　다. 제5조 제1항 또는 제2항

　라. 제5조의2 제5항

6. 마약류취급자가 아닌 자의 마약류 취급 금지

(1) 마약류취급자가 아니면 다음 각 호의 어느 하나에 해당하는 행위를 하여서는 아니 된다(마약관리법 제4조 제1항).

1. 마약 또는 향정신성의약품을 소지, 소유, 사용, 운반, 관리, 수입, 수출, 제조, 조제, 투약, 수수, 매매, 매매의 알선 또는 제공하는 행위
2. 대마를 재배·소지·소유·수수·운반·보관 또는 사용하는 행위
3. 마약 또는 향정신성의약품을 기재한 처방전을 발급하는 행위
4. 한외마약을 제조하는 행위

(2) 다음 각 호의 어느 하나에 해당하는 경우에는 마약류취급자가 아닌 자도 마약류를 취급할 수 있다(마약관리법 제4조 제2항).

1. 이 법에 따라 마약 또는 향정신성의약품을 마약류취급의료업자로부터 투약받아 소지하는 경우
2. 이 법에 따라 마약 또는 향정신성의약품을 마약류소매업자로부터 구입하거나 양수(讓受)하여 소지하는 경우

3. 이 법에 따라 마약류취급자를 위하여 마약류를 운반·보관·소지 또는 관리하는 경우
4. 공무상(公務上) 마약류를 압류·수거 또는 몰수하여 관리하는 경우
5. 제13조에 따라 마약류 취급 자격 상실자 등이 마약류취급자에게 그 마약류를 인계하기 전까지 소지하는 경우
6. 제3조 제7호 단서에 따라 의료 목적으로 사용하기 위하여 대마를 운반·보관 또는 소지하는 경우
7. 그 밖에 총리령으로 정하는 바에 따라 식품의약품안전처장의 승인을 받은 경우

※마약류취급자가 아닌 자의 마약류 취급(시행규칙 제5조)

① 법 제4조 제2항 제7호에 따라 마약류취급자가 아닌 자가 마약류를 취급할 수 있는 경우는 다음 각 호의 어느 하나와 같다.
　1. 의약품제조업자 등이 마약·향정신성의약품 또는 한외마약의 품목허가를 받기 위한 임상연구나 시제품을 제조하기 위하여 취급하는 경우
　1의2. 법 제2조 제3호 마목 단서에 해당하는 제제가 포함된 의약품의 품목허가를 받거나 품목신고를 하기 위한 임상연구나 시제품을 제조하기 위하여 취급하는 경우
　2. 의약품제조업자 등이 품질관리를 목적으로 취급하는 경우
　2의2. 의약품을 분류·포장하는 기계·기구 등을 제작하는 자가 시제품을 제작하거나 제품의 성능을 시험하기 위하여 향정신성의약품을 취급하는 경우
　3. 공무수행 또는 공무수행을 보조하기 위하여 부득이 마약류 취급을 필요로 하는 경우
　4. 「대외무역법」에 의한 외국의 수출자의 위임을 받은 무역거래자가 물품매도확약서를 발행하여 마약류의 구매의 알선행위를 하는 경우
　5. 도핑(doping) 검사 및 그 검사를 위한 시험을 목적으로 마약류 취급을 필요로 하는 경우
　6. 자가치료를 목적으로 마약 또는 향정신성의약품을 휴대하고 출입국하는 경우
　6의2. 국내에 대체치료수단이 없어 자가치료를 목적으로 한국희귀·필수의약품센터를 통하여 수입된 마약 또는 향정신성의약품을 취급하는 경우
　7. 의료봉사 단체 또는 의료기관 등이 해외 의료봉사·원조·지원을 위하여 취급하는 경우
　8. 「항공안전법」에 따른 구급의료용품 탑재 등 식품의약품안전처장이 필요하다고 인정하여 공고하는 경우
② 마약류취급자가 아닌 자가 제1항 각 호의 어느 하나에 해당되어 마약류 취급승인을 받으려는 경우에는 별지 제3호서식에 의한 신청서(전자문서로 된 신청서를 포함한다)에 다음 각 호의 구분에 따른 서류(전자문서를 포함한다)를 첨부하여 식품의약품안전처장에게 제출하여야 한다.
　1. 제1항 제1호, 제1호의2, 제2호, 제2호의2, 제3호부터 제5호까지 및 제8호에 해당하는 경우
　　가. 해당 자격을 증명하는 서류 사본
　　나. 취급계획서
　2. 제1항 제6호에 해당하는 경우
　　가. 출입국을 증명하는 서류 사본(식품의약품안전처장이 「전자정부법」 제36조 제1항에 따른 행정정보의 공동이용을 통하여 첨부서류에 대한 정보를 확인할 수 있는 경우에는 그 확인으로 첨부서류를 갈음하되, 신청인이 확인에 동의하지 않는 경우에는 이를 제출하여야 한다)

나. 휴대약품명, 휴대약품의 수량, 체류기간, 출입국의 목적 등을 기재한 서류

다. 국내외 의료기관의 의사가 발행한 진단서(의약품명, 1회 투약량, 1일 투약횟수, 총 투약일수, 용법 등이 명시된 것을 말한다. 이하 이 조에서 같다) 또는 입국자의 경우 반출하려는 국가의 정부에서 발행한 자가치료 목적의 마약 또는 향정신성의약품 반출승인서

2의2. 제1항 제6호의2에 해당하는 경우: 국내 의료기관의 해당 질환 전문의가 발행한 다음 각 목의 서류

가. 진단서

나. 진료기록

다. 국내 대체치료수단이 없다고 판단한 의학적 소견서

3. 제1항 제7호에 해당하는 경우: 해외 의료봉사·원조 또는 지원 목적임을 증명하는 서류로서 취급하려는 마약 또는 향정신성의약품의 품명, 수량 등이 기재된 해당 국가의 정부 또는 그 밖에 권한이 있는 기관이 발행한 서류

(3) 마약류취급자는 이 법에 따르지 아니하고는 마약류를 취급하여서는 아니 된다. 다만, 대통령령으로 정하는 바에 따라 식품의약품안전처장의 승인을 받은 경우에는 그러하지 아니하다(마약관리법 제4조 제3항).

※마약류취급자의 예외적인 마약류 취급(시행령 제4조)

① 법 제4조 제3항 단서에 따라 마약류취급자가 식품의약품안전처장으로부터 마약류 취급에 관한 승인을 받을 수 있는 경우는 다음 각 호와 같다.

1. 마약류수출입업자·마약류제조업자·마약류원료사용자 또는 마약류취급학술연구자가 마약류 품질관리를 목적으로 취급하려는 경우

2. 마약류수출입업자·마약류제조업자·마약류원료사용자 또는 마약류취급학술연구자가 마약·향정신성의약품 또는 한외마약(限外痲藥)의 품목허가를 받기 위한 임상연구나 시제품(試製品)을 제조하기 위하여 취급하려는 경우

3. 제1호 및 제2호에 준하는 경우로서 마약류를 취급할 필요가 있다고 식품의약품안전처장이 인정하는 경우

② 제1항에 따른 승인신청에 필요한 사항은 총리령으로 정한다.

※마약류취급자의 예외적인 취급승인 신청(시행규칙 제6조)

법 제4조 제3항 단서, 제5조의2 제6항 제2호, 같은 법 시행령 제4조 및 제5조의3에 따라 마약류, 예고임시마약류 또는 임시마약류의 취급승인을 받으려는 자는 별지 제3호서식에 의한 신청서(전자문서로 된 신청서를 포함한다)에 그 자격을 증명하는 서류 사본(전자문서를 포함한다) 및 취급계획서(전자문서를 포함한다)를 첨부하여 식품의약품안전처장에게 제출하여야 한다.

(4) 대마를 운반·보관 또는 소지하려는 자는 특별자치시장·시장(「제주특별자치도 설치 및 국제자유도시 조성을 위한 특별법」에 따른 행정시장을 포함한다. 이하 같다)·군수 또는 구청장(자치구의 구청장을 말한다. 이하 같다)에게 신고하여야 한다. 이 경우 특별자치시장·시장·군수 또는 구청장은 그 신고 받은 내용을 검토하여 이 법에 적합하면 신고를 수

리하여야 한다(마약관리법 제4조 제4항).

(5) 신고 절차 및 대마의 운반·보관 또는 소지 방법에 관하여 필요한 사항은 총리령으로 정한다(마약관리법 제4조 제5항).

7. 마약류 등의 취급 제한

(1) 마약류취급자는 그 업무 외의 목적을 위하여 제4조 제1항 각 호에 규정된 행위를 하여서는 아니 된다(마약관리법 제5조 제1항).

(2) 이 법에 따라 마약류 또는 임시마약류를 소지·소유·운반 또는 관리하는 자는 다른 목적을 위하여 이를 사용하여서는 아니 된다(마약관리법 제5조 제2항).

(3) 식품의약품안전처장은 공익을 위하여 필요하다고 인정하는 때에는 다음 각 호의 어느 하나에 해당하는 경우 마약류(대마는 제외한다) 또는 임시마약류의 수입·수출·제조·판매 또는 사용을 금지 또는 제한하거나 그 밖의 필요한 조치를 할 수 있다(마약관리법 제5조 제3항).

1. 국내의 수요량 및 보유량을 고려하여 마약 또는 향정신성의약품을 제조·수입 또는 수출할 필요가 없다고 인정하는 경우
2. 이미 제조 또는 수입된 품종 또는 품목의 마약 또는 향정신성의약품과 동일한 품종 또는 품목의 마약 또는 향정신성의약품을 국내의 수급여건 등을 고려하여 다른 제조업자 또는 수입업자가 제조 또는 수입할 필요가 없다고 인정하는 경우
3. 마약류 품목허가증에 기재된 용량 이상의 마약 또는 향정신성의약품을 남용하였다고 인정하는 경우
4. 마약 또는 향정신성의약품에 대한 신체적·정신적 의존성을 야기하게 할 염려가 있을 정도로 마약 또는 향정신성의약품을 장기 또는 계속 투약하거나 투약하기 위하여 제공하는 경우
5. 그 밖에 대통령령으로 정하는 경우

8. 임시마약류 지정 등

(1) 식품의약품안전처장은 마약류가 아닌 물질·약물·제제·제품 등(이하 이 조에서 "물질등"이라 한다) 중 오용 또는 남용으로 인한 보건상의 위해가 우려되어 긴급히 마약류에 준하여 취급·관리할 필요가 있다고 인정하는 물질 등을 임시마약류로 지정할 수 있다. 이 경우 임시마약류는 다음 각 호에서 정하는 바와 같이 구분하여 지정한다(마약관리법 제5조의2 제1항).

1. 1군 임시마약류: 중추신경계에 작용하거나 마약류와 구조적·효과적 유사성을 지닌 물질로서 의존성을 유발하는 등 신체적·정신적 위해를 끼칠 가능성이 높은 물질
2. 2군 임시마약류: 의존성을 유발하는 등 신체적·정신적 위해를 끼칠 가능성이 있는 물질

(2) 다음 각 호의 어느 하나에 해당하는 의약품은 임시마약류의 지정 대상에서 제외한

다(마약관리법 제5조의2 제2항).

1. 「약사법」 제31조 제2항 및 제3항에 따라 식품의약품안전처장으로부터 의약품 품목허가를
받거나 품목신고를 한 의약품
2. 「약사법」 제34조 제1항에 따라 식품의약품안전처장으로부터 승인을 받은 임상시험용 의
약품

(3) 식품의약품안전처장이 임시마약류를 지정하려는 때에는 미리 대통령령으로 정하는
관계 기관과의 협의를 거쳐 다음 각 호의 사항을 1개월 이상 관보 및 인터넷 홈페이지에
예고하여야 하고, 임시마약류를 지정한 때에는 다음 제1호부터 제3호까지 및 제5호의
사항을 관보 및 인터넷 홈페이지에 공고하여야 한다(마약관리법 제5조의2 제3항).

1. 임시마약류의 지정 사유
2. 임시마약류의 명칭
3. 1군 임시마약류 또는 2군 임시마약류의 구분
4. 임시마약류 지정의 예고 기간 등 임시마약류의 지정 예고에 관한 사항
5. 임시마약류 지정 기간 등 임시마약류의 지정에 관한 사항

※임시마약류 지정 시 협의 기관(시행령 제5조의2)

법 제5조의2 제3항 각 호 외의 부분에서 "대통령령으로 정하는 관계 기관"이란 교육부, 외교
부, 법무부, 행정안전부, 보건복지부, 여성가족부, 국가정보원, 관세청, 검찰청, 경찰청, 해양
경찰청, 그 밖에 식품의약품안전처장이 임시마약류 지정과 관련하여 협의할 필요가 있다고
인정하는 관계 기관을 말한다.

(4) 지정 전에 예고한 임시마약류(이하 "예고임시마약류"라 한다)에 대한 효력은 임시마약
류로 예고한 날부터 임시마약류 지정 공고 전날까지로 하며, 예고임시마약류를 임시마
약류로 지정하려는 때에는 3년의 범위에서 기간을 정하여 지정하여야 한다. 다만, 마약
류 지정을 검토할 필요가 있는 임시마약류에 대하여는 그 지정기간이 끝나기 전에 제3
항에 따라 예고하여 임시마약류로 다시 지정할 수 있다(마약관리법 제5조의2 제4항).
(5) 누구든지 예고임시마약류 또는 임시마약류에 대하여 다음 각 호의 어느 하나에 해
당하는 행위를 하여서는 아니 된다(마약관리법 제5조의2 제5항).

1. 재배·추출·제조·수출입하거나 그러할 목적으로 소지·소유
2. 매매·매매의 알선·수수·제공하거나 그러할 목적으로 소지·소유
3. 소지·소유·사용·운반·관리·투약·보관
4. 1군 또는 2군 임시마약류와 관련된 금지행위를 하기 위한 장소·시설·장비·자금 또는
운반 수단을 타인에게 제공

(6) 제5항에도 불구하고 다음 각 호의 어느 하나에 해당하는 경우에는 예고임시마약류

또는 임시 마약류를 취급할 수 있다(마약관리법 제5조의2 제6항).

1. 공무상 예고임시마약류 또는 임시마약류를 압류·수거 또는 몰수하여 관리하는 경우
2. 그 밖에 공무상 마약류를 취급하는 공무원 또는 마약류취급학술연구자가 대통령령으로 정하는 바에 따라 식품의약품안전처장의 승인을 받아 예고임시마약류 또는 임시마약류를 취급하는 경우

※예고임시마약류 또는 임시마약류의 취급승인(시행령 제5조의3)

법 제5조의2 제6항 제2호에 따라 공무상 마약류를 취급하는 공무원 또는 마약류취급학술연구자가 예고임시마약류 또는 임시마약류를 취급하려는 경우에는 총리령으로 정하는 바에 따라 식품의약품안전처장의 승인을 받아야 한다.

Q1. 마약류관리에 관한 법률상 마약이 아닌 것은?

① 양귀비   ② 아편   ③ 코카잎

④ 코데인   ⑤ 암페타민

해설

§마약류관리에 관한 법률 **제2조 제2호(정의)**

"마약"이란 다음 각 목의 어느 하나에 해당하는 것을 말한다.

가. 양귀비

나. 아편

다. 코카 잎[엽]

라. 양귀비, 아편 또는 코카 잎에서 추출되는 모든 알카로이드 및 그와 동일한 화학적 합성품으로서 대통령령으로 정하는 것

예: **아세토르핀**, **벤질모르핀**, **코카인**, 코독심, **헤로인**, 메토폰, **모르핀**, 니코디코딘, 옥시코돈, 옥시모르폰, 테바콘, 테바인, **코데인**, 에틸모르핀, 니코코딘 등(마약류관리에 관한 법률 시행령 [별표 1] 〈개정 2016. 11. 1.〉

마. 가목부터 라목까지에 규정된 것 외에 그와 동일하게 남용되거나 해독(害毒) 작용을 일으킬 우려가 있는 화학적 합성품으로서 대통령령으로 정하는 것

바. 가목부터 마목까지에 열거된 것을 함유하는 혼합물질 또는 혼합제제. 다만, **다른 약물이나 물질과 혼합되어 가목부터 마목까지에 열거된 것으로 다시 제조하거나 제제(製劑)할 수 없고, 그것에 의하여 신체적 또는 정신적 의존성을 일으키지 아니하는 것으로서 총리령으로 정하는 것**[이하 "한외마약"(限外麻藥)이라 한다]은 제외한다.

§마약류관리에 관한 법률 **제2조 제3호(정의)**

"항정신성의약품"이란 인간의 중추신경계에 작용하는 것으로서 이를 오용하거나 남용할 경우 인체에 심각한 위해가 있다고 인정되는 다음 각 목의 어느 하나에 해당하는 것으로서 대통령령으로 정하는 것을 말한다.

예: **암페타민**, **부포테닌(Bufotenine)**, 디에틸트립타민(Diethyltryptamine, DET), 디메틸헵틸피란(Dimethylheptylpyran, DMHP), 리서직산 디에틸아마이드(Lisergic acid diethylamide, **LSD**, LSD-25) 등(마약류 관리에 관한 법률 시행령 [별표 3])

Q2. 마약류관리에 관한 법률상 항정신성 의약품이 아닌 것은?

① 모르핀   ② 암페타민   ③ 부포테닌

④ 디에틸트립타민   ⑤ 리서직산 디에틸아마이드

해설   **Q1. 해설 참조**

Q3. 다음은 마약류관리에 관한 법률상 한외마약을 설영한 것이다. 가장 옳은 것은?

① 양귀비에서 추출되는 알카로이드

② 아편 또는 코카 잎에서 추출되는 알카로이드

③ 마약류관리에 관한 법률상 마약으로 구분은 되어 있으나 의료용으로 사용가능하다고 인정된 의약품

④ 아편이 소량 포함되어 있으나 이로부터 아편의 재제제가 안 되고 신체적, 정신적 의존성이 없는 경우

⑤ 마약 성분이 들어 있기는 하나 이보다 다른 약품이 더 많이 포함된 혼합제제인 경우

해설

§마약류관리에 관한 법률 제2조 제2호 바목 단서(정의)
다만, 다른 약물이나 물질과 혼합되어 가목부터 마목까지에 열거된 것으로 다시 제조하거나 제제(製劑)할 수 없고, 그것에 의하여 신체적 또는 정신적 의존성을 일으키지 아니하는 것으로서 총리령으로 정 하는 것[이하 "한외마약"(限外麻藥)이라 한다]은 제외한다.

Q4. ○○병원에는 4명의 마약류취급의료업자가 종사하고 있다. ○○병원에서 누가 마약류관리자가 될 수 있나?

① 의사　　　　　　　② 약사　　　　　　　③ 간호사

④ 치과의사　　　　　⑤ ○○병원 대표자

해설

§마약류관리에 관한 법률 제33조(마약류관리자)　① 4명 이상의 마약류취급의료업자가 의료에 종사하는 의료기관의 대표자는 그 의료기관에 마약류관리자를 두어야 한다. 다만, 향정신성의약품만을 취급하는 의료기관의 경우에는 그러하지 아니하다.

§마약류관리에 관한 법률 제2조 제5호 바목(정의)
바. 마약류관리자:「의료법」에 따른 의료기관(이하 "의료기관"이라 한다)에 종사하는 약사로서 그 의료기관에서 환자에게 투약하거나 투약하기 위하여 제공하는 마약 또는 향정신성의약품을 조제·수수(授受)하고 관리하는 책임을 진 자

정답　1.⑤　2.①　3.④　4.②

제 2 장

허가 등

1. 마약류취급자의 허가 등

(1) 마약류취급자가 되려는 다음 각 호의 어느 하나에 해당하는 자로서 총리령으로 정하는 바에 따라 제1호·제2호 및 제4호에 해당하는 자는 식품의약품안전처장의 허가를 받아야 하고, 제3호에 해당하는 자는 특별시장·광역시장·특별자치시장·도지사 또는 특별자치도지사(이하 "시·도지사"라 한다)의 허가를 받아야 하며, 제5호에 해당하는 자는 특별자치시장·시장·군수 또는 구청장의 허가를 받아야 한다. 허가받은 사항을 변경할 때에도 또한 같다(마약관리법 제6조 제1항).

1. 마약류수출입업자:「약사법」에 따른 수입자로서 식품의약품안전처장에게 의약품 품목허가를 받거나 품목신고를 한 자
2. 마약류제조업자 및 마약류원료사용자:「약사법」에 따라 의약품제조업의 허가를 받은 자
3. 마약류도매업자:「약사법」에 따라 등록된 약국개설자 또는 의약품 도매상의 허가를 받은 자
4. 마약류취급학술연구자: 연구기관 및 학술기관 등에서 학술연구를 위하여 마약류의 사용을 필요로 하는 자
5. 대마재배자:「농업·농촌 및 식품산업 기본법」제3조 제2호에 따른 농업인으로서 섬유나 종자를 채취할 목적으로 대마초를 재배하려는 자

※ 마약류취급자 중 **마약류수출입업자, 마약류제조업자, 마약류원료사용자, 마약류취급학술연구자가 되려는 자는** 식품의약품안전처장의 허가를 받아야 하며, **마약류도매업자자가 되려는 자는** 특별시장·광역시장·특별자치시장·도지사 또는 특별자치도지사(이하 "시·도지사"라 한다)의 허가를 받아야 하며, **대마재배자는** 특별자치시장·시장·군수 또는 구청장의 허가를 받아야 한다. 허가받은 사항을 변경할 때에도 또한 같다. 한편 마약류취급의료업자인 의사, 치과의사, 한의사 또는 수의사는 허가 또는 지정없이 **의료나 동물 진료를 목적으로 마약 또는 향정신성의약품을 투약하거나 투약하기 위하여 제공하거나 마약 또는 향정신성의약품을 기재한 처방전을 발급할 수 있다**(마약관리법 제2조 제5호 바목 참조).

(2) 마약류관리자가 되려면 마약류취급의료업자가 있는 의료기관에 종사하는 약사로서 총리령으로 정하는 바에 따라 시·도지사의 지정을 받아야 한다. 지정받은 사항을 변경할

때에도 또한 같다(마약관리법 제6조 제2항).

※ 4명 이상의 마약류취급의료업자가 의료에 종사하는 의료기관의 대표자는 그 의료기관에 마약류관리자를 두어야 한다. 다만, 향정신성의약품만을 취급하는 의료기관의 경우에는 그 러하지 아니하다(마약관리법 제33조 제1항).

(3) 다음 각 호의 어느 하나에 해당하는 사람은 마약류수출입업자, 마약류취급학술연구 자 또는 대마재배자로 허가를 받을 수 없다(마약관리법 제6조 제3항).

1. 피성년후견인, 피한정후견인 또는 미성년자
2. 「정신건강증진 및 정신질환자 복지서비스 지원에 관한 법률」 제3조 제1호에 따른 정신질 환자(정신건강의학과 전문의가 마약류에 관한 업무를 담당하는 것이 적합하다고 인정한 사람 은 제외한다) 또는 마약류 중독자
3. 「약사법」·「의료법」·「보건범죄 단속에 관한 특별조치법」 또는 그 밖에 마약류 관련 법률을 위반하거나 이 법을 위반하여 금고 이상의 형을 선고받고 그 집행이 끝나거나 받지 아니하기로 확 정된 후 3년이 지나지 아니한 사람

(4) 마약류취급자의 허가 취소처분을 받고 2년이 지나지 아니한 자 또는 지정 취소처분 을 받고 1년이 지나지 아니한 자에 대하여는 허가 또는 지정을 할 수 없다. 다만, 제3항 제1호에 해당[1]하여 허가 또는 지정이 취소된 경우는 제외한다(마약관리법 제6조 제4항).

2. 원료물질의 수출입업 또는 제조업의 허가

(1) 원료물질의 수출입 또는 제조를 업으로 하려는 자는 식품의약품안전처장의 허가를 받아야 한다. 허가받은 사항을 변경할 때에도 또한 같다(마약관리법 제6조의2 제1항).

※원료물질의 수출입업 또는 제조업의 허가(시행령 제6조)
법 제6조의2 제1항 전단에서 "대통령령으로 정하는 원료물질"이란 별표 8 중 1군에 해당하는 원료물질을 말한다.

(2) 다음 각 호의 어느 하나에 해당하는 사람은 원료물질의 수출입업자 또는 제조업자 로 허가받을 수 없다(마약관리법 제6조의2 제2항).

1. 피성년후견인, 피한정후견인 또는 미성년자
2. 「정신건강증진 및 정신질환자 복지서비스 지원에 관한 법률」 제3조 제1호에 따른 정신질 환자(정신건강의학과 전문의가 마약류에 관한 업무를 담당하는 것이 적합하다고 인정한 사람 은 제외한다) 또는 마약류 중독자
3. 「약사법」·「의료법」·「보건범죄 단속에 관한 특별조치법」 또는 그 밖에 마약류 관련 법률을 위반하거나 이 법을 위반하여 금고 이상의 형을 선고받고 그 집행이 끝나거나 받지 아니하기로 확 정된 후 3년이 지나지 아니한 사람

---

1 피성년후견인, 피한정후견인 또는 미성년자.

(3) 원료물질의 수출입 또는 제조를 업으로 하려는 자의 허가 제한에 관하여는 제6조 제4항을 준용한다(마약관리법 제6조의2 제3항). 원료물질의 수출입 또는 제조를 업으로 하려는 자의 허가취소처분을 받고 2년이 지나지 아니한 자 또는 지정 취소처분을 받고 1년이 지나지 아니한 자에 대하여는 허가 또는 지정을 할 수 없다. 다만, 제3항 제1호에 해당[2]하여 허가 또는 지정이 취소된 경우는 제외한다.

3. 허가증 등의 발급과 등재

(1) 허가 또는 지정을 하는 식품의약품안전처장, 시·도지사, 시장·군수 또는 구청장(이하 "허가관청"이라 한다)은 총리령으로 정하는 바에 따라 마약류취급자나 원료물질의 수출입업 또는 제조업 허가를 받은 자(이하 "원료물질수출입자 등"이라 한다) 명부(名簿)에 그 내용을 기록하고 허가증 또는 지정서를 발급하여야 한다. 허가 또는 지정한 사항을 변경할 때에도 또한 같다(마약관리법 제7조 제1항).

> ※ 명부등재사항(시행규칙 제14조)
> 법 제7조 제1항의 규정에 의하여 마약류취급자 또는 원료물질수출입업자 등 명부에 등재하여야 하는 사항은 다음 각 호와 같다.
> 1. 허가의 경우
>   가. 허가업소의 명칭 및 소재지
>   나. 마약류취급자 또는 원료물질수출입업자 등의 성명 및 주민등록번호(법인인 경우에는 그 대표자의 성명 및 주민등록번호)
>   다. 허가종별 및 허가조건
>   라. 허가번호 및 등재연월일
>   마. 재배장소(대마재배자에 한한다)
> 2. 지정의 경우
>   가. 의료기관의 명칭 및 소재지
>   나. 의료기관개설자의 성명 및 주민등록번호(법인인 경우에는 그 대표자의 성명 및 주민등록번호)
>   다. 마약류관리자의 성명 및 약사면허번호
>   라. 지정조건
>   마. 지정번호 및 등재연월일

(2) 허가 또는 지정받은 자가 그 허가증 또는 지정서를 잃어버렸거나 못쓰게 된 경우에는 총리령으로 정하는 바에 따라 재발급 받아야 한다(마약관리법 제7조 제2항).

> ※ 허가증 또는 지정서의 재교부 신청(시행령 제15조)
> ① 법 제7조 제2항의 규정에 의하여 허가증 또는 지정서를 재교부 받고자 하는 자는 그 사유

---

[2] 피성년후견인, 피한정후견인 또는 미성년자.

가 발생한 날부터 20일 이내에 별지 제11호서식에 따른 신청서(전자문서로 된 신청서를 포함한다)에 허가증 또는 지정서를 첨부(허가증 또는 지정서를 못쓰게 된 경우로 한정한다)하여 당해 허가관청에 제출하여야 한다.

② 제1항의 규정에 의하여 허가증 또는 지정서의 재교부를 받은 후 잃어버린 허가증 또는 지정서를 발견한 때에는 지체없이 이를 당해 허가관청에 반납하여야 한다.

4. 허가증 등의 양도 금지와 폐업 등의 신고 등

(1) 마약류취급자는 그 허가증 또는 지정서를 타인에게 빌려주거나 양도(讓渡)하여서는 아니 된다(마약관리법 제8조 제1항).

(2) 마약류취급자나 원료물질수출입업자 등이 마약류의 취급 또는 원료물질의 수출입 · 제조에 관한 업무를 폐업 또는 휴업하거나 그 휴업한 업무를 다시 시작(이하 "폐업 등"이라 한다)하려는 경우에는 총리령으로 정하는 바에 따라 해당 허가관청에 그 사실을 신고하여야 한다. 다만, 다음 각 호에 따라 폐업 등을 신고한 경우에는 본문에 따라 폐업 등을 신고한 것으로 본다(마약관리법 제8조 제2항).

1. 의료기관 개설자인 마약류취급의료업자가 「의료법」 제40조에 따라 의료업의 폐업 등을 신고한 경우
2. 마약류소매업자가 「약사법」 제22조에 따라 약국의 폐업 등을 신고한 경우

※폐업 등의 신고(시행규칙 제16조)

① 법 제8조 제2항의 규정에 따라 마약류취급자 또는 원료물질수출입업자 등은 마약류 또는 원료물질의 취급에 관한 업무를 폐업 또는 휴업하거나 휴업한 업무를 재개한 때에는 그 사실이 발생한 날부터 20일 이내에 별지 제12호서식의 신고서(전자문서로 된 신고서를 포함한다)에 다음 각 호의 구분에 따른 서류를 첨부하여 허가관청에 제출하여야 한다.
　1. 휴업 또는 업무 재개의 경우 : 제9조에 따른 마약류취급자 또는 원료물질수출입업자 등 허가증
　2. 폐업의 경우
　　가. 제9조에 따른 마약류취급자 또는 원료물질수출입업자 등 허가증
　　나. 제34조에 따른 수출입 · 제조 품목 허가증
② 법 제8조 제3항의 규정에 따라 마약류취급자 또는 원료물질수출입업자 등의 상속인(상속인이 분명하지 아니한 경우에는 그 상속재산의 관리인을 말한다), 후견인 또는 청산인은 마약류취급자 또는 원료물질수출입업자 등이 사망 또는 제한능력자가 되거나 법인이 해산한 때에, 마약류취급학술연구자는 학술연구를 종료한 때에 그 사실이 발생한 날부터 20일 이내에 별지 제13호서식의 신고서(전자문서로 된 신고서를 포함한다)를 허가관청에 제출하여야 한다.

(3) 마약류취급자나 원료물질수출입업자 등이 다음 각 호의 어느 하나에 해당하게 되었을 때에는 각 호의 구분에 따른 자는 총리령으로 정하는 바에 따라 해당 허가관청에 그

사실 및 소지 마약류 또는 원료물질의 품명, 수량 등 총리령으로 정하는 사항을 신고하여야 한다(마약관리법 제8조 제3항).

1. 사망한 경우: 상속인(상속인이 분명하지 아니한 경우에는 그 상속재산의 관리인을 말한다. 이하 같다)
2. 피성년후견인 또는 피한정후견인이 된 경우: 후견인(後見人)
3. 법인이 해산한 경우: 청산인(淸算人)
4. 학술연구를 마친 경우: 마약류취급학술연구자

(4) 허가관청의 장은 제2항 각 호 외의 부분 본문 또는 제3항에 따른 신고를 받은 경우에는 그 내용을 검토하여 이 법에 적합하면 신고를 수리하여야 한다(마약관리법 제8조 제4항).
(5) 제1항을 위반하였거나 제2항에 따른 폐업신고 또는 제3항에 따른 신고를 수리한 경우에는 해당 허가 또는 지정은 그 효력을 상실한다(마약관리법 제8조 제5항).
(6) 허가관청은 마약류취급자 또는 원료물질수출입업자 등의 허가 또는 지정의 효력이 상실되었거나 마약류취급자 또는 원료물질수출입업자 등의 허가 또는 지정의 취소처분을 하거나 업무의 정지처분을 하였을 때에는 총리령으로 정하는 바에 따라 마약류취급자 또는 는 원료물질수출입업자 등 명부에 그 사항을 기록하여야 한다(마약관리법 제8조 제6항).

▬▬▬ 예상문제

Q1. 생리학을 연구하는 의과대학교수가 모르핀의 약리작용을 연구하고자 할 때 필요한 절차는?
① 보건복지부장관의 허가
② 식품의약품안전처장의 허가
③ 대학소재지 관할보건소장의 허가
④ 대학소재지 관할보건소장에게 신고
⑤ 교수가 의사면허소지자라면 허가를 받을 필요가 없다.

해설
§마약류관리에 관한 법률 제6조(마약류취급자의 허가 등)
① 마약류취급자가 되려는 다음 각 호의 어느 하나에 해당하는 자로서 총리령으로 정하는 바에 따라 제1호 · 제2호 및 제4호에 해당하는 자는 식품의약품안전처장의 허가를 받아야 하고, 제3호에 해당하는 자는 특별시장 · 광역시장 · 특별자치시장 · 도지사 또는 특별자치도지사(이하 "시 · 도지사"라 한다)의 허가를 받아야 하며, 제5호에 해당하는 자는 특별자치시장 · 시장 · 군수 또는 구청장의 허가를 받아야 한다. 허가받은 사항을 변경할 때에도 또한 같다.

1. **마약류수출입업자**:「약사법」에 따른 수입자로서 식품의약품안전처장에게 의약품 품목허가를 받거나 품목신고를 한 자
2. **마약류제조업자 및 마약류원료사용자**:「약사법」에 따라 의약품제조업의 허가를 받은 자
3. 마약류도매업자:「약사법」에 따라 등록된 약국개설자 또는 의약품 도매상의 허가를 받은 자
4. **마약류취급학술연구자**: 연구기관 및 학술기관 등에서 학술연구를 위하여 마약류의 사용을 필요로 하는 자
5. 대마재배자:「농업·농촌 및 식품산업 기본법」제3조 제2호에 따른 농업인으로서 섬유나 종자를 채취할 목적으로 대마초를 재배하려는 자

해 설

§마약류관리에 관한 법률 **제2조 제5호 자목(정의)**

마약류취급의료업자: 의료기관에서 의료에 종사하는 의사·치과의사·한의사 또는「수의사법」에 따라 동물 진료에 종사하는 수의사로서 의료나 동물 진료를 목적으로 마약 또는 향정신성의약품을 투약하거나 투약하기 위하여 제공하거나 마약 또는 향정신성의약품을 기재한 처방전을 발급하는 자

※의사라도 진료목적이 아닌 연구목적으로 사용하고자하는 경우에는 허가 없이 사용할 수 마약류취급의료업자가 아닌 마약류취급학술연구자로서 식품의약품안전처장의 허가를 받아야 한다.

Q2. 다음 마약류취급업자 중 식품의약품안전처장이 허가하는 것이 아닌 것은?

① 마약류 수출입업자　　　② 마약류 제조업자
③ 마약류 원료업자　　　　④ 마약류취급학술연구자
⑤ 마약류도매업자

해 설　Q1. 해설 참조

정답　1. ②　　2. ⑤

제 3 장

마약류의 관리

1. 수수 등의 제한

(1) **마약류취급자 또는 마약류취급승인자**(제3조 제2호부터 제7호까지 또는 제4조 제2항 제7호에 따라 마약류 취급의 승인을 받은 자를 말한다. 이하 같다)는 **마약류취급자 또는 마약류취급승인자가 아닌 자로부터 마약류를 양수할 수 없다.** 다만, 허가관청의 승인을 받은 경우에는 그러하지 아니하다(마약관리법 제9조 제1항).

(2) **마약류취급자 또는 마약류취급승인자는 이 법에서 정한 경우 외에는 마약류를 양도할 수 없다.** 다만, 다음 각 호의 어느 하나에 해당하여 식품의약품안전처장의 승인을 받은 경우에는 그러하지 아니하다(마약관리법 제9조 제2항).

> 1. 품목허가가 취소되어 소지·소유 또는 관리하는 마약 및 향정신성의약품을 다른 마약류취급자에게 양도하려는 경우
> 2. 마약류취급학술연구자, 마약류취급승인자 또는 제4조 제3항 단서에 따라 승인을 받은 마약류 취급자에게 마약류를 양도하려는 경우
> 3. 소유 또는 관리하던 마약 및 향정신성의약품을 사용중단 등의 사유로 원소유자 등인 마약류 취급자·마약류취급승인자 또는 외국의 원소유자 등에게 반품하려는 경우

(3) **마약류제조업자, 마약류원료사용자 또는 마약류취급학술연구자가 다른 마약류제조업자, 마약류원료사용자 또는 마약류취급학술연구자에게 마약류(제제는 제외한다)를** 양도하려면 식품의약품안전처장의 승인을 받아야 한다(마약관리법 제9조 제3항).

> ※마약류 양도승인의 신청(시행규칙 제18조)
> 법 제9조 제2항 단서 및 제3항의 규정에 따라 마약류의 양도승인을 얻고자 하는 자는 별지 제14호서식의 신청서(전자문서로 된 신청서를 포함한다)에 양도계약서를 첨부하여 지방식품의약품안전청장에게 제출하여야 한다.

2. 마약류 취급의 보고

(1) 마약류취급자 또는 마약류취급승인자(자가치료를 목적으로 마약 또는 향정신성의약품

을 휴대하고 출입국하기 위하여 승인을 받은 경우는 제외한다)는 수출입·제조·판매·양수·양도·구입·사용·폐기·조제·투약하거나 투약하기 위하여 제공 또는 학술연구를 위하여 사용한 마약 또는 향정신성의약품의 품명·수량·취급연월일·구입처·재고량·일련번호와 상대방(마약 또는 향정신성의약품의 조제 또는 투약의 대상이 동물인 경우에는 그 소유자를 말한다)의 성명 등에 관한 사항을 식품의약품안전처장에게 보고하여야 한다. 이 경우 마약류취급자 또는 마약류취급승인자가 마약류 취급의 상대방일 때에는 취급범위, 허가·승인번호 및 허가·취급승인일을 함께 보고하여야 한다(마약관리법 제11조 제1항).

(2) 마약류취급의료업자와 마약류소매업자는 제1항에서 정한 사항 외에 다음 각 호의 사항을 식품의약품안전처장에게 보고하여야 한다(마약관리법 제11조 제2항).

1. 마약 또는 향정신성의약품을 조제 또는 투약 받거나 투약하기 위하여 제공받은 환자의 주민등록번호 및 「통계법」 제22조 제1항 전단에 따라 작성·고시된 한국표준질병·사인 분류에 따른 질병분류기호(마약 또는 향정신성의약품의 조제 또는 투약의 대상이 동물인 경우에는 그 종류, 질병명 및 소유자의 주민등록번호를 말하며, 환자 또는 소유자가 외국인인 경우에는 여권번호 또는 외국인등록번호를 말한다). 다만, 처방전에 질병분류기호 또는 질병명이 기재되지 아니한 경우 마약류소매업자는 해당 정보를 보고하지 아니할 수 있다.
2. 마약 또는 향정신성의약품을 투약하거나 투약하기 위하여 제공하거나 제32조 제2항에 따라 이를 기재한 처방전을 발급한 자의 업소명칭, 성명 및 면허번호

(3) 마약류관리자가 있는 의료기관의 경우 그 의료기관에서 마약류취급의료업자 또는 마약류관리자가 투약하거나 투약하기 위하여 제공하는 마약 또는 향정신성의약품에 대하여는 제1항과 제2항에도 불구하고 해당 마약류관리자가 식품의약품안전처장에게 보고하여야 한다(마약관리법 제11조 제3항).

(4) 보고사항을 변경하고자 하는 때에는 변경보고를 하여야 한다(마약관리법 제11조 제4항).

(5) 보고 대상·절차·시기 등 및 제4항에 따른 변경보고 등에 필요한 사항은 총리령으로 정한다(마약관리법 제11조 제5항).

3. 마약류통합정보관리센터

(1) 식품의약품안전처장은 제11조에 따라 보고받거나 제13조 제2항에 따라 통지된 정보 등을 효과적으로 관리하기 위하여 대통령령으로 정하는 바에 따라 관계 전문기관을 마약류통합정보관리센터(이하 "통합정보센터"라 한다)로 지정하여 다음 각 호의 업무를 위탁할 수 있다(마약관리법 제11조의2 제1항).

1. 마약 또는 향정신성의약품 취급·관리에 관하여 보고된 정보의 수집·조사·이용 및 제공
2. 그 밖에 마약류의 통합정보 관리에 관하여 총리령으로 정하는 사항

(2) 통합정보센터의 장은 국가, 지방자치단체, 공공기관, 마약류취급자 및 마약류취급승인자 등을 대상으로 보고받은 정보의 진위 여부를 확인하는 등 제1항에 따른 업무를 수행하는 데 필요한 경우에 한하여 그 업무와 관련성이 있는 자료 또는 정보(「개인정보 보호법」제2조 제1호에 따른 개인정보를 포함한다)의 제공을 요청할 수 있다. 이 경우 요청을 받은 자는 정당한 사유가 없으면 이에 따라야 하며, 통합정보센터의 장에게 제공하는 자료에 대하여는 사용료 또는 수수료 등을 면제한다(마약관리법 제11조의2 제2항).

(3) 식품의약품안전처장과 통합정보센터의 장은 제11조에 따라 보고된 정보나 제2항에 따라 제공받은 자료와 정보를 철저히 관리하여야 하며, 그 업무 목적 외의 용도로 이용하여서는 아니 된다(마약관리법 제11조의2 제3항).

(4) 식품의약품안전처장은 통합정보센터의 장에게 마약 또는 향정신성의약품의 취급 및 관리 현황 등에 대하여 보고하게 할 수 있다(마약관리법 제11조의2 제4항).

(5) 식품의약품안전처장은 통합정보센터의 운영 등에 사용되는 비용의 전부 또는 일부를 지원할 수 있다(마약관리법 제11조의2 제5항).

(6) 그 밖에 통합정보센터의 운영 등에 필요한 사항은 대통령령으로 정한다(마약관리법 제11조의2 제6항).

4. 사고 마약류 등의 처리

(1) 마약류취급자 또는 마약류취급승인자는 **소지하고 있는 마약류에 대하여 다음 각 호의 어느 하나에 해당하는 사유가 발생하면 해당 허가관청**(마약류취급의료업자의 경우에는 해당 의료기관의 개설허가나 신고관청을 말하며, 마약류소매업자의 경우에는 약국 개설 등록관청을 말한다. 이하 같다)에 지체 없이 그 사유를 보고하여야 한다(마약관리법 제12조 제1항).

1. 재해로 인한 상실(喪失)
2. 분실 또는 도난
3. 변질 · 부패 또는 파손

※ 소지하고 있는 마약류에 대하여 재해로 인한 상실, 분실 또는 도난, 변질 · 부패 또는 파손에 해당하는 사유가 발생 시 의원급은 시장 · 군수 · 구청장, 병원급은 시 · 도지사에게 지체 없이 보고하여야 한다.

(2) 마약류취급자 또는 마약류취급승인자가 **소지하고 있는 마약류를 다음 각 호의 어느 하나에 해당하는 사유로 폐기하려는 경우**에는 총리령으로 정하는 바에 따라 폐기하여야 한다(마약관리법 제12조 제2항).

1. 제1항 제3호에 해당하는 사유: 변질 · 부패 또는 파손
2. 유효기한 또는 사용기한의 경과
3. 유효기한 또는 사용기한이 지나지 아니하였으나 재고관리 또는 보관을 하기에 곤란한 사유

(3) 사고마약류 등의 처리

　1) 마약류취급자 또는 마약류취급승인자가 법 제12조 제1항에 따라 사고마약류의 보고를 하고자 하는 경우에는 <u>그 사유가 발생한 것을 안 날부터 5일 이내</u>에 별지 제25호 서식에 따른 보고서(전자문서로 된 보고서를 포함한다)에 그 사실을 증명하는 서류(전자문서를 포함한다)를 첨부하여 **지방식품의약품안전청장, 시·도지사 또는 시장·군수·구청장에게 제출하여야 한다.** 다만, 법 제12조 제1항 제3호의 사유가 발생하여 보고하는 경우에는 그 사실을 증명하는 서류를 첨부하지 아니한다(시행규칙 제23조 제1항).

　2) **사고마약류의 보고를 받은 지방식품의약품안전청장, 시·도지사 또는 시장·군수·구청장은** 이를 식품의약품안전처장에게 보고하여야 한다(시행규칙 제23조 제2항).

　3) 사실을 증명하는 서류(전자문서를 포함한다)는 다음 각 호의 기관에서 발급하는 서류에 한한다(시행규칙 제23조 제3항).

> 1. 법 제12조 제1항 제1호의 사유 : 관할 시·도지사
> 2. 법 제12조 제1항 제2호의 사유 : 수사기관

　4) 마약류취급자 또는 마약류취급승인자는 <u>사고마약류 등을 폐기하려는 때에는</u> 별지 제26호서식에 따른 신청서(전자문서로 된 신청서를 포함한다)를 <u>지방식품의약품안전청장, 시·도지사 또는 시장·군수·구청장에게 제출하여야 한다</u>(시행규칙 제23조 제4항).

　※ 의원급은 시장·군수·구청장, 병원급은 시·도지사에게 신청서를 제출하여야 한다.

　5) 폐기신청을 받은 지방식품의약품안전청장, 시·도지사 또는 시장·군수·구청장은 당해 폐기처분대상 마약류가 법 제12조 제2항 각 호에 해당하는지 여부 등을 관계 공무원 입회하에 확인한 후 이를 영 제21조 각 호의 어느 하나에 해당하는 폐기방법에 따라 폐기처분하여야 한다(시행규칙 제23조 제5항).

　6) 마약류를 폐기처분한 지방식품의약품안전청장, 시·도지사 또는 시장·군수·구청장은 별지 제27호 서식에 따른 보고서(전자문서로 된 보고서를 포함한다)를 지체 없이 식품의약품안전처장에게 제출하여야 한다(시행규칙 제23조 제6항).

5. 자격 상실자의 마약류 처분

　(1) 마약류취급자(마약류관리자는 제외한다)가 마약류취급자 자격을 상실한 경우에는 해당 마약류취급자·상속인·후견인·청산인 및 합병 후 존속하거나 신설된 법인은 보유하고 있는 마약류를 총리령으로 정하는 바에 따라 해당 허가관청의 승인을 받아 마약류취급자에게 양도하여야 한다. 다만, 그 상속인이나 법인이 마약류취급자인 경우에는 해당 허가관청의 승인을 받아 이를 양도하지 아니할 수 있으며, 대마재배자의 상속인이나 그 상속 재산의 관리인·후견인 또는 법인이 대마재배자가 되려고 신고하는 경우에는

해당 연도에 한정하여 허가를 받은 것으로 본다(마약관리법 제13조 제1항).

(2) 마약 또는 향정신성의약품의 양도 등을 승인한 허가관청은 승인에 관한 사항을 총리령으로 정하는 바에 따라 식품의약품안전처장에게 알려야 한다(마약관리법 제13조 제2항).

※마약 및 향정신성의약품의 광고기준(시행규칙 제25조)

법 제14조 제2항의 규정에 의한 마약 및 향정신성의약품의 광고기준은 다음 각호와 같다.

1. 마약 및 향정신성의약품의 명칭, 제조방법, 효능이나 효과에 관하여 허가를 받은 사항 외의 광고를 하여서는 아니된다.

2. 마약 및 향정신성의약품의 효능이나 효과를 광고하는 때에는 다음 각목의 광고를 하여서는 아니된다.

 가. 우수한 치료효과를 나타낸다는 등으로 그 사용결과를 표시 또는 암시하는 광고

 나. 적응증상을 서술적 또는 위협적인 표현으로 표시 또는 암시하는 광고

 다. 마약 및 향정신성의약품의 사용을 직접 또는 간접적으로 강요하는 광고

3. 마약 및 향정신성의약품의 사용에 있어서 이를 오·남용하게 할 염려가 있는 표현의 광고를 하여서는 아니된다.

4. 마약 및 향정신성의약품에 관하여 의사·치과의사·수의사 또는 약사나 기타의 자가 이를 지정·공인·추천·지도 또는 신용하고 있다는 등의 광고를 하여서는 아니된다.

5. 의사·치과의사·수의사 또는 약사가 마약 및 향정신성의약품의 제조방법, 효능이나 효과 등에 관하여 연구 또는 발견한 사실에 대하여 의학 또는 약학상 공인된 사항 이외의 광고를 하여서는 아니된다.

6. 마약 및 향정신성의약품에 관하여 그 사용자의 감사장이나 체험기를 이용하거나 구입·주문쇄도 기타 이와 유사한 뜻을 표현하는 광고를 하여서는 아니된다.

7. 마약 및 향정신성의약품의 제조방법, 효능이나 효과 등에 관하여 광고에 문헌을 인용하는 경우에는 의학 또는 약학상 인정된 문헌에 한하여 인용하되, 인용문헌의 본뜻을 정확하게 전하여야 하며 연구자의 성명, 문헌명과 발표연월일을 명시하여야 한다.

8. 마약 및 향정신성의약품을 광고할 때에는 다른 의약품·마약 또는 향정신성의약품을 비방하거나 비난한다고 의심되는 광고 또는 외국제품과 유사하다거나 보다 우수하다는 내용 등의 모호한 표현의 광고를 하여서는 아니된다.

9. 마약 및 향정신성의약품의 부작용을 부정하는 표현 또는 부당하게 안전성을 강조하는 표현의 광고를 하여서는 아니된다.

10. 마약 및 향정신성의약품을 판매하는 때에는 사은품 또는 현상품을 제공하거나 마약 및 향정신성의약품을 상품으로 제공하는 방법에 의한 광고를 하여서는 아니된다.

---

(3) 특별자치시장·시장·군수 또는 구청장은 제1항 단서에 따른 신고를 받은 경우에는 그 내용을 검토하여 이 법에 적합하면 신고를 수리하여야 한다(마약관리법 제13조 제3항).

6. 광 고

(1) 제3조 제12호에도 불구하고 **마약류제조업자·마약류수출입업자에 한하여** 제18조 또는 제21조에 따라 **품목허가를 받은 마약 또는 향정신성의약품에 관한 정보를 타인에게 널리**

알리거나 제시할 수 있다. 다만, 의학 또는 약학에 관한 사항을 전문적으로 취급하는 신문이나 잡지에 싣는 것 외의 방법으로 이를 하여서는 아니 된다(마약관리법 제14조 제1항). 마약류 취급자인 중 마약제조업자·마약류수출입업자에 한하여 품목허가를 받은 마약 또는 향정신성의약품에 관한 정보를 의학 또는 약학에 관한 사항을 전문적으로 취급하는 신문이나 잡지에 싣는 것이 허용된다.

(2) 마약 또는 향정신성의약품에 관한 정보를 널리 알리거나 제시하는 기준은 총리령으로 정한다(마약관리법 제14조 제2항).

7. 마약류의 저장

(1) 마약류취급자, 마약류취급승인자 또는 제4조 제2항 제3호부터 제5호까지 및 제5조의2 제6항 각 호에 따라 마약류나 예고임시마약류 또는 임시마약류를 취급하는 자는 그 보관·소지 또는 관리하는 마약류나 예고임시마약류 또는 임시마약류를 총리령으로 정하는 바에 따라 다른 의약품과 구별하여 저장하여야 한다. 이 경우 마약은 잠금장치가 되어 있는 견고한 장소에 저장하여야 한다(마약관리법 제15조).

(2) 마약류의 저장 기준

마약류, 예고임시마약류 또는 임시마약류의 저장기준은 다음 각 호와 같다(마약관리법 시행규칙 제26조).

> 1. 마약류, 예고임시마약류 또는 임시마약류의 저장장소(대마의 저장장소를 제외한다)는 마약류취급자, 마약류취급승인자 또는 법 제4조 제2항 제3호부터 제5호까지 및 법 제5조의2 제6항 각 호에 따라 마약류, 예고임시마약류 또는 임시마약류를 취급하는 자의 업소 또는 사무소(법 제57조 및 「약사법 시행규칙」 제37조 제2항에 따라 마약류의 보관·배송 등의 업무를 위탁받은 마약류도매업자의 업소 또는 사무소를 포함한다)안에 있어야 하고, 마약류, 예고임시마약류 또는 임시마약류저장시설은 일반인이 쉽게 발견할 수 없는 장소에 설치하되 이동할 수 없도록 설치할 것
> 2. 마약은 이중으로 잠금장치가 설치된 철제금고에 저장할 것
> 3. 향정신성의약품, 예고임시마약류 또는 임시마약류는 잠금장치가 설치된 장소에 저장할 것. 다만, 마약류소매업자·마약류취급의료업자 또는 마약류관리자가 원활한 조제를 목적으로 업무시간 중 조제대에 비치하는 향정신성의약품은 제외한다.
> 4. 대마의 저장장소에는 대마를 반출·반입하는 경우를 제외하고는 잠금장치를 설치하고 다른 사람의 출입을 제한하는 조치를 취할 것

8. 봉 함

(1) 다음 각 호의 어느 하나에 해당하는 자가 마약류를 판매하거나 수출 또는 양도할 때에는 그 용기나 포장을 봉함(封緘)하여야 한다. 이 경우 봉함은 그 봉함을 뜯지 아니하고서는 용기나 포장을 개봉할 수 없고, 개봉한 후에는 쉽게 원상으로 회복시킬 수 없도록 하여야

한다(마약관리법 제16조 제1항).

1. 마약류수출입업자
2. 마약류제조업자
3. 마약류원료사용자
4. 마약류취급학술연구자
5. 마약류취급승인자

(2) 마약류취급자 · 마약류취급승인자는 제1항에 따라 **봉함을 하지 아니한 마약류를 수수하지 못한다. 다만, 다음 각 호의 어느 하나에 해당하는 경우에는 그러하지 아니하다**(마약관리법 제16조 제2항).

1. 마약류취급자가 제9조 제2항 제3호에 따라 소유 또는 관리하던 마약 또는 향정신성의약품을 원소유자 등 **마약류취급자에게 반품하려는 경우**
2. 제13조에 따라 보유하고 있는 마약류를 마약류취급자에게 양도하는 경우 등 **대통령령으로 정하는 사유로 식품의약품안전처장의 승인을 받은 경우**

1) 봉함하지 아니한 마약류의 수수

보유하고 있는 마약류를 마약류취급자에게 양도하는 경우 등 **대통령령으로 정하는 사유란 다음 각 호의 사유를 말한다**(마약관리법 시행령 제9조).

1. 법 제13조 제1항에 따라 허가관청의 승인을 받아 수수하는 경우
2. 마약류취급학술연구자가 학술연구를 위하여 수수하는 경우
3. 공무상 필요에 따라 연구 및 시험용으로 제품 또는 반제품(半製品)으로 수수하려는 경우

2) 봉함하지 아니한 마약류의 수수 승인신청

봉함하지 아니한 마약류를 수수하고자 하는 자는 별지 제33호서식에 따른 신청서(전자문서로 된 신청서를 포함한다)에 그 사유서(전자문서를 포함한다)를 첨부하여 식품의약품안전처장에게 제출하여야 한다. 다만, **마약류취급학술연구자가 봉함하지 아니한 마약류를 수수하려는 때에는 지방식품의약품안전청장에게 제출하여야 한다**(마약관리법 시행규칙 제29조).

9. 용기 등의 기재사항

(1) 마약, 향정신성의약품 및 한외마약의 용기 · 포장 또는 첨부 문서에는 총리령으로 정하는 사항을 기재하여야 한다(마약관리법 제17조 제1항).

(2) 마약 및 향정신성의약품의 용기 · 포장 및 첨부 문서에는 총리령으로 정하는 바에 따라 붉은색으로 표시된 "마약" 또는 "향정신성"이라는 문자를 다른 문자 · 기사 · 그림 또는 도안보다 쉽게 볼 수 있는 부분에 표시하여야 한다(마약관리법 제17조 제2항).

(3) 용기 등의 기재사항

1) 법 제17조 제1항에 따라 마약류수출입업자, 마약류제조업자 또는 마약류원료사용자가 제32조 제1항에 따라 **품목허가를 받은 마약·향정신성의약품 또는 한외마약의 용기·포장 또는 첨부문서에 기재하여야 하는 사항은 다음 각 호와 같다**(마약관리법 시행규칙 제30조 제1항).

---

1. 마약류수출입업자·마약류제조업자 또는 마약류원료사용자의 상호 및 주소(위탁제조한 경우에는 수탁제조소의 명칭과 주소를 포함한다)
2. 제품명
3. 제조번호와 유효기한 또는 사용기한
4. 중량, 용량 또는 개수
5. 대한민국약전에서 용기·포장 및 첨부문서에 기재하도록 정한 사항
6. <u>붉은색으로 표시된 "마약"·"향정신성" 또는 "한외마약"이라는 문자</u>
7. 저장방법
8. 품목허가증에 기재된 모든 성분의 명칭, 유효성분의 분량(유효성분이 분명하지 아니한 것은 그 본질 및 그 제조방법의 요지를 말한다) 및 보존제의 분량. 다만, 다음 각 목의 성분은 기재를 생략할 수 있다.
  가. 보존제를 제외한 소량 함유 성분
  나. 제34조에 따른 품목허가증에 기재된 성분 중 원료약품·원자재 및 그 분량에 기재된 원료명 이외의 성분으로서 별도 규격 등으로 정하는 성분
9. 성상(性狀)
10. 효능·효과
11. 용법·용량
12. "전문의약품"이라는 문자
13. 그 밖에 사용 또는 취급 시 필요한 주의사항

---

2) 마약류수출입업자 또는 마약류제조업자가 제32조 제1항에 따른 품목허가를 받은 마약·향정신성의약품 및 자가치료 목적으로 수입하는 마약·향정신성의약품을 제외한 마약·향정신성의약품의 용기 또는 포장에 기재하여야 하는 사항은 다음 각 호와 같다(마약관리법 시행규칙 제30조 제2항).

---

1. 영 별표 1부터 별표 7까지에 규정된 품명에 따른 유효성분의 명칭(그 염 및 이성체 또는 이성체의 염을 포함한다) 및 분량
2. 마약류수출입업자 또는 마약류제조업자의 상호
3. 제조번호와 유효기한 또는 사용기한
4. 중량, 용량 또는 개수
5. 저장방법
6. **붉은색으로 표시된 "마약" 또는 "향정신성"이라는 문자**
7. 마약류통합관리시스템에서 부여한 품목코드

3) 표시하는 "마약" 또는 "향정신성"이라는 문자의 크기는 한국산업규격 KS A 0201 활자의 기준 치수에서 정하는 활자의 크기를 표시하는 단위(이하 "포인트"라 한다)로 12포인트 이상이어야 하고, 제품명·유효성분명과 중량이나 용량을 제외한 다른 문자보다 크게 기재하여야 한다(마약관리법 시행규칙 제30조 제3항).

4) 제3항에도 불구하고 마약 또는 향정신성의약품을 직접 담는 용기또는 직접 포장의 면적이 좁아 그 외부의 용기나 포장에 제3항에 따른 표시를 한 경우에는 직접 담는 용기나 직접 포장에 표시하는 "마약" 또는 "향정신성"이라는 문자의 크기는 12포인트 미만으로 할 수 있다(마약관리법 시행규칙 제30조 제4항).

예상문제

Q1. 강원도 양양군에서 내과의원을 개설하고 있는 의사 A는 자신이 운영하던 의원을 다른 의사에게 양도하려고 한다. 자신이 소유하고 있는 향정신성의약품을 마약류 도매업자에게 반품하고자 할 때 의사 A가 취해야 필요한 조치는?

① 강원도 도지사에게 신고　　　　② 양양군수에게 신고

③ 마약류 감시원에게 신고　　　　④ 관할 보건소장에게 신고

⑤ 식품의약품안전처장 승인

해설

§마약류관리에 관한 법률 제9조(수수 등의 제한)

① 마약류취급자 또는 마약류취급승인자(제3조 제2호부터 제7호까지 또는 제4조 제2항 제7호에 따라 마약류 취급의 승인을 받은 자를 말한다. 이하 같다)는 마약류취급자 또는 마약류취급승인자가 아닌 자로부터 마약류를 양수할 수 없다. 다만, 제13조에 따라 허가관청의 승인을 받은 경우에는 그러하지 아니하다.

② 마약류취급자 또는 마약류취급승인자는 이 법에서 정한 경우 외에는 마약류를 양도할 수 없다. 다만, 다음 각 호의 어느 하나에 해당하여 식품의약품안전처장의 승인을 받은 경우에는 그러하지 아니하다.

1. 품목허가가 취소되어 소지·소유 또는 관리하는 마약 및 향정신성의약품을 다른 마약류 취급자에게 양도하려는 경우

2. 마약류취급학술연구자, 마약류취급승인자 또는 제4조 제3항 단서에 따라 승인을 받은 마약류취급자에게 마약류를 양도하려는 경우

3. 소유 또는 관리하던 마약 및 향정신성의약품을 사용중단 등의 사유로 원소유자 등인 마약류취급자·마약류취급승인자 또는 외국의 원소유자 등에게 반품하려는 경우

③ 마약류제조업자, 마약류원료사용자 또는 마약류취급학술연구자가 다른 마약류제조업자, 마약류원료사용자 또는 마약류취급학술연구자에게 마약류(제제는 제외한다)를 양도하려면

총리령으로 정하는 바에 따라 식품의약품안전처장의 승인을 받아야 한다.

§마약류관리에 관한 법률 시행규칙 제18조(마약류 양도승인의 신청)
법 제9조 제2항 단서 및 제3항의 규정에 따라 마약류의 양도승인을 얻고자 하는 자는 별지
제14호서식의 신청서(전자문서로 된 신청서를 포함한다)에 양도계약서를 첨부하여 지방식
품의약품안전청장에게 제출하여야 한다.

Q2. '시'지역에서 요양병원에서 모르핀을 분실 또는 도난당했을 때 누구에게 보고해야
하는가?
① 관할 도지사　　　　　　② 관할 군수　　　　　　③ 관할 보건소장
④ 관할 경찰서장　　　　　⑤ 보건복지부장관

해 설

§마약류관리에 관한 법률 제12조(사고 마약류 등의 처리)
① 마약류취급자 또는 마약류취급승인자는 소지하고 있는 마약류에 대하여 다음 각 호의 어
느 하나에 해당하는 사유가 발생하면 총리령으로 정하는 바에 따라 해당 허가관청(마약류취
급의료업자의 경우에는 해당 의료기관의 개설허가나 신고관청을 말하며, 마약류소매업자의
경우에는 약국 개설 등록관청을 말한다. 이하 같다)에 지체 없이 그 사유를 보고하여야 한다.
1. 재해로 인한 상실(喪失)
2. 분실 또는 도난
3. 변질·부패 또는 파손
② 마약류취급자 또는 마약류취급승인자가 소지하고 있는 마약류를 다음 각 호의 어느 하나
에 해당하는 사유로 폐기하려는 경우에는 총리령으로 정하는 바에 따라 폐기하여야 한다.
1. 제1항 제3호에 해당하는 사유: 변질·부패 또는 파손
2. 유효기한 또는 사용기한의 경과
3. 유효기한 또는 사용기한이 지나지 아니하였으나 재고관리 또는 보관을 하기에 곤란한 사유

§의료법 제33조 제4항(개설)
③ 제2항에 따라 의원·치과의원·한의원 또는 조산원을 개설하려는 자는 보건복지부령으
로 정하는 바에 따라 시장·군수·구청장에게 신고하여야 한다.
④ 제2항에 따라 종합병원·병원·치과병원·한방병원 또는 요양병원을 개설하려면 보건
복지부령으로 정하는 바에 따라 시·도지사의 허가를 받아야 한다. 이 경우 시·도지사는
개설하려는 의료기관이 제36조에 따른 시설기준에 맞지 아니하는 경우에는 개설허가를 할
수 없다.

Q3. 의원을 개원한 개업 의사가 소지하고 있던 코데인을 재해로 인하여 상실하였을 때 누구에게 보고해야 하는가?

① 관할 보건소장　　　　　　　　② 관할 경찰서장

③ 관할 시장·군수·구청장　　　　④ 관할 시·도지사

⑤ 보건복지부장관

해설　Q2. 해설 참조

Q4. 내과의원을 개설한 의사 A는 자신이 보관하던 디아제팜 (diazepam), 페노바르비탈 (phenobarbital) 등이 유통기한이 지났다. 이때 의사 A가 취하여야 하는 조치로 옳은 것은?

① 구입한 마약류 도매업자에게 반환

② 마약류 감시원 입회하에 폐기처분

③ 한국마약퇴치운동본부에 사고 마약류 발생 보고

④ 국민건강보험공단 관할 지사장에게 사고 마약류 발생 보고

⑤ 지방식품의약품안전청장에게 사고 마약류 등의 폐기신청서 제출

해설

Q2. 해설 참조

§마약류관리에 관한 법률 시행규칙 **제23조(사고마약류 등의 처리)**

① 마약류취급자 또는 마약류취급승인자가 법 제12조 제1항에 따라 사고마약류의 보고를 하고자 하는 경우에는 그 사유가 발생한 것을 안 날부터 5일 이내에 별지 제25호서식에 따른 보고서(전자문서로 된 보고서를 포함한다)에 그 사실을 증명하는 서류(전자문서를 포함한다)를 첨부하여 지방식품의약품안전청장, 시·도지사 또는 시장·군수·구청장에게 제출하여야 한다. 다만, 법 제12조 제1항 제3호의 사유가 발생하여 보고하는 경우에는 그 사실을 증명하는 서류를 첨부하지 아니한다.

Q5. '시' 지역에서 요양병원을 운영하는 의사 '갑'은 자신의 병원에서 보관 중이던 졸피뎀(zolpidem)이 분실되었음을 알았다. 누구에게 사고 마약류 발생을 보고하여야 하는가?

① 관할 도지사　　　　　　　　　② 질병관리본부장

③ 건강보험심사평가원장　　　　　④ 한국마약퇴치운동본부의 장

⑤ 국민건강보험공단 분사무소장

해설　Q2. 해설 참조

Q6. 병원에서 마약류관리자가 원활한 조제를 목적으로 페노바비탈을 업무 시간 중 조제대에 비치하였다. 업무 시간 이후 페노바비탈의 보관 방법은?

① 다른 의약품과 구별하여 조제대에 보관
② 용기에 담아 봉함증지로 봉함하여 조제대에 보관
③ 용기에 담아 봉함증지로 봉함하여 냉장고에 보관
④ 다른 의약품과 구별하여 잠금장치가 설치된 장소에 보관
⑤ 용기에 담아 붉은색으로 '향정신성'이라고 표시하고 차고 어두운 곳에 보관

해설

§마약류관리에 관한 법률 **제15조(마약류의 저장)**
마약류취급자, 마약류취급승인자 또는 제4조 제2항 제3호부터 제5호까지 및 제5조의2 제6항 각 호에 따라 마약류나 예고임시마약류 또는 임시마약류를 취급하는 자는 그 보관·소지 또는 관리하는 마약류나 예고임시마약류 또는 임시마약류를 총리령으로 정하는 바에 따라 **다른 의약품과 구별하여 저장하여야 한다.** 이 경우 마약은 잠금장치가 되어 있는 견고한 장소에 저장하여야 한다.

§마약류관리에 관한 법률 **시행규칙 제26조 (마약류의 저장)**
법 제15조에 따른 마약류, 예고임시마약류 또는 임시마약류의 저장기준은 다음 각 호와 같다.
1. 마약류, 예고임시마약류 또는 임시마약류의 저장장소(대마의 저장장소를 제외한다)는 마약류취급자, 마약류취급승인자 또는 법 제4조 제2항 제3호부터 제5호까지 및 법 제5조의2 제6항 각 호에 따라 마약류, 예고임시마약류 또는 임시마약류를 취급하는 자의 업소 또는 사무소(법 제57조 및 「약사법 시행규칙」 제37조 제2항에 따라 마약류의 보관·배송 등의 업무를 위탁받은 마약류도매업자의 업소 또는 사무소를 포함한다)안에 있어야 하고, 마약류, 예고임시마약류 또는 임시마약류저장시설은 일반인이 쉽게 발견할 수 없는 장소에 설치하되 이동할 수 없도록 설치할 것
2. 마약은 이중으로 잠금장치가 설치된 철제금고에 저장할 것
3. 향정신성의약품, 예고임시마약류 또는 임시마약류는 잠금장치가 설치된 장소에 저장할 것. 다만, 마약류소매업자·마약류취급의료업자 또는 마약류관리자가 원활한 조제를 목적으로 업무시간중 조제대에 비치하는 향정신성의약품은 제외한다.
4. 대마의 저장장소에는 대마를 반출·반입하는 경우를 제외하고는 잠금장치를 설치하고 다른 사람의 출입을 제한하는 조치를 취할 것

Q7. 의사 갑은 의원을 운영하고 있다. 이때 의사 갑이 모르핀을 저장하는 방법으로 옳은 것은?

① 다른 의약품과 구별하여 조제대에 보관

② 용기에 담아 봉함증지로 봉함하여 조제대에 보관

③ 이중잠금장치가 된 철제금고에 저장한다.

④ 다른 의약품과 구별하여 잠금장치가 설치된 장소에 보관

⑤ 용기에 담아 청색으로 '마약류' 표시하고 저장한다.

해설

§마약류관리에 관한 법률 시행규칙 제26조 제1항 제2호 (마약류의 저장)

2. 마약은 이중으로 잠금장치가 설치된 철제금고에 저장할 것

§마약류관리에 관한 법률 시행규칙 제30조 제2항 6호 (용기 등의 기재사항)

6. 붉은색으로 표시된 "마약" 또는 "향정신성"이라는 문자

정답   1.⑤   2.①   3.③   4.⑤   5.①   6.④   7.③

제 4 장

마약류취급자

1. 마약류 수출입의 허가 등

(1) 마약류수출입업자가 아니면 마약 또는 향정신성의약품을 수출입하지 못한다(마약관리법 제18조 제1항).

(2) 마약류수출입업자가 마약 또는 향정신성의약품을 수출입하려면 총리령으로 정하는 바에 따라 다음 각 호의 허가 또는 승인을 받아야 한다(마약관리법 제18조 제2항).

1. 품목마다 식품의약품안전처장의 허가를 받을 것. 허가받은 사항을 변경할 때에도 같다.
2. 수출입할 때마다 식품의약품안전처장의 승인을 받을 것. 승인받은 사항을 변경할 때에도 같다.

(3) 식품의약품안전처장은 제2항에 따른 허가신청에 대하여 심사 결과 적합한 것으로 인정된 경우에는 이를 허가하여야 한다(마약관리법 제18조 제3항).

(4) 품목 허가의 취소처분을 받고 1년이 지나지 아니한 자에 대하여는 해당 품목의 허가를 하지 못한다. 다만, 제6조 제3항 제1호에 해당하여 품목 허가가 취소된 경우는 제외한다(마약관리법 제18조 제4항).

2. 수입한 마약 등의 판매

마약류수출입업자는 수입한 마약 또는 향정신성의약품을 마약류제조업자, 마약류원료사용자 및 마약류도매업자 외의 자에게 판매하지 못한다(마약관리법 제20조).

3. 마약류 제조의 허가 등

(1) 마약류제조업자가 아니면 마약 및 향정신성의약품을 제조하지 못한다(마약관리법 제21조 제1항).

(2) 마약류제조업자가 마약 또는 향정신성의약품을 제조하려면 총리령으로 정하는 바에 따라 품목마다 식품의약품안전처장의 허가를 받아야 한다. 허가받은 사항을 변경할 때에도 또한 같다(마약관리법 제21조 제2항).

(3) 제2항의 경우에는 제18조 제3항 및 제4항을 준용한다(마약관리법 제21조 제3항).

4. 제조한 마약 등의 판매

(1) 마약류제조업자는 제조한 마약을 마약류도매업자 외의 자에게 판매하여서는 아니 된다(마약관리법 제22조 제1항).

(2) 마약류제조업자가 제조한 향정신성의약품은 마약류수출입업자, 마약류도매업자, 마약류소매업자 또는 마약류취급의료업자 외의 자에게 판매하여서는 아니 된다(마약관리법 제22조 제2항).

5. 마약류 원료 사용의 허가 등

(1) 마약류원료사용자가 아니면 마약 또는 향정신성의약품을 원료로 사용한 한외마약 또는 의약품을 제조하지 못한다(마약관리법 제24조 제1항).

(2) 마약류원료사용자가 한외마약을 제조하려면 총리령으로 정하는 바에 따라 품목마다 식품의약품안전처장의 허가를 받아야 한다. 허가받은 사항을 변경할 때에도 또한 같다(마약관리법 제24조 제2항).

(3) 제2항의 경우에는 제18조 제3항 및 제4항을 준용한다(마약관리법 제24조 제3항).

6. 마약류의 도매

(1) 마약류도매업자는 그 영업소가 있는 특별시·광역시·특별자치시·도 또는 특별자치도 내의 마약류소매업자, 마약류취급의료업자, 마약류관리자 또는 마약류취급학술연구자 외의 자에게 마약을 판매하여서는 아니 된다. 다만, 해당 허가관청의 승인을 받아 판매하는 경우에는 그러하지 아니하다(마약관리법 제26조 제1항).

(2) 마약류도매업자는 마약류취급학술연구자, 마약류도매업자, 마약류소매업자, 마약류취급의료업자 또는 마약류관리자 외의 자에게 향정신성의약품을 판매하여서는 아니 된다. 다만, 해당 허가관청의 승인을 받아 판매하는 경우에는 그러하지 아니하다(마약관리법 제26조 제2항).

7. 마약류의 소매

(1) 마약류소매업자가 아니면 마약류취급의료업자가 발급한 마약 또는 향정신성의약품을 기재한 처방전에 따라 조제한 마약 또는 향정신성의약품을 판매하지 못한다. 다만, 마약류취급의료업자가 「약사법」에 따라 자신이 직접 조제할 수 있는 경우는 제외한다(마약관리법 제28조 제1항).

(2) 마약류소매업자는 그 조제한 처방전을 2년간 보존하여야 한다(마약관리법 제28조 제2항).

(3) 마약류소매업자는 「전자문서 및 전자거래 기본법」 제2조 제5호에 따른 전자거래를 통한 마약 또는 향정신성의약품의 판매를 하여서는 아니 된다(마약관리법 제28조 제3항).

8. 마약류 투약 등

마약류취급의료업자가 아니면 의료나 동물 진료를 목적으로 마약 또는 향정신성의약품을 투약하거나 투약하기 위하여 제공하거나 마약 또는 향정신성의약품을 기재한 처방전을 발급하여서는 아니 된다(마약관리법 제30조).

> ※마약의 투약(시행령 제11조)
> 법 제30조에 따라 마약류취급의료업자는 의료나 동물 진료를 목적으로 마약을 투약하기 위하여 제공하려는 경우에는 마약을 조제하여 제공하여야 한다.

9. 처방전의 기재

(1) 마약류취급의료업자는 처방전에 따르지 아니하고는 마약 또는 향정신성의약품을 투약하거나 투약하기 위하여 제공하여서는 아니 된다. 다만, 「약사법」에 따라 자신이 직접 조제할 수 있는 마약류취급의료업자가 진료기록부에 그가 사용하려는 마약 또는 향정신성의약품의 품명과 수량을 적고 이를 직접 투약하거나 투약하기 위하여 제공하는 경우에는 그러하지 아니하다(마약관리법 제32조 제1항).

(2) 마약류취급의료업자가 마약을 기재한 처방전을 발급할 때에는 그 처방전에 발급자의 업소 소재지, 상호 또는 명칭 및 면허번호를 기입하여 서명 또는 날인하여야 한다(마약관리법 제32조 제2항).

(3) 처방전 또는 진료기록부(「전자서명법」에 따른 전자서명이 기재된 전자문서를 포함한다)는 2년간 보존하여야 한다(마약관리법 제32조 제3항).

10. 마약류관리자

(1) 4명 이상의 마약류취급의료업자가 의료에 종사하는 의료기관의 대표자는 그 의료기관에 마약류관리자를 두어야 한다. 다만, 향정신성의약품만을 취급하는 의료기관의 경우에는 그러하지 아니하다(마약관리법 제33조 제1항).

(2) 마약류관리자가 다음 각 호의 어느 하나에 해당하는 경우에는 해당 의료기관의 대표자는 다른 마약류관리자(다른 마약류관리자가 없는 경우에는 후임 마약류관리자가 결정될 때까지 그 의료기관에 종사하는 마약류취급의료업자)에게 관리 중인 마약류를 인계하게 하고 그 이유를 해당 허가관청에 신고하여야 한다(마약관리법 제33조 제2항).

  1. 제8조 제5항에 따라 마약류관리자 지정의 효력이 상실된 경우

  2. 제44조에 따라 마약류취급자의 지정이 취소되거나 업무정지처분을 받은 경우

법 제33조 제2항에 따라 의료기관의 대표자는 관리 중인 마약류를 인계하는 경우에는 해당 마약류를 취급한 기록을 함께 인계하여야 한다.

11. 마약 등의 관리

마약류관리자가 있는 의료기관이 마약 및 향정신성의약품을 관리할 때에는 그 마약류관리자가 해당 의료기관에서 투약하거나 투약하기 위하여 제공할 목적으로 구입 또는 관리하는 마약 및 향정신성의약품이 아니면 이를 투약하거나 투약하기 위하여 제공하지 못한다(마약관리법 제34조).

12. 마약류취급학술연구자

(1) 마약류취급학술연구자가 아니면 마약류를 학술연구의 목적에 사용하지 못한다(마약관리법 제35조 제1항).

(2) 마약류취급학술연구자가 대마초를 재배하거나 대마를 수입하여 학술연구에 사용하였을 때에는 그 사용(대마초 재배 현황을 포함한다) 및 연구에 관한 장부를 작성하고, 그 내용을 식품의약품안전처장에게 보고하여야 한다(마약관리법 제35조 제2항).

(3) 마약류취급학술연구자의 보고 의무

대마를 취급하는 마약류취급학술연구자는 매 반기의 대마초의 사용(대마초 재배 현황을 포함한다) 및 연구에 대하여 매 반기가 종료된 다음 달 10일까지 보고서(전자문서로 된 보고서를 포함한다)를 지방식품의약품안전청장에게 제출하여야 한다(마약관리법 시행규칙 제37조).

(4) 마약류취급학술연구자가 마약 또는 향정신성의약품을 학술연구에 사용하였을 때에는 총리령으로 정하는 바에 따라 그 연구에 관한 장부를 작성하여야 한다(마약관리법 제35조 제3항).

(5) 마약류취급학술연구자는 작성한 장부를 2년간 보존하여야 한다(마약관리법 제35조 제4항).

13. 대마재배자의 보고

(1) 대마재배자는 대마초의 재배 면적과 생산 현황 및 수량을 특별자치시장·시장·군수 또는 구청장에게 보고하여야 한다(마약관리법 제36조 제1항).

법 제36조 제1항의 규정에 의하여 대마초의 재배면적·생산현황 및 수량을 보고하고자 하는 대마재배자는 매년 2회(전반기에는 5월31일까지, 하반기에는 매년 11월 30일까지) 별지 제44호서식에 따른 보고서(전자문서로 된 보고서를 포함한다)를 특별자치시장·시장·군수 또는 구청장에게 제출하여야 한다.

(2) 대마재배자는 그가 재배한 대마초 중 그 종자·뿌리 및 성숙한 줄기를 제외하고는 이를 소각(燒却)·매몰하거나 그 밖에 그 유출을 방지할 수 있는 방법으로 폐기하고 그 결과를 총리령으로 정하는 바에 따라 특별자치시장·시장·군수 또는 구청장에게 보고하여야 한다(마약관리법 제36조 제2항).

14. 허가 등의 제한

허가관청은 제6조, 제18조, 제21조 및 제24조에 따른 허가 또는 지정을 할 때에 마약류의 오용이나 남용으로 인하여 국민보건에 위해를 끼칠 우려가 있다고 인정하는 경우에는 특정 지역 또는 특정 품목을 한정하여 허가 또는 지정을 하지 아니할 수 있다. 이 경우 특정 지역 또는 특정 품목에 관한 사항은 미리 공고하여야 한다(마약관리법 제37조).

15. 마약류취급자의 관리의무

(1) 마약류제조업자 또는 마약류원료사용자는 그 업무에 종사하는 종업원의 지도·감독과 품질관리, 그 밖에 마약·향정신성의약품 및 한외마약에 관한 업무에 대하여 총리령으로 정하는 사항을 준수하여야 한다(마약관리법 제38조 제1항).

(2) 마약류취급자는 변질·부패·오염 또는 파손되었거나 사용기간 또는 유효기간이

지난 마약류를 판매하거나 사용하여서는 아니 된다(마약관리법 제38조 제2항).

(3) 마약류취급자가 그 업무에 종사할 때에는 의료용 마약류의 도난 및 유출을 방지하기 위하여 대통령령으로 정하는 사항을 준수하여야 한다(마약관리법 제38조 제3항).

■■■ 예상문제

Q1. 다음 중 마약을 기재한 처방전의 보존 기간은?

　① 1년　　　　　　　② 2년　　　　　　　③ 3년
　④ 4년　　　　　　　⑤ 5년

| 해 설 | §마약류관리에 관한 법률 제32조(처방전의 기재)
① 마약류취급의료업자는 처방전에 따르지 아니하고는 마약 또는 향정신성의약품을 투약하거나 투약하기 위하여 제공하여서는 아니 된다. 다만, 「약사법」에 따라 자신이 직접 조제할 수 있는 마약류취급의료업자가 진료기록부에 그가 사용하려는 마약 또는 향정신성의약품의 품명과 수량을 적고 이를 직접 투약하거나 투약하기 위하여 제공하는 경우에는 그러하지 아니하다.
② 마약류취급의료업자가 마약을 기재한 처방전을 발급할 때에는 그 처방전에 발급자의 업소 소재지, 상호 또는 명칭 및 면허번호를 기입하여 서명 또는 날인하여야 한다.
③ 제1항과 제2항에 따른 **처방전 또는 진료기록부(「전자서명법」에 따른 전자서명이 기재된 전자문서를 포함한다)는 2년간 보존하여야 한다.** |

Q2. A 외과의원의 원장이 입원 중인 환자의 수술 후 통증을 완화하기 위하여 보관하던 향정신성의약품을 직접 투약하고자 할 때 필요한 조치는?

　① 처방전에 기재　　　　　　　② 진료기록부에 기재
　③ 마약류통합정보관리센터에 정보 등록　　④ 관할 보건소장에게 보고
　⑤ 관할 시·도지사에게 보고

| 해 설 | §**마약류관리에 관한 법률** 제32조(처방전의 기재)
① 마약류취급의료업자는 처방전에 따르지 아니하고는 마약 또는 향정신성의약품을 투약하거나 투약하기 위하여 제공하여서는 아니 된다. 다만, 「약사법」에 따라 자신이 직접 조제할 수 있는 마약류취급의료업자가 진료기록부에 그가 사용하려는 마약 또는 향정신성의약품의 품명과 수량을 적고 이를 직접 투약하거나 투약하기 위하여 제공하는 경우에는 그러하지 아니하다. |

Q3. ○○내과의원은 전문의 4인이 근무하는 병원이다. 마약류 관리에 대한 설명으로 틀린 것은?

① 마약류관리자는 병원장으로 한다.

② 의사는 마약류취급의료업자이다.

③ 마약류의 처방전은 2년 이상 보존하여야 한다.

④ 항정신성의약품만을 취급하는 의료기관에도 마약관리자를 두어야 한다.

⑤ 마약류관리자는 시·도지사의 지정을 받아야 한다.

해 설

§마약류관리에 관한 법률 제2조 제5호 자목(정의)

자. 마약류취급의료업자: 의료기관에서 의료에 종사하는 의사·치과의사·한의사 또는 「수의사법」에 따라 동물 진료에 종사하는 수의사로서 의료나 동물 진료를 목적으로 마약 또는 항정신성의약품을 투약하거나 투약하기 위하여 제공하거나 마약 또는 항정신성의약품을 기재한 처방전을 발급하는 자

§마약류관리에 관한 법률 제33조 제1항 (마약류관리자)

4명 이상의 마약류취급의료업자가 의료에 종사하는 의료기관의 대표자는 그 의료기관에 마약류관리자를 두어야 한다. 다만, 항정신성의약품만을 취급하는 의료기관의 경우에는 그러하지 아니하다.

§마약류관리에 관한 법률 제6조 제2항(마약류취급자의 허가 등)

마약류관리자가 되려면 마약류취급의료업자가 있는 의료기관에 종사하는 약사로서 총리령으로 정하는 바에 따라 시·도지사의 지정을 받아야 한다. 지정받은 사항을 변경할 때에도 또한 같다.

§마약류관리에 관한 법률 제32조(처방전의 기재)

① 마약류취급의료업자는 처방전에 따르지 아니하고는 마약 또는 항정신성의약품을 투약하거나 투약하기 위하여 제공하여서는 아니 된다. 다만, 「약사법」에 따라 자신이 직접 조제할 수 있는 마약류취급의료업자가 진료기록부에 그가 사용하려는 마약 또는 항정신성의약품의 품명과 수량을 적고 이를 직접 투약하거나 투약하기 위하여 제공하는 경우에는 그러하지 아니하다.

② 마약류취급의료업자가 마약을 기재한 처방전을 발급할 때에는 그 처방전에 발급자의 업소 소재지, 상호 또는 명칭 및 면허번호를 기입하여 서명 또는 날인하여야 한다.

③ 제1항과 제2항에 따른 처방전 또는 진료기록부(「전자서명법」에 따른 전자서명이 기재된 전자문서를 포함한다)는 2년간 보존하여야 한다.

정답   1. ②   2. ②   3. ①

제 5 장

마약류 중독자

1. 마약 사용의 금지

(1) 마약류취급의료업자는 마약 중독자에게 그 중독 증상을 완화시키거나 치료하기 위하여 다음 각 호의 어느 하나에 해당하는 행위를 하여서는 아니 된다. 다만, 제40조에 따른 치료보호기관에서 보건복지부장관 또는 시·도지사의 허가를 받은 경우에는 그러하지 아니하다(마약관리법 제39조).

1. 마약을 투약하는 행위
2. 마약을 투약하기 위하여 제공하는 행위
3. 마약을 기재한 처방전을 발급하는 행위

(2) 마약 중독자에 대한 마약 사용

마약의 투약은 **치료보호기관의 장이 중독자의 증상을 고려하여 특히 필요하다고 인정하는 경우로서** 보건복지부령으로 정하는 바에 따라 **보건복지부장관 또는 특별시장·광역시장·특별자치시장·도지사 또는 특별자치도지사(이하 "시·도지사"라 한다)의 허가를 받은 경우로 한정한다**(마약관리법 시행령 제13조).

2. 마약류 중독자의 치료보호

(1) 보건복지부장관 또는 시·도지사는 마약류 사용자의 마약류 중독 여부를 판별하거나 마약류 중독자로 판명된 사람을 치료보호하기 위하여 치료보호기관을 설치·운영하거나 지정할 수 있다(마약관리법 제40조 제1항).

(2) 보건복지부장관 또는 시·도지사는 마약류 사용자에 대하여 제1항에 따른 치료보호기관에서 마약류 중독 여부의 판별검사를 받게 하거나 마약류 중독자로 판명된 사람에 대하여 치료보호를 받게 할 수 있다. 이 경우 판별검사 기간은 1개월 이내로 하고, 치료보호 기간은 12개월 이내로 한다(마약관리법 제40조 제2항).

(3) 보건복지부장관 또는 시·도지사는 제2항에 따른 판별검사 또는 치료보호를 하려면 치료보호심사위원회의 심의를 거쳐야 한다(마약관리법 제40조 제3항).

(4) 판별검사 및 치료보호에 관한 사항을 심의하기 위하여 보건복지부, 특별시, 광역시, 특별자치시, 도 및 특별자치도에 치료보호심사위원회를 둔다(마약관리법 제40조 제4항).

(5) 치료보호기관의 설치·운영 및 지정, 판별검사 및 치료보호, 치료보호심사위원회의 구성·운영·직무 등에 관하여 필요한 사항은 대통령령으로 정한다(마약관리법 제40조 제5항).

■■■ 예상문제

Q1. 마약류 중독자 치료보호기관으로 지정받은 병원의 병원장이, 입원한 마약 중독자의 중독 증상을 완화시키거나 치료하기 위하여 마약의 투약 등의 행위가 필요하다고 인정하였다. 마약을 투약 등을 하기 위해 필요한 조치는?
① 마약류감시원의 허가
② 보건복지부장관 또는 시·도지사의 허가
③ 식품의약품안전처장의 허가
④ 병원 내 마약류관리자의 허가
⑤ 지방식품의약품안전청장의 허가

해설
§마약류관리에 관한 법률 제2조 제5호 자목(정의)
자. 마약류취급의료업자: 의료기관에서 의료에 종사하는 의사·치과의사·한의사 또는 「수의사법」에 따라 동물 진료에 종사하는 수의사로서 의료나 동물 진료를 목적으로 마약 또는 향정신성의약품을 투약하거나 투약하기 위하여 제공하거나 마약 또는 향정신성의약품을 기재한 처방전을 발급하는 자

§마약류관리에 관한 법률 제39조(마약 사용의 금지)
마약류취급의료업자는 마약 중독자에게 그 중독 증상을 완화시키거나 치료하기 위하여 다음 각 호의 어느 하나에 해당하는 행위를 하여서는 아니 된다. 다만, 제40조에 따른 치료보호기관에서 보건복지부장관 또는 시·도지사의 허가를 받은 경우에는 그러하지 아니하다.
1. 마약을 투약하는 행위
2. 마약을 투약하기 위하여 제공하는 행위
3. 마약을 기재한 처방전을 발급하는 행위

Q2. 치료보호기관에서 마약류 중독자에 대한 판별검사기간과 치료보호 기간으로 알맞은 것은?

① 1주일 이내, 1개월 이내   ② 1주일 이내, 2개월 이내

③ 1개월 이내, 3개월 이내   ④ 1개월 이내, 6개월 이내

⑤ 1개월 이내, 12개월 이내

해설

§마약류관리에 관한 법률 제40조(마약류 중독자의 치료보호)

① 보건복지부장관 또는 시·도지사는 마약류 사용자의 마약류 중독 여부를 판별하거나 마약류 중독자로 판명된 사람을 치료보호하기 위하여 치료보호기관을 설치·운영하거나 지정할 수 있다.

② 보건복지부장관 또는 시·도지사는 마약류 사용자에 대하여 제1항에 따른 치료보호기관에서 마약류 중독 여부의 판별검사를 받게 하거나 마약류 중독자로 판명된 사람에 대하여 치료보호를 받게 할 수 있다. 이 경우 판별검사 기간은 1개월 이내로 하고, 치료보호 기간은 12개월 이내로 한다.

정답   1.②   2.⑤

제 6 장

감독과 단속

1. 출입·검사와 수거

(1) 식품의약품안전처장, 시·도지사 또는 시장·군수·구청장은 마약류, 임시마약류 및 원료물질의 취급을 감시하고 단속할 필요가 있다고 인정하면 관계 공무원으로 하여 금 마약류취급자, 마약류취급승인자, 제5조의2 제6항에 따라 임시마약류를 취급하는 자 및 원료물질취급자에 대하여 해당 업소나 공장·창고, 대마초 재배지, 약국, 조제 장소, 그 밖에 마약류, 임시마약류 및 원료물질에 관계 있는 장소에 출입하여 다음 각 호의 업 무를 하게 할 수 있다(마약관리법 제41조 제1항).

> 1. 해당 업소 등의 구조·설비·업무현황, 기록한 서류와 의약품, 그 밖의 물건에 대한 검사
> 2. 관계인에 대한 질문
> 3. 마약류·임시마약류·원료물질 및 이와 관계가 있다고 인정되는 약품과 물건을 총리령으로 정하는 바에 따른 수거. 이 경우 시험용으로 필요한 최소 분량으로 한정한다.

(2) 식품의약품안전처장은 통합정보센터의 감독에 필요하다고 인정하는 경우에는 통합 정보센터의 장에게 그 업무 및 재산에 관한 보고 또는 자료의 제출을 명하거나 소속 공 무원으로 하여금 현장 출입 또는 서류검사를 하게 하는 등 필요한 조치를 할 수 있다(마 약관리법 제41조 제2항).

(3) 출입·검사 또는 수거하는 공무원은 그 권한을 표시하는 증표를 지니고 이를 관세 인에게 보여주어야 한다(마약관리법 제41조 제3항).

2. 폐기 명령 등

(1) 식품의약품안전처장, 시·도지사 또는 시장·군수·구청장은 제12조에 따라 보고 된 마약류나 제13조에 따른 승인을 받지 못한 마약류 및 제16조, 제17조, 제18조, 제21 조 또는 제24조를 위반하여 제조·판매·저장 또는 수입한 향정신성의약품이나 불량한 향정신성의약품 등을 공중위생상의 위해의 발생을 방지할 수 있는 방법으로 폐기하거 나 필요한 조치를 마약류취급자 및 마약류취급 승인자에게 명할 수 있다(마약관리법 제

42조 제1항).

(2) 식품의약품안전처장, 시·도지사 또는 시장·군수·구청장은 다음 각 호의 어느 하나에 해당하는 경우에는 관계 공무원으로 하여금 해당 물품을 폐기 또는 압류하거나 그 밖에 필요한 조치를 하게 할 수 있다(마약관리법 제42조 제2항).

1. 제1항에 따른 명령을 받은 자가 그 명령을 이행하지 아니한 경우
2. 대마재배자가 제36조 제2항에 따른 폐기를 하지 아니한 경우
3. 제3조 제4호를 위반하여 원료물질이 제조, 수출입, 매매, 매매의 알선, 수수, 소지, 소유 또는 사용되거나 그러한 목적으로 저장된 원료물질이 발견된 경우

3. 업무 보고 등

식품의약품안전처장, 시·도지사 또는 시장·군수·구청장은 마약류취급자, 마약류취급승인자 및 원료물질취급자에 대하여 그 업무에 관하여 필요한 사항을 보고하게 하거나, 관계 장부·서류나 그 밖의 물건을 제출할 것을 명할 수 있다(마약관리법 제43조).

4. 허가 등의 취소와 업무정지

(1) 마약류취급자, 마약류취급승인자(자가치료를 목적으로 마약 및 향정신성의약품을 휴대하고 출입국하기 위하여 승인을 받은 경우는 제외한다) 또는 원료물질수출입업자 등이 다음 각 호의 어느 하나에 해당하는 경우에는 해당 허가관청은 이 법에 따른 허가(품목허가를 포함한다), 지정 또는 승인을 취소하거나 1년의 범위에서 그 업무 또는 마약류 및 원료물질 취급의 전부 또는 일부의 정지를 명할 수 있다. 다만, 국민보건에 위해를 끼쳤거나 끼칠 우려가 있는 마약, 향정신성의약품 또는 한외마약의 경우에는 그 취급자에게 책임질 사유가 없고 그 약품의 성분·처방 등을 변경함으로써 그 허가 목적을 달성할 수 있다고 인정되는 경우에는 그 변경만을 명할 수 있다(마약관리법 제44조 제1항).

1. 업무 또는 마약류 및 원료물질 취급의 전부 또는 일부의 정지를 명하는 경우
  가. 제5조 제1항 및 제2항에 따른 마약류 취급 제한 규정을 위반한 경우
  나. 제5조 제3항의 조치를 위반한 때
  다. 제6조 제1항 각 호 외의 부분 후단 및 같은 조 제2항 후단에 따른 변경허가 또는 변경지정을 받지 아니한 경우
  라. 제6조의2 제1항 후단에 따른 변경허가를 받지 아니한 경우
  마. 제7조 제2항에 따른 허가증 또는 지정서를 재발급받지 아니한 경우
  바. 제9조 제2항 및 제3항을 위반하여 마약류를 양도한 경우
  사. 삭제
  아. 삭제
  자. 제11조를 위반하여 보고하지 아니하거나 거짓으로 보고한 경우

차. 제12조를 위반하여 보고하지 아니하거나 사고 마약류 등을 폐기한 경우

카. 제14조를 위반하여 마약류를 광고한 경우

타. 제15조를 위반하여 마약류를 저장한 경우

파. 제16조를 위반하여 마약류를 봉함하지 아니하거나 봉함하지 아니한 마약류를 수수한 경우

하. 제17조를 위반하여 기재를 하지 아니하거나 거짓으로 기재한 경우

거. 삭제

너. 제20조·제22조 및 제26조를 위반하여 판매한 경우

더. 제32조를 위반하여 처방전에 따르지 아니하고 투약 등을 하거나 처방전을 거짓으로 기재한 경우 및 처방전을 작성·비치·보존하지 아니한 경우

러. 제33조를 위반하여 마약류관리자를 두지 아니한 경우

머. 제35조 제2항부터 제4항까지의 규정을 위반하여 기록·보존을 하지 아니하거나 거짓으로 기록한 경우

버. 대마재배자가 정당한 사유 없이 2년간 계속하여 대마초를 재배하지 아니한 경우

서. 제38조에 따른 마약류취급자의 관리의무를 위반한 경우

어. 제41조에 따른 관계 공무원의 검사·질문·수거를 거부·방해하거나 기피한 경우

저. 제50조를 위반하여 마약류취급자 또는 원료물질수출입업자 등이 교육을 받지 아니한 경우

처. 제51조 제1항을 위반하여 원료물질의 수출입 승인을 받지 아니하고 수출입한 경우나 승인 받은 내용과 다르게 수출입한 경우

커. 제51조 제2항을 위반하여 원료물질의 제조, 수출입, 수수 또는 매매에 대한 기록을 작성·보존하지 아니하거나 거짓으로 기록한 경우

터. 제51조 제2항에 따른 원료물질의 수출입, 수수 또는 매매에 대한 기록 작성의 의무를 회피할 목적으로 소량으로 나누어 원료물질을 거래한 경우

퍼. 제51조 제3항에 따른 신고를 하지 아니한 경우

허. 제18조 제2항 제2호에 따른 수출입 승인 또는 변경승인을 받지 아니한 경우

2. 허가(품목허가를 포함한다) 또는 지정을 취소하는 경우

가. 제6조 제3항 각 호의 결격사유에 해당한 경우

나. 제18조 제2항 제1호·제21조 제2항 및 제24조 제2항에 따른 허가 또는 변경허가를 받지 아니한 경우

다. 제1호 가목·파목·어목 또는 제9조 제2항을 2회 이상 위반한 경우

라. 제1호 자목·차목·러목·허목 또는 제9조 제3항을 3회 이상 위반한 경우

마. 마약의 유효성분 함량이나 제제할 때 발생하는 마약의 손실률(損失率) 등에 대하여 총리령으로 정하는 기준을 3회 이상 위반한 경우

바. 마약류취급자가 제6조 제1항 또는 제2항에 따른 마약류취급자가 되기 위하여 필요한 약사등의 자격을 상실하거나 「약사법」에 따른 의약품제조업, 의약품 도매상 등의 허가가 취소 등이 된 경우

사. 원료물질수출입업자 등이 「부가가치세법」 제8조에 따라 관할 세무서장에게 폐업신고를 하거나 관할 세무서장이 사업자등록을 말소한 경우

(2) 행정처분의 기준은 총리령으로 정한다(마약관리법 제44조 제2항).

(3) 식품의약품안전처장은 제1항 제2호 사목의 사유로 허가를 취소하기 위하여 필요한

경우에는 관할 세무서장에게 원료물질수출입업자 등의 폐업 여부에 대한 정보의 제공을 요청할 수 있다. 이 경우 요청을 받은 관할 세무서장은 특별한 사유가 없으면 「전자정부법」 제36조 제1항에 따라 영업자의 폐업 여부에 대한 정보를 제공하여야 한다(마약관리법 제44조 제3항).

5. 청 문

허가관청은 제44조 제1항에 따라 마약류취급자 또는 원료물질수출입업자 등의 허가 또는 지정을 취소하려면 청문을 하여야 한다(마약관리법 제45조).

6. 과징금처분

(1) 허가관청은 마약류취급자 또는 원료물질수출입업자 등에 대하여 제44조 제1항에 따른 업무정지처분을 하게 되는 경우에는 대통령령으로 정하는 바에 따라 업무정지처분을 갈음하여 2억원 이하의 과징금을 부과할 수 있다. 이 경우 과징금 부과는 업무정지처분으로 인하여 국민보건에 큰 위해를 가져오거나 가져올 우려가 있는 경우로 한정하며, 3회를 초과하여 부과할 수 없다(마약관리법 제46조 제1항).

(2) 과징금을 부과하는 위반행위의 종류, 위반정도 등에 따른 과징금의 금액과 그 밖에 필요한 사항은 대통령령으로 정한다(마약관리법 제46조 제2항).

(3) 허가관청은 과징금을 부과하기 위하여 필요한 경우에는 다음 각 호의 사항을 적은 문서로 관할 세무관서의 장에게 과세 정보의 제공을 요청할 수 있다(마약관리법 제46조 제3항).

1. 납세자의 인적사항
2. 과세 정보의 사용 목적
3. 과징금 부과기준이 되는 매출금액

(4) 허가관청은 과징금을 기한까지 내지 아니하면 대통령령으로 정하는 바에 따라 제1항에 따른 과징금 부과처분을 취소하고 제44조 제1항에 따른 업무정지처분을 하거나 국세 체납처분의 예 또는 「지방세외수입금의 징수 등에 관한 법률」에 따라 징수한다. 다만, 폐업 등으로 제44조 제1항에 따른 업무정지처분을 할 수 없는 경우에는 국세 체납처분의 예 또는 「지방세외수입금의 징수 등에 관한 법률」에 따라 징수한다(마약관리법 제46조 제4항).

(5) 허가관청은 제4항에 따라 체납된 과징금의 징수를 위하여 필요한 경우에는 다음 각 호의 어느 하나에 해당하는 자료의 제공을 해당 각 호의 자에게 각각 요청할 수 있다. 이 경우 요청을 받은 자는 정당한 사유가 없으면 이에 따라야 한다(마약관리법 제46조 제

5항).

7. 부정 마약류의 처분

식품의약품안전처장은 이 법이나 그 밖의 마약류에 관한 법령을 위반하여 소지, 소유, 사용, 관리, 재배, 수출입, 제조, 매매, 매매의 알선, 수수, 투약 또는 투약하기 위하여 제공하거나 조제 또는 연구에 사용하는 마약류, 예고임시마약류 및 임시마약류에 대하여는 압류나 그 밖에 필요한 처분을 할 수 있다(마약관리법 제47조).

8. 마약류 감시원

(1) 제41조 제1항 및 제42조 제2항에 따른 관계 공무원의 직무와 그 밖에 마약류와 원료물질에 관한 감시 업무를 하게 하기 위하여 식품의약품안전처와 그 소속 기관, 특별시 · 광역시 · 특별자치시 · 도 · 특별자치도 및 시 · 군 · 구(자치구만 해당한다. 이하 같다)에 마약류 감시원을 둔다(마약관리법 제48조 제1항).

(2) 마약류 감시원의 자격, 직무 범위, 그 밖에 필요한 사항은 대통령령으로 정한다(마약관리법 제48조 제2항).

9. 마약류 명예지도원

(1) 마약류의 오용 · 남용을 방지하고 홍보 · 계몽 등을 하기 위하여 식품의약품안전처, 특별시 · 광역시 · 특별자치시 · 도 · 특별자치도 및 시 · 군 · 구에 마약류 명예지도원을 둘 수 있다(마약관리법 제49조 제1항).

(3) 마약류 명예지도원의 자격, 업무 범위, 그 밖에 필요한 사항은 대통령령으로 정한다(마약관리법 제49조 제2항).

10. 마약류취급자와 원료물질수출입업자 등의 교육

(1) 마약류취급자(대마재배자는 제외한다) 또는 원료물질수출입업자 등은 식품의약품안전처장 또는 시 · 도지사가 하는 마약류 또는 원료물질 관리에 관한 교육을 받아야 한다(마약관리법 제50조 제1항).

(2) 마약류 또는 원료물질 관리에 관한 교육의 방법 · 횟수 및 내용 등에 필요한 사항은 총리령으로 정한다(마약관리법 제50조 제2항).

11. 원료물질의 관리

(1) 원료물질을 수출입하는 자는 수출입할 때마다 식품의약품안전처장의 승인을 받아야 한다(마약관리법 제51조 제1항).

(2) 원료물질을 제조하거나 수출입ㆍ수수 또는 매매하는 자는 제조, 수출입ㆍ수수 또는 매매(이하 이 조에서 "거래"라 한다)에 대한 기록을 작성하고 이를 2년간 보존하여야 한다. 다만, 다음 각 호의 어느 하나에 해당하는 경우는 제외한다(마약관리법 제51조 제2항).

1. 「약사법」에 따라 제조ㆍ거래에 대한 기록을 작성ㆍ보존하고 있는 제조ㆍ거래의 경우
2. 「화학물질관리법」에 따라 제조ㆍ거래에 대한 기록을 작성ㆍ보존하고 있는 제조ㆍ거래의 경우
3. 원료물질 복합제를 제조ㆍ거래하는 경우
4. 통상적인 사업 수행을 위한 합법적인 거래로서 대통령령으로 정하는 거래의 경우
5. 대통령령으로 정하는 수량 이하로 거래하는 경우

※원료물질 거래기록의 작성 및 보존이 면제되는 거래(시행령 제19조)

① 법 제51조 제2항 제4호에 따라 원료물질 거래기록의 작성 및 보존이 면제되는 거래는 다음 각 호의 거래로 한다.
 1. 수입의 경우: 생산국 정부가 발행한 제조증명서 또는 판매증명서를 첨부하는 거래
 2. 수출의 경우: 대한민국 정부가 발행한 수출증명서를 첨부하는 거래
 3. 수수 및 매매의 경우: 국가 또는 지방자치단체를 상대방으로 하는 거래
② 법 제51조 제2항 제5호에 따라 원료물질 거래기록의 작성 및 보존이 면제되는 원료물질의 최대거래량은 별표 8과 같다.

※원료물질거래 등의 신고 등(시행규칙 제48조)

① 법 제51조 제2항에 따라 원료물질을 제조하는 자는 별지 제50호서식의 원료물질 제조대장을 작성하여야 하고, 원료물질을 영 제19조 제2항에 따른 최대거래량을 초과하여 수출입ㆍ수수 또는 매매하는 자는 별지 제51호서식의 원료물질 거래대장을 작성하여야 한다.
② 원료물질취급자는 법 제51조 제3항 각 호의 어느 하나에 해당되는 경우 별지 제52호서식에 따른 신고서(전자문서로 된 신고서를 포함한다)에 관련서류(전자문서를 포함한다)를 첨부하여 법무부장관 또는 지방식품의약품안전청장에게 지체없이 제출하여야 한다.
③ 법 제51조 제5항 및 영 제20조 제2항의 규정에 따라 원료물질의 수입 승인을 얻고자 하는 자는 별지 제53호서식의 원료물질 수입승인신청서(전자문서로 된 신청서를 포함한다)에, 원료물질의 수출승인을 얻고자 하는 자는 별지 제54호서식의 원료물질 수출승인신청서(전자문서로 된 신청서를 포함한다)에 물품매도확약서 또는 거래를 증명할 수 있는 서류(전자문서를 포함한다)를 첨부하여 식품의약품안전처장에게 제출하여야 한다.
④ 법 제51조 제7항에서 "총리령으로 정하는 사유"란 다음 각 호의 경우를 말한다.
 1. 국제협력을 위하여 필요한 경우
 2. 마약류 범죄에 대한 조사를 위하여 필요한 경우
 3. 그 밖에 원료물질의 마약류 불법전용 차단을 위하여 필요한 경우

(3) 원료물질취급자는 다음 각 호의 어느 하나에 해당하는 경우에는 그 사실을 법무부장관이나 식품의약품안전처장에게 지체 없이 신고하여야 한다(마약관리법 제51조 제3항).

1. 원료물질의 구매 목적이 불확실하거나 마약 및 향정신성의약품의 불법 제조에 사용될 우려가 있는 거래의 경우
2. 대통령령으로 정하는 수량 이상의 원료물질의 도난 또는 소재불명, 그 밖의 사고가 발생한 경우

※도난 등 사고 발생 원료물질의 신고(시행령 제19조의2)
원료물질취급자는 법 제51조 제3항 제2호에 따라 다음 각 호의 구분에 따른 원료물질의 도난, 소재불명 또는 그 밖의 사고가 발생한 경우에는 법무부장관 또는 식품의약품안전처장에게 지체 없이 신고하여야 한다.
  1. 별표 8에서 원료물질의 최대거래량을 정하고 있는 경우: 최대거래량 이상의 원료물질
  2. 별표 8에서 원료물질의 최대거래량을 정하지 아니한 경우: 해당 원료물질

(4) 법무부장관이나 식품의약품안전처장에게 신고한 원료물질취급자나 신고를 받은 공무원은 그 사항에 대하여 비밀을 유지하여야 한다(마약관리법 제51조 제4항).

(5) 승인을 받아야 할 원료물질의 종류와 승인절차에 관하여 필요한 사항은 대통령령으로 정한다(마약관리법 제51조 제5항).

※승인을 받아야 할 원료물질의 종류와 승인절차 등(시행령 제20조)
① 법 제51조 제5항에 따라 원료물질을 수출입하는 자가 수출입할 때마다 식품의약품안전처장의 승인을 받아야 할 원료물질의 종류는 별표 8 중 1군에 해당하는 원료물질로 한다. 다만, 「약사법」, 「식품위생법」, 그 밖의 다른 법률에 따라 수출입에 관한 허가 또는 승인을 받거나 등록 또는 신고 등을 하여야 하는 원료물질은 제외한다.
② 제1항 본문에 따른 승인을 받으려는 자는 원료물질 수출입 승인신청서에 총리령으로 정하는 서류를 첨부하여 식품의약품안전처장에게 제출하여야 한다.
③ 식품의약품안전처장은 제2항에 따른 신청에 대하여 승인을 한 경우에는 신청인에게 원료물질 수출입 승인서를 발급하여야 한다.
④ 제1항 단서에 따른 원료물질의 수출입에 관한 허가 또는 승인을 하였거나 등록 또는 신고 등을 받은 행정기관의 장은 식품의약품안전처장에게 원료물질취급자·수입국·수출국·수량 및 용도 등이 포함된 허가·승인·등록 또는 신고 내용을 통보하여야 한다.

(6) 제조·거래 기록의 작성·보존 및 신고에 필요한 사항은 총리령으로 정한다(마약관리법 제51조 제6항).

(7) 원료물질수출입업자 등은 국제협력에 필요한 경우 등 총리령으로 정하는 사유가 있어 식품의약품안전처장이 요구하는 경우에는 제조·거래에 관한 사항을 지체 없이 보고하여야 한다(마약관리법 제51조 제7항).

제 7 장

보 칙

1. 한국마약퇴치운동본부의 설립

(1) 마약류에 대한 다음 각 호의 사업을 수행하기 위하여 한국마약퇴치운동본부를 둔다
(마약관리법 제51조의2 제1항).

1. 마약류의 폐해(弊害)에 대한 대국민 홍보 · 계몽 및 교육 사업
2. 마약류 중독자의 사회복귀를 위한 사회복지 사업
3. 그 밖에 식품의약품안전처장이 필요하다고 인정하는 불법 마약류 및 약물 오용 · 남용 퇴치
와 관련된 사업

(2) 한국마약퇴치운동본부는 법인으로 한다(마약관리법 제51조의2 제2항).

(3) 한국마약퇴치운동본부에 관하여 이 법에서 규정한 것을 제외하고는 「민법」 중 재단
법인에 관한 규정을 준용한다(마약관리법 제51조의2 제3항).

(4) 식품의약품안전처장과 지방자치단체의 장은 예산의 범위에서 한국마약퇴치운동본
부에 대하여 운영과 사업에 필요한 경비를 지원할 수 있다(마약관리법 제51조의2 제4항).

(5) 한국마약퇴치운동본부의 운영 등에 필요한 사항은 대통령령으로 정한다(마약관리법
제51조의 2 제5항).

2. 실태조사

(1) **보건복지부장관은 이 법의 적절한 시행을 위하여 마약류 중독자에 대한 실태조사를 5년
마다 하여야 한다**(마약관리법 제51조의3 제1항).

(2) 조사의 방법과 내용 등에 관한 사항은 보건복지부령으로 정한다(마약관리법 제51조의
3 제2항).

3. 벌칙 적용에서 공무원 의제

한국마약퇴치운동본부 임직원 중 공무원이 아닌 사람은 「형법」 제127조 및 제129조부
터 제132조까지의 규정을 적용할 때에는 공무원으로 본다(마약관리법 제51조의4).

4. 마약류 관계 자료의 수집

보건복지부장관과 식품의약품안전처장은 정부 각 기관으로부터 이 법이나 그 밖의 마약류 관계 법령의 시행에 관한 사항을 수집하며, 마약류에 대하여 필요한 사항에 관하여 그 자료의 제출을 요구할 수 있다.(마약관리법 제52조)

5. 유해성 평가

식품의약품안전처장은 마약류의 적정한 지정을 위하여 임시마약류 및 그 밖에 이에 준하는 것으로서 대통령령으로 정하는 물질에 대하여 신체적 또는 정신적 의존성, 독성 등 유해성 평가를 하여야 한다(마약관리법 제52조의2).

6. 국제협력

식품의약품안전처장은 마약류·원료물질의 안전관리 및 오남용 예방을 위하여 국제기구 및 국외 관계기관 등과 정보교환 등 국제협력에 노력하여야 한다(마약관리법 제52조의3).

7. 몰수 마약류의 처분방법 등

(1) 이 법이나 그 밖의 법령에서 정하는 바에 따라 몰수된 마약류는 시·도지사에게 인계하여야 한다(마약관리법 제53조 제1항).

※몰수마약류의 인계(시행규칙 제49조)

① 법 제53조 제1항의 규정에 의하여 몰수한 마약류를 시·도지사에게 인계하는 경우에 그 기관의 장은 별지 제55호서식에 따른 마약류인계서를 작성·첨부하여야 한다.
② 제1항의 규정에 의하여 시·도지사는 마약류를 인수한 때에는 별지 제56호서식에 따른 인수증을 인계한 기관의 장에게 교부하여야 하고 별지 제57호서식에 따른 인수대장을 작성·비치하여야 한다.

(2) 시·도지사는 제1항의 마약류를 인수하였을 때에는 이를 폐기하거나 그 밖에 필요한 처분을 하여야 한다(마약관리법 제53조 제2항).

(3) 처분에 필요한 사항은 대통령령으로 정한다(마약관리법 제53조 제3항).

※몰수 마약류의 폐기방법(시행령 제21조)

시·도지사는 법 제53조 제2항에 따라 몰수 마약류를 폐기하는 경우에는 다음 각 호의 방법으로 하여야 한다.
  1. 가연성이 있는 마약류는 보건위생상 위해(危害)가 발생할 우려가 없는 장소에서 태워버릴 것
  2. 중화·가수분해·산화·환원·희석 또는 그 밖의 방법으로 마약류가 아닌 것으로 변화시킬 것
  3. 제1호 또는 제2호의 방법으로 마약류를 폐기할 수 없는 경우에는 지하수를 오염시킬 우려가 없는 지하 1미터 이상의 땅속에 파묻거나, 해수면 위에 떠오를 우려가 없는 방법으로 바닷물 속에 가라앉히거나, 그 밖에 보건위생상 위해가 발생할 우려가 없는 방법으로 처리할 것

8. 보상금

이 법이나 그 밖의 법령에서 규정하는 마약류에 관한 범죄가 발각되기 전에 그 범죄를
수사기관에 신고 또는 고발하거나 검거한 사람에게는 대통령령으로 정하는 바에 따라
보상금을 지급한다(마약관리법 제54조).

9. 수수료

다음 각 호의 어느 하나에 해당하는 자는 총리령으로 정하는 바에 따라 수수료를 내야
한다(마약관리법 제55조).

1. 이 법에 따른 허가 또는 지정을 받으려는 자
2. 이 법에 따른 허가 또는 지정 사항을 변경하려는 자
3. 이 법에 따른 허가증 또는 지정서를 재발급받으려는 자

10. 권한의 위임

이 법에 따른 식품의약품안전처장의 권한은 대통령령으로 정하는 바에 따라 그 일부를
소속 기관의 장 또는 시·도지사에게 위임할 수 있으며, 이 법에 따른 시·도지사의 권
한은 대통령령으로 정하는 바에 따라 그 일부를 시장·군수·구청장에게 위임할 수 있
다(마약관리법 제56조).

11. 군수용 마약류의 취급에 관한 특례

(1) 이 법의 규정에도 불구하고 군수용 마약류의 소지 · 관리, 조제 · 투약 · 수수, 학술연구를 위한 사용 또는 마약류를 기재한 처방전의 발급에 관하여는 이를 국방부장관 소관으로 한다(마약관리법 제56조의2 제1항).

(2) 군수용 마약류의 취급에 필요한 사항은 국방부령으로 정한다(마약관리법 제56조의2 제2항).

12. 다른 법률의 적용

마약 및 향정신성의약품의 제조 · 관리 등에 관하여 이 법에 규정된 것을 제외하고는 「약사법」을 적용한다(마약관리법 제57조).

제 8 장

벌 칙

1. 벌 칙

(1) 무기 또는 5년 이상의 징역

다음 각 호의 어느 하나에 해당하는 자는 무기 또는 5년 이상의 징역에 처한다(마약관리법 제58조 제1항).

1. 제3조 제2호·제3호, 제4조 제1항, 제18조 제1항 또는 제21조 제1항을 위반하여 마약을 수출입·제조·매매하거나 매매를 알선한 자 또는 그러할 목적으로 소지·소유한 자
2. 제3조 제4호를 위반하여 마약 또는 향정신성의약품을 제조할 목적으로 그 원료가 되는 물질을 제조·수출입하거나 그러할 목적으로 소지·소유한 자
3. 제3조 제5호를 위반하여 제2조 제3호 가목에 해당하는 향정신성의약품 또는 그 물질을 함유하는 향정신성의약품을 제조·수출입·매매·매매의 알선 또는 수수하거나 그러할 목적으로 소지·소유한 자
4. 제3조 제6호를 위반하여 제2조 제3호 가목에 해당하는 향정신성의약품의 원료가 되는 식물 또는 버섯류에서 그 성분을 추출한 자 또는 그 식물 또는 버섯류를 수출입하거나 수출입할 목적으로 소지·소유한 자
5. 제3조 제7호를 위반하여 대마를 수입하거나 수출한 자 또는 그러할 목적으로 대마를 소지·소유한 자
6. 제4조 제1항을 위반하여 제2조 제3호 나목에 해당하는 향정신성의약품 또는 그 물질을 함유하는 향정신성의약품을 제조 또는 수출입하거나 그러할 목적으로 소지·소유한 자
7. 제4조 제1항 또는 제5조의2 제5항을 위반하여 미성년자에게 마약을 수수·조제·투약·제공한 자 또는 향정신성의약품이나 임시마약류를 매매·수수·조제·투약·제공한 자
8. 1군 임시마약류에 대하여 제5조의2 제5항 제1호 또는 제2호를 위반한 자

(2) 사형·무기 또는 10년 이상의 징역

영리를 목적으로 하거나 상습적으로 제1항의 행위를 한 자는 사형·무기 또는 10년 이상의 징역에 처한다(마약관리법 제58조 제2항).

(3) 제1항과 제2항에 규정된 죄의 미수범은 처벌한다(마약관리법 제58조 제3항).

(4) 제1항(제7호는 제외한다) 및 제2항에 규정된 죄를 범할 목적으로 예비(豫備) 또는 음

모한 자는 10년 이하의 징역에 처한다(마약관리법 제58조 제4항).

2. 벌 칙

(1) 다음 각 호의 어느 하나에 해당하는 자는 1년 이상의 유기징역에 처한다(마약관리법 제59조 제1항).

1. 제3조 제2호를 위반하여 수출입·매매 또는 제조할 목적으로 마약의 원료가 되는 식물을 재배하거나 그 성분을 함유하는 원료·종자·종묘를 소지·소유한 자
2. 제3조 제2호를 위반하여 마약의 성분을 함유하는 원료·종자·종묘를 관리·수수하거나 그 성분을 추출하는 행위를 한 자
3. 제3조 제3호를 위반하여 헤로인이나 그 염류 또는 이를 함유하는 것을 소지·소유·관리·수수·운반·사용 또는 투약하거나 투약하기 위하여 제공하는 행위를 한 자
4. 제3조 제4호를 위반하여 마약 또는 향정신성의약품을 제조할 목적으로 그 원료가 되는 물질을 매매하거나 매매를 알선하거나 수수한 자 또는 그러할 목적으로 소지·소유 또는 사용한 자
5. 제3조 제5호를 위반하여 제2조 제3호 가목에 해당하는 향정신성의약품 또는 그 물질을 함유 하는 향정신성의약품을 소지·소유·사용·관리한 자
6. 제3조 제6호를 위반하여 제2조 제3호 가목에 해당하는 향정신성의약품의 원료가 되는 식물 또는 버섯류를 매매하거나 매매를 알선하거나 수수한 자 또는 그러할 목적으로 소지·소유한 자
7. 제3조 제7호를 위반하여 대마를 제조하거나 매매·매매의 알선을 한 자 또는 그러할 목적으로 대마를 소지·소유한 자
8. 제3조 제10호 또는 제4조 제1항을 위반하여 미성년자에게 대마를 수수·제공하거나 대마 또는 대마초 종자의 껍질을 흡연 또는 섭취하게 한 자
9. 제4조 제1항을 위반하여 마약을 소지·소유·관리 또는 수수하거나 제24조 제1항을 위반하여 한외마약을 제조한 자
10. 제4조 제1항을 위반하여 제2조 제3호 다목에 해당하는 향정신성의약품 또는 그 물질을 함유하는 향정신성의약품을 제조 또는 수출입하거나 그러할 목적으로 소지·소유한 자
11. 제4조 제1항을 위반하여 대마의 수출·매매 또는 제조할 목적으로 대마초를 재배한 자
12. 제4조 제3항을 위반하여 마약류(대마는 제외한다)를 취급한 자
13. 1군 임시마약류에 대하여 제5조의2 제5항 제3호를 위반한 자
14. 제18조 제1항·제21조 제1항 또는 제24조 제1항을 위반하여 향정신성의약품을 수출입 또는 제조하거나 의약품을 제조한 자

(2) 상습적으로 제1항의 죄를 범한 자는 3년 이상의 유기징역에 처한다(마약관리법 제59조 제2항).

(3) 제1항(제5호 및 제13호는 제외한다) 및 제2항에 규정된 죄의 미수범은 처벌한다(마약관리법 제59조 제3항).

(4) 제1항 제7호의 죄를 범할 목적으로 예비 또는 음모한 자는 10년 이하의 징역에 처한

다(마약관리법 제59조 제4항).

3. 벌 칙

(1) 다음 각 호의 어느 하나에 해당하는 자는 10년 이하의 징역 또는 1억원 이하의 벌금에 처한다(마약관리법 제60조 제1항).

1. 제3조 제1호를 위반하여 마약 또는 제2조 제3호 가목에 해당하는 향정신성의약품을 사용하거나 제3조 제11호를 위반하여 마약 또는 제2조 제3호 가목에 해당하는 향정신성의약품과 관련된 금지된 행위를 하기 위한 장소·시설·장비·자금 또는 운반 수단을 타인에게 제공한 자
2. 제4조 제1항을 위반하여 제2조 제3호 나목 및 다목에 해당하는 향정신성의약품 또는 그 물질을 함유하는 향정신성의약품을 매매, 매매의 알선, 수수, 소지, 소유, 사용, 관리, 조제, 투약, 제공한 자 또는 향정신성의약품을 기재한 처방전을 발급한 자
3. 제4조 제1항을 위반하여 제2조 제3호 라목에 해당하는 향정신성의약품 또는 그 물질을 함유하는 향정신성의약품을 제조 또는 수출입하거나 그러할 목적으로 소지·소유한 자
4. 제5조 제1항·제2항, 제9조 제1항, 제28조 제1항, 제30조, 제35조 제1항 또는 제39조를 위반하여 마약을 취급하거나 그 처방전을 발급한 자
5. 1군 임시마약류에 대하여 제5조의2 제5항 제4호를 위반한 자
6. 2군 임시마약류에 대하여 제5조의2 제5항 제1호를 위반한 자

(2) 상습적으로 제1항의 죄를 범한 자는 그 죄에 대하여 정하는 형의 2분의 1까지 가중(加重)한다(마약관리법 제60조 제2항).

(3) 제1항과 제2항에 규정된 죄의 미수범은 처벌한다(마약관리법 제60조 제3항).

4. 벌 칙

(1) 다음 각 호의 어느 하나에 해당하는 자는 5년 이하의 징역 또는 5천만원 이하의 벌금에 처한다(마약관리법 제61조 제1항).

1. 제3조 제1호를 위반하여 향정신성의약품(제2조 제3호 가목에 해당하는 향정신성의약품은 제외한다) 또는 대마를 사용하거나 제3조 제11호를 위반하여 향정신성의약품(제2조 제3호 가목에 해당하는 향정신성의약품은 제외한다) 및 대마와 관련된 금지된 행위를 하기 위한 장소·시설·장비·자금 또는 운반 수단을 타인에게 제공한 자
2. 제3조 제2호를 위반하여 마약의 원료가 되는 식물을 재배하거나 그 성분을 함유하는 원료·종자·종묘를 소지·소유한 자
3. 제3조 제6호를 위반하여 제2조 제3호 가목에 해당하는 향정신성의약품의 원료가 되는 식물 또는 버섯류를 흡연·섭취하거나 그러할 목적으로 소지·소유한 자 또는 다른 사람에게 흡연·섭취하게 할 목적으로 소지·소유한 자
4. 제3조 제10호를 위반하여 다음 각 목의 어느 하나에 해당하는 행위를 한 자

가. 대마 또는 대마초 종자의 껍질을 흡연하거나 섭취한 자

나. 가목의 행위를 할 목적으로 대마, 대마초 종자 또는 대마초 종자의 껍질을 소지하고 있는 자

다. 가목 또는 나목의 행위를 하려 한다는 정을 알면서 대마초 종자나 대마초 종자의 껍질을 매매하거나 매매를 알선한 자

5. 제4조 제1항을 위반하여 제2조 제3호 라목에 해당하는 향정신성의약품 또는 그 물질을 함유하는 향정신성의약품을 매매, 매매의 알선, 수수, 소지, 소유, 사용, 관리, 조제, 투약, 제공한 자 또는 향정신성의약품을 기재한 처방전을 발급한 자

6. 제4조 제1항을 위반하여 대마를 재배·소지·소유·수수·운반·보관하거나 이를 사용한 자

7. 제5조 제1항·제2항, 제9조 제1항 또는 제35조 제1항을 위반하여 향정신성의약품, 대마 또는 임시마약류를 취급한 자

8. 2군 임시마약류에 대하여 제5조의2 제5항 제2호부터 제4호까지의 규정을 위반한 자

9. 제6조의2를 위반하여 원료물질을 수출입하거나 제조한 자

10. 제28조 제1항 또는 제30조를 위반하여 향정신성의약품을 취급하거나 그 처방전을 발급한 자

11. 제28조 제3항을 위반하여 마약 또는 향정신성의약품을 전자거래를 통하여 판매한 자

(2) 상습적으로 제1항의 죄를 범한 자는 그 죄에 대하여 정하는 형의 2분의 1까지 가중한다(마약관리법 제61조 제2항).

(3) 제1항(제2호·제3호 및 제9호는 제외한다) 및 제2항(제1항 제2호·제3호 및 제9호를 위반한 경우는 제외한다)에 규정된 죄의 미수범은 처벌한다(마약관리법 제61조 제3항).

5. 벌 칙

(1) 다음 각 호의 어느 하나에 해당하는 자는 3년 이하의 징역 또는 3천만원 이하의 벌금에 처한다(마약관리법 제62조 제1항).

1. 제8조 제1항을 위반하여 마약의 취급에 관한 허가증 또는 지정서를 타인에게 빌려주거나 양도한 자 또는 제9조 제2항·제3항, 제18조 제2항, 제20조, 제21조 제2항, 제22조 제1항, 제24조 제2항, 제26조 제1항을 위반하여 마약을 취급한 자

2. 제9조 제2항, 제20조, 제22조 제1항, 제26조 제1항의 위반행위의 상대방이 되어 마약을 취급한 자

3. 제3조 제12호를 위반하여 금지되는 행위에 관한 정보를 타인에게 널리 알리거나 제시한 자(예고임시마약류에 대해서는 제외한다)

(2) 상습적으로 제1항의 죄를 범한 자는 그 죄에 대하여 정하는 형의 2분의 1까지 가중한다(마약관리법 제62조 제2항).

(3) 제1항과 제2항에 규정된 죄의 미수범은 처벌한다(마약관리법 제62조 제3항).

6. 벌 칙

(1) 다음 각 호의 어느 하나에 해당하는 자는 2년 이하의 징역 또는 2천만원 이하의 벌금에 처한다(마약관리법 제63조 제1항).

1. 제6조의2 제1항을 위반하여 허가를 받지 아니한 자 또는 제51조 제1항부터 제4항까지의 규정을 위반한 자

2. 제8조 제1항을 위반하여 향정신성의약품의 취급에 관한 허가증 또는 지정서를 타인에게 빌려주거나 양도한 자 또는 제9조 제2항·제3항, 제20조·제22조 제2항 또는 제28조 제2항을 위반하여 향정신성의약품을 취급한 자

3. 제8조 제1항을 위반하여 대마의 취급에 관한 허가증을 타인에게 빌려주거나 양도한 자 또는 제9조 제2항·제3항을 위반하여 대마를 취급한 자

4. 제9조 제2항, 제20조 및 제22조 제2항의 위반행위의 상대방이 되어 향정신성의약품을 취급한 자

5. 제9조 제2항의 위반행위의 상대방이 되어 대마를 취급한 자

6. 제11조 제1항부터 제4항까지, 제16조, 제28조 제2항, 제32조 제1항 및 제2항, 제33조 제1항, 제34조를 위반하여 마약을 취급한 자

7. 제11조 제1항부터 제4항까지의 규정에 따른 보고 또는 변경보고를 거짓으로 하거나 제32조 제2항에 따른 처방전에 거짓으로 기재하여 마약을 취급한 자

8. 제17조를 위반하여 기재하지 아니하거나 거짓으로 기재하여 마약을 취급한 자

8의2. 제43조에 따른 명령을 위반하여 보고하지 아니하거나 거짓된 보고를 하여 마약을 취급한 자

9. 제12조 제1항을 위반하여 거짓으로 보고하여 마약을 취급하거나 제12조 제2항을 위반하여 마약을 폐기한 자

10. 제13조 제1항, 제33조 제2항을 위반하여 마약을 취급한 자(제69조 제1항 제8호에 해당하는 자는 제외한다)

11. 제18조 제2항 또는 제21조 제2항을 위반하여 향정신성의약품을 취급한 자

12. 제40조 제1항에 따른 치료보호기관을 정당한 이유 없이 이탈한 자 또는 이탈한 자를 은닉한 자

13. 제40조 제2항에 따른 중독 판별검사 또는 치료보호를 정당한 이유 없이 거부·방해 또는 기피한 자

14. 마약을 취급하는 자로서 정당한 이유 없이 제41조 제1항에 따른 출입, 검사, 수거 등을 거부·방해 또는 기피한 자 또는 제47조에 따른 처분을 거부·방해 또는 기피한 자

15. 제44조에 따른 업무정지기간에 그 업무를 하여 마약을 취급한 자

16. 제51조 제2항에 따른 기록작성의 의무를 회피할 목적으로 소량으로 나누어 원료 물질을 거래한 자

(2) 상습적으로 제1항 제2호부터 제5호까지, 제11호 · 제12호의 죄를 범한 자는 그 죄에 대하여 정하는 형의 2분의 1까지 가중한다(마약관리법 제63조 제2항).

(3) 제1항 제2호부터 제5호까지, 제11호 · 제12호와 제2항에 규정된 죄의 미수범은 처벌한다(마약관리법 제63조 제3항).

7. 벌 칙

다음 각 호의 어느 하나에 해당하는 자는 1년 이하의 징역 또는 1천만원 이하의 벌금에 처한다(마약관리법 제64조).

1. 제8조 제2항 · 제3항에 따른 신고를 거짓으로 한 자

2. 제11조 제1항부터 제4항까지를 위반하여 보고 또는 변경보고를 하지 아니하거나 거짓으로 보고하여 향정신성의약품을 취급한 자

3. 제12조 제1항을 위반하여 거짓으로 보고하여 향정신성의약품을 취급하거나 또는 제17조에 따른 기재를 하지 아니하거나 거짓으로 기재하여 향정신성의약품을 취급한 자

4. 제36조 또는 제43조에 따른 명령을 위반하거나 보고 또는 신고를 하지 아니한 자 또는 명령을 위반하거나 거짓된 보고 또는 신고를 하여 대마를 취급한 자

5. 제12조 제2항을 위반하여 향정신성의약품을 폐기한 자

6. 제12조 제2항을 위반하여 대마를 폐기한 자

7. 제13조 제1항을 위반하여 대마를 취급한 자

8. 제13조 제1항, 제16조, 제26조 제2항, 제32조 제1항, 제33조 제2항 또는 제34조를 위반하여 향정신성의약품을 취급한 자

9. 제13조 제1항, 제33조 제2항을 위반하여 마약류취급자에게 향정신성의약품을 양도 또는 인계하지 아니한 자

10. 제14조를 위반한 자

11. 제15조를 위반하여 마약류(향정신성의약품은 제외한다)를 저장한 자

12. 제26조 제2항의 위반행위의 상대방이 되어 향정신성의약품을 취급한 자

13. 제35조 제2항 및 제3항을 위반하여 장부를 작성하지 아니하거나 거짓으로 작성하거나 보고한 자

14. 제36조 제2항 또는 제42조 제2항을 위반하여 대마를 폐기하지 아니하거나 처분을 거부 · 방해 또는 기피한 자

15. 제38조 제2항을 위반하여 마약류를 판매하거나 사용한 자

16. 향정신성의약품, 예고임시마약류, 임시마약류를 취급하는 자 또는 원료물질취급자로서 정당한 이유 없이 제41조 제1항, 제42조, 제43조 또는 제47조에 따른 명령을 위반하거나 거짓된 보고를 하거나 검사·수거·압류 또는 처분을 거부·방해 또는 기피한 자

17. 대마를 취급하는 자로서 정당한 이유 없이 제41조 제1항에 따른 출입·검사 또는 수거를 거부·방해 또는 기피한 자

18. 제44조에 따른 업무정지기간에 그 업무를 하여 향정신성의약품을 취급한 자

19. 제44조에 따른 업무정지기간에 그 업무를 하여 대마를 취급한 자

20. 제51조 제7항에 따른 보고를 거짓으로 한 자

8. 자격정지 또는 벌금의 병과

(1) 제58조 및 제59조에서 정한 죄에 대하여는 10년 이하의 자격정지 또는 1억원 이하의 벌금을 병과(倂科)할 수 있다(마약관리법 제66조 제1항).

(2) 제60조부터 제64조까지의 규정에서 정한 죄를 범한 자에 대하여는 5년 이하의 자격정지 또는 각 해당 조문의 벌금(징역에 처하는 경우만 해당한다)을 병과할 수 있다(마약관리법 제66조 제2항).

9. 몰 수

이 법에 규정된 죄에 제공한 마약류·임시마약류 및 시설·장비·자금 또는 운반 수단과 그로 인한 수익금은 몰수한다. 다만, 이를 몰수할 수 없는 경우에는 그 가액(價額)을 추징한다(마약관리법 제67조).

10. 양벌규정

법인의 대표자나 법인 또는 개인의 대리인, 사용인, 그 밖의 종업원이 그 법인 또는 개인의 마약류 업무에 관하여 이 법에 규정된 죄를 범하면 그 행위자를 벌하는 외에 그 법인 또는 개인에게도 1억원(대마의 경우에는 5천만원) 이하의 벌금형을 과(科)하되, 제61조부터 제64조까지의 어느 하나에 해당하는 위반행위를 하면 해당 조문의 벌금형을 과한다. 다만, 법인 또는 개인이 그 위반행위를 방지하기 위하여 해당 업무에 관하여 상당한 주의와 감독을 게을리하지 아니한 경우에는 그러하지 아니하다(마약관리법 제68조).

11. 과태료

(1) 다음 각 호의 어느 하나에 해당하는 자에게는 500만원 이하의 과태료를 부과한다(마약관리법 제69조 제1항).

1. 제8조 제2항 및 제3항에 따른 신고를 하지 아니한 자

2. 삭제

3. 제11조 제1항부터 제4항까지를 위반하여 마약류취급의료업자, 마약류관리자, 마약류소매업자가 의료행위 또는 동물 진료나 조제를 목적으로 가지고 있는 향정신성의약품이 보고된 재고량과 차이가 있는 경우

4. 삭제

5. 제12조 제1항, 제35조 제2항 또는 제51조 제7항에 따른 보고를 하지 아니한 자

6. 제15조를 위반하여 향정신성의약품을 저장한 자

7. 제32조 제3항을 위반하여 기록을 보존하지 아니한 자

8. 제33조 제2항을 위반하여 마약류 인계 후 그 이유를 해당 관청에 신고하지 아니한 자

9. 제35조 제4항을 위반하여 장부를 보존하지 아니한 자

10. 예고임시마약류에 대하여 제5조의2 제5항을 위반한 자

(2) 제1항에 따른 과태료는 위반행위의 종류 및 그 정도 등을 고려하여 대통령령으로 정하는 바에 따라 식품의약품안전처장, 시·도지사, 시장·군수·구청장이 부과·징수한다(마약관리법 제69조 제2항).

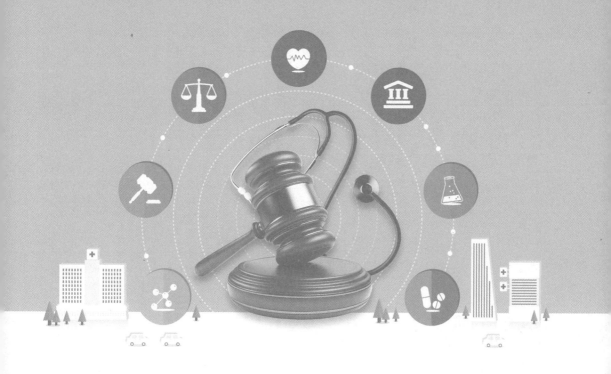

제 11 편

국민건강증진법

1. 목 적

이 법은 국민에게 건강에 대한 가치와 책임의식을 함양하도록 건강에 관한 바른 지식을 보급하고 스스로 건강생활을 실천할 수 있는 여건을 조성함으로써 국민의 건강을 증진함을 목적으로 한다(국민건강증진법 제1조).

2. 정 의

이 법에서 사용하는 용어의 정의는 다음과 같다(국민건강증진법 제2조).

(1) 국민건강증진사업

국민건강증진사업이라 함은 보건교육, 질병예방, 영양개선, 건강관리 및 건강생활의 실천 등을 통하여 국민의 건강을 증진시키는 사업을 말한다(국민건강증진법 제2조 제1호).

(2) 보건교육

보건교육이라 함은 개인 또는 집단으로 하여금 건강에 유익한 행위를 자발적으로 수행하도록 하는 교육을 말한다(국민건강증진법 제2조 제2호).

(3) 영양개선

영양개선이라 함은 개인 또는 집단이 균형된 식생활을 통하여 건강을 개선시키는 것을 말한다(국민건강증진법 제2조 제3호).

(4) 건강관리

건강관리란 개인 또는 집단이 건강에 유익한 행위를 지속적으로 수행함으로써 건강한 상태를 유지하는 것을 말한다(국민건강증진법 제2조 제4호).

3. 책 임

(1) 국가 및 지방자치단체는 건강에 관한 국민의 관심을 높이고 국민건강을 증진할 책임을 진다(국민건강증진법 제3조 제1항).

(2) 모든 국민은 자신 및 가족의 건강을 증진하도록 노력하여야 하며, 타인의 건강에 해

를 끼치는 행위를 하여서는 아니 된다(국민건강증진법 제3조 제2항).

4. 보건의 날

(1) 보건에 대한 국민의 이해와 관심을 높이기 위하여 매년 4월 7일을 보건의 날로 정하며, 보건의 날부터 1주간을 건강주간으로 한다(국민건강증진법 제3조의2 제1항).

(2) 국가와 지방자치단체는 보건의 날의 취지에 맞는 행사 등 사업을 시행하도록 노력하여야 한다(국민건강증진법 제3조의2 제2항).

5. 국민건강증진종합계획의 수립

(1) 보건복지부장관은 국민건강증진정책심의위원회의 심의를 거쳐 국민건강증진종합계획(이하 "종합계획"이라 한다)을 5년마다 수립하여야 한다. 이 경우 미리 관계중앙행정기관의 장과 협의를 거쳐야 한다(국민건강증진법 제4조 제1항).

(2) 종합계획에 포함되어야 할 사항은 다음과 같다(국민건강증진법 제4조 제2항).

1. 국민건강증진의 기본목표 및 추진방향
2. 국민건강증진을 위한 주요 추진과제 및 추진방법
3. 국민건강증진에 관한 인력의 관리 및 소요재원의 조달방안
4. 제22조의 규정에 따른 국민건강증진기금의 운용방안
4의2. 아동·여성·노인·장애인 등 건강취약 집단이나 계층에 대한 건강증진 지원방안
5. 국민건강증진 관련 통계 및 정보의 관리 방안
6. 그 밖에 국민건강증진을 위하여 필요한 사항

6. 실행계획의 수립 등

(1) 보건복지부장관, 관계중앙행정기관의 장, 특별시장·광역시장·특별자치시장·도지사·특별자치도지사(이하 "시·도지사"라 한다) 및 시장·군수·구청장(자치구의 구청장에 한한다. 이하 같다)은 종합계획을 기초로 하여 소관 주요시책의 실행계획(이하 "실행계획"이라 한다)을 매년 수립·시행하여야 한다(국민건강증진법 제4조의2 제1항).

(2) 국가는 실행계획의 시행에 필요한 비용의 전부 또는 일부를 지방자치단체에 보조할 수 있다(국민건강증진법 제4조의2 제2항).

7. 계획수립의 협조

(1) 보건복지부장관, 관계중앙행정기관의 장, 시·도지사 및 시장·군수·구청장은 종합계획과 실행계획의 수립·시행을 위하여 필요한 때에는 관계 기관·단체 등에 대하여 자료 제공 등의 협조를 요청할 수 있다(국민건강증진법 제4조의3 제1항).

(2) 협조요청을 받은 관계 기관·단체 등은 특별한 사유가 없는 한 이에 응하여야 한다 (국민건강증진법 제4조의3 제2항).

8. 국민건강증진정책심의위원회

(1) 국민건강증진에 관한 주요사항을 심의하기 위하여 보건복지부에 국민건강증진정책심의위원회(이하 "위원회"라 한다)를 둔다(국민건강증진법 제5조 제1항).

(2) 위원회는 다음 각 호의 사항을 심의한다(국민건강증진법 제5조 제2항).

1. 종합계획
2. 제22조의 규정에 따른 국민건강증진기금의 연도별 운용계획안·결산 및 평가
3. 2 이상의 중앙행정기관이 관련되는 주요 국민건강증진시책에 관한 사항으로서 관계중앙행정기관의 장이 심의를 요청하는 사항
4. 「국민영양관리법」 제9조에 따른 심의사항
5. 다른 법령에서 위원회의 심의를 받도록 한 사항
6. 그 밖에 위원장이 심의에 부치는 사항

9. 위원회의 구성과 운영

(1) 위원회는 위원장 1인 및 부위원장 1인을 포함한 15인 이내의 위원으로 구성한다(국민건강증진법 제5조의2 제1항).

(2) 위원장은 보건복지부차관이 되고, 부위원장은 위원장이 공무원이 아닌 위원 중에서 지명한 자가 된다(국민건강증진법 제5조의2 제2항).

(3) 위원은 국민건강증진·질병관리에 관한 학식과 경험이 풍부한 자, 「소비자기본법」에 따른 소비자단체 및 「비영리민간단체 지원법」에 따른 비영리민간단체가 추천하는 자, 관계공무원 중에서 보건복지부장관이 위촉 또는 지명한다(국민건강증진법 제5조의2 제3항).

(4) 그 밖에 위원회의 구성·운영 등에 관하여 필요한 사항은 대통령령으로 정한다(국민건강증진법 제5조의2 제4항).

10. 한국건강증진개발원의 설립 및 운영

(1) 보건복지부장관은 제22조에 따른 국민건강증진기금의 효율적인 운영과 국민건강증진사업의 원활한 추진을 위하여 필요한 정책 수립의 지원과 사업평가 등의 업무를 수행할 수 있도록 한국건강증진개발원(이하 이 조에서 "개발원"이라 한다)을 설립한다(국민건강증진법 제5조의3 제1항).

(2) 개발원은 다음 각 호의 업무를 수행한다(국민건강증진법 제5조의3 제2항).

1. 국민건강증진 정책수립을 위한 자료개발 및 정책분석
2. 종합계획 수립의 지원
3. 위원회의 운영지원
4. 제24조에 따른 기금의 관리·운용의 지원 업무
5. 제25조 제1항 제1호부터 제9호까지의 사업에 관한 업무
6. 국민건강증진사업의 관리, 기술 지원 및 평가
7. 「지역보건법」제7조부터 제9조까지에 따른 지역보건의료계획에 대한 기술 지원
8. 「지역보건법」제24조에 따른 보건소의 설치와 운영에 필요한 비용의 보조
9. 국민건강증진과 관련된 연구과제의 기획 및 평가
10. 「농어촌 등 보건의료를 위한 특별조치법」제2조의 공중보건의사의 효율적 활용을 위한 지원
11. 지역보건사업의 원활한 추진을 위한 지원
12. 그 밖에 국민건강증진과 관련하여 보건복지부장관이 필요하다고 인정한 업무

(3) 개발원은 법인으로 하고, 주된 사무소의 소재지에 설립등기를 함으로써 성립한다(국민건강증진법 제5조의3 제3항).

(4) 개발원은 다음 각 호를 재원으로 한다(국민건강증진법 제5조의3 제4항).

1. 제22조에 따른 기금
2. 정부출연금
3. 기부금
4. 그 밖의 수입금

(5) 정부는 개발원의 운영에 필요한 예산을 지급할 수 있다(국민건강증진법 제5조의3 제5항).

(6) 개발원에 관하여 이 법과 「공공기관의 운영에 관한 법률」에서 정한 사항 외에는 「민법」 중 재단법인에 관한 규정을 준용한다(국민건강증진법 제5조의3 제6항).

제 2 장

국민건강의 관리

1. 건강생활의 지원 등

(1) 국가 및 지방자치단체는 국민이 건강생활을 실천할 수 있도록 지원하여야 한다(국민건강증진법 제6조 제1항).

(2) 국가는 혼인과 가정생활을 보호하기 위하여 혼인전에 혼인 당사자의 건강을 확인하도록 권장하여야 한다(국민건강증진법 제6조 제2항).

(3) 건강확인의 내용 및 절차에 관하여 필요한 사항은 보건복지부령으로 정한다(국민건강증진법 제6조 제3항).

(4) 건강 확인의 내용 및 절차

1)「국민건강증진법」(이하 "법"이라 한다) 제6조 제3항의 규정에 의한 건강확인의 내용은 다음 각호의 질환으로서 보건복지부장관이 정하는 질환으로 한다(시행규칙 제3조 제1항).

> **1. 자녀에게 건강상 현저한 장애를 줄 수 있는 유전성질환**
> **2. 혼인당사자 또는 그 가족에게 건강상 현저한 장애를 줄 수 있는 전염성질환**

2) 특별자치시장 · 특별자치도지사 · 시장 · 군수 · 구청장은 혼인하고자 하는 자가 제1항의 규정에 의한 내용을 확인하고자 할 때에는 보건소 또는 특별자치시장 · 특별자치도지사 · 시장 · 군수 · 구청장이 지정한 의료기관에서 그 내용을 확인받을 수 있도록 하여야 한다(시행규칙 제3조 제2항).

3) 보건소장 또는 의료기관의 장이 혼인하고자 하는 자의 건강을 확인한 경우에는 「의료법」에 의한 진단서에 그 확인내용을 기재하여 교부하여야 한다(시행규칙 제3조 제3항).

2. 광고의 금지 등

(1) 보건복지부장관은 국민건강의식을 잘못 이끄는 광고를 한 자에 대하여 그 내용의 변경 등 시정을 요구하거나 금지를 명할 수 있다(국민건강증진법 제7조 제1항).

(2) 보건복지부장관이 광고내용의 변경 또는 광고의 금지를 명할 수 있는 광고는 다음 각 호와 같다(국민건강증진법 제7조 제2항).

1. 「주세법」에 따른 주류의 광고
2. 의학 또는 과학적으로 검증되지 아니한 건강비법 또는 심령술의 광고
3. 그 밖에 건강에 관한 잘못된 정보를 전하는 광고로서 대통령령이 정하는 광고

(3) 광고내용의 기준, 변경 또는 금지절차 기타 필요한 사항은 대통령령으로 정한다(국민건강증진법 제7조 제4항).

(4) 광고의 기준

주세법에 의한 주류의 광고를 하는 경우에는 다음 각호의 1에 해당하는 광고를 하여서는 아니 된다[국민건강증진법 제7조 제2항 제1호에 따른 광고는 시행령 별표 1(광고의 기준)에 따라야 한다].

1. 음주행위를 지나치게 미화하는 표현
2. 음주가 체력 또는 운동능력을 향상시킨다거나 질병의 치료에 도움이 된다는 표현
3. 음주가 정신건강에 도움이 된다는 표현
4. 운전이나 작업 중에 음주하는 행위를 묘사하는 표현
5. 임산부나 미성년자의 인물 또는 목소리를 묘사하는 표현
6. **다음 각목의 1에 해당하는 광고방송을 하는 행위**
   가. 텔레비전(종합유선방송을 포함한다): 7시부터22시까지의 광고방송
   나. 라디오: 17시부터 다음날 8시까지의 광고방송과 8시부터 17시까지 미성년자를 대상으로 하는 프로그램 전후의 광고방송
7. 주류의 판매촉진을 위하여 광고노래를 방송하거나 경품 및 금품을 제공한다는 내용의 표현
8. **알콜분 17도 이상의 주류를 광고방송하는 행위**
9. 법 제8조 제4항의 규정에 의한 경고문구를 주류의 용기에 표기하지 아니하고 광고를 하는 행위. 다만, 경고 문구가 표기되어 있지 아니한 부분을 이용하여 광고를 하고자 할 때에는 경고문구를 주류의 용기하단에 별도로 표기하여야 한다.
10. 「영화 및 비디오물의 진흥에 관한 법률」에 따른 영화상영관에서 같은 법 제29조 제2항 제1호부터 제3호까지에 따른 상영등급으로 분류된 영화의 상영 전후에 상영되는 광고
11. 「도시철도법」에 따른 도시철도의 역사(驛舍)나 차량에서 이루어지는 동영상 광고 또는 스크린도어에 설치된 광고

3. 금연 및 절주운동 등

(1) 국가 및 지방자치단체는 국민에게 담배의 직접흡연 또는 간접흡연과 과다한 음주가 국민건강에 해롭다는 것을 교육·홍보하여야 한다(국민건강증진법 제8조 제1항).

(2) 국가 및 지방자치단체는 금연 및 절주에 관한 조사·연구를 하는 법인 또는 단체를 지원할 수 있다(국민건강증진법 제8조 제2항).

(3) 「주세법」에 의하여 주류제조의 면허를 받은 자 또는 주류를 수입하여 판매하는 자는 대통령령이 정하는 주류의 판매용 용기에 과다한 음주는 건강에 해롭다는 내용과 임신 중 음주는 태아의 건강을 해칠 수 있다는 내용의 경고문구를 표기하여야 한다(국민건강증진법 제8조 제4항).

(4) 경고문구의 표시내용, 방법 등에 관하여 필요한 사항은 보건복지부령으로 정한다(국민건강증진법 제8조 제6항).

4. 금연을 위한 조치

(1) 담배사업법에 의한 지정소매인 기타 담배를 판매하는 자는 대통령령이 정하는 장소 외에서 담배자동판매기를 설치하여 담배를 판매하여서는 아니 된다(국민건강증진법 제9조 제2항).

(2) 대통령령이 정하는 장소에 담배자동판매기를 설치하여 담배를 판매하는 자는 보건복지부령이 정하는 바에 따라 성인인증장치를 부착하여야 한다(국민건강증진법 제9조 제3항).

> ※성인인증장치(시행규칙 제5조의2)
>
> 법 제9조 제3항의 규정에 따라 담배자동판매기에 부착하여야 하는 성인인증장치는 다음 각호의 1에 해당하는 장치로 한다.
> 1. 담배자동판매기 이용자의 신분증(주민등록증 또는 운전면허증에 한한다)을 인식하는 방법에 의하여 이용자가 성인임을 인증할 수 있는 장치
> 2. 담배자동판매기 이용자의 신용카드·직불카드 등 금융신용거래를 위한 장치를 이용하여 이용자가 성인임을 인증할 수 있는 장치
> 3. 그 밖에 이용자가 성인임을 인증할 수 있는 장치로서 보건복지부장관이 정하여 고시하는 장치

(3) 다음 각 호의 공중이 이용하는 시설의 소유자·점유자 또는 관리자는 해당 시설의 전체를 금연구역으로 지정하고 금연구역을 알리는 표지를 설치하여야 한다. 이 경우 흡연자를 위한 흡연실을 설치할 수 있으며, 금연구역을 알리는 표지와 흡연실을 설치하는 기준·방법 등은 보건복지부령으로 정한다(국민건강증진법 제9조 제4항).

> 1. 국회의 청사
> 2. 정부 및 지방자치단체의 청사
> 3. 「법원조직법」에 따른 법원과 그 소속 기관의 청사
> 4. 「공공기관의 운영에 관한 법률」에 따른 공공기관의 청사
> 5. 「지방공기업법」에 따른 지방공기업의 청사
> 6. 「유아교육법」·「초·중등교육법」에 따른 학교[교사(校舍)와 운동장 등 모든 구역을 포함한다]
> 7. 「고등교육법」에 따른 학교의 교사
> 8. 「의료법」에 따른 의료기관, 「지역보건법」에 따른 보건소·보건의료원·보건지소
> 9. 「영유아보육법」에 따른 어린이집
> 10. 「청소년활동 진흥법」에 따른 청소년수련관, 청소년수련원, 청소년문화의집, 청소년특화시설, 청소년야영장, 유스호스텔, 청소년이용시설 등 청소년활동시설
> 11. 「도서관법」에 따른 도서관
> 12. 「어린이놀이시설 안전관리법」에 따른 어린이놀이시설
> 13. 「학원의 설립·운영 및 과외교습에 관한 법률」에 따른 학원 중 학교교과교습학원과 연면적 1천제곱미터 이상의 학원
> 14. 공항·여객부두·철도역·여객자동차터미널 등 교통 관련 시설의 대합실·승강장, 지하보도 및 16인승 이상의 교통수단으로서 여객 또는 화물을 유상으로 운송하는 것
> 15. 「자동차관리법」에 따른 어린이운송용 승합자동차
> 16. 연면적 1천제곱미터 이상의 사무용건축물, 공장 및 복합용도의 건축물
> 17. 「공연법」에 따른 공연장으로서 객석 수 300석 이상의 공연장
> 18. 「유통산업발전법」에 따라 개설등록된 대규모점포와 같은 법에 따른 상점가 중 지하도에 있는 상점가

19. 「관광진흥법」에 따른 관광숙박업소

20. 「체육시설의 설치·이용에 관한 법률」에 따른 체육시설로서 1천명 이상의 관객을 수용할 수 있는 체육시설과 같은 법 제10조에 따른 체육시설업에 해당하는 체육시설로서 실내에 설치된 체육시설

21. 「사회복지사업법」에 따른 사회복지시설

22. 「공중위생관리법」에 따른 목욕장

23. 「게임산업진흥에 관한 법률」에 따른 청소년게임제공업소, 일반게임제공업소, 인터넷컴퓨터게임시설제공업소 및 복합유통게임제공업소

24. 「식품위생법」에 따른 식품접객업 중 영업장의 넓이가 보건복지부령으로 정하는 넓이 이상인 휴게음식점영업소, 일반음식점영업소 및 제과점영업소와 같은 법에 따른 식품소분·판매업 중 보건복지부령으로 정하는 넓이 이상인 실내 휴게공간을 마련하여 운영하는 식품자동판매기 영업소

25. 「청소년보호법」에 따른 만화대여업소

26. 그 밖에 보건복지부령으로 정하는 시설 또는 기관

※ 금연구역 등(시행규칙 제6조)

① 법 제9조 제4항 제24호에 따라 해당 시설의 전체를 금연구역으로 지정하여야 하는 휴게음식점영업소, 일반음식점영업소 및 제과점영업소는 다음 각 호의 구분에 따른 영업소로 한다.

1. 2013년 12월 31일까지: 150제곱미터 이상인 영업소
2. 2014년 1월 1일부터 2014년 12월 31일까지: 100제곱미터 이상인 영업소
3. 2015년 1월 1일부터: 모든 영업소

② 법 제9조 제4항 제24호에 따라 해당 시설의 전체를 금연구역으로 지정하여야 하는 식품자동판매기 영업소는 다음 각 호의 구분에 따른 영업소로 한다.

1. 2018년 12월 31일까지: 실내 휴게공간의 넓이가 75제곱미터 이상인 영업소
2. 2019년 1월 1일부터: 실내 휴게공간이 있는 모든 영업소

③ 법 제9조 제4항 제26호에서 "보건복지부령으로 정하는 시설 또는 기관"이란 「도로법」 제2조 제2호 가목에 따른 휴게시설 중 고속국도에 설치한 휴게시설(주유소, 충전소 및 교통·관광안내소를 포함한다) 및 그 부속시설(지붕이 없는 건물 복도나 통로, 계단을 포함한다)을 말한다.

④ 법 제9조 제4항 후단 및 제6항 후단에 따른 금연구역을 알리는 표지와 흡연실을 설치하는 기준·방법은 별표 2와 같다.

[별표 2] 〈개정 2018. 6. 29.〉

금연구역을 알리는 표지와 흡연실을 설치하는 기준·방법(제6조 제4항 관련)

1. 금연구역을 알리는 표지 설치 방법

　가. 표지 부착

　　1) 법 제9조 제4항 각 호의 어느 하나에 해당하는 시설의 소유자·점유자 또는 관리자는 해당 시설 전체가 금연구역임을 나타내는 표지판 또는 스티커를 달거나 부착하여야 한다.

2) 법 제9조 제6항에 따라 금연구역을 지정한 특별자치시장·특별자치도지사·시장·군수·구청장은 지정된 장소가 금연구역임을 나타내는 표지판 또는 스티커를 설치하거나 부착하여야 한다.

3) 법 제9조 제4항에 따른 해당 시설의 표지판 또는 스티커는 해당 시설을 이용하는 자가 잘 볼 수 있도록 건물 출입구에 부착하여야 하며, 그 외 계단, 화장실 등 주요 위치에 부착한다.

4) 법 제9조 제6항에 따른 금연구역의 표지판 또는 스티커는 해당 구역을 이용하는 일반 공중이 잘 볼 수 있도록 건물 담장, 벽면, 보도(步道) 등에 설치하거나 부착하여야 한다.

5) 표지판 또는 스티커는 법 제9조 제4항에 따른 해당 시설의 소유자·점유자·관리자 또는 법 제9조 제6항에 따른 특별자치시장·특별자치도지사·시장·군수·구청장이 제작하여 부착하여야 한다. 다만, 보건복지부장관, 시·도지사 또는 시장·군수·구청장이 표지판 또는 스티커를 제공하는 경우에는 이를 부착할 수 있다.

나. 표지 내용

1) 각 목에 따른 표지판 또는 스티커에는 다음 사항이 포함되어야 한다.

가) 금연을 상징하는 그림 또는 문자

(예시)

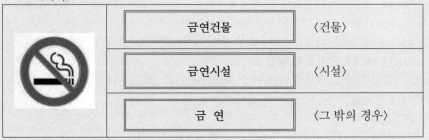

금연건물	〈건물〉
금연시설	〈시설〉
금 연	〈그 밖의 경우〉

나) 위반시 조치사항

(예시)

이 건물 또는 시설은 전체가 금연구역으로, 지정된 장소 외에서는 담배를 피울 수 없습니다. 이를 위반할 경우, 「국민건강증진법」에 따라 10만원 이하의 과태료가 부과됩니다.

2) 건물 또는 시설의 규모나 구조에 따라 표지판 또는 스티커의 크기를 다르게 할 수 있으며, 바탕색 및 글씨 색상 등은 그 내용이 눈에 잘 띄도록 배색하여야 한다.

3) 표지판 또는 스티커의 글자는 한글로 표기하되, 필요한 경우에는 영어, 일본어, 중국어 등 외국어를 함께 표기할 수 있다.

4) 필요한 경우 표지판 또는 스티커 하단에 아래 사항을 추가로 표시할 수 있다.
   : 위반사항을 발견하신 분은 전화번호 ○○○ - ○○○○로 신고해 주시기 바랍니다.

2. 흡연실을 설치하는 기준 및 방법

가. 흡연실의 설치 위치

1) 법 제9조 제4항 제6호, 제8호, 제9호, 제10호, 제11호, 제12호 및 제15호에 해당하는 시설의 소유자·점유자 또는 관리자가 흡연실을 설치하는 경우에는 의료기관 등의

이용자 및 어린이 · 청소년의 간접흡연 피해를 예방하기 위해 실외에 흡연실을 설치하여야 한다. 이 경우 흡연실은 옥상에 설치하거나 각 시설의 출입구로부터 10미터 이상의 거리에 설치하여야 한다.

2) 법 제9조 제4항 각 호의 어느 하나에 해당하는 시설 중 1)에 따른 시설 외 시설의 소유자 · 점유자 또는 관리자는 가급적 실외에 흡연실을 설치하되, 부득이한 경우 건물 내에 흡연실을 설치할 수 있다.

나. 흡연실의 표지 부착
1) 건물 내에 흡연실을 설치한 경우 해당 시설의 소유자 · 점유자 또는 관리자는 시설 전체가 금연구역이라는 표시와 함께 해당 시설을 이용하는 자가 잘 볼 수 있는 위치에 아래 예시와 같이 흡연실임을 나타내는 표지판을 달거나 부착하여야 한다.

> **흡연실**   (예시)

2) 건물 또는 시설의 규모나 구조에 따라 표지판 또는 스티커의 크기를 다르게 할 수 있으며, 바탕색 및 글씨 색상 등은 그 내용이 눈에 잘 띄도록 배색하여야 한다.
3) 표지판 또는 스티커의 글자는 한글로 표기하되, 필요한 경우에는 영어, 일본어, 중국어 등 외국어를 함께 표기할 수 있다.
4) 실외에 흡연실을 설치하는 경우 흡연이 가능한 영역을 명확히 알 수 있도록 그 경계를 표시하거나, 표지판을 달거나 부착하여야 한다.

다. 흡연실의 설치 방법
1) 실외에 흡연실을 설치하는 경우 자연 환기가 가능하도록 하고, 부득이한 경우에는 별도로 환기시설을 설치하여야 한다. 이 경우 해당 흡연실을 덮을 수 있는 지붕 및 바람막이 등을 설치할 수 있다.
2) 건물 내에 흡연실을 설치하는 경우 해당 시설의 규모나 특성 및 이용자 중 흡연자 수 등을 고려하여 담배 연기가 실내로 유입되지 않도록 실내와 완전히 차단된 밀폐 공간으로 하여야 한다. 이 경우 공동으로 이용하는 시설인 사무실, 화장실, 복도, 계단 등의 공간을 흡연실로 사용하여서는 아니 된다.
3) 건물 내 흡연실에는 흡연실의 연기를 실외로 배출할 수 있도록 환풍기 등 환기시설을 설치하여야 한다.
4) 흡연실에 재떨이 등 흡연을 위한 시설 외에 개인용 컴퓨터 또는 탁자 등 영업에 사용되는 시설 또는 설비를 설치하여서는 아니 된다.

(4) 특별자치시장 · 특별자치도지사 · 시장 · 군수 · 구청장은 「주택법」 제2조 제3호에 따른 공동주택의 거주 세대 중 2분의 1 이상이 그 공동주택의 복도, 계단, 엘리베이터 및 지하주차장의 전부 또는 일부를 금연구역으로 지정하여 줄 것을 신청하면 그 구역을 금연구역으로 지정하고, 금연구역임을 알리는 안내표지를 설치하여야 한다. 이 경우 금연구역 지정 절차 및 금연구역 안내표지 설치 방법 등은 보건복지부령으로 정한다(국민건강증진법 제9조 제5항).
(5) 특별자치시장 · 특별자치도지사 · 시장 · 군수 · 구청장은 흡연으로 인한 피해 방지

와 주민의 건강 증진을 위하여 다음 각 호에 해당하는 장소를 금연구역으로 지정하고, 금연구역임을 알리는 안내표지를 설치하여야 한다. 이 경우 금연구역 안내표지 설치 방법 등에 필요한 사항은 보건복지부령으로 정한다(국민건강증진법 제9조 제6항).

1. 「유아교육법」에 따른 유치원 시설의 경계선으로부터 10미터 이내의 구역(일반 공중의 통행·이용 등에 제공된 구역을 말한다)
2. 「영유아보육법」에 따른 어린이집 시설의 경계선으로부터 10미터 이내의 구역(일반 공중의 통행·이용 등에 제공된 구역을 말한다)

(6) 지방자치단체는 흡연으로 인한 피해 방지와 주민의 건강 증진을 위하여 필요하다고 인정하는 경우 조례로 다수인이 모이거나 오고가는 관할 구역 안의 일정한 장소를 금연구역으로 지정할 수 있다(국민건강증진법 제9조 제7항).

(7) 누구든지 제4항부터 제7항까지의 규정에 따라 지정된 금연구역에서 흡연하여서는 아니 된다(국민건강증진법 제9조 제8항).

(8) 특별자치시장·특별자치도지사·시장·군수·구청장은 제4항 각 호에 따른 시설의 소유자·점유자 또는 관리자가 다음 각 호의 어느 하나에 해당하면 일정한 기간을 정하여 그 시정을 명할 수 있다(국민건강증진법 제9조 제9항).

1. 제4항 전단을 위반하여 금연구역을 지정하지 아니하거나 금연구역을 알리는 표지를 설치하지 아니한 경우
2. 제4항 후단에 따른 금연구역을 알리는 표지 또는 흡연실의 설치 기준·방법 등을 위반한 경우

5. 담배에 관한 경고문구 등 표시

(1) 「담배사업법」에 따른 **담배의 제조자 또는 수입판매업자**(이하 "제조자 등"이라 한다)는 **담배갑 포장지 앞면·뒷면·옆면 및 대통령령으로 정하는 광고**(판매촉진 활동을 포함한다. 이하 같다)**에 다음 각 호의 내용을 인쇄하여 표기하여야 한다. 다만, 제1호의 표기는 담배갑 포장지에 한정하되 앞면과 뒷면에 하여야 한다**(국민건강증진법 제9조의2 제1항).

1. 흡연의 폐해를 나타내는 내용의 **경고그림**(사진을 포함한다. 이하 같다)
2. 흡연이 폐암 등 질병의 원인이 될 수 있다는 내용 및 다른 사람의 건강을 위협할 수 있다는 내용의 **경고문구**
3. 타르 흡입량은 흡연자의 **흡연습관에 따라 다르다는 내용의 경고문구**
4. 담배에 포함된 다음 각 목의 **발암성물질**
  가. 나프틸아민
  나. 니켈
  다. 벤젠
  라. 비닐 크롤라이드

마. 비소

바. 카드뮴

5. 보건복지부령으로 정하는 **금연상담전화의 전화번호**

(2) 경고그림과 경고문구는 담배갑포장지의 경우 그 넓이의 100분의 50 이상에 해당하는 크기로 표기하여야 한다. 이 경우 경고그림은 담배갑포장지 앞면, 뒷면 각각의 넓이의 100분의 30 이상에 해당하는 크기로 하여야 한다(국민건강증진법 제9조의2 제2항).

(3) 경고그림 및 경고문구 등의 내용과 표기 방법·형태 등의 구체적인 사항은 대통령령으로 정한다. 다만, 경고그림은 사실적 근거를 바탕으로 하고, 지나치게 혐오감을 주지 아니하여야 한다(국민건강증진법 제9조의2 제3항).

(4) 전자담배 등 대통령령으로 정하는 담배에 제조자 등이 표기하여야 할 경고그림 및 경고문구 등의 내용과 그 표기 방법·형태 등은 대통령령으로 따로 정한다(국민건강증진법 제9조의2 제4항).

6. 가향물질 함유 표시 제한

제조자 등은 담배에 연초 외의 식품이나 향기가 나는 물질(이하 "가향물질"이라 한다)을 포함하는 경우 이를 표시하는 문구나 그림·사진을 제품의 포장이나 광고에 사용하여서는 아니 된다(국민건강증진법 제9조의3).

7. 담배에 관한 광고의 금지 또는 제한

(1) 담배에 관한 광고는 다음 각 호의 방법에 한하여 할 수 있다(국민건강증진법 제9조의4 제1항).

1. 지정소매인의 영업소 내부에서 보건복지부령으로 정하는 광고물을 전시(展示) 또는 부착하는 행위. 다만, 영업소 외부에 그 광고내용이 보이게 전시 또는 부착하는 경우에는 그러하지 아니하다(국민건강증진법 제9조의4 제1항 제1호).

2. 품종군별로 연간 10회 이내(1회당 2쪽 이내)에서 잡지[「잡지 등 정기간행물의 진흥에 관한 법률」에 따라 등록 또는 신고되어 주 1회 이하 정기적으로 발행되는 제책(製冊)된 정기간행물 및 「신문 등의 진흥에 관한 법률」에 따라 등록된 주 1회 이하 정기적으로 발행되는 신문과 「출판문화산업 진흥법」에 따른 외국간행물로서 동일한 제호로 연 1회 이상 정기적으로 발행되는 것(이하 "외국정기간행물"이라 한다)을 말하며, 여성 또는 청소년을 대상으로 하는 것은 제외한다]에 광고를 게재하는 행위. 다만, 보건복지부령으로 정하는 판매부수 이하로 국내에서 판매되는 외국정기간행물로서 외국문자로만 쓰여져 있는 잡지인 경우에는 광고게재의 제

한을 받지 아니한다(국민건강증진법 제9조의4 제1항 제2호).

3. 사회·문화·음악·체육 등의 행사(여성 또는 청소년을 대상으로 하는 행사는 제외한다)를 후원하는 행위. 이 경우 후원하는 자의 명칭을 사용하는 외에 제품광고를 하여서는 아니된다(국민건강증진법 제9조의4 제1항 제3호).

4. 국제선의 항공기 및 여객선, 그 밖에 보건복지부령으로 정하는 장소 안에서 하는 광고

(2) 제조자 등은 광고를 「담배사업법」에 따른 도매업자 또는 지정소매인으로 하여금 하게 할 수 있다. 이 경우 도매업자 또는 지정소매인이 한 광고는 제조자 등이 한 광고로 본다(국민건강증진법 제9조의4 제2항).

(3) 광고 또는 그에 사용되는 광고물은 다음 각 호의 사항을 준수하여야 한다(국민건강증진법 제9조의4 제3항).

1. 흡연자에게 담배의 품명·종류 및 특징을 알리는 정도를 넘지 아니할 것
2. 비흡연자에게 직접적 또는 간접적으로 흡연을 권장 또는 유도하거나 여성 또는 청소년의 인물을 묘사하지 아니할 것
3. 제9조의2에 따라 표기하는 흡연 경고문구의 내용 및 취지에 반하는 내용 또는 형태가 아닐 것
4. 국민의 건강과 관련하여 검증되지 아니한 내용을 표시하지 아니할 것. 이 경우 광고내용의 사실 여부에 대한 검증 방법·절차 등 필요한 사항은 대통령령으로 정한다.

(4) 제조자 등은 담배에 관한 광고가 제1항 및 제3항에 위배되지 아니하도록 자율적으로 규제하여야 한다(국민건강증진법 제9조의4 제4항).

(5) 보건복지부장관은 문화체육관광부장관에게 제1항 또는 제3항을 위반한 광고가 게재된 외국정기간행물의 수입업자에 대하여 시정조치 등을 할 것을 요청할 수 있다(국민건강증진법 제9조의4 제5항).

8. 금연지도원

(1) 시·도지사 또는 시장·군수·구청장은 금연을 위한 조치를 위하여 대통령령으로 정하는 자격이 있는 사람 중에서 금연지도원을 위촉할 수 있다(국민건강증진법 제9조의5 제1항).

(2) 금연지도원의 직무는 다음 각 호와 같다(국민건강증진법 제9조의5 제2항).

1. 금연구역의 시설기준 이행 상태 점검
2. 금연구역에서의 흡연행위 감시 및 계도
3. 금연을 위한 조치를 위반한 경우 관할 행정관청에 신고하거나 그에 관한 자료 제공
4. 그 밖에 금연 환경 조성에 관한 사항으로서 대통령령으로 정하는 사항

(3) 금연지도원은 제2항의 직무를 단독으로 수행하려면 미리 시·도지사 또는 시장·군수·구청장의 승인을 받아야 하며, 시·도지사 또는 시장·군수·구청장은 승인서를 교부하여야

한다(국민건강증진법 제9조의5 제3항).

(4) **금연지도원이 직무를 단독으로 수행하는 때에는 승인서와 신분을 표시하는 증표를 지니고 이를 관계인에게 내보여야 한다**(국민건강증진법 제9조의5 제4항).

(5) 금연지도원을 위촉한 시·도지사 또는 시장·군수·구청장은 금연지도원이 그 직무를 수행하기 전에 직무 수행에 필요한 교육을 실시하여야 한다(국민건강증진법 제9조의5 제5항).

(6) 금연지도원은 직무를 수행하는 경우 그 권한을 남용하여서는 아니 된다(국민건강증진법 제9조의5 제6항).

(7) 시·도지사 또는 시장·군수·구청장은 금연지도원이 다음 각 호의 어느 하나에 해당하면 그 금연지도원을 해촉하여야 한다(국민건강증진법 제9조의5 제7항).

1. 제1항에 따라 대통령령으로 정한 자격을 상실한 경우
2. 제2항에 따른 직무와 관련하여 부정한 행위를 하거나 그 권한을 남용한 경우
3. 그 밖에 개인사정, 질병이나 부상 등의 사유로 직무 수행이 어렵게 된 경우

(8) 금연지도원의 직무범위 및 교육, 그 밖에 필요한 사항은 대통령령으로 정한다(국민건강증진법 제9조의5 제8항).

9. 건강생활실천협의회

(1) **시·도지사 및 시장·군수·구청장은 건강생활의 실천운동을 추진하기 위하여 지역사회의 주민·단체 또는 공공기관이 참여하는 건강생활실천협의회를 구성하여야 한다**(국민건강증진법 제10조 제1항).

(2) 건강생활실천협의회의 조직 및 운영에 관하여 필요한 사항은 지방자치단체의 조례로 정한다(국민건강증진법 제10조 제2항).

10. 보건교육의 관장

보건복지부장관은 국민의 보건교육에 관하여 관계중앙행정기관의 장과 협의하여 이를 총괄한다(국민건강증진법 제11조).

11. 보건교육의 실시 등

(1) 국가 및 지방자치단체는 모든 국민이 올바른 보건의료의 이용과 건강한 생활습관을 실천할 수 있도록 그 대상이 되는 개인 또는 집단의 특성·건강상태·건강의식 수준 등에 따라 적절한 보건교육을 실시한다(국민건강증진법 제12조 제1항).

(2) 국가 또는 지방자치단체는 국민건강증진사업관련 법인 또는 단체 등이 보건교육을

실시할 경우 이에 필요한 지원을 할 수 있다(국민건강증진법 제12조 제2항).

(3) 보건복지부장관, 시·도지사 및 시장·군수·구청장은 제2항의 규정에 의하여 보건교육을 실시하는 국민건강증진사업관련 법인 또는 단체 등에 대하여 보건교육의 계획 및 그 결과에 관한 자료를 요청할 수 있다(국민건강증진법 제12조 제3항).

(4) 보건교육의 내용은 대통령령으로 정한다(국민건강증진법 제12조 제4항).

※보건교육의 내용(시행령 제17조)

법 제12조에 따른 보건교육에는 다음 각 호의 사항이 포함되어야 한다.
 1. 금연·절주 등 건강생활의 실천에 관한 사항
 2. 만성퇴행성질환 등 질병의 예방에 관한 사항
 3. 영양 및 식생활에 관한 사항
 4. 구강건강에 관한 사항
 5. 공중위생에 관한 사항
 6. 건강증진을 위한 체육활동에 관한 사항
 7. 그 밖에 건강증진사업에 관한 사항

※보건교육사 관련 교과목(시행규칙 제7조의2)

영 별표 4에서 "보건복지부령으로 정하는 보건교육 관련 교과목"이란 별표 4의 교과목을 말한다.

[별표 4] 〈개정 2010.3.19〉

보건교육 관련 교과목(제7조의2 관련)

구분	과목명	최소 이수과목 및 학점
필수 과목	보건교육학, 보건학, 보건프로그램 개발 및 평가, 보건교육방법론, 보건교육실습, 조사방법론, 보건사업관리, 보건의사소통, 보건의료법규	총 9과목 및 총 22학점 이수
선택 과목	해부생리, 보건통계, 보건정보, 인간발달론, 사회심리학, 보건윤리, 환경보건, 역학, 질병관리, 안전교육, 생식보건, 재활보건, 식품위생, 정신보건, 보건영양, 건강과 운동, 구강보건, 아동보건, 노인보건, 학교보건, 산업보건, 지역사회보건	총 4과목 및 총 10학점 이수
비고: 교과목의 명칭이 동일하지 아니하더라도 보건복지부장관 또는 보건복지부장관이 정하여 고시하는 보건교육 관련 법인·단체가 교과의 내용이 동일한지 여부를 심사하여 동일하다고 인정하는 경우에는 동일 교과목으로 본다.		

12. 보건교육사 자격증의 교부 등

(1) 보건복지부장관은 국민건강증진 및 보건교육에 관한 전문지식을 가진 자에게 보건교육사의 자격증을 교부할 수 있다(국민건강증진법 제12조의2 제1항).

(2) 다음 각호의 1에 해당하는 자는 보건교육사가 될 수 없다(국민건강증진법 제12조의2

제2항).

1. 피성년후견인
2. 삭제
3. 금고 이상의 실형의 선고를 받고 그 집행이 종료되지 아니하거나 그 집행을 받지 아니하기로 확정되지 아니한 자
4. 법률 또는 법원의 판결에 의하여 자격이 상실 또는 정지된 자

(3) 제1항의 규정에 의한 보건교육사의 등급은 1급 내지 3급으로 하고, 등급별 자격기준 및 자격증의 교부절차 등에 관하여 필요한 사항은 대통령령으로 정한다(국민건강증진법 제12조의2 제3항).

(4) 보건교육사 1급의 자격증을 교부받고자 하는 자는 국가시험에 합격하여야 한다(국민건강증진법 제12조의2 제4항).

(5) 보건복지부장관은 제1항의 규정에 의하여 보건교육사의 자격증을 교부하는 때에는 보건복지부령이 정하는 바에 의하여 수수료를 징수할 수 있다(국민건강증진법 제12조의2 제5항).

13. 국가시험

(1) 국가시험은 보건복지부장관이 시행한다. 다만, 보건복지부장관은 국가시험의 관리를 대통령령이 정하는 바에 의하여 「한국보건의료인국가시험원법」에 따른 한국보건의료인국가시험원에 위탁할 수 있다(국민건강증진법 제12조의3 제1항).

(2) 보건복지부장관은 제1항 단서의 규정에 의하여 국가시험의 관리를 위탁한 때에는 그에 소요되는 비용을 예산의 범위안에서 보조할 수 있다(국민건강증진법 제12조의3 제2항).

(3) 보건복지부장관(제1항 단서의 규정에 의하여 국가시험의 관리를 위탁받은 기관을 포함한다)은 보건복지부령이 정하는 금액을 응시수수료로 징수할 수 있다(국민건강증진법 제12조의3 제3항).

(4) 시험과목·응시자격 등 자격시험의 실시에 관하여 필요한 사항은 대통령령으로 정한다(국민건강증진법 제12조의3 제4항).

14. 보건교육사의 채용

국가 및 지방자치단체는 대통령령이 정하는 국민건강증진사업관련 법인 또는 단체 등에 대하여 보건교육사를 그 종사자로 채용하도록 권장하여야 한다(국민건강증진법 제12조의4).

15. 보건교육의 평가

(1) 보건복지부장관은 정기적으로 국민의 보건교육의 성과에 관하여 평가를 하여야 한다(국민건강증진법 제13조 제1항).

(2) 평가의 방법 및 내용은 보건복지부령으로 정한다(국민건강증진법 제13조 제2항).

※보건교육의 평가방법 및 내용(시행규칙 제8조)

① 보건복지부장관이 법 제13조의 규정에 의하여 국민의 보건교육의 성과에 관한 평가를 할 때에는 세부계획 및 그 추진실적에 기초하여 평가하여야 한다.

② 보건복지부장관은 필요하다고 인정하는 경우에는 제1항의 규정에 의한 평가 외에 다음 각호의 사항을 조사하여 평가할 수 있다.

  1. 건강에 관한 지식·태도 및 실천
  2. 주민의 상병유무 등 건강상태

③ 영 제17조 제7호에서 "기타 건강증진사업에 관한 사항"이라 함은 「산업안전보건법」에 의한 산업보건에 관한 사항 기타 국민의 건강을 증진시키는 사업에 관한 사항을 말한다.

16. 보건교육의 개발 등

보건복지부장관은 정부출연연구기관 등의 설립·운영 및 육성에 관한 법률에 의한 **한국보건사회연구원으로 하여금 보건교육에 관한 정보·자료의 수집·개발 및 조사, 그 교육의 평가 기타 필요한 업무를 행하게 할 수 있다**(국민건강증진법 제14조).

17. 영양개선

(1) **국가 및 지방자치단체는 국민의 영양상태를 조사하여 국민의 영양개선방안을 강구하고 영양에 관한 지도를 실시하여야 한다**(국민건강증진법 제15조 제1항).

(2) 국가 및 지방자치단체는 국민의 영양개선을 위하여 다음 각호의 사업을 행한다(국민건강증진법 제15조 제2항).

  1. 영양교육사업
  2. 영양개선에 관한 조사·연구사업
  3. 기타 영양개선에 관하여 보건복지부령이 정하는 사업

18. 국민영양조사 등

(1) **보건복지부장관은 국민의 건강상태·식품섭취·식생활조사 등 국민의 영양에 관한 조사(이하 "국민영양조사"라 한다)를 정기적으로 실시한다**(국민건강증진법 제16조 제1항).

(2) 국민영양조사의 주기

법 제16조 제1항에 따른 국민영양조사(이하 "영양조사"라 한다)는 매년 실시한다(국민건강증진법 시행령 제19조).

(3) 특별시·광역시 및 도에는 국민영양조사와 영양에 관한 지도업무를 행하게 하기 위한 공무원을 두어야 한다(국민건강증진법 제16조 제2항).

(4) 국민영양조사를 행하는 공무원은 그 권한을 나타내는 증표를 관계인에게 내보여야 한다(국민건강증진법 제16조 제3항).

(5) 국민영양조사의 내용 및 방법 기타 국민영양조사와 영양에 관한 지도에 관하여 필요한 사항은 대통령령으로 정한다(국민건강증진법 제16조 제4항).

※조사대상(시행령 제20조)

① 보건복지부장관은 매년 구역과 기준을 정하여 선정한 가구 및 그 가구원에 대하여 영양조사를 실시한다.

> ※조사대상가구의 재선정 등(시행규칙 제11조)
> ① 시·도지사는 영 제20조 제1항에 따라 조사대상가구가 선정된 때에는 영 제20조 제3항에 따라 별지 제5호서식의 국민영양조사가구선정통지서를 해당 가구주에게 송부하여야 한다.
> ② 영 제20조에 따라 선정된 조사가구 중 전출·전입 등의 사유로 선정된 조사가구에 변동이 있는 경우에는 같은 구역안에서 조사가구를 다시 선정하여 조사할 수 있다.
> ③ 보건복지부장관은 조사지역의 특성이 변경된 때에는 조사지역을 달리하여 조사할 수 있다.

② 보건복지부장관은 노인·임산부등 특히 영양개선이 필요하다고 판단되는 사람에 대해서는 따로 조사기간을 정하여 영양조사를 실시할 수 있다.

③ 관할 시·도지사는 제1항에 따라 조사대상으로 선정된 가구와 제2항에 따라 조사대상이 된 사람에게 이를 통지해야 한다.

※조사항목(시행령 제21조)

① 영양조사는 건강상태조사·식품섭취조사 및 식생활조사로 구분하여 행한다.

② 건강상태조사는 다음 각 호의 사항에 대하여 행한다.
  1. 신체상태
  2. 영양관계 증후
  3. 그 밖에 건강상태에 관한 사항

③ 식품섭취조사는 다음 각 호의 사항에 대하여 행한다.
  1. 조사가구의 일반사항
  2. 일정한 기간의 식사상황
  3. 일정한 기간의 식품섭취상황

④ 식생활조사는 다음 각 호의 사항에 대하여 행한다.
  1. 가구원의 식사 일반사항
  2. 조사가구의 조리시설과 환경
  3. 일정한 기간에 사용한 식품의 가격 및 조달방법

⑤ 제2항부터 제4항까지의 규정에 따른 조사사항의 세부내용은 보건복지부령으로 정한다.

> ※조사내용(시행규칙 제12조)
> 영 제21조 제5항의 규정에 의한 조사사항의 세부내용은 다음 각호와 같다.

---

1. 건강상태조사 : 급성 또는 만성질환을 앓거나 앓았는지 여부에 관한 사항, 질병·사고 등으로 인한 활동제한의 정도에 관한 사항, 혈압 등 신체계측에 관한 사항, 흡연·음주 등 건강과 관련된 생활태도에 관한 사항 기타 보건복지부장관이 정하여 고시하는 사항
2. 식품섭취조사 : 식품의 섭취횟수 및 섭취량에 관한 사항, 식품의 재료에 관한 사항 기타 보건복지부장관이 정하여 고시하는 사항
3. 식생활조사 : 규칙적인 식사여부에 관한 사항, 식품섭취의 과다여부에 관한 사항, 외식의 횟수에 관한 사항, 2세 이하 영유아의 수유기간 및 이유보충식의 종류에 관한 사항 기타 보건복지부장관이 정하여 고시하는 사항

※영양조사원 및 영양지도원(시행령 제22조)

① 영양조사를 담당하는 자(이하 "영양조사원"이라 한다)는 보건복지부장관 또는 시·도지사가 다음 각 호의 어느 하나에 해당하는 사람 중에서 임명 또는 위촉한다.
 1. 의사·치과의사(구강상태에 대한 조사만 해당한다)·영양사 또는 간호사의 자격을 가진 사람
 2. 전문대학 이상의 학교에서 식품학 또는 영양학의 과정을 이수한 사람
② 특별자치시장·특별자치도지사·시장·군수·구청장은 법 제15조 및 법 제16조의 영양개선사업을 수행하기 위한 국민영양지도를 담당하는 사람(이하 "영양지도원"이라 한다)을 두어야 하며 그 영양지도원은 영양사의 자격을 가진 사람으로 임명한다. 다만, 영양사의 자격을 가진 사람이 없는 경우에는 의사 또는 간호사의 자격을 가진 사람 중에서 임명할 수 있다.
③ 영양조사원 및 영양지도원의 직무에 관하여 필요한 사항은 보건복지부령으로 정한다.
④ 보건복지부장관, 시·도지사 또는 시장·군수·구청장은 영양조사원 또는 영양지도원의 원활한 업무 수행을 위하여 필요하다고 인정하는 경우에는 그 업무 지원을 위한 구체적 조치를 마련·시행할 수 있다.

※영양조사원(시행규칙 제13조)

① 영 제22조 제1항에 따른 영양조사원(이하 "영양조사원"이라 한다)은 건강상태조사원·식품섭취조사원 및 식생활조사원으로 구분하되, 각 조사원의 직무는 다음 각호와 같다. 다만, 보건복지부장관 또는 시·도지사는 필요하다고 인정할 때에는 식품섭취조사원으로 하여금 식생활조사원의 직무를 행하게 할 수 있다.
 1. 건강상태조사원 : 제12조 제1호의 규정에 의한 건강상태에 관한 조사사항의 조사·기록
 2. 식품섭취조사원 : 제12조 제2호의 규정에 의한 식품섭취에 관한 조사사항의 조사·기록
 3. 식생활조사원 : 제12조 제3호의 규정에 의한 식생활에 관한 조사사항의 조사·기록
② 삭제

※조사원증(시행규칙 제14조)

법 제16조 제3항의 규정에 의한 조사원증은 별지 제9호서식에의한다.

※조사표 작성 등(시행규칙 제15조)

보건복지부장관은 영양조사가 끝난 때에는 지체없이 조사표를 작성하여 분류·집계등 통

계처리를 하고 이를 공표하여야 한다.

※조사자료의 분석과 이용(시행규칙 제16조)

보건복지부장관은 영양조사의 시기·대상·세부내용·결과등을 분석하여 이를 국민영양 개선을 위한 자료로 활용하여야 한다.

※영양지도원(시행규칙 제17조)

영 제22조 제2항에 따른 영양지도원의 업무는 다음 각 호와 같다.
1. 영양지도의 기획·분석 및 평가
2. 지역주민에 대한 영양상담·영양교육 및 영양평가
3. 지역주민의 건강상태 및 식생활 개선을 위한 세부 방안 마련
4. 집단급식시설에 대한 현황 파악 및 급식업무 지도
5. 영양교육자료의 개발·보급 및 홍보
6. 그 밖에 제1호부터 제5호까지의 규정에 준하는 업무로서 지역주민의 영양관리 및 영양 개선을 위하여 특히 필요한 업무

19. 구강건강사업의 계획수립·시행

국가 및 지방자치단체는 구강건강에 관한 사업의 계획을 수립·시행하여야 한다(국민건 강증진법 제17조).

20. 구강건강사업

(1) 국가 및 지방자치단체는 국민의 구강질환의 예방과 구강건강의 증진을 위하여 다음 각호의 사업을 행한다(국민건강증진법 제18조 제1항).

1. 구강건강에 관한 교육사업
2. 수돗물불소농도 조정사업
3. 구강건강에 관한 조사·연구사업
4. 기타 구강건강의 증진을 위하여 대통령령이 정하는 사업

※구강건강사업(시행령 제23조)

법 제18조 제1항 제4호에서 "대통령령이 정하는 사업"이란 다음 각 호의 사업을 말한다.
1. 충치예방을 위한 치아홈메우기사업
2. 불소용액양치사업
3. 구강건강의 증진을 위하여 보건복지부령이 정하는 사업

(2) 사업내용·기준 및 방법은 보건복지부령으로 정한다(국민건강증진법 제18조 제2항).

① 시·도지사 또는 시장·군수·구청장은 법 제18조의 규정에 의하여 구강건강실태를 조사하여 지역주민의 구강건강증진을 위한 사업을 시행하여야 한다.
② 시·도지사 또는 시장·군수·구청장이 수돗물에 대한 불소농도조정사업을 시행하고자 할 때에는 미리 보건복지부장관과 협의하여야 한다.
③ 수돗물에 대한 불소농도조정사업·불소용액양치사업 등 구강건강사업의 관리기준 및 운영방법은 보건복지부장관이 정한다.

21. 건강증진사업 등

(1) **국가 및 지방자치단체는 국민건강증진사업에 필요한 요원 및 시설을 확보하고, 그 시설의 이용에 필요한 시책을 강구하여야 한다**(국민건강증진법 제19조 제1항).

(2) 특별자치시장·특별자치도지사·시장·군수·구청장은 **지역주민의 건강증진을 위하여 보건복지부령이 정하는 바에 의하여 보건소장으로 하여금 다음 각호의 사업을 하게 할 수 있다**(국민건강증진법 제19조 제2항).

1. 보건교육 및 건강상담
2. 영양관리
3. 구강건강의 관리
4. 질병의 조기발견을 위한 검진 및 처방
5. 지역사회의 보건문제에 관한 조사·연구
6. 기타 건강교실의 운영 등 건강증진사업에 관한 사항

(3) 보건소장이 제2항의 규정에 의하여 제2항 제1호 내지 제4호의 업무를 행한 때에는 **이용자의 개인별 건강상태를 기록하여 유지·관리하여야 한다**(국민건강증진법 제19조 제3항).

(4) 건강증진사업에 필요한 시설·운영에 관하여는 보건복지부령으로 정한다(국민건강증진법 제19조 제4항).

22. 검 진

국가는 건강증진을 위하여 필요한 경우에 보건복지부령이 정하는 바에 의하여 국민에 대하여 건강검진을 실시할 수 있다(국민건강증진법 제20조).

① 법 제20조의 규정에 의하여 국가가 건강검진을 실시하는 경우에는 특별자치시장·특별자치도지사·시장·군수·구청장으로 하여금 보건소장이 이를 실시하도록 하여야 한다. 다만, 필요한 경우에는 영 제32조 제2항 제2호 또는 제3호의 기관에 위탁하여 실시하게 할 수 있다.
② 제1항의 규정에 의한 건강검진은 연령별·대상별로 검진항목을 정하여 실시하여야 한다.

23. 검진결과의 공개금지

건강검진을 한 자 또는 검진기관에 근무하는 자는 국민의 건강증진사업의 수행을 위하여 불가피한 경우를 제외하고는 정당한 사유 없이 검진결과를 공개하여서 아니 된다(국민건강증진법 제21조).

Q1. 국민건강의식을 잘못 이끄는 광고를 한 자에 대하여 그 내용의 변경 등 시정을 요구하거나 금지를 명할 수 있는 사람은?

① 대한의사협회장   ② 질병관리본부장   ③ 식품의약품안전처장

④ 보건복지부장관   ⑤ 행정안전부장관

해설

§국민건강증진법 제7조(광고의 금지 등)

① **보건복지부장관은 국민건강의식을 잘못 이끄는 광고를 한 자에 대하여 그 내용의 변경 등 시정을 요구하거나 금지를 명할 수 있다.**

②제1항의 규정에 따라 **보건복지부장관이 광고내용의 변경 또는 광고의 금지를 명할 수 있는 광고는** 다음 각 호와 같다.

1. 「주세법」에 따른 주류의 광고

2. 의학 또는 과학적으로 검증되지 아니한 건강비법 또는 심령술의 광고

3. 그 밖에 건강에 관한 잘못된 정보를 전하는 광고로서 대통령령이 정하는 광고

Q2. 국민건강증진법상 「고등교육법」에 따른 학교의 교사의 금연구역은?

① 해당 시설의 전체   ② 환자가 주로 이용하는 시설

③ 보건지소장이 임의로 정한 구역   ④ 해당 시설 2분의 1 이상의 구역

⑤ 승강기의 내부, 복도, 화장실, 진료실

해설

§국민건강증진법 **제9조 제4항(금연을 위한 조치)** ④ **다음 각 호의 공중이 이용하는 시설의 소유자·점유자 또는 관리자는** 해당 시설의 전체를 금연구역으로 지정하고 금연구역을 알리는 표지를 설치하여야 한다. 이 경우 흡연자를 위한 흡연실을 설치할 수 있으며, 금연구역을 알리는 표지와 흡연실을 설치하는 기준·방법 등은 보건복지부령으로 정한다.

1. 국회의 청사

2. 정부 및 지방자치단체의 청사

3. 「법원조직법」에 따른 법원과 그 소속 기관의 청사

4. 「공공기관의 운영에 관한 법률」에 따른 공공기관의 청사

5. 「지방공기업법」에 따른 지방공기업의 청사

6. 「유아교육법」· 「초 · 중등교육법」에 따른 학교[교사(校舍)와 운동장 등 모든 구역을 포함한다]
7. 「고등교육법」에 따른 학교의 교사
8. 「의료법」에 따른 의료기관, 「지역보건법」에 따른 보건소 · 보건의료원 · 보건지소

Q3. 국민건강증진법상 「의료법」에 따른 의료기관인 병원시설에서 금연을 위한 조치로 옳은 것은?

① 진료 공간을 금연구역으로 지정
② 시설 전체를 금연구역으로 지정
③ 보호자 대기실 일부를 구획하여 흡연구역으로 지정
④ 층별로 별도의 흡연시설을 설치하여 흡연구역으로 지정
⑤ 건물의 외부 비상통로 전체를 흡연구역으로 지정

Q2. 해설 참조

Q4. 국민건강증진법상 「지역보건법」에 따른 보건의료원의 흡연실 설치와 관련한 설명으로 옳은 것은?

① 옥상에 흡연실을 설치할 수 있다.
② 건물 안에 흡연실을 설치할 수 있다.
③ 계단 등의 공간을 흡연실로 사용할 수 있다.
④ 환기구가 있는 화장실을 흡연실로 지정할 수 있다.
⑤ 건물 출입구로부터 8미터 이상의 거리에 흡연실을 설치할 수 있다.

§ 국민건강증진법 시행규칙 제6조 별표 2(흡연실을 설치하는 기준 및 방법)
가. 흡연실의 설치 위치
  1) 법 제9조 제4항 제6호, 제8호, 제9호, 제10호, 제11호, 제12호 및 제15호에 해당하는 시설의 소유자 · 점유자 또는 관리자가 흡연실을 설치하는 경우에는 **의료기관 등의 이용자 및 어린이 · 청소년의 간접흡연 피해를 예방하기 위해 실외에 흡연실을 설치하여야 한다.** 이 경우 흡연실은 옥상에 설치하거나 각 시설의 출입구로부터 10미터 이상의 거리에 설치하여야 한다.
  2) 법 제9조 제4항 각 호의 어느 하나에 해당하는 시설 중 1)에 따른 시설 외 시설의 소유자 · 점유자 또는 관리자는 가급적 실외에 흡연실을 설치하되, 부득이한 경우 건물 내에 흡연실을 설치할 수 있다.
나. 흡연실의 표지 부착

1) 건물 내에 흡연실을 설치한 경우 해당 시설의 소유자·점유자 또는 관리자는 시설 전체가 금연구역이라는 표시와 함께 해당 시설을 이용하는 자가 잘 볼 수 있는 위치에 아래 예시와 같이 흡연실임을 나타내는 표지판을 달거나 부착하여야 한다.

흡연실

(예시)

2) 건물 또는 시설의 규모나 구조에 따라 표지판 또는 스티커의 크기를 다르게 할 수 있으며, 바탕색 및 글씨 색상 등은 그 내용이 눈에 잘 띄도록 배색하여야 한다.

3) 표지판 또는 스티커의 글자는 한글로 표기하되, 필요한 경우에는 영어, 일본어, 중국어 등 외국어를 함께 표기할 수 있다.

4) 실외에 흡연실을 설치하는 경우 흡연이 가능한 영역을 명확히 알 수 있도록 그 경계를 표시하거나, 표지판을 달거나 부착하여야 한다.

다. 흡연실의 설치 방법

1) 실외에 흡연실을 설치하는 경우 자연 환기가 가능하도록 하고, 부득이한 경우에는 별도로 환기시설을 설치하여야 한다. 이 경우 해당 흡연실을 덮을 수 있는 지붕 및 바람막이 등을 설치할 수 있다.

2) 건물 내에 흡연실을 설치하는 경우 해당 시설의 규모나 특성 및 이용자 중 흡연자 수 등을 고려하여 담배 연기가 실내로 유입되지 않도록 실내와 완전히 차단된 밀폐 공간으로 하여야 한다. 이 경우 공동으로 이용하는 시설인 사무실, 화장실, 복도, 계단 등의 공간을 흡연실로 사용하여서는 아니 된다.

3) 건물 내 흡연실에는 흡연실의 연기를 실외로 배출할 수 있도록 환풍기 등 환기시설을 설치하여야 한다.

4) 흡연실에 재떨이 등 흡연을 위한 시설 외에 개인용 컴퓨터 또는 탁자 등 영업에 사용되는 시설 또는 설비를 설치하여서는 아니 된다.

Q5. 「국민건강증진법」상 보건복지부장관은 국민의 건강상태, 식품섭취, 식생활조사 등 국민영양조사는 정기적으로 몇 년마다 실시하여야 하는가?

① 1년　　　　② 2년　　　　③ 3년
④ 4년　　　　⑤ 5년

해설

§국민건강증진법 제16조 제1항(국민영양조사 등)
보건복지부장관은 국민의 건강상태·식품섭취·식생활조사등 국민의 영양에 관한 조사(이하 "국민영양조사"라 한다)를 정기적으로 실시한다.

§국민건강증진법 시행령 제19조(국민영양조사의 주기)
법 제16조 제1항에 따른 국민영양조사(이하 "영양조사"라 한다)는 매년 실시한다.

정답　1.④　2.①　3.②　4.①　5.①

국민건강증진기금

제 3 장

1. 기금의 설치 등

(1) **보건복지부장관은 국민건강증진사업의 원활한 추진에 필요한 재원을 확보하기 위하여 국민건강증진기금**(이하 "기금"이라 한다)**을 설치한다**(국민건강증진법 제22조 제1항).

(2) 기금은 다음 각호의 재원으로 조성한다(국민건강증진법 제22조 제2항).

> 1. 제23조 제1항[1]의 규정에 의한 부담금: 담배부담금
> 2. 기금의 운용 수익금

※ 제23조 제1항의 규정에 의한 부담금은 담배부담금이다.

2. 국민건강증진부담금의 부과 · 징수 등

(1) 보건복지부장관은 **제조자 등이 판매하는「담배사업법」제2조에 따른 담배**(「지방세법」제54조에 따라 담배소비세가 면제되는 것, 같은 법 제63조 제1항 제1호 및 제2호에 따라 담배소비세액이 공제 또는 환급되는 것은 제외한다. 이하 이 조 및 제23조의2에서 같다)에 다음 각 호의 구분에 따른 **부담금**(이하 "부담금"이라 한다)**을 부과 · 징수한다**(국민건강증진법 제23조 제1항).

> 1. 궐련: 20개비당 841원
> 2. 전자담배
> 가. 니코틴 용액을 사용하는 경우: 1밀리리터당 525원
> 나. 연초 및 연초 고형물을 사용하는 경우:
>   1) 궐련형: 20개비당 750원
>   2) 기타 유형: 1그램당 73원

---

1 국민건강증진법 제23조(국민건강증진부담금의 부과 · 징수 등) ① 보건복지부장관은 제조자 등이 판매하는「담배사업법」제2조에 따른 담배(「지방세법」제54조에 따라 담배소비세가 면제되는 것, 같은 법 제63조 제1항 제1호 및 제2호에 따라 담배소비세액이 공제 또는 환급되는 것은 제외한다. 이하 이 조 및 제23조의2에서 같다)에 다음 각 호의 구분에 따른 부담금(이하 "부담금"이라 한다)을 부과 · 징수한다.

3. **파이프담배**: 1그램당 30.2원

4. **엽궐련(葉卷煙)**: 1그램당 85.8원

5. **각련(刻煙)**: 1그램당 30.2원

6. **씹는 담배**: 1그램당 34.4원

7. **냄새 맡는 담배**: 1그램당 21.4원

8. 물담배: 1그램당 1050.1원

9. 머금는 담배: 1그램당 534.5원

※담배의 구분(시행령 제27조의2)

법 제23조 제1항에 따른 담배의 구분은 다음 각 호와 같다.

1. 궐련(卷煙): 잎담배에 향료 등을 첨가하여 일정한 폭으로 썬 후 궐련제조기를 이용하여 궐련지로 말아서 피우기 쉽게 만들어진 담배 및 이와 유사한 형태의 것으로서 흡연용으로 사용될 수 있는 것

2. 전자담배: 니코틴 용액이나 연초 및 연초 고형물을 전자장치를 사용해 호흡기를 통해 체내에 흡입함으로써 흡연과 같은 효과를 낼 수 있도록 만든 담배로서 그 구분은 다음 각 목에 따른다.

 가. 니코틴 용액을 사용하는 전자담배

 나. 연초 및 연초 고형물을 사용하는 전자담배

  1) 궐련형

  2) 기타 유형

3. 파이프담배: 고급 특수 잎담배를 중가향(重加香) 처리하고 압착·열처리 등 특수가공을 하여 각 폭을 비교적 넓게 썰어서 파이프를 이용하여 피울 수 있도록 만든 담배

4. 엽궐련(葉券煙): 흡연 맛의 주체가 되는 전충엽을 체제와 형태를 잡아 주는 중권엽으로 싸고 겉모습을 아름답게 하기 위하여 외권엽으로 만 잎말음 담배

5. 각련(刻煙): 하급 잎담배를 경가향(輕加香)하거나 다소 고급인 잎담배를 가향하여 가늘게 썰어, 담뱃대를 이용하거나 흡연자가 직접 궐련지로 말아 피울 수 있도록 만든 담배

6. 씹는 담배: 입에 넣고 씹음으로써 흡연과 같은 효과를 낼 수 있도록 가공처리된 담배

7. 냄새 맡는 담배: 특수 가공된 담배 가루를 코 주위 등에 발라 냄새를 맡음으로써 흡연과 같은 효과를 낼 수 있도록 만든 가루 형태의 담배

8. 물담배: 장치를 이용하여 담배연기를 물로 거른 후 흡입할 수 있도록 만든 담배

9. 머금는 담배: 입에 넣고 빨거나 머금으면서 흡연과 같은 효과를 낼 수 있도록 특수가공하여 포장된 담배가루, 니코틴이 포함된 사탕 및 이와 유사한 형태로 만든 담배

---

(2) 제조자 등은 매월 1일부터 말일까지 제조장 또는 보세구역에서 반출된 담배의 수량과 산출된 부담금의 내역에 관한 자료를 다음 달 15일까지 보건복지부장관에게 제출하여야 한다(국민건강증진법 제23조 제2항).

(3) 보건복지부장관은 제2항의 규정에 의한 자료를 제출받은 때에는 그날부터 5일 이내에 부담금의 금액과 납부기한 등을 명시하여 제조자 등에게 납부고지를 하여야 한다(국민건강증진법 제23조 제3항).

(4) 제조자 등은 납부고지를 받은 때에는 납부고지를 받은 달의 말일까지 이를 납부하여야 한다(국민건강증진법 제23조 제4항).

(5) 보건복지부장관은 부담금을 납부하여야 할 자가 납부기한 이내에 부담금을 내지 아니하는 경우 납부기한이 지난 후 10일 이내에 30일 이상의 기간을 정하여 독촉장을 발부하여야 하며, 체납된 부담금에 대해서는 「국세징수법」 제21조를 준용하여 가산금을 징수한다(국민건강증진법 제23조 제5항).

(6) 보건복지부장관은 독촉을 받은 자가 그 기간 이내에 부담금과 가산금을 납부하지 아니한 때에는 국세체납처분의 예에 의하여 이를 징수한다(국민건강증진법 제23조 제6항).

(7) 담배의 구분에 관하여는 담배의 성질과 모양, 제조과정 등을 기준으로 하여 대통령령으로 정한다(국민건강증진법 제23조 제7항).

3. 부담금의 납부담보

(1) 보건복지부장관은 부담금의 납부 보전을 위하여 대통령령이 정하는 바에 따라 제조자 등에게 담보의 제공을 요구할 수 있다(국민건강증진법 제23조의2 제1항).

(2) 보건복지부장관은 담보제공의 요구를 받은 제조자 등이 담보를 제공하지 아니하거나 요구분의 일부만을 제공한 경우 특별시장·광역시장·시장·군수 및 세관장에게 담배의 반출금지를 요구할 수 있다(국민건강증진법 제23조의2 제2항).

(3) 담배의 반출금지 요구를 받은 특별시장·광역시장·시장·군수 및 세관장은 이에 응하여야 한다(국민건강증진법 제23조의2 제3항).

4. 부담금 부과·징수의 협조

(1) 보건복지부장관은 부담금의 부과·징수와 관련하여 필요한 경우에는 중앙행정기관·지방자치단체 그 밖의 관계 기관·단체 등에 대하여 자료제출 등의 협조를 요청할 수 있다(국민건강증진법 제23조의3 제1항).

(2) 협조요청을 받은 중앙행정기관·지방자치단체 그 밖의 관계 기관·단체 등은 특별한 사유가 없는 한 이에 응하여야 한다(국민건강증진법 제23조의3 제2항).

(3) 보건복지부장관에게 제출되는 자료에 대하여는 사용료·수수료 등을 면제한다(국민건강증진법 제23조의3 제3항).

5. 기금의 관리·운용

(1) 기금은 보건복지부장관이 관리·운용한다(국민건강증진법 제24조 제1항).

(2) 보건복지부장관은 기금의 운용성과 및 재정상태를 명확히 하기 위하여 대통령령이 정하는 바에 의하여 회계처리하여야 한다(국민건강증진법 제24조 제2항).

(3) 기금의 관리 · 운용 기타 필요한 사항은 대통령령으로 정한다(국민건강증진법 제24조 제3항).

6. 기금의 사용 등
(1) 기금은 다음 각호의 사업에 사용한다(국민건강증진법 제25조 제1항).

1. 금연교육 및 광고, 흡연피해 예방 및 흡연피해자 지원 등 국민건강관리사업
2. 건강생활의 지원사업
3. 보건교육 및 그 자료의 개발
4. 보건통계의 작성 · 보급과 보건의료관련 조사 · 연구 및 개발에 관한 사업
5. 질병의 예방 · 검진 · 관리 및 암의 치료를 위한 사업
6. 국민영양관리사업
7. 구강건강관리사업
8. 시 · 도지사 및 시장 · 군수 · 구청장이 행하는 건강증진사업
9. 공공보건의료 및 건강증진을 위한 시설 · 장비의 확충
10. 기금의 관리 · 운용에 필요한 경비
11. 그 밖에 국민건강증진사업에 소요되는 경비로서 대통령령이 정하는 사업

(2) 대통령령이 정하는 사업
법 제25조 제1항 제11호에서 "대통령령이 정하는 사업"이란 다음 각 호의 사업을 말한다(국민건강증진법 시행령 제30조).

1. 만성퇴행성질환의 관리사업
2. 법 제27조의 규정에 의한 지도 · 훈련사업
3. 건강증진을 위한 체육활동 지원사업
4. 금연지도원 제도 운영 등 지역사회 금연 환경 조성 사업

(3) 보건복지부장관은 기금을 제1항 각호의 사업에 사용함에 있어서 아동 · 청소년 · 여성 · 노인 · 장애인 등에 대하여 특별히 배려 · 지원할 수 있다(국민건강증진법 제25조 제2항). 노인에게 틀니제공, 청소년 흡연실태조사, 어린이 영양상태조사 등에 국민건강증진기금을 사용할 수 있다.
(4) 보건복지부장관은 기금을 사업에 사용함에 있어서 필요한 경우에는 보조금으로 교부할 수 있다(국민건강증진법 제25조 제3항).
※ 예를 들어 알코올 중독자의 재활, 마약중독자의 집중치료, 감염병 예방 및 관리에 관한 사업, 특정수혈부작용에 대한 보상금 지급, 재해발생 때의 의료지원 사업, 응급환자의 진료비 중 미수금의 대가 지급 등은 국민건강증진기금을 사용할 수 없다.

Q1. 「국민건강증진법」상 국민건강증진사업의 원활한 추진에 필요한 재원을 확보하기
위하여 국민건강증진기금을 설치하는 데 조성하는 재원으로 옳은 것은?

① 주류부담금
② 담배부담금
③ 도로교통법 위반 범칙금
④ 도로교통법 위반 과태료
⑤ 요양기관의 업무정지에 갈음하여 징수한 과징금

해설

§국민건강증진법 제22조(기금의 설치 등)
① 보건복지부장관은 국민건강증진사업의 원활한 추진에 필요한 재원을 확보하기 위하여
국민건강증진기금(이하 "기금"이라 한다)을 설치한다.
② 기금은 다음 각호의 재원으로 조성한다.
1. 제23조 제1항의 규정에 의한 부담금
2. 기금의 운용 수익금

§국민건강증진법 제23조(국민건강증진부담금의 부과·징수 등) ① 보건복지부장관은 제
조자 등이 판매하는 「담배사업법」 제2조에 따른 담배(「지방세법」 제54조에 따라 담배소비
세가 면제되는 것, 같은 법 제63조 제1항 제1호 및 제2호에 따라 담배소비세액이 공제 또는
환급되는 것은 제외한다. 이하 이 조 및 제23조의2에서 같다)에 다음 각 호의 구분에 따른
부담금(이하 "부담금"이라 한다)을 부과·징수한다.
※ 담배부담금
1. 궐련: 20개비당 841원, 2. 전자담배, 3. 파이프담배, 4. 엽궐련(葉卷煙), 5. 각련(刻煙),
6. 씹는 담배, 7. 냄새 맡는 담배, 8. 물담배, 9. 머금는 담배
※ 국민건강증진기금은 담배부담금, 기금의 운용 수익금을 재원으로 한다.

Q2. 보건복지부장관은 국민건강증진사업의 원활한 추진에 필요한 재원을 확보하고자
국민건강증진기금을 설치하고, 국민건강증진기금을 조성하고 있다. 그 대상으로
옳은 것은 ?

① 영화관의 입장권
② 종합병원의 진료비
③ 제조담배 중 전자담배
④ 에탄올 농도가 20% 이상인 술
⑤ 지방자치단체가 징수하는 재산세

Q3. 다음 중 국민건강증진기금을 사용할 수 없는 곳은?

① 보건교육 및 그 자료의 개발

② 국민영양관리사업

③ 금연 교육 및 광고 등 흡연자를 위한 국민건강관리사업

④ 공공보건의료 및 건강증진을 위한 시설·장비의 확충

⑤ 재해 발생 시 의료지원 사업

해 설

§국민건강증진법 제25조(기금의 사용 등)

① 기금은 다음 각호의 사업에 사용한다.

1. 금연교육 및 광고, 흡연피해 예방 및 흡연피해자 지원 등 국민건강관리사업
2. 건강생활의 지원사업
3. 보건교육 및 그 자료의 개발
4. 보건통계의 작성·보급과 보건의료관련 조사·연구 및 개발에 관한 사업
5. 질병의 예방·검진·관리 및 암의 치료를 위한 사업
6. 국민영양관리사업
7. 구강건강관리사업
8. 시·도지사 및 시장·군수·구청장이 행하는 건강증진사업
9. 공공보건의료 및 건강증진을 위한 시설·장비의 확충
10. 기금의 관리·운용에 필요한 경비
11. 그 밖에 국민건강증진사업에 소요되는 경비로서 대통령령이 정하는 사업

② 보건복지부장관은 기금을 제1항 각호의 사업에 사용함에 있어서 아동·청소년·여성·노인·장애인 등에 대하여 특별히 배려·지원할 수 있다.

③ 보건복지부장관은 기금을 제1항 각호의 사업에 사용함에 있어서 필요한 경우에는 보조금으로 교부할 수 있다.

Q4. 다음 중 국민건강증진기금을 사용할 수 있는 것은?

① 알코올 중독자의 재활   ② 흡연자의 건강관리

③ 마약 중독자의 치료   ④ 공공장소에 AED 설치

⑤ 감염병 전파 방지

해 설 Q3. 해설 참조

정답   1. ②   2. ③   3. ⑤   4. ②

제 4 장

보 칙

1. 비용의 보조

국가 또는 지방자치단체는 매 회계연도마다 예산의 범위 안에서 건강증진사업의 수행에 필요한 비용의 일부를 부담하거나 이를 수행하는 법인 또는 단체에 보조할 수 있다(국민건강증진법 제26조).

2. 지도 · 훈련

(1) 보건복지부장관은 보건교육을 담당하거나 국민영양조사 및 영양에 관한 지도를 담당하는 공무원 또는 보건복지부령이 정하는 단체 및 공공기관에 종사하는 담당자의 자질향상을 위하여 필요한 지도와 훈련을 할 수 있다(국민건강증진법 제27조 제1항).

(2) 훈련에 관하여 필요한 사항은 보건복지부령으로 정한다(국민건강증진법 제27조 제2항).

3. 보고 · 검사

(1) 보건복지부장관, 시 · 도지사 및 시장 · 군수 · 구청장은 필요하다고 인정하는 때에는 제7조 제1항, 제8조 제4항, 제9조 제2항부터 제4항까지, 제9조의2, 제9조의4 또는 제23조 제1항의 규정에 해당하는 자에 대하여 당해업무에 관한 보고를 명하거나 관계공무원으로 하여금 그의 사업소 또는 사업장에 출입하여 장부 · 서류 기타의 물건을 검사하게 할 수 있다(국민건강증진법 제28조 제1항).

(2) 검사를 하는 공무원은 그 권한을 나타내는 증표를 관계인에게 내보여야 한다(국민건강증진법 제28조 제2항).

4. 권한의 위임 · 위탁

(1) 이 법에 의한 보건복지부장관의 권한은 대통령령이 정하는 바에 의하여 그 일부를 시 · 도지사에게 위임할 수 있다(국민건강증진법 제29조 제1항).

① 법 제29조 제1항에 따라 **보건복지부장관은 다음 각 호의 사항을 시·도지사에게 위임한다.**

1. 법 제7조에 따른 **광고내용의 변경·금지명령 또는 관련 법령에 따른 시정의 요청**(신문·잡지의 경우에는 관할지역에 발행소의 소재지가 있는 것에 한정하되「신문 등의 진흥에 관한 법률」제9조 제1항 제9호에 따라 주된 보급지역이 전국으로 등록된 것은 제외하며, 광고방송의 경우에는 관할지역의 주민을 주된 대상으로 하여 제작되어 방송되는 것에 한정하며, 그 밖의 광고의 경우에는 관할지역에 설치되거나 주로 배포되는 것에 한정한다)

2. 법 제9조의4에 따른 **담배에 관한 광고의 금지 또는 제한**(관할지역에서 행해지는 광고에 한정하며, 잡지에 게재하는 광고는 제외한다)

② 삭제

(2) 보건복지부장관은 이 법에 의한 업무의 일부를 대통령령이 정하는 바에 의하여 건강증진사업을 행하는 법인 또는 단체에 위탁할 수 있다(국민건강증진법 제29조 제2항).

① 법 제29조 제2항에 따라 보건복지부장관은 다음 각 호의 업무를 제2항에 따른 법인 또는 단체에 위탁할 수 있다.

1. 법 제6조 제1항에 따른 건강생활의 지원사업
2. 법 제12조 제1항에 따른 보건교육의 실시
3. 법 제12조의2 제1항에 따른 보건교육사 자격증 교부를 위한 업무
4. 건강증진 및 만성퇴행성질환의 예방을 위한 조사·연구
5. 법 제20조에 따른 건강검진
6. 건강증진을 위한 체육활동에 관한 사항
7. 제16조의4 제3항에 따른 담배 광고내용의 사실 여부에 대한 검증에 필요한 자료의 조사·확인 업무

② 보건복지부장관이 법 제29조 제2항에 따라 그 업무의 일부를 위탁할 수 있는 법인 또는 단체는 다음 각 호의 기관으로 한다.

1. 「국민건강보험법」에 의한 국민건강보험공단
2. 「의료법」에 의한 종합병원 및 병원(치과병원 및 한방병원을 포함한다)
3. 보건복지부장관이 정하여 고시하는 보건교육 관련 법인 또는 단체
3의2. 법 제5조의3에 따른 한국건강증진개발원
4. 기타 건강증진사업을 행하는 법인 또는 단체

③ 보건복지부장관은 제1항 각 호에 따른 업무를 위탁한 때에는 수탁기관 및 위탁업무의 내용을 고시하여야 한다.

5. 수수료

(1) 지방자치단체의 장은 건강증진사업에 소요되는 경비 중 일부에 대하여 그 이용자로 부터 조례가 정하는 바에 의하여 수수료를 징수할 수 있다(국민건강증진법 제30조 제1항).

(2) 제1항의 규정에 의하여 수수료를 징수하는 경우 지방자치단체의 장은 노인, 장애인, 생활보호법에 의한 생활보호대상자 등에 대하여 수수료를 감면하여야 한다(국민건강증 진법 제30조 제2항).

제 5 장

벌 칙

1. 벌 칙

(1) 제21조를 위반하여 정당한 사유 없이 건강검진의 결과를 공개한 자는 3년 이하의 징역 또는 3천만원 이하의 벌금에 처한다(국민건강증진법 제31조).

(2) 다음 각 호의 어느 하나에 해당하는 자는 1년 이하의 징역 또는 1천만원 이하의 벌금에 처한다(국민건강증진법 제31조의2).

1. 제8조 제4항을 위반하여 경고문구를 표기하지 아니하거나 이와 다른 경고문구를 표기한 자
2. 제9조의2를 위반하여 경고그림 · 경고문구 · 발암성물질 · 금연상담전화번호를 표기하지 아니하거나 이와 다른 경고그림 · 경고문구 · 발암성물질 · 금연상담전화번호를 표기한 자
3. 제9조의4를 위반하여 담배에 관한 광고를 한 자

(3) 제7조 제1항의 규정에 위반하여 정당한 사유 없이 광고의 내용변경 또는 금지의 명령을 이행하지 아니한 자는 100만원 이하의 벌금에 처한다(국민건강증진법 제32조).

2. 양벌규정

법인의 대표자나 법인 또는 개인의 대리인, 사용인 그 밖의 종업원이 그 법인 또는 개인의 업무에 관하여 제31조, 제31조의2 또는 제32조의 위반행위를 하면 그 행위자를 벌하는 외에 그 법인 또는 개인에게도 해당 조문의 벌금형을 과(科)한다. 다만, 법인 또는 개인이 그 위반행위를 방지하기 위하여 해당 업무에 관하여 상당한 주의와 감독을 게을리하지 아니한 경우에는 그러하지 아니하다(국민건강증진법 제33조).

3. 과태료

(1) 다음 각 호의 어느 하나에 해당하는 자에게는 500만원 이하의 과태료를 부과한다(국민건강증진법 제34조 제1항).

1. 제9조 제2항의 규정에 위반하여 담배자동판매기를 설치하여 담배를 판매한 자
2. 제9조 제9항에 따른 시정명령을 따르지 아니한 자
3. 제9조의3을 위반하여 가향물질을 표시하는 문구나 그림·사진을 제품의 포장이나 광고에 사용한 자
4. 제23조 제2항의 규정에 위반하여 자료를 제출하지 아니하거나 허위의 자료를 제출한 자

(2) 다음 각호의 1에 해당하는 자는 300만원 이하의 과태료에 처한다(국민건강증진법 제34조 제2항).

1. 제9조 제3항의 규정에 위반하여 성인인증장치가 부착되지 아니한 담배자동판매기를 설치하여 담배를 판매한 자
2. 삭제
3. 제28조의 규정에 의한 보고를 하지 아니하거나 허위로 보고한 자와 관계공무원의 검사를 거부·방해 또는 기피한 자

(3) 제9조 제8항을 위반하여 금연구역에서 흡연을 한 자에게는 10만원 이하의 과태료를 부과한다(국민건강증진법 제34조 제3항).

(4) 제1항부터 제3항까지의 규정에 따른 과태료는 대통령령으로 정하는 바에 따라 보건복지부장관, 시·도지사 또는 시장·군수·구청장이 부과·징수한다(국민건강증진법 제34조 제4항).

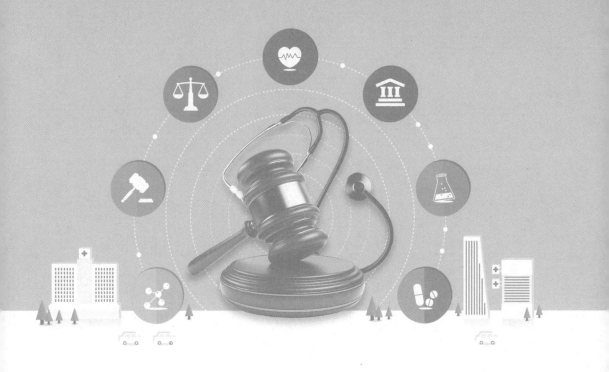

제 12 편

혈액관리법

1. 목 적

이 법은 혈액관리업무에 관하여 필요한 사항을 규정함으로써 수혈자와 헌혈자(獻血者)를 보호하고 혈액관리를 적절하게 하여 국민보건의 향상에 이바지함을 목적으로 한다(혈액관리법 제1조).

2. 정 의

이 법에서 사용하는 용어의 뜻은 다음과 같다(혈액관리법 제2조).

(1) 혈액

혈액이란 인체에서 채혈(採血)한 혈구(血球) 및 혈장(血漿)을 말한다(혈액관리법 제2조 제1호).

(2) 혈액관리업무

혈액관리업무란 수혈(輸血)이나 혈액제제(血液製劑)의 제조에 필요한 혈액을 채혈·검사·제조·보존·공급 또는 품질관리하는 업무를 말한다(혈액관리법 제2조 제2호).

(3) 혈액원

혈액원이란 혈액관리업무를 수행하기 위하여 제6조 제3항에 따라 허가를 받은 자를 말한다(혈액관리법 제2조 제3호).

(4) 헌혈자

헌혈자란 자기의 혈액을 혈액원에 무상(無償)으로 제공하는 사람을 말한다(혈액관리법 제2조 제4호).

(5) 부적격혈액

부적격혈액이란 채혈 시 또는 채혈 후에 이상이 발견된 혈액 또는 혈액제제로서 보건복지부령으로 정하는 혈액 또는 혈액제제를 말한다(혈액관리법 제2조 제5호).

■ 혈액관리법 시행규칙 제2조 [별표 1] 〈개정 2018. 11. 19.〉		
부적격혈액의 범위 및 혈액·혈액제제의 적격여부 판정기준(시행규칙 제2조)		
1. 채혈과정에서 응고 또는 오염된 혈액 및 혈액제제		
2. 다음의 혈액선별검사에서 부적격기준에 해당되는 혈액 및 혈액제제		

검사항목 및 검사방법		부적격기준
비(B)형간염검사	HBsAg 검사	양 성
	HBV 핵산증폭검사	양 성
시(C)형간염검사	Anti-HCV 검사	양 성
	HCV 핵산증폭검사	양 성
후천성면역결핍증검사	Anti-HIV 검사	양 성
	HIV 핵산증폭검사	양 성
인체티(T)림프영양성바이러스검사 (혈장성분은 제외한다)	Anti-HTLV- I / II	양 성
매독검사		양 성
간기능검사(ALT검사, 수혈용으로 사용되는 혈액만 해당한다)		101 IU/L 이상

※HBsAg, Anti-HCV, Anti-HIV, Anti-HTLV- I / II 검사방법은 효소면역측정법(EIA) 또는 이와 동등이상의 감도를 가진 시험방법에 의하여야 함

비고: 위 검사항목 외에 국민보건을 위하여 긴급하게 필요하다고 판단되는 혈액검사의 부적 격 기준은 보건복지부장관이 별도로 정한다.

3. 제7조에 따른 채혈금지대상자 기준 중 감염병 요인, 약물 요인 및 선별검사결과 부적격 요 인에 해당하는 자로부터 채혈된 혈액 및 혈액제제
4. 심한 혼탁을 보이거나 변색 또는 용혈된 혈액 및 혈액제제
5. 혈액용기의 밀봉 또는 표지가 파손된 혈액 및 혈액제제
6. 제12조 제2호 가목에 따른 보존기간이 경과한 혈액 및 혈액제제
7. 그 밖에 안전성 등의 이유로 부적격 요인에 해당한다고 보건복지부장관이 정하는 혈액 및 혈액제제

(6) 채혈금지대상자

채혈금지대상자란 감염병 환자, 약물복용 환자 등 건강기준에 미달하는 사람으로서 헌혈을 하기에 부적합하다고 보건복지부령으로 정하는 사람을 말한다(혈액관리법 제2조 제6호).

■ 혈액관리법 시행규칙 제2조의2 및 제7조 [별표 1의2] 〈개정 2017. 3. 20.〉
채혈금지대상자(시행규칙 제2조의2 및 제7조 관련)

I. 공통기준
　1. 건강진단관련 요인
　　가. 체중이 남자는 50킬로그램 미만, 여자는 45킬로그램 미만인 자
　　나. 체온이 섭씨 37.5도를 초과하는 자
　　다. 수축기혈압이 90밀리미터(수은주압) 미만 또는 180밀리미터(수은주압) 이상인 자

라. 이완기혈압이 100밀리미터(수은주압) 이상인 자

마. 맥박이 1분에 50회 미만 또는 100회를 초과하는 자

2. 질병관련 요인

가. 감염병

1) 만성 B형간염, C형간염, 후천성면역결핍증, 바베스열원충증, 샤가스병 또는 크로이츠펠트-야콥병 등 「감염병의 예방 및 관리에 관한 법률」 제2조에 따른 감염병 중 보건복지부장관이 지정하는 혈액 매개 감염병의 환자, 의사환자, 병원체보유자

2) 일정기간 채혈금지 대상자

가) 말라리아 병력자로 치료종료 후 3년이 경과하지 아니한 자

나) 브루셀라증 병력자로 치료종료 후 2년이 경과하지 아니한 자

다) 매독 병력자로 치료종료 후 1년이 경과하지 아니한 자

라) 급성 B형간염 병력자로 완치 후 6개월이 경과하지 아니한 자

마) 그 밖에 보건복지부장관이 정하는 혈액매개 감염병환자 또는 병력자

나. 그 밖의 질병

1) 발열, 인후통, 설사 등 급성 감염성 질환이 의심되는 증상이 없어진 지 3일이 경과하지 아니한 자

2) 암환자, 만성폐쇄성폐질환 등 호흡기질환자, 간경변 등 간질환자, 심장병환자, 당뇨병환자, 류마티즘 등 자가면역질환자, 신부전 등 신장질환자, 혈우병, 적혈구증다증 등 혈액질환자, 한센병환자, 성병환자(매독환자는 제외한다), 알콜중독자, 마약중독자 또는 경련환자. 다만, 의사가 헌혈가능하다고 판정한 경우에는 그러하지 아니하다.

3. 약물 또는 예방접종 관련 요인

가. 약물

1) 혈소판 기능에 영향을 주는 약물인 아스피린을 투여 받은 후 3일, 티클로피딘 등을 투여 받은 후 2주가 경과하지 아니한 자(혈소판 헌혈의 경우에 한한다)

2) 이소트레티노인, 피나스테라이드 성분의 약물을 투여 받고 1개월이 경과하지 아니한 자

3) 두타스테라이드 성분의 약물을 투여 받고 6개월이 경과하지 아니한 자

4) B형간염 면역글로불린, 태반주사제를 투여 받고 1년이 경과하지 아니한 자

5) 아시트레틴 성분의 약물을 투여 받고 3년이 경과하지 아니한 자

6) 제9조 제2호 마목에 따라 보건복지부장관이 인정하여 고시하는 약물의 투여자로서 해당 약물의 성격, 효과 및 유해성 등을 고려하여 보건복지부장관이 정하는 기간을 경과하지 아니한 자

7) 과거에 에트레티네이트 성분의 약물을 투여 받은 적이 있는 자, 소에서 유래한 인슐린을 투여 받은 적이 있는 자, 뇌하수체 유래 성장호르몬을 투여 받은 적이 있는 자, 변종크로이츠펠트-야콥병의 위험지역에서 채혈된 혈액의 혈청으로 제조된 진단시약 등 투여자, 제9조 제1호 마목에 따라 보건복지부장관이 인정하여 고시하는 약물의 투여자는 영구 금지

나. 예방접종

1) 콜레라, 디프테리아, 인플루엔자**, A형간염, B형간염, 주사용 장티푸스, 주사용 소아**

마비, 파상풍, 백일해, 일본뇌염, 신증후군출혈열, 탄저, 공수병 예방접종 후 24시간이 경과하지 아니한 자

　　2) 홍역, 유행성이하선염, 황열, 경구용 소아마비, 경구용 장티푸스 예방접종을 투여 받고 2주가 경과하지 아니한 자

　　3) 풍진, 수두 예방접종 또는 BCG 접종 후 1개월이 경과하지 아니한 자

4. 진료 및 처치 관련 요인

　가. 임신 중인 자, 분만 또는 유산 후 6개월 이내인 자. 다만, 본인이 출산한 신생아에게 수혈하고자 하는 경우에는 그러하지 아니하다.

　나. 수혈 후 1년이 경과하지 아니한 자

　다. 전혈채혈일로부터 2개월, 혈장성분채혈, 혈소판혈장성분채혈 및 두단위혈소판성분채혈일로부터 14일, 백혈구성분채혈 및 한단위혈소판성분채혈일로부터 72시간, 두단위적혈구성분채혈일로부터 4개월이 경과하지 아니한 자

　라. 과거 경막 또는 각막을 이식 받은 경험이 있는 자

5. 선별검사결과 부적격 요인

　과거 헌혈검사에서 B형간염검사, C형간염검사, 후천성면역결핍증검사, 인체(T)림프영양성바이러스검사(혈장성분헌혈의 경우는 제외한다) 및 그 밖에 보건복지부장관이 별도로 정하는 혈액검사 결과 부적격 기준에 해당되는 자

6. 그 밖의 요인

　가. 제6조 제2항 제2호의 문진 결과 헌혈불가로 판정된 자

　나. 그 밖에 의사의 진단에 의하여 건강상태가 불량하거나 채혈이 부적당하다고 인정되는 자

II. 개별기준

채혈의 종류	기 준
320밀리리터 전혈채혈	1. 16세 미만인 자 또는 70세 이상인 자 2. 혈액의 비중이 1.053 미만인 자, 혈액 100밀리리터당 혈색소량이 12.5그램 미만인 자 또는 적혈구용적률이 38퍼센트 미만인 자 3. 과거 1년 이내에 전혈채혈횟수가 5회 이상인 자
400밀리리터 전혈채혈	1. 17세 미만인 자 또는 70세 이상인 자 2. 체중이 50킬로그램 미만인 자 3. 혈액의 비중이 1.053 미만인 자, 혈액 100밀리리터당 혈색소량이 12.5그램 미만인 자 또는 적혈구용적률이 38퍼센트 미만인 자 4. 과거 1년 이내에 전혈채혈횟수가 5회 이상인 자
혈장 성분채혈	1. 17세 미만인 자 또는 70세 이상인 자 2. 혈액의 비중이 1.052 미만 또는 혈액 100밀리리터당 혈색소량이 12.0그램 미만인 자 3. 직전 헌혈혈액검사 결과 혈액 100밀리리터당 혈청단백량이 6.0그램 미만인 자

한 단위 혈소판 성분채혈	1. 17세 미만인 자 또는 60세 이상인 자 2. 혈액의 비중이 1.052 미만 또는 혈액 100밀리리터당 혈색소량이 12.0그램 미만인 자 3. 혈액 1마이크로리터당 혈소판수가 15만개 미만인 자 4. 한단위 혈소판성분채혈 72시간이 경과하지 아니한 자 5. 과거 1년 이내에 성분채혈횟수가 24회 이상인 자
두 단위 혈소판 성분채혈	1. 17세 미만인 자 또는 60세 이상인 자 2. 혈액의 비중이 1.052 미만 또는 혈액 100밀리리터당 혈색소량이 12.0그램 미만인 자 3. 혈액 1마이크로리터당 혈소판수가 25만개 미만인 자 4. 과거 1년 이내에 성분채혈횟수가 24회 이상인 자
혈소판 혈장 성분채혈	1. 17세 미만인 자 또는 60세 이상인 자 2. 혈액의 비중이 1.052 미만 또는 혈액 100밀리리터당 혈색소량이 12.0그램 미만인 자 3. 직전 헌혈혈액검사 결과 혈액 100밀리리터당 혈청단백량이 6.0그램 미만인 자 4. 혈액 1마이크로리터당 혈소판수가 15만개 미만인 자 5. 과거 1년 이내에 성분채혈횟수가 24회 이상인 자
두 단위 적혈구 성분채혈	1. 17세 미만인 자 또는 60세 이상인 자 2. 체중이 70킬로그램 미만인자 3. 혈액 100밀리리터당 혈색소량이 14.0그램 미만인 자 4. 과거 1년 이내에 전혈채혈횟수가 4회이상 또는 성분채혈횟수가 24회 이상 또는는 두단위적혈구성분채혈횟수가 2회 이상인 자

비고: 65세 이상인 자의 헌혈은 60세부터 64세까지 헌혈한 경험이 있는 자에만 가능함

(7) 특정수혈부작용

특정수혈부작용이란 수혈한 혈액제제로 인하여 발생한 부작용으로서 보건복지부령으로 정하는 것을 말한다(혈액관리법 제2조 제7호).

(8) 혈액제제

혈액제제란 혈액을 원료로 하여 제조한 「약사법」 제2조에 따른 의약품으로서 다음 각 목의 어느 하나에 해당하는 것을 말한다(혈액관리법 제2조 제8호).

가. 전혈(全血)
나. 농축적혈구(濃縮赤血球)
다. 신선동결혈장(新鮮凍結血漿)
라. 농축혈소판(濃縮血小板)
마. 그 밖에 보건복지부령으로 정하는 혈액 관련 의약품

■ 혈액관리법 시행규칙 제4조 [별표 2]
혈액관련의약품(제4조 관련)

1. 백혈구제거적혈구	10. 동결혈장
2. 백혈구여과제거적혈구	11. 동결침전제제
3. 세척적혈구	12. 동결침전물제거혈장
4. 동결해동적혈구	13. 성분채혈적혈구
5. 농축백혈구	14. 성분채혈백혈구
6. 혈소판풍부혈장	15. 성분채혈백혈구혈소판
7. 백혈구여과제거혈소판	16. 성분채혈혈소판
8. 세척혈소판	17. 백혈구여과제거 성분채혈혈소판
9. 신선액상혈장	18. 성분채혈혈장

(9) 헌혈환급예치금

헌혈환급예치금이란 제14조 제4항에 따라 **수혈비용을 보상하거나 헌혈사업에 사용할 목적으로 혈액원이 보건복지부장관에게 예치하는 금액을 말한다**(혈액관리법 제2조 제9호).

(10) 채혈

채혈이란 수혈 등에 사용되는 혈액제제를 제조하기 위하여 헌혈자로부터 혈액을 채취하는 행위를 말한다(혈액관리법 제2조 제10호).

(11) 채혈부작용

채혈부작용이란 채혈한 후에 헌혈자에게 나타날 수 있는 혈관미주신경반응 또는 피하출혈 등 미리 예상하지 못한 부작용을 말한다(혈액관리법 제2조 제11호).

3. 혈액 매매행위 등의 금지

(1) 누구든지 금전, 재산상의 이익 또는 그 밖의 대가적 급부(給付)를 받거나 받기로 하고 자신의 혈액(제14조에 따른 헌혈증서를 포함한다)을 제공하거나 제공할 것을 약속하여서는 아니 된다(혈액관리법 제3조 제1항).

(2) 누구든지 금전, 재산상의 이익 또는 그 밖의 대가적 급부를 주거나 주기로 하고 다른 사람의 혈액(제14조에 따른 헌혈증서를 포함한다)을 제공받거나 제공받을 것을 약속하여서는 아니 된다(혈액관리법 제3조 제2항).

(3) 누구든지 제1항 및 제2항에 위반되는 행위를 교사(敎唆)·방조 또는 알선하여서는 아니 된다(혈액관리법 제3조 제3항).

(4) 누구든지 제1항 및 제2항에 위반되는 행위가 있음을 알았을 때에는 그 행위와 관련되는 혈액을 채혈하거나 수혈하여서는 아니 된다(혈액관리법 제3조 제4항).

4. 헌혈 권장 등

(1) 보건복지부장관은 건강한 국민에게 헌혈을 권장할 수 있다(혈액관리법 제4조 제1항).

(2) 보건복지부장관은 혈액원에 혈액관리업무에 필요한 경비의 전부 또는 일부를 보조할 수 있다(혈액관리법 제4조 제2항).

(3) 헌혈 권장에 필요한 사항은 대통령령으로 정한다(혈액관리법 제4조 제3항).

> ※헌혈의 권장(시행령 제2조)
>
> ① 보건복지부장관은 「혈액관리법」(이하 "법"이라 한다) 제4조 제3항의 규정에 의하여 혈액의 수급조절의 적정을 기하기 위하여 매년 헌혈권장에 관한 계획을 수립·시행하여야 한다.
> ② 국가 및 지방자치단체의 기관은 제1항에 따른 헌혈권장에 적극 협조해야 하며, 대한적십자사 회장은 혈액의 수급조절을 위하여 공공단체·민간단체 또는 혈액원에 대하여 헌혈권장 등 필요한 협력을 요청할 수 있다.
> ③ 보건복지부장관은 국민의 헌혈정신을 고취하고 헌혈권장을 위하여 헌혈의 날 또는 헌혈사상 고취기간을 설정할 수 있다.
> ④ 보건복지부장관은 헌혈에 관하여 특히 공로가 있는 자에게 훈장 또는 포장을 수여할 것을 상신하거나 표창을 행할 수 있다.

5. 헌혈자 보호와 의무 등

(1) 헌혈자는 숭고한 박애정신의 실천자로서 헌혈을 하는 현장에서 존중받아야 한다(혈액관리법 제4조의2 제1항).

(2) 헌혈자는 안전한 혈액의 채혈 및 공급을 위하여 신상(身上) 및 병력(病歷)에 대한 정보를 사실대로 성실하게 제공하여야 한다(혈액관리법 제4조의2 제2항).

(3) 혈액원이 헌혈자로부터 채혈할 때에는 쾌적하고 안전한 환경에서 하여야 한다(혈액관리법 제4조의2 제3항).

(4) 혈액원은 헌혈자가 자유의사로 헌혈할 수 있도록 헌혈에 관한 유의 사항을 설명하여야 하며, 헌혈자로부터 채혈에 대한 동의를 받아야 한다(혈액관리법 제4조의2 제4항).

(5) 헌혈 적격 여부를 판정하기 위한 문진(問診) 사항의 기록과 면담은 헌혈자의 개인비밀이 보호될 수 있는 환경에서 하여야 한다(혈액관리법 제4조의2 제5항).

(6) 혈액원은 채혈부작용의 발생 여부를 세심히 관찰하여야 하며, 채혈부작용을 예방하기 위하여 필요한 조치를 하여야 한다(혈액관리법 제4조의2 제6항).

(7) 헌혈자에게 채혈부작용이 나타나는 경우 혈액원은 지체 없이 적절한 조치를 하여야 한다(혈액관리법 제4조의2 제7항).

(8) 헌혈자를 보호하기 위하여 필요한 사항은 대통령령으로 정한다(혈액관리법 제4조의2 제8항).

6. 혈액관리기본계획의 수립

(1) 보건복지부장관은 혈액의 안정적 수급 및 관리에 관한 정책을 효율적으로 추진하기 위하여 제5조에 따른 혈액관리위원회의 심의를 거쳐 혈액관리에 관한 기본계획(이하 "기본계획"이라 한다)을 5년마다 수립하여야 한다(혈액관리법 제4조의3 제1항).

(2) 기본계획에는 다음 각 호의 사항이 포함되어야 한다(혈액관리법 제4조의3 제2항).

1. 헌혈 증진과 혈액관리의 발전 방향 및 목표
2. 혈액관리에 관한 각 부처 및 기관·단체의 협조에 관한 사항
3. 헌혈 및 수혈의 안전성 향상 방안
4. 혈액제제의 안전성 향상, 안정적 수급 및 적정한 사용 방안
5. 그 밖에 보건복지부장관이 혈액관리를 위하여 필요하다고 인정하는 사항

(3) 보건복지부장관은 기본계획을 수립할 때에는 미리 관계 중앙행정기관의 장과 협의하여야 한다(혈액관리법 제4조의3 제3항).

(4) 보건복지부장관은 기본계획의 수립·시행을 위하여 필요한 경우에는 관계 중앙행정기관의 장, 지방자치단체의 장, 관련 기관·단체 등에 필요한 자료 및 정보의 제공을 요청할 수 있다. 이 경우 자료 및 정보의 제공을 요청받은 자는 정당한 사유가 없으면 요청에 따라야 한다(혈액관리법 제4조의3 제4항).

7. 헌혈추진협의회의 구성

(1) 특별시장·광역시장·특별자치시장·도지사·특별자치도지사(이하 "시·도지사"라 한다) 또는 시장·군수·구청장은 헌혈 증진을 위한 홍보 및 적극적인 헌혈기부문화 조성을 위하여 지역사회의 주민·단체 또는 공공기관이 참여하는 헌혈추진협의회를 구성할 수 있다(혈액관리법 제4조의4 제1항).

(2) 헌혈추진협의회의 구성 및 운영 등에 필요한 사항은 해당 특별시·광역시·특별자치시·도·특별자치도 또는 시·군·구의 조례로 정한다(혈액관리법 제4조의4 제2항).

8. 혈액관리위원회의 설치 및 운영

(1) 혈액관리에 관한 다음 각 호의 사항을 심의하기 위하여 보건복지부장관 소속으로 혈액관리위원회(이하 "위원회"라 한다)를 둔다(혈액관리법 제5조 제1항).

1. 혈액관리제도의 개선 및 헌혈 추진 방안
2. 제15조 제2항에 따른 헌혈환급적립금의 활용 방안
3. 혈액 수가(酬價)의 조정
4. 혈액제제의 수급(需給) 및 안전성에 관한 사항
5. 혈액원의 개설 및 혈액관리업무의 심사평가에 관한 사항
6. 특정수혈부작용에 관한 사항
7. 기본계획의 수립에 관한 사항
8. 그 밖에 혈액관리에 관하여 보건복지부장관이 위원회의 회의에 부치는 사항

(2) 위원회는 위원장 1명과 부위원장 1명을 포함하여 15명 이내의 위원으로 구성하고, 그 임기는 2년으로 한다. 다만, 공무원인 위원의 임기는 그 재임기간으로 한다(혈액관리법 제5조 제2항).

(3) 위원회의 위원장은 혈액관리에 관한 학식과 행정 경험을 두루 갖추고 생명윤리에 대한 인식이 확고한 사람 중에서 보건복지부장관이 위촉한다(혈액관리법 제5조 제3항).

(4) 위원회의 구성 및 운영에 필요한 사항은 대통령령으로 정한다(혈액관리법 제5조 제4항).

9. 혈액관리업무

(1) **혈액관리업무는 다음 각 호의 어느 하나에 해당하는 자만이 할 수 있다.** 다만, 제3호에 해당하는 자는 혈액관리업무 중 채혈을 할 수 없다(혈액관리법 제6조 제1항).

1. 「의료법」에 따른 **의료기관**(이하 "의료기관"이라 한다)
2. 「대한적십자사 조직법」에 따른 **대한적십자사**(이하 "대한적십자사"라 한다)
3. 보건복지부령으로 정하는 **혈액제제 제조업자**

※ 혈액제제 제조업자는 혈액관리업무 중 채혈은 할 수 없다.

(2) 혈액관리업무를 하는 자는 보건복지부령으로 정하는 기준에 적합한 시설·장비를 갖추어야 한다(혈액관리법 제6조 제2항).

(3) 혈액원을 개설하려는 자는 보건복지부령으로 정하는 바에 따라 보건복지부장관의 허가를 받아야 한다. 허가받은 사항 중 보건복지부령으로 정하는 중요한 사항을 변경하려는 경우에도 또한 같다(혈액관리법 제6조 제3항).

(4) 혈액관리업무를 하려는 자는 「약사법」 제31조에 따라 의약품 제조업의 허가를 받아야 하며, 품목별로 품목허가를 받거나 품목신고를 하여야 한다(혈액관리법 제6조 제4항).

10. 혈액관리업무의 금지 등

(1) 보건복지부장관의 허가를 받지 아니한 자는 혈액관리업무를 하지 못한다. 다만, 제6조 제1항 제3호에 해당하는 자는 그러하지 아니하다(혈액관리법 제6조의2 제1항).

(2) 이 법에 따라 혈액원으로 허가받지 아니한 자는 혈액원 또는 이와 유사한 명칭을 사용하지 못한다(혈액관리법 제6조의2 제2항).

11. 혈액제제 제조관리자 등

(1) 혈액원에는 1명 이상의 의사를 두고 혈액의 검사 · 제조 · 보존 등 혈액제제 제조업무를 관리하게 하여야 한다(혈액관리법 제6조의3 제1항).

(2) 혈액제제의 제조업무를 관리하는 사람(이하 "제조관리자"라 한다)은 혈액제제의 제조업무에 종사하는 사람에 대한 지도 · 감독에 관한 사항과 품질관리, 제조시설의 관리 및 그 밖에 그 제조관리에 관하여 보건복지부령으로 정하는 사항을 준수하여야 한다(혈액관리법 제6조의3 제2항).

(3) 혈액원의 장 등은 제조관리자의 관리업무를 방해하여서는 아니 되며, 제조관리자가 그 의무 이행을 위하여 필요한 사항을 요청하면 정당한 사유 없이 그 요청을 거부하여서는 아니 된다(혈액관리법 제6조의3 제3항).

12. 혈액원의 휴업 등의 신고

(1) 혈액원의 개설자가 그 업무를 휴업 · 폐업 또는 재개업하려는 경우에는 보건복지부령으로 정하는 바에 따라 신고하여야 한다(혈액관리법 제6조의4 제1항).

(2) 혈액원의 개설자는 폐업 또는 휴업의 신고를 할 때에는 제12조 또는 제12조의2에 따라 기록 · 보존하고 있는 혈액관리업무기록 등을 대한적십자사 회장에게 이관(移管)하여야 한다. 다만, 혈액원의 개설자가 보건복지부령으로 정하는 바에 따라 혈액관리업무기록 등의 보관계획서를 제출하여 보건복지부장관의 허가를 받은 경우에는 이를 직접 보관할 수 있다(혈액관리법 제6조의4 제2항).

13. 헌혈자의 신원 확인 및 건강진단 등

(1) 혈액원은 보건복지부령으로 정하는 바에 따라 채혈 전에 헌혈자에 대하여 신원 확인 및 건강진단을 하여야 한다(혈액관리법 제7조 제1항).

(2) 헌혈자의 건강진단 등

1) 혈액원은 헌혈자로부터 채혈하기 전에 사진이 붙어 있어 본인임을 확인할 수 있는 주민등록증, 여권, 학생증, 그 밖의 신분증명서에 따라 그 신원을 확인하여야 한다. 다만, 학생, 군인 등의 단체헌혈의 경우 그 관리 · 감독자의 확인으로 갈음할 수 있다**(혈액관리법 시행규칙 제6조 제1항)**.

2) 신원확인 후에 혈액원은 헌혈자에 대하여 채혈을 실시하기 전에 다음 각 호에 해당하는 건강진단을 실시하여야 한다**(혈액관리법 시행규칙 제6조 제2항)**.

1. 과거의 헌혈경력 및 혈액검사결과와 채혈금지대상자 여부의 조회

2. 문진·시진 및 촉진

3. 체온 및 맥박 측정

4. 체중 측정

5. 혈압 측정

6. 다음 각 목의 어느 하나에 따른 빈혈검사

   가. 황산구리법에 따른 혈액비중검사

   나. 혈색소검사

   다. 적혈구용적률검사

7. 혈소판계수검사(혈소판성분채혈의 경우에만 해당한다)

3) 혈액원은 제2항 제1호에 따른 조회를 하려는 때에는 별지 제1호의7서식의 신청서(전자문서를 포함한다)를 대한적십자사 회장에게 제출해야 한다(**혈액관리법 시행규칙 제6조 제3항**). 〈개정 2019. 8. 16.〉

4) 대한적십자사 회장은 제3항에 따른 신청을 받은 때에는 제2항 제1호에 따른 사항을 확인한 후 그 내용을 지체 없이 혈액원에 통지(전자문서를 포함한다)해야 한다(**혈액관리법 시행규칙 제6조 제4항**). 〈개정 2019. 8. 16.〉

5) 법 제7조 제5항 단서에 따라 제2항 제1호에 따른 조회를 하지 않을 수 있는 경우는 다음 각 호와 같다(**혈액관리법 시행규칙 제6조 제5항**). 〈개정 2019. 8. 16.〉

1. 헌혈자 본인에게 수혈하기 위하여 채혈하는 경우

2. 천재지변, 재해, 그 밖에 이에 준하는 사유로 인하여 전산 또는 유선 등의 방법으로 정보조회가 불가능한 경우

3. 긴급하게 수혈하지 아니하면 수혈자의 생명이 위태로운 경우로서 신속한 정보조회가 불가능한 경우(**혈액관리법 시행규칙 제6조 제6항**).

6) 법 제7조 제6항에 따른 혈액원 등이 제공받을 수 있는 정보의 범위는 다음 각 호와 같다.

1. 감염병환자 및 약물복용환자 등의 주민등록번호 등 인적 사항

2. 진단명 또는 처방약물명

3. 진단일 또는 처방일

(3) **혈액원은 보건복지부령으로 정하는 감염병 환자 및 건강기준에 미달하는 사람으로부터 채혈을 하여서는 아니 된다**(혈액관리법 제7조 제2항).

(4) **혈액원은 신원이 확실하지 아니하거나 신원 확인에 필요한 요구에 따르지 아니하는 사람으로부터 채혈을 하여서는 아니 된다**(혈액관리법 제7조 제3항).

(5) 보건복지부장관은 혈액제제의 안전성을 확보하기 위하여 필요하다고 인정할 때에는

관계 중앙행정기관의 장 또는 공공기관의 장으로 하여금 감염병 환자 또는 약물복용 환자 등의 관련 정보를 혈액원 등에 제공하도록 요청할 수 있다. 이 경우 관계 중앙행정기관의 장 또는 공공기관의 장은 정당한 사유가 없으면 그 요청에 따라야 한다(혈액관리법 제7조 제4항).

(6) 혈액원은 보건복지부령으로 정하는 바에 따라 **헌혈자로부터 채혈하기 전에 채혈금지대상 여부 및 과거 헌혈경력과 그 검사 결과를 조회하여야 한다.** 다만, 천재지변, 긴급 수혈 등 보건복지부령으로 정하는 경우에는 그러하지 아니하다(혈액관리법 제7조 제5항).

(7) 정보제공의 범위 및 조회 등에 관한 구체적인 사항은 보건복지부령으로 정한다(혈액관리법 제7조 제6항).

14. 채혈금지대상자의 관리

(1) 보건복지부장관은 보건복지부령으로 정하는 바에 따라 채혈금지대상자의 명부를 작성·관리할 수 있다(혈액관리법 제7조의2 제1항).

(2) 혈액원은 채혈금지대상자로부터 채혈을 하여서는 아니 된다(혈액관리법 제7조의2 제2항).

(3) 혈액원은 보건복지부령으로 정하는 안전성검사를 통과한 채혈금지대상자에 대하여는 채혈을 할 수 있다. 이 경우 그 결과를 보건복지부령으로 정하는 바에 따라 보건복지부장관에게 보고하여야 한다(혈액관리법 제7조의2 제3항).

(4) 보건복지부장관은 채혈금지대상자 명부에 있는 사람에게 명부의 기재 사항 등을 대통령령으로 정하는 바에 따라 개별적으로 알릴 수 있다(혈액관리법 제7조의2 제4항).

※채혈금지대상자에 대한 통지(시행령 제5조의5)

① 보건복지부장관은 법 제7조의2 제4항에 따라 채혈금지대상자 명부에 기재된 자의 요청이 있는 경우 보건복지부령으로 정하는 바에 따라 채혈금지 사유 및 기간 등 관련 사항을 통지할 수 있다.

② 보건복지부장관은 제1항에 따른 통지를 하는 경우 밀봉하는 등의 방법으로 채혈금지대상자 본인 외의 사람은 알 수 없도록 하여야 하며, 채혈금지기간 동안 헌혈하지 않도록 안내하여야 한다.

③ 제1항 및 제2항에서 규정한 사항 외에 채혈금지대상자에 대한 통지에 관하여 필요한 사항은 보건복지부령으로 정한다.

(5) 채혈금지대상자의 명부를 작성·관리하는 업무에 종사하는 사람 또는 종사하였던 사람은 업무상 알게 된 비밀을 정당한 사유 없이 누설하여서는 아니 된다(혈액관리법 제7조의2 제5항).

15. 혈액 등의 안전성 확보

(1) 혈액원은 다음 각 호의 방법으로 혈액 및 혈액제제의 적격 여부를 검사하고 그 결과

를 확인하여야 한다(혈액관리법 제8조 제1항).

> 1. 헌혈자로부터 채혈
> 2. 보건복지부령으로 정하는 헌혈금지약물의 복용 여부 확인

(2) 혈액의 적격여부 검사 등

　　1) **혈액원은 법 제8조 제1항에 따라** 헌혈자로부터 혈액을 채혈한 때에는 지체 없이 그 혈액에 대한 간기능검사(ALT검사, 수혈용으로 사용되는 혈액만 해당한다), 비(B)형간염검사, 시(C)형간염검사, 매독검사, 후천성면역결핍증검사, 인체티(T)림프영양성바이러스검사(혈장성분은 제외한다), 그 밖에 보건복지부장관이 정하는 검사를 실시하고, 혈액 및 혈액제제의 적격 여부를 확인하여야 한다. 다만, 다음 각 호의 어느 하나에 해당하는 경우로서 별표 1 제2호에 따른 혈액선별검사 중 HBV · HCV · HIV 핵산증폭검사 및 인체티(T)림프영양성바이러스검사를 하는 경우에는 그 결과를 수혈 후에 확인할 수 있다(시행규칙 제8조 제1항).

> 1. 도서(島嶼)지역에서 긴급하게 수혈하지 아니하면 생명이 위태로운 상황 또는 기상악　화 등으로 적격 여부가 확인된 혈액 · 혈액제제를 공급받을 수 없는 경우
> 2. 성분채혈백혈구 또는 성분채혈백혈구혈소판을 수혈하는 경우

　　2) 제1항에도 불구하고 **혈액원은** 헌혈자 본인에게 수혈하기 위하여 헌혈자로부터 혈액을 채혈한 때에는 제1항에 따른 검사를 실시하지 아니할 수 있다(시행규칙 제8조 제2항).

　　3) 검사는 의사의 지도하에 「의료기사 등에 관한 법률」 제2조에 따른 **임상병리사에** 의하여 실시되어야 한다(시행규칙 제8조 제3항).

　　4) 혈액원은 검사 결과(후천성면역결핍증 검사결과를 제외한다)를 헌혈자에게 통보하여야 한다. 다만, 헌혈자가 적격으로 판정된 검사결과의 통보를 명시적으로 거부하는 경우에는 그러하지 아니하다(시행규칙 제8조 제4항).

　　※ 혈액원은 검사 후 후천성면역결핍증 검사결과는 헌혈자에게 통보하지 않는다.

※ 헌혈금지약물의 범위(시행규칙 제9조)

법 제8조 제1항 제2호에서 "보건복지부령으로 정하는 헌혈금지약물"이란 다음 각 호의 구분에 따른 약물을 말한다.
　1. 영구적 헌혈금지약물: 복용한 경우에는 영구적으로 헌혈이 금지되는 다음 각 목의 약물
　　가. 에트레티네이트 성분의 약물
　　나. 뇌하수체 유래 성장호르몬
　　다. 소에서 유래한 인슐린
　　라. 변종크로이츠펠트-야콥병(vCJD) 위험지역에서 채혈된 혈액의 혈청으로 제조된 진단시약
　　마. 그 밖에 약물의 성분이나 특성 등을 고려하여 영구적 헌혈 제한이 필요하다고 보건복지부장관이 인정하여 고시하는 약물

2. 상대적 헌혈금지약물: 복용한 경우에는 일정기간 동안 헌혈이 금지되는 다음 각 목의 약물
  가. 아시트레틴 성분의 약물
  나. B형간염 면역글로불린 또는 태반주사제
  다. 두타스테라이드 성분의 약물
  라. 이소트레티노인 또는 피나스테라이드 성분의 약물
  마. 그 밖에 약물의 성분이나 특성 등을 고려하여 일정기간 헌혈 제한이 필요하다고 보건복지부장관이 인정하여 고시하는 약물

(3) 혈액원 등 혈액관리업무를 하는 자(이하 "혈액원 등"이라 한다)는 제1항에 따른 검사결과 부적격혈액을 발견하였을 때에는 보건복지부령으로 정하는 바에 따라 이를 폐기처분하고 그 결과를 보건복지부장관에게 보고하여야 한다. 다만, 부적격혈액을 예방접종약의 원료로 사용하는 등 대통령령으로 정하는 경우에는 그러하지 아니하다(혈액관리법 제8조 제2항).

※부적격혈액 폐기처분의 예외(시행령 제6조)
법 제8조 제2항 단서에 따라 부적격혈액을 폐기처분하지 아니할 수 있는 경우는 다음 각 호와 같다.
 1. 예방접종약의 원료로 사용되는 경우
 2. 의학연구 또는 의약품·의료기기 개발에 사용되는 경우
 3. 혈액제제 등의 의약품이나 의료기기의 품질관리를 위한 시험에 사용되는 경우

※부적격혈액의 폐기처분전 처리(시행규칙 제10조)
① 법 제8조 제2항의 규정에 의하여 혈액원 등 혈액관리업무를 하는 자(이하 "혈액원 등"이라 한다)가 부적격혈액을 발견한 때에는 폐기처분 전까지 다음 각호의 방법에 의하여 처리하여야 한다.
 1. 부적격혈액이 발견된 즉시 식별이 용이하도록 혈액용기의 겉면에 그 사실 및 사유를 기재할 것
 2. 부적격혈액은 적격혈액과 분리하여 잠금장치가 설치된 별도의 격리공간에 보관할 것
② 삭제

(4) 혈액 및 혈액제제의 적격 여부에 관한 판정기준은 보건복지부령으로 정한다(혈액관리법 제8조 제3항).
(5) 혈액원은 확인 결과 부적격혈액을 발견하였으나 그 혈액이 이미 의료기관으로 출고된 경우에는 해당 의료기관에 부적격혈액에 대한 사항을 즉시 알리고, 부적격혈액을 폐기처분하도록 조치를 하여야 한다(혈액관리법 제8조 제4항).

① 법 제8조 제4항에 따라 혈액원이 부적격혈액의 출고정보를 의료기관에 알리는 경우에는 다음 각 호의 사항이 포함된 별지 제4호의2서식의 부적격혈액 출고정보서(전자문서를 포함한다)에 따른다.
 1. 공급혈액원에 관한 사항
 2. 부적격혈액 정보에 관한 사항
 3. 부적격혈액의 채혈일자 및 공급일자
 4. 그 밖에 부적격혈액 출고정보에 대하여 의료기관에 알려야 할 필요가 있다고 보건복지부장관이 정하는 사항
② 제1항에 따라 부적격혈액 출고정보를 통보받은 의료기관은 다음 각 호의 구분에 따라 해당 부적격혈액(사용하지 아니한 부적격혈액만 해당한다)을 처리하여야 한다.
 1. 폐기처분 전: 제10조 제1항 각 호의 방법에 따라 부적격혈액을 관리할 것
 2. 폐기처분 시: 제11조 제1항의 방법에 따라 부적격혈액을 폐기처분할 것
③ 제1항에 따라 부적격혈액 출고정보를 통보받은 의료기관은 해당 부적격혈액을 이미 사용하였거나 제2항에 따라 처리한 경우에는 보건복지부장관이 정하는 바에 따라 그 사용내역 또는 처리결과를 혈액원에 지체없이 알려야 한다.

(6) 혈액원은 부적격혈액의 수혈 등으로 사고가 발생할 위험이 있거나 사고가 발생하였을 때에는 이를 그 혈액을 수혈받은 사람에게 알려야 한다(혈액관리법 제8조 제5항).

① 법 제8조 제5항에 따라 혈액원이 부적격혈액의 수혈정보를 수혈자에게 알리는 경우에는 다음 각 호의 사항이 포함된 별지 제4호의3서식의 부적격혈액 수혈정보서(전자문서를 포함한다)에 따른다.
 1. 공급혈액원에 관한 사항
 2. 수혈 의료기관에 관한 사항
 3. 수혈자 정보에 관한 사항
 4. 부적격혈액 정보에 관한 사항
 5. 부적격혈액의 채혈일자, 공급일자 및 수혈일자
 6. 그 밖에 부적격혈액 수혈정보에 대하여 수혈자에게 알려야 할 필요가 있다고 보건복지부장관이 정하는 사항
② 혈액원은 법 제8조 제5항에 따른 부적격혈액 수혈정보 통보를 위하여 필요하다고 인정하는 경우에는 관계 행정기관 또는 의료기관에 필요한 자료를 요청할 수 있다.
③ 혈액원이 제1항에 따른 부적격혈액의 수혈정보를 수혈자에게 알릴 수 없는 부득이한 사유가 있는 경우에는 지체없이 그 사실을 보건복지부장관에게 알려야 한다.

(7) 혈액원은 헌혈자 및 그의 혈액검사에 관한 정보를 보건복지부령으로 정하는 바에 따라 보건복지부장관에게 보고하여야 한다(혈액관리법 제8조 제6항).
(8) 보건복지부장관은 제6항에 따라 보고받은 헌혈자 및 그의 혈액검사에 관한 정보를 적절히 유지·관리하여야 한다(혈액관리법 제8조 제7항).

① 혈액원은 법 제8조 제7항에 따라 헌혈자에 대한 다음 각 호의 혈액정보를 채혈일부터 3일 이내에 별지 제4호의4서식의 통보서(전자문서를 포함한다)에 기재하여 대한적십자사총재에게 통보하여야 한다.
 1. 헌혈자의 인적사항
 2. 혈액 및 혈액제제 종류
 3. 헌혈일자 및 헌혈증서번호
 4. 혈액검사 결과
② 혈액원은 제1항에 따라 혈액정보를 통보한 혈액을 공급하거나 폐기한 때에는 별지 제4호의2서식의 통보서(전자문서를 포함한다)에 다음 각 호의 어느 하나에 해당하는 사항을 기재하여 공급일 또는 폐기일부터 7일 이내에 대한적십자사총재에게 통보하여야 한다.
 1. 혈액을 혈액제제로 제조하여 공급한 경우 : 혈액제제의 공급일자 및 공급처(자체에서 소비할 목적으로 제조하는 경우를 포함한다)
 2. 혈액이 부적격혈액으로 분류되어 폐기처분한 경우 : 혈액제제의 폐기일자 및 폐기사유

(9) 혈액 및 혈액제제의 적격 여부 검사와 부적격혈액 발생 시의 조치에 필요한 사항은 보건복지부령으로 정한다(혈액관리법 제8조 제8항).

16. 혈액사고 발생 시의 조치 등

(1) 보건복지부장관은 부적격혈액의 수혈 등으로 사고가 발생할 위험이 있거나 사고가 발생하였을 때에는 보건복지부령으로 정하는 바에 따라 혈액원 등에 대하여 관련 혈액 및 혈액제제의 폐기 등 필요한 조치를 하거나 이를 하도록 명할 수 있다(혈액관리법 제8조의2 제1항).

(2) 보건복지부장관은 조치를 하거나 이를 하도록 명할 때 필요하다고 인정하면 식품의약품안전처장 등 유관기관에 협조를 요청할 수 있다(혈액관리법 제8조의2 제2항).

(3) 보건복지부장관은 조치 및 협조에 필요한 유관기관 임무 수행지침을 제정하여 시행할 수 있으며, 해당 기관은 정당한 사유가 없으면 이를 성실히 이행하여야 한다(혈액관리법 제8조의2 제3항).

17. 혈액의 관리 등

(1) 혈액원 등은 채혈 시의 혈액량, 혈액관리의 적정 온도 등 보건복지부령으로 정하는 기준에 따라 혈액관리업무를 하여야 한다(혈액관리법 제9조 제1항).

(2) 혈액원은 채혈한 혈액을 안전하고 신속하게 공급하기 위하여 혈액 공급 차량을 운영할 수 있다(혈액관리법 제9조 제2항).

(3) 혈액 공급 차량의 형태, 표시 및 내부 장치 등에 관한 구체적인 사항은 보건복지부령

으로 정한다(혈액관리법 제9조 제3항).

혈액원 등이 법 제9조에 따른 혈액관리업무를 수행하는 때에는 다음 각 호의 구분에 따라 행하여야 한다.

1. 채혈업무
   가. 의사 또는 간호사는 채혈전에 제6조에 따른 건강진단을 실시하고 보건복지부장관이 고시하는 헌혈기록카드를 작성하여야 한다.
   나. 채혈은 채혈에 필요한 시설을 갖춘 곳에서 의사의 지도하에 행하여야 한다.
   다. 1인 1회 채혈량(항응고제 및 검사용 혈액을 제외한다)은 다음 한도의 110퍼센트를 초과하여서는 아니 된다. 다만, 희귀혈액을 채혈하는 경우에는 그러하지 아니하다.
      (1) 전혈채혈 : 400밀리리터
      (2) 성분채혈 : 500밀리리터
      (3) 2종류 이상의 혈액성분을 동시에 채혈하는 다종성분채혈 : 600밀리리터
   라. 채혈은 항응고제가 포함된 혈액백 또는 성분채혈키트를 사용하여 무균적으로 하여야 한다.
   마. 혈액제제제조를 위하여 채혈된 혈액은 제조하기까지 다음의 방법에 따라 관리하여야 한다.
      (1) 전혈채혈 : 섭씨 1도 이상 10도 이하에서 관리할 것. 다만, 혈소판제조용의 경우에는 섭씨 20도 이상 24도 이하에서 관리할 것
      (2) 혈소판성분채혈 : 섭씨 20도 이상 24도 이하에서 관리할 것
      (3) 혈장성분채혈 : 섭씨 6도 이하에서 관리할 것
   바. 삭제
2. 혈액제제의 보존업무
   가. 혈액제제의 보존온도·보존방법 및 보존기간등은 **별표 2의2의 기준에 따라야 한다.**

[별표 2의2]

혈액제제의 보존기준(제12조 관련)

제제종류	보존온도	보존기간	비고
1. 전혈	1~6℃	CPDA 보존액 : 채혈 후 21일 CPDA-1 보존액 : 채혈 후 35일 ADD/M(SAG/M) 보존액 : 채혈 후 35일	
2. 농축적혈구	1~6℃	전혈과 동일	
3. 신선동결혈장	-18℃ 이하	채혈 후 1년	해동 후 3시간 이내 사용. 다만, 1~6℃ 보관하는 경우 24시간까지 사용 가능

4. 농축혈소판	20~24℃	제조 후 120시간	보관시 교반 필요
5. 백혈구제거적혈구	1~6℃	제조 후 24시간 폐쇄형은 전혈과 동일	
6. 백혈구여과제거적혈구	1~6℃	폐쇄형여과는 전혈과 동일, 개방형여과는 제조 후 24시간	
7. 세척적혈구	1~6℃	제조 후 24시간	
8. 동결해동적혈구	-65℃ 이하 동결, 해동 후 1~6℃	제조 후 10년, 개방형은 세척 후 24시간, 폐쇄형은 세척 후 10일	
9. 농축백혈구	20~24℃	제조 후 24시간	
10. 혈소판풍부혈장	20~24℃	제조 후 120시간	보관시 교반 필요
11. 백혈구여과제거혈소판	20~24℃	폐쇄용 여과는 농축혈소판과 동일 개방형 여과는 제조 후 24시간	보관시 교반 필요
12. 세척혈소판	20~24℃	제조 후 4시간	
13. 신선액상혈장	1~6℃	제조 후 12시간	
14. 동결혈장	-18℃ 이하	채혈 후 1년	해동 후 3시간 이내 사용. 다만, 1~6℃ 보관하는 경우 24시간까지 사용 가능
15. 동결침전제제	-18℃ 이하	채혈 후 1년	해동 후 1시간 이내 사용. 다만, 20~24℃ 보관하는 경우 6시간까지 사용 가능
16. 동결침전물제거혈장	-18℃ 이하	채혈 후 1년	해동 후 3시간 이내 사용. 다만, 1~6℃ 보관하는 경우 24시간까지 사용 가능
17. 성분채혈적혈구	1~6℃	채혈 후 35일	혈액첨가제 사용시
18. 성분채혈백혈구	20~24℃	채혈 후 24시간	
19. 성분채혈혈소판백혈구	20~24℃	채혈 후 24시간	보관시 교반 필요
20. 성분채혈혈소판	20~24℃	제조 후 120시간	

21. 백혈구여과제거 성분채혈혈소판	20~24℃	제조 후 120시간	보관시 교반 필요
22. 성분채혈혈장	-18℃ 이하	채혈 후 1년	

비고: 성분채혈혈장 등을 혈장분획제제의 원료로 사용하기 위하여 보관하는 경우 그 보존기준은 식품의약품안전처장이 따로 고시하는 바에 따른다.

    나. 보존온도를 유지하는 장치와 그 유지온도를 기록하는 장치를 갖추어야 한다.

    다. 혈액제제의 부적격여부를 주기적으로 점검하여야 한다.

    라. 이상이 없는 혈액제제를 보존중에 폐기하거나 변질시키지 말아야 한다.

3. 혈액제제의 공급업무

    가. 혈액제제의 운송거리 및 시간을 고려하여 제2호 가목의 규정에 의한 보존온도를 유지할 수 있는 적절한 용기에 넣어 운송·공급하여야 한다.

    나. 혈액원은 혈액제제를 공급한 때에는 별지 제7호서식에 따른 혈액제제 운송 및 수령확인서를 2부 작성하여 1부는 3년간 보관하고 1부는 혈액제제를 수령한 자에게 내주며, 혈액제제를 수령한 자는 해당 확인서를 3년간 보관하여야 한다.

4. 품질관리 업무: 혈액원 등은 제1호부터 제3호까지의 혈액관리업무를 시행함에 있어 보건복지부장관이 고시하는 업무절차 및 정도관리 등에 관한 표준업무규정을 준수하여야 한다.

※혈액공급차량의 형태 등(시행규칙 제12조의2)

법 제9조 제3항의 규정에 의한 혈액공급차량의 형태·표시 및 내부장치 등에 관한 기준은 **별표 5와 같다.**

혈액공급차량의 형태·표시 및 내부장치 등에 관한 기준(제12조의2관련)

1. 형태 및 표시

    가. 「자동차관리법」 제3조의 규정에 의한 승용자동차·승합자동차 또는 화물자동차로서 지붕구조의 덮개가 있을 것

    나. 바탕색은 백색으로 하며, 전·후·좌·우면 중 2면 이상에 녹색으로 '혈액공급차량'이라는 표시를 할 것

    다. 좌·우면 중 1면 이상에 혈액공급차량을 운영하는 혈액원의 명칭 및 전화번호를 표시할 것

2. 내부장치

    가. 삭제

    나. 제12조 제3호 가목에 따른 보존온도를 유지할 수 있는 적절한 용기와 냉매제를 갖출 것

    다. 혈액제제 보존용기 내의 유지온도를 기록하는 장치

3. 그 밖의 기준

혈액공급차량 운행일지를 구비할 것

18. 특정수혈부작용에 대한 조치

(1) **의료기관의 장은 특정수혈부작용이 발생한 경우에는 보건복지부령으로 정하는 바에 따라 그 사실을 보건복지부장관에게 신고하여야 한다**(혈액관리법 제10조 제1항).

법 제2조 제7호에 따른 특정수혈부작용은 다음 각호의 1과 같다.
1. 사망
2. 장애(「장애인복지법」 제2조의 규정에 의한 장애를 말한다)
3. 입원치료를 요하는 부작용
4. 바이러스 등에 의하여 감염되는 질병
5. 의료기관의 장이 제1호 내지 제4호의 규정에 의한 부작용과 유사하다고 판단하는 부작용

(2) 보건복지부장관은 특정수혈부작용의 발생신고를 받으면 그 발생 원인의 파악 등을 위한 실태조사를 하여야 한다. 이 경우 특정수혈부작용과 관련된 의료기관의 장과 혈액원 등은 실태조사에 협조하여야 한다(혈액관리법 제10조 제2항).

(3) 특정수혈부작용의 신고 등

　　1) 의료기관의 장은 법 제10조 제1항의 규정에 의하여 특정수혈부작용발생사실을 확인한 날부터 15일 이내에 별지 제8호 서식에 의하여 당해 의료기관 소재지의 보건소장을 거쳐 특별시장·광역시장 또는 도지사(이하 "시·도지사"라 한다)에게 특정수혈부작용발생사실을 신고하여야 한다. 다만, 사망의 경우에는 지체 없이 신고하여야 한다(시행규칙 제13조 제1항).

　　2) 시·도지사는 매월 말 기준으로 별지 제9호서식의 특정수혈부작용 발생현황보고서를 작성하여 다음달 10일까지 보건복지부장관에게 제출하여야 한다. 다만, 사망의 경우에는 지체 없이 제출하여야 한다(시행규칙 제13조 제2항).

　　※ 특정수혈부작용 발생 시: 의료기관의 장 ──15일 이내 단, 사망시 지체없이──→ 당해의료기관 소재지의 보건소장 신고 → 시·도지사 신고 ──다음달 10일까지 단, 사망시 지체없이──→ 보건복지부장관 신고

　　3) 법 제10조 제2항에 따른 실태조사에는 다음 각 호의 내용이 포함되어야 한다(시행규칙 제13조 제3항).

1. 수혈자의 인적사항, 수혈기록 및 의무기록 조사
2. 헌혈자의 헌혈기록 및 과거 헌혈혈액 검사결과 조회
3. 수혈자 및 헌혈자의 특정수혈부작용 관련 진료내역 및 검사결과 확인
4. 헌혈혈액 보관검체 검사결과 확인
5. 헌혈자 채혈혈액 검사결과 확인

19. 특정수혈부작용 및 채혈부작용의 보상

(1) 혈액원은 다음 각 호의 어느 하나에 해당하는 사람에 대하여 특정수혈부작용 및 채혈부작용에 대한 보상금(이하 "보상금"이라 한다)을 지급할 수 있다(혈액관리법 제10조의2 제1항).

(2) 보상금은 위원회의 심의에 따라 결정되며, 보상금이 결정된 때에는 위원장은 그 심의 결과를 지체 없이 혈액원에 통보하여야 한다(혈액관리법 제10조의2 제2항).

(3) 다음 각 호의 어느 하나에 해당하는 경우에는 보상금을 지급하지 아니할 수 있다(혈액관리법 제10조의2 제3항).

(4) 보상금의 범위는 다음 각 호와 같다. 다만, 혈액의 공급과정에서 혈액원의 과실이 없는 경우에는 제6호의 위자료만 지급할 수 있다(혈액관리법 제10조의2 제4항).

(5) 그 밖에 보상금의 산정 및 지급 등에 필요한 사항은 보건복지부령으로 정한다(혈액관리법 제10조의2 제5항).

20. 혈액제제의 수가

혈액원이 헌혈자로부터 채혈하여 제조한 혈액제제를 의료기관에 공급하는 가격과 혈액원으로부터 혈액제제를 공급받은 **의료기관이 수혈자에게 공급하는 가격은 보건복지부장관이 정하여 고시한다**(혈액관리법 제11조).

21. 기록의 작성 등

(1) **혈액원 등은 보건복지부령으로 정하는 바에 따라 혈액관리업무에 관한 기록을 작성하여 갖추어 두어야 한다**(혈액관리법 제12조 제1항).

(2) 기록(제12조의2 제1항에 따른 전자혈액관리업무기록을 포함한다)은 기록한 날부터 보건복지부령으로 **정하는 기간 동안 보존하여야 한다**(혈액관리법 제12조 제2항).

(3) 혈액관리업무에 종사하는 자는 이 법 또는 다른 법령에 특별히 규정된 경우를 제외하고는 건강진단·채혈·검사 등 업무상 알게 된 다른 사람의 비밀을 누설하거나 발표하여서는 아니 된다(혈액관리법 제12조 제3항).

22. 전자혈액관리업무기록 등

(1) 혈액원 등은 헌혈자 대장(臺帳) 등을 「전자서명법」에 따른 전자서명이 기재된 전자문서 등(이하 "전자혈액관리업무기록"이라 한다)으로 작성·보관할 수 있다(혈액관리법 제12조의2 제1항).

(2) 혈액원 등은 전자혈액관리업무기록을 안전하게 관리·보존하는 데에 필요한 시설 및 장비 등을 갖추어야 한다(혈액관리법 제12조의2 제2항).

(3) 누구든지 정당한 사유 없이 전자혈액관리업무기록에 저장된 개인정보를 탐지(探知)하거나 누출·변조 또는 훼손하여서는 아니 된다(혈액관리법 제12조의2 제3항).

23. 검사 등

(1) 보건복지부장관은 혈액의 품질관리를 위하여 필요하다고 인정하면 혈액원 등에 대통령령으로 정하는 바에 따라 필요한 보고를 하도록 명하거나, 관계 공무원에게 혈액원 등의 사무실, 사업장, 그 밖에 필요한 장소에 출입하여 장부·서류 또는 그 밖의 물건을 검사하게 할 수 있다(혈액관리법 제13조 제1항).

(2) 출입·검사를 하는 공무원은 그 권한을 표시하는 증표를 관계인에게 내보여야 한다(혈액관리법 제13조 제2항).

(3) 보건복지부장관은 혈액제제의 안전성을 보장하고 효과를 높이기 위하여 대통령령으로 정하는 바에 따라 혈액원의 혈액관리업무에 대한 심사평가를 할 수 있다(혈액관리법 제13조 제3항).

24. 헌혈증서의 발급 및 수혈비용의 보상 등

(1) 혈액원이 헌혈자로부터 헌혈을 받았을 때에는 보건복지부령으로 정하는 바에 따라 헌혈증서를 그 헌혈자에게 발급하여야 한다(혈액관리법 제14조 제1항).

(2) 헌혈자 또는 그 헌혈자의 헌혈증서를 양도받은 사람은 의료기관에 그 헌혈증서를 제출하면 무상으로 혈액제제를 수혈받을 수 있다(혈액관리법 제14조 제2항).

(3) 수혈을 요구받은 의료기관은 정당한 이유 없이 그 요구를 거부하지 못한다(혈액관리법 제14조 제3항).

(4) 보건복지부장관은 의료기관이 헌혈증서 제출자에게 수혈을 하였을 때에는 헌혈환급적립금에서 그 비용을 해당 의료기관에 보상하여야 한다(혈액관리법 제14조 제4항).

※수혈비용의 보상(시행규칙 제17조)

① 법 제14조 제4항에 따른 수혈비용의 보상은 혈액원의 의료기관에 대한 혈액공급가액과 의료기관의 혈액관리료 및 수혈수수료를 합한 금액으로 한다. 다만, 수혈을 받은 사람이 다른 법령의 규정에 따라 수혈비용의 일부를 지급받은 경우에는 그 금액을 제외한 금액으로 보상할 수 있다. 〈개정 2019. 8. 16.〉

② **의료기관은** 제1항에 따른 수혈비용의 보상을 받고자 할 때에는 별지 제11호서식의 수혈비용청구서에 별지 제12호서식의 **수혈자내역서를 첨부하여 대한적십자사 회장에게 청구해야 한다.** 〈개정 2019. 8. 16.〉

③ 의료기관은 수혈을 받은 사람의 진료비 중 본인이 부담해야 할 비용에서 제2항에 따라 대한적십자사 회장에게 청구하는 금액을 공제해야 한다. 〈개정 2019. 8. 16.〉

④ **대한적십자사 회장은** 제2항에 따른 수혈비용의 보상청구를 받은 때에는 **그 청구를 받은 날부터 1개월 이내에 이를 보상해야 한다.**

25. 헌혈환급예치금 및 헌혈환급적립금

(1) **혈액원이 헌혈자로부터 헌혈을 받았을 때에는 보건복지부령으로 정하는 바에 따라 헌혈환급예치금을 보건복지부장관에게 내야 한다.** 다만, 헌혈 혈액이 제8조 제1항에 따른 검사 결과 부적격혈액으로 판정된 경우에는 헌혈환급예치금의 전부 또는 일부를 돌려주거나 면제할 수 있다(혈액관리법 제15조 제1항).

(2) **보건복지부장관은 제1항에 따른 헌혈환급예치금으로 헌혈환급적립금(이하 "적립금"이라 한다)을 조성·관리한다**(혈액관리법 제15조 제2항).

(3) **적립금은 다음 각 호의 어느 하나에 해당하는 용도에만 사용하여야 한다**(혈액관리법 제15조 제3항).

1. 제14조 제4항에 따른 **수혈비용의 보상**
2. **헌혈의 장려**
3. **혈액관리와 관련된 연구**
4. 그 밖에 대통령령으로 정하는 용도

※헌혈환급적립금의 용도(시행령 제8조)

법 제15조 제3항 제4호에서 "대통령령으로 정하는 용도"란 다음 각 호의 어느 하나에 해당하는 용도를 말한다.

1. 특정수혈부작용에 대한 실태조사 및 연구
2. 혈액원 혈액관리업무의 전산화에 대한 지원

(4) 적립금의 관리 및 운영 등에 필요한 사항은 대통령령으로 정한다(혈액관리법 제15조 제4항).

26. 군의료기관에 대한 특례

군의료기관(軍醫療機關)에 설치하는 혈액원의 혈액관리업무에 관하여는 제4조, 제6조, 제8조, 제8조의2, 제9조, 제10조, 제12조, 제12조의2 및 제13조부터 제15조까지의 규정에도 불구하고 국방부장관이 보건복지부장관과 협의한 후 국방부령으로 정한다(혈액관리법 제16조).

27. 권한의 위임·위탁 등

(1) 보건복지부장관은 이 법에 따른 권한의 일부를 대통령령으로 정하는 바에 따라 시·도지사에게 위임할 수 있다(혈액관리법 제17조 제1항).

(2) 보건복지부장관은 이 법에 따른 다음 각 호의 업무를 대통령령으로 정하는 바에 따라 대한적십자사 회장에게 위탁할 수 있다(혈액관리법 제17조 제2항).

1. 제7조의2 제1항 및 제4항에 따른 채혈금지대상자 명부의 작성·관리 및 통지에 관한 업무
2. 제8조 제6항 및 제7항에 따른 헌혈자의 혈액정보 관리에 관한 업무
3. 제14조 제4항에 따른 보상업무
4. 제15조 제1항에 따른 헌혈환급예치금의 수납업무
5. 제15조 제2항에 따른 적립금의 조성·관리 업무

(3) 보건복지부장관은 제2항에 따라 대한적십자사 회장에게 위탁한 업무 및 대한적십자사 회장이 수행하는 다음 각 호의 어느 하나에 해당하는 업무에 대하여 매년 예산의 범위에서 그 수행에 필요한 경비를 보조할 수 있다(혈액관리법 제17조 제3항).

1. 제6조의4 제2항에 따라 혈액원의 개설자로부터 이관받은 혈액관리업무기록(전자혈액관리업무기록을 포함한다)의 보존업무
2. 헌혈자의 헌혈경력 조회업무
3. 헌혈자의 혈액정보 관리에 관한 업무
4. 제14조에 따른 헌혈증서의 발급 및 수혈비용의 보상 업무

28. 개설허가의 취소 등

(1) 보건복지부장관은 혈액원이 다음 각 호의 어느 하나에 해당하면 혈액원의 개설허가를 취소하거나 6개월의 범위에서 업무의 정지 또는 위반 사항에 대한 시정을 명할 수 있다(혈액관리법 제17조의2 제1항).

1. 혈액원 개설허가를 받은 날부터 3개월이 지나도록 정당한 사유 없이 그 업무를 시작하지 아니한 경우
2. 개설허가를 받은 혈액원의 시설이 제6조 제2항에 따른 시설·장비 기준에 적합하지 아니한 경우

3. 혈액원이 제조관리자를 두지 아니한 경우

4. 혈액원에 대한 제13조 제1항에 따른 검사 또는 같은 조 제3항에 따른 심사평가 결과 혈액관리업무가 부적절하였음이 발견된 경우

5. 그 밖에 이 법 또는 이 법에 따른 명령을 위반한 경우

(2) 행정처분의 세부적인 기준은 보건복지부령으로 정한다(혈액관리법 제17조의2 제2항).

29. 적용의 배제

제6조 제1항 제1호에 해당하는 자가 개설한 혈액원 중 혈액제제를 자체에서 소비할 목적으로 공급하는 경우에는 같은 조 제4항 및 제6조의3을 적용하지 아니한다(혈액관리법 제17조의3).

30. 벌 칙

(1) 다음 각 호의 어느 하나에 해당하는 자는 5년 이하의 징역 또는 5천만원 이하의 벌금에 처한다(혈액관리법 제18조).

1. 제3조를 위반하여 혈액 매매행위 등을 한 자

2. 제6조 제1항을 위반하여 혈액관리업무를 할 수 있는 자가 아니면서 혈액관리업무를 한 자

3. 제6조 제3항을 위반하여 허가받지 아니하고 혈액원을 개설한 자 또는 변경허가를 받지 아니하고 중요 사항을 변경한 자

4. 제6조 제4항을 위반하여 의약품 제조업의 허가를 받지 아니하고 혈액관리업무를 한 자 또는 품목별로 품목허가를 받거나 품목신고를 하지 아니하고 혈액관리업무를 한 자

5. 제6조의2 제1항을 위반하여 허가받지 아니하고 혈액관리업무를 한 자

(2) 다음 각 호의 어느 하나에 해당하는 자는 2년 이하의 징역 또는 2천만원 이하의 벌금에 처한다(혈액관리법 제19조).

1. 제6조 제2항을 위반하여 보건복지부령으로 정하는 기준에 적합한 시설·장비를 갖추지 아니한 자

2. 제7조 제1항을 위반하여 채혈 전에 헌혈자에 대하여 신원 확인 및 건강진단을 하지 아니한 자

3. 제7조 제2항을 위반하여 보건복지부령으로 정하는 감염병 환자 또는 건강기준에 미달하는 사람으로부터 채혈을 한 자

4. 제7조 제3항을 위반하여 신원이 확실하지 아니하거나 신원 확인에 필요한 요구에 따르지 아니하는 사람으로부터 채혈을 한 자

5. 제7조 제5항을 위반하여 채혈하기 전에 채혈금지대상 여부 및 과거 헌혈경력과 그 검사 결과를 조회하지 아니한 자

6. 제7조의2 제2항 및 제3항을 위반하여 보건복지부령으로 정하는 안전성검사를 통과하지 못한 채혈금지대상자로부터 채혈을 하거나 안전성검사를 통과한 채혈금지대상자로부터 채혈을 한 후 그 결과를 보건복지부장관에게 보고하지 아니한 자

7. 제7조의2 제5항을 위반하여 채혈금지대상자 명부의 작성·관리 업무상 알게 된 비밀을 정당한 사유 없이 누설한 자

8. 제8조 제1항을 위반하여 보건복지부령으로 정하는 바에 따라 혈액과 혈액제제의 적격 여부를 검사하지 아니하거나 검사 결과를 확인하지 아니한 자

9. 제8조 제2항을 위반하여 보건복지부령으로 정하는 바에 따라 부적격혈액을 폐기처분하지 아니하거나 폐기처분 결과를 보건복지부장관에게 보고하지 아니한 자

9의2. 제8조 제4항을 위반하여 부적격혈액의 정보를 해당 의료기관에 알리지 아니하거나 폐기처분하지 아니한 자

9의3. 제8조 제5항을 위반하여 부적격혈액을 수혈받은 사람에게 이를 알리지 아니한 자

10. 제9조 제1항을 위반하여 채혈 시의 혈액량, 혈액관리의 적정 온도 등 보건복지부령으로 정하는 기준에 따라 혈액관리업무를 하지 아니한 자

11. 제12조 제3항을 위반하여 건강진단·채혈·검사 등 업무상 알게 된 다른 사람의 비밀을 누설하거나 발표한 자

12. 제12조의2 제3항을 위반하여 정당한 사유 없이 전자혈액관리업무기록에 저장된 개인정보를 탐지하거나 누출·변조 또는 훼손한 자

(3) 다음 각 호의 어느 하나에 해당하는 자는 1년 이하의 징역 또는 1천만원 이하의 벌금에 처한다(혈액관리법 제20조).

1. 제14조 제1항 또는 제3항을 위반하여 헌혈자에게 헌혈증서를 발급하지 아니하거나, 의료기관에 헌혈증서를 제출하면서 무상으로 혈액제제 수혈을 요구한 사람에 대하여 정당한 이유 없이 그 요구를 거절한 자

2. 제15조 제1항을 위반하여 거짓이나 그 밖의 부정한 방법으로 헌혈환급예치금을 내지 아니한 자

(4) 다음 각 호의 어느 하나에 해당하는 자는 100만원 이하의 벌금에 처한다(혈액관리법 제21조).

1. 제6조의3 제2항을 위반한 자

2. 제11조에 따라 고시된 혈액제제의 수가를 위반하여 혈액제제를 공급한 자

31. 양벌규정

법인의 대표자나 법인 또는 개인의 대리인, 사용인, 그 밖의 종업원이 그 법인 또는 개인의 업무에 관하여 제18조부터 제21조까지의 어느 하나에 해당하는 위반행위를 하면 그 행위자를 벌하는 외에 그 법인 또는 개인에게도 해당 조문의 벌금형을 과(科)한다. 다만, 법인 또는 개인이 그 위반행위를 방지하기 위하여 해당 업무에 관하여 상당한 주의와 감독을 게을리하지 아니한 경우에는 그러하지 아니하다(혈액관리법 제22조).

32. 과태료

(1) 다음 각 호의 어느 하나에 해당하는 자에게는 200만원 이하의 과태료를 부과한다(혈액관리법 제23조 제1항)

　1. 제6조의2 제2항을 위반하여 혈액원 또는 이와 유사한 명칭을 사용한 자

　2. 제8조 제6항을 위반하여 보고를 하지 아니하거나 거짓으로 보고한 자

　3. 제10조 제1항을 위반하여 신고를 하지 아니한 자

　4. 제10조 제2항 후단을 위반하여 실태조사에 협조하지 아니한 자

　5. 제13조 제1항에 따른 보고를 하지 아니하거나 거짓으로 보고한 자 또는 검사를 거부 · 기피 또는 방해한 자

(2) 과태료는 대통령령으로 정하는 바에 따라 보건복지부장관이 부과 · 징수한다(혈액관리법 제23조 제2항).

Q1. 혈액관리업무란 수혈(輸血)이나 혈액제제(血液製劑)의 제조에 필요한 혈액을 채혈 · 검사 · 제조 · 보존 · 공급 또는 품질 관리하는 업무를 말한다. 혈액관리기관 중에서 혈액관리업무 중 채혈을 할 수 없는 기관으로 옳은 것은?

① 종합병원　　　　　　② 요양병원　　　　　　③ 한방병원
④ 대한적십자사　　　　⑤ 혈액제제 제조업자

해 설

§혈액관리법 제6조 제1항 (혈액관리업무)

① 혈액관리업무는 다음 각 호의 어느 하나에 해당하는 자만이 할 수 있다. 다만, 제3호에 해당하는 자는 혈액관리업무 중 채혈을 할 수 없다.

1. 「의료법」에 따른 의료기관(이하 "의료기관"이라 한다)
2. 「대한적십자사 조직법」에 따른 대한적십자사(이하 "대한적십자사"라 한다)
3. 보건복지부령으로 정하는 혈액제제 제조업자

Q2. 35세 남자 A는 브루셀라증에 걸렸다가 완치된 자이다. 얼마 후에 헌혈이 가능한가?

① 1년　　　　　　　　② 2년　　　　　　　　③ 3년
④ 5년　　　　　　　　⑤ 10년

해 설

§혈액관리법 시행규칙 [별표 1의2] 〈개정 2017. 3. 20.〉

채혈금지대상자(제2조의2 및 제7조 관련)

I. 공통기준

2. 질병관련 요인

　가. 감염병

　　1) 만성 B형간염, C형간염, 후천성면역결핍증, 바베스열원충증, 샤가스병 또는 크로이츠 펠트-야콥병 등 「감염병의 예방 및 관리에 관한 법률」 제2조에 따른 감염병 중 보건복지부장관이 지정하는 혈액 매개 감염병의 환자, 의사환자, 병원체보유자

　　2) 일정기간 채혈금지 대상자

　　　가) 말라리아 병력자로 치료종료 후 3년이 경과하지 아니한 자

　　　나) 브루셀라증 병력자로 치료종료 후 2년이 경과하지 아니한 자

　　　다) 매독 병력자로 치료종료 후 1년이 경과하지 아니한 자

　　　라) 급성 B형간염 병력자로 완치 후 6개월이 경과하지 아니한 자

　　　마) 그 밖에 보건복지부장관이 정하는 혈액매개 감염병환자 또는 병력자

　나. 그 밖의 질병

　　1) 발열, 인후통, 설사 등 급성 감염성 질환이 의심되는 증상이 없어진 지 3일이 경과하지

아니한 자

2) **암환자, 만성폐쇄성폐질환** 등 호흡기질환자, 간경변 등 간질환자, 심장병환자, 당뇨병 환자, 류마티즘 등 자가면역질환자, 신부전 등 신장질환자, 혈우병, 적혈구증다증 등 혈액질환자, 한센병환자, 성병환자(매독환자는 제외한다), 알콜중독자, 마약중독자 또는 경련환자. 다만, 의사가 헌혈가능하다고 판정한 경우에는 그러하지 아니하다.

Q3. 20세 남자 대학생이 헌혈 가능 여부에 대해 상담하였다. 48시간 전에 인플루엔자 예방접종을 받았다고 하였다. 신체진찰 및 혈액검사 결과는 다음과 같았다. 옳은 것은?

> 체중 52 kg, 혈압 130/90 mmHg, 맥박 97회/분
>
> 체온 36.5℃, 혈색소 12.6 g/dL

① 연령 미달로 헌혈할 수 없다.

② 맥박수 초과로 헌혈할 수 없다.

③ 혈색소가 낮아 헌혈할 수 없다.

④ 즉시 혈장성분헌혈을 할 수 있다.

⑤ 인플루엔자 예방접종 때문에 헌혈할 수 없다.

§혈액관리법 시행규칙 [별표 1의2] 〈개정 2017. 3. 20.〉

채혈금지대상자(제2조의2 및 제7조 관련)

I. 공통기준

1. 건강진단관련 요인

　가. **체중이 남자는 50킬로그램 미만, 여자는 45킬로그램 미만인 자**

　나. **체온이 섭씨 37.5도를 초과하는 자**

　다. 수축기혈압이 90밀리미터(수은주압) 미만 또는 180밀리미터(수은주압) 이상인 자

　라. 이완기혈압이 100밀리미터(수은주압) 이상인 자

　마. **맥박이 1분에 50회 미만 또는 100회를 초과하는 자**

3. 약물 또는 예방접종 관련 요인

　가. 약물

　나. 예방접종

　1) 콜레라, 디프테리아, **인플루엔자**, A형간염, B형간염, 주사용 장티푸스, 주사용 소아마비, 파상풍, 백일해, 일본뇌염, 신증후군출혈열, 탄저, 공수병 **예방접종 후 24시간이 경과하지 아니한 자**

　2) 홍역, 유행성이하선염, 황열, 경구용 소아마비, 경구용 장티푸스 예방접종을 투여 받고 2주가 경과하지 아니한 자

3) 풍진, 수두 예방접종 또는 BCG 접종 후 1개월이 경과하지 아니한 자

Ⅱ. 개별기준

채혈의 종류	기 준
혈장 성분채혈	1. 17세 미만인 자 또는 70세 이상인 자 2. 혈액의 비중이 1.052 미만 또는 혈액 100밀리리터당 혈색소량이 12.0그램 미만인 자 3. 직전 헌혈혈액검사 결과 혈액 100밀리리터당 혈청단백량이 6.0그램 미만인 자

Q4. 다음 중 혈액관리법에 따라 헌혈자에게서 혈액을 채혈하는 기관이 지켜야 할 의무로 틀린 것은?

① 헌혈혈액의 적격여부를 검사

② 채혈혈액에 대한 B형간염검사결과를 헌혈자에게 통보

③ 채혈 전에 헌혈자에 대하여 신원확인 및 건강진단

④ 헌혈증서를 헌혈자에게 교부

⑤ 채혈혈액에 대한 HIV 검사결과를 헌혈자에게 통보

§혈액관리법 제8조 제1항(혈액 등의 안전성 확보)

① 혈액원은 다음 각 호의 방법으로 혈액 및 혈액제제의 적격 여부를 검사하고 그 결과를 확인하여야 한다.

§혈액관리법 제7조 제1항(헌혈자의 신원 확인 및 건강진단 등)

① 혈액원은 보건복지부령으로 정하는 바에 따라 채혈 전에 헌혈자에 대하여 신원 확인 및 건강진단을 하여야 한다.

§혈액관리법 제14조 제1항(헌혈증서의 발급 및 수혈비용의 보상 등)

① 혈액원이 헌혈자로부터 헌혈을 받았을 때에는 보건복지부령으로 정하는 바에 따라 헌혈증서를 그 헌혈자에게 발급하여야 한다.

§혈액관리법 시행규칙 제8조 제4항(혈액의 적격여부 검사 등)

④ 혈액원은 제1항에 따른 **검사 결과(후천성면역결핍증 검사결과를 제외한다)를 헌혈자에게 통보하여야 한다. 다만, 헌혈자가 적격으로 판정된 검사결과의 통보를 명시적으로 거부하는 경우에는 그러하지 아니하다. 따라서** 간기능검사(ALT검사), 비(B)형간염검사, 시(C)형간염검사, 매독검사, 인체티(T)림프영양성바이러스검사는 헌혈자에게 통보하여야 하나, 후천성 면역결핍증검사결과는 통보대상이 아니다.

Q5. 다음 중에서 혈액관리법에 의해 채혈이 금지된 사람은?

① 체온이 37.3℃ 인회사원

② 2년 전 막창자꼬리염으로 수술 중 수혈받은 과거력이 있는 30세 주부

③ 혈압이 150/95mmHg인 50세 남성

④ 임신 5개월인 산모

⑤ 체중 50kg의 여자

Q6. 혈액원이 30세 남자 헌혈자로부터 400밀리리터의 전혈을 채혈하였다. 혈액원이 그 혈액에 대한 적격 여부를 검사한 후 헌혈자에게 통보하여야 할 검사결과는?

① 혈액비중　　　　　　　　　② 적혈구용적률

③ A형간염 항체　　　　　　　④ B형 간염검사

⑤ 후천성면역결핍증 검사

해 설제의 적격 여부를 확인하여야 한다.

② 제1항에도 불구하고 **혈액원은 헌혈자 본인에게 수혈하기 위하여 헌혈자로부터 혈액을 채혈한 때에는** 제1항에 따른 검사를 실시하지 아니할 수 있다.

③제1항에 따른 **검사는 의사의 지도하에** 「의료기사 등에 관한 법률」 제2조에 따른 임상병리사에 의하여 실시되어야 한다.

④ 혈액원은 제1항에 따른 **검사 결과**(후천성면역결핍증 검사결과를 제외한다)**를 헌혈자에게 통보하여야 한다.** 다만, 헌혈자가 적격으로 판정된 검사결과의 통보를 명시적으로 거부하는 경우에는 그러하지 아니하다.

Q7. 혈액원에서 헌혈자로부터 혈액을 채혈하여 혈액의 적격 여부를 검사하였다. 이 후 헌혈자에게 통보하지 않아도 되는 것은?

① 매독검사
② B형 간염 항체검사
③ C형 간염 항체검사
④ 인체T림프영양성바이러스
⑤ 후천성면역결핍증 검사

해 설　Q6. 해설 참조

Q8. ○○의료기관에서 근무하고 있는 심장외과의사 '갑'은 수술 중 혈액이 부족한 환자에게 전혈 1단위를 수혈하였다. 환자는 수혈 부작용으로 사망하였다. 이를 확인한 ○○의료기관장이 지체 없이 취하여야 할 조치는?

① 한국의료분쟁조정중재원장에게 신고
② 환자의 주소지 관할 보건소장에게 신고
③ 대한적십자사 시 · 도 혈액원장에게 신고
④ 보건복지부 혈액관리위원회의 장에게 신고
⑤ ○○ 병원 소재지 관할 보건소장을 거쳐 시 · 도지사에게 신고

해 설

§**혈액관리법 시행규칙 제13조(특정수혈부작용의 신고 등)**
① **의료기관의 장은** 법 제10조 제1항의 규정에 의하여 특정수혈부작용발생사실을 확인한 날부터 15일 이내에 별지 제8호서식에 의하여 당해 의료기관 소재지의 보건소장을 **거쳐 특별시장 · 광역시장 또는 도지사**(이하 "시 · 도지사"라 한다)에게 **특정수혈부작용발생사실을 신고하여야 한다.** 다만, 사망의 경우에는 지체 없이 신고하여야 한다.
② 시 · 도지사는 매월말 기준으로 별지 제9호서식의 특정수혈부작용발생현황보고서를 작성하여 다음달 10일까지 보건복지부장관에게 제출하여야 한다. 다만, 사망의 경우에는 지체 없이 제출하여야 한다.

Q9. '군'지역에서 개설 중인 정형외과에서 전혈을 수혈 받은 환자에게서 입원치료가 필
　　요한 특정수혈 부작용이 발생된 사실을 확인하였다. 당해 의료기관의 장이 취하여
　　야 할 조치는?

① 관할 시·도지사에게 즉시 신고
② 질병관리본부장에게 지체 없이 신고
③ 관할 보건소장에게 15일 이내에 신고
④ 한국의료분쟁조정중재원에 10일 이내에 신고
⑤ 보건복지부 혈액관리위원회에 7일 이내에 신고

해 설 | **Q8. 해설 참조**

Q10. '군' 지역의 의료기관에서 농축혈소판을 수혈받은 환자가 혈액제제 부작용으로 사
　　　망하였다. 의료기관의 장은 특정수혈부작용 발생사실을 확인한 날로부터 언제까지
　　　당해 의료기관의 소재지의 보건소장을 거쳐 도지사에게 신고하여야 하는가?

① 지체 없이　　　　　② 10일 이내　　　　　③ 15일 이내
④ 다음달 10일까지　　⑤ 매월 말까지

해 설 | **Q8. 해설 참조**

의 사 · 치 과 의 사 · 한 의 사 · 간 호 사 를   위 한

보 건 의 약 관 계 법 규